CB043905

Tratado de Implante Coclear e Próteses Auditivas Implantáveis

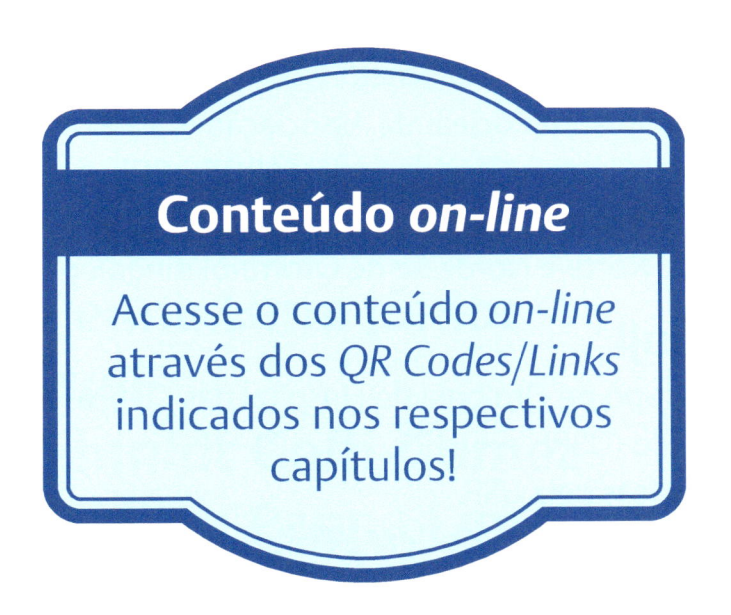

Conteúdo *on-line*

Acesse o conteúdo *on-line* através dos *QR Codes/Links* indicados nos respectivos capítulos!

Thieme Revinter

Dados Internacionais de Catalogação na Publicação (CIP) de acordo com ISBD

T776

    Tratado de Implante Coclear e Próteses Auditivas Implantáveis / Ricardo Ferreira Bento [et al.]. – 2. ed. - Rio de Janeiro: Thieme Revinter Publicações Ltda, 2021.

    478 p. : il. : 23cm x 31,4cm.
    Inclui bibliografia
    ISBN 978-65-5572-084-6
    eISBN 978-65-5572-085-3

    1. Medicina. 2. Saúde. 3. Audição. 4. Distúrbios. 5. Otologia. 6. Fonoaudiologia. 7. Tratado de Implante Coclear. 8. Próteses Auditivas Implantáveis. I. Bento, Ricardo Ferreira. II. Lima Júnior, Luiz Rodolpho Penna. III. Tsuji, Robinson Koji. IV. Goffi-Gomez, Maria Valéria Schmidt. V. Lima, Danielle do Valle Silva Penna. VI. Brito, Rubens de. VII. Título.

	CDD: 610
2021-3116	CDU: 61

Elaborado por Vagner Rodolfo da Silva – CRB-8/9410

Contato com os autores:
Ricardo Ferreira Bento
rbento@gmail.com

Luiz Rodolpho Penna Lima Júnior
pennalima.orl@gmail.com

Robinson Koji Tsuji
rktsuji@gmail.com

Thieme Revinter Publicações Ltda.
Rua do Matoso, 170
Rio de Janeiro, RJ
CEP 20270-135, Brasil
http://www.ThiemeRevinter.com.br

Thieme USA
http://www.thieme.com

Design de Capa: © Thieme
Créditos Imagem da Capa: Figuras 12.1.1 e 24.6.7

Assistência Editorial: Adilson Montefusco

Impresso no Brasil por Forma Certa Gráfica Digital Ltda.
5 4 3 2 1
ISBN 978-65-5572-084-6

Também disponível como eBook:
eISBN 978-65-5572-085-3

Nota: O conhecimento médico está em constante evolução. À medida que a pesquisa e a experiência clínica ampliam o nosso saber, pode ser necessário alterar os métodos de tratamento e medicação. Os autores e editores deste material consultaram fontes tidas como confiáveis, a fim de fornecer informações completas e de acordo com os padrões aceitos no momento da publicação. No entanto, em vista da possibilidade de erro humano por parte dos autores, dos editores ou da casa editorial que traz à luz este trabalho, ou ainda de alterações no conhecimento médico, nem os autores, nem os editores, nem a casa editorial, nem qualquer outra parte que se tenha envolvido na elaboração deste material garantem que as informações aqui contidas sejam totalmente precisas ou completas; tampouco se responsabilizam por quaisquer erros ou omissões ou pelos resultados obtidos em consequência do uso de tais informações. É aconselhável que os leitores confirmem em outras fontes as informações aqui contidas. Sugere-se, por exemplo, que verifiquem a bula de cada medicamento que pretendam administrar, a fim de certificar-se de que as informações contidas nesta publicação são precisas e de que não houve mudanças na dose recomendada ou nas contraindicações. Esta recomendação é especialmente importante no caso de medicamentos novos ou pouco utilizados. Alguns dos nomes de produtos, patentes e design a que nos referimos neste livro são, na verdade, marcas registradas ou nomes protegidos pela legislação referente à propriedade intelectual, ainda que nem sempre o texto faça menção específica a esse fato. Portanto, a ocorrência de um nome sem a designação de sua propriedade não deve ser interpretada como uma indicação, por parte da editora, de que ele se encontra em domínio público.

Tratado de Implante Coclear e Próteses Auditivas Implantáveis

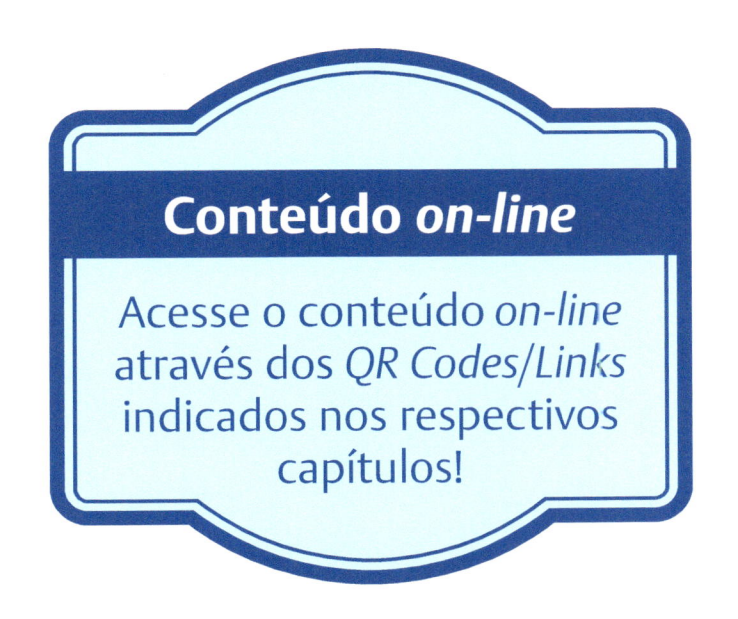

Conteúdo *on-line*

Acesse o conteúdo *on-line* através dos *QR Codes/Links* indicados nos respectivos capítulos!

Thieme Revinter

Ricardo Ferreira Bento

Professor Titular da Disciplina de Otorrinolaringologia da Faculdade de
Medicina da Universidade de São Paulo (USP)
Presidente do Comitê de Otologia e Otoneurologia da IFOS (International Federation of
Otorhinolaryngological Societies)

Luiz Rodolpho Penna Lima Júnior

Médico Otorrinolaringologista pela Fundação Hospitalar do Distrito Federal
Coordenador do Centro de Implantes Cocleares do Hospital do Coração de Natal, RN
Diretor da Clínica de Otorrinolaringologia Otocentro, RN
Diretor do Centro de Saúde Auditiva Otomed
Membro do Comitê de Implante Coclear da Associação Brasileira
de Otorrinolaringologia e Cirurgia Cérvico-Facial (ABORL-CCF) e da
Sociedade Brasileira de Otologia (SBO)
Presidente da Sociedade Norte e Nordeste de Otorrinolaringologia

Robinson Koji Tsuji

Médico Assistente do Grupo de Otologia do Hospital das Clínicas da
Universidade de São Paulo (USP)
Doutor em Ciências Médicas pela USP
Coordenador do Grupo de Implante Coclear e Próteses Implantáveis do Hospital das
Clínicas da USP

Maria Valéria Schmidt Goffi-Gomez

Doutora em Ciências dos Distúrbios da Comunicação pela Universidade Federal de
São Paulo (Unifesp)
Fonoaudióloga da Divisão de Clínica Otorrinolaringológica do Hospital das Clínicas da
Universidade de São Paulo (USP)
Fonoaudióloga do Núcleo de Audiologia do A.C. Camargo Cancer Center

Danielle do Vale Penna Lima

Fonoaudióloga pela Universidade Potiguar, RN
Audiologista pela Alfa-Bauru
Coordenadora Fonoaudiológica do Programa de Implante Coclear do
Hospital do Coração de Natal, RN

Rubens De Brito

Professor Associado da Disciplina de Otorrinolaringologia da Faculdade de Medicina da
Universidade de São Paulo (USP)
Coordenador do Serviço de Otorrinolaringologia do Hospital de Reabilitação de
Anomalias Craniofaciais da Universidade de São Paulo (HRAC/USP)
Presidente da Politzer Society

Tratado de Implante Coclear e Próteses Auditivas Implantáveis

Segunda Edição

Ricardo Ferreira Bento

Luiz Rodolpho Penna Lima Júnior

Robinson Koji Tsuji

Maria Valéria Schmidt Goffi-Gomez

Danielle do Valle Silva Penna Lima

Rubens de Brito

Thieme

Rio de Janeiro • Stuttgart • New York • Delhi

**Dados Internacionais de Catalogação na Publicação (CIP)
de acordo com ISBD**

T776

    Tratado de Implante Coclear e Próteses Auditivas Implantáveis / Ricardo Ferreira Bento [et al.]. – 2. ed. - Rio de Janeiro: Thieme Revinter Publicações Ltda, 2021.

    478 p. : il. : 23cm x 31,4cm.
    Inclui bibliografia
    ISBN 978-65-5572-084-6
    eISBN 978-65-5572-085-3

    1. Medicina. 2. Saúde. 3. Audição. 4. Distúrbios. 5. Otologia. 6. Fonoaudiologia. 7. Tratado de Implante Coclear. 8. Próteses Auditivas Implantáveis. I. Bento, Ricardo Ferreira. II. Lima Júnior, Luiz Rodolpho Penna. III. Tsuji, Robinson Koji. IV. Goffi-Gomez, Maria Valéria Schmidt. V. Lima, Danielle do Valle Silva Penna. VI. Brito, Rubens de. VII. Título.

	CDD: 610
2021-3116	CDU: 61

Elaborado por Vagner Rodolfo da Silva – CRB-8/9410

Contato com os autores:
Ricardo Ferreira Bento
rbento@gmail.com

Luiz Rodolpho Penna Lima Júnior
pennalima.orl@gmail.com

Robinson Koji Tsuji
rktsuji@gmail.com

Nota: O conhecimento médico está em constante evolução. À medida que a pesquisa e a experiência clínica ampliam o nosso saber, pode ser necessário alterar os métodos de tratamento e medicação. Os autores e editores deste material consultaram fontes tidas como confiáveis, a fim de fornecer informações completas e de acordo com os padrões aceitos no momento da publicação. No entanto, em vista da possibilidade de erro humano por parte dos autores, dos editores ou da casa editorial que traz à luz este trabalho, ou ainda de alterações no conhecimento médico, nem os autores, nem os editores, nem a casa editorial, nem qualquer outra parte que se tenha envolvido na elaboração deste material garantem que as informações aqui contidas sejam totalmente precisas ou completas; tampouco se responsabilizam por quaisquer erros ou omissões ou pelos resultados obtidos em consequência do uso de tais informações. É aconselhável que os leitores confirmem em outras fontes as informações aqui contidas. Sugere-se, por exemplo, que verifiquem a bula de cada medicamento que pretendam administrar, a fim de certificar-se de que as informações contidas nesta publicação são precisas e de que não houve mudanças na dose recomendada ou nas contraindicações. Esta recomendação é especialmente importante no caso de medicamentos novos ou pouco utilizados. Alguns dos nomes de produtos, patentes e design a que nos referimos neste livro são, na verdade, marcas registradas ou nomes protegidos pela legislação referente à propriedade intelectual, ainda que nem sempre o texto faça menção específica a esse fato. Portanto, a ocorrência de um nome sem a designação de sua propriedade não deve ser interpretada como uma indicação, por parte da editora, de que ele se encontra em domínio público.

Thieme Revinter Publicações Ltda.
Rua do Matoso, 170
Rio de Janeiro, RJ
CEP 20270-135, Brasil
http://www.ThiemeRevinter.com.br

Thieme USA
http://www.thieme.com

Design de Capa: © Thieme
Créditos Imagem da Capa: Figuras 12.1.1 e 24.6.7

Assistência Editorial: Adilson Montefusco

Impresso no Brasil por Forma Certa Gráfica Digital Ltda.
5 4 3 2 1
ISBN 978-65-5572-084-6

Também disponível como eBook:
eISBN 978-65-5572-085-3

PREFÁCIO

Esta obra foi cuidadosamente elaborada para atender as expectativas clínica e científica daqueles que almejam estudar e atuar na área da audição e seus distúrbios.

Os capítulos desta segunda edição foram criteriosamente modificados e atualizados. Novos temas foram introduzidos compreendendo os avanços científicos mais recentes. Assim, também, novos autores foram adicionados a esta obra enriquecendo sobremaneira os conteúdos aqui abordados.

Os temas que versam sobre o implante coclear e as novas tecnologias implantáveis, semi-implantáveis e ancoradas no osso temporal, e suas respectivas técnicas cirúrgicas trazem, nesta segunda edição, o caráter inovador e contemporâneo equivalente à aguçada curiosidade acadêmica. Os capítulos novos e atualizados sobre outras formas de intervenção nos distúrbios de audição vêm ao encontro do momento mundial de inovação na área da saúde por meio de modernos recursos.

Profissionais da área médica da Otologia, da Fonoaudiologia e de áreas correlatas terão, com esta segunda edição do tratado, uma leitura com consideráveis inovações e abrangência de temas que incidem diretamente na prática clínica e na docência, seja na graduação ou na pós-graduação. Esta obra atualizada é também indispensável para os profissionais interessados em se dedicar à estruturação de equipes e serviços de saúde voltados ao tratamento e à reabilitação das pessoas com deficiência auditiva.

Orozimbo Alves Costa, MD, PhD
Professor Titular Sênior da Universidade de São Paulo (USP)

COLABORADORES

ADRIANE LIMA MORTARI MORET
Fonoaudióloga
Professora Associada da Universidade de São Paulo (USP)
Departamento de Fonoaudiologia da Faculdade de Odontologia de
Bauru da USP
Pesquisadora da Seção de Implante Coclear do Hospital de Reabilitação de
Anomalias Craniofaciais da USP
Membro do Grupo de Pesquisa do Centro de Pesquisas Audiológicas da USP

ALEJANDRO RIVAS
Médico Otorrinolaringologista
Professor Assistente na Divisão de Otologia-Neurologia do
Departamento de Otorrinolaringologia – Cirurgia de Cabeça e Pescoço da
Universidade Vanderbilt, Nashville – Tennessee, EUA

ALESSANDRA ZANONI
Médica Otorrinolaringologista
Mestre em Otorrinolaringologia pela Universidade Federal de
São Paulo (Unifesp)
Médica do Centro do Deficiente Auditivo da Unifesp

ALICE LANG SILVA
Médica Otorrinolaringologista
Fellowship em Otologia e Implante Coclear e em Otologia Pediátrica pelo
Hospital de Clínicas de Porto Alegre

ALINE GOMES BITTENCOURT
Otorrinolaringologista
Especialista em Cirurgia Otológica e Base Lateral do Crânio no
Hospital das Clínicas da Faculdade de Medicina da Universidade de
São Paulo (FMUSP)
Doutora em Otorrinolaringologia pela FMUSP
Professora Adjunta de Otorrinolaringologia da Universidade Federal do
Maranhão (UFMA)

AMANDA COSTA ROSSI
Otorrinolaringologista
Especialista em Eletrofisiologia da Audição pelo Hospital das Clínicas da
Faculdade de Medicina da Universidade de São Paulo (FMUSP)

AMANDA GIORGETTO RODRIGUES
Graduada em Fonoaudiologia pela Faculdade de Odontologia de Bauru da
Universidade de São Paulo (USP)
Mestre em Ciências com Ênfase em Processos e Distúrbios da
Comunicação pela Faculdade de Odontologia de Bauru da USP
Suporte Clínico na Empresa Oticon Medical Brasil

ANA ADELINA GIANTOMASSI DELLA TORRE
Médica Assitente Otorrinolaringologista do Grupo de Otologia do
Hospital das Clínicas da Universidade de São Paulo (USP)
Fellowship em Otologia e Neurotologia pela Hospital das Clínicas da USP
Título de Experto em Audiologia pela Universidade de Salamanca, Espanha

ANA CARLA BATISSOCO
Farmacêutica-Bioquímica
Especialista em Análises Clínicas pelo Instituto de Medicina Tropical do
Hospital das Clínicas da Universidade de São Paulo (USP)
Mestre e Doutora em Ciências (Biologia/Genética) pelo Instituto de
Biociências da USP (IB-USP)
Pós-Doutora no Programa de Genética do Departamento de Genética e
Biologia Evolutiva do IB-USP
Pós-Doutoranda no Programa de Otorrinolaringologia da USP
Pesquisadora Colaboradora do Laboratório de Genética Humana do
Departamento de Genética e Biologia Evolutiva do IB-USP

ANA CLAUDIA FIGUEIREDO FRIZZO
Fonoaudióloga
Mestre e Doutora em Neurociências pela Faculdade de Medicina da
Universidade de São Paulo (FMUSP)
Pós-Doutora em Biotecnologia em Saúde pela Renorbio (Uncisal-Ufal)
Professor Associado do Departamento de Fonoaudiologia
Coordenadora do Laboratório de Avaliação Objetiva da Audição da
Universidade Estadual Paulista (Unesp)

ANA CLAUDIA MARTINHO-CARVALHO
Fonoaudióloga
Pesquisadora Colaboradora no Departamento de Oftalmologia e
Otorrinolaringologia da Faculdade de Medicina da Universidade de São
Paulo (FMUSP)

ANA CRISTINA HOSHINO
Fonoaudióloga
Doutora em Saúde Pública
Membro do Grupo de Implante Coclear do Hospital das Clínicas da
Universidade de São Paulo (USP)

ANA KARLA BIGOIS CAPISTRANO PALHANO
Fonoaudióloga
Especialista em Audiologia e Motricidade Oral
Docente do Curso de Graduação em Fonoaudiologia da Universidade
Potiguar, RN
Docente da Pós-Graduação de Audiologia da Universidade Potiguar, RN
Fonoaudióloga do Programa de Implante Coclear de Natal, RN

ANA LARISSE GONDIM BARBOSA
Residente do Serviço de Otorrinolaringologia do Hospital Bettina Ferro de
Souza da Universidade Federal do Pará (UFPA)

ANA LUISA SILVA DE AMORIM PEREIRA
Fonoaudióloga
Especialista pela Pontifícia Universidade Católica de São Paulo (PUC-SP)
Reabilitadora Auditiva e Diretora da Advanced Bionics Brasil

ANA TEREZA DE MATOS MAGALHÃES
Fonoaudióloga da Equipe de Implante Coclear do Hospital das Clínicas da
Universidade de São Paulo (USP)
Doutora pelo Departamento de Otorrinolaringologia da Faculdade de
Medicina da USP

ANDRÉ DOS SANTOS BRANDÃO
Residente do Serviço de Otorrinolaringologia do Hospital Bettina Ferro de
Souza da Universidade Federal do Pará (UFPA)

ANDREA C. BRAVO SARASTY
Fonoaudióloga da Universidade del Rosario na Colômbia
Especialista em Audiologia pela Escuela Colombiana de Rehabilitación na
Colômbia
Atualmente Diretora Clínica da MED-EL na Região Norte da América Latina

ANDRÉA FELICE DOS SANTOS MALERBI
Médica Assistente do Grupo de Otologia do Hospital das Clínicas da
Universidade de São Paulo (USP)

ANNA CAROLINA DE OLIVEIRA FONSECA
Otorrinolaringologista
Médica Assistente do Grupo de Otologia do Hospital das Clínicas da
Universidade de São Paulo (USP)
Doutora pelo Programa de Pós-Graduação da USP

BEATRIZ C. A. CAIUBY NOVAES
Doutora em Audiologia pela Columbia University, EUA
Professora Titular do Departamento de Clínica Fonoaudiológica e
Fisioterápica da Pontifícia Universidade Católica de São Paulo (PUC-SP)
Fonoaudióloga do Centro Audição na Criança – DERDIC/PUC-SP e Clínica ECO

BEATRIZ C. A. MENDES
Doutora em Linguística Aplicada e Estudos da Linguagem pela Pontifícia
Universidade Católica de São Paulo (PUC-SP)
Professora Assistente Doutora do Departamento de Fundamentos em
Fonoaudiologia e Fisioterapia da PUC-SP
Fonoaudióloga do Centro Audição na Criança – DERDIC/PUC-SP e Clínica ECO

BEATRIZ PALOMA CORRÊA PUCCI MIRANDA
Fonoaudióloga
Mestre em Saúde da Comunicação Humana pela Faculdade de Ciências
Médicas da Santa Casa de São Paulo da Universidade de São Paulo (USP)
Aprimoramento em Implante Coclear pelo Instituto da Comunicação e
Audição (ALFA)
Especialização em Audiologia Clínica pela Irmandade da Santa Casa de
Misericórdia de São Paulo (ISCMSP)

CARINA REBELLO CRUZ
Fonoaudióloga
Doutora em Letras – Linguística Aplicada pela Universidade Federal do
Rio Grande do Sul (UFRGS)
Professora na UFRGS

CARLOS TOYAMA
Médico Assistente do InRad do Hospital das Clínicas da Universidade de
São Paulo (USP)
Médico Sênior do Grupo Fleury

CARMEN SILVIA MOLLEIS GALEGO MIZIARA
Professora Assistente da Faculdade de Medicina do ABC
Doutora pela Faculdade de Medicina da Universidade de São Paulo (USP)
Especialista em Medicina Legal pela Associação Brasileira de Medicina
Legal e Perícias Médicas (ABMLPM)

CAROLINA ABDALA DE UZCÁTEGUI
Senior Clinical & Research Manager Advanced Bionics. Latin America
Audiology – Instituto Venezolano de la Audición y del Lenguaje – Caracas,
Venezuela
Master in Education Northeastern University Boston, Massachusetts
PhD. University of Colorado. Boulder, Colorado
Fellow of the American Academy of Audiology

CLARA MARIA DIAS FERREIRA CALHAU
Médica Otorrinolaringologista pelo Instituto Brasileiro de
Otorrinolaringologia (IBRO-RJ)
Aperfeiçoamento em Audiologia Clínica pelo Instituto de Comunicação e
Audição, Bauru
Membro da Sociedade de Otorrinolaringologia do Rio Grande do Norte
(SON-RN)

CLAUDIA APARECIDA COLALTO
Fonoaudióloga do Grupo de Implante Coclear do Hospital das Clínicas da
Universidade de São Paulo (USP)
Fellowship em Implante Coclear do Hospital das Clínicas da USP
Aprimoramento Profissional em Fonoaudiologia Aplicada ao Setor
Saúde pelo Instituto de Assistência Médica ao Servidor Público Estadual

CRISTIANE ZILBERMINTZ
Fonoaudióloga
Especialista em Audiologia Clínica pelo Centro de Especialização em
Fonoaudiologia Clínica (CEFAC)
Mestre em Ciências da Linguagem pela Universidade Católica de
Pernambuco (Unicap)
Professora Assistente do Departamento de Fonoaudiologia da Unicap
Coordenadora do Núcleo de Implante Coclear da Unicap
Diretora do Núcleo de Implante Coclear do Centro de Diagnóstico e
Reabilitação Auditiva de Pernambuco (CEDRAPE)

DANIEL SCHNEIDER
PhD
Student at ARTORG Center – University of Bern
BSc Mechanical Engineering ETH
MSc Robotics, Systems and Control ETH

DÉBORA LONGO MIYASHITA
Graduação em Fonoaudiologia, pela Faculdade de Odontologia de Bauru
da Universidade de São Paulo (USP)
Residência Multiprofissional em Saúde Auditiva, na Instituição
Hospital de Reabilitações de Anomalias Crânio Faciais (HRAC-FOB/USP)
Aprimoramento em Implante Coclear no Instituto de Comunicação e
Audição ALFA

DIANA MELISSA FARIA
Mestre em Fonoaudiologia Clínica pela Pontifícia Universidade Católica de
São Paulo (PUC-SP)
Especialista em Voz pelo Conselho Federal de Fonoaudiologia (CFFa)

EDGAR CHIOSSONE
Professor de Otorrinolaringologia na Escola Médica Luis Razetti da
Universidade Central da Venezuela
Presidente da Fundação Venezuelana de Otologia

ELIANE SCHOCHAT
Professora Titular da Área de Audiologia do Departamento de Fisioterapia,
Fonoaudiologia e Terapia Ocupacional da Faculdade de Medicina da
Universidade de São Paulo (USP)

ELISABETE HONDA YAMAGUTI
Fonoaudióloga
Seção de Implante Coclear do Hospital de Reabilitação de Anomalias
Craniofaciais da Universidade de São Paulo (USP)
Membro do Grupo de Pesquisa do Centro de Pesquisas Audiológicas da USP

ELOISA MARIA MELLO SANTIAGO GEBRIM
Doutora em Radiologia pela Faculdade de Medicina da Universidade de
São Paulo (USP)
Coordenadora do Grupo de Diagnóstico por Imagem em Cabeça e
Pescoço e Diretora do Serviço de Tomografia Computadorizada do
InRad do Hospital das Clínicas da USP
Coordenadora do Grupo de Diagnóstico por Imagem em Cabeça e
Pescoço do Hospital Sírio-Libanês

ERIKA FERREIRA GOMES
Otorrinolaringologista Assistente do Hospital das Clínicas da Universidade
Federal do Ceará e do Hospital Geral de Fortaleza
Doutora em Ciências pela Universidade de São Paulo (USP)
Pós-Doutora pela Universidade de Heidelberg, Alemanha

FABIANA DANIELI
Graduada em Fonoaudiologia pela Universidade Estadual Paulista (Unesp)
Especialista em Audiologia Clínica pelo Instituto de Comunicação e
Audição ALFA
Mestre em Bioengenharia pela Faculdade de Engenharia de São Carlos da
Universidade de São Paulo (USP)
Doutoranda em Oftalmologia, Otorrinolaringologia e Cirurgia de Cabeça e
Pescoço na USP
Membro do Research Correspondent Network, Oticon Medical França
Gerente de Produto na Empresa Oticon Medical Brasil

FÁBIO DE ALENCAR RODRIGUES JÚNIOR
Médico pela Universidade Potiguar, RN
Otorrinolaringologista pelo Hospital das Clínicas da Universidade de São
Paulo (USP)
Otologista e Neurotologista pelo Hospital das Clínicas da USP

FAYEZ BAHMAD JR.
Professor Livre-Docente pelo Departamento de Oftalmologia e
Otorrinolaringologia da Universidade de São Paulo (USP)
Professor e Orientador do Programa de Pós-Graduação em Ciências da
Saúde da Universidade de Brasília (UnB)
Doutor em Ciências Médicas pela Universidade de Brasília e Harvard
Medical School – Boston, EUA
Fellowship em Otologia pela Massachusetts Eye and Ear Infirmary,
Harvard Medical School – Boston, EUA
Editor de Otologia do Brazilian Journal of Otorhinolaryngology (BJORL)
Editor In Chief do The International Tinnitus Journal (ITJ)
Médico Otorrinolaringologista do Hospital Universitário de Brasília (UnB)
Diretor do Instituto Brasiliense de Otorrinolaringologia – IBORL

FELIPE VENÂNCIO BARBOSA
Professor Doutor do Departamento de Linguística da Faculdade de
Filosofia, Letras e Ciências Humanas da Universidade de São Paulo (USP)

FELIPE XAVIER DE SOUZA
Residente do Serviço de Otorrinolaringologia do Hospital Bettina Ferro de
Souza da Universidade Federal do Pará (UFPA)

FERNANDA DIAS TOSHIAKI KOGA
Médica Otorrinolaringologista
Fellowship em Otologia e Implante Coclear pelo Hospital de Clínicas de
Porto Alegre

FERNÃO BEVILACQUA ALVES DA COSTA
Médico Otorrinolaringologista
Mestre em Ciências pelo Departamento de Fonoaudiologia da
Universidade de São Paulo (USP)
Assistente do Departamento de Otorrinolaringologia do Hospital
Beneficência Portuguesa de São Paulo
Médico do Instituto Alfa de Comunicação e Audição, SP

FLÁVIA MARTINS RIBEIRO
Fonoaudióloga pela Pontifícia Universidade Católica de
São Paulo (PUC-SP)
Mestre e Doutora pela Universidade de São Paulo (USP)
Coordenadora dos Programas de Triagem Auditiva Neonatal do Hospital
São Luiz (Unidades Itaim e Anália Franco)
Fonoaudióloga do Instituto Paulista de ORL e do Setor de
Eletrofisiologia da Audição do Hospital Sírio-Libanês
Colaboradora do Grupo de Apoio à Triagem Auditiva Neonatal
Universal (Gatanu)

GABRIELA O. BOM BRAGA
Post Doctoral researcher at ARTORG Center – University of Bern
PhD University of São Paulo
Neurotology research Fellow from Vanderbilt University

GISELA MARIA PIMENTEL FORMIGONI
Fonoaudióloga Tutora na Área de Terapia Fonoadiológica no Método
Aurioral pela Academia Brasileira de Audiologia
Especialização em Audiologia pelo Conselho Federal de
Fonoaudiologia (CFFa)

GISLAINE RICHTER MINHOTO WIEMES
Fonoaudióloga, Doutora em Medicina (Clínica Cirúrgica),
Responsável pelo Serviço de fonoaudiologia no Grupo de Implante
Coclear e de Eletrofisiologia Auditiva do Hospital IPO – Curitiba, Paraná

GRAZIELA DE SOUZA QUEIROZ MARTINS
Residência Médica em Otorrinolaringologia no Hospital das Clínicas da
Universidade de São Paulo (USP)
Especialização em Otologia e Cirurgia da Base de Crânio pelo Hospital das
Clínicas da USP
Doutora em Ciências Médicas em Surdez e Implante Coclear pela USP

GUILHERME COELHO AMUI
Chefe do Serviço de Otorrinolaringologia do Hospital de Guarnição de Natal
Membro da Equipe do Centro de Implantes Cocleares do Hospital do
Coração de Natal
Membro da Diretoria da Sociedade de Otorrinolaringologia do Rio
Grande do Norte (SON)
Médico Otorrinolaringologista da Clínica Otocentro, RN

HELOISA ROMEIRO NASRALLA
Psicóloga do Grupo de Implante Coclear do Hospital das Clínicas da
Universidade de São Paulo (USP)

HENRIQUE FURLAN PAUNA
Programa de Pós-Graduação do Departamento de Oftalmologia
Otorrinolaringologia e Cirurgia de Cabeça e Pescoço da Faculdade de
Medicina de Ribeirão Preto-Universidade de São Paulo (FMRP-USP)

HERBERT MAUCH
Clinical Operations Manager EMEA

HUGO LUIS DE VASCONCELOS CHAMBI TAMES
Médico Colaborador do Grupo de Cabeça e Pescoço do InRad do
Hospital das Clínicas da Universidade de São Paulo (USP)
Médico Radiologista do Grupo de Cabeça e Pescoço do Departamento de
Imagem do Hospital Israelita Albert Einstein (HIAE)

INGRID GIELOW
Fonoaudióloga
Doutora em Ciências dos Distúrbios da Comunicação Humana
Professora do MBA da Fundação Getúlio Vargas e do Centro de
Estudos da Voz
Vice-Presidente da Sociedade Brasileira de Fonoaudiologia (SBFA)

ISABELA DE SOUZA JARDIM
Doutora em Ciências pelo Departamento de Otorrinolaringologia da
Universidade de São Paulo (USP)
Mestre em Ciências pelo Departamento de Fisiopatologia Experimental da USP
Especialista em Audiologia Clínica pelo Centro de Especialização em
Fonoaudiologia Clínica (Cefac)
Fonoaudióloga do Centro de Audiologia da Fundação Otorrinolaringologia

IULO BARAUNA
Otorrinolaringologista do Hospital Professor Edmundo Vasconcelos/
Hospital Alemão Oswaldo Cruz, SP
Fellowship em Cirurgia Otológica pela Universidade de São Paulo (USP)

IVAN DIEB MIZIARA
Professor Associado do Departamento de Medicina Legal, Ética Médica,
Medicina Social e do Trabalho da Faculdade de Medicina da
Universidade de São Paulo (USP)
Livre-Docente pela Faculdade de Medicina da USP
Especialista em Medicina Legal pela Associação Brasileira de Medicina
Legal (ABMLPM)
Especialista em Otorrinolaringologia pela Associação Brasileira de
Otorrinolaringologia e Cirurgia Cérvico-Facial (ABOL-CCF)

JAMES E. SAUNDERS
MD
Professor, Otolaryngology
Dartmouth Hitchcock Medical Center

JANAINA PATRICIO DE LIMA
Fonoaudióloga
Doutora em Ciências pela Faculdade de Medicina da Universidade de
São Paulo (USP)

JAYDIP RAY
PhD, Ms, FRCS
Professor of Otology & Neurotology, University of Sheffield
Clinical Director and ENT Consultant Sheffield Teaching Hospitals, United
Kingdom

JEANNE OITICICA
Médica Concursada do Hospital das Clínicas da Universidade de
São Paulo (USP)
Doutora em Otorrinolaringologia pela Faculdade de Medicina da USP
Professora Colaboradora da USP
Orientadora do Programa de Pós-Graduação do Hospital das
Clínicas da USP
Médica Assistente e Chefe do Laboratório de Investigação Médica (LIM-
32) do Departamento de Otorrinolaringologia do Hospital das
Clínicas da USP

JOCYANE DE SOUZA ANDRADE
Residente do Serviço de Otorrinolaringologia do Hospital Bettina Ferro de
Souza da Universidade Federal do Pará (UFPA)

JOEL LAVINSKY
Professor da Pós-Graduação em Cirurgia da Universidade Federal do Rio
Grande do Sul (UFRGS)
Preceptor de Otologia e Neurotologia da Santa Casa de Porto Alegre
Mestre e Doutor pela UFRGS
Pós-Doutor pela University of Soutehrn California

JOSÉ ANTONIO APPARECIDO DE OLIVEIRA *(IN MEMORIAM)*
Professor Titular pelo Departamento de Oftalmologia,
Otorrinolaringologia e Cirurgia de Cabeça e Pescoço da Faculdade de
Medicina de Ribeirão Preto da Universidade de São Paulo (USP)

JOSE ANTONIO RIVAS
MD
Diretor da Clínica Rivas
Professor da Universidade Militar Nueva Granada

JUAN A. CHIOSSONE
Professor de Otorrinolaringologia na Faculdade de Medicina Luis Razetti, Universidade Central da Venezuela
Investigador Principal no Laboratório de Neurofisiologia Experimental da Universidade Central da Venezuela
Vice-Presidente Executivo e Diretor do Programa de Implante Coclear da Fundação Venezuelana de Otologia

JUAN CARLOS CISNEROS LESSER
Otorrinolaringologista e Cirurgião de Cabeça e Pescoço
Otologista e Neurotologista
Instituto Nacional de Reabilitação, Cidade do México, México
Doutor em Ciências da Saúde pela Universidade de São Paulo (USP)
Professor de Otologia e Neurotologia pela Universidade Nacional Autônoma do México

KAIO RAMON DE AGUIAR LIMA
Fonoaudiólogo do Programa de Implante Coclear de Natal, RN
Professor do Programa de Pós-Graduação em Audiologia da Universidade Potiguar, RN
Mestre em Morfologia Humana pela Universidade Federal do Rio Grande do Norte (UFRGN)

KARINA LEZIROVITZ
Pesquisadora Científica VI do (LIM-32) do Departamento de Otorrinolaringologia do Hospital das Clínicas da Universidade de São Paulo (USP)
Orientadora do Programa de Pós-Graduação da USP
Doutora em Ciências (Biologia/Genética) pelo Instituto de Biociências da USP
Especialista em Genética Molecular Humana pela Sociedade Brasileira de Genética (SBG)

KÁTIA DE FREITAS ALVARENGA
Fonoaudióloga
Professora Titular da Universidade de São Paulo (USP)
Departamento de Fonoaudiologia da Faculdade de Odontologia de Bauru da USP
Pesquisadora da Seção de Implante Coclear do Hospital de Reabilitação de Anomalias Craniofaciais da USP
Membro do Grupo de Pesquisa do Centro de Pesquisas Audiológicas da USP

LAURE ARNOLD
Gerente de Pesquisas Clínicas da Advanced Bionics
Engenheira Física com Experiência na Área de Implantes Cocleares

LETÍCIA PETERSEN SCHMIDT ROSITO
Professora Adjunta do Departamento de Oftalmologia e Otorrinolaringologia da Faculdade de Medicina da Universidade Federal do Rio Grande do Sul (UFRGS)
Mestre e Doutora em Cirurgia pela UFRGS

LETICIA RAQUEL BARAKY
Professora Adjunta de Otorrinolaringologia da Universidade Federal de Juiz de Fora (UFJF)
Doutora em Ciências pela Universidade de São Paulo (USP)

LIÈGE FRANZINI TANAMATI
Fonoaudióloga
Doutora em Distúrbios da Comunicação pela Faculdade de Medicina da Universidade de São Paulo (USP)
Fonoaudióloga da Seção de Implante Coclear do Hospital de Reabilitação de Anomalias Craniofaciais da USP
Membro do Grupo de Pesquisa do Centro de Pesquisas Audiológicas da USP
Preceptora da Residência Multiprofissional em Saúde Auditiva do HRAC-USP

LILIAN FERREIRA MUNIZ
Fonoaudióloga
Doutora em Psicologia Cognitiva
Professora Assistente do Departamento de Fonoaudiologia da Universidade Federal de Pernambuco (UFPE)

LILIAN FLORES-BELTRÁN
Doutora em Pedagogia
Certificada em Terapia Auditiva-Verbal pela Academia Alexander Graham Bell. Alexander Graham Bell Association for the Deaf and Hard of Hearing
Assessora de Reabilitação

LILIANE SATOMI IKARI
Médica Otorrinolaringologista pelo Hospital da Pontifícia Universidade Católica de Campinas (PUC-Campinas)
Título de Especialista pela Associação Brasileira de Otorrinolaringologia e Cirurgia Cérvico-Facial (ABORL-CCF)
Fellowship em Otologia e Neurotologia pelo Hospital das Clínicas da Universidade de São Paulo (USP)

LUCAS BEVILACQUA ALVES DA COSTA
Doutor pela Faculdade de Medicina da Universidade de São Paulo (USP)
Residência Médica em Otorrinolaringologia
Fellowship em Otologia pela Santa Casa de Misericórdia de São Paulo
Coordenador Médico do ALFA-Instituto de Comunicação e Audição

LUIZ FERNANDO MANZONI LOURENÇONE
Professor Doutor do Curso de Medicina da Universidade de São Paulo (USP)
Chefe da Seção de Implante Coclear Centrinho/Bauru
Diretor Clínico Centrinho/Bauru

LUIZ LAVINSKY
Professor Titular de Otorrinolaringologia da Universidade Federal do Rio Grande do Sul (UFRGS)
Mestre, Doutor e Pós-Doutor em Otorrinolaringologia

MARCELA R. STEFANINI PLACA
Fonoaudióloga pela Universidade de São Paulo (USP)
Especialista em Audiologia Clínica e Educacional pelo Hospital de Reab. Anomalias Craniofaciais
Mestre em Ciências da Reabilitação pela USP
Gerente de Produtos da Advanced Bionics Brasil

MARCELO TEPEDINO JUNIOR
Coordenador da Residência Médica da Policlínica de Botafogo, RJ
Coordenador do Grupo de Implante Coclear da Policlínica de Botafogo, RJ
Cirurgião Colaborador do Grupo de Implante Coclear de Montes Claros, MG

MARCO CAVERSACCIO
Prof. Dr. Med. Hospital Director and Chief Physician Inselspital, University Hospital Bern
Vice-Director of ARTORG Center
Head of Department of Otorhinolaryngology Head and Neck Surgery

MARCOS QUEIROZ TELES GOMES
Ex-Coordenador do Grupo de Base de Crânio da Neurocirurgia do Hospital das Clínicas da Universidade São Paulo (USP)
Membro do Grupo DFV Neuro, SP

MARIA ANGELINA NARDI DE SOUZA MARTINEZ
Fonoaudióloga pela Pontifícia Universidade Católica de São Paulo (PUC-SP)
Doutora em Psicologia Social pela Universidade de São Paulo (USP)
Professora Associada da Faculdade de Fonoaudiologia da PUC-SP
Presidente (2ª gestão) e Vice-Presidente (5ª gestão) da Academia Brasileira de Audiologia (ABA)
Presidente da Assoc. de Pais e Amigos de Def. Auditivos de Sorocaba (APADAS)

MARIA CECÍLIA BEVILACQUA
Professora Titular do Departamento de Fonoaudiologia da Faculdade de Odontologia de Bauru da Universidade de São Paulo (USP)
Coordenadora da Equipe Interdisciplinar em Implante Coclear do Centro de Pesquisas Audiológicas (CPA) do HRAC da USP
Fonoaudióloga do Núcleo do Ouvido Biônico do Hospital Samaritano de São Paulo

MARIA FERNANDA CAPOANI GARCIA MONDELLI
Fonoaudióloga
Professora Associada do Departamento de Fonoaudiologia da
Faculdade de Odontologia de Bauru da Universidade de São Paulo (USP)
Pós-Doutora pela Faculdade de Medicina da Universidade de São Paulo
Coordenadora da Residência Multiprofissional em Saúde Auditiva do
HRAC-USP

MARIA FERNANDA DI GREGORIO
Faculty member at Catholic University of Cordoba
Head of Unit: Cochlear implants at Sanatorio Allende, Cordoba

MARIA STELLA ARANTES DO AMARAL
Programa de Pós-Graduação do Departamento de Oftalmologia,
Otorrinolaringologia e Cirurgia de Cabeça e Pescoço Universidade de
São Paulo (USP)

MARIANA CARDOSO GUEDES
Mestre em Ciências pela Faculdade de Medicina da Universidade de
São Paulo (USP)
Especialização em Audiologia pela Irmandade Santa Casa de
Misericórdia de São Paulo
Fonoaudióloga Clínica, Consultora e Membro Representante do Brasil no
Board de Reabilitação da Cochlear América Latina
Presidente do Subcomitê de Membros Internacionais da Academia
Americana de Audiologia – Gestão: 2018-2020

MARIANA HAUSEN PINNA
Especialista em Cirurgia Otológica pelo Hospital das Clínicas da
Universidade de São Paulo (USP)
Doutora em Ciências pela Faculdade de Medicina da USP

MARIANE PERIN DA SILVA COMERLATTO
Fonoaudióloga
Doutora em Ciências pela Faculdade de Medicina da Universidade de
São Paulo (USP)
Fonoaudióloga do Centro Especializado no Desenvolvimento da
Audição (CEDAU) do Hospital de Reabilitação de Anomalias
Craniofaciais (HRAC) da USP
Membro do Grupo de Pesquisa do Centro de Pesquisas Audiológicas da USP
Preceptora da Residência Multiprofissional em Saúde
Auditiva do HRAC-USP

MARÍLIA SILVA E NUNES BOTELHO
Fonoaudióloga pela Pontifícia Universidade Católica de São Paulo (PUC-SP)
Especialista em Metodologia do Ensino Superior pela Universidade
Federal de Rondônia (UNIR)
Especialista em Audiologia pela Faculdade São Lucas, RO
Gerente de Desenvolvimento de Negócios-AB Latino América

MARINA MATUELLA
Médica Otorrinolaringologista
Fellowship de Otologia Centrinho/Bauru

MARINA MORETTIN ZUPELARI
Fonoaudióloga
Doutora em Ciências pela Faculdade de Saúde Pública da Universidade de
São Paulo (FSP-USP)
Fonoaudióloga do Departamento de Ciências Biológicas da Faculdade de
Odontologia de Bauru da USP
Membro do Grupo de Pesquisa do Centro de Pesquisas Audiológicas da USP

MARIO EMILIO ZERNOTTI
Full Profesor Otolaryngology. Catholic University of Cordoba
Head of department of Otorhinlaryngology. Sanatorio Allende. Córdoba
Professor of Otology. Universidad Nacional de Córdoba

MAURICIO KURC
Doutor em Otorrinolaringologia pela Faculdade de Medicina da
Universidade de São Paulo (USP)
Pesquisador Colaborador do Centro de Biologia Molecular e Engenharia
Genética da Universidade Estadual de Campinas (Unicamp)

MAYSA TIBÉRIO UBRIG
Mestre e Doutora em Ciências pela Faculdade de Medicina da
Universidade de São Paulo (USP)
Especialista em Voz pelo Centro de Estudos da Voz (CEV) e pelo Conselho
Federal de Fonoaudiologia (CFFa)
Fonoaudióloga com Pós-Graduação em Audiologia Educacional pela
Pontifícia Universidade Católica de Campinas (PUC-Campinas)

MICHELLE LAVINSKY-WOLFF
Professora de Otorrinolaringologia da Universidade Federal do
Rio Grande do Sul (UFRGS)
Mestre e Doutora pela UFGRS

MICHELLE NAVE VALADÃO
Professora Adjunta do Departamento de Letras da Universidade Federal
de Viçosa, MG
Diretora de Programas Especiais da Pró-Reitoria de Ensino da
Universidade Federal de Viçosa, MG
Doutora em Neurociências e Ciências do Comportamento pela
Faculdade de Medicina da Universidade de São Paulo (USP)
Graduada em Fonoaudiologia pela FOB-USP

MIDORI OTAKE YAMADA
Doutora em Psicologia pela Faculdade de Filosofia Ciências e Letras da
Universidade de São Paulo (USP)
Psicóloga da Seção de Implante Coclear do HRAC-USP
Pesquisadora do Grupo de Pesquisa do Centro de Pesquisas
Audiológicas – HRAC/USP
Credenciada no Diretório de Grupos de Pesquisa do CNPq

MIGUEL ANGELO HYPPOLITO
Professor Associado da Faculdade de Medicina de Ribeirão Preto da
Universidade de São Paulo (USP)
Departamento de Oftalmologia, Otorrinolaringologia e Cirurgia de
Cabeça e Pescoço do Hospital das Clínicas de Ribeirão Preto (HCRP)
Coordenador do Programa de Saúde Auditiva e Implante
Coclear do HCRP-FMRP-USP

MÔNICA AZEVEDO DE CARVALHO CAMPELLO
Fonoaudióloga do Instituto Nacional de Educação de Surdos (INES)
Mestranda em Avaliação na Fundação Cesgranrio
Professora Convidada do Departamento de Ensino Superior do INES-MEC

MÔNICA JUBRAN CHAPCHAP
Mestre em Distúrbios da Comunicação Humana pela Escola Paulista de
Medicina (Unifesp)
Fonoaudióloga Coordenadora do Programa de Triagem Auditiva Neonatal
Universal do Hospital São Luiz – Unidade Anália Franco
Fonoaudióloga Clínica do Setor de Eletrofisiologia da Audição do Hospital
Sírio-Libanês e do Instituto Paulista de Otorrinolaringologia, SP
Presidente do Grupo de Apoio à Triagem Auditiva Neonatal Universal
(Gatanu) – Gestão: 1998-2011

MYRIAM DE LIMA ISAAC
Professora Associada da Faculdade de Medicina da Universidade de
São Paulo (USP)
Docente do Departamento de Oftalmologia, Otorrinolaringologia e
Cirurgia de Cabeça e Pescoço da FMRP-USP
Pós-Doutora pela Disciplina de Otorrinolaringologia da FMUSP
Doutora pela FMRP-USP

NATALIA BARAKY VASCONCELOS
Médica Residente de Otorrinolaringologia da Policlínica de Botafogo, SP
Membro do Comitê de Educação da Academia Americana de
Otorrinolaringologia

NATÁLIA BARRETO FREDERIGUE-LOPES
Fonoaudióloga
Professora Doutora do Departamento de Fonoaudiologia da Faculdade de
Odontologia de Bauru da Universidade de São Paulo (USP)
Pós-Doutora pelo Departamento de Fonoaudiologia da Faculdade de
Odontologia de Bauru da USP
Pesquisadora do Grupo de Pesquisa do Centro de Pesquisas Audiológicas
Credenciada no CNPq

NATHÁLIA MANHÃES TÁVORA
Otorrinolaringologista pela Universidade Federal do Rio de Janeiro (Unirio)
Especialista em Otologia e Neurotologia pelo Hospital das Clínicas da
Universidade de São Paulo (USP)

NICHOLAS L. DEEP
MD, Neurotologist
Assistant Professor Department of Otolaryngology-Head & Neck Surgery
Mayo Clinic Phoenix, Arizona, USA

NORMA PALLARES DE GARCIA
Mestre em Audiologia pela Pontifícia Universidade Católica de
São Paulo (PUC-SP)
Professora Titular do Curso de Fonoaudiologia da Universidade del
Salvador – Buenos Aires, Argentina
Codiretora do Centro de Implantes Cocleares Prof. Diamante, Argentina

OROZIMBO ALVES COSTA FILHO
Médico Otorrinolaringologista
Professor Titular da Universidade de São Paulo (USP)
Departamento de Fonoaudiologia da Faculdade de
Odontologia de Bauru/USP
Pesquisador da Seção de Implante Coclear do Hospital de Reabilitação de
Anomalias Craniofaciais da USP
Membro do Grupo de Pesquisa do Centro de Pesquisas Audiológicas da USP

OSWALDO LAÉRCIO MENDONÇA CRUZ
Professor Afiliado da Disciplina de Otologia e Otoneurologia do
Departamento de Otorrinolaringologia e Cirurgia de Cabeça e Pescoço da
Universidade Federal de São Paulo (Unifesp)

PAOLA ANGÉLICA SAMUEL SIERRA
Mestre em ciência pela Faculdade de Medicina da Universidade de
São Paulo (USP)
Doutora pela Faculdade de Medicina da USP

PAULA TARDIM LOPES
Otorrinolaringologista com Especialização em Otologia e Neurotologia
Doutoranda em Ciencias Médicas na Universidade de São Paulo (USP)

PEDRO LUIZ MANGABEIRA ALBERNAZ
Professor Emérito de Otorrinolaringologia da Escola Paulista de Medicina
Membro e Ex-Presidente do Collegium Oto-Rhino-Laryngologicum
Amicitiae Sacrum
Sócio Honorário da American Otological Society

PETER GRASSO
Universidade de Engenharia Eletrônica, Universidade de Bolonha, Itália
Especialização em Bioeletrônica, Telecomunicações e Microeletrônica,
Universidade de Bolonha, Itália
Chefe de Apoio Clínico da Unidade de Negócios MED-EL VIBRANT –
Suporte Clínico

RAQUEL SALOMONE
Doutora em Ciências pela Faculdade de Medicina da Universidade de
São Paulo (USP)
Médica Voluntária do Ambulatório de Paralisia Facial Periférica da USP

REGIANE MATOS BATISTA
Otorrinolaringologista

RENATO VALÉRIO RODRIGUES CAL
Otorrinolaringologista
Fellow em Otologia e Neurotologia pela Universidade de Harvard, EUA
Preceptor da Residência Médica em Otorrinolaringologia do Hospital
Universitário Bettina Ferro de Souza da Universidade Federal do Pará (UFPA)
Professor da disciplina de Otorrinolaringologia do Centro Universitário do
Pará (CESUPA)

ROBERTO MIQUELINO DE OLIVEIRA BECK
Médico Assistente da Clínica Otorrinolaringológica do Hospital das
Clínicas da Universidade de São Paulo (USP)
Doutor pela Faculdade de Medicina da USP

RODRIGO SALAZAR DA SILVA
Mestre em Biologia-Genética pelo Instituto de Biociências da
Universidade de São Paulo (IB-USP)
Bacharel em Ciências Biológicas pelo IB-USP, com Período Sanduíche na
University of Calgary, Canadá
Doutorando em Ciências da Saúde no Instituto de Ensino e Pesquisa do
Hospital Sírio-Libanês

SABRINA FIGUEIREDO
Graduada em Fonoaudiologia pela Pontifícia Universidade Católica de
São Paulo (PUC-SP)
Especialista em Audiologia pelo Conselho Federal de Fonoaudiologia (CFFa)
Mestre em Fonoaudiologia pela PUC-SP
Suporte Clínico na Empresa Oticon Medical Brasil

SADY SELAIMEN DA COSTA
Professor Titular do Departamento de Otorrinolaringologia e Cirurgia de
Cabeça e Pescoço da Faculdade de Medicina da Universidade Federal do
Rio Grande do Sul (UFRGS)
Chairman do International Advisory Board da Academia Americana de
Otorrinolaringologia e Cirurgia de Cabeça e Pescoço

SANDRA HELENA CERRATO TIBIRICA
Professora Associada do Departamento de Clínica Médica da Faculdade de
Medicina da Universidade Federal de Juiz de Fora (UFJF)
Doutora em Ciências pela UFJF

SCHEILA FARIAS DE PAIVA
Professora de Audiologia no Departamento de Fonoaudiologia da
Universidade Federal de Sergipe (UFS)
Especialista em Audiologia pelo Conselho Federal de Fonoaudiologia (CFFa)

SHEILA ANDREOLI BALEN
Fonoaudióloga pela Universidade Federal de Santa Maria (UFSM)
Doutora em Neurociências e Comportamento pela Universidade de
São Paulo (USP)
Professora Adjunta II da Universidade Federal do Rio Grande do Norte (UFRN)
Diretora Secretária (5ª gestão) da Academia Brasileira de Audiologia (ABA)
Pesquisadora do Laboratório de Inovação Tecnológica em Saúde (LAIS) do
Hospital Universitário Onofre Lopes e do Grupo de Pesquisa Neurociências
Cognitiva e Comportamental do Instituto do Cérebro da UFRN

SIGNE SCHUSTER GRASEL
Otorrinolaringologista
Médica Responsável pelo Setor de Eletrofisiologia, Clínica
Otorrinolaringológica do Hospital das Clínicas da Faculdade de
Medicina da Universidade de São Paulo (USP)
Doutora pela Universidade de Bonn (Alemanha)
Doutora pela USP

STEFAN WEBER
Prof. Dr.-Ing. Director ARTORG Center
Chair for Image Guided Therapies, University of Bern
Assistant Professor for Implantology

STEFANÍA GONÇALVES
Pesquisadora Especialista na Fundação Venezuelana de Otologia
Investigadora no Laboratório Experimental de Neurofisiologia da
Universidade Central da Venezuela
Pesquisadora Assistente no Departamento de Otorrinolaringologia do
Centro Médico Langone da Universidade de Nova York

SULENE PIRANA
Otorrinolaringologista com Áreas de Atuação em Foniatria e
Medicina do Sono
Doutora em Medicina pela Universidade de São Paulo (USP)
Membro do Departamento de Foniatria da Associação Brasileira de
Otorrinolaringologia e Cirurgia Cérvico-Facial (ABORL-CCF)
Membro dos Departamentos de Otorrinolaringologia e de Aprendizagem e
Desenvolvimento da Sociedade de Pediatria de São Paulo (SPSP)
Coordenadora do Serviço de ORL-CCF do Hospital Universitário
São Francisco
Professora das Faculdades de Medicina Universidade São Francisco (USF) e
Universidade Federal de Alfenas (UNIFAL)

TATIANA VALÉRIO DE SIQUEIRA SADOWSKI
Fonoaudióloga do Grupo de Implante Coclear do Hospital das Clínicas da
Universidade de São Paulo (USP)
Fellowship em Implante Coclear pelo do Hospital das Clínicas da USP
Especialização Lato Sensu em Audiologia Clínica pelo CEDAP

TATIANE VACARO CAMPOS
Médica Otorrinolaringologista
Estágio de Complementação Especializada (Fellow) em Zumbido pelo
Hospital das Clínicas da Universidade de São Paulo (USP)
Responsável pelo Ambulatório de Zumbido do Grupo de Implante
Coclear do Hospital das Clínicas da USP

THAIS GOMES ABRAHÃO
Médica Otorrinolaringologista com Título de Especialista pela Associação Brasileira de Otorrinolaringologia e Cirurgia Cérvico Facial (ABORL-CCF) Doutoranda no Programa de Pós-Graduação da Faculdade de Ciências da Saúde da Universidade Federal do Estado de São Paulo (Unifesp)

VALÉRIA OYANGUREN
Diretora Clínica e de Pesquisa para Cochlear Latinoamerica S.A. (Clasa)

VICTOR CORREIA DA SILVA
Otorrinolaringologista
Coordenador da Unidade de Implantes Auditivos e do Serviço de Otorrinolaringologia do Hospital CUF – Porto, Portugal
Diretor Clínico do Hospital CUF – Porto, Portugal

VINICIUS TRINDADE GONÇALVES
Médico Colaborador do Grupo de Cabeça e Pescoço do InRad do Hospital das Clínicas da Faculdade de Medicina da Universidade de São Paulo (USP) Médico Radiologista do Grupo de Cabeça e Pescoço do Hospital Sírio-Libanês

WALMI BOM BRAGA
Otologista na Clínica Dr. Walmi Bom Braga
Msc Laringologia UFF
Chief Clinic at Clínica Dr Walmi Bom Braga

WILLIAM B. SHAPIRO
AuD, CCC-A Clinical Associate Professor Supervising Audiologist NYY Cochlear Implant Center New York University School of Medicine New York, New York, USA

SUMÁRIO

Os Capítulos e/ou Seções identificados com o símbolo ○
referem-se aqueles com conteúdo exclusivamente on-line.

INTRODUÇÃO xix
Ricardo Ferreira Bento

PARTE I
ASPECTOS HISTÓRICOS

1 ASPECTOS HISTÓRICOS DA REABILITAÇÃO DO
DEFICIENTE AUDITIVO 3
Pedro Luiz Mangabeira Albernaz

2 ASPECTOS HISTÓRICOS DA EDUCAÇÃO E DA
RE(HABILITAÇÃO) DOS SURDOS 9
Myriam de Lima Isaac ■ Michelle Nave Valadão

PARTE II
SISTEMA AUDITIVO

3 ANATOMIA DO SISTEMA AUDITIVO 19
Oswaldo Laércio Mendonça Cruz ■ Alessandra Zanoni
Sady Selaimen da Costa ■ Alice Lang Silva ■ Fernanda Dias Toshiaki Koga

4 FISIOLOGIA DO SISTEMA AUDITIVO 39
Mauricio Kurc

5 EMBRIOLOGIA DA ORELHA 58
Ricardo Ferreira Bento ■ Anna Carolina de Oliveira Fonseca

6 DESENVOLVIMENTO DAS VIAS AUDITIVAS
E NEUROPLASTICIDADE 65
Myriam de Lima Isaac ■ Ana Claudia Figueiredo Frizzo
José Antonio Apparecido de Oliveira (In memoriam)

7 AUDIÇÃO BINAURAL – SISTEMA AUDITIVO CENTRAL
NAS HABILIDADES BINAURAIS 73
Maria Valéria Schmidt Goffi-Gomez ■ Mariana Cardoso Guedes

PARTE III
SURDEZ

8 EPIDEMIOLOGIA DA SURDEZ 83
Leticia Raquel Baraky ■ Erika Ferreira Gomes
Sandra Helena Cerrato Tibirica ■ Natalia Baraky Vasconcelos

9 MÉTODOS DE DIAGNÓSTICO DE AVALIAÇÃO DA SURDEZ 88

○ 9-1 MÉTODOS DIAGNÓSTICOS AUDIOLÓGICOS
COMPORTAMENTAIS DA DEFICIÊNCIA AUDITIVA 88
Maria Angelina Nardi de Souza Martinez ■ Sheila Andreoli Balen

○ 9-2 MÉTODOS OBJETIVOS DE AVALIAÇÃO AUDIOLÓGICA 93
Signe Schuster Grasel ■ Roberto Miquelino de Oliveira Beck
Amanda Costa Rossi

○ 9-3 IMITANCIOMETRIA 111
Signe Schuster Grasel ■ Roberto Miquelino de Oliveira Beck
Mariana Cardoso Guedes

○ 9-4 AVALIAÇÃO POR IMAGEM DO DEFICIENTE AUDITIVO 118
Eloisa Maria Mello Santiago Gebrim ■ Vinicius Trindade Gonçalves

○ 9-5 PROGRAMA DE TRIAGEM AUDITIVA NEONATAL
UNIVERSAL 147
Mônica Jubran Chapchap ■ Flávia Martins Ribeiro

○ 9-6 ETIOLOGIA DA DEFICIÊNCIA AUDITIVA 155
Jeanne Oiticica ■ Karina Lezirovitz ■ Ana Carla Batissoco

○ 9-7 SURDEZ DE ORIGEM GENÉTICA 157
Jeanne Oiticica ■ Karina Lezirovitz ■ Ana Carla Batissoco

○ 9-8 SURDEZ NEONATAL DE ORIGEM NÃO GENÉTICA 183
Graziela de Souza Queiroz Martins

○ 9-9 SURDEZ ADQUIRIDA 187
Aline Gomes Bittencourt ■ Mariana Hausen Pinna

PARTE IV
APARELHO DE AMPLIFICAÇÃO SONORA INDIVIDUAL

10 APARELHO DE AMPLIFICAÇÃO SONORA INDIVIDUAL .... 199 ○
Isabela de Souza Jardim

PARTE V
IMPLANTE COCLEAR

11 ASPECTOS TECNOLÓGICOS DO IMPLANTE COCLEAR 207
Herbert Mauch

12 SISTEMAS 213

12-1 IMPLANTES COCLEARES DA COCHLEAR 213
Valéria Oyanguren

12-2 IMPLANTES COCLEARES DA MED-EL 222
Beatriz Paloma Corrêa Pucci Miranda ■ Débora Longo Miyashita
Andrea C. Bravo Sarasty

12-3 IMPLANTES COCLEARES DA ADVANCED BIONICS 234
Carolina Abdala de Uzcátegui ■ Laure Arnold
Ana Luísa Silva de Amorim Pereira ■ Marcela R. Stefanini Placa
Marília Silva e Nunes Botelho

12-4 IMPLANTES COCLEARES DA OTICON MEDICAL 239
Fabiana Danieli ■ Sabrina Figueiredo

13 INFRAESTRUTURA E AVALIAÇÃO 245

13-1 ESTRUTURA FÍSICA E PROFISSIONAL DE UM CENTRO
DE IMPLANTES AUDITIVOS 245
Luiz Rodolpho Penna Lima Júnior

13-2 AVALIAÇÃO MÉDICA OTORRINOLARINGOLÓGICA
DO IMPLANTE COCLEAR 255
Robinson Koji Tsuji

13-3 CRITÉRIOS DE INDICAÇÃO DE IMPLANTE COCLEAR
EM ADULTOS 259
Rubens de Brito ■ Robinson Koji Tsuji

13-4 CRITÉRIOS DE INDICAÇÃO DO IMPLANTE COCLEAR
EM CRIANÇAS E ADOLESCENTES 261
Robinson Koji Tsuji ■ Marcelo Tepedino Junior

13-5 AVALIAÇÃO PRÉ-CIRÚRGICA E ACOMPANHAMENTO
FONOAUDIOLÓGICO DO PACIENTE NO PROGRAMA
DE IMPLANTE COCLEAR 263
Danielle do Vale Penna Lima ■ Lilian Flores-Beltrán
Cristiane Zilbermintz

13-6 AVALIAÇÃO PSICOLÓGICA DO PACIENTE E DA FAMÍLIA .. 272
Midori Otake Yamada

13-7 AVALIAÇÃO FONIÁTRICA: DESENVOLVIMENTO DA LINGUAGEM E SURDEZ 278
Sulene Pirana

13-8 AUDIÇÃO E LINGUAGEM FALADA DA CRIANÇA IMPLANTADA: PROGNÓSTICOS E RESULTADOS 283
Orozimbo Alves Costa Filho ▪ Mariane Perin da Silva Comerlatto
Liège Franzini Tanamati ▪ Marina Morettin Zupelari
Adriane Lima Mortari Moret

13-9 IMPLANTE COCLEAR BILATERAL E ESTIMULAÇÃO BIMODAL 296
Luiz Rodolpho Penna Lima Júnior ▪ Fábio de Alencar Rodrigues Júnior
Juan A. Chiossone ▪ Edgar Chiossone ▪ Stefania Gonçalves

14 CIRURGIA DO IMPLANTE COCLEAR 303

14-1 DISSECÇÃO ANATÔMICA COM VISTAS À CIRURGIA DE IMPLANTE COCLEAR 303
Luiz Rodolpho Penna Lima Júnior ▪ Fábio de Alencar Rodrigues Júnior

14-2 CIRURGIA EM ADULTOS 310
Rubens de Brito ▪ Ricardo Ferreira Bento
Robinson Koji Tsuji ▪ Graziela de Souza Queiroz Martins

14-3 CIRURGIA EM CRIANÇAS 319
Luiz Rodolpho Penna Lima Júnior

14-4 TÉCNICAS CIRÚRGICAS ALTERNATIVAS NA CIRURGIA DE IMPLANTE COCLEAR 327
Luiz Lavinsky ▪ Michelle Lavinsky-Wolff ▪ Joel Lavinsky

14-5 MONITORAÇÃO INTRAOPERATÓRIA DO NERVO FACIAL EM CIRURGIAS DE IMPLANTE COCLEAR 331
Raquel Salomone

14-6 AVALIAÇÃO DO IMPLANTE COCLEAR POR IMAGEM 335
Hugo Luis de Vasconcelos Chambi Tames
Eloisa Maria Mello Santiago Gebrim

15 PROCEDIMENTOS INTRAOPERATÓRIOS E CUIDADOS PÓS-OPERATÓRIOS 342

15-1 TESTES NEURAIS INTRAOPERATÓRIOS: COCHLEAR 342
Valéria Oyanguren

15-2 TESTES NEURAIS INTRAOPERATÓRIOS: MED-EL 345
Débora Longo Miyashita ▪ Beatriz Paloma Corrêa Pucci Miranda

15-3 TESTES NEURAIS INTRAOPERATÓRIOS: OTICON MEDICAL 349
Fabiana Danieli ▪ Amanda Giorgetto Rodrigues

15-4 TESTES NEURAIS INTRAOPERATÓRIOS: ADVANCED BIONICS 354
Laure Arnold ▪ Ana Luisa Silva de Amorim Pereira

15-5 ASSISTÊNCIA COMPUTADORIZADA, ORIENTAÇÃO POR IMAGENS E ROBÓTICA EM CIRURGIA OTOLÓGICA ... 358
Gabriela O. Bom Braga ▪ Daniel Schneider ▪ Stefan Weber
Marco Caversaccio

15-6 CUIDADOS PÓS-OPERATÓRIOS DA CIRURGIA DE IMPLANTE COCLEAR 371
Fábio de Alencar Rodrigues Júnior ▪ Clara Maria Dias Ferreira Calhau

15-7 PROCEDIMENTOS MÉDICOS E IMPLANTES AUDITIVOS ... 373
Guilherme Coelho Amui ▪ Luiz Rodolpho Penna Lima Júnior

15-8 COMPLICAÇÕES 377
Alejandro Rivas ▪ Gabriela O. Bom Braga ▪ Jose Antonio Rivas
Luiz Rodolpho Penna Lima Júnior ▪ Fábio de Alencar Rodrigues Júnior

16 CASOS ESPECIAIS 386

16-1 IMPLANTE COCLEAR EM PACIENTES COM SURDEZ PÓS-MENINGITE 386
Ricardo Ferreira Bento ▪ Andréa Felice dos Santos Malerbi

16-2 IMPLANTE COCLEAR EM OTOSCLEROSE 390
Anna Carolina de Oliveira Fonseca

16-3 IMPLANTE COCLEAR EM MALFORMAÇÕES DE ORELHA INTERNA 395
Ricardo Ferreira Bento ▪ Liliane Satomi Ikari
Ana Adelina Giantomassi Della Torre

16-4 BENEFÍCIOS DO IMPLANTE COCLEAR EM CRIANÇAS COM MÚLTIPLAS DEFICIÊNCIAS 403
Heloisa Romeiro Nasralla

16-5 IMPLANTE COCLEAR EM PACIENTES COM ESPECTRO DA NEUROPATIA AUDITIVA 414
Orozimbo Alves Costa Filho ▪ Ana Claudia Martinho-Carvalho
Fernão Bevilacqua Alves da Costa ▪ Kátia de Freitas Alvarenga
Elisabete Honda Yamaguti

16-6 IMPLANTE COCLEAR COMO OPÇÃO DE TRATAMENTO PARA SURDEZ UNILATERAL: CUSTO-BENEFÍCIO DA PERCEPÇÃO EM AMBIENTES SILENCIOSO E RUIDOSO 420
Nicholas L. Deep ▪ William B. Shapiro

16-7 ESTIMULAÇÃO ELETROACÚSTICA (EAS) E PRESERVAÇÃO DA AUDIÇÃO 427
Mario Emilio Zernotti ▪ Maria Fernanda Di Gregorio

16-8 CIRURGIA REVISIONAL, REIMPLANTAÇÃO COCLEAR E COMPLICAÇÕES 431
Lucas Bevilacqua Alves da Costa ▪ Orozimbo Alves Costa Filho
Rubens de Brito

16-9 OTITE MÉDIA E IMPLANTE COCLEAR 434
Ricardo Ferreira Bento ▪ Paula Tardim Lopes

16-10 IMPLANTE COCLEAR POR FOSSA MÉDIA 437
Juan Carlos Cisneros Lesser

16-11 FUNÇÃO VESTIBULAR E IMPLANTE COCLEAR 442
Renato Valério Rodrigues Cal ▪ André dos Santos Brandão
Ana Larisse Gondim Barbosa ▪ Felipe Xavier de Souza
Jocyane de Souza Andrade

16-12 ZUMBIDO E IMPLANTE COCLEAR 447
Tatiane Vacaro Campos

17 PROGRAMAÇÃO, AVALIAÇÃO DA EVOLUÇÃO E VALIDAÇÃO ... 451

17-1 ATIVAÇÃO E PROGRAMAÇÃO DO IMPLANTE COCLEAR ... 451
Maria Valéria Schmidt Goffi-Gomez ▪ Ana Tereza de Matos Magalhães

17-2 PARTICULARIDADES DA PROGRAMAÇÃO DOS PROCESSADORES DE FALA EM CASOS DE ESTIMULAÇÃO ELÉTRICA BILATERAL E BIMODAL 465
Lilian Ferreira Muniz ▪ Ana Cristina Hoshino
Gislaine Richter Minhoto Wiemes

17-3 O DESENVOLVIMENTO DAS HABILIDADES AUDITIVAS E LINGUÍSTICAS NA CRIANÇA IMPLANTADA 474
Lilian Flores-Beltrán

17-4 ORIENTAÇÕES QUANTO AO USO E MANUSEIO AOS USUÁRIOS DE PRÓTESES AUDITIVAS IMPLANTÁVEIS ... 494
Danielle do Vale Penna Lima ▪ Scheila Farias de Paiva

17-5 ACESSÓRIOS DO IMPLANTE COCLEAR: SISTEMA AUXILIAR DE ESCUTA E IMPLANTE COCLEAR 500
Ana Tereza de Matos Magalhães ▪ Paola Angélica Samuel Sierra

17-6 TELEFONOAUDIOLOGIA E IMPLANTE COCLEAR 508
Paola Angélica Samuel Sierra ▪ Ana Tereza de Matos Magalhães

PARTE VI

IMPLANTE DE TRONCO CEREBRAL

18 NEUROFIBROMATOSE TIPO II 515
Aline Gomes Bittencourt ▪ Letícia Petersen Schmidt Rosito

19 IMPLANTE AUDITIVO DE TRONCO ENCEFÁLICO 518
Ricardo Ferreira Bento ▪ Paula Tardim Lopes
Maria Valéria Schmidt Goffi-Gomez ▪ Marcos Queiroz Teles Gomes

20 ANATOMIA DA BASE LATERAL DO CRÂNIO E ÂNGULO PONTOCEREBELAR COM VISTAS À CIRURGIA DE ABI 528
Ricardo Ferreira Bento ▪ Paula Tardim Lopes

21 MONITORAÇÃO INTRAOPERATÓRIA EM CIRURGIAS DE IMPLANTE AUDITIVO DE TRONCO CEREBRAL 533
Raquel Salomone

22 AVALIAÇÃO POR IMAGEM DO IMPLANTE AUDITIVO DE TRONCO ENCEFÁLICO.................................. 535
Carlos Toyama ▪ Eloisa Maria Mello Santiago Gebrim

23 ATIVAÇÃO E PROGRAMAÇÃO NO IMPLANTE AUDITIVO DE TRONCO CEREBRAL 547
Norma Pallares de Garcia ▪ Maria Valéria Schmidt Goffi-Gomez

PARTE VII
PRÓTESES AUDITIVAS IMPLANTÁVEIS

24 PRÓTESES AUDITIVAS VIBRATÓRIAS OSTEOINTEGRADAS...... 559

24-1 PRÓTESES AUDITIVAS ANCORADAS NO OSSO TEMPORAL..................................... 559
Miguel Angelo Hyppolito ▪ Fabiana Danieli
Henrique Furlan Pauna ▪ Maria Stella Arantes do Amaral

24-2 PRÓTESES AUDITIVAS DE CONDUÇÃO ÓSSEA 568
Ricardo Ferreira Bento ▪ Anna Carolina de Oliveira Fonseca
Liliane Satomi Ikari ▪ Nathália Manhães Távora

24-3 SOPHONO® – IMPLANTE AUDITIVO TRANSCUTÂNEO DE CONDUÇÃO ÓSSEA 571
Ricardo Ferreira Bento ▪ Anna Carolina de Oliveira Fonseca
Liliane Satomi Ikari ▪ Nathália Manhães Távora

24-4 SOUNDBITE HEARING SYSTEM®................................. 574
Ricardo Ferreira Bento ▪ Anna Carolina de Oliveira Fonseca
Liliane Satomi Ikari ▪ Nathália Manhães Távora

24-5 BONE-ANCHORED HEARING AID – BAHA® 576
Ricardo Ferreira Bento ▪ Anna Carolina de Oliveira Fonseca
Liliane Satomi Ikari ▪ Nathália Manhães Távora

24-6 SISTEMA DE CONDUÇÃO ÓSSEA MED-EL: BONEBRIDGE E ADHEAR 585
Beatriz Paloma Corrêa Pucci Miranda ▪ Débora Longo Miyashita
Peter Grasso ▪ Andrea C. Bravo Sarasty

24-7 SISTEMA OSIA, COCHLEAR.. 600
Valéria Oyanguren

25 PRÓTESES AUDITIVAS DE ORELHA MÉDIA SEMI-IMPLANTÁVEIS... 603

25-1 VIBRANT SOUNDBRIDGE® (VSB) 603
Luiz Fernando Manzoni Lourençone ▪ Marina Matuella
Rubens de Brito

25-2 MAXUM 612
Gabriela O. Bom Braga ▪ Walmi Bom Braga

26 PRÓTESES AUDITIVAS TOTALMENTE IMPLANTÁVEIS.............. 615

26-1 ESTEEM® 615
Ricardo Ferreira Bento ▪ Mariana Hausen Pinna

26-2 PRÓTESE CARINA.. 617
Iulo Barauna ▪ Janaina Patricio de Lima ▪ Victor Correia da Silva
Jaydip Ray

PARTE VIII
OUTROS MÉTODOS DE RESTAURAÇÃO DA AUDIÇÃO

27 TERAPIA FARMACOLÓGICA.. 627
Jeanne Oiticica

28 TERAPIA GÊNICA E CÉLULAS-TRONCO.................................. 637
Jeanne Oiticica ▪ Rodrigo Salazar da Silva

PARTE IX
REABILITAÇÃO DO DEFICIENTE AUDITIVO

29 ACOMPANHAMENTO INTERDISCIPLINAR DO PACIENTE IMPLANTADO 645
Ana Karla Bigois Capistrano Palhano ▪ Kaio Ramon de Aguiar Lima
Guilherme Coelho Amui ▪ Luiz Rodolpho Penna Lima Júnior

30 REABILITAÇÃO AUDITIVA NOS PRIMEIROS ANOS DE VIDA: DESAFIOS DO MÉTODO CLÍNICO FONOAUDIOLÓGICO 649
Beatriz C. A. Caiuby Novaes ▪ Beatriz C. A. Mendes

31 EDUCAÇÃO E SURDEZ 653
Eliane Schochat ▪ Felipe Venâncio Barbosa

32 O PAPEL DE LIBRAS NA REABILITAÇÃO DO DEFICIENTE AUDITIVO 658
Mônica Azevedo de Carvalho Campello ▪ Carina Rebello Cruz

33 ENVOLVIMENTO FAMILIAR NA REABILITAÇÃO DA CRIANÇA SURDA 666
Claudia Aparecida Colalto ▪ Tatiana Valério de Siqueira Sadowski

34 MÚSICA E IMPLANTE COCLEAR... 669
Natália Barreto Frederigue-Lopes ▪ Maria Fernanda Capoani Garcia Mondelli

35 REABILITAÇÃO DA SURDEZ UNILATERAL E PERDAS ASSIMÉTRICAS – PROTOCOLO DE AVALIAÇÃO 674
Gisela Maria Pimentel Formigoni ▪ Ingrid Gielow ▪ Diana Melissa Faria

36 VOZ E FALA DO PACIENTE COM IMPLANTE COCLEAR 678
Maysa Tibério Ubrig

37 SURDEZ × FUNÇÃO COGNITIVA E DEMÊNCIA 686
Miguel Angelo Hyppolito

PARTE X
OUTROS

38 IMPLANTE VESTIBULAR 691
Renato Valério Rodrigues Cal ▪ André dos Santos Brandão
Jocyane de Souza Andrade ▪ Regiane Matos Batista

39 ASPECTOS ÉTICOS DO IMPLANTE COCLEAR 694
Ivan Dieb Miziara ▪ Carmen Silvia Molleis Galego Miziara

40 ÍNDICE QALY E IMPLANTE COCLEAR..................................... 699
Fayez Bahmad Jr. ▪ Thais Gomes Abrahão ▪ Ricardo Ferreira Bento

41 POLÍTICAS PÚBLICAS EM SAÚDE AUDITIVA NO BRASIL 702
Luiz Rodolpho Penna Lima Júnior ▪ Maria Cecília Bevilacqua

42 IMPLANTE COCLEAR NA AMÉRICA LATINA 706
Fayez Bahmad Jr. ▪ Ricardo Ferreira Bento

43 PREVENÇÃO DA PERDA AUDITIVA E SURDEZ – UMA PERSPECTIVA DE SAÚDE GLOBAL............................... 713
James E. Saunders

ÍNDICE REMISSIVO... 725

INTRODUÇÃO

Ricardo Ferreira Bento

A otologia tem sofrido grandes transformações com a introdução das próteses auditivas implantáveis cirurgicamente. Nos próximos anos esses aparelhos serão mais e mais comuns e sua qualidade, miniaturização e melhoria de recursos energéticos levarão ao uso disseminado.

Os aparelhos auditivos eletrônicos acústicos tradicionais, hoje conhecidos como aparelhos de amplificação sonora individual (AASI), passaram por vários estágios de desenvolvimento desde sua concepção no fim do século XIX. O contínuo desenvolvimento da amplificação eletrônica, com o uso de tecnologias como a de microfones de carbono, tubos a vácuo, baterias, transistores, digitalização, miniaturização, processadores multicanais, microfones direcionais, adaptabilidade, adaptações abertas, conectividade e outros avanços significativos em amplificação, contribuiu para a construção de produtos que oferecem substancial assistência àqueles com perdas auditivas. Os atuais AASI são extremamente avançados, oferecem o máximo em desempenho e reduzem muitas das dificuldades encontradas nos modelos antigos.

Em que pese o grande avanço tecnológico das próteses auditivas acústicas, a maioria dos casos de surdez profunda e severa não se beneficia com elas, principalmente no sentido de discriminação dos sons e das palavras.

Por outro lado, grande parte das pessoas com perdas auditivas moderadas usuárias de próteses auditivas acústicas está insatisfeita com elas, por vários motivos, entre outros:

- Qualidade do som, principalmente em ambientes com ruídos;
- Estética;
- Limitação no estilo de vida (para esportes, para dormir etc.).

Outros apresentam doenças, como otite crônica externa e média, que impossibilitam o uso de próteses acústicas.

Esta obra pretende mostrar o estado da arte das próteses implantáveis, que terão profunda repercussão na área de otorrinolaringologia, fonoaudiologia e psicologia, além de grande impacto socioeconômico para os indivíduos, sua família, a sociedade e os órgãos públicos ligados à saúde e previdência.

Com o enorme desenvolvimento da engenharia biomédica, da informática e dos softwares, nos últimos anos e nos anos que estão por vir, podemos prever que essa tecnologia está no seu início, como as próteses auditivas acústicas no começo do século XX.

A importância da introdução desses métodos de restauração da audição é tanta que vários prêmios de reconhecimento de inserção de deficientes na comunidade foram dados a médicos e pesquisadores dessa área.

A importância dessa reabilitação fica muito mais evidente nas pessoas que perderam a audição quando já ouviam. Ludwig van Beethoven, grande gênio da música, que perdeu a audição, resumiu em 1802 essa importância: **Para mim não há relaxamento junto à sociedade, não há confidências mútuas. Eu preciso viver só e no silêncio e me misturo à sociedade somente quando é extremamente necessário. Essas experiências me fazem desesperar e eu estou a ponto de pôr fim à minha vida**.

Por outro lado, existe toda uma cultura surda, principalmente das pessoas que nasceram surdas ou que adquiriram a surdez antes de falar. Para elas existe um conceito de que surdez não é uma doença ou uma deficiência, e sim uma característica. Existe todo um desenvolvimento da linguagem de sinais que mantém uma comunicação e desenvolve o cérebro cognitivamente e as torna pessoas aptas e normais.

A declaração de São Paulo, na Carta aos Romanos, de que **a fé provém de ouvir** foi mal interpretada por muito tempo no sentido de que aqueles que não podiam ouvir eram incapazes de ter fé. Isso causou severas restrições da Igreja para com aqueles que não ouviam.

Um foco oralista passou a dominar a educação dos surdos. Helen Keller observou que **a cegueira nos isola das coisas, mas a surdez nos isola das pessoas**. Seja com a linguagem de sinais, com a educação oralista e principalmente com a chamada comunicação global (uso das duas), isso não impede a possibilidade da reabilitação da surdez por meio de um implante e cada vez mais um batalhão de indivíduos se juntará aos já mais de 300 mil implantados.

O mais importante é que saibamos que quanto mais precocemente devolvermos estimulação ao córtex cerebral, melhor será a reabilitação auditiva. Isso faz com que não possamos negar às crianças que nascem surdas essa possibilidade de fazer o implante o mais cedo possível e fornecer essa estimulação. Depois, quando adulta, a pessoa poderá decidir sobre sua forma de comunicação. O que não se pode é perder o precioso tempo de nada fazer. Quando feito já na fase adulta, o implante tem limitações, pois o córtex cerebral perdeu em processamento.

As próteses auditivas implantáveis ativas podem ser divididas em:

a) De estimulação elétrica:
- Implantes cocleares;
- Implantes híbridos (eletroacústicos);
- Implantes de tronco cerebral;
- Implantes de mesencéfalo.

b) De vibração:
- Implantes ativos de orelha média.

IMPLANTE COCLEAR

É uma prótese eletrônica parcialmente implantável no osso temporal e na cóclea. É usada na reabilitação auditiva de pacientes com deficiência auditiva severa e profunda que têm pouco ou nenhum benefício com as próteses auditivas acústicas.

Essa prótese cirurgicamente implantável substitui a função do órgão de Corti e estimula eletricamente as células ganglionares e terminações nervosas do nervo auditivo. Desse modo, é possível que pacientes que não tinham audição útil com uso de próteses convencionais tenham acesso ao reconhecimento de sons da fala, o que melhora significativamente a sua comunicação.

Os implantes cocleares como os conhecemos agora são resultados de intensa pesquisa nas últimas cinco décadas, porém a tentativa de prover audição por meio de estimulação elétrica tem uma longa história. Já a partir do século XVIII há referências sobre a aplicação biológica da eletricidade como base da estimulação coclear e do nervo auditivo.

O interesse nos métodos de estimulação elétrica como meio de prover sensação auditiva começou no fim do século XVIII, quando Alessandro Volta (Fig. 1) descobriu a célula eletrolítica. Volta foi o

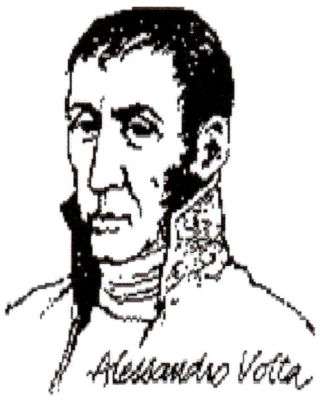

Fig. 1 Alessandro Volta.

primeiro a estimular o sistema auditivo eletricamente ao conectar uma bateria de 30 ou 40 pares (aproximadamente 50 V) a dois eletrodos de metal que foram inseridos nos seus ouvidos. Quando os circuitos foram fechados ele descreveu um **boom na cabeça**, seguido por um som similar a uma **sopa grossa fervendo na panela**. Do mesmo modo que Volta, outros pesquisadores, nos 50 anos seguintes, também observaram sensações auditivas esporádicas e sem qualidade tonal em pacientes auditivamente estimulados eletricamente.

Outras aplicações de estimulação elétrica foram descritas entre os séculos XVIII e XIX em Paris, Amsterdã, Londres e Berlim. Já que o som é um distúrbio de alternância em um meio elástico, os pesquisadores sempre concluíam que uma corrente direta não reproduzia satisfatoriamente uma sensação auditiva. O próximo passo foi dado por Duchenne, na Itália, que em 1855 estimulou o ouvido com uma corrente alternada que ele produziu ao inserir um vibrador em um circuito que continha um condensador e uma bobina indutora. O que resultou disso foi um som que se assemelhava ao **bater das asas de um mosquito entre uma janela de vidro e uma cortina**. Isso era melhor, mas ainda não satisfatório.

Em 1868 Brenner publicou uma investigação mais extensiva desses efeitos da polaridade alternada ao estudar a intensidade e frequência dos estímulos e locais de colocação dos eletrodos e as sensações sonoras que produzia. Ele descobriu que a audição era melhor com uma corrente elétrica criada por polaridade negativa e o incorreto posicionamento dos eletrodos poderia reduzir efeitos sonoros indesejáveis. Brenner usou estimulação bipolar com um eletrodo colocado em solução salina no meato acústico externo e o outro colocado em outra posição distante no corpo.

O otimismo inicial que envolveu a estimulação bioelétrica para curar a surdez foi seguido por um período de ceticismo, pois as aplicações eram invasivas e com resultados pobres. Em 1930 a possibilidade de reproduzir audição artificialmente foi renovada. Isso coincidiu com a introdução das válvulas, as quais permitiam estimulação do sistema auditivo com uma maior precisão.

O trabalho de Wever e Bray demonstrou que a forma das respostas elétricas gravadas na vizinhança do nervo auditivo de gatos foi similar em frequência e amplitude aos sons aos quais os ouvidos foram expostos. Paralelamente, os pesquisadores russos Gersuni e Volokhov, em 1936, examinaram os efeitos dos estímulos elétricos alternados na audição. Eles descobriram que a audição pode persistir após a retirada cirúrgica do tímpano e dos ossículos e formularam a hipótese de que a cóclea era o local da estimulação.

Stevens e Jones imaginaram que eletricidade poderia ser transduzida em vibrações sonoras antes de alcançar a orelha interna. A audição induzida dessa forma foi chamada de **efeito eletrofônico**. Os estudos de Stevens e Jones, bem como os de Jones *et al.*, indicaram que quando a cóclea é estimulada eletricamente, três mecanismos são responsáveis pela sensação auditiva:

1. A orelha média pode atuar como um transdutor que obedece a lei do qui-quadrado e converte as alternações na força de um campo elétrico para as vibrações mecânicas que produzem o som;

2. A energia elétrica pode ser convertida em som por um efeito direto na membrana basilar que a faz vibrar ao máximo, a ponto de determinar pela frequência, e essas vibrações estimulam as células ciliadas;

3. Estimulação direta do nervo auditivo produz uma sensação auditiva rudimentar.

Essas conclusões estão basicamente corretas, embora outros tecidos do corpo também possam agir como transdutores.

A riqueza da pesquisa com relação aos mecanismos envolvidos na audição eletrofônica nas décadas de 1940 e 1950 indicou que a audição é produzida pela transdução de energia elétrica em vibrações sonoras e que a função da cóclea residual é também necessária. Tornou-se aparente que a surdez de percepção total não pode ser corrigida por meio de uma corrente elétrica ampla na região da cóclea. É necessária uma estimulação mais localizada das fibras do nervo auditivo.

Em 1950 Lundberg fez uma das primeiras tentativas de estimulação do nervo auditivo com uma corrente sinusoidal durante uma neurocirurgia. O paciente só revelou ouvir um ruído. No entanto, um estudo mais detalhado, feito por Djourno e Eyries em 1957, descreveu com detalhes os efeitos da estimulação elétrica sobre o nervo auditivo. Djourno e Eyries colocaram uma bobina, com estímulo que parece ter sido bem controlado, no nervo auditivo, que foi exposto durante uma cirurgia de colesteatoma. Quando a corrente foi aplicada ao nervo o paciente descreveu sons de alta frequência, que se assemelhavam a uma **roleta de cassino** e um **grilo**. O gerador de sinais forneceu tons até 1.000 Hz e o paciente desenvolveu gradualmente reconhecimento limitado de palavras comuns e melhoria das capacidades de leitura da fala. O paciente foi capaz de discernir as diferenças de tom em incrementos de 100 pulsos e de distinguir palavras como **papai**, **mamãe** e **olá**. Contudo, a ocorrência de reação de corpo estranho obrigou a retirada do equipamento implantado.

Em 1964 Doyle *et al.* reportaram a inserção de um feixe de eletrodos na cóclea de um paciente com surdez total. Os eletrodos foram desenhados para evitar que o campo elétrico se espalhasse e estimulasse em sequência com ondas retangulares superpostas com sinais de fala. Os quatro eletrodos não foram especialmente implantados para aproveitar a distribuição espacial das fibras do nervo auditivo e responder com diferentes frequências. O resultado obtido foi satisfatório e o paciente foi capaz de repetir frases.

Outro pesquisador, Simons, fez um estudo mais extensivo, no qual eletrodos foram colocados através do promontório e vestíbulo diretamente no segmento modiolar do nervo auditivo. As fibras nervosas mostraram que diferentes frequências poderiam ser estimuladas. O paciente foi testado de forma a sentir alterações de frequência e intensidade do sinal.

A aplicação clínica do estímulo elétrico no nervo auditivo foi refinada por Michelson e House pela implantação na escala timpânica de eletrodos guiados por estimuladores implantáveis que podiam receber sinais externos. O Dr. William House (Fig. 2) observou a percepção auditiva dos pacientes quando pequenas correntes elétricas eram introduzidas no promontório durante cirurgias de orelha

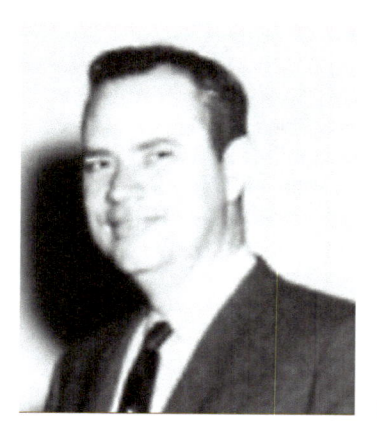

Fig. 2 William House.

média sob anestesia local. Entretanto, barreiras técnicas levaram a muitas frustrações. Durante os anos 1960 House implantou vários equipamentos em voluntários com surdez profunda. Eles foram rejeitados devido à biocompatibilidade e ao selamento do material, mas durante o curto tempo em que funcionaram, trouxeram um otimismo em solução da surdez neurossensorial. House trabalhava com Jack Urban, um engenheiro inovador que faria desses implantes cocleares uma realidade clínica. Os novos aparelhos se beneficiaram também dos avanços tecnológicos dos microcircuitos, derivados da exploração do espaço, e do início do desenvolvimento dos computadores.

No início os implantes eram percutâneos e os sinais da unidade externa eram transmitidos à unidade interna diretamente através de uma tomada que transfixava a pele do paciente. Com isso ocorreram muitos problemas de infecção local e a quantidade de informações que podia ser passada para a unidade interna era ilimitada.

Em 1972 um processador de fala foi desenvolvido como interface do implante coclear House 3M (implante monoeletrodo) e foi o primeiro a ser vendido comercialmente. Mais de mil desses equipamentos foram implantados entre 1972 e meados de 1980 e a transmissão passou a ser transcutânea, por meio de frequência modulada (FM). Em 1980 o critério etário para esses implantes caiu de 18 para dois anos de idade. Durante os anos 1980 centenas de crianças receberam o implante House 3M monocanal. A Food and Drug Administration (FDA), dos Estados Unidos, aprovou formalmente a comercialização do implante House 3M em novembro de 1984. No fim dos anos 1980 as maiores preocupações com a segurança e eficácia de longo prazo dos implantes cocleares foram resolvidas. Durante o mesmo período Clark *et al.*, na Austrália, trabalhavam no desenvolvimento de um implante coclear multicanal que na segunda metade dos anos 1980 se tornou o implante coclear mais usado no mundo, com o nome de Nucleus (Fig. 3). Implantes cocleares multicanais e multieletrodos foram introduzidos em 1984 e aprovados pela FDA em 1985 para adultos e em 1990 para crianças. Os implantes multicanais alargaram o espectro de percepção e de capacidade de reconhecimento de fala em comparação com os implantes monocanais, o que foi comprovado por meio de uma série grande de adultos estudados.

Nesse período muitos sistemas semelhantes a esse foram fabricados e implantados (Chouard, Paris; 3M, Viena, Universidade de Zurich). O grupo de Viena trabalhou com a mesma unidade externa da 3M, porém com estimulador extracoclear, com eletrodo colocado sobre o promontório. Posteriormente, com a evolução da instrumentação eletrônica e principalmente da informática, começaram a ser desenvolvidos os sistemas multicanais (com vários eletrodos de estimulação e possibilidade de estimular vários pontos dentro da cóclea, o que enriqueceu a informação oferecida e melhorou sua discriminação). Os primeiros modelos multicanais foram analógicos (Ineraid, da Universidade de Utah), seguidos dos digitais (Hortmann, Universidade de Colônia – EMG, Universidade de Melbourne – Nucleus; Universidade de São Francisco – Clarion). Os digitais apresentaram a grande vantagem de poder trabalhar os

sinais e adaptá-los individualmente a cada paciente, o que melhorou em alguns casos ainda mais os resultados.

Em 1989 Bento *et al.* desenvolveram na Universidade de São Paulo o implante coclear FMUSP I (Fig. 4), com 16 canais e monoeletrodo, e nove pacientes foram implantados com sucesso. A equipe pioneira era composta também pelos engenheiros Adolfo Lerner, Carlos Nunes e Milton Oshiro, pela fonoaudióloga Maria Valéria Goffi Gomez e pela psicóloga Heloisa Nashala.

Esse pioneiro implante está sumarizado na Figura 5. No primeiro bloco, o sinal analógico é captado e separado espectralmente: microfone, pré-amplificador e banco de filtros. Este último faz a separação do som em 16 frequências, que abrangem de 200 a 6.300 Hz. Nessa faixa estão os harmônicos dos sons comuns ao dia a dia, como a fala, sinais de alerta e campainhas. Na etapa seguinte desse mesmo bloco um microcontrolador comanda a leitura do sinal de cada filtro. Para isso há uma referência, que corresponde a um som de intensidade maior do que 50 dB. Ele "varre" os filtros da mais alta frequência até a mais baixa e procura o primeiro som que ultrapassar a referência. Conforme o filtro selecionado, é gerado um estímulo bifásico com amplitude, largura de pulso e frequência diferentes. Através de um fio, o estímulo é enviado ao transmissor. Ele o usa para modular a onda portadora de alta frequência, ou seja, por meio de modulação em amplitude. O sinal é passado ao receptor sem a necessidade de se manter qualquer tipo de contato elétrico entre esse e qualquer outro circuito do aparelho. Desse modo garante-se maior segurança contra choques elétricos e mantém-se a proteção natural contra infecção que a pele íntegra oferece. Cabe ao receptor de-modular o sinal e enviá-lo, através dos eletrodos, à cóclea. Todo o sistema é alimentado por uma bateria externa.

Nos anos 1990 estudos clínicos e experimentais resultaram em um grande progresso na tecnologia e nas indicações clínicas do implante coclear. Esse avanço coincidiu e só foi possível com o comércio dos implantes e a entrada de recursos de empresas privadas e de governo (principalmente na Austrália) na pesquisa e no desenvolvimento desses aparelhos. Os processadores de sinais e os eletrodos produziam estratégias de codificação e proporcionavam melhores níveis de desempenho. O sucesso comercial dessas empresas trouxe o reconhecimento do aparelho como prótese de auxílio a deficientes e facilitou o financiamento por governos e seguros privados. Com o passar dos anos os implantes se tornaram mais numerosos, seus riscos foram minimizados e mais pessoas passaram a aceitá-los. Nas décadas de 1970 e 1980, a grande maioria dos serviços otorrinolaringológicos via com imenso ceticismo os resultados dos implantes. Isso foi pouco a pouco diminuindo até que atualmente é recomendado por toda a comunidade médica. Atualmente existem várias empresas que fabricam e vendem os implantes cocleares: Advanced Bionics (EUA); Cochlear Corporation (Austrália); Medel (Áustria) e Neurelec (França). Outras empresas, como a MST da Coreia do Sul e a All Ear (EUA), também produzem implantes em alguns mercados específicos.

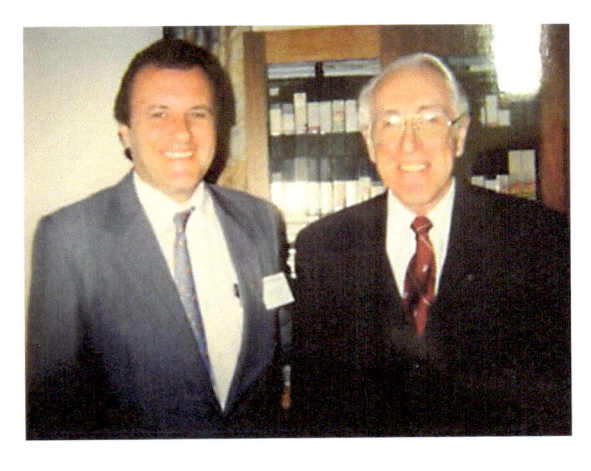

Fig. 3 Ricardo Ferreira Bento e Graeme Clark.

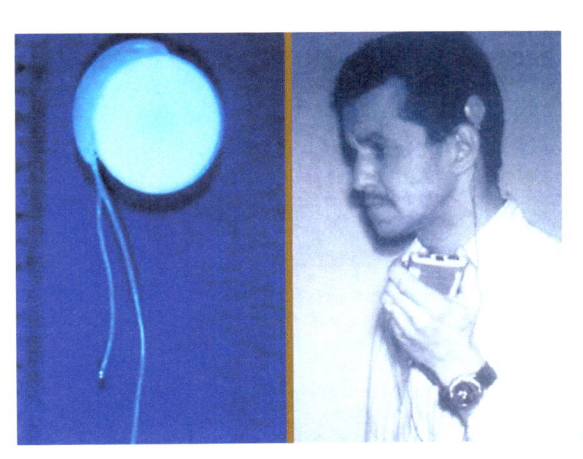

Fig. 4 FMUSP I.

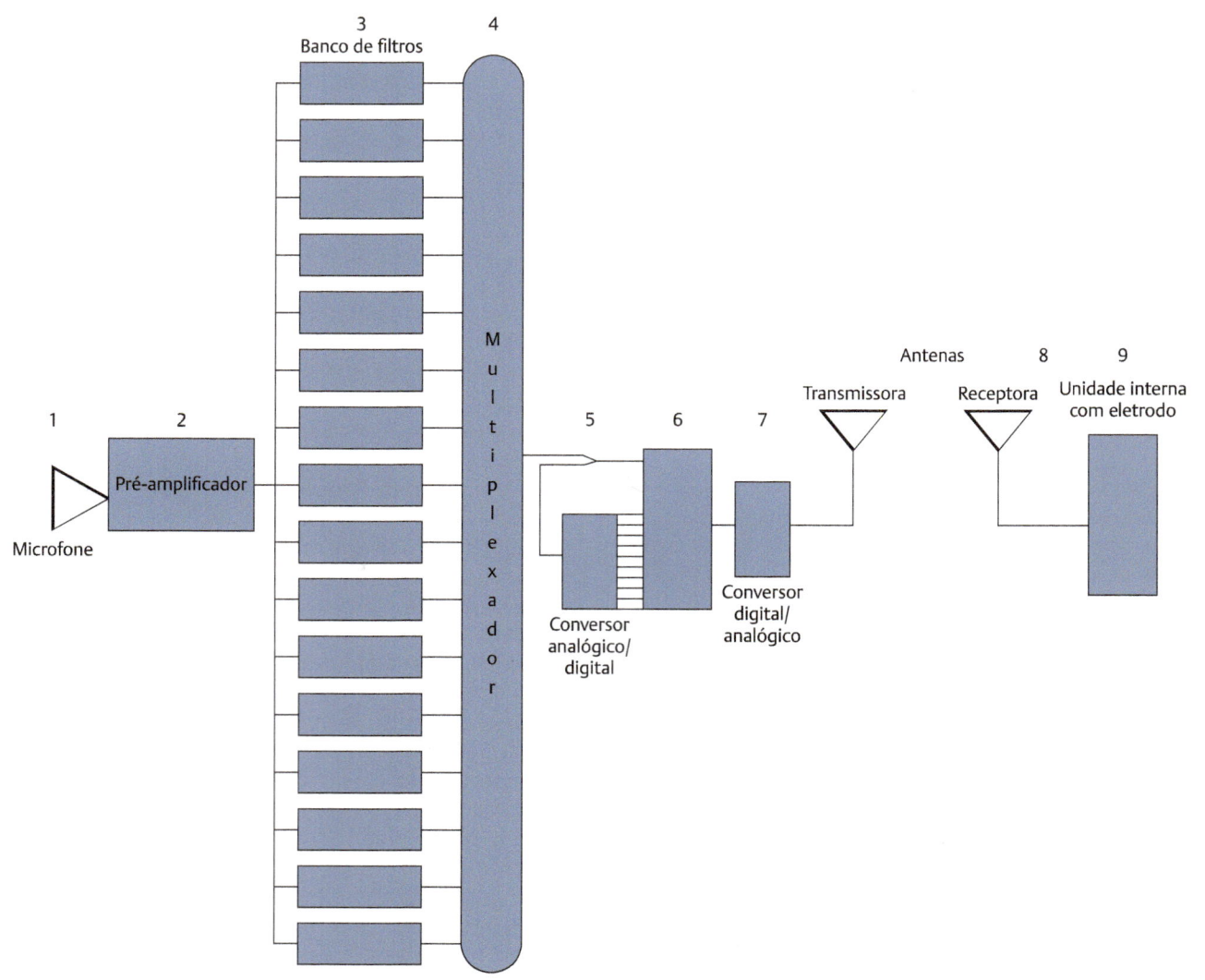

Fig. 5 Diagrama de funcionamento do implante coclear. (1) e (2) O som é captado, transformado em sinal elétrico e amplificado. (3) O banco de filtros decodifica o sinal elétrico nas 16 frequências. (4) A amplitude de cada filtro é comparada com o valor de referência. (5) Converte-se o sinal elétrico, até então analógico em um pulso bifásico (digital) correspondente ao filtro selecionado. (6) O chip programável modula a frequência, amplitude e o sequenciamento do sinal. (7) O pulso bifásico é reconvertido em sinal analógico. (8) O sinal é transmitido para a unidade interna via FM. (9) Após demodulação, o pulso bifásico estimula a cóclea através do feixe de eletrodos.

A TECNOLOGIA DO IMPLANTE COCLEAR

O implante coclear é composto de duas partes: uma unidade interna, que é cirurgicamente implantada, e uma unidade externa, que se apoia no pavilhão auricular e fica posicionada na região retroauricular.

O sistema de implante coclear pode ser classificado nas seguintes categorias:

1. *Quanto ao modo de funcionamento do processador da fala*: analógico ou digital. Analógico é aquele em que o som convertido em sinal elétrico e amplificado não recebe qualquer tipo de tratamento do sinal, isto é, ele tem as mesmas características de frequência e intensidade que o som apresentado;
2. *Quanto ao número de eletrodos*: monoeletrodo ou multieletrodo;
3. *Quanto ao modo de estimulação do eletrodo*: múltipla simultânea (vários eletrodos são estimulados simultaneamente) ou única (somente um eletrodo recebe o estímulo).

Unidade Interna

A unidade interna, ou implante coclear, é composta por uma antena receptora, um ímã, um receptor-estimulador e um cabo transmissor com um feixe de eletrodos em sua extremidade. Alguns modelos têm um cabo adicional com um eletrodo terra. O feixe de eletrodos é multifilamentar, composto de fios de platina-irídio e recoberto por silicone com alta flexibilidade. Devem ser preferencialmente posicionados na escala timpânica, o que permite um contato mais próximo dos eletrodos com o gânglio espiral, além de diminuir o risco de lesão traumática do ducto coclear.

Hoje a quase totalidade dos implantes cocleares que são produzidos é do tipo multieletrodos digitais (Fig. 6). O número de eletrodos varia entre 12 e 22, de acordo com cada fabricante. As especificações técnicas de cada fabricante estarão descritas ao longo deste livro.

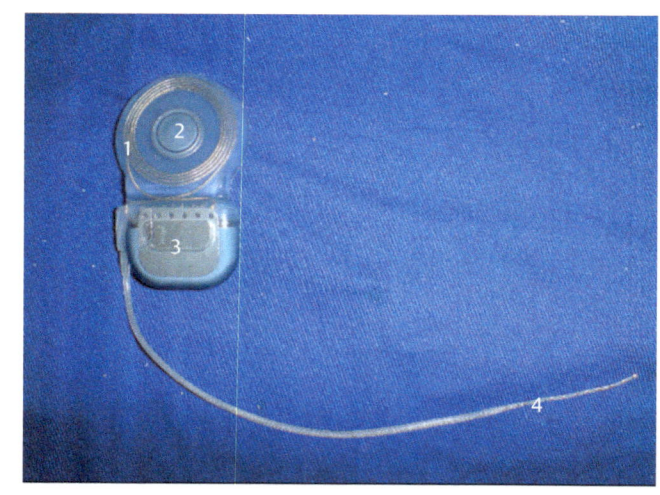

Fig. 6 Unidade interna do implante coclear. (1) Antena receptora. (2) Ímã. (3) Unidade receptora/transmissora. (4) Feixe de eletrodos. Modelo da MedEl Corp. (Innsbruck, Áustria).

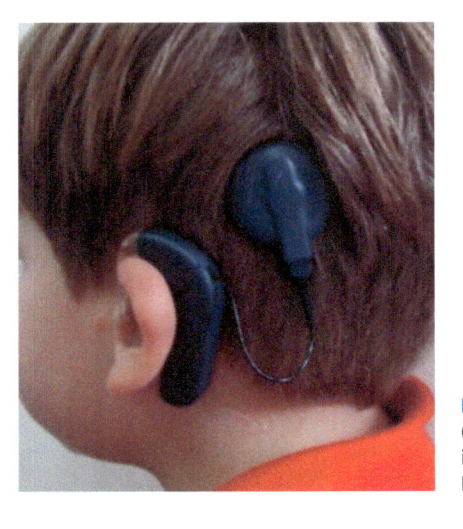

Fig. 7 Unidade externa (processador de fala) do implante coclear. Modelo da MedEl Corp.

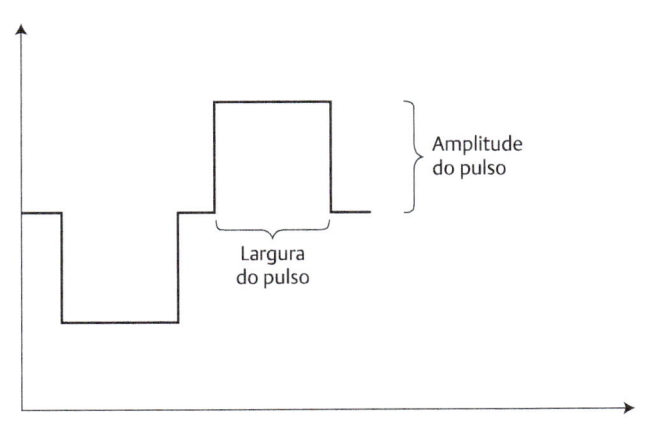

Fig. 8 Pulso de carga balanceada de corrente bifásica em que a fase positiva e a fase negativa são equivalentes de modo a não gerar cargas remanescentes.

Unidade Externa

A unidade externa é composta de microfone direcional, proces-sador de fala, antena transmissora com ímã e fonte de energia. Pode ser do tipo **caixa** ou totalmente retroauricular (Fig. 7).

- *Microfone*: capta o som do ambiente e está localizado na unidade externa junto ao pavilhão auricular;
- *Processador de fala*: recebe o sinal captado pelo microfone e é responsável pela codificação e seleção dos sons que serão processados e enviados à unidade interna;
- *Antena transmissora*: fica localizada na região temporal justaposta à antena receptora da unidade interna. Tem um ímã que permite a sua fixação no couro cabeludo pela atração do ímã da antena receptora da unidade interna;
- *Fonte de energia*: pilhas ou baterias. Os aparelhos mais modernos funcionam com baterias recarregáveis, o que permite maior economia e praticidade.

Denominamos de **sistema de implante coclear**, pois se trata de um sistema sofisticado no qual todos os componentes (unidade interna e externa) têm de estar funcionando perfeitamente e juntos como um **sistema**. A falha de um desses componentes compromete todo o desempenho.

O sistema de implante coclear funciona da seguinte forma: o som é captado pelo microfone, que transmite o sinal ao processador de fala. O processador de fala codifica e seleciona os sinais, de modo a filtrar os sons importantes para a discriminação de palavras. O sinal processado é enviado por um cabo até a antena transmissora e transmitido transcutaneamente por radiofrequência para a antena receptora localizada na unidade interna implantada. O receptor-estimulador converte o sinal codificado pelo processador de fala em sinais elétricos, que são conduzidos através de um cabo até o feixe de eletrodos posicionado no interior da cóclea. O estímulo chega às células do gânglio espiral e às fibras do nervo auditivo. As fibras nervosas enviam o sinal à via auditiva, estimulam os centros corticais responsáveis pela audição e geram a sensação sonora.

Estimulação Elétrica do Nervo Auditivo

Os eletrodos posicionados na escala timpânica da cóclea estimulam eletricamente as terminações nervosas remanescentes do nervo auditivo. Neurônios de diferentes regiões da cóclea têm especificidade para determinada frequência sonora. Sabemos que em cócleas normais a base responde a sons de frequência alta (agudos) e o ápice a sons de frequência baixa (graves). O sistema de implante coclear tenta respeitar esse arranjo tonotópico e envia aos eletrodos localizados na base da cóclea sinais elétricos decodificados a partir de sons agudos e aos no ápice da cóclea os sinais gerados decodificados a partir de sons graves. Essa estimulação de frequência específica permite o reconhecimento de palavras e sentenças observado nos usuários de implante coclear.

A estimulação do implante é dada por um pulso de carga balanceada (Fig. 8), em que a fase positiva e a fase negativa são equi-valentes, de forma a não gerar cargas remanescentes. Essa forma de estimulação é segura para sistemas biológicos. O parâmetro do estímulo responsável pela excitação neuronal é a carga elétrica e isso pode ser controlado com a variação tanto da amplitude quanto da largura do pulso.

PRÓTESES AUDITIVAS IMPLANTÁVEIS DE VIBRAÇÃO

Mesmo com os benefícios de amplificação dos atuais aparelhos, esses produtos não são aceitos universalmente pelas pessoas com perda auditiva. Apenas 21,4% dos estimados 28 milhões de americanos com perda auditiva usam amplificação regularmente.[1] Outro estudo americano mostra que dos aproximadamente seis milhões de usuários de AASI nos EUA 35% a 50% não estão satisfeitos com o benefício de seus aparelhos.[2] No Brasil, Iwahashi e Bento (2013) estudaram o uso dos AASI adaptados no serviço Reouvir do Hospital das Clínicas da Faculdade de Medicina da Universidade de São Paulo (HC-FM-USP) e cerca de 20% dos pacientes com indicação acabam por abandonar seus aparelhos após um ano de uso.

Todos esses fatores levaram os pesquisadores a procurar soluções opcionais que minimizassem essas queixas. Uma das soluções foi o desenvolvimento de próteses auditivas implantáveis.

Além desse fator, várias malformações congênitas, doenças otológicas ou suas sequelas impedem o uso de próteses acústicas convencionais.

É impressionante a velocidade com que se desenvolvem novas próteses e são colocadas para uso. Provavelmente quando da publicação deste trabalho novos aparelhos poderão já ter aparecido.

Nos últimos dez anos os melhoramentos técnicos dos AASI ajudaram substancialmente no controle do retorno (feedback), aumentaram o espectro de frequência e melhoraram a qualidade do som. Entretanto, os pacientes ainda relatam o estigma e os problemas práticos do uso desses equipamentos.

Com o reconhecimento dos problemas com os AASI tradicionais, buscaram-se opções para tentar encontrar métodos eficientes de implante de ouvido médio que pudessem contornar as dificuldades.

CONCLUSÕES

A tecnologia das próteses auditivas implantáveis vem se aprimorando ao longo do tempo. Atualmente dispomos de sistemas efetivos que trazem a audição e a discriminação aos surdos, quando bem indicadas, e bom ganho auditivo ao paciente usuário de próteses auditivas acústicas. No futuro, acreditamos que as próteses implantáveis suplantarão as convencionais em número de usuários. Para isso há que se evoluir em questões como custo, consumo energético, tamanho e ganho funcional.

A próxima fronteira será o conhecimento da fisiologia da região da córtex cerebral auditiva e seus **conectomas** com as regiões corticais responsáveis pela identificação de objetos, atenção, planejamento motor, memória de trabalho, função executiva, linguagem, memória de fatos e eventos e outras conexões ainda não conhecidas.

Como fazer para corrigir essas conexões? Não adianta resolvermos o problema periférico e levarmos a informação até a córtex se ela não for processada e **conectada** adequadamente.

BIBLIOGRAFIAS

George L. Report of the Medical Technology Assessment Working Group. Durham, NC: Duke University; 2006.

Iwahashi J H. Resultado do uso da prótese auditiva após um ano de adaptação em serviço público de saúde [Dissertação de Mestrado]. São Paulo: FMUSP; 2013.

Rutschma N N J. Magnetic audition: auditory stimulation by means of alterna¬ting magnetic fields acting on a permanent magnet fixed to the eardrum. IRE Transactions Med Electron. 1959;6:22-3.

Strom K. H R Interviews... Sergi Kochkin. Hearing Review. 2005; 12(10). Disponível em: http://www.hearingreview.com/issues/articles/2005-10_03.asp.

Wilska A. Einmethode zur bestimmung der horsch wellanamplituden des trom¬melfells bei verscheiden frequenzen. Skandinavisches Archives of Physiology. 1935;72:161-5.

Tratado de Implante Coclear e Próteses Auditivas Implantáveis

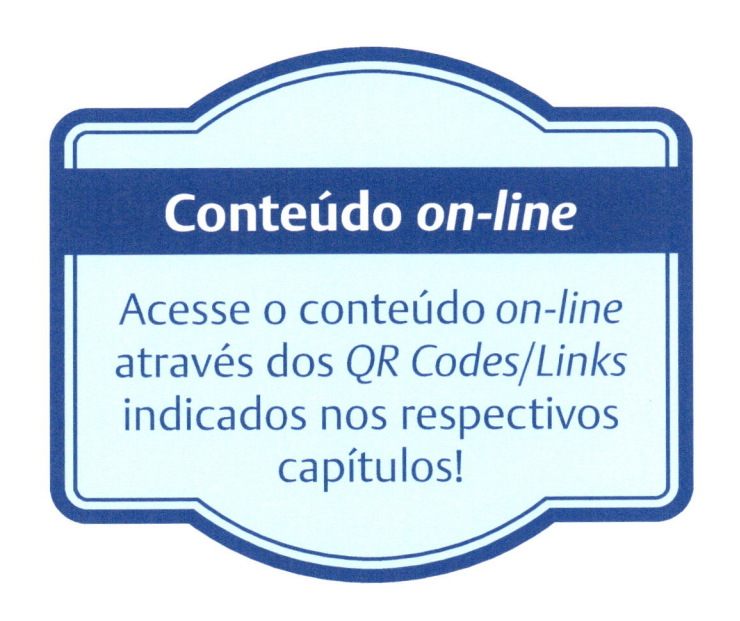

Conteúdo on-line

Acesse o conteúdo *on-line* através dos *QR Codes/Links* indicados nos respectivos capítulos!

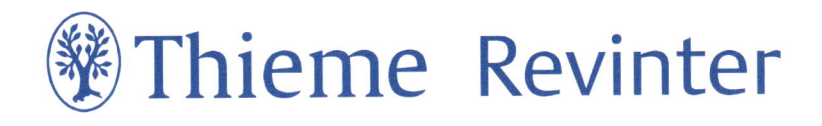

Thieme Revinter

Parte I ASPECTOS HISTÓRICOS

ASPECTOS HISTÓRICOS DA REABILITAÇÃO DO DEFICIENTE AUDITIVO

CAPÍTULO 1

Pedro Luiz Mangabeira Albernaz

O conteúdo deste capítulo (págs. 3 a 8), encontra-se disponível on-line.

Para acessá-lo, aponte a câmera do seu smartphone ou tablet para a imagem acima ou acesse a URL abaixo:

https://medone.thieme.com/images/supmat/Bento_Tratado_de_Implante_Coclear_978-65-5572-084-6_Cap_01.pdf

CAPÍTULO 2

ASPECTOS HISTÓRICOS DA EDUCAÇÃO E DA RE(HABILITAÇÃO) DOS SURDOS

Myriam de Lima Isaac ▪ Michelle Nave Valadão

O conteúdo deste capítulo (págs. 9 a 16), encontra-se disponível on-line.

Para acessá-lo, aponte a câmera do seu smartphone ou tablet para a imagem acima ou acesse a URL abaixo:

https://medone.thieme.com/images/supmat/Bento_Tratado_de_Implante_Coclear_978-65-5572-084-6_Cap_02.pdf

Parte II SISTEMA AUDITIVO

CAPÍTULO 3

ANATOMIA DO SISTEMA AUDITIVO

Oswaldo Laércio Mendonça Cruz ■ Alessandra Zanoni ■ Sady Selaimen da Costa
Alice Lang Silva ■ Fernanda Dias Toshiaki Koga

O conteúdo deste capítulo (págs. 19 a 38), encontra-se disponível on-line.

Para acessá-lo, aponte a câmera do seu smartphone ou tablet para a imagem acima ou acesse a URL abaixo:

https://medone.thieme.com/images/supmat/Bento_Tratado_de_Implante_Coclear_978-65-5572-084-6_Cap_03.pdf

CAPÍTULO 4

FISIOLOGIA DO SISTEMA AUDITIVO

Mauricio Kurc

O conteúdo deste capítulo (págs. 39 a 57), encontra-se disponível on-line.

Para acessá-lo, aponte a câmera do seu smartphone ou tablet para a imagem acima ou acesse a URL abaixo:

https://medone.thieme.com/images/supmat/Bento_Tratado_de_Implante_Coclear_978-65-5572-084-6_Cap_04.pdf

CAPÍTULO 5

EMBRIOLOGIA DA ORELHA

Ricardo Ferreira Bento ▪ Anna Carolina de Oliveira Fonseca

O conteúdo deste capítulo (págs. 58 a 64), encontra-se disponível on-line.

Para acessá-lo, aponte a câmera do seu smartphone ou tablet para a imagem acima ou acesse a URL abaixo:

https://medone.thieme.com/images/supmat/Bento_Tratado_de_Implante_Coclear_978-65-5572-084-6_Cap_05.pdf

CAPÍTULO 6

DESENVOLVIMENTO DAS VIAS AUDITIVAS E NEUROPLASTICIDADE

Myriam de Lima Isaac ▪ Ana Claudia Figueiredo Frizzo ▪ José Antonio Apparecido de Oliveira (*In memoriam*)

O conteúdo deste capítulo (págs. 65 a 72), encontra-se disponível on-line.

Para acessá-lo, aponte a câmera do seu smartphone ou tablet para a imagem acima ou acesse a URL abaixo:

https://medone.thieme.com/images/supmat/Bento_Tratado_de_Implante_Coclear_978-65-5572-084-6_Cap_06.pdf

CAPÍTULO 7

AUDIÇÃO BINAURAL – SISTEMA AUDITIVO CENTRAL NAS HABILIDADES BINAURAIS

Maria Valéria Schmidt Goffi-Gomez ▪ Mariana Cardoso Guedes

O conteúdo deste capítulo (págs. 73 a 80), encontra-se disponível on-line.

Para acessá-lo, aponte a câmera do seu smartphone ou tablet para a imagem acima ou acesse a URL abaixo:

https://medone.thieme.com/images/supmat/Bento_Tratado_de_Implante_Coclear_978-65-5572-084-6_Cap_07.pdf

Parte III SURDEZ

CAPÍTULO 8

EPIDEMIOLOGIA DA SURDEZ

Leticia Raquel Baraky ▪ Erika Ferreira Gomes ▪ Sandra Helena Cerrato Tibirica ▪ Natalia Baraky Vasconcelos

O conteúdo deste capítulo (págs. 83 a 87), encontra-se disponível on-line.

Para acessá-lo, aponte a câmera do seu smartphone ou tablet para a imagem acima ou acesse a URL abaixo:

https://medone.thieme.com/images/supmat/Bento_Tratado_de_Implante_Coclear_978-65-5572-084-6_Cap_08.pdf

CAPÍTULO 9

MÉTODOS DE DIAGNÓSTICO DE AVALIAÇÃO DA SURDEZ

SEÇÃO 9-1

MÉTODOS DIAGNÓSTICOS AUDIOLÓGICOS COMPORTAMENTAIS DA DEFICIÊNCIA AUDITIVA

Maria Angelina Nardi de Souza Martinez ▪ Sheila Andreoli Balen

O conteúdo desta seção (págs. 88 a 92), encontra-se disponível on-line.

Para acessá-lo, aponte a câmera do seu smartphone ou tablet para a imagem acima ou acesse a URL abaixo:

https://medone.thieme.com/images/supmat/Bento_Tratado_de_Implante_Coclear_978-65-5572-084-6_Cap_09-1.pdf

SEÇÃO 9-2

MÉTODOS OBJETIVOS DE AVALIAÇÃO AUDIOLÓGICA

Signe Schuster Grasel ▪ Roberto Miquelino de Oliveira Beck ▪ Amanda Costa Rossi

O conteúdo desta seção (págs. 93 a 110), encontra-se disponível on-line.

Para acessá-lo, aponte a câmera do seu smartphone ou tablet para a imagem acima ou acesse a URL abaixo:

https://medone.thieme.com/images/supmat/Bento_Tratado_de_Implante_Coclear_978-65-5572-084-6_Cap_09-2.pdf

SEÇÃO 9-3

IMITANCIOMETRIA

Signe Schuster Grasel ▪ Roberto Miquelino de Oliveira Beck ▪ Mariana Cardoso Guedes

O conteúdo desta seção (págs. 111 a 117), encontra-se disponível on-line.

Para acessá-lo, aponte a câmera do seu smartphone ou tablet para a imagem acima ou acesse a URL abaixo:

https://medone.thieme.com/images/supmat/Bento_Tratado_de_Implante_Coclear_978-65-5572-084-6_Cap_09-3.pdf

SEÇÃO 9-4

AVALIAÇÃO POR IMAGEM DO DEFICIENTE AUDITIVO

Eloisa Maria Mello Santiago Gebrim ▪ Vinicius Trindade Gonçalves

O conteúdo desta seção (págs. 118 a 146), encontra-se disponível on-line.

Para acessá-lo, aponte a câmera do seu smartphone ou tablet para a imagem acima ou acesse a URL abaixo:

https://medone.thieme.com/images/supmat/Bento_Tratado_de_Implante_Coclear_978-65-5572-084-6_Cap_09-4.pdf

SEÇÃO 9-5
PROGRAMA DE TRIAGEM AUDITIVA NEONATAL UNIVERSAL

Mônica Jubran Chapchap ▪ Flávia Martins Ribeiro

O conteúdo desta seção (págs. 147 a 154), encontra-se disponível on-line.

Para acessá-lo, aponte a câmera do seu smartphone ou tablet para a imagem acima ou acesse a URL abaixo:

https://medone.thieme.com/images/supmat/Bento_Tratado_de_Implante_Coclear_978-65-5572-084-6_Cap_09-5.pdf

SEÇÃO 9-6

ETIOLOGIA DA DEFICIÊNCIA AUDITIVA

Jeanne Oiticica ▪ Karina Lezirovitz ▪ Ana Carla Batissoco

O conteúdo desta seção (págs. 155 a 156), encontra-se disponível on-line.

Para acessá-lo, aponte a câmera do seu smartphone ou tablet para a imagem acima ou acesse a URL abaixo:

https://medone.thieme.com/images/supmat/Bento_Tratado_de_Implante_Coclear_978-65-5572-084-6_Cap_09-6.pdf

SEÇÃO 9-7

SURDEZ DE ORIGEM GENÉTICA

Jeanne Oiticica ▪ Karina Lezirovitz ▪ Ana Carla Batissoco

O conteúdo desta seção (págs. 157 a 182), encontra-se disponível on-line.

Para acessá-lo, aponte a câmera do seu smartphone ou tablet para a imagem acima ou acesse a URL abaixo:

https://medone.thieme.com/images/supmat/Bento_Tratado_de_Implante_Coclear_978-65-5572-084-6_Cap_09-7.pdf

SURDEZ NEONATAL DE ORIGEM NÃO GENÉTICA

Graziela de Souza Queiroz Martins

O conteúdo desta seção (págs. 183 a 186), encontra-se disponível on-line.

Para acessá-lo, aponte a câmera do seu smartphone ou tablet para a imagem acima ou acesse a URL abaixo:

https://medone.thieme.com/images/supmat/Bento_Tratado_de_Implante_Coclear_978-65-5572-084-6_Cap_09-8.pdf

SEÇÃO 9-9

SURDEZ ADQUIRIDA

Aline Gomes Bittencourt ▪ Mariana Hausen Pinna

O conteúdo desta seção (págs. 187 a 196), encontra-se disponível on-line.

Para acessá-lo, aponte a câmera do seu smartphone ou tablet para a imagem acima ou acesse a URL abaixo:

https://medone.thieme.com/images/supmat/Bento_Tratado_de_Implante_Coclear_978-65-5572-084-6_Cap_09-9.pdf

Parte IV   APARELHO DE AMPLIFICAÇÃO SONORA INDIVIDUAL

APARELHO DE AMPLIFICAÇÃO SONORA INDIVIDUAL

Isabela de Souza Jardim

O conteúdo deste capítulo (págs. 199 a 204), encontra-se disponível on-line.

Para acessá-lo, aponte a câmera do seu smartphone ou tablet para a imagem acima ou acesse a URL abaixo:

https://medone.thieme.com/images/supmat/Bento_Tratado_de_Implante_Coclear_978-65-5572-084-6_Cap_10.pdf

Parte V IMPLANTE COCLEAR

CAPÍTULO 11

ASPECTOS TECNOLÓGICOS DO IMPLANTE COCLEAR

Herbert Mauch

LAYOUT FUNDAMENTAL E REQUISITOS DE PRÓTESES COM ESTIMULAÇÃO ELÉTRICA

O objetivo fundamental de um sistema de implante coclear (IC) é fornecer estimulação elétrica a elementos neurais alvo na cóclea em resposta ao sinal acústico de entrada. De forma geral, o mecanismo de transdução normal da cóclea, i. e., a conversão do sinal acústico em potenciais de ação pelas células ciliadas da cóclea, costuma estar ausente ou seriamente prejudicado em indivíduos com perda auditiva sensorioneural severa à profunda. O sistema de IC é desenhado para se desviar desse processo ao estimular diretamente as células residuais do gânglio espiral na cóclea.

Todos os sistemas de IC comercialmente disponíveis hoje empregam um *layout* geral similar, tanto em termos de *hardware*, quanto de processamento de sinal. Embora sistemas de IC totalmente implantáveis provavelmente se tornem disponíveis nos próximos anos, todos os sistemas atuais estão conforme o *layout* básico, como demonstrado nas Figuras 11-1 e 11-2.

O sinal acústico de entrada é recebido por um processador de som de uso externo (SP para *sound processor*) e todo o processamento do sinal é conduzido dentro da eletrônica do SP. O SP gera uma cadeia de comandos que definem os parâmetros de estimulação elétrica necessários, os quais são então transmitidos ao dispositivo interno via uma conexão de radiofrequência (RF) através da pele intacta. Esses comandos são descodificados pela eletrônica do *receptor-estimulador* interno implantado cirurgicamente, e fontes de corrente geram a estimulação apropriada enviada ao feixe intracoclear de eletrodos. Este contém múltiplos contatos individuais posicionados ao longo da chamada *scala tympani* (rampa timpânica), fornecendo o potencial para estimular, de modo diferenciado, as regiões selecionadas da cóclea.

A Figura 11-2 ilustra o *layout* anatômico de um sistema IC típico mostrando o processador de som (SP) posicionado atrás do pavilhão auricular. O SP é conectado a uma bobina de transmissão externa, geralmente posicionada levemente acima e atrás do pavilhão, a qual é alinhada com a bobina receptora do dispositivo interno pelos imãs de ambas as bobinas externa e interna. A vazão do receptor-estimulador cirurgicamente implantado corre ao longo da derivação do eletrodo, pelo osso mastoide e a orelha média até a matriz intracoclear, que costuma ser inserida via janela redonda (RW, para *round window*) ou por uma cocleostomia criada próxima à RW.

O sistema de IC visa enviar estimulação elétrica ao sistema auditivo representando o sinal acústico de entrada em tempo real. Embora todos os sinais acústicos, sejam potencialmente úteis ao usuário de IC, a fala é considerada a mais importante. A fala é, porém, um sinal altamente complexo e de mudança rápida, e o maior desafio é enviar um estímulo elétrico aos elementos neurais da cóclea que incluam os aspectos essenciais da fala e de maneira que eles possam ser interpretados pelo sistema auditivo danificado.

Neste aspecto, a interface fundamental entre o sistema de IC e o usuário é o feixe de eletrodos intracocleares posicionados próximos às células do gânglio espiral ao longo do modíolo. O estímulo elétrico enviado deve fornecer pistas quanto ao nível (sonoridade) do sinal acústico e também representar seu espectro. Além disso, ambos os parâmetros se alteram rapidamente com o tempo, especialmente para sinais complexos, como a fala. Flutuações em sonoridade são relativamente fáceis de serem acomodadas por modulação de nível corrente de estímulo (correntes mais altas recrutando números crescentes de células ganglionares – SGCs), mas a representação de espectro é mais complexa, exigindo estimulação seletiva de regiões específicas da cóclea tonotopicamente organizada.

É importante, porém, compreender que a interface eletrodo/SGC fornecida por um sistema de IC é uma alternativa altamente simplificada ao mecanismo de transdução normal da cóclea. Em especial, a resolução espectral fornecida pelo número limitado de contatos de eletrodos de IC (e, portanto, potenciais canais de informação) é substancialmente inferior àquela disponível para o sistema auditivo

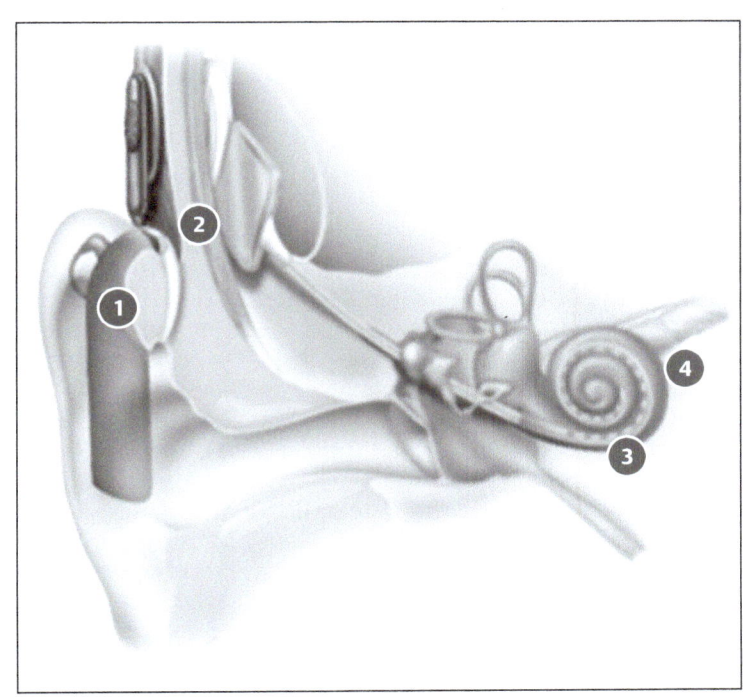

Fig. 11-2. Localizações anatômicas dos principais componentes de um sistema de implante coclear comercial de múltiplos canais. *1:* Processador de som externo atrás da orelha; *2:* receptor-estimulador interno; *3:* feixe de eletrodo intracoclear; *4:* nervo coclear (VIII).

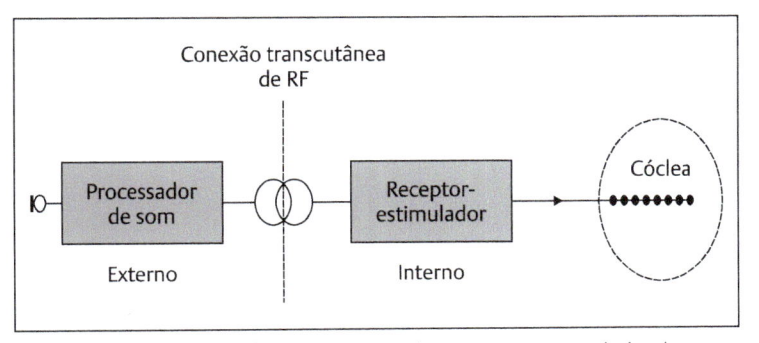

Fig. 11-1. Diagrama em bloco representando os componentes do *hardware* principal de um sistema de implante coclear.

normal. Além disso, a capacidade de resposta fisiológica da cóclea danificada (limiar e campo dinâmico) é pior que aquela da cóclea intacta. Assim, a interface eletrodo/SGC de sistemas de IC pode ser considerada como o principal "gargalo" para a transferência de informações úteis ao sistema auditivo central. As vias pelas quais as várias estratégias de codificação tentam superar esse gargalo são descritas neste capítulo.

Como descrito anteriormente, a maior parte do processamento de sinal nos sistemas de IC atuais é conduzida no processador de som (SP) usado externamente. De modo geral, os componentes são desenhados de tal maneira a serem os mais transparentes possíveis. O receptor-estimulador é capaz de gerar uma ampla gama de estímulos nos contatos dos eletrodos, de acordo com os comandos recebidos pelo SP externo. Essa abordagem foi preferida sobre a inclusão de estágios de processamento de sinal na eletrônica implantada de modo que desenvolvimentos adicionais em processamento de sinais possam ser incorporados no SP, em vez de exigirem reimplante cirúrgico com tecnologia atualizada. O dispositivo implantado permanece fixo em termos dos contatos dos eletrodos (e, até certo ponto, os modos de estimulação), mas até o momento isso raramente limitou os desenvolvimentos tecnológicos de modo substancial.

PRÉ-PROCESSAMENTO DE SINAL

O processamento de sinal em um IC típico pode ser considerado como dois estágios fundamentais: (i) o processamento pré ou *front end*, que visa selecionar ou modificar o sinal sonoro de entrada de modo que sejam processados preferencialmente os componentes principais e (ii) *a estratégia de codificação*, que define o tipo e padrão de estimulação elétrica enviados à cóclea para representar o sinal de entrada de maneira que possa ser útil para o usuário de IC.

O pré-processamento também pode ser dividido em dois tipos principais, embora com alguma sobreposição: (i) mapeamento da faixa dinâmica de entrada é o processo pelo qual as intensidades de som mais apropriadas são selecionadas para processamento posterior, enquanto (ii) algoritmos de redução de ruído visam aperfeiçoar a proporção sinal-ruído em ambientes acústicos específicos.

Nos primeiros dispositivos de IC comerciais, o pré-processamento era limitado aos estágios de compressão relativamente simples e de pré-ênfase (filtragem de frequências baixas), mas os sistemas modernos usam uma ampla gama de características e de algoritmos, alguns dos quais podem ser desativados ou ajustados no *software* de programação. Muitas dessas características se baseiam naquelas desenvolvidas e introduzidas nos recursos modernos das próteses auditivas digitais.

Mapeamento do Campo Dinâmico de Entrada (IDR para *Input Dynamic Range*)

Na grande maioria dos ambientes de escuta, os níveis de sons abrangem aproximadamente 100 dB, mas a faixa elétrica dinâmica de usuários de IC é bem menor e tem sido relatada como sendo entre 3 e 20 dB.[1,2] Além disso, o número de passos de intensidade discriminável é muito menor em usuários de IC que em ouvintes com audição normal.[3] A fala é um sinal altamente modulado, e a habilidade de um usuário de IC de acompanhar essas modulações dependerá da discriminação da intensidade, de modo que a maneira na qual a faixa de intensidade de sinais de entrada é mapeada para o processamento subsequente de sinal do sistema IC tem importância crucial.

A primeira consideração é sobre quanto do campo dinâmico acústico deve ser mapeado para os estágios de processamento posteriores. Pode haver algumas vantagens em se usar campos dinâmicos mais amplos possível, e essa é a filosofia seguida por alguns fabricantes de ICs. Entretanto, uma desvantagem dessa abordagem é que as modulações na fala costumam cobrir uma faixa de apenas 30 dB,[4] de modo que a resolução de amplitude (número de passos de intensidade discrimináveis) na parte do Campo Dinâmico de Entrada (IDR) ocupada pela fala será relativamente baixa. O outro extremo é usar um IDR que combine com aquele da fala normal, uma abordagem que maximiza a resolução de amplitude na faixa

da fala, mas resultará na incapacidade de ouvir sons muito suaves ou de discriminar sons intensos devido à saturação. A Figura 11-3 ilustra as diferenças hipotéticas entre essas abordagens em termos de seus efeitos sobre a compreensão da fala em diferentes níveis de entrada.

A solução prática adotada na maioria dos sistemas de IC é usar uma IDR de aproximadamente 40-50 dB, mas também introduzir um controle de "sensibilidade", o qual ajusta o ganho de entrada de modo que o IDR possa ser ampliado de acordo com o ambiente de escuta. Ajustes de alta sensibilidade seriam apropriados em situações de baixo ruído fundo, ouvindo música e assim por diante, enquanto a sensibilidade baixa seria preferida quando houver níveis altos de ruído de fundo. A sensibilidade pode geralmente ser ajustada pelo usuário no processador de som do IC, embora nos sistemas atuais isso seja feito automaticamente. O controle de autossensibilidade da Cochlear (ASC, para *Autossensitivity Control*) monitora o nível de ruído durante pausas na fala, integrando esse nível, com um tempo de ataque e de liberação de oito segundos.[5,6] A taxa de modulação e os "vales" da onda são usados para classificar um sinal como fala ou ruído. Quando o ASC é ativado, a sensibilidade será automaticamente reduzida se o nível de ruído de fundo exceder um valor preestabelecido. Os falantes tendem a elevar automaticamente o nível de voz na presença de ruído de fundo,[7] e nessa situação a sensibilidade é automaticamente reduzida, de modo que a IDR opera sobre níveis mais altos para manter a melhor compreensão possível da fala.

Vários outros estágios proprietários de controle de ganho automático (AGC, para *Automatic Gain Control*) são introduzidos por diferentes fabricantes, o que modifica a faixa de intensidade processada adicionalmente e o grau de compressão aplicado. É comum o uso de AGC de alça dupla, na qual um detector relativamente lento (várias centenas de milissegundos) ajusta o ganho do microfone em resposta ao ambiente acústico geral, e um detector mais rápido atua para limitar sons transitórios intensos.[8] O processador de som MED-EL Sonnet, por exemplo, opera sobre uma janela de IDR de 75 dB (25-100 dB SPL), mas uma janela de 55 dB se move automaticamente para a IDR de acordo com o nível de ruído de fundo em andamento e a AB usa Autosound™. para esse ajuste.

O processador de som Neuro 2 da Oticon Medical, entretanto, retém uma IDR ampla de 93 dB durante todos os estágios principais do processo, mas introduz um sistema de compressão automático (*Voiceguard*) no estágio de saída.[9]

A Otimização de Faixa Dinâmica Automática (ADRO, para *Automatic Dynamic Range Optimization*) é um algoritmo poderoso, desenvolvido no Cooperative Research Centre em Melbourne,[10] que ajusta o ganho em múltiplos canais de frequência para melhorar audibilidade, conforto e inteligibilidade. A ADRO também já demonstrou eficácia em recursos digitais de audição,[11,12] e está incorporada nos SPs da Cochlear™. Esse algoritmo fornece ajustes de ganho específicos do canal usando "lógica difusa" inteligente. Os níveis de sinais são monitorados ao longo do tempo, e são aplicados ajustes de ganho para aumentar os níveis de componentes fracos da fala (alvo de audibilidade) e reduzir os níveis de componentes que se

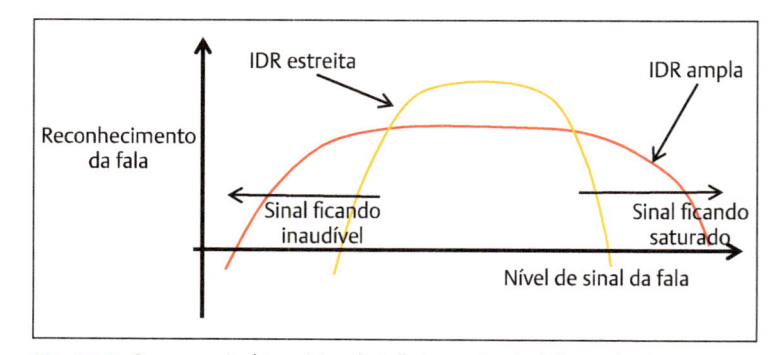

Fig. 11-3. Comparação hipotética da influência do nível de sinal sobre o reconhecimento da fala obtido com campos dinâmicos de entrada estreitos e amplos.

aproximam da saturação (alvo de conforto). Os benefícios da ADRO são, portanto, não específicos a situações de audição barulhenta.

O Problema do Ruído de Fundo

Ruído pode ser livremente definido como "som indesejado", e no contexto da audição é difícil defini-lo mais precisamente, pois muitos sons são úteis em certas situações, embora ainda possam ser considerados indesejáveis ou perturbadores em outras.[13] Em muitas situações do dia a dia pode haver vários tipos diferentes de ruído ocorrendo juntos, geralmente com características distintas. O ruído genérico de fundo tende a ter modulações de amplitude relativamente baixas,[14,15] sendo assim uma forma de "ruído estacionário". As fontes típicas incluem: trânsito, sistemas de ventilação/aquecimento de ambiente e assim por diante, e inclui também tagarelice de múltiplos locutores, onde características individuais de fala não são discerníveis. Em geral, esse ruído não tem propriedades direcionais fortes, pois provém de várias fontes e, com frequência, de locais relativamente remotos ao ouvinte. Embora as fontes de ruído possam conter ampla faixa de frequências, o ruído de fundo difuso tende a ter ênfase de baixa frequência por causa das propriedades de absorção de som de muitos ambientes de escuta.

O principal efeito de ruído estacionário é produzir o chamado mascaramento energético (*energetic masking*), em que porções da fala são mascaradas ao nível da cóclea quando o espectro do mascarador se sobrepõe àquele do sinal da fala.[16] Nessas regiões de frequência haverá redução na audibilidade de alguns sons da fala e redução nas modulações de amplitude da fala. Em espaços internos, a presença de reverberação compõe o problema ao obscurecer as modulações de amplitude.

Ruído do Vento (*Wind Noise*) é um problema quase exclusivo de usuários de próteses auditivas e de IC, pois a turbulência local ao redor das portas e da caixa do microfone pode gerar níveis intensos de ruído no microfone, e o ruído do vento é um problema bem conhecido e comum para esses indivíduos em situações externas e durante atividades esportivas. O ruído do vento tem, predominantemente, baixa frequência,[17] e foi considerado como significativamente influenciado precisamente pelo posicionamento preciso dos microfones.[18,19]

O termo **Ruído de Impulso** (*Impulse Noise*) é usado para descrever sons intensos repentinos indesejáveis que não interessam ao ouvinte e produzem desconforto ou desagrado. A fala e outros sons do dia a dia contêm uma proporção de sinais transitórios, mas sons transitórios intensos e repentinos são, em geral, considerados indesejáveis, especialmente quando ocorrem inesperadamente. Em virtude do início muito rápido, o espectro tende a ser de faixa ampla e no contexto de ICs todos os eletrodos podem ser ativados em níveis máximos (embora limitados ao número de máximas em uma estratégia de codificação como a ACE).

Uma situação muito comum é a de se ouvir um locutor na presença da fala de outras pessoas ao redor. Nesse caso, enquanto as propriedades acústicas da fala competitiva são muito similares àquelas do alvo, o sinal de fala adicional poderá ser considerado como *ruído*, pois distrai e não é desejado. A chamada **Fala Competitiva** (*Competing Speech*) contém significado linguístico, que produz distração cognitiva a partir do sinal-alvo.[20]

Os efeitos da fala competitiva são muito mais complexos que aqueles do ruído estacionário ou difuso. A fala de competição produz um grau de mascaramento energético,[21] e interfere na compreensão da fala em um grau maior, e o efeito adicional de mascaramento é conhecido como mascaramento informativo (*informational masking*).[22] Esse mascaramento informativo produz efeitos mais pronunciados, com apenas um ou dois distratores. À medida que o número de distratores aumenta, o mascaramento informativo diminui, presumivelmente porque a probabilidade de ouvir palavras ou frases com significado nos distratores também diminui.[23]

Quando a fala competitiva é recebida com clareza suficiente para produzir mascaramento informativo, ela geralmente tem características direcionais, pois nessa situação os locutores competindo em geral estão relativamente próximos do ouvinte. Isso pode ser em geral estão, pois se um ouvinte for capaz de perceber a separação especial do alvo e da fala distratora, isso então produzirá a chamada *liberação espacial do mascaramento (spatial release from masking)*. Vários trabalhos quantificaram isso ao compararem a compreensão da fala na presença de um distrator no mesmo local que o alvo com aquela situação em que o distrator está espacialmente separado. Tais estudos informaram liberação de mascaramento de até 15 dB,[24,25] embora esse efeito pareça ser menos pronunciado em indivíduos com perda auditiva significativa.

Características de Processamento Visando Facilitar a Compreensão da Fala no Ruído

A compreensão da fala na presença de ruído de fundo pode ser difícil para qualquer pessoa, mas isso é um problema bem conhecido para usuários de IC. Acredita-se que a principal razão esteja relacionada com a dificuldade de fornecer pistas robustas para a frequência fundamental de voz (F0) via IC, que são então degradadas pelo ruído de fundo que geralmente tem ênfase em baixa frequência.

Direcionalidade do Microfone

Entre as várias características de processamento inicial (*front end*) desenvolvidas por fabricantes de instrumentos para audição, os microfones direcionais comprovaram ser os mais eficazes na redução dos efeitos deletérios do ruído.[26,27] A principal função dos microfones direcionais é a de reduzir o nível de sons incidentes de certas direções (predominantemente da parte traseira), aumentando assim a proporção sinal:ruído (SNR), um princípio que depende da tendência dos ouvintes de se orientarem em direção ao sinal-alvo, particularmente quando se tratar de alguém conversando.

Os sistemas mais antigos usavam microfone único com duas portas e se baseavam no cancelador generalizado de lobo lateral, como descrito por Griffiths & Jim, em 1982,[28] em que o som entrando via as duas portas incidia nos lados opostos de um único diafragma, de modo a produzir características direcionais dependentes de frequência por cancelamento de fase. A introdução do processamento digital de sinal permitiu o desenvolvimento de sistemas *beamformer* [N.T. sistema de filtragem espacial usado em matrizes de sensores para transmissão ou recepção de sinal direcional] muito mais sofisticados, pois a demora entre os sinais dos dois microfones pode ser manipulada eletronicamente. Entretanto, o grau de retroatenuação varia muito conforme o sistema usado, e alguns sistemas são adaptativos, de modo que a direção de atenuação máxima é alterada de acordo com a posição da(s) fonte(s) de ruído. É importante ressaltar que o grau de benefício ganho dependerá do tipo de situação de escuta e também que a quantidade ideal de atenuação pode variar em situações diferentes e para ouvintes diferentes.

O benefício mais claro é obtido quando se está em frente ao falante com ruído incidente de outras direções, especialmente da parte de trás, tal como estar conversando com outra pessoa na mesa de um restaurante. Vários estudos tentaram quantificar esse benefício usando rotinas de testes clínicos com sinal de fala frontal e uma única fonte de ruído lateral. Melhorias na SNR de pelo menos 10-15 dB foram relatadas nessas circunstâncias,[29,30] mas isso provavelmente representa uma situação idealizada. No mundo real, o benefício será reduzido quando houver mais de um locutor-alvo, quando o ruído for mais difuso e na presença de reverberação.[31] Estudos mais recentes usaram rotinas de testes mais elaboradas, com fontes de ruído múltiplas ou em movimento, na tentativa de quantificar o desempenho no mundo real,[32,33] demonstrando benefícios muito positivos dos sistemas *beamformer*.

A maioria dos processadores de som dos fabricantes de IC atuais usa microfones duplos para fornecer redução de ruído de dependência espacial usando vários algoritmos. Várias opções de direcionalidade diferente (fixas ou adaptativas, com retroatenuação leve ou forte) costumam estar disponíveis e que podem ser selecionadas pelo usuário para condições auditivas específicas ou automaticamente ativadas por um algoritmo de classificador ambiental (veja a seguir). Essas opções incluem o algoritmo *Free Focus* da Oticon e

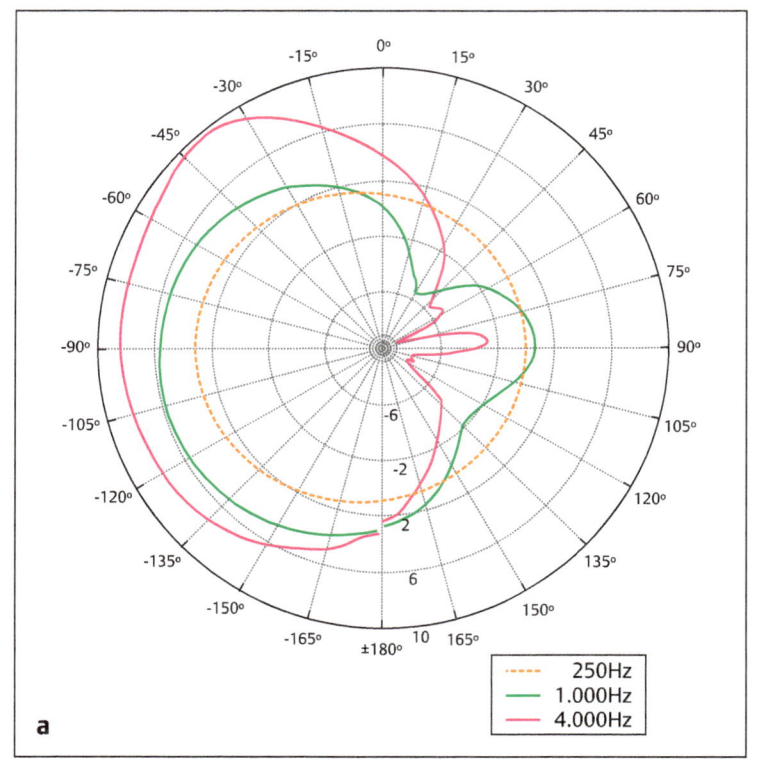

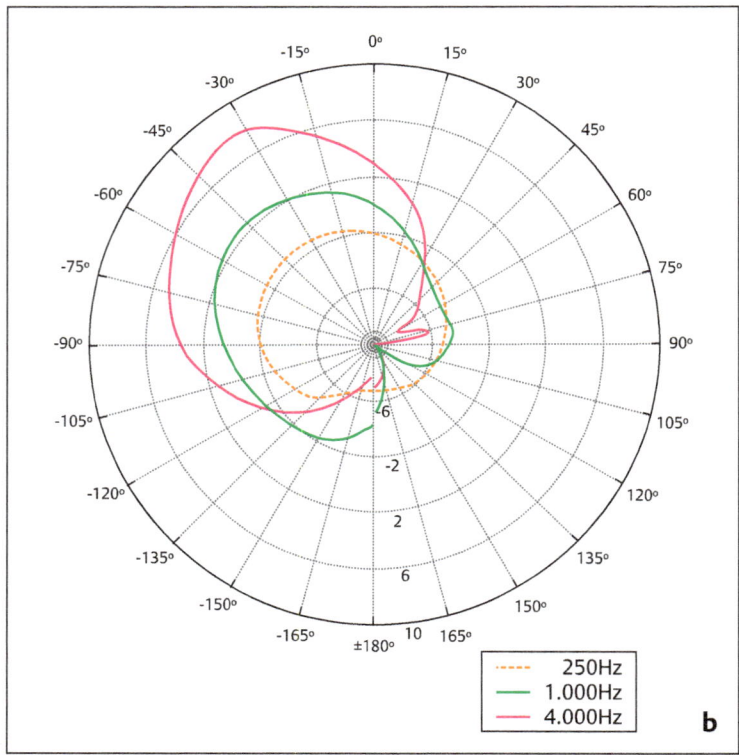

Fig. 11-4. Padrões de diretividade de microfone gerados pelo processador de som Sonnet da MED-EL. (a) Em modo omnidirecional. (b) Em modo direcional fixo em 250, 1.000 e 4.000 Hz. (Com autorização).[34]

as opções de *beamformer* fixa (*Zoom*) e adaptativa (*Beam*) dos processadores de som mais recentes da Cochlear.

A Figura 11-4 mostra padrões típicos de diretividade de microfones (gráficos polares) produzidos pelo processador de som Sonnet da MED-EL. Ele incorpora microfones gêmeos cuja saída pode ser manipulada para gerar padrões: omnidirecional, *beamformer* fixo ou *beamformer* adaptativo. A Figura 11-4 mostra gráficos polares medidos em uma câmara anecoica com o processador Sonnet montado em um manequim KEMAR em 250, 1.000 e 4.000 Hz.[34] No modo omnidirecional alguma lateralidade é evidente para frequências mais altas, por causa dos efeitos de sombreamento da cabeça. Entretanto, trocando para o modo direcional fixo ocorre forte atenuação de sons da parte de trás em todas as frequências, melhorando assim a SNR para sinais frontais.

Redução Digital de Ruído

A história dos algoritmos de redução digital de ruído (DNR, para *Digital Noise Reduction*) remonta há muitos anos e existem, atualmente, muitos sistemas individuais de DNR oferecidos por fabricantes de próteses auditivas, embora diferentes em certos detalhes tecnológicos. Todos os sistemas analisam a entrada em faixas de frequência específicas, avaliam se a informação em cada canal é fala ou ruído e, a seguir, reduzem o ganho nos canais em que o ruído é julgado como sendo o sinal predominante. O resultado final, em teoria, é o de que a proporção sinal:ruído é melhorada, resultando em melhor compreensão da fala em ruído e redução da distração proveniente do ruído de fundo. Bentler & Chiou, em 2006, fornecem uma revisão útil do desenvolvimento precoce desses sistemas de DNR.[35]

De modo geral, estudos clínicos com esses sistemas em usuários de recursos auditivos demonstraram, de modo coerente, falta de melhoria em reconhecimento de fala em ruído de ativação de DNR, especialmente com ruído dinâmico, contrários aos objetivos e teoria por trás de sua introdução. Entretanto, existem muitos relatos que demonstrem benefícios subjetivos importantes relacionados com o conforto auditivo e com as preferências do usuário. Os estudos usaram questionários, comparações pareadas no laboratório e me-

didas de tolerância do nível de ruído de fundo, e, em muitos casos, a condição do DNR demonstrou ser consideravelmente superior. Os estudos representativos incluem Mueller *et al.*, em 2006 e Bentler *et al.*, em 2008.[35,36]

Em contraste com o que ocorre com os usuários de de próteses auditivas, porém, existe evidência de que a DNR é capaz de fornecer fala objetiva melhorada em desempenho de ruído em usuários de ICs. Provavelmente, a razão disso está relacionada com o fato de que a maioria dos estudos sobre DNR em usuários de próteses auditivas tem sido conduzida em indivíduos com perdas relativamente leves, que costumam ter dificuldade somente em proporções de sinal:ruído negativas, nas quais qualquer algoritmo de redução de ruído teria grande dificuldade em distinguir fala de ruído. Os usuários de IC têm, com mais frequência, dificuldade em SNR positivas (i. e., 0 a +10 dB), nas quais um algoritmo adequado tem mais probabilidade de ser efetivo.

Os algoritmos proprietários atuais de DNR incluem: SNR-NR da Cochlear, Clearvoice™ da Advanced Bionics e Voice Track da Oticon Medical. Melhorias clinicamente significativas em reconhecimento de fala em ruído foram demonstradas com esses sistemas, embora eles tenham demonstrado maior eficácia com ruído de fundo difuso estacionário do que com ruído dinâmico, como a tagarelice de vários locutores. A Figura 11-5 mostra essa comparação de um estudo de Dawson *et al.*, em 2011, em que a eficácia de dois protótipos do algoritmo SNR-NR da Cochlear (NR1, NR2) foi comparada a desempenho sem redução de ruído (ACE) na presença de ruído ponderado na fala (SWN, para *speech-weighted noise*), ruído de festa e ruído da cidade (ruas). Embora a melhoria com redução do limiar de recepção da fala (SRT, para *Speech Reception Threshold*) tenha sido evidente para todos os tipos de ruído, o efeito da DNR foi maior para o ruído de fala estacionário que para os tipos de ruído dinâmico.[37]

Existem algoritmos de ruído de vento e de impulso em uso, mas talvez fique um pouco demorado incluir a discussão sobre eles (e, de qualquer forma, não há muitos detalhes tecnológicos prontamente disponíveis).

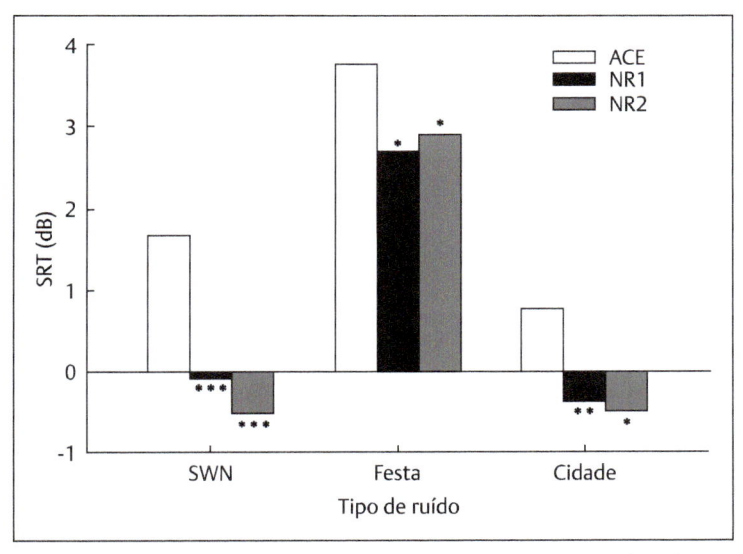

Fig. 11-5. SRT médio medido em 13 sujeitos usando a estratégia padrão de codificação ACE (Estratégia de codificação de fala Advanced Combination Encoders) e quando os algoritmos de redução de ruído NR1 e NR2 (redução de ruído) foram ativados. Três tipos diferentes de ruído foram comparados: ruído ponderado na fala (SWN), ruído de Festa (tagarelice de vários locutores) e ruído da Cidade. SWN, *speech wide band noise*; SRT (dB) *speech reception threshold*.[37]

Ativação Automatizada de Características *Front-End*

À medida que o número de características iniciais (*front end*) e de algoritmos aumentou, muitos fabricantes de IC incorporaram a seleção e a ativação automatizada dessas características em seus processadores de som, em conjunto com os desenvolvedores de recursos auditivos digitais.[38] Assim, um analisador de cenário (*scene analyzer*) ou classificador de ambiente (*environment classsifier*) é usado para analisar o ambiente acústico atual e ativar as características *front end* mais apropriadas para essas condições, incluindo opções de direcionalidade de microfones. Isso evita a necessidade dos usuários ativarem manualmente as características individuais (às vezes de maneira não apropriada) que podem ser preferidas em diferentes situações de escuta.

Esses estágios automatizados costumam envolver análise do ambiente acústico, com classificação no ajuste mais próximo de uma faixa de ambientes acústicos predeterminados. O algoritmo SCAN da Cochlear, por exemplo, analisa primeiro os parâmetros-chave do sinal de entrada, como forma do espectro, nível, modulação, profundidade e índice. Esses parâmetros são então comparados àqueles armazenados em modelos ambientais para classificar o ambiente acústico corrente, como fala em silêncio ou ruído, tipos de ruído, vento, música e assim por diante. O terceiro estágio então ativa as características de processamento mais apropriadas para o ambiente dado.[39] Esquemas similares de processamento são usados em processadores de som da Advanced Bionics (AutoSound™) e da Oticon Medical (Inium Environment Detection). Da mesma forma que existem pesquisas contínuas sobre algoritmos de ruído de vento e de impulso em uso, novas opções automatizadas de pré-processamento cada vez mais serão implementadas.

Em outros capítulos desta obra serão expostos em cada fabricante as diferenças na codificação e transmissão do sinal acústico em sinal elétrico detalhando.

Estratégias de Codificação de Som
■ Ênfase no envio de pistas importantes para o reconhecimento da fala;
■ Estratégias análogas:
  • Canal único (MED-EL Broadband Analogue, House);
  • Multicanais (Ineraid compressed analogue, AB SAS).
■ Estratégias pulsáteis:
  • Princípios básicos (evitar interação de canal cruzado, altos índices de detalhes temporais);
  • ICs e derivativos, p. ex.; FS4 (MED-EL);
  • Pico de colheita (SPEAK, ACE, outros fabricantes).

Opções de Matriz Intracoclear de Eletrodos
■ Características comuns (portador de silicone, fios, contatos etc.); sítios de inserção?
■ Feixes retos (de parede lateral):
  • Exemplos (vários fabricantes):
    ◆ Metas do desenho (atraumaticidade, cobertura da cóclea, preservação da audição (diferentes comprimentos de feixes).
■ Feixes perimodiolares:
  • Exemplos (Cochlear e AB):
    ◆ Metas do desenho (seletividade melhorada, necessidade reduzida de corrente);
    ◆ Modos de estimulação (com referência a estratégias de codificação).
  • Simultâneo *vs.* sequencial;
  • Monopolar, bi ou multipolar.

Funções de Telemetria
■ Impedâncias/matriz de voltagem;
■ Medidas ECAP (NRT);
■ ECoG.

Comunicação com Dispositivos Externos
■ Métodos de comunicação (entrada direta, FM, RF, Bluetooth etc.) NB – tópico sugerido de interferência poderia ser incluído aqui.
■ Dispositivos de exemplo:
  • Sistemas FM;
  • Microfones remotos.

REFERÊNCIAS BIBLIOGRÁFICAS
1. Shannon RV. Signal processing. In: Tyler RS (ed.) Cochlear Implants: Audiological Foundations. London: Whurr. 1993. p. 357-89.
2. Kalnins LAE. "Threshold and comfort levels for the US paediatric clinical trial of the Nucleus 24" Cochlear Limited Technical Memo, TM0. 1998b:143.
3. Nelson DA, Schmitz JL, Donaldson GS, et al. Intensity discrimination as a function of stimulus level with electrical stimulation. J Acoust Soc Am. 1996;100(4):2393-414.
4. Byrne D, Dillon H, Tran K, et al. An international comparison of long-term average speech spectra. J Acoust Soc Am. 1994;96:2108-20.
5. Patrick JF, Busby PA, Gibson PJ. The development of the Nucleus Freedom Cochlear implant system. Trends Amplif. 2006;10:175-200.
6. Wolfe J, Schafer EC, Heldner B, et al. Evaluation of speech recognition in noise with cochlear implants and dynamic FM. J Am Acad Audiol. 2009;20(7):409-21.
7. Pearsons, et al. The large study undertaken for the Environmental Protection Agency nicely demonstrates "usual" speech levels in a de WO Olsen; 1977.
8. Boyle PJ, Büchner A, Stone MA, et al. Comparison of dual-time-constant and fast-acting automatic gain control (AGC) systems in cochlear implants. Int J Audiol. 2009;48(4):211-21.
9. Bozorg-Grayeli A, Guevara N, Bébéar JP, et al. Clinical evaluation of the XDP output compression strategy for cochlear implants. Eur Arch Otorhinolaryngol. 2015;273(9):2363-71.
10. Blamey PJ. Adaptive dynamic range optimization (ADRO): a digital amplification strategy for hearing aids and cochlear implants. Trends Amplif. 2005;9(2):77-98.
11. Blamey PJ, Martin LF. Loudness and satisfaction ratings for hearing aid users. J Am Acad Audiol. 2009;20(4):272-82.
12. Higgins P, Searchfield G, Coad G. A comparison between the first-fit settings of two multichannel digital signal-processing strategies: music quality ratings and speech-in-noise scores. Am J Audiol. 2012;21(1):13-21
13. Bentler R, Chiou LK. Digital noise reduction: an overview. Trends Amplif. 2006;10(2):67-82.
14. Plomp R. Perception of speech as a modulated signal, in Proceedings of the Tenth International Congress of Phonetic Sciences, Utrecht, The Netherlands, 1-6 August, The Congress. 1983:29-40.
15. Rosen S. Temporal information in speech: Acoustic, auditory and linguistic aspects. Philos Trans R Soc London Ser B. 1992;336:367-73.
16. Srinivasan S, Wang D. A model for multitalker speech perception. J Acoust Soc Am. 2008;124(5):3213-24.

17. Grenner J, Abrahamsson U, Jernberg B, Lindblad S. A comparison of wind noise in four hearing instruments. Scand Audiol. 2000;29:171-4.

18. Chung K, Mongeau L, McKibben N. Wind noise in hearing aids with directional and omnidirectional microphones: polar characteristics of behind-the-ear hearing aids. J Acoust Soc Am. 2009;125(4):2243-2259.

19. Chung K, Mongeau L, McKibben N. Wind noise in hearing aids with directional and omnidirectional microphones: polar characteristics of custom hearing aids. J Acoust Soc Am. 2010;127(4):2529-42.

20. Schneider BA, Daneman M, Murphy DR, Veja SK. Ouvindo o discurso em ambientes perturbadores: os efeitos do envelhecimento. Psychol. (Com 15 anos de idade.) 2000;110-25.

21. Brungart D, Chang P, Simpson B, Wang D. Isolating the energetic component of speech-on-speech masking with ideal time-frequency segregation. J Acoust Soc Am. 2006;120:4007-18.

22. Kidd Jr. G, Colburn H S. Informational masking in speech recognition. In: Middlebrooks JC, Simon JZ, Popper AN, Fay RR. (Eds.). The auditory system at the cocktail party. New York, NY: Springer Nature. 2017:75-109.

23. Freyman RL, Balakrishnan U, Helfer KS. Effect of number of masking talkers and auditory priming on informational masking in speech recognition. J Acoust Soc Am. 2004;115:2246-56.

24. Arbogast TL, Mason CR, Kidd Jr G. The effect of spatial separation on informational masking of speech in normal-hearing and hearing-impaired listeners. J Acoust Soc Am. 2005;117:2169-80.

25. Marrone N, Mason CR, Kidd Jr G. The effects of hearing loss and age on the benefit of spatial separation between multiple talkers in reverberant rooms. J Acoust Soc Am. 2008;124(5):3064-75.

26. Killion MC. Myths about hearing in noise and directional microphones. Hearing Review. 2004;11(2).

27. Bentler RA. The effectiveness of microphones and noise reduction schemes in digital hearing aids: a systematic review of the evidence. J Am Acad Audiol. 2005;16:473-84.

28. Griffiths LJ, Jim CW. An alternative approach to linearly constrained adaptive beamforming, IEEE Trans. Antennas Prop. 1982;30:27-34.

29. Wouters J, Vanden Berghe J. Speech recognition in noise for cochlear implantees with a two-microphone monaural adaptive noise reduction system. Ear Hear. 2001;22:420-30.

30. Spriet A, Van Deun L, Eftaxiadis K, et al. Speech understanding in background noise with the two-microphone adaptive beamformer BEAM in the Nucleus Freedom Cochlear Implant System. Ear Hear. 2007;28(1):62-72.

31. Ricketts TA, Hornsby BWY. Ear and Hearing. The effects of hearing loss on the contribution of high-and low-frequency speech. 2003;24(6):472-84.

32. Brockmeyer AM, Potts LG. Evaluation of different signal processing options in unilateral and bilateral cochlear freedom implant recipients using R-Space background noise. J Am Acad Audiol. 2011;22(2):65-80.

33. Hersbach AA, Arora K, Mauger SJ, Dawson PW. Combining directional microphone and single-channel noise reduction algorithms: A clinical evaluation in difficult listening conditions with cochlear implant users. Ear Hear. 2012;33(4):e13-e23.

34. Honeder, et al. MED-EL SONNET cochlear implant audio processor on speech perception ... and Natural (split band directional) mode. 2018.

35. Bentler R, Wu YH, Kettel J, Hurtig R. Digital noise reduction: outcomes from laboratory and field studies. Int J Audiol. 2008;47(8):447-60.

36. Mueller HG, Weber J, Hornsby BWY. The Effects of Digital Noise Reduction on the Acceptance of Background Noise. Trends Amplif. 2006;10:83.

37. Dawson PW, Mauger SJ, Hersbach AA. Clinical evaluation of signal-to-noise ratio-based noise reduction in Nucleus® cochlear implant recipients. Ear Hear. 2011;32(3):382-90.

38. Dillon H. Hearing Aids; Boomerang Press, Turramurra, Australia. 2012;2.

39. Wolfe J, Neumann S, Marsh M, et al. Benefits of adaptive signal processing in a commercially available cochlear implant sound processor. Otol Neurotol. 2015;36(7):1181-90.

CAPÍTULO 12

SISTEMAS

SEÇÃO 12-1

IMPLANTES COCLEARES DA COCHLEAR

Valéria Oyanguren

HISTÓRIA

No ano de 1967, começaram as primeiras pesquisas sobre a tecnologia do implante multicanal, mas somente 15 anos depois, em 1982, é que foi realizada a primeira cirurgia de implante multicanal Nucleus®, na Universidade de Melbourne, Austrália, graças ao trabalho pioneiro do professor Graeme Clark, com o apoio da Cochlear Ltd. (COH).[1] No ano seguinte, em 1983, iniciaram-se os trabalhos de pesquisas clínicas nos Estados Unidos, onde a Cochlear, em 1984, abriu sua sede norte-americana, localizada em Centennial, Colorado.

Em 1985, a Administração de Alimentos e Medicamentos dos Estados Unidos (FDA – Food and Drug Administration) aprovou o implante multicanal Nucleus® para pacientes adultos com hipoacusia neurossensorial profunda e, em 1990, para crianças com perdas neurossensoriais bilaterais profundas.[2]

Em 1987, a Cochlear™ foi adquirida pela Pacific Dunlop e consolidaram-se em uma nova divisão médica. Em 1996, a empresa Cochlear™ é separada, permitindo que a companhia fosse leiloada publicamente, negociada na bolsa de valores da Austrália como Cochlear Ltd.

A Cochlear Ltd. é uma companhia global dedicada à pesquisa de ponta na sua área e a de desenvolvimentos inovadores. A companhia se orgulha dos seus constantes avanços tecnológicos, atualizações e lançamentos dos seus produtos.

O diferencial da Cochlear™ é seu compromisso para toda a vida dos seus usuários. Para isso, a empresa desenvolve e implementa uma variedade de programas e materiais educativos para garantir que os usuários obtenham o maior benefício do implante. Os usuários de Nucleus® e os profissionais da área de saúde também contam com acesso a inúmeras ferramentas e avançados sistemas de apoio necessários.

Os sistemas de implantes cocleares Nucleus®, da Cochlear Ltd. (Cochlear™), estão em constante desenvolvimento e possuem muitos anos de experiência e pesquisa na área de implantes cocleares, incorporando os avanços na medicina, os materiais implantáveis, a tecnologia eletrônica e a codificação de som.

A história e a trajetória da Cochlear™ são de suma importância não só por ser pioneira, mas também porque os implantes cocleares Nucleus® continuam demonstrando, atualmente, no mercado global, um grau de confiabilidade superior.[3] Esse é um dos fatores mais importantes a serem considerados para se avaliarem as diferenças entre os implantes cocleares dos diferentes fabricantes do mercado. A Cochlear™ possui um longo histórico de confiabilidade, respaldado por dados obtidos ao longo de décadas de trabalho, assim como pela extensa experiência no desenho de implantes cocleares, o que, com certeza, é um valioso ativo no desenvolvimento de novas tecnologias para futuros produtos Nucleus®.

A experiência e os antecedentes da Cochlear™ fazem com que ela tenha acesso a dados sobre a segurança e a confiabilidade da sua tecnologia de implante, que são publicados abertamente. Esta política de informar de forma transparente reflete sua certeza quanto ao mais alto grau de confiabilidade dos produtos Nucleus®. A Cochlear™ informa todas as falhas, incluindo aquelas que ocorrem em razão de impactos externos. Atualmente, a Cochlear™ possui, à sua disposição, um amplo banco de dados de pacientes em que se pode basear para melhorar os seus produtos. É, portanto, apenas por meio de sua grande experiência que se tornou possível desenvolver e proclamar o seu mais alto nível e constante grau de confiabilidade.[3]

Por tais razões, a Cochlear™ é líder mundial e pioneira na tecnologia de implante coclear multicanal, assim como do sistema osteointegrado Baha® – implante de condução óssea direta e da linha Vistafix™. Em 2018, a empresa investiu mais de 168 milhões de dólares em R&D (Research & Devolpment) e atualmente conta com mais de 350 funcionários nessa área de pesquisa e desenvolvimento. Além de estar presente em mais de 100 países, no ano de 2019, a empresa chegou à marca de mais de 550.000 usuários pelo mundo.

SISTEMA DE IMPLANTE COCLEAR – COCHLEAR™ NUCLEUS®

Um sistema de implante coclear é formado por componentes internos e externos (Fig. 12-1-1). O componente interno é o corpo do

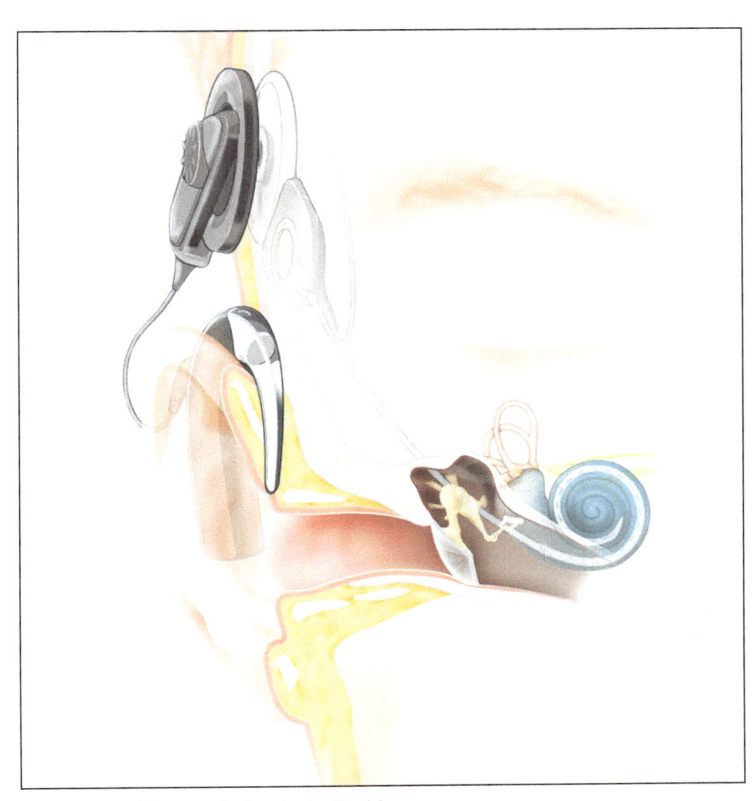

Fig. 12-1-1. Sistema de implante Cochlear.

sistema do implante coclear, que é composto por: antena, receptor-estimulador, feixe de eletrodos intracocleares e dois eletrodos extracocleares. Já em relação aos seus componentes externos, o implante possui processadores retroauriculares ou extra-auriculares e uma multiplicidade de acessórios.

PLATAFORMA PROFILE PLUS – CI 600

A atual plataforma de implantes Cochlear é a CI 600. Um implante altamente sofisticado, com um *microchip* respaldado por mais de 30 anos de experiência própria da Cochlear™. O implante CI 600 é uma fonte inesgotável de características e tecnologia e é o implante mais fino do mercado, com 3,9 mm de espessura (Fig. 12-1-2). Realiza cinco milhões de operações por segundo e pode oferecer numerosos modos de estimulação, incluindo a estimulação de precisão sequencial. Em média, o *chip* do CI 600 permite que os usuários do Nucleus® discriminem 161 tons intermédios.[4,5]

Todos os implantes da série Profile Plus apresentam as mesmas características:

- Receptor/estimulador em cápsula de titânio para resistência a traumas (Resistente ao impacto externo até 2,5 joules);
- Bobina do implante que permite a telemetria;
- Dois eletrodos extracocleares para modos de estimulação diferentes;
- 22 eletrodos de contatos de platina;
- Imã compatível com ressonância magnética de até 3 Tesla sem a necessidade de remoção;
- Imã de fácil remoção quando houver necessidade para evitar artefatos;
- Faixa de amplitude do estímulo: de 0 a 1,75 mA;
- Velocidade de estimulação de até 31,5 kHz;
- ID do implante para identificar exclusivamente implantes e evitar a estimulação inadvertida;
- Modo de estimulação monopolar, bipolar e Common Ground, com pulsos de corrente bifásica;
- Dimensões do receptor estimulador – 50,5 × 31 × 3,9 mm (Fig. 12-1-3);
- Permite fácil acesso à Telemetria de Resposta Neural, desenvolvido para os implantes cocleares Nucleus®, excelente para ser usado nas áreas cirúrgica e clínica, oferecendo confiança de que o sistema de implante está funcionando corretamente, a confirmação de que o nervo auditivo está respondendo durante a cirurgia e excelente apoio para a programação em crianças ou em casos difíceis.

PORTFÓLIO DE ELETRODOS COCHLEAR™ NUCLEUS®

A Cochlear™ apresenta um amplo portfólio de eletrodos. Dependendo da permeabilidade da cóclea, os resultados radiológicos e as características individuais de cada paciente, o cirurgião pode dispor de uma gama de eletrodos: Slim Modiolar, Perimodiolar, Retos e de Tronco cerebral (Fig. 12-1-4).

Eletrodos Perimodiolares

A colocação perimodiolar significa melhores resultados auditivos. Pesquisas mostram que os contatos de eletrodos posicionados mais próximos do nervo auditivo melhoram significativamente o desempenho auditivo em pacientes com perda auditiva severa à profunda.[6]

Os eletrodos perimodiolares fornecem estimulação focalizada por causa de sua maior proximidade do nervo auditivo. Quando comparada aos eletrodos de parede lateral, a colocação perimodiolar reduz a interação entre os canais porque há menos propagação de corrente elétrica nos eletrodos. Outros estudos demonstram que os eletrodos perimodiolares requerem menor energia de estimulação e apresentam menores limiares de estimulação elétrica. Isso resulta em estimulação elétrica menor e mais precisa e melhores resultados auditivos para os pacientes.[7]

A proximidade dos eletrodos ao modíolo foi caracterizada usando vários métodos. Holden *et al.*[7] descreveram o chamado *Wrapping Factor* (WF) como sendo a proporção entre o comprimento ativo do conjunto de eletrodos (a partir do eletrodo de contato mais basal para o mais apical) e o comprimento ao longo da parede lateral da escala timpânica no ângulo correspondente medido a partir de imagens de tomografia computadorizada (TC). Um eletrodo reto (de parede

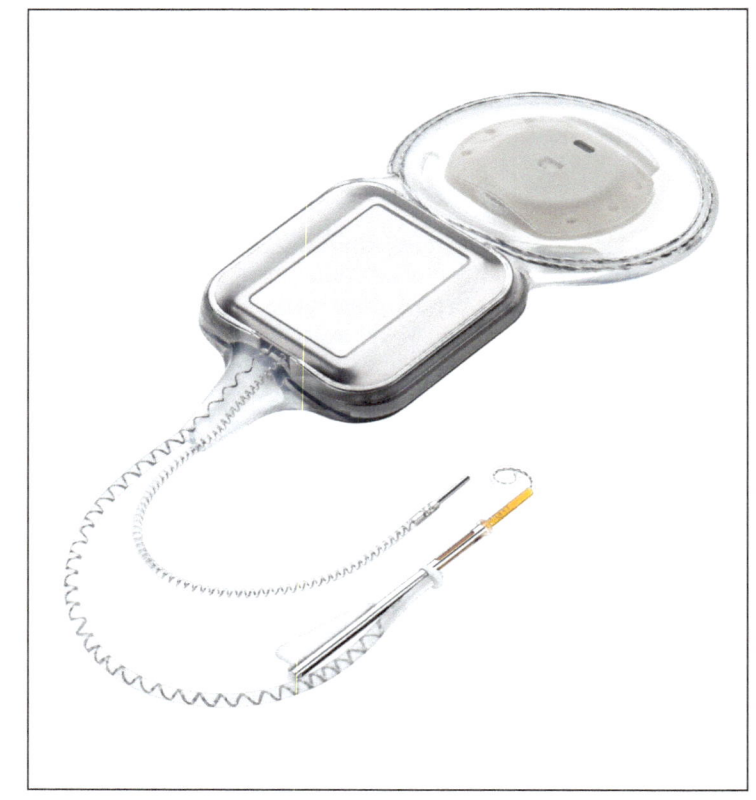

Fig. 12-1-3. Dimensões do Implante Profile Plus CI 600.

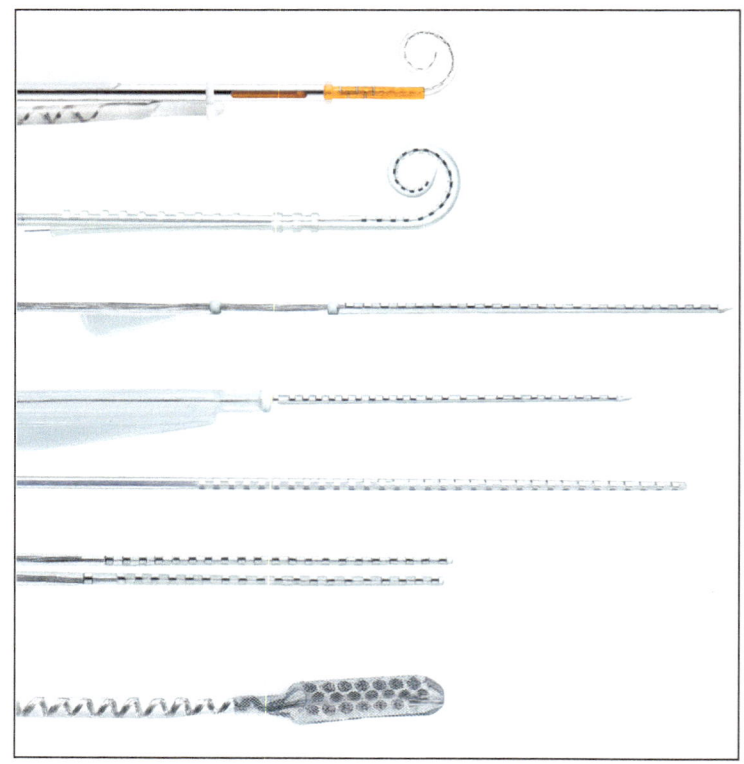

Fig. 12-1-4. Portfólio de eletrodos Cochlear.

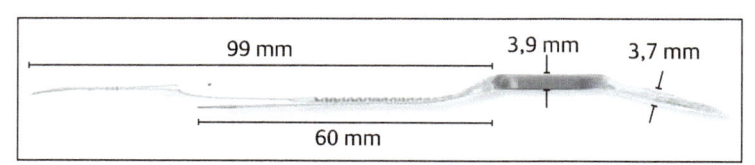

99 mm   3,9 mm   3,7 mm
60 mm

Fig. 12-1-2. Implante série CI 600.

lateral) terá um WF próximo de 1, enquanto um eletrodo perimodiolar terá uma rota mais curta, e o WF pode ser tão baixo quanto 0,5.

O atual portfólio da Cochlear apresenta duas opções de eletrodos perimodiolares: o CI 632 e o CI 612.

Eletrodo Nucleus® CI 612

O Implante Nucleus® Cochlear™ CI 612 é mais utilizado para cócleas com anatomia normal e permeáveis. Sua inserção é minimamente traumática, desenhado para ser utilizado com a técnica de inserção *Advance Off-Stylet*, que permite a preservação das delicadas estruturas da cóclea, ocupando somente a metade da largura da escala timpânica, e não gera força estática depois de ser inserido.[8-11]

O Implante Nucleus® Contour Advance possui um eletrodo perimodiolar, cujo desenho recebeu o prêmio The Australian Design Award™, em 2000, na Austrália. O desenho foi elaborado pela Cochlear Ltd., de acordo com os padrões europeus para implantes cocleares.

Por se tratar de um implante perimodiolar pré-formado, autocurvado, quando o estilete é retirado, o implante adere ao modíolo e toma a posição da cóclea. O desenho do eletrodo mantém a memória da forma de uma cóclea de tamanho normal. As vantagens que foram possíveis comprovar com esse implante perimodiolar são: preservação da audição; colocação consistente dentro da cóclea; permite um maior número de contatos (eletrodos) dentro da cóclea durante a inserção, o que torna possível uma melhor resolução espectral e otimização no processo de escutar; uma diminuição dos níveis T e C (nível limiar e de conforto), diminuindo a necessidade de corrente, consequentemente, um menor consumo de bateria; e reduz a estimulação do nervo facial em pacientes com otoesclerose.[8-10,12] Em alguns casos de malformação de Mondini, dependendo da sua classificação, a opção de utilizar esse eletrodo perimodiolar poderia ser considerada.

A escala timpânica é o lugar ideal para a colocação do feixe de eletrodos do implante coclear para a estimulação das células do gânglio espiral. De maneira geral, acredita-se que os inserir na escala timpânica leva a melhores resultados e uma estimulação mais efetiva do nervo auditivo.[11]

Ao selecionar o implante Cochlear Nucleus CI 612 com o eletrodo Contour Advance e realizar sua inserção por meio da técnica Advance Off-Stylet™ (AOS), a possibilidade de colocar o implante na escala timpânica será maximizada por meio de uma cirurgia menos traumática; consequentemente, o usuário obterá melhores resultados. Preservar as estruturas da cóclea é importante para a conservação da audição residual (Fig. 12-1-5).

Eletrodo Nucleus® CI 632

O eletrodo CI 632 (Slim Modiolar) é o último lançamento da empresa Cochlear. Ele também é um eletrodo perimodiolar, porém, a técnica cirúrgica é diferente. Além disso, ele é 60% mais fino que o Contour e tem a característica *reloaded* caso a inserção não seja correta ou haja necessidade de recolocar os eletrodos.

Em estudos com ossos temporais humanos e esta nova geração de eletrodos perimodiolares da Cochlear (Slim Modiolar) foram estudadas vinte inserções, avaliando a disposição intracoclear do feixe de eletrodos e a presença de dobra na ponta (*tip-fold over*) do mesmo. Para os eletrodos inseridos com a técnica cirúrgica correta, o WF (*wrapping factor*) foi em média de 0,53. A colocação e o posicionamento dentro da escala timpânica foram perfeitos sendo confirmados por exames de imagem.[12]

O novo feixe foi com base em estudos multicêntricos prévios que investigaram a viabilidade de um novo desenho perimodiolar. Diferente do eletrodo Cochlear Nucleus Contour Advance, a forma pré-curvada do Slim Modiolar se mantém reta mediante uma bainha externa em vez de um estilete interno (Fig. 12-1-6). O CI 632 usa eletrodos de meia banda como o Contour Advance, porém tem um diâmetro de 0,5 mm na posição do eletrodo mais basal, reduzindo para 0,4 mm no ápice (Fig. 12-1-7).

Estudos, como os de Aschendorf *et al.*, confirmaram que o novo Slim Modiolar atingiu o objetivo de reduzir traumas, com a colocação na escala timpânica de 100%, ao mesmo tempo em que alcançou uma proximidade modiolar constante.[6]

Eletrodos Retos

Eletrodo Nucleus® CI 622

O eletrodo Nucleus® CI 622 é um eletrodo reto e extremamente fino. Este eletrodo é considerado uma opção adequada para preservar a

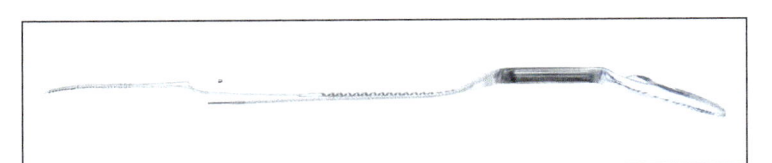

Fig. 12-1-5. Eletrodo Contour Advance.

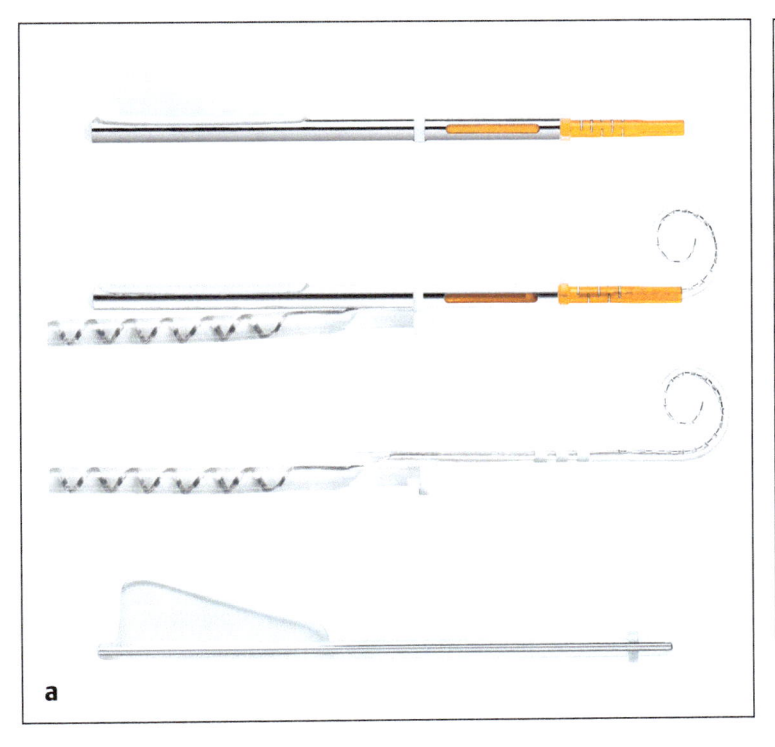

a

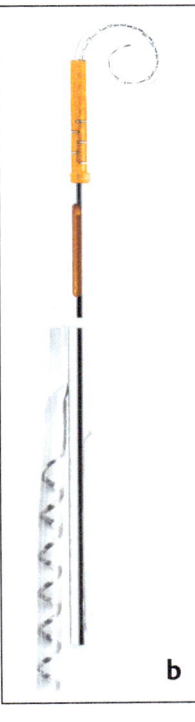

b Fig. 12-1-6. (a) Eletrodo Nucleus® CI 632. (b) Eletrodo Slim Modiolar 632.

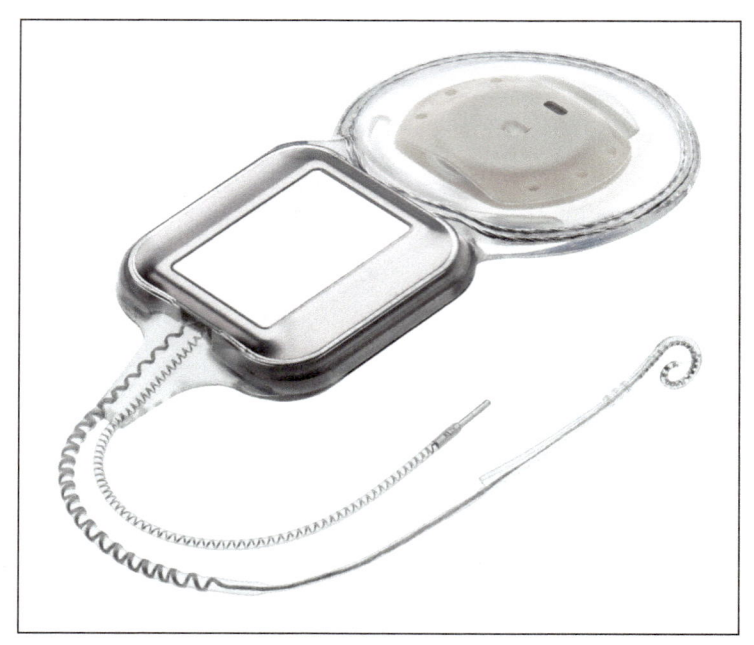

Fig. 12-1-7. Eletrodo Nucleus® CI 612.

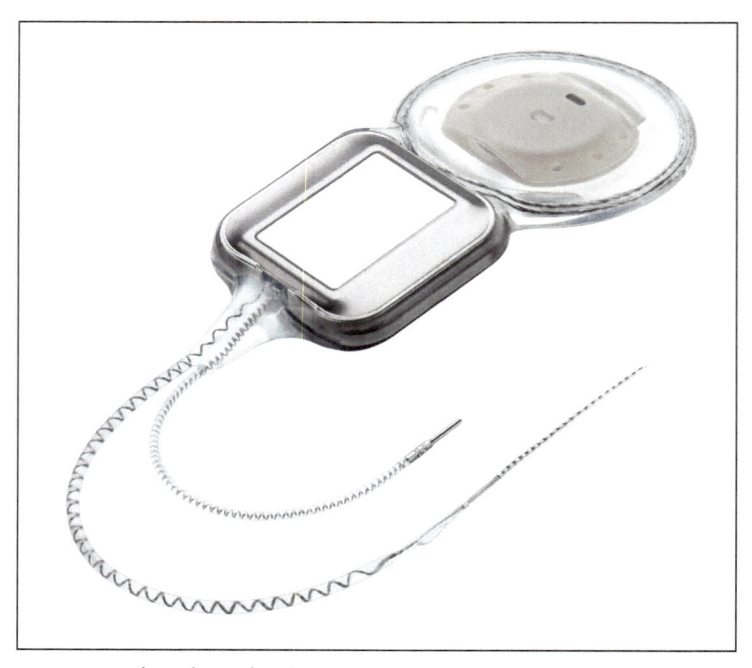

Fig. 12-1-8. Eletrodo Nucleus® CI 622.

audição residual.[8] Além disso, por ser um eletrodo de fácil inserção, muitos cirurgiões optam pela eleição deste modelo em cirurgias de rotina, por preferirem a técnica cirúrgica e a facilidade de manuseio.

Seu feixe apresenta duas marcas de inserção – de 20 mm e 25 mm – e dependendo do resíduo auditivo, a inserção pode ser mais ou menos profunda (Fig. 12-1-8).

Implante de Tronco Cerebral

Eletrodo Nucleus® ABI 541

O implante de Tronco ABI 541 é indicado para casos de neurofibromatose tipo 2, em que os pacientes perdem a audição pela exérese de schwannomas no nervo auditivo bilateral.[13,14] Esse implante é colocado nos núcleos cocleares, no tronco cerebral, e o estimula eletricamente para oferecer ao usuário um meio de comunicação. Ele é indicado para pacientes com 12 anos de idade ou mais. A implantação pode ser feita durante a remoção de um tumor do primeiro ou segundo lado, ou como um procedimento separado. O paciente deve estar em condições médicas e psicológicas adequadas. Se o paciente tiver sido submetido à radioterapia, deve-se avaliar cuidadosamente a necessidade de colocar esse implante, para evitar a possibilidade de uma falta de estimulação.

Quanto aos seus benefícios, essa é a única solução auditiva para que pacientes com NF2 possam ter restaurado certo grau de percepção dos sons.

Oitenta e quatro por cento dos usuários que participaram do estudo clínico informaram que haviam tomado uma decisão correta quando decidiram colocar o implante (Quadro 12-1-1).[15]

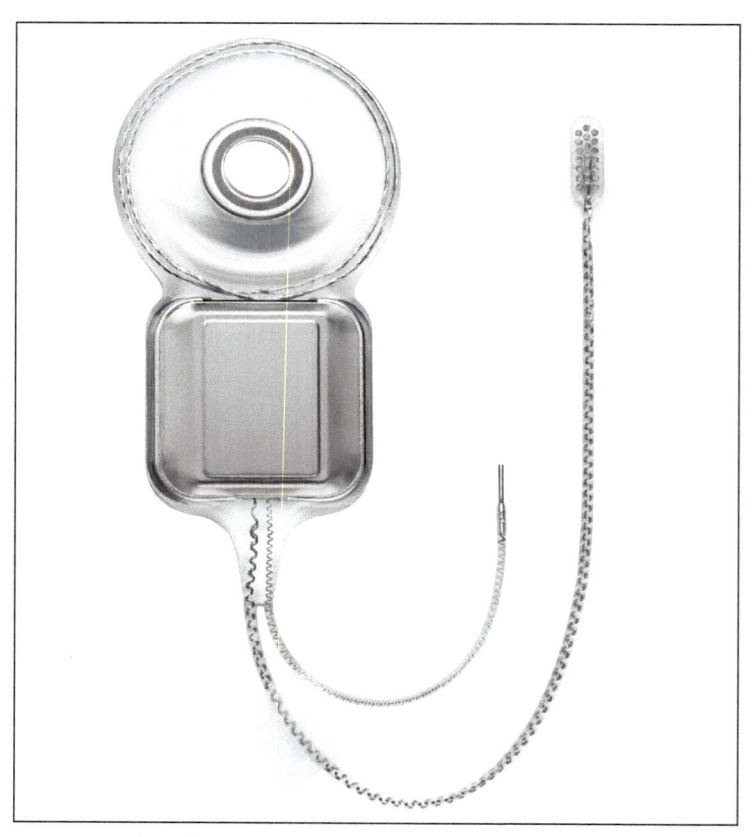

Fig. 12-1-9. Eletrodo Nucleus® ABI 541.

Quadro 12-1-1. Resumo Portfólio de Eletrodos

			Cochlear™	
Tipo de eletrodo	**Número de eletrodos**	**Longo ativo (MM)**	**Diâmetro do eletrodo (MM)**	**Marcadores**
Nucleus® CI 632	22	14	Basal 0,475 × 0,5 Apical 0,35 × 0,4	Três marcadores brancos de profundidade de inserção, visíveis apenas após a bainha ser removida. Distância entre marcadores brancos – 1 mm
Nucleus® CI 622	22	19,1	Basal 0,6 Apical 0,3	Primeiro marcador para inserção de 20 mm e segundo para inserções de 25 mm
Nucleus® CI 612	22	14,25	Basal 0,8 Apical 0,5	Marcador branco no centro da parte ativa do feixe: indica a profundidade de inserção quando a ponta está perto da parede lateral da cóclea
Nucleus® ABI 541	21	NA	NA	NA

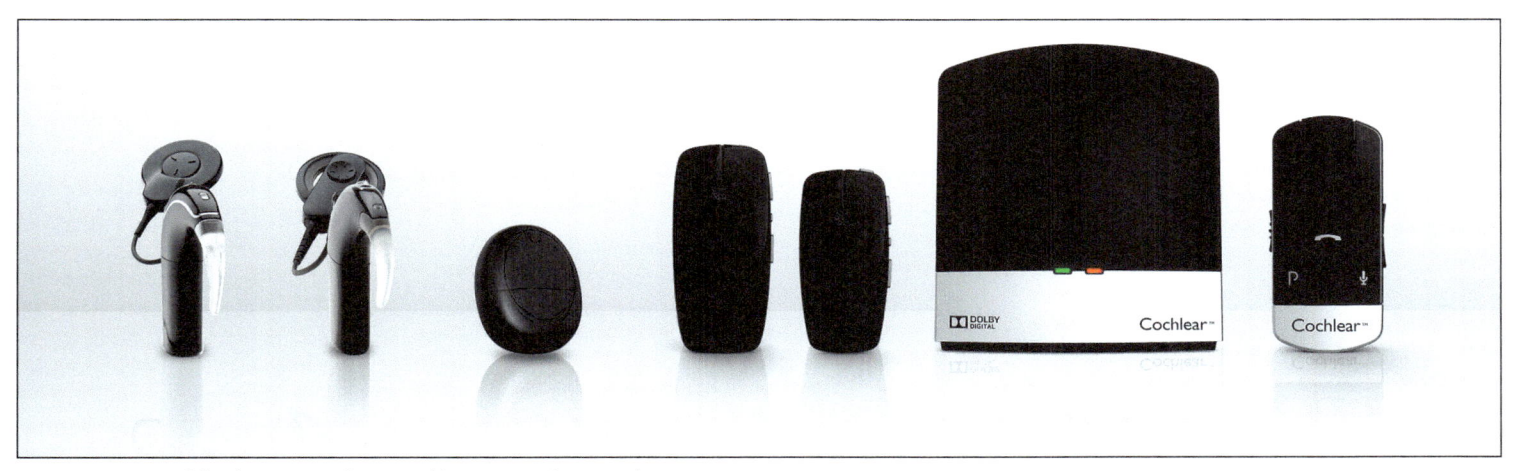

Fig. 12-1-10. Portfólio de processadores Cochlear e acessórios *wireless*.

RESSONÂNCIA MAGNÉTICA

A última geração dos implantes Cochlear™ Nucleus® foram desenhados para resistir a forças magnéticas de até 3 Tesla. A ressonância magnética pode ser realizada sem que seja preciso retirar o ímã, nem a necessidade de uma proteção. Se forem necessários campos magnéticos maiores de 3 Tesla, para melhorar a nitidez da imagem, pode-se realizar um procedimento cirúrgico minimamente invasivo e com anestesia local para retirar o ímã do implante e recolocá-lo depois.

PROCESSADORES DE SOM

Atualmente, a Cochlear tem um amplo portfólio de processadores de som dando aos usuários maior flexibilidade para encontrar a opção que melhor se adequa ao seu estilo de vida: os retroauriculares (BTE – *behind the ear*) como Nucleus® 6 e 7 e fora da orelha (OTE – *out of the ear*), como o Kanso®.

Também conta com uma vasta gama de acessórios que podem ser usados com implantes cocleares para melhorar a experiência do usuário, como os acessórios *wireless* (incluindo o minimicrofone [Mini Mic], o TV *Streamer* e o grampo de telefone) que permitem a verdadeira liberdade sem fio, transmitindo o som diretamente ao processador (Fig. 12-1-10)

Nucleus® 7

O Nucleus 7 é o mais recente processador retroauricular da Cochlear. Sendo 25% menor e 24% mais leve do que o seu antecessor, o processador de som proporciona uma experiência de uso mais confortável até mesmo para os menores ouvidos. Graças à nova tecnologia, pode beneficiar de até 50% maior duração da bateria e desfrutar de um dia mais longo de atividades.

Além dessas características, o Nucleus 7 foi o primeiro processador de som de implante coclear Made for iPhone®. Com isso, os usuários podem interagir com os seus familiares ao mesmo tempo que transmite chamadas telefônicas, vídeos, música e entretenimento diretamente para o processador de som, atualmente estendida à compatibilidade com o sistema operacional *Android*.

O Nucleus 7 também conta com um aplicativo chamado Nucleus Smart App. Com ele, o usuário pode fazer alterações nos programas, ver o *status* do processador, das baterias e para os pais ou cuidadores esse aplicativo monitora o tempo de exposição à fala, o número de vezes que a bobina ficou desconectada e inclusive ajuda a localizar o processador se ocorrer uma perda (Fig. 12-1-11).

Kanso®

Kanso® é o primeiro processador de som da Cochlear fora da orelha (*out of the ear* – OTE) que integra a bobina, o processador e os microfones em uma única unidade que é colocada sobre o local do implante. Projetado para proporcionar maior conforto, discrição e conveniência ao usuário, sem comprometer as funções de

processamento de microfone duplo essenciais para otimizar o desempenho da audição no ruído. Além dos microfones duplos, o processador de som abriga botões de controle do usuário e duas baterias de ar de zinco, juntamente com o ímã e a bobina de transmissão em uma única unidade (Fig 12-1-12).

Os processadores de som OTE são novos para os usuários de implante coclear. Eles estão disponíveis há algum tempo apenas para usuários de implantes de condução óssea, e com base neste *know how* é que a Cochlear lançou o Kanso, que, apesar de ter uma posição diferente nos microfones, consegue fornecer os mesmos benefícios audiológicos que os processadores retroauriculares.

Uma avaliação recente do processador de som Kanso® em usuários adultos relatou o reconhecimento de fala equivalente em ruído entre o processador de som Kanso® e o processador de som Cochlear™ Nucleus® 6 e também demonstrou a superioridade das estratégias de microfones duplos sobre uma configuração de microfone omnidirecional.[13] Este último é particularmente importante, uma vez que os microfones duplos atualmente oferecem os meios mais eficazes para reduzir os efeitos negativos do ruído de fundo na audição diária.[14] Portanto, não se espera que o desempenho auditivo de crianças usando o processador Kanso® seja diferente do observado com usuários adultos.

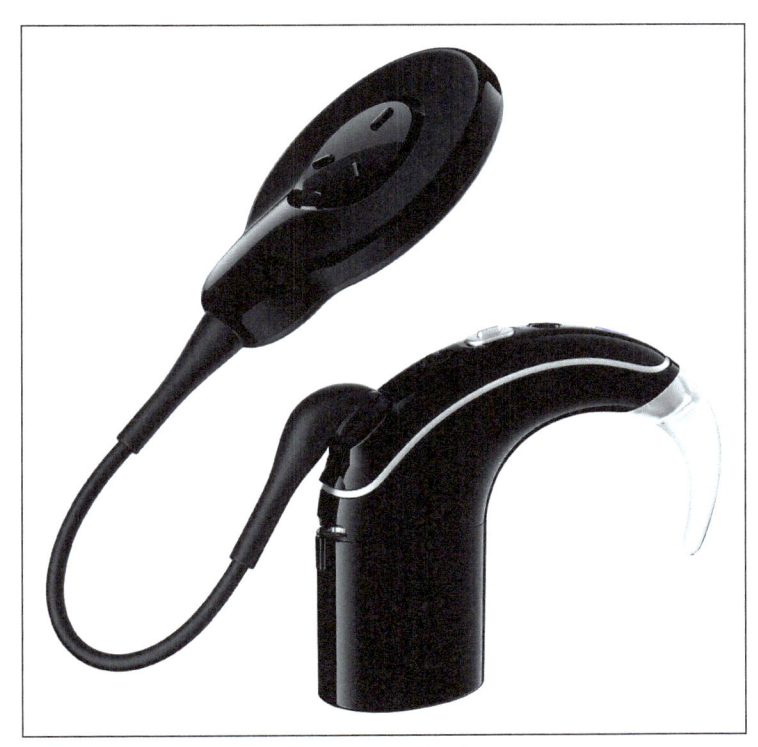

Fig. 12-1-11. Processadores CP 1000 – Nucleus® 7.

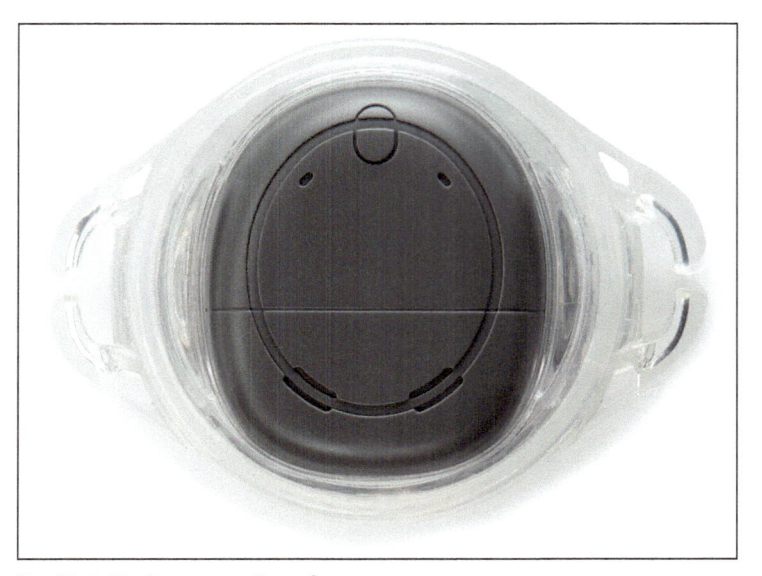

Fig. 12-1-12. Aqua+ para Kanso®.

Nucleus® SMARTSOUND IQ™

Ouvir em ambientes ruidosos é a situação auditiva mais desafiadora para qualquer pessoa. A tecnologia da Cochlear– o SmartSound® iQ com SCAN – combina com perfeição múltiplos algoritmos de som que ajudam os pacientes a ouvirem da melhor forma possível monitorando continuamente o ambiente de forma automática.

Sem a necessidade de quaisquer alterações nos programas, o SCAN analisa o ambiente sonoro e de forma automática modifica a direcionalidade do microfone optando por Zoom, Beam ou Standard e os pré-processamentos de sinais – ADRO, ASC, SNR/NR e WNR.

Os processadores de som Cochlear Nucleus também estão equipados com a tecnologia de microfone duplo que ajuda a filtrar o ruído de fundo, para que os pacientes consigam ouvir melhor o que realmente interessa.

ADRO®

O ADRO®, desenvolvido em Melbourne, é um algoritmo digital de pré-processamento desenhado para tornar sons suaves mais audíveis, enquanto mantém os sons fortes em níveis confortáveis. Como o algoritmo funciona? ADRO® varia o ganho de cada canal por meio de uma análise estatística da medição de três níveis: o nível de entrada, o nível de ruído de fundo e o nível dos sons fortes.

O ADRO® calcula os níveis de saída para cada faixa de frequência e os compara com os valores selecionados. Essa informação é usada para determinar se o ganho no canal em questão deverá ser aumentado ou diminuído. Isso significa que o ADRO® ajusta continuamente a resposta de frequência de acordo com o espectro da frequência de entrada; os ganhos do canal se adaptam para otimizar a sonoridade do sinal dentro da faixa dinâmica do usuário. Quanto aos sons suaves, o ganho é aumentado, enquanto, para os sons fortes, o ganho é reduzido, mantendo o nível do sinal abaixo do Nível C do usuário. Os ganhos por canal são ajustados de forma adaptativa para manter o sinal em cada canal dentro da região superior da faixa dinâmica auditiva. ADRO® responde lenta e suavemente às mudanças do nível do sinal. O ajuste contínuo dos ganhos do canal por meio do ADRO® permite melhorar a qualidade do som e um melhor desempenho em ambientes silenciosos com intensidades suaves, sem afetar seu desempenho em condições de ruído. ADRO® invalida os ganhos selecionados previamente de forma manual e aplica os ganhos de acordo com a análise realizada pelo algoritmo.[16]

Estudos em que o ADRO® foi implementado, tanto em adultos quanto em crianças,[17,18] demonstraram que houve melhora no desempenho da percepção auditiva em ambientes silenciosos, sem diminuição na compreensão da fala em condições de ruído.

Autossensibilidade (ASC)

A função de controle da Autossensibilidade (ASC) funciona ajustando automaticamente a sensibilidade do microfone com base no *noise floor* (nível piso do ruído) do sinal acústico de entrada. Quando ASC está ativada, a sensibilidade do microfone é ajustada automaticamente com base no *noise floor* do ambiente circundante. O *noise floor* é o nível em que o som diminui durante as interrupções ou as pausas da fala, também conhecido como *troughs* (vales). O *knee point* (ponto de quebra) da Autossensibilidade é ajustado por padrão, em 57 dBSPL para os processadores de fala Nucleus®. O ASC ajusta a sensibilidade do microfone dinamicamente para garantir que o *noise floor* não exceda 57 dBSPL. O efeito global perceptível do ASC é uma redução na sonoridade do ruído de fundo quando a função de Autossensibilidade está ativada, pois reduz a sensibilidade quando o ruído de fundo atingir 57 dBSPL. O tempo de adaptação da Autossensibilidade é de poucos segundos.[19]

SNR-NR

Este algoritmo reduz o ganho nas frequências dos canais com baixa relação sinal-ruído (negativa) para melhorar a compreensão da fala em ambientes com ruído constante, como tráfego ou ruído de máquinas.

WNR – Wind Noise Reduction

Quando o ruído do vento é detectado, este algoritmo muda sua direcionalidade para a direcionalidade padrão e reduz o ganho nos canais de frequência que são afetados pelo ruído do vento. O nível de supressão varia de acordo com o nível e as características espectrais do vento.

Beam

Beam™, tecnologia de ponta adaptativa para criar um feixe de direção utilizado para a eliminação do ruído. Utiliza processamento espacial de entrada e um algoritmo inteligente de eliminação de ruído, que ajusta automaticamente a direção do microfone, dependendo da presença e origem das fontes de ruído. O Beam foi desenhado para atenuar a sensibilidade na direção de interferência de ruídos na lateral e atrás do ouvinte, enquanto mantém o máximo de sensibilidade para os sons que vem da frente.[20]

O Beam é adaptativo; portanto, se a origem do ruído estiver se movendo em forma dinâmica, ele ajusta o foco para a máxima atenuação. O Beam™ é um eliminador de ruído de duas etapas adaptativas, desenvolvido por pesquisadores sob a direção do professor Jan Wouters, na Katholieke Universiteit of Leuven (KUL), Bélgica.[21]

Zoom

Zoom tem um padrão direcional fixo. Não muda com o tempo. O padrão direcional de zoom é otimizado de forma a obter a máxima atenuação, se houver ruído proveniente de todos os lados ao mesmo tempo. Não é possível configurar o algoritmo para cancelar todas as direções igualmente; portanto, um ponto nulo é selecionado para oferecer o melhor resultado total. Com o Zoom, esse ponto nulo é fixo. O Zoom oferece maior eliminação dos ruídos moderados em comparação ao Beam, e geralmente é recomendado para lugares barulhentos ou para situações em que o ruído se mantém estático e o ouvinte pode se locomover de tal forma que a origem do ruído se mantenha atrás dele.

Foward Focus

Forward Focus é um recurso controlado pelo usuário, concebido para reduzir o ruído vindo de trás do paciente, para que ele possa ter uma conversa face a face com mais facilidade. O acesso a este recurso fica a critério do audiologista, pois ele precisa ser ativado dentro das Definições do processador nas versões mais atuais do *software* Custom Sound®.[1]

Atualmente, o Forward Focus está disponível somente com o processador de som Nucleus 7.

Quando disponibilizado pelo audiologista no processador de fala do paciente, o ForwardFocus pode ser ativado pelo usuário a partir de qualquer programa. Quando o ForwardFocus é ativado, as definições padrão do programa (ASC, AGC e ADRO) e WNR, SNR-NR (se ativadas) permanecerão ativas.

Baterias

O usuário tem diferentes opções quanto ao tipo de baterias que pode utilizar baterias descartáveis, ou baterias recarregáveis ou compacta. Sugerimos que as baterias sejam indicadas de acordo com as recomendações do *mapa do usuário*, pelo cálculo do número de horas de rendimento dado pelo *software* de programação. A bateria padrão usa duas baterias descartáveis, cuja duração é de aproximadamente quatro dias. A de padrão recarregável dura até dois dias, e a recarregável compacta, até 18 horas. Não se deve esquecer de calcular uma diminuição de aproximadamente 10% da carga da bateria quando forem utilizados acessórios de áudio ou sistemas FM com o processador de sons. Esses cálculos são relativos, e personalizados, pois estão diretamente relacionados a aspectos individuais do usuário, como: espessura da pele entre a antena e o receptor, impedância e limites de compliância, e características do mapa como velocidade de estimulação, estratégia de codificação da fala, e níveis de estimulação.

Acessório Nucleus Aqua+

Para que os usuários possam desfrutar das suas atividades aquáticas favoritas com confiança, tanto o processador de som Nucleus 7, como o Nucleus Kanso são à prova de respingos. E quando utilizados com o acessório Aqua+, ambos os processadores se tornam à prova de água com a classificação máxima possível (IP68) (Fig. 12-1-13).

MODOS DE ESTIMULAÇÃO DISPONÍVEIS

A estimulação elétrica produz um fluxo de corrente entre um eletrodo ativo (estimulado) e um eletrodo indiferente (referência). Um par de eletrodos forma um canal de estimulação. Para cada canal, o modo de estimulação descreve a localização de um eletrodo indiferente relativo ao eletrodo ativo. A distância entre os dois eletrodos determina o envio da corrente elétrica e as fibras do nervo ou células ganglionares que são estimulados. O modo de estimulação possui duas categorias básicas, monopolar e bipolar. As séries de implantes *profile* podem usar os dois tipos.

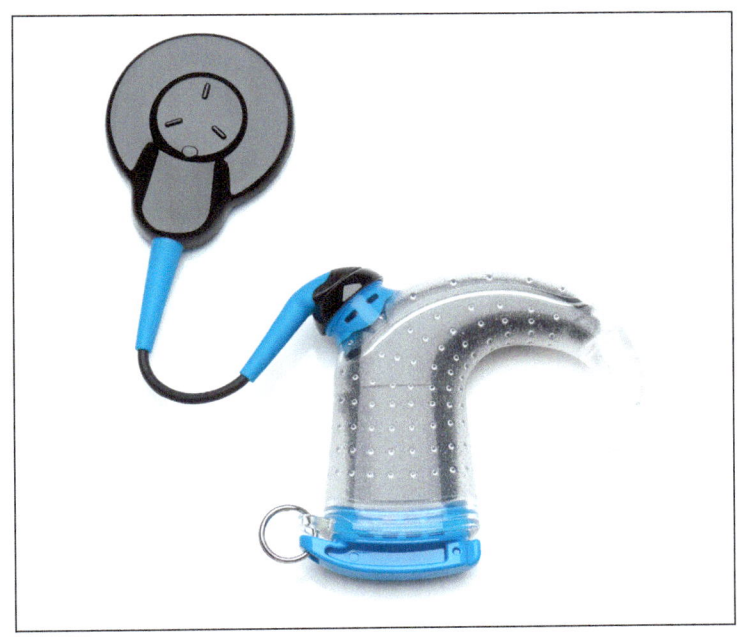

Fig. 12-1-13. Aqua+ Processador CP 1000 – Nucleus 7®

Estimulação Monopolar (MP)

Na estimulação MP, o eletrodo ativo encontra-se dentro da cóclea, e o(s) eletrodo(s) indiferente(s) está(ão) fora da cóclea. Existem três configurações de estimulação MP:

1. *Monopolar 1 (MP1)*: fluxos de corrente entre o eletrodo intracoclear ativo e o eletrodo de referência extracoclear;
2. *Monopolar 2 (MP2)*: fluxos de corrente entre o eletrodo intracoclear ativo e a lâmina do eletrodo referência no corpo do implante (receptor-estimulador);
3. *Monopolar 1 + 2 (MP 1 + 2)*: fluxos de corrente entre o eletrodo intracoclear ativo e ambos os eletrodos extracocleares.

Por padrão, o modo de estimulação é MP1 + 2. Esse modo produz as mais baixas impedâncias de eletrodo. Esse modo produz os mais baixos níveis T e C. Isso significa que o implante usa menos energia para produzir estimulação, o que oferece uma vida mais longa para a bateria. Os modos MP são necessários para estimulações mais rápidas, usadas nas estratégias de codificação avançadas (ACE™/ACE – RE) e estratégias de amostragem contínua intercalada (CIS/CIS – RE).

Estimulação Bipolar (BP)

Na estimulação bipolar (BP), ambos os eletrodos, ativo e indiferente, estão dentro da cóclea. A separação entre os dois eletrodos define a configuração BP e o envio de corrente dentro da cóclea. Quanto menor for a distância entre o eletrodo ativo e o eletrodo indiferente, maior será a corrente necessária para obter os níveis T e C, porque, provavelmente, uma quantidade menor de tecido neural é estimulada.

- *Bipolar (BP)*: fluxos de corrente entre o eletrodo ativo e o seguinte eletrodo em direção apical (p. ex., E1 a E2);
- *Bipolar + 1 (BP + 1)*: fluxos de corrente entre o eletrodo ativo e dois eletrodos posteriores, contando a partir do ativo (p. ex., E1 a E3);
- *Bipolar + X (BP + X)*: X se refere ao número de eletrodos entre o eletrodo ativo e o eletrodo indiferente (p. ex., E1 a E5 é chamado de BP + 3, contam-se os eletrodos entre eles).

À medida que a configuração da BP se alarga, o número de canais de estimulação diminui, por exemplo, em BP + 3, há um total de 18 canais possíveis. O modo de BP ideal deve permitir uma audição forte, confortável, com a menor distância entre o eletrodo ativo e o eletrodo indiferente. Os modos bipolares podem ser usados com a estratégia de codificação SPEAK.

Estimulação Variável e Pseudomonopolar

Os modos de estimulação variável e pseudomonopolar combinam diferentes modos de BP no mesmo programa ou MAPa. Por exemplo, no modo variável, alguns canais podem ser programados em BP1, e outros em BP2, BP3 ou BPX. O modo variável pode ser usado para aumentar o número de canais ativos em situações em que há um número reduzido de eletrodos disponíveis em razão de anomalias no eletrodo ou sensações não auditivas. O modo variável também pode ser usado para criar modos de estimulação mais amplos para canais que têm níveis C muito altos.

A pseudomonopolar é uma aplicação específica de modo variável. É tipicamente usada em casos de inserção parcial do feixe de eletrodos, em que os eletrodos monopolares de referência não estão disponíveis, por exemplo, no caso do sistema Nucleus® 22. Nesses casos, a estimulação pseudomonopolar era utilizada para maximizar o número de canais ativos. Pseudomonopolar é quando cada um dos eletrodos intracocleares é designado ativo, o eletrodo indiferente é um eletrodo do feixe que está exatamente fora da cóclea. Em pseudomonopolar, o fluxo de corrente é invertido, porque o eletrodo indiferente é fundamental para o eletrodo ativo. Por exemplo, se os eletrodos 10-22 estiverem dentro da cóclea, cada um desses eletrodos poderia ser referenciado ao eletrodo 9, que poder estar na cocleostomia.[19]

Estimulação Terra Comum (*Common Ground*)

Na estimulação CG os fluxos de corrente entre o eletrodo ativo e todos os outros eletrodos no feixe de eletrodos estão conectados juntos, eletronicamente, para formar um indiferente único ou referente. Os eletrodos extracocleares (MP1 e MP2) não são usados. CG é um modo importante, porque pode detectar anomalias no feixe de eletrodos, pois cada eletrodo no feixe está ativado, e os demais formam a referência. A telemetria de impedância usa CG para detectar problemas potenciais no feixe de eletrodos intracoclear.

Assim como nos modos MP, CG permite que todos os 22 eletrodos sejam usados como ativos comparados à BP, em que 21 é o número máximo de canais. Por causa da extensão mais ampla de corrente em CG, esse modo foi considerado um tanto análogo ao MP ou um amplo modo de BP. No entanto, os níveis C e T em CG são tipicamente mais altos do que em MP. Embora CG seja uma opção de programação com a estratégia SPEAK, os modos MP ainda são a primeira opção recomendada. CG não deveria ser usado como um modo de programação em usuários que têm inserções parciais do feixe de eletrodos. Como a corrente está fluindo para todos os eletrodos no feixe de eletrodos, ela fluirá para qualquer um dos eletrodos fora da cóclea e poderia causar sensações não auditivas.

ESTRATÉGIAS DE CODIFICAÇÃO DO SOM

As estratégias para processar o som representam um conjunto de normas que definem como o processador de som analisa os sinais acústicos e os codifica para enviá-los ao implante coclear.[12,22-24] Os processadores Cochlear usam processamentos digitais sofisticados e a última tecnologia em estratégia de processamento de som pulsátil. As seguintes estratégias de processamento de som disponíveis no software de programação Custom Sound™:

ACE™/ACE (RE) (Estratégia de Codificação de Combinação Avançada)

- ACE™/ACE (RE) (estratégia de codificação de combinação avançada) – é a estratégia desenhada para maximizar o potencial auditivo, produzindo um espectro de informação sonora mais amplo ao ser estimulado em velocidades mais elevadas. ACE oferece a flexibilidade de otimizar a informação detalhada sobre o tom e o ritmo do som;
- ACE™ (combinação avançada de codificadores) – é a estratégia de codificação da fala preferida pelos profissionais e usuários de Nucleus®.[24] ACE combina os benefícios da informação sobre as frequências auditivas incluídas na estratégia SPEAK, com maiores taxas de estimulação como estratégia CIS oferece. O resultado é uma tecnologia avançada e que pode ser personalizada para satisfazer as necessidades auditivas de cada pessoa.[12,23]

Como o ACE Funciona

- O som entra no processador de fala através do microfone e é dividido em um máximo de 22 faixas de frequências;
- Cada faixa de frequência estimula um eletrodo específico no feixe de eletrodos;
- O eletrodo estimulado depende da frequência do som de entrada. Por exemplo, na palavra *tchau*, o som agudo (tch) estimula os eletrodos localizados na base da cóclea, onde as fibras do nervo auditivo respondem aos sons de altas frequências. O som grave (au) estimula os eletrodos localizados no giro médio/apical da cóclea, onde as fibras do nervo auditivo respondem aos sons de frequências médias e baixas;
- O clínico pode escolher as taxas de velocidade por canal que a estratégia vai trabalhar. Por padrão, o *software* escolhe 8 máximas e 900 pps (pulsos por segundo).

Spectral Peak (SPEAK)

Spectral Peak (SPEAK) é uma estratégia pulsátil intercalada. Essa estratégia envia os estímulos a uma velocidade moderada, segundo as características de intensidade e frequência da fala, e seleciona, de maneira dinâmica, o número e a localização dos eletrodos a serem ativados. Para enviar a informação sonora, SPEAK estimula diferentes partes da cóclea, o que gera uma representação do som repleta de detalhes. Como SPEAK estimula a velocidades moderadas, é muito eficiente quanto ao consumo de energia, o que pode prolongar a vida das baterias.[23,25]

Como o SPEAK Funciona

- O som entra no processador da fala através do microfone e se separa em 20 faixas de frequência;
- SPEAK seleciona de seis a dez faixas de frequência que contêm a máxima informação sobre a fala;
- Cada faixa de frequência estimula um canal/eletrodo específico ao longo da disposição de eletrodos;
- O eletrodo estimulado depende da frequência do som de entrada. Por exemplo, na palavra *tchau*, o som agudo (tch) estimula os eletrodos localizados na base da cóclea, onde as fibras do nervo auditivo respondem aos sons de altas frequências. O som de grave (au) estimula os eletrodos localizados no giro médio/apical da cóclea, onde as fibras do nervo auditivo respondem aos sons frequência média e baixa;
- A estimulação dinâmica do SPEAK, ao logo dos 20 canal/eletrodos, permite perceber a informação tonal detalhada do som natural.

CIS/CIS (RE) Estratégia de Amostragem Intercalada Contínua

A estratégia de codificação da fala CIS (amostragem intercalada contínua) usa altas velocidades de estimulação com um máximo de 12 canais. Essa estratégia utiliza um conjunto fixo de eletrodos, independentemente das mudanças no som de entrada. CIS estimula esses eletrodos fixos a uma alta velocidade, proporcionando uma informação detalhada dos aspectos temporais da fala.

CIS permite escolher os pontos de maior resposta aos estímulos. A seleção da localização dos eletrodos e a velocidade variável permitem adaptar o CIS de acordo com necessidades auditivas particulares.[23,24]

Como o CIS Funciona

- O som entra no processador da fala através do microfone;
- O som é dividido em quatro, seis, oito ou 12 faixas de frequências, segundo o número de canais usado;
- Cada faixa de frequências estimula um eletrodo específico ao longo da disposição de eletrodos;
- Para cada som, os mesmos pontos são estimulados a uma alta velocidade, ao longo do feixe de eletrodos, para enviar grande número de pistas temporais da fala.

PROGRAMAÇÃO

Cochlear™ tem a mais atualizada plataforma de programação, o Custom Sound™. Apresenta uma interface melhorada e maior simplificação no seu uso. Este *software* foi desenhado para agilizar o processo e oferecer uma maior flexibilidade na programação individualizada nas necessidades de cada usuário.

Assistente de Ajuste (Anterior Hearing Mentor™)

O Assistente de Ajuste é um guia de apoio para o audiologista baseado em mais de 30 anos de experiência clínica em implantes cocleares. As recomendações que constam no guia Hearing Mentor™ se baseiam no conhecimento consolidado de profissionais com muitos anos de experiência na área da programação.

Proporciona aos profissionais uma lista de sintomas relacionados com a qualidade dos sons informados (pelos usuários), por exemplo, metálicos, estridentes, ecoados etc., com as soluções recomendadas que podem ser implementadas por meio do *software* de forma automática, em alguns casos, e manual, em outros.

Nucleus® NRT™ (*Neural Response Telemetry – Telemetria da Resposta Neural*)

Não poderíamos deixar de mencionar algo que acompanha e é um diferencial em todos os os sistemas Nucleus de implantes, que contam com dois eletrodos extracocleares. A telemetria da resposta neural (NRT) pode ser feita de forma manual ou automática, com os processadores da Cochlear. A Telemetria Neural Automática (AutoNRT™) permite que, de uma forma simples, sejam feitos testes objetivos para a criação de MAPA iniciais na programação. Este assunto será tratado detalhadamente em outro capítulo deste livro.

Compatibilidade de Compromisso para a Vida Toda

Uma solução para a vida toda. O usuário que tenha implantado o Cochlear™ tem a garantia de atualização tecnológica, sem precisar voltar a ser operado, e de poder contar com as melhores oportunidades de escuta ao longo da sua vida. A compatibilidade dos sistemas Nucleus® garante que os usuários não ficarão para trás, à medida que a ciência avança. Conforme as atualizações são apresentadas ao mercado, elas estarão disponíveis para que as pessoas implantadas possam melhorar sua audição cada vez mais e manter sua vida ativa.

RESUMO

O sistema de implante Cochlear™ Nucleus® é o mais avançado do mercado para todas as idades, inclui características de grande alcance destinadas a restaurar a audição em crianças surdas e que tenham o maior potencial para desenvolver as habilidades da linguagem oral necessárias para a escola. Os adultos serão beneficiados pelas características avançadas que oferecem as melhores opções de escuta: SmartSound IQ, Made for Iphone e acessórios *wireless*.

Cochlear™ é o líder mundial em soluções auditivas implantáveis. Desde o lançamento do sistema de implante coclear multicanal, a Cochlear Ltd. levou o milagre do som a mais de 550 mil pacientes com perdas auditivas em todo o mundo.

REFERÊNCIAS BIBLIOGRÁFICAS

1. Clark GM. Hearing due to electrical stimulation of the auditory system. Med J Aust. 1969 28;1(26):1346-8.
2. Graeme C. The multi-channel cochlear implant and the relief of severe-to-profound deafness. Cochlear Implants Int. 2012;13(2):69-85.
3. Cochlear Nucleus Reliability Report | January 2018.
4. Ramos-Macias A, De Miguel AR, Falcon-González JC. Mechanisms of electrode fold-over in cochlear implant surgery when using a flexible and slimperimodiolar electrode array. Acta Otolaryngol. 2017;8:1-7.
5. Verbist BM, Skinner MW, Cohen LT et al. Consensus panel on a cochlear coordinate system applicable in histologic, physiologic, and radiologic studies of the human cochlea. Otol Neurotol. 2010;31(5):722-30.
6. Aschendorff A, Briggs R, Brademann G, Helbig S, Hornung J, Lenarz T, Marx M, Ramos A, Stöver T, Escudé B, James CJ. Clinical investigation of the Nucleus Slim Modiolar Electrode. Audiol Neurotol 2017;22:169-179
7. Holden LK, Finley CC, Firszt JB, Holden TA, Brenner C, Potts LG, et al. Factors affecting open-set word recognition in adults with cochlear implants. Ear Hear. 2013 May-Jun;34(3):342-60
8. Skaryznski H, Lorens A, MatusiakM, Porowski M, Skarynski PH. James CJ. 2012. Partial deafness treatment with the NucleusStraight Research Array Cochlear Implant. Audiology &Neurootology, 17:81-91.
9. Hughes ML, Abbas PJ. Electrophysiological channel interaction, electrode pitch ranking, and behavioural threshold in straight versus perimodiolar cochlear implant electrode arrays. J Acoustic Soc Am. 2006 Mar;119(3):1538-47
10. http://products.cochlear americas.com/cochlear-implants/nucleus-system/ accessories-batteries.
11. Briggs RJ, Tykocinski M, Stidham K, Roberson JB. Cochleostomy Site: Implications for Electrode Placement and Hearing Preservation. Acta Oto-Laryngologica. 2005;125:870-6.
12. Arndt P, Staller J, Arcaroli A. Hines and K. Ebinger. 1999. Within-subject comparison of advanced coding strategies in the Nucelus 24 Cochlear Implant. Cochlear Corporation Report 1999.
13. Mauger SJ, Jones M. Acceptance of the CP950/Kanso sound processor with experienced CP810/CP900 series BTE sound processor participants. Clinical Investigation Report Version 1. Cochlear Limited 2016. CLTD5591
14. Hersbach AA, Arora K, Mauger SJ, Dawson PW. Combining directional microphone and single-channel noise reduction algorithms: a clinical evaluation in difficult listening conditions with cochlear implant users. Ear Hear 2012;33(4):e13-e23.
15. Lenarz T, Büchner A, Tasche C et al. The results in patients implanted with the nucleus double array cochlear implant: pitch discrimination and auditory performance. Ear Hear. 2002;23(1 Suppl):90S-101S.
16. Celis-Aguilar E, Lassaletta L, Gavilán J. Cochlear Implantation in Patients with Neurofibromatosis Type 2 and Patients with Vestibular Schwannoma in the Only Hearing Ear. Int J Otolaryngol. 2012;2012:157497.
17. Schwartz MS, Otto SR, Shannon RV, Hitselberger WE, Brackmann DE. Auditory brainstem implants. Neurotherapeutics. 2008;5(1):128-36
18. Maini S, Cohen MA, Hollow R, Briggs R. Update on longterm results with auditory brainstem implants in NF2 patients. Cochlear Implants Int. 2009;10 Suppl 1:33-7.
19. Cochlear. l. New enhanced features for your Cochlear™ Nucleus® CR110 Remote Assistant. FUN1272 ISS1 JAN11
20. Cochlear Ltd. MRI for Nucleus® implant recipients Radiographer's instructions Australia N31559F ISS2.20.
21. Van den Berghe J, Wouters J. An adaptive noise canceller for hearing aids using two microphones. J Acoust Society Am 1998;103:3621-3626.
22. Rubinstein JT. How cochlear implants encode speech. Curr Opin Otolaryngol Head Neck Surg. 2004;12(5):444-8. Post Market Surveillance, P970051/5028; Poster presented at 12th Symposium on Cochlear Implants in Children, June 2009.
23. Skinner MW, Clark GM, Whitford LA et al. Evaluation of a new spectral peak coding strategy for the Nucleus 2222 Channel Cochlear Implant System. Am J Otol. 1994;15 Suppl 2:15-27.
24. Whitford LA, Seligman PM, Blamey PJ, McDermott HJ, Patrick JF. Comparison of current speech coding strategies. Adv Otorhinolaryngol. 1993;48:85-90.
25. Cochlear. k. Clinical Guidance Document- N33595F ISS3 FEB10.

BIBLIOGRAFIA

Roland JT Jr. A Model for Cochlear Implant Electrode Insertion and Force Evaluation: Results with a New Electrode Design and Insertion Technique. Laryngoscope. 2005;115(8):1325-39.

Cochlear®. Nucleus® CI24RE Cochlear Implant. FUN604 ISS3 NOV.11.

Kwon J, van den Honert CJ. Dual-electrode pitch discrimination with sequential interleaved stimulation by cochlear implant users. Acoust Soc Am. 2006;120(1):EL1-6.

Cochlear®. Pitch Steering with Sequential Stimulation of Intracochlear Electrodes. White Paper. Cochlear update March 2006.

Cochlear®. HYBRID Completando su experiencia auditiva. – N3388F ISSI NOV08. Spanish.

Driscoll CL, Carlson ML, Fama AF, Lane JI. Evaluation of the hybrid-L24 electrode using micro computed tomography. Laryngoscope. 2011;121(7):1508-16.

Cochlear Ltd.Nucleus Hybrid Surgeon's Guide, Nucleus® Hybrid™ L24 implant, CI24REH. Printed in Australia184801 ISS2. 4/03/2009.

Cochlear®. Implante Nucleus® Hybrid™ L24. FUNXXX ISS1 OCT09.

Cochlear®. Nucleus® CP810 Sound Processor. Technical Specifications. FUN1030 ISS2 APR11.

Degrees of protection provided by enclosures (IP Code). IEC 60529 Ed. 2.1 b Cor.1:2003. Corrigendum 1.

Cochlear®. Nucleus CR110 Remote Assistant Technical Specifications. FUN1029 ISS1 SEP09.

Skinner MW, Holden LK, Whitford LA, Plant KL, Psarros C, Holden TA. Speech recognition with the nucleus 24 SPEAK, ACE, and CIS speech coding strategies in newly implanted adults. Ear Hear. 2002;23(3):207-23.

Buechner A, Beynon A, Szyfter W et al. Clinical evaluation of Cochlear Implant Sound coding taking into account conjectural masking functions MP3000TM, Cochlear Implants Int. 2011;12(4):194-204.

Aschendorff A, Jaekel K, Klenzner T, Laszig R. Impact of electrode design on facial nerve stimulation in otosclerosis. Cochlear Implants Int. 2004;5 Suppl 1:63-5.

Cochlear. Nucleus Cochlear Implant Systems Depth Gauge User Instructions guide 94239D14.P65.

SEÇÃO 12-2

IMPLANTES COCLEARES DA MED-EL

Beatriz Paloma Corrêa Pucci Miranda ▪ Débora Longo Miyashita ▪ Andrea C. Bravo Sarasty

INTRODUÇÃO

A MED-EL é uma empresa privada de soluções auditivas que conta com mais de 123 pontos oficiais espalhados pelo mundo todo e com sede direta em São Paulo. Neste local, há um centro modelo onde foi construída uma assistência técnica completa – com todos os detalhes pensados e espelhados nos moldes de sua matriz em Innsbruck/Áustria. O laboratório oferece a possibilidade de manutenção eficiente dos diversos tipos de processadores de áudio com controle de qualidade garantido, sendo a única que oferece um serviço de referência local e ágil, dentro do país. Em seu portfólio, além de contar com extensa opção de soluções auditivas presentes no Brasil (como: Implantes Cocleares; implantes EAS – Estimulação Acústico-Elétrica; Implantes de Condução Óssea BONEBRIDGE; Solução não Implantável de Condução Óssea ADHEAR; Implantes de Orelha Média – VIBRANT SOUNDBRIDGE; Implantes de Tronco ABI), apresenta com alta tecnologia envolvida em áreas, como: desenvolvimento de Implantes Vestibulares, Implantes de Laringe e Eletroestimulação, investimento em Robótica aplicada no auxílio do cirurgião em casos de implantes coleares entre outras.

INDIVIDUALIZAÇÃO

Por vários anos, muitos implantes cocleares foram usados em uma abordagem de tamanho único de feixe de eletrodo para diferentes tipos de pacientes. Porém, em termos de comprimento relativo, as cócleas humanas têm uma variação mais ampla até mesmo do que os pés humanos![1,2] Diante de tamanha diversidade, a MED-EL entende a importância da personalização no momento da escolha do modelo do eletrodo. Atualmente, lidera o mercado de variabilidade de feixes de eletrodos com o maior portfólio disponível, de forma a oferecer uma melhor correspondência entre todas as cócleas (Fig. 12-2-1).

A MED-EL trabalha desde o início de sua história até atualmente com três conceitos-chave: Tecnologia, Natureza e Individualização. A **Tecnologia** é o principal ponto da filosofia da MED-EL, que continuamente impulsiona inovação tecnológica no campo dos implantes auditivos. Algumas das características presentes em seu portfólio são: processamento de sinal inteligente; circuito de alto desempenho; uso eficiente de energia (pois nos implantes da MEDE-L a durabilidade da bateria recarregável ou pilhas descartáveis não é influenciada pelos níveis de carga estipulados no mapeamento, proporcionando excelente autonomia); confiabilidade

excepcional; segurança superior de ressonância magnética, sendo os pioneiros em desenvolver o primeiro implante compatível com ressonância magnética nuclear (RMN) de 3 tesla sem remoção do ímã e uma plataforma aberta fazendo com que todos os implantes auditivos sejam compatíveis com todos os processadores de áudio. O conceito de **Natureza** está na missão de oferecer o mais perto possível da audição natural. Partindo do princípio de que toda cóclea é uma maravilha natural e que um ouvido surdo não é um ouvido morto. O implante coclear não veio para substituir a cóclea, mas trabalhar em conjunto com ela. Diante disso, sabemos que há uma rede vital de estruturas nervosas vivas dentro de cada cóclea, e é por isso que a MED-EL projeta opções de eletrodos mais flexíveis e suaves do mundo para proteger as estruturas nervosas naturais presentes na cóclea. E graças a esse *design* flexível que somente a MED-EL pode oferecer com eletrodos longos (até 31,5 mm) é possível fornecer cobertura coclear completa de todos os giros da cóclea. Somente por meio desta configuração de eletrodo é possível fornecer uma combinação de tom e local (*pitch-place*) – natural nos giros da cóclea. Isso é essencial para uma percepção precisa de frequências baixas a médias, que são essenciais para um som rico, completo e ressonante – sem as baixas frequências, a qualidade do som pode ser **robótica, estanque, ecoada ou mecânica**.[3]

Na natureza, a cóclea usa dois tipos de codificação sonora natural. A codificação tonotópica (*pitch-pitch*) é usada ao longo de toda a faixa de frequência. Além da codificação de tom (*pitch*) do local, os sons de baixa frequência também são codificados por taxa. Ao imitar a codificação de som natural, o *FineHearing* (estratégia de codificação de fala da MED-EL) fornece uma qualidade de som muito mais natural. Existem estudos que comprovam melhorias nos pontos: Qualidade sonora mais natural,[4-8] melhor aproveitamento musical[9-11] e audição significativamente melhor.[11,12] A **Individualização**, por usa vez, reúne todas as possibilidades de personalização de eletrodos – para diferentes anatomias –, processadores de áudio, acessórios facilitadores, conectividades adaptáveis existentes para que em cada usuário possa ser explorado o melhor desempenho auditivo possível, conceito: *My Best Hearing* ™.

SISTEMAS DE IMPLANTE MED-EL

A Dra. Ingeborg Hochmair e o Dr. Erwin Hochmair começaram a desenvolver implantes cocleares na Universidade de Engenharia Elétrica de Viena. O primeiro implante coclear multicanal microeletrônico do mundo tinha 8 canais, uma taxa de estimulação de 10.000 pulsos por segundo por canal, 8 fontes de corrente independentes e um eletrodo flexível para inserção de 22-25 mm na cóclea. As pesquisas e desenvolvimento dedicados continuam a impulsionar a descoberta e a inovação no campo da audição entre outras áreas.

Quando o paciente ou profissional decide considerar o implante coclear como a solução para a perda auditiva, a prioridade é manter a melhor audição possível. Os implantes da marca MED-EL foram projetados para fornecerem a audição o mais natural, desde o início, proporcionando uma rica e ampla gama de sons ao paciente, permitindo-o desfrutar da música e sons da fala.

O seu portfólio de implantes e eletrodos é abrangente e fornece uma solução ideal para cada paciente e necessidades anatômica e patológica. Todos os implantes são de titânio, revestidos de silicone. Atualmente a MED-EL apresenta em seu portfólio os modelos SONATA® (TI100), o CONCERTO® (Mi1000), o SYNCHRONY® (Mi1200). Todos os dispositivos se caracterizam por apresentar 12 eletrodos e 24 pontos de corrente independente ao longo do seu feixe de eletrodo. O feixe desses eletrodos (porção implantável) varia de 15 a

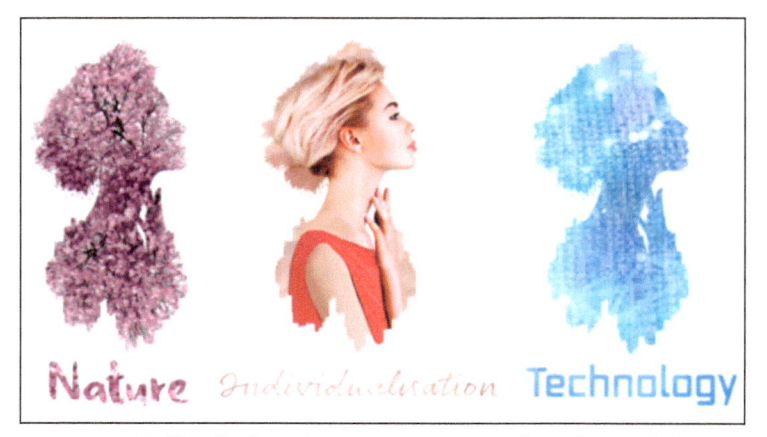

Fig. 12-2-1. Na filosofia da MED-EL, para todos os produtos desenvolvidos, três conceitos são envolvidos: Tecnologia, Natureza e Individualização.

31,5 mm de comprimento, e todos possuem contatos independentes e cabeamento em forma de onda, garantindo maior flexibilidade do feixe de eletrodos.

SONATA®

O SONATA® é o componente interno que está há mais de 10 anos no mercado e ainda mantém a sua confiabilidade em torno de 99,81% quando não há nenhum acidente relacionado e 97,31% quando há acidentes relatados.[13] Esses dados são revelados anualmente, e a MED-EL se preocupa em manter essa transparência para que o profissional e o usuário saibam das informações relativas ao dispositivo escolhido. A MED-EL nunca sofreu *recall* em nenhum dos seus dispositivos. Com o SONATA, é possível realizar ressonância magnética nuclear (RMN) de 0,2, 1, 1,5 tesla.

Com o SONATA® (Fig. 12-2-2) as medidas objetivas realizadas são: Telemetria de Impedância (IFT), Telemetria de Resposta Auditiva do Nervo (ART ™), Potencial Evocado Auditivo de Tronco Encefálico Eletricamente Evocado (EABR) e Limiar de Reflexo do Estapédio Evocado Eletricamente (ESRT).[14]

Quanto ao seu desenho inovador, o receptor estimulador apresenta 17,3 mm × 25,4 mm × 5,9 mm (típico), e a bobina 29,0 mm de diâmetro × 3,3 mm de espessura (típico). O peso é de apenas 8,6 g, e a resistência ao impacto é ≥ 2,5 Joule.[14]

As características de estimulação do SONATA® são:[14]

- Estimulação sequencial não sobreposta em 12 pontos físicos de eletrodos;
- Estimulação simultânea (paralela) em 2 a 12 canais de eletrodos;
- 24 fontes de corrente independentes;
- Taxas de estimulação de até 50.704 pulsos por segundo;
- Pulsos bifásico, trifásico e trifásico precisos.

CONCERTO®

O CONCERTO® (Fig. 12-2-3) está há 7 anos no mercado, e a sua confiabilidade se mantém 99,75% quando não há nenhum acidente relacionado e 98,59% quando há algum acidente relacionado.[13] Com o CONCERTO®, é possível realizar ressonância magnética nuclear (RMN) de 0,2, 1, 1,5 tesla.

Com o CONCERTO® é possível realizar as medidas objetivas de telemetria de Status, Telemetria de Impedância (IFT), Telemetria de Resposta Auditiva do Nervo (ART ™), Potencial Evocado Auditivo de Tronco Encefálico Eletricamente Evocado (EABR) e Limiar de reflexo do estapédio evocado eletricamente (ESRT), Potencial Evocado Acústico Elétrico (ECAP).[15]

Quanto ao seu desenho inovador, o CONCERTO® apresenta um comprimento total de 45,7 mm, o receptor estimulador é de 17,3 mm de comprimento × 25,4 mm de largura × 4,5 mm de espessura, a bobina de 29 mm de largura × 3,3 mm de espessura, PIN 1,4 mm de comprimento × 1 mm de diâmetro, Peso total do dispositivo: 7,6 g.[15]

As características de estimulação do CONCERTO® são:[15]

- Estimulação sequencial e paralela;
- Taxa de pulso máxima: 50.704 pulsos por segundo;
- Largura de pulso por fase: 2,08-425,0 µs/ph;
- Resolução de tempo (valores nominais): 1,67 µs;
- Amplitude total: 0-1.200 cu;*
- Formas de pulso;
- Pulsos bifásico, trifásico e trifásico precisos.

Em um estudo, 100 pacientes foram submetidos à cirurgia de implante coclear com o componente interno CONCERTO®. A idade dos candidatos variou entre 1 e 71,3 anos. O tempo médio das cirurgias foi de 27 minutos e 52 segundos, e o tamanho da incisão cirúrgica foi de 6,1 mm (média). Os pacientes foram acompanhados após um mês e seis meses da cirurgia. Os resultados mostram que o dispositivo é seguro e pode ser utilizado em qualquer idade em combinação com técnica cirúrgica minimamente invasiva sem adicional fixação de sutura, pois no modelo CONCERTO® é possível apresentar os PINS para fixação adicional (Fig. 12-2-4). Todos os dispositivos continuavam no local após 6 meses da cirurgia.[16]

Em crianças com idade média de 6,2 anos, a estabilidade do CONCERTO® PIN também foi comprovada após acompanhamento de um, três e seis meses pós-cirúrgico. Todos os implantes encontravam-se na posição estabelecida na cirurgia, e nenhuma reação adversa ou indesejada foi observada até o retorno.[17]

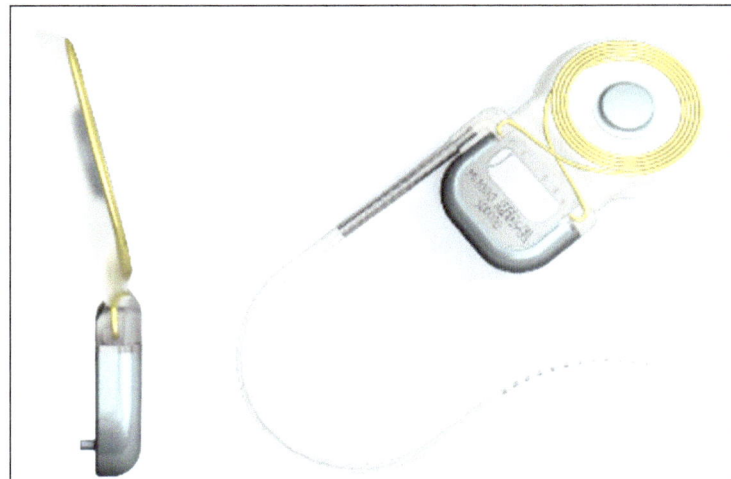

Fig. 12-2-3. Implante Coclear MED-EL CONCERTO®.

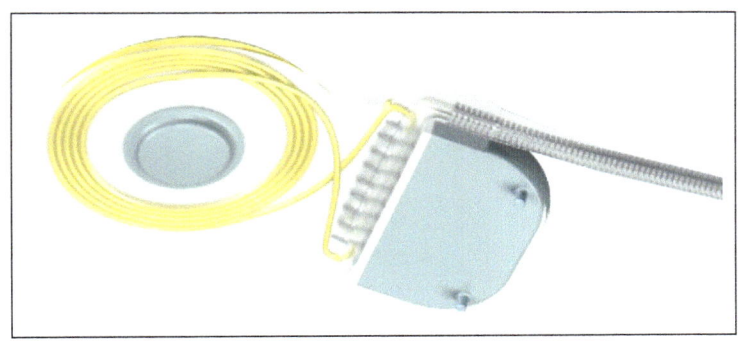

Fig. 12-2-4. CONCERTO® PIN.

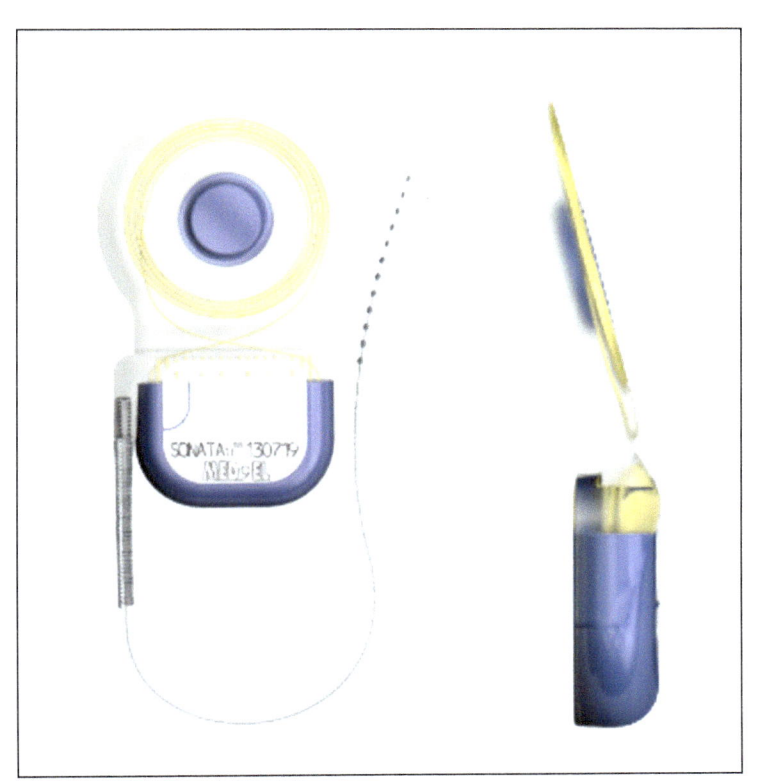

Fig. 12-2-2. Implante Coclear MED-EL SONATA®.

SYNCHRONY®

O SYNCHRONY® (Fig. 12-2-5) é a escolha ideal para os candidatos mais jovens, pois é pequeno, fino e leve. Em 3 anos de mercado, o dispositivo SYNCHRONY® é 100% confiável.[13]

Com o modelo SYNCHRONY PIN – dois PIN de fixação de titânio acompanham o receptor estimulador para proteger a colocação do implante e manter a sua estabilidade. Além de ser o dispositivo mais seguro para realizar ressonância magnética nuclear (RMN) mesmo a 3 tesla com o ímã no lugar. O ímã pode opcionalmente ser removido para minimizar a distorção da imagem nos casos de RMN de cabeça. O ímã é capaz de se autoalinhar dentro da cápsula e girar livremente reduzindo o torque do implante e diminuindo risco de desmagnetização durante o exame. Porém se houver necessidade, o ímã do implante pode ser removido com uma ferramenta específica para remoção do ímã (Figs. 12-2-6 e 12-2-7). Uma pequena incisão é feita ao lado do ímã. Um novo ímã deverá ser posicionado com uma ferramenta de inserção do ímã (Fig. 12-2-8). O formato cônico do ímã e de seu invólucro garante a segurança e evita a migração.

Com o SYNCHRONY® é possível realizar as medidas objetivas de telemetria de Status, Telemetria de Impedância (IFT), Telemetria de Resposta Auditiva do Nervo (ART™), Potencial Evocado Auditivo de Tronco Encefálico Eletricamente Evocado (EABR) e Limiar de reflexo do estapédio evocado eletricamente (ESRT), Potencial Evocado Acústico Elétrico (ECAP).[18]

As características de estimulação do SYNCHRONY® são:[18]

- Estimulação sequencial não sobreposta em 12 canais de eletrodos;
- Estimulação paralela inteligente em 2 a 12 eletrodos;
- 24 fontes de corrente independentes;

- Taxas de estimulação de até 50.704 pulsos por segundo;
- Faixa de duração da fase de pulso: 2,1-425,0 µs/fase;
- Interfaces de 2,1, 10, 20 e 30 µs;
- Resolução de tempo (valores nominais): 1,67 µs;
- Faixa de corrente (valor nominal): 0-1.200 µA por fase de pulso;
- Pulsos bifásico, trifásico e trifásico precisos.

Quanto ao seu desenho inovador, o SYNCHRONY® apresenta um PIN para fixação e estabilidade adicional com o tamanho de 1,4 mm de comprimento × 1,0 mm de diâmetro. O receptor estimulador apresenta: 17,3 mm de comprimento × 25,4 mm de largura × 4,5 mm de espessura, bobina: 29 mm de largura × 3,3 mm de espessura, e o peso total é de 7,6 g. Resistência ao impacto é até de 2,5 Joule.[18]

RESSONÂNCIA MAGNÉTICA NUCLEAR (RMN)

Com os exames de RMN, os médicos têm a possibilidade de visualizar imagens detalhadas no interior do corpo e se direcionando a encontrar qual a melhor maneira para tratamentos após o diagnóstico. Usuários de implante coclear sempre se preocuparam com a realização do exame, pois as máquinas de RMN contêm um campo magnético potente e podendo causar desconforto, dor ou danificar o implante.

Os implantes MED-EL fornecem 0% de complicação durante a realização da RMN, não sendo necessário que o paciente e os profissionais envolvidos se preocupem com a possibilidade de eventos adversos.[19,20] Em um estudo realizado com 18 usuários de implante coclear, sendo 3 de implantes MED-EL, não foi apresentado nenhum evento ruim associado durante ou posterior à realização do exame. Já nas avaliações de 5 outros pacientes do presente estudo, foi apresentada queixa de dor na região do implante, mesmo com o uso de uma atadura, tendo o exame ser interrompido e sem a possibilidade de conclusão.[19] Problemas como estes não são observados nos implantes cocleares SYNCHRONY® da MED-EL.

Somente em equipamentos de ressonância magnética com campo magnético estático de 0,2 T, 1 T, 1,5 T ou 3 T (Fig. 12-2-9). Nenhuma outra potência de campo magnético é permitida. Ao usar outras potências de campo magnético, há possibilidade de ferimentos ao paciente e/ou danos ao implante.[21]

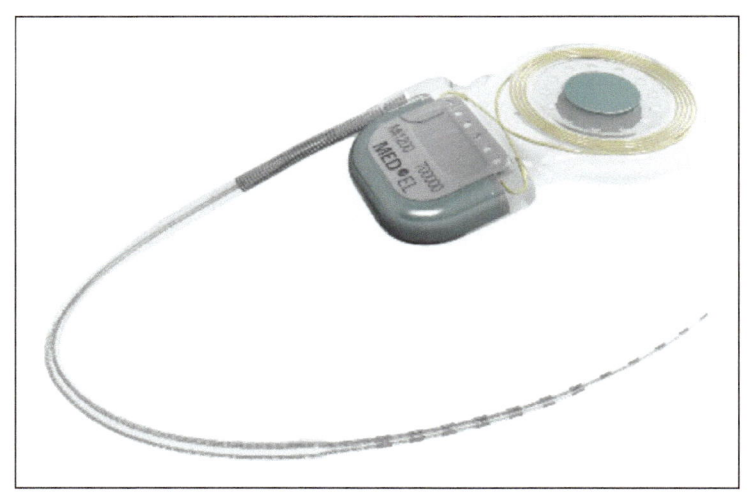

Fig. 12-2-5. Implante Coclear MED-EL SYNCHRONY®.

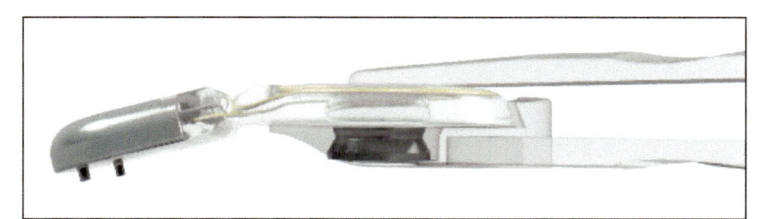

Fig. 12-2-6. Modelo SYNCHRONY® retirando o ímã.

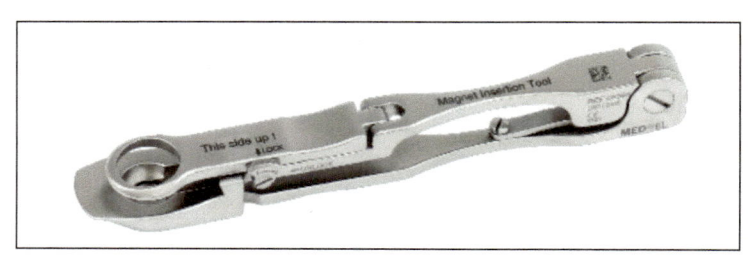

Fig. 12-2-7. Ferramenta para retirada do ímã.

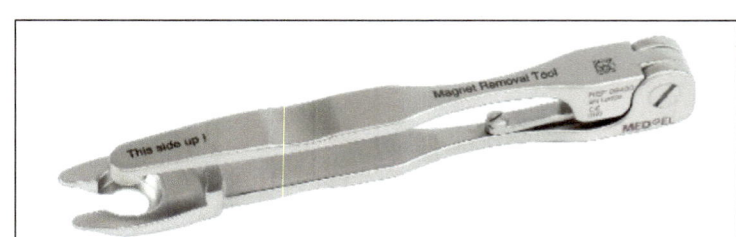

Fig. 12-2-8. Ferramenta para colocação de um novo ímã.

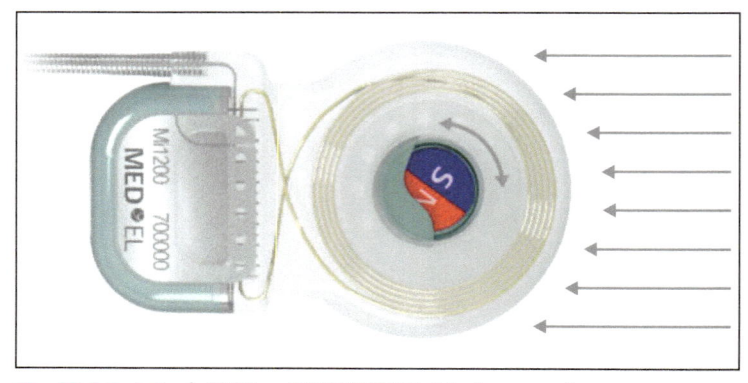

Fig. 12-2-9. Ação da RMN no SYNCHRONY®. O ímã se mantém neutro garantindo um exame mais seguro e sem complicações.

COMPATIBILIDADE ENTRE OS DISPOSITIVOS EXTERNOS E INTERNOS

O implante coclear tem vivenciado o avanço da tenologia em um ritmo de tempo notável no que diz respeito aos processadores de áudio e componente interno implantável e por isso é importante que os usuários usufruam da tecnologia sempre mais recente. Com a MED-EL isso é possível, ela projeta os processadores de áudio sempre compatíveis com as gerações anteriores de tecnologias, para que o usuário não tenha que se preocupar com a possibilidade de uma nova cirurgia. São mais de 20 anos de compatibilidade entre os implantes auditivos e processadores de áudio.

REDUZINDO O RISCO DE DESVIO DO FEIXE DO ELETRODO DO IMPLANTE COCLEAR

A anatomia da cóclea corre o risco de ser alterada, pois pode ser danificada quando, no momento de inserção do eletrodo na cóclea, o mesmo pode sofrer o desvio da escala timpânica para a escala vestibular (Fig. 12-2-10).[22] Além de o paciente poder perder a audição residual, há ainda a chance de ter problemas relacionados com a sensação de distorção de frequências e os resultados dos testes de percepção de fala serem piores.[22-26] Esse risco de desvio é mais frequente nos eletrodos do tipo perimodiolar ou mid-scala:[22,25-27]

- *Feixe perimodiolar (n = 106)*: 48,7% totalmente em escala timpânica;
- *Feixe de mid-scala (n = 14)*: 42,9% totalmente em escala timpânica;
- *Feixe de parede lateral (n = 93)*: 95,7% totalmente em escala timpânica.

Os fluidos cocleares têm importante papel neste desvio. A escala média (endolinfa) tem alto K+ e baixo Na+ (+80 mV), enquanto a escala timpânica e a escala vestibular (perilinfa) têm baixo K+ e alto Na+ (~ 0 mV). O feixe do eletrodo danificaria a membrana basilar ao se desviar de uma escala timpânica para uma escala vestibular, e os líquidos intracocleares podem-se misturar, e o gradiente iônico e o potencial endococlear seriam perdidos.[28]

A técnica cirúrgica também deve ser considerada. A técnica de inserção do eletrodo pela janela redonda demonstrou que os feixes de eletrodos permanecem na escala timpânica, enquanto a abordagem por cocleostomia pode levar a uma chance maior de desvio para a rampa vestibular.[25,26,29]

Em um estudo em que os autores analisaram a tomografia pós-operatória de 29 pacientes com eletrodos de parede lateral inseridos pela janela redonda e observaram que todos os 29 eletrodos estavam na escala timpânica.[30] As taxas de desvio dos eletrodos para a rampa vestibular é significativamente menor quando há combinação da técnica cirúrgica com os eletrodos de parede lateral. Isso quer dizer que os pacientes terão maiores chances de apresentar um melhor desempenho auditivo, com um mapeamento mais preciso dos eletrodos,[22,23] melhora na compreensão da fala[25] e, enfim, melhora nas terapias.

DOBRA DA PONTA OU *TIP FOLDER*

Recentemente, vários estudos relataram uma complicação emergente: dobra da ponta do feixe do eletrodo (Fig. 12-2-11).[31-34] A dobra da ponta significa que o feixe do eletrodo dobra sobre si mesmo dentro da cóclea, comprometendo o contato do eletrodo com a cóclea e limitando a cobertura coclear completa, além de gerar dificuldade no mapeamento e diminuir o benefício para o paciente e o retorno à sala de cirurgia.[31-36] Autores relataram que, por causa da dificuldade do *feedback* tático, esse evento adverso muitas vezes não é perceptível para o cirurgião.[14] Além disso, a telemetria de resposta neural ou a telemetria de impedância não são uma forma confiável para identificar a dobra da ponta. Apenas um exame de imagem confirmará.[31-33]

A dobra da ponta de um feixe de eletrodos pode levar a:

- Vertigem;
- Eletrodos sobrepostos;
- Profundidade de inserção reduzida;
- Cirurgia de revisão ou reinserção de eletrodos;
- Desvio para a rampa vestibular;
- Danos às delicadas estruturas da cóclea;
- Desativação de vários eletrodos;
- Potencial de mapeamento limitado;
- Qualidade de som distorcida;
- Mau desempenho auditivo;
- Benefício global reduzido do implante coclear.

Felizmente, as pesquisas mostram que a dobra de ponta com feixes MED-EL é praticamente inexistente.[31,37] Foram implantados 778 feixes de parede lateral MED-EL flexíveis, e o exame de imagem pós-operatória confirmou que não houve casos de dobramento da ponta.

Outros autores também relataram que uma revisão multicêntrica de estudos de imagens de 216 implantes MED-EL confirmou que houve 0 caso de dobra da ponta.[32,33]

Os feixes dos eletrodos do implante coclear da MED-EL são projetados para uma colocação pela escala timpânica, da maneira mais flexível, menos traumática possível e cobrindo a cóclea completamente, da base ao ápice.[38-42] Os eletrodos são todos de parede lateral, e a ponta é arredondada para melhor se adaptar à anatomia do paciente, possibilitando a sua inserção de forma confiável e praticamente sem nenhum risco de dobra de ponta.[38-40,42]

FEIXES DE ELETRODOS

A MED-EL é a empresa que possui o maior portfólio de feixe de eletrodo do mercado: todos flexíveis e atraumáticos, assegurando a proteção máxima das estruturas finas da cóclea e a preservação das células adjacentes.

A cóclea pode diferir significativamente em tamanho e forma quando comparada umas às outras, assim como o comprimento do ducto coclear que é individual.[43,44] Por isso a MED-EL oferece a maior seleção e opção de variedades.

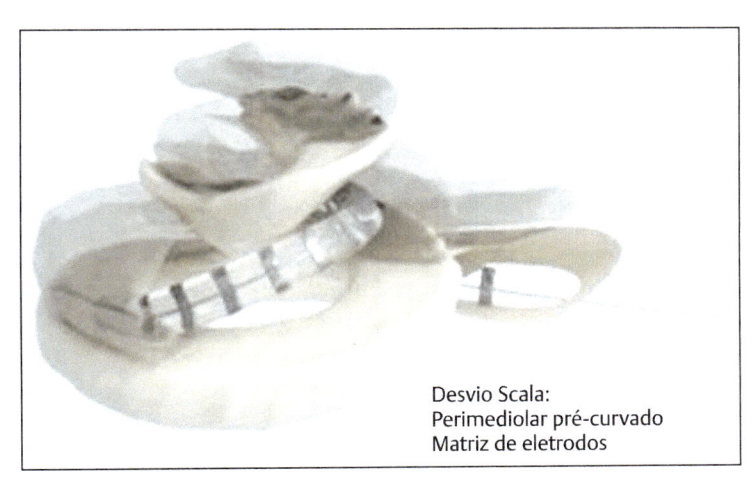

Desvio Scala:
Perimediolar pré-curvado
Matriz de eletrodos

Fig. 12-2-10. Desvio do eletrodo para a escala vestibular.

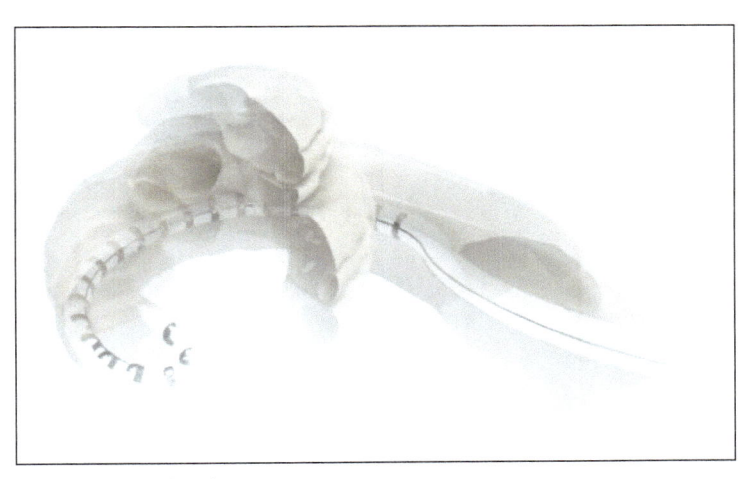

Fig. 12-2-11. Dobra da ponta.

Série FLEX

A série FLEX (Fig. 12-2-12) apresenta a exclusiva tecnologia FLEX-Tip com contatos únicos na extremidade principal, ultraflexível, fios em forma de onda e uma ponta cônica para aumento da flexibilidade mecânica. Este modelo de eletrodo foi criado para a preservação das estruturas cocleares e preservação da audição residual. São eles: FLEX SOFT, FLEX 28, FLEX 26*, FLEX 24, FLEX 20.[45]

Série FORM

A série FORM (Fig. 12-2-13) é a primeira linha de feixes de eletrodos projetada especificamente para cócleas malformadas. Cada eletrodo FORM apresenta um formato cônico projetado para melhor controle do derrame do líquido cefalorraquidiano (LCR) em possíveis complicações cirúrgicas, como o efeito *Gusher*. Os modelos podem ser: FORM 19, FORM 24.[45]

Série CLÁSSICA

Os eletrodos da série CLÁSSICA (Fig. 12-2-14) foram os primeiros feixes de eletrodos criados pela MED-EL caracterizando cabeamento em forma de onda em seu interior. São mais de 20 anos de pesquisa e com tamanhos que variam de 31,5 a 15 mm, sempre adaptados à anatomia e patologia do paciente. São eles os modelos: Standard, Medium, Compressed (o menor eletrodo do mundo).[45]

Série ABI

O implante ABI (implante de tronco encefálico) (Fig. 12-2-15) possui 12 contatos ativos, visualmente moldados como uma pá de silicone pré-moldada. É o feixe de eletrodo indicado para os casos de implante de tronco encefálico, onde a perda auditiva é decorrente da ausência de cóclea ou nervo ou em casos de nervo auditivo não funcionante.[45]

Custom Made Device e Cavidade Comum

Para os casos de malformação ou ossificação, é possível confeccionar um eletrodo customizado (Figs. 12-2-16 e 12-2-17) para a anatomia coclear e para que o paciente tenha a melhor opção possível.

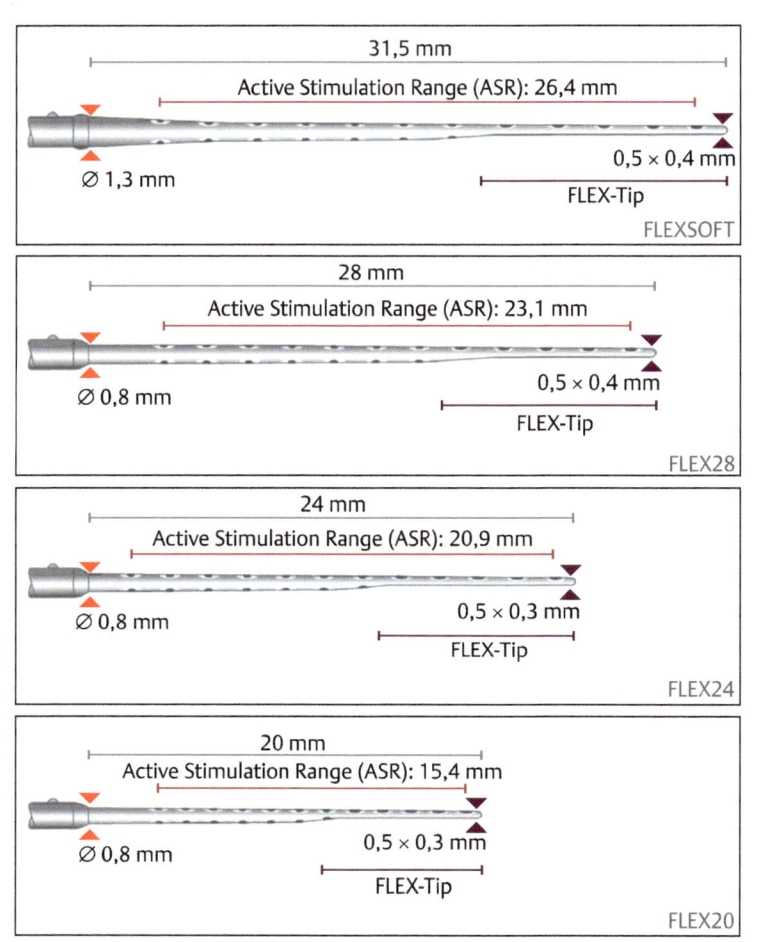

Fig. 12-2-12. Série Flex (*Flex 26 é um tamanho novo no mercado).

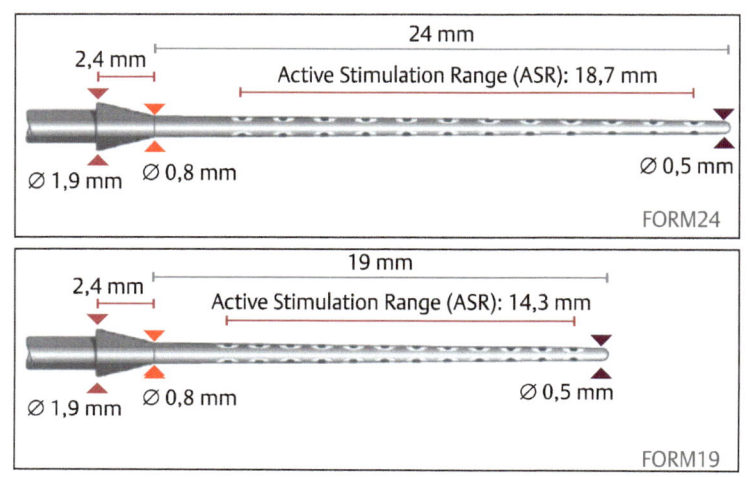

Fig. 12-2-13. Série Form.

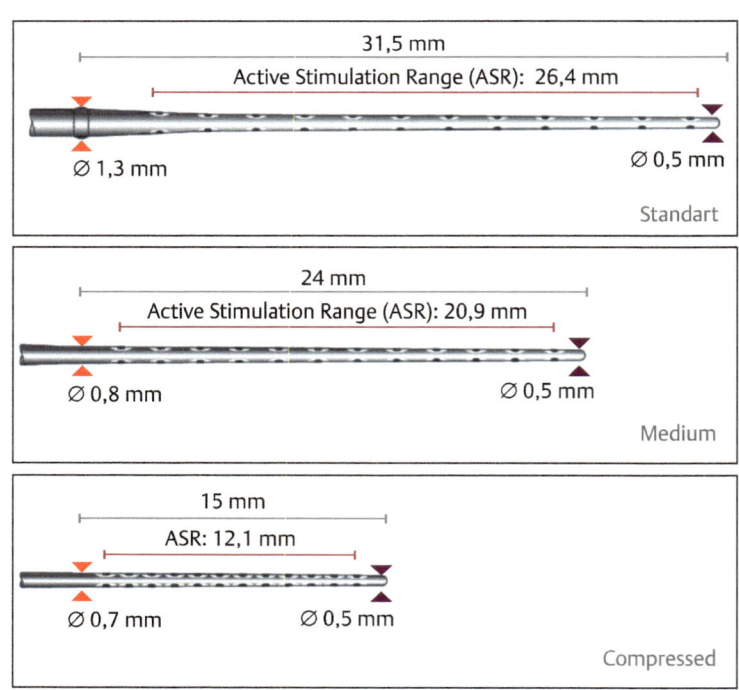

Fig. 12-2-14. Série Classic.

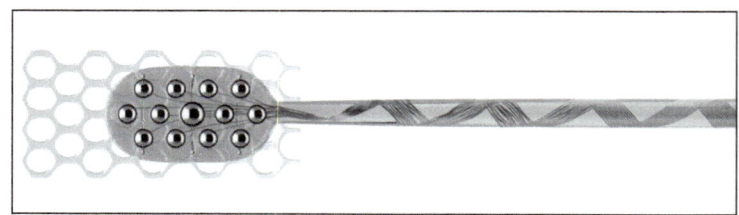

Fig. 12-2-15. Série ABI.

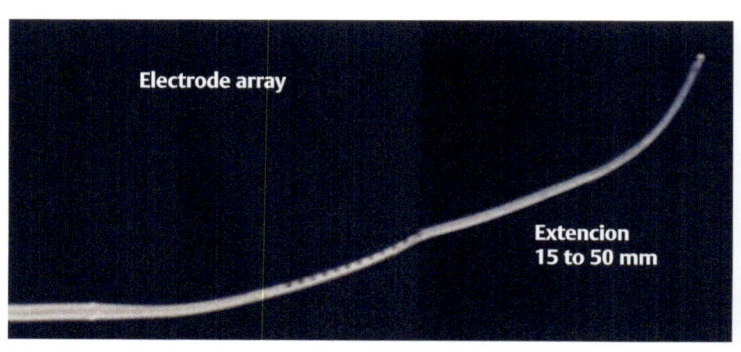

Fig. 12-2-16. Serie CMD (eletrodo desenhado para cada caso).

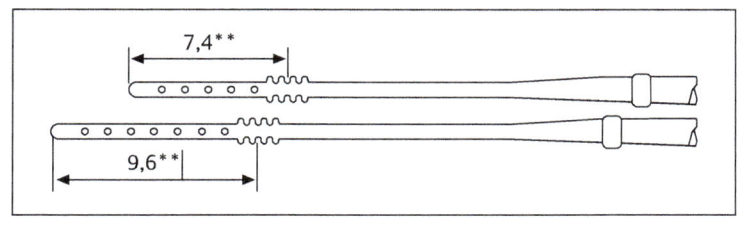

Fig. 12-2-17. Série CMD.

FEIXES DE ELETRODOS MED-EL *VS.* RESULTADOS ATUAIS

A cóclea humana tem um arranjo notável e, ao longo de duas voltas e meia, a resposta de frequência natural é ordenada de forma intricada numa escala logarítmica descendente. Esta resposta de frequência tonotópica ao longo de toda a cóclea permite o mapeamento de frequência ao longo de um caminho claro e lógico – a função de Greenwood.[46] Em humanos, o comprimento médio do ducto coclear (CDC) foi medido em aproximadamente 31,5 mm, embora possa variar até 35 mm.[47,48] Curiosamente, o giro basal isolado pode ser responsável pelos primeiros 20 mm do ducto coclear total do comprimento em média.[47-49] Assim, com feixes de eletrodos curtos, que proporcionam uma única volta, até mesmo o eletrodo mais apical poderia atingir, provavelmente, apenas a posição de 600-800 Hz no mapa tonotópico natural.[46-48,50] Se um feixe de eletrodos não puder alcançar a região apical no segundo giro, as frequências baixas a médias não poderiam ser mapeadas naturalmente de acordo com a função de Greenwood.[46,50,51]

Vemos a seguir as frequências que em média contemplam vozes masculinas e femininas, a fim de entender a importância da cobertura coclear completa ao propiciar a informação qualitativamente mais completa e natural. Temos, então: voz masculina: F0 ~ 120 Hz, F1 ~ 240 Hz, F2 ~ 360 Hz, F3 ~ 480 Hz, F4 ~ 600 Hz; Voz feminina: F0 ~ 200 Hz, F1 ~ 400 Hz, F2 ~ 600 Hz. A codificação tonotópica natural da cóclea é como a afinação das teclas de um piano. Sem um longo arranjo de eletrodos para melhor cobrir a cóclea, a maioria das notas está simplesmente fora de alcance, de modo que os tons mais baixos precisam ser transpostos para uma oitava mais alta (Fig. 12-2-18). Com feixes curtos e inserções de uma volta, os resultados podem ser menos que ideais. Usuários experientes descreveram o som como "robótico", "metálico" ou "mecânico";[52] Redução da compreensão de fala no silêncio e no ruído;[53-56] A adaptação neural pode levar anos até mesmo para uma correção de oitava única; Melhoria limitada na percepção da fala ao longo do tempo.[54]

Por outro lado, feixes de eletrodos longos (28 ou 31,5 mm) permitem a cobertura do eletrodo ao longo dos primeiro e segundo turnos da cóclea. Isso permite a estimulação tonotópica de frequências médias a baixas que corresponde à função de Greenwood até aproximadamente 100 Hz.[51,57,58]

PROCESSADORES DE ÁUDIO DE ÚLTIMA GERAÇÃO: SONNET E RONDO 2

SONNET

O SONNET (Fig. 12-2-19) é o nosso mais recente processador de áudio retroauricular. Com inteligente tecnologia de microfone duplo, realiza a leitura do ambiente e se adapta automaticamente para garantir desempenho auditivo excepcional em qualquer situação exigida. O SONNET possui três configurações diferentes de Direcionalidade do Microfone: Omni, Natural e Adaptável. Todos os tipos de microfones podem ser utilizados de forma automática ou fixa.[59]

Direcionalidade do Microfone Omni

O omnidirecional trata todos os sinais uniformemente, independentemente da localização do som recebido. Esse processamento omnidirecional é usado no OPUS 2 e em outros processadores de áudio da MED-EL. O omni é usado quando é necessário que o indivíduo ouça os sons de todas as direções, inclusive de trás. Ele também pode ser útil para reduzir o ruído do vento.

Direcionalidade Natural do Microfone

O modo Natural imita o efeito de foco natural do pavilhão humano. Utiliza omnidirecional nas baixas frequências e um padrão direcional para frente nas altas frequências. Este é um recurso que se assemelha à leitura dos padrões de frequência naturais do pavilhão humano. É a opção ideal para o melhor ajuste para a maioria das situações cotidianas, por isso recomendamos o uso da direcionalidade natural como a primeira escolha para crianças maiores e adultos. Ele destaca os sons vindo da frente do ouvinte, como também sons de um interlocutor que fala em um ambiente barulhento.

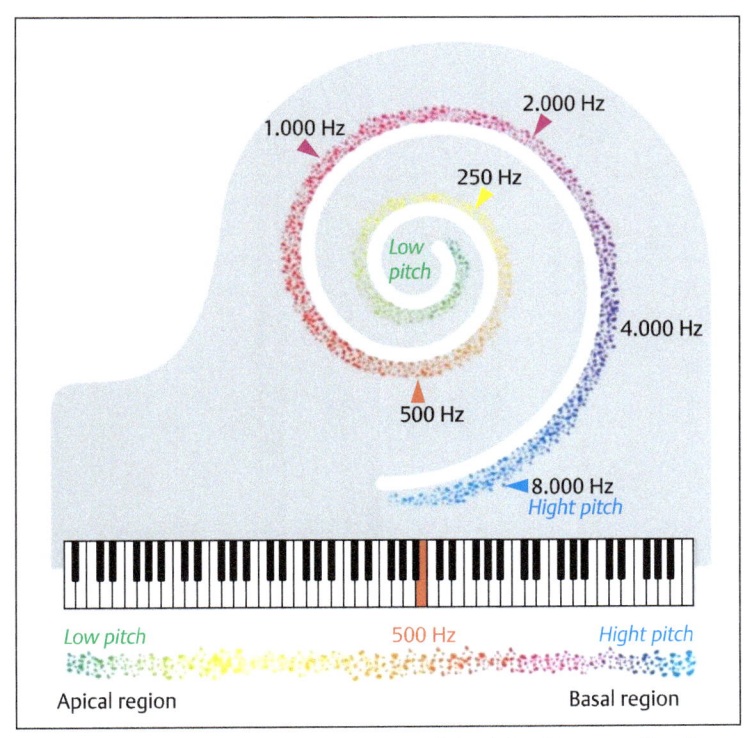

Fig. 12-2-18. A codificação tonotópica natural da cóclea é como a afinação das teclas de um piano. Sem um longo arranjo de eletrodos para melhor cobrir a cóclea, a maioria das notas está simplesmente fora de alcance, de modo que os tons mais baixos precisam ser transpostos para uma oitava mais alta.

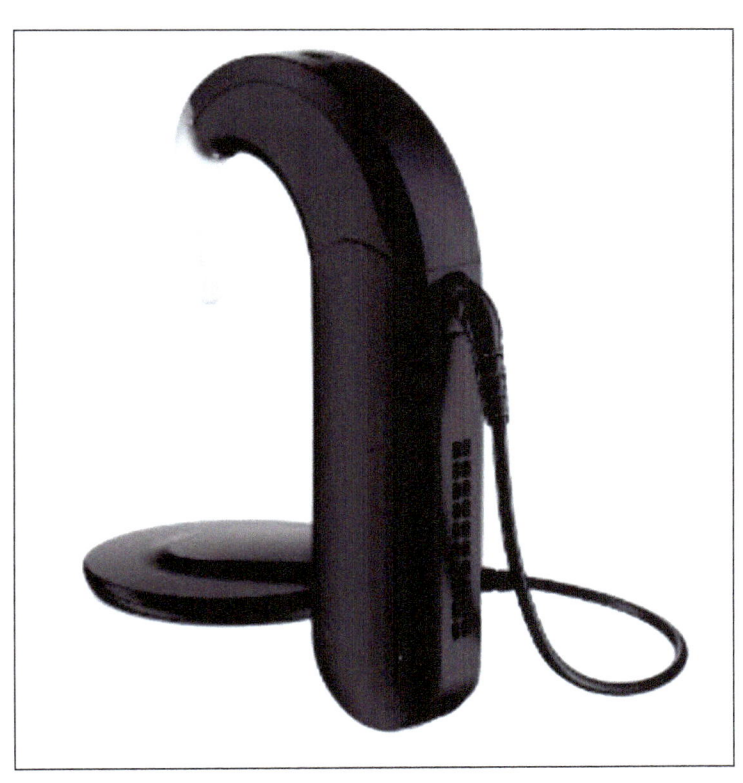

Fig. 12-2-19. Processador de áudio retroauricular da MED-EL.

Direcionalidade Adaptativa do Microfone

O modo direcional adaptativo utiliza um padrão de escuta direcional adaptativo, mudando, dependendo da localização do ruído atrás e ao lado de um indivíduo. O equilíbrio entre os dois microfones se ajusta ativamente para minimizar o nível de ruído de trás e para os lados. É um recurso adicional disponível sob a configuração e, quando ativado, ele alterna automaticamente entre Omni na direcionalidade silenciosa e Adaptável no ruído. É ideal para ajudar a fornecer redução de ruído com controle completamente sem as mãos. É útil para destinatários que desejam controle de ruído adaptativo, mas não querem alterar programas, e as alterações ficam por conta da mudança automática.

O SONNET (IP54) resistente à água com vedação resistente (Fig. 12-2-20) oferece a melhor audição em qualquer ambiente, podendo ser utilizado com a capa à prova d'água (*Water Wear*) que leva o seu IP para 68, tornando-o totalmente seguro para ambientes aquáticos e proporcionando o aproveitamento do som em todos os momentos (Fig. 12-2-21).

Um processador de áudio inovador, com gerenciamento automático do som 2.0 proporcionando área dinâmica de 75 dB (não atenuando os sons fracos e fazendo com que os sons fortes não sejam desconfortáveis), apresenta a eficiência energética de até 60 horas para duas pilhas 657, traz recursos de Datalogging integrado (proporcionando a leitura e memória da quantidade de horas que o processador de áudio possa ser utilizado, bem como definindo os ambientes de maior prevalência do usuário); conta com filtros específicos para diversas situações desafiadoras e tecnologia de conectividade avançada sem consumo de bateria excedente.

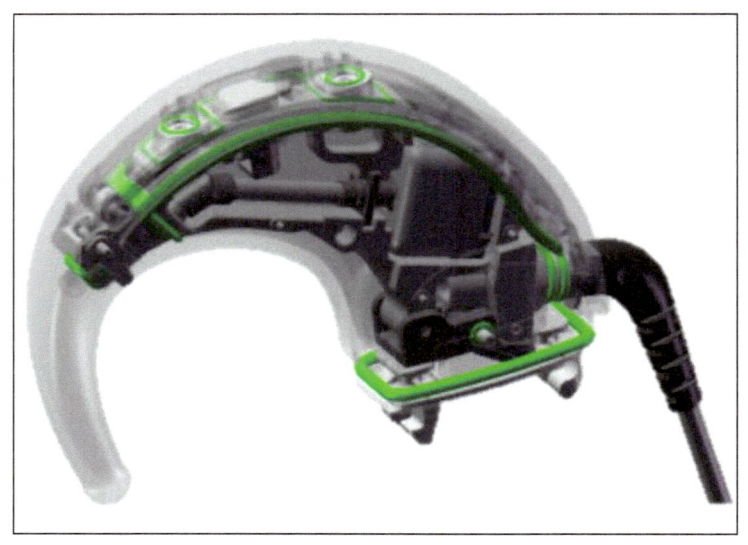

Fig. 12-2-20. Ilustração da vedação interna do SONNET, possibilitando maior proteção contra a umidade.

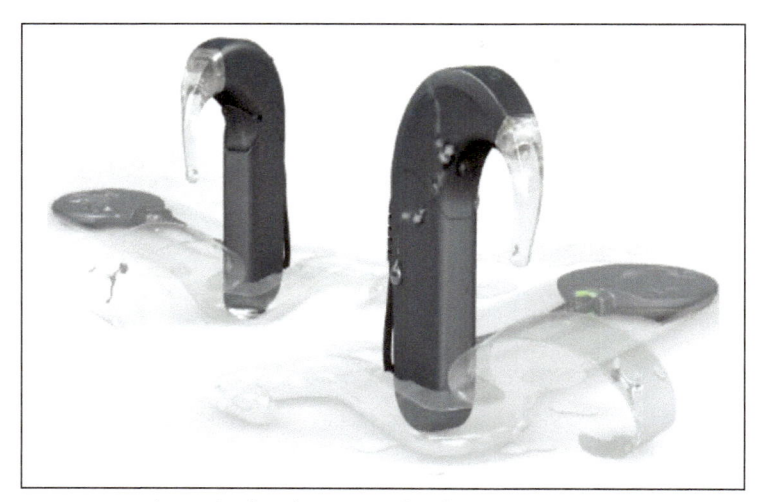

Fig. 12-2-21. Ilustração da cobertura confiável que a *Water Wear* oferece ao processador SONNET para que o usuário usufrua dos sons em todos os momentos.

Apresenta uma nova antena chamada DL-Coil, ideal para crianças, permitindo com que os pais verifiquem efetividade da conexão correta do implante rapidamente (LED vermelho para problemas de conexão e verde para conexão efetiva). Com a função de *Link Check*, cabos reforçados e uma conexão de bobina de bloqueio, a bobina DL para SONNET mantém os pacientes conectados à sua audição. Ela conta com opções de ímãs e manipulados oferecem até 9 opções de forças para melhor acoplamento (Fig. 12-2-22), o ímã deve ser compatível com a opção de implante interno, conforme Figura 12-2-23.

No *software* MAESTRO 7 é possível realizar medições de IFT, *Coupling Check* (checagem de acoplamento) e *Link Check* (verificação da antena posicionada na cabeça do usuário), como pode ser mais bem observado no capítulo de *Medidas Intraoperatórias MED-EL*.

Conectividade

Para auxiliar em situações em que o ruído de fundo pode exigir muito mais esforço e concentração auditiva, os sistemas de conectividade são bem-vindos aos usuários de implante coclear (Fig. 12-2-24). A MED-EL lançou o ROGER™ 21 (Fig. 12-2-25) em parceria com a empresa Phonak.

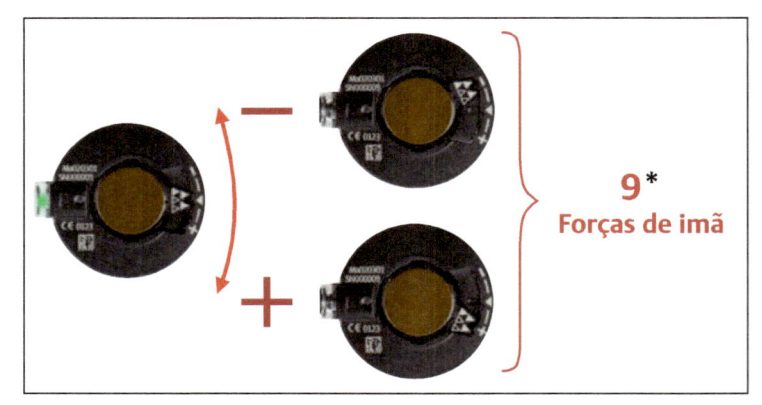

Fig. 12-2-22. Opções de ímã na antena DL-Coil.

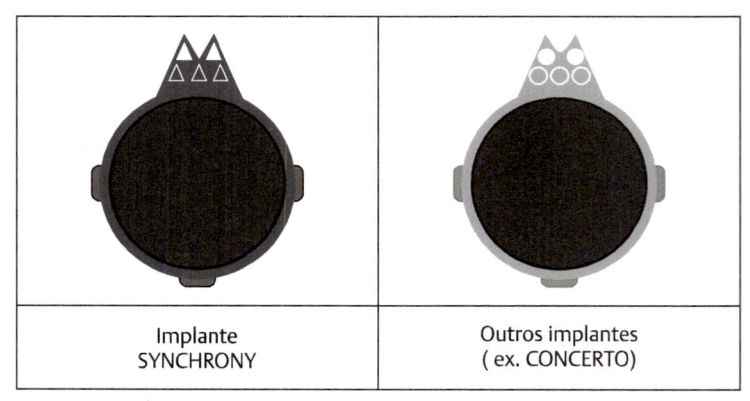

| Implante SYNCHRONY | Outros implantes (ex. CONCERTO) |

Fig. 12-2-23. Ímã Diamétrico modelo SYNCHRONY, e Axial SONATA e CONCERTO, respectivamente.

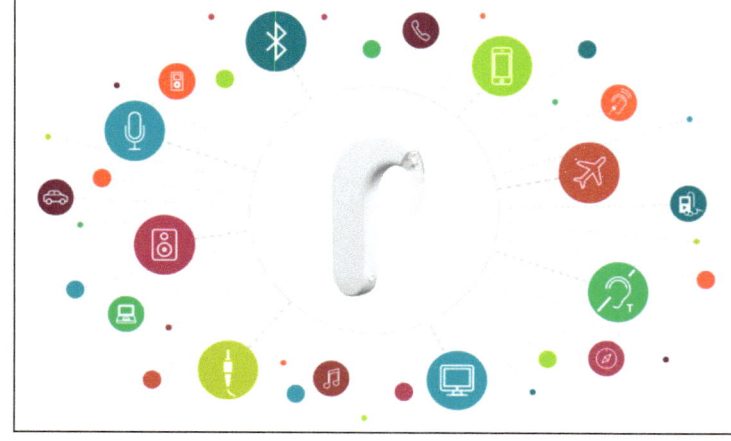

Fig. 12-2-24. Conectividade SONNET.

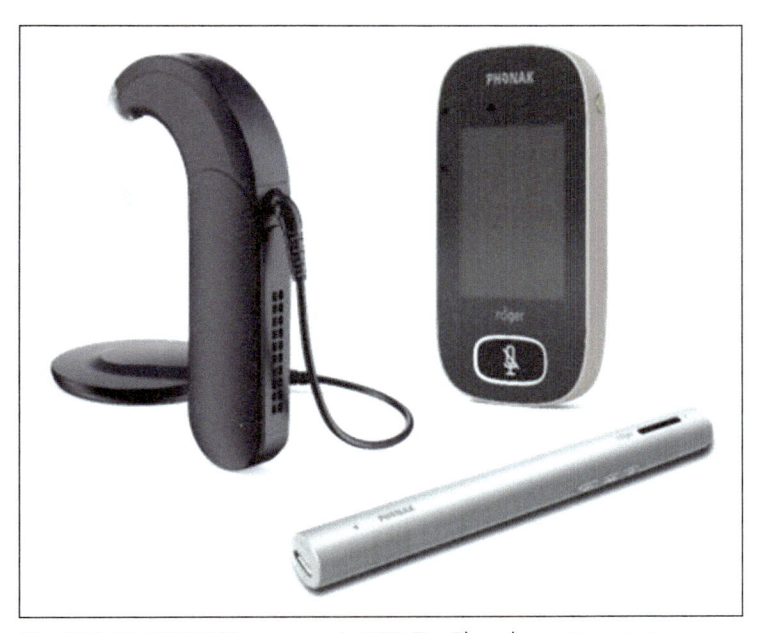

Fig. 12-2-25. ROGER 21 em parceria MED-EL e Phonak pronto para ser utilizado com os diferentes tipos de microfones disponibilizados pela empresa.

É um receptor sem fio completamente integrado a uma capa de bateria compatível com SONNET. Ele funciona com todos os microfones sem fio Roger, oferecendo uma solução simples de usar com excelente desempenho. O Roger 21 é compatível com as opções padrão de bateria SONNET ou baterias recarregáveis SONNET, podendo conectar-se facilmente a toda a gama de microfones sem fio Roger ™ da Phonak (Fig. 12-2-26).

RONDO 2

O RONDO 2 (Fig. 12-2-27) é o processador de áudio que mudou o mundo dos implantes cocleares, trazendo um conceito inovador. Trata-se do primeiro e único processador de áudio que possui uma bateria de íons de lítio integrada e carregamento sem fio. Isso significa que os usuários de implante coclear MED-EL podem simplesmente colocar o RONDO 2 para carregar durante à noite (4 horas), sem a necessidade de uso de desumidificador elétrico e, ao acordar, contar com mais de 18 horas de bateria para ouvir.[60]

A bateria integrada de íons de lítio foi concebida para proporcionar pelo menos 5 anos de vida útil. Se um usuário esquecer de carregar o RONDO 2, o acessório *Mini Battery Pack* poderá alimentar o RONDO 2 com uma bateria extra.

Sem baterias descartáveis para substituir, alimentar o RONDO 2 quase não apresenta custos em manutenções. E, como o RONDO 2

não precisa ser aberto, os componentes internos são vedados com segurança dentro do processador. Isso permite excelente confiabilidade a longo prazo e ajuda a minimizar os custos de operação. Muito mais leve que a versão anterior, conta também com 4 forças de ímãs em que o audiologista pode realizar as trocas com o auxílio de uma ferramenta.

O RONDO 2 possui um *design* totalmente moderno e versátil, conta com inúmeras opções de capas para se adequar a todos os estilos, desde cores neutras ou que imitem a textura e cores dos cabelos até capas coloridas mais festivas (Fig. 12-2-28).

A MED-EL inova mais uma vez depois de ter lançado o primeiro processador de única peça, mas agora com a manipulação incrivelmente simples, o que ajuda em casos de usuários idosos que possam não apresentar boa destreza manual. Não há mais necessidade de ferramentas especiais ou baterias descartáveis. É o processador de áudio perfeito para quem usa óculos (Fig. 12-2-29).

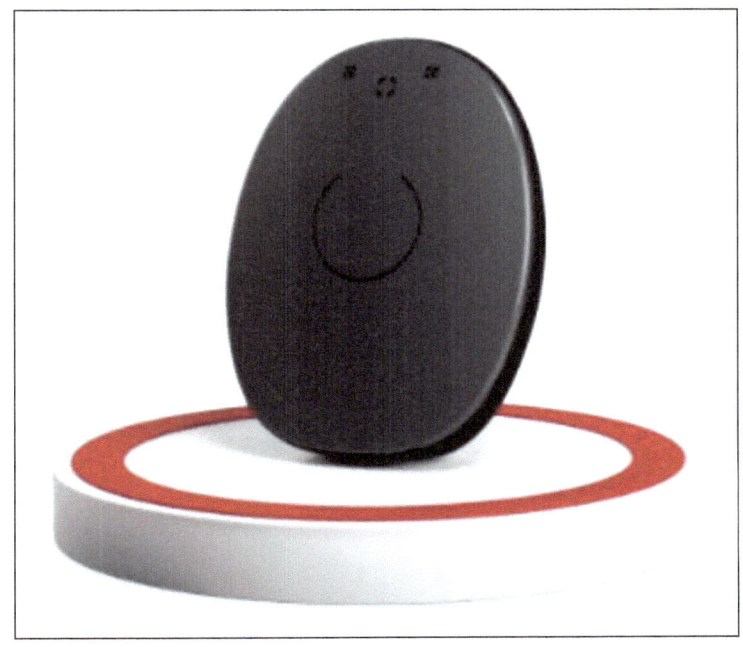

Fig. 12-2-27. RONDO 2 com bateria de lítio integrada e carregador portátil via *wireless*.

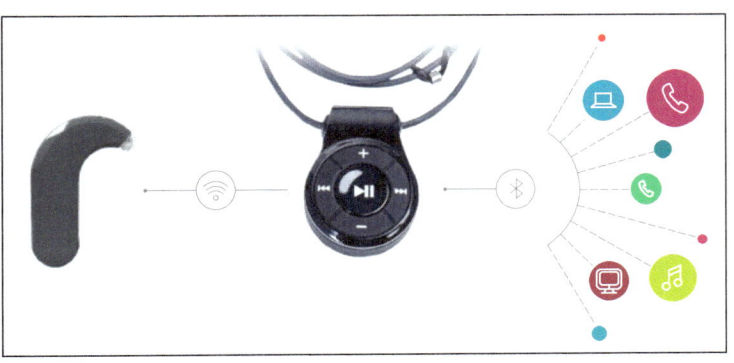

Fig. 12-2-26. Conexão do processador de áudio SONNET com o Artone e diversos equipamentos eletrônicos que apresentem conexão via *Bluetooth*.

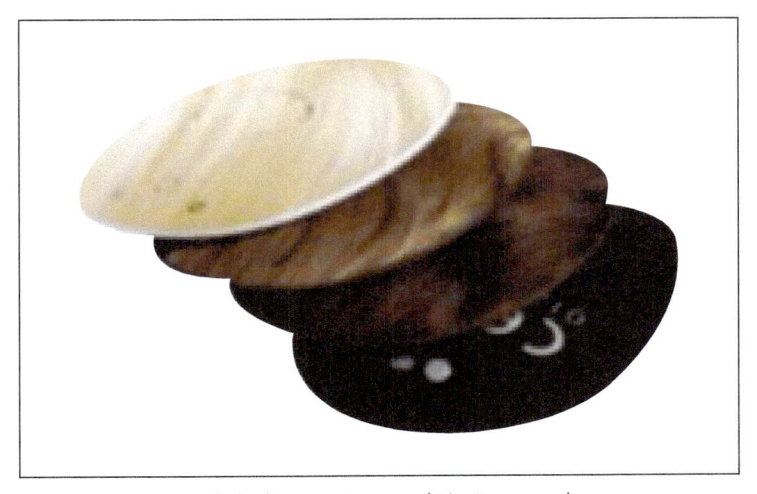

Fig. 12-2-28. Diversidade de capas intercambiáveis que podem ser combinadas.

Water Wear

Todos os processadores MED-EL contam com a capa à prova d'água *Water Wear* (Fig. 12-2-30) e com o RONDO 2, o usuário pode desfrutar de todos os momentos importantes para ouvir até mesmo embaixo d'água.

Artone 3 MAX

Outra solução para auxiliar em situações ruidosas, proporcionando maior conforto auditivo é o Artone 3 MAX (Fig. 12-2-26). Os usuários de implantes auditivos MED-EL, por meio de conexão via bobina telefônica, podem fazer uso deste benefício sem prejuízo nenhum ao consumo de energia do Implante Coclear. A conexão do processador de áudio (de todos os modelos MED-EL) é feita com o Artone por bobina telefônica, e a conexão do Artone com o dispositivo eletrônico (Televisão, *Smartphones*, *Tablets* etc.), por meio do *Bluetooth*.

Todos os processadores possuem uma bobina telefônica integrada para conectividade, sem fio universal, com os *streamings* e com colares *Bluetooth* – facilitando a conexão dos destinatários a seus telefones, *tablets*, televisões e outros dispositivos.

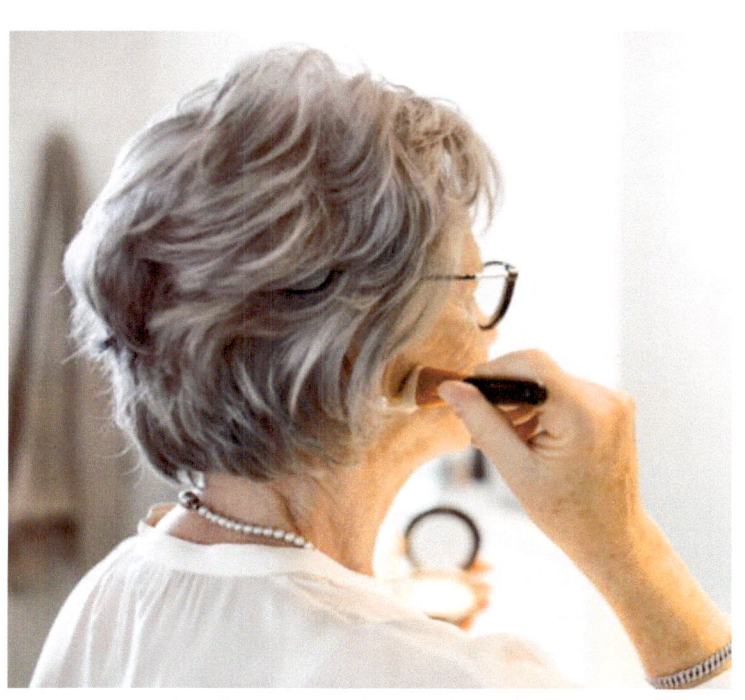

Fig. 12-2-29. Usuário idoso e com óculos fazendo uso do RONDO2.

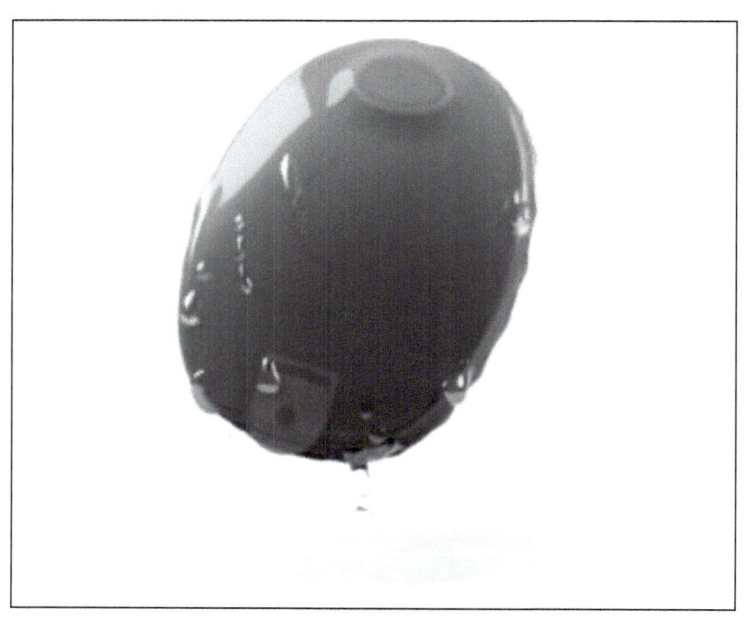

Fig. 12-2-30. Capa *Water Wear* para o RONDO 2.

SOFTWARE MAESTRO 7

O *software* MAESTRO 7.0 (Fig. 12-2-31) está com interface nova, simplificada e intuitiva. Todas as ferramentas anteriores podem ser localizadas na tela inicial, além das ferramentas novas que o *software* dispõe (AutoART, AutoFit, Link Check, Interfases (Interphase GAP), Pulsos Trifásicos entre outros).

Fluxo de Trabalho Intuitivo

A nova interface de fluxo de trabalho o orienta tarefa por tarefa em cada sessão de ajuste. Você pode facilmente adicionar novos usuários, gerenciar pacientes, executar medidas objetivas e criar mapas. Você pode até criar modelos de fluxo de trabalho personalizados que permitem escolher quais tarefas são padrão.

AutoART

A nova ferramenta AutoART[61] (Fig. 12-2-32) fornece medições ECAP rápidas e precisas em uma interface automatizada, simples de usar. Com protocolos predefinidos de situações intra e pós-cirúrgicas, oferece medidas mais rápidas, economizando tempo e esforço. Exclusivo para o AutoART, a intensidade da estimulação é aumentada continuamente em passos muito pequenos. Este método *FineGrain** permi-

---

* Pode ser mais bem explorado no capítulo de Medidas Intraoperatórias MED-EL.

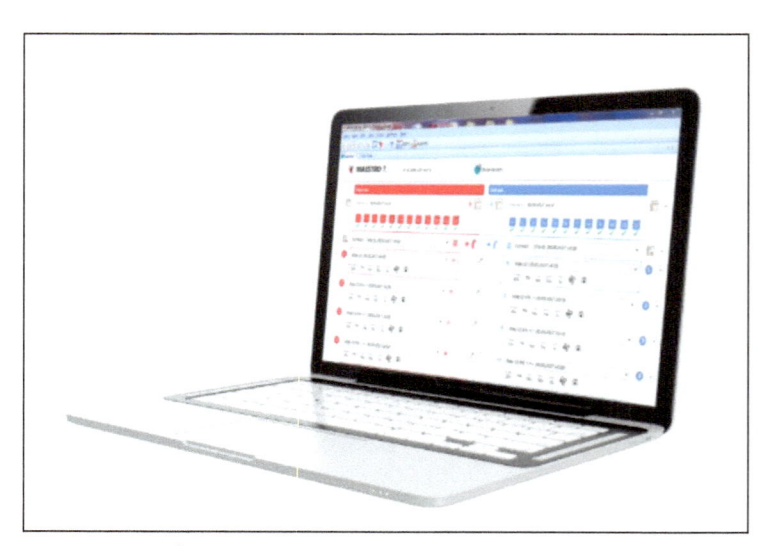

Fig. 12-2-31. *Software* MAESTRO 7 – Com ferramentas novas de trabalho e novo *layout*.

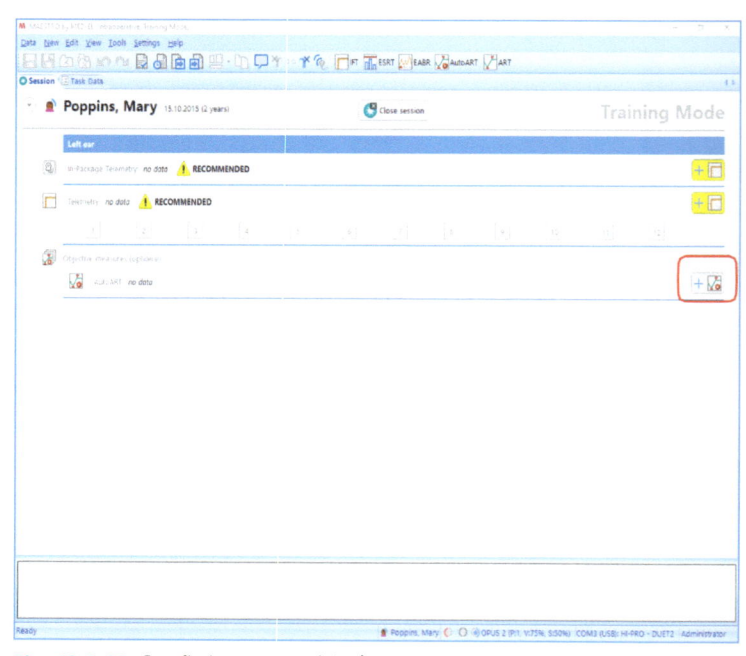

Fig. 12-2-32. Sessão intraoperatória do AutoART.

te um cálculo muito preciso do limite do ECAP para cada eletrodo. Isso também oferece um aumento de volume previsível e relativamente suave, tornando mais fácil para os pacientes anteciparem o crescimento da sonoridade para casos em que o paciente esteja consciente durante a realização do exame (pós-operatório).

Neste exame, a carga é aumentada por passos e repetida novamente até que uma resposta nervosa seja detectada. O limiar então precisa ser refinado com um padrão de estimulação ascendente e descendente automático do *software*. Para o audiologista que encontrará o protocolo pronto, mesmo em outras ferramentas tendo a possibilidade de realização da pesquisa do ECAP em parâmetros mais amplos, nesse exame em questão terá poucas opções de alterações, visando simplificar o teste e agilizar o tempo de realização do mesmo.

ARTFit

Com o ARTFit, é possível criar rapidamente mapas de ajuste automáticos confiáveis com base nas medidas do FineGrain – AutoART – ECAP. Isso é especialmente útil para criar um mapa inicial ou quando as medidas comportamentais são limitadas (por exemplo quando há limitações no usuário que não pode fornecer medidas comportamentais úteis/tradicionais (Fig. 12-2-33).

Link Check (Leitura de Bobina DL)

Agora é possível poder executar todas as medidas objetivas e encaixe através da Bobina DL – que possui uma verificação de *link* integrada, para que você possa sempre ver facilmente, checar se a bobina tem uma conexão adequada com o implante (Fig. 12-2-34).

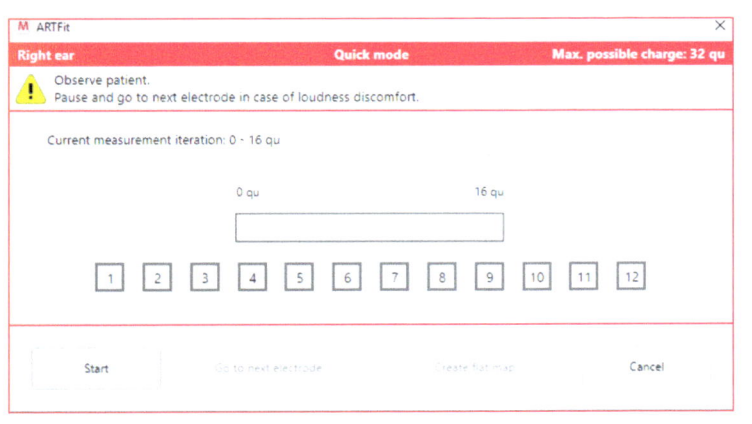

Fig. 12-2-33. Sessão intraoperatória do ARTFit.

Pulsos Trifásicos

Um potencial efeito colateral do implante coclear é a estimulação do nervo facial (ENF) ou outra estimulação não auditiva (ENA). As ocorrências relatadas de ENA para os usuários de implante coclear variam de ~ 1 a 10% e podem ocorrer independentemente da marca do implante.[62] A estimulação do nervo facial pode ser difícil de administrar, já que muitas vezes requer a redução dos níveis de estimulação ou a desativação de eletrodos – e os resultados da audição são frequentemente afetados.

No *software* MAESTRO 7, a MED-EL introduziu uma opção eficaz para minimizar a estimulação do nervo facial e os efeitos colaterais não auditivos. Ao mudar a forma como a estimulação é administrada, a ENF foi reduzida em cerca de 90% dos pacientes afetados até o momento. Esta tecnologia de pulso trifásico (Fig. 12-2-35) está disponível exclusivamente com implantes cocleares MED-EL.

Estimulação do implante coclear trifásico-pulso trifásico: pulso de estimulação balanceado de três estágios (Fig. 12-2-36).

Por sua vez, isso permite maiores níveis de estimulação sem estimulação do nervo facial. Isso permite que pacientes com otosclerose se beneficiem de níveis máximos de conforto mais normais para melhor compreensão da fala e resultados auditivos.

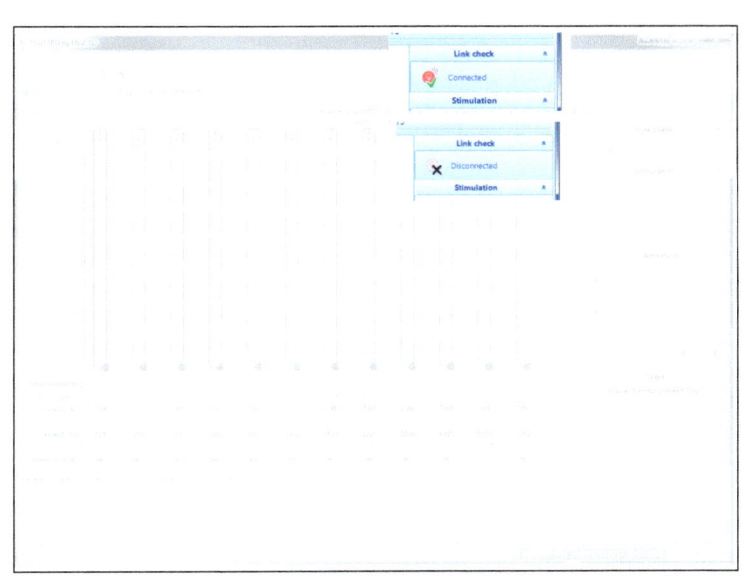

Fig. 12-2-34. *Link Check* mostrando conexão e falta de conexão com a bobina DL-Coil.

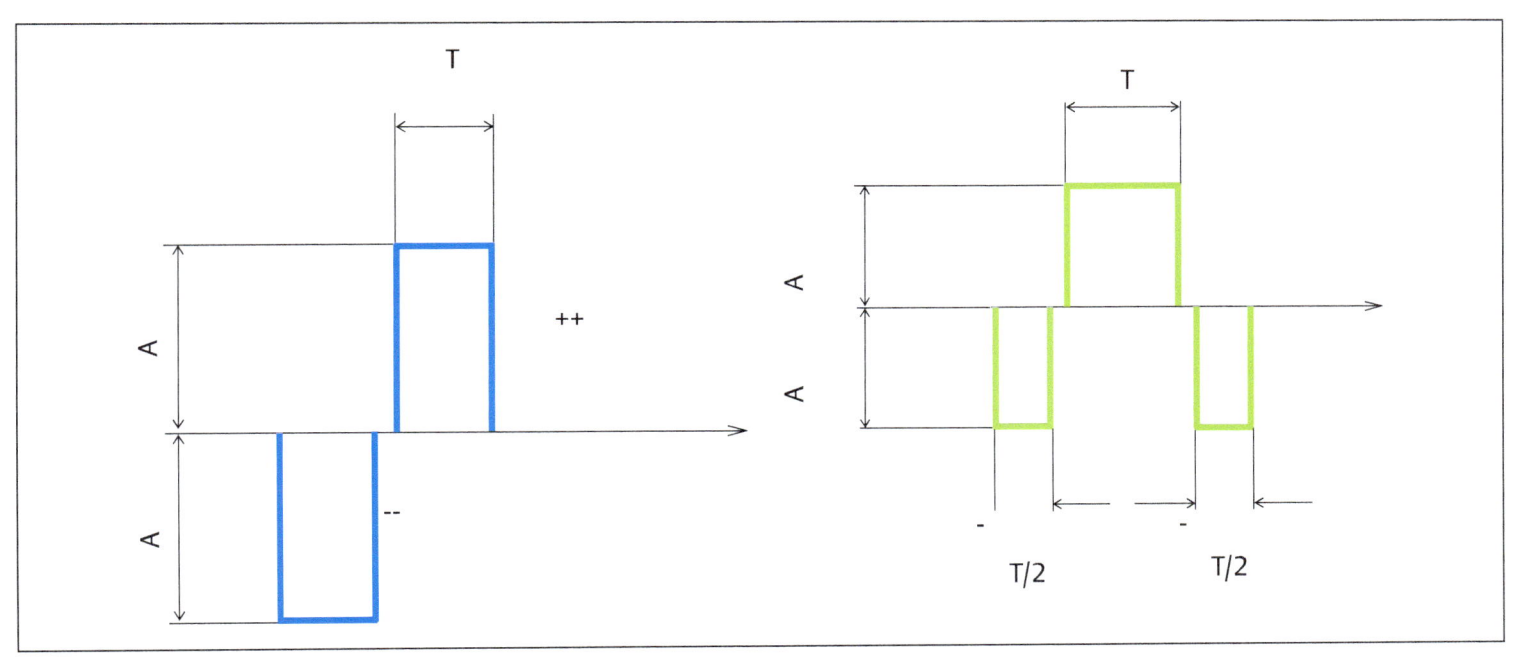

Fig. 12-2-35. Pulsos bifásicos e trifásicos.

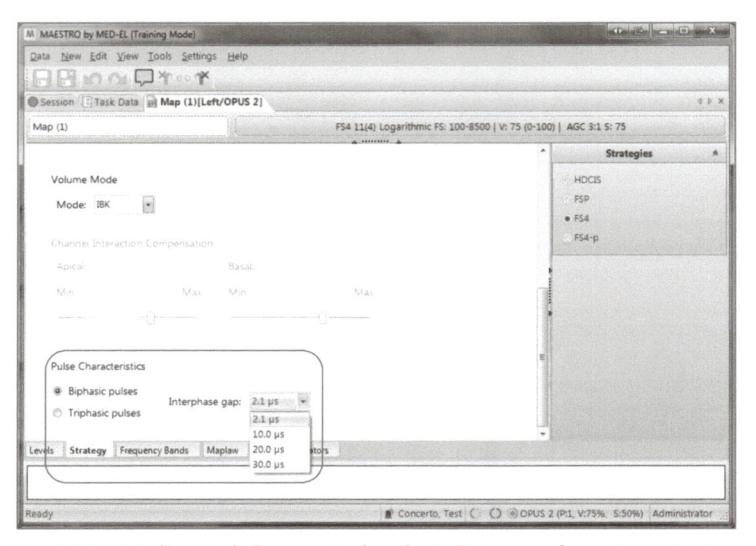

Fig. 12-2-36. Indicação da ferramenta de pulso trifásico no *software* MAESTRO 7.

Potencial Evocado Acústico Elétrico

No MAESTRO 7.0, apresentamos a primeira ferramenta de pesquisa clinicamente disponível com potenciais evocados elétrica e acusticamente coordenados para monitorar a preservação auditiva durante a inserção do eletrodo do implante coclear.

Em resumo, o MAESTRO 7.0 oferece as mais avançadas ferramentas de *software* de adaptação de implante coclear em uma interface intuitiva e simples de usar.

FUTURO DO IMPLANTE COCLEAR COM TECNOLOGIA 3D

O OTOPLAN é uma nova ferramenta revolucionária que foi desenvolvida em parceria entre a CAScination e a MED-EL para inovar o campo da cirurgia por reconstrução 3D e o planejamento do mapeamento pelos audiologistas. A CAScination lidera o ramo de pesquisas em cirurgias guiadas por imagem e cirurgias robóticas, enquanto a MED-EL lidera uma inovação tecnológica e produto.

O *software* OTOPLAN está disponível em um *tablet* e pode ser utilizado na fase pré-cirúrgica e pós-cirúrgica.

Com o OTOPLAN, o médico cirurgião, na fase pré-cirúrgica, irá gerar a anatomia de cada paciente em formato 3D (com ênfase no nervo facial, osso temporal, corda do tímpano, tamanho coclear e outros pontos importantes a serem considerados) a partir do exame de tomografia, para uma reconstrução específica da anatomia do paciente, tornando, assim, o planejamento cirúrgico mais simples e fácil.

O OTOPLAN é completamente portátil, tornando o seu uso mais flexível e moderno e de acordo com a medicina moderna. Os dados do paciente são importados pelo banco de dados ou de um *pen drive* que contenha os exames de imagem.

É possível, por exemplo, fazer uma análise precisa da cóclea de cima para baixo, incluindo o seu diâmetro basal e comprimento coclear. Essa medida o auxiliará na escolha do feixe de eletrodo correto para o seu paciente.

Sabe-se que cada cóclea é única e que não é apenas com um tamanho de feixe de eletrodo que se alcança a individualização. Com a ferramenta de visualização do feixe de eletrodo, é possível determinar qual o tamanho ideal para o seu paciente.

Para os audiologistas, com a ferramenta do OTOPLAN pós-operatório, é possível saber qual a frequência tonotópica correta que cada eletrodo está sendo capaz de estimular e qual a faixa de frequências deve ser programada para aquele contato específico. Essa exatidão é possível após um novo exame de tomografia computadorizada pós-operatório.

Quando se tem um bom planejamento cirúrgico associado à correspondência tonotópica real, melhor será o reconhecimento de fala do paciente e melhora apreciação da capacidade auditiva geral.

Para a equipe médica cirúrgica, o OTOPLAN foi uma ferramenta muito útil durante a reconstrução 3D de um caso de ossificação

pós-meningite. O *software* foi utilizado e não mostrou ossificação na janela redonda e no giro basal, calculando um comprimento de 20 mm do giro basal. A indicação do implante coclear não foi bem-sucedida ao considerar a tomografia (sem a análise do *software*). Houve a inserção completa e não houve nenhuma resistência. Os autores consideram o OTOPLAN é uma excelente ferramenta para os casos de ossificação coclear (OTOPLAN reconstruiu imagens e ajudou na visualização de giros cocleares); ou em casos anormalidades anatômicas (o *software* OTOPLAN facilita a identificação do nervo facial).[63]

FUTURO DO IMPLANTE COCLEAR COM CIRURGIA ROBÓTICA

Surge uma nova era para o implante coclear: a cirurgia pode ser realizada por meio de braços robóticos através de técnicas minimamente invasivas. Com base em imagens pré-operatórias, os cirurgiões podem utilizar o Otoplan para planejar a cirurgia e seguir com o procedimento cirúrgico com robôs.

A cocleostomia foi obtida com sucesso em 90% dos casos de um dos primeiros estudos com osso temporal de cadáveres, em 2009, e o nervo facial manteve-se intacto em todos os experimentos.[64] Em 2017, todo o procedimento cirúrgico através de mãos robóticas foi realizado com precisão, e a inserção completa do feixe de eletrodo já foi possível em humano. A colocação do feixe de eletrodo, a preservação de estrutura e a precisão da perfuração e dos mecanismos de segurança foram avaliados no pós-operatório, e o sucesso da cirurgia foi confirmado.[65]

REFERÊNCIAS BIBLIOGRÁFICAS

1. Hardy M. The length of the organ of Corti in man. Am J Anat. 1938;62(2):179-311.
2. Lee J, Nadol JB, Eddington DK. Depth of Electrode Insertion and Postoperative *Performance* in Humans with Cochlear Implants: A Histopathology Study. Audiol Neurotol. 2010;15(5):323-31.
3. Harris RL, Gibson WP, Johnson M, et al. Intraindividual assessment of speech and music perception in cochlear implant users with contralateral Cochlear and MED-EL systems. Acta Otolaryngol. 2011;131(12):1270-8.
4. Schatzer R, Vermeire K, Visser D, et al. Electric-acoustic pitch comparisons in single-sided-deaf cochlear implant users: frequency-place functions and rate pitch. Hear Res. 2014;309:26-35.
5. Rader T, Döge J, Adel Y, Weissgerber T, Baumann U. Place dependent stimulation rates improve pitch perception in cochlear implantes with single-sided deafness. Hear Res. 2016;339:94-103.
6. Landsberger DM, Vermeire K, Claes A, et al. Qualities of single electrode stimulation as a function of rate and place of stimulation with a cochlear implant. Ear Hear. 2016;37(3):149-59.
7. Prentiss S, Staecker H, Wolford B. Ipsilateral acoustic electric pitch matching: a case study of cochlear implantation in an up-sloping hearing loss with preserved hearing across multiple frequencies. Cochlear Implants Int. 2014;15(3):161-5.
8. Harris RL, Gibson WP, Johnson M, et al. Intraindividual assessment of speech and music perception in cochlear implant users with contralateral Cochlear and MED-EL systems. Acta Otolaryngol. 2011;131(12):1270-8.
9. Müller J, Brill S, Hagen R, et al. Clinical trial results with the MED-EL fine structure processing coding strategy in experienced cochlear implant users. ORL J Otorhinolaryngol Relat Spec. 2012;74(4):185-98.
10. Roy A, Carver C, Jiradejvong P, Limb C J. Musical sound quality in cochlear implant users: A comparison in bass frequency perception between Fine Structure Processing and High-Definition Continuous Interleaved Sampling Strategies. Ear Hear. 2015;36(5):582-90.
11. Roy AT, Penninger RT, Pearl MS, et al. Deeper cochlear implant electrode insertion angle improves detection of musical sound quality deterioration related to bass frequency removal. Otol Neurotol. 2016;37(2):146-51.
12. Buchman C A, Dillon M T, King E R, et al. Influence of cochlear implant insertion depth on *performance*: a prospective randomized trial. Otol Neurotol. 2014;35(10):1773-9.
13. MED-EL [internet] acesso em 30/05/2019. Disponível: https://www.medel.com/hearing-solutions/cochlear-implants/reliability.
14. MED-EL [internet] acesso em 30/05/2019. Disponível: https://www.medel.com/hearing-solutions/cochlear-implants/sonata.

15. MED-EL [internet] acesso em 30/05/2019. Disponível: https://www. medel.com/hearing-solutions/cochlear-implants/concerto.

16. Kuzovkov V, Sugarova S, Yanov Y. The Mi1000 CONCERTO PIN cochlear implant: An evaluation of its safety and stability in adults and children. Acta Oto-Laryngologica. 2016;136(3):236-40.

17. Schnabl J, Wolf-Magele A, Pok SM, et al. Evaluation of a minimally invasive surgical fixation technique for young children with the Concerto Pin cochlear implant system. Eur Arch Otorhinolaryngol. 2015;272(8):1893-8.

18. MED-EL [internet] acesso em 30/05/2019. Disponível: https://www. medel.com/hearing-solutions/cochlear-implants/synchrony

19. Kim BG, Kim JW, Park JJ, et al. Adverse events and discomfort during magnetic resonance imaging in cochlear implant recipients. JAMA Otolaryngol Head Neck Surg. 2015;141(1):45-52.

20. Shew M, Wichova H, Lin J. Magnetic Resonance Imaging with Cochlear Implants and Auditory Brainstem Implants: Are We Truly Practicing MRI Safety? Laryngoscope. 2019;129(2):482-9.

21. Procedimentos médicos para os sistemas de implante MED-EL. AW33316_2.0 (Portuguese).

22. O'Connell BP, Hunter JB, Wanna GB. The importance of electrode location in cochlear implantation. Laryngoscope Investig Otolaryngol. 2016;1(6):169-74.

23. Holden LK, Finley CC, Firszt JB, et al. Factors affecting open-set word recognition in adults with cochlear implants. Ear Hear. 2013;34(3):342-60.

24. Wanna GB, Noble JH, Gifford RH, et al. Impact of intrascalar electrode location, electrode type, and angular insertion depth on residual hearing in cochlear implant patients: Preliminary results. Otol Neurotol. 2015;36(8):1343-8.

25. Wanna GB, Noble JH, Carlson ML, et al. Impact of electrode design and surgical approach on scalar location and cochlear implant outcomes. Laryngoscope. 2014;124(6):1-7.

26. O'Connell BP, Cakir A, Hunter JB, et al. Electrode location and angular insertion depth are predictors of audiologic outcomes in cochlear implantation. Otol Neurotol. 2016;37(8):1016-23.

27. Boyer E, Karkas A, Attye A, et al. Scalar localization by cone-beam computed tomography of cochlear implant carriers: A comparative study between straight and periomodiolar precurved electrode arrays. Otol Neurotol. 2015;36(3):422-9.

28. Nin F, Hibino H, Doi K, et al. The endocochlear potential depends on two K+ diffusion potentials and an electrical barrier in the stria vascularis of the inner ear. Proc Natl Acad Sci (USA). 2008;105(5):1751-6.

29. Nordfalk K, Rasmussen K, Hopp E, et al. Insertion Depth in Cochlear Implantation and Outcome in Residual Hearing and Vestibular Function. Ear Hear. 2016;37(2):e129-37.

30. Iseli C, Adunka OF, Buchman CA. Scala tympani cochleostomy survey: a follow-up study. Laryngoscope. 2014;124(8):1928-31.

31. Gabrielpillai J, Burck I, Baumann U, et al. Incidence for Tip Foldover During Cochlear Implantation. Otology Neurotology. 2018;39(9): 1115-21.

32. McJunkin JL, Durakovic N, Herzog J, Buchman CA. Early Outcomes with a Slim, Modiolar Cochlear Implant Electrode Array. Otol Neurotol. 2018;39(1):e28-e33.

33. Lang CP, Salcher R, Timm M, et al. Tip Fold-over with the Slim Modiolar electrode (Cl 532), a retrospective case series. Laryngo-Rhine-Otol. 2018;97(S 02):S211.

34. Zuniga MG, Rivas A, Hedley-Williams A, et al. Tip fold-over in cochlear implantation: Case series. Otol Neurotol. 2016;38(2):199-206.

35. Cosetti MK, Troob SH, Latzman JM, et al. An evidence-based algorithm for intraoperative monitoring during cochlear implantation. Otol Neurotol. 2012;33:169-76.

36. Grolman W, Maat A, Verdam F, et al. Spread of excitation measurements for the detection of electrode array fold-overs: A prospective study comparing 3-dimensional rotational x-ray and intraoperative spread of excitation measurements. Otol Neurotol. 2009;30:27-33.

37. MED-EL data on file. Based on retrospective analysis of post-operative imaging of 216 MED-EL implants from multiple centers.

38. O'Connell BP, Hunter JB, Wanna GB. The importance of electrode location in cochlear implantation. Laryngoscope Investigative Otolaryngology. 2016;1:169-74.

39. Wanna GB, Noble JH, Carlson ML, et al. Impact of electrode design and surgical approach on scalar location and cochlear implant outcomes. Laryngoscope. 2014;124(6):1-7.

40. O'Connell BP, Cakir A, Hunter JB, et al. Electrode location and angular insertion depth are predictors of audiologic outcomes in cochlear implantation. Otol Neurotol. 2016;37(8):1016-23.

41. Boyer E, Karkas A, Attye A, et al. Scalar localization by cone-beam computed tomography of cochlear implant carriers: A comparative study between straight and periomodiolar precurved electrode arrays. Otol Neurotol. 2015;36(3):422-9.

42. Nordfalk K, Rasmussen K, Hopp E, et al. Insertion Depth in Cochlear Implantation and Outcome in Residual Hearing and Vestibular Function. Ear Hear. 2016;37(2):e129-37.

43. Hardy M. The Length of the Organ of Corti in Man. Am J Anat. 1938;62(2):179-311.

44. Lee J, Nadol JB, Eddington DK. Depth of Electrode Insertion and Postoperative *Performance* in Humans with Cochlear Implants: A Histopathologic Study. Audiol Neuro-otol. 2010;15(5):323-31.

45. Electrode Arrays Designed for Atraumatic Implantation Providing Superior Hearing *Performance*. 21617Er8.0. MED-EL material.

46. Greenwood DD. A cochlear frequency-position function for several species–29 years later. J Acoust Soc Am. 1990;87(6):2592-605.

47. Hardy M. The length of the organ of Corti in man. J Anat. 1938;62:291-311.

48. Ni Y, Dai P, Dai C, Li H. Cochlear implant-related three-dimensional characteristics determined by microcomputed tomography reconstruction. Clin Anat. 2017;30(1):39-43.

49. Adunka O, Unkelbach MH, Mack MG, et al. Predicting basal cochlear length for electric-acoustic stimulation. Arch Otolaryngol Head Neck Surg. 2005;131(6):488-92.

50. McDermott H, Sucher C, Simpson A. Electro-acoustic stimulation. Acoustic and electric pitch comparisons. Audiol Neuro-otol. 2009;14(1):2-7.

51. Landsberger DM, Svrakic M, Roland JT Jr., Svirsky M. The relationship between insertion angles, default frequency allocations, and spiral ganglion place pitch in cochlear implants. Ear Hear. 2015;36(5):207-13.

52. Harris RL, Gibson W P, Johnson M, et al. Intraindividual assessment of speech and music perception in cochlear implant users with contralateral Cochlear and MED-EL systems. Acta Otolaryngol. 2011;131(12):1270-8.

53. Arnoldner C, Riss D, Baumgartner WD, et al. Cochlear implant channel separation and its influence on speech perception–implications for a new electrode design. Audiol Neuro-otol. 2007;12(5):313-24.

54. Buchman CA, Dillon MT, King ER, et al. Influence of cochlear implant insertion depth on *performance*: a prospective randomized trial. Otol Neurotol. 2014;35(10):1773-9.

55. O'Connell BP, Cakir A, Hunter JB, et al. Electrode location and angular insertion depth are predictors of audiologic outcomes in cochlear implantation. Otol Neurotol. 2016;37(8):1016-23.

56. O'Connell BP, Hunter JB, Haynes DS, et al. Insertion depth impacts speech perception and hearing preservation for lateral wall electrodes. Laryngoscope. 2017 Oct;127(10):2352-7.

57. Rader T, Döge J, Adel Y, et al. Place dependent stimulation rates improve pitch perception in cochlear implantes with single-sided deafness. Hear Res. 2016;339:94-103.

58. Prentiss S, Staecker H, Wolford, B. Ipsilateral acoustic electric pitch matching: a case study of cochlear implantation in an up-sloping hearing loss with preserved hearing across multiple frequencies. Cochlear Implants Int. 2014;15(3):161-5.

59. MED-EL's Fitting Guide, SONNET User Manual.

60. MED-EL's Fitting Guide, RONDO2 User Manual.

61. MED-EL's Fitting Guide, ESRT guide, ART Guide, EABR Guide, Quick Guide do Intraoperative Objective Measurements, SONNET EAS Fitting Automatic Sound Management 2.0, Datalogging, MAESTRO System Software 7.0 User Manual.

62. Berrettini S, Vito A, Bruschini L, et alForli F. Facial nerve stimulation after cochlear implantation: our experience. Acta Otorhinolaryngol Ital. 2011;31(1):11-16.

63. Lovato A, Filippis C. Utility of OTOPLAN Reconstructed Images for Surgical Planning of Cochlear Implantation in a Case of Post-Meningitis Ossification. Otol Neurotol. 2019;40(1):e60-e61.

64. Majdani O, Rau TS, Baron S, et al. A robot-guided minimally invasive approach for cochlear implant surgery: preliminary results of a temporal bone study. Int J CARS. 2009;4:475-86.

65. Caversaccio M, Gavaghanb K, Wimmer W, et al. Robotic cochlear implantation: surgical procedure and first clinical experience. Acta Otolaryngol. 2017;137(4):447-54.

SEÇÃO 12-3

IMPLANTES COCLEARES DA ADVANCED BIONICS

Carolina Abdala de Uzcátegui ■ Laure Arnold ■ Ana Luísa Silva de Amorim Pereira
Marcela R. Stefanini Placa ■ Marília Silva e Nunes Botelho

A HISTÓRIA DA ADVANCED BIONICS

A Advanced Bionics (AB) desenvolve tecnologia de última geração em implantes cocleares que restauram a audição para portadores de surdez e permitem que seus usuários possam ouvir da melhor forma possível. A AB foi fundada, em 1993, por Alfred E. Mann, tendo por missão desenvolver soluções clínicas com implantes que melhorassem a qualidade de vida das pessoas. A evolução da AB se deu a partir de dois dispositivos médicos inovadores e altamente bem-sucedidos no mercado: o primeiro foi a criação da nova geração de marca-passos, e o segundo, o desenvolvimento do sistema de microinfusão (pequenas bombas de injeção medicamentosa usadas no tratamento da diabetes). A tecnologia de base para o primeiro sistema de implante coclear da AB nasceu da pesquisa pioneira, desenvolvida na Universidade da Califórnia, em São Francisco (Estados Unidos). A fábrica da AB situa-se em Valência, também na Califórnia (Fig. 12-3-1), e é a única empresa norte-americana no mercado de implantes cocleares.

Desde a sua concepção, a AB vem realizando, de forma consistente, avanços pioneiros na área de inovação tecnológica, que têm contribuído para fazer a diferença na vida de milhares de famílias em todo o mundo.

Em 2009, a AB foi adquirida pela Sonova Holding AG e começou a trabalhar com a Phonak na geração de tecnologias futuras, que beneficiam seus usuários e profissionais. Atualmente, trabalhando em conjunto com a Phonak sob a liderança do grupo Sonova, a AB passa a ter acesso à engenharia e tecnologia de ponta para produtos que estão sendo desenvolvidos. A AB oferece o mais sofisticado sistema de implante coclear do mercado, desenvolvido para permitir a seus usuários fazer mais do que decodificar a fala: ouvir música. Os próximos parágrafos descrevem o histórico e a atual tecnologia da AB.

DISPOSITIVO INTERNO — IMPLANTE COCLEAR

O implante HiRes 90K foi desenvolvido, em 2003, para receber atualizações sem necessidade de cirurgia. A unidade interna, de baixo perfil e confeccionada em titânio, substituiu a de cerâmica usada na geração anterior (o ouvido biônico CII), e o ímã removível o tornou compatível com ressonância magnética (de até 0,3 a 1,5 Tesla com a remoção do ímã). O dispositivo de segurança

IntelliLink reconhece o processador de fala que corresponde ao implante e evita que processadores sejam trocados. A plataforma eletrônica do HiRes 90K permitiu a atualização pelo *software*, o que tornou possível ao usuário beneficiar-se das mais recentes estratégias de codificação sonora sem necessidade de reimplantação. O HiRes 90K apresenta 16 canais independentes e é capaz de produzir estimulação a taxas de até 83.000 pulsos por segundo com até 120 bandas de frequência.

Com duas opções de eletrodo, o Hi Focus 1J, com 16 contatos estimuladores sobre um comprimento ativo de 17 mm; e o eletrodo HiFocus Helix, desenvolvido para posicionamento perimodiolar, com inserção traumática mínima e 16 eletrodos sobre um comprimento ativo de 13 mm.

Como atualização desta plataforma foi desenvolvido, em 2012, o HiRes 90K Advantage, que manteve os recursos já disponíveis na primeira geração de implantes cocleares HiResolution, porém permitiu realizar ressonância magnética até 1,5 Tesla sem a remoção do ímã, para maior conforto dos usuários, sendo feita apenas uma simples bandagem sob orientação da AB.

O HiRes 90K Advantage possui os eletrodos Hi Focus 1J e Hi-Focus Helix em seu portfólio, e propôs um novo desenho de eletrodo, em 2013, o Hi Focus Mid-Scala, projetado para um posicionamento ideal na rampa timpânica e uma cobertura espectral completa ao mesmo tempo em que protege a delicada estrutura coclear, com 25 mm de comprimento total. O eletrodo Hi Focus Mid-Scala permite a escolha dentre um leque de técnicas de inserção e de abordagens cirúrgicas. Dependendo da preferência e da anatomia, pode ser inserido pela cocleostomia ou pela janela redonda e usando a técnica de mãos livres ou utilizando a técnica com insersor específico.

Pensando no aprimoramento constante de seus produtos, uma nova geração de implante coclear foi lançada recentemente, em 2016, o implante coclear HiRes Ultra, desenhado com perfil delgado e inclinado de seu receptor-estimulador para acomodação com nicho ósseo de 1 mm ou uma adaptação superficial, necessitando de um desgaste mínimo. O leve perfil de 4,5 mm e *design* menor fazem com que seja adequado para todos os candidatos a implante coclear. Além disso, o HiRes Ultra foi projetado para exceder os padrões da indústria no que diz respeito à resistência ao impacto. Os feixes de eletrodos disponíveis são: o Hi Focus Mid-Scala já conhecido, e, em 2018, foi lançado o Hi Focus SlimJ, com feixe de eletrodos sutilmente desenhado no formato da letra J, com 23 mm de comprimento e perfil flexível para inserção a mãos livres, ambos oferecem características únicas destinadas a adaptar-se à anatomia individual do paciente e às preferências cirúrgicas, preservando a estrutura coclear e a audição residual (Fig. 12-3-2 e Quadro 12-3-1).

O HiRes Ultra permite realização de ressonância magnética a 1,5 Tesla com o ímã posicionado, bem como o HiRes 90K Advantage, sem necessidade de procedimento cirúrgico, apenas de bandagem conforme orientação da AB.

Em 2019, foi lançado o HiRes Ultra 3D que torna possível a ressonância magnética de até 3 Tesla, sem necessidade de qualquer preparação, como cirurgia, bandagem de cabeça ou de restrições quanto ao posicionamento da cabeça, por causa de um exclusivo conjunto multi-ímã que permite o alinhamento 3D do campo magnético, para obter uma RMN de alta resolução, livre de qualquer desconforto ou dor (Fig. 12-3-3).

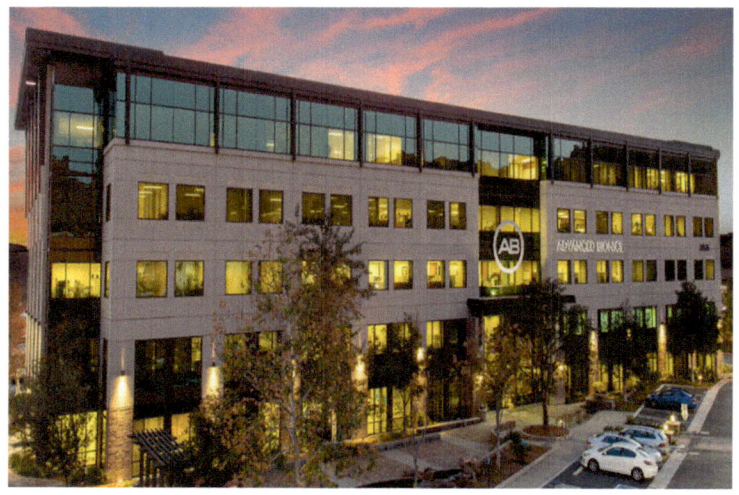

Fig. 12-3-1. Advanced Bionics LLC, Valencia-CA.

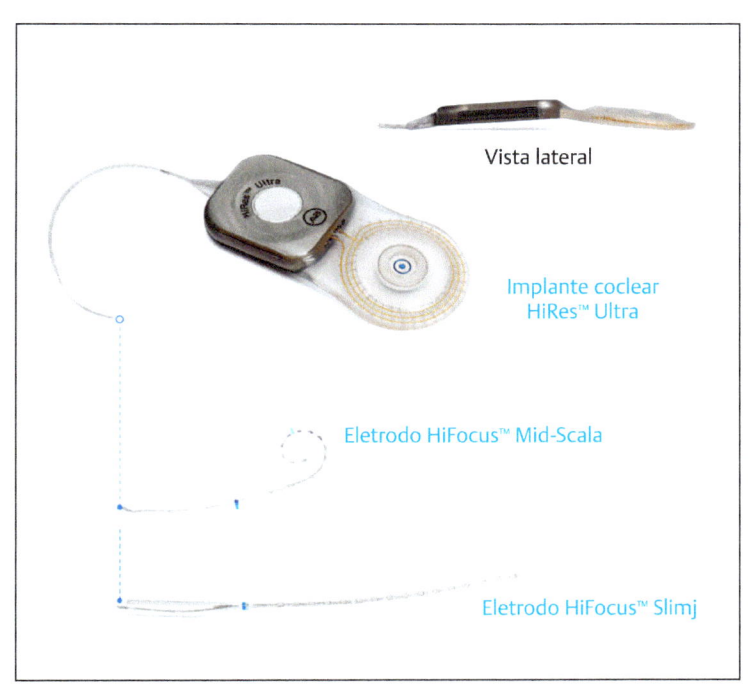

Fig. 12-3-2. HiRes Ultra com eletrodos Mid-Scala e SlimJ.

Quadro 12-3-1. Características dos Eletrodos do HiFocus Mid-Scala® e HiFocus SlimJ®

Característica	HiFocus Mid-Scala	HiFocus SlimJ
Posição coclear	Meio da Escala Timpânica	Parede lateral
Comprimento ativo	13 mm	17 mm
Comprimento total	25 mm	23 mm
Profundidade de inserção angular	420°	420°
Área de contato do eletrodo	0,12 mm²	0,12 mm²
Distâncias entre os contatos dos eletrodos	0,85 mm	1,1 mm
Eletrodos	16 contatos de platina; fios de platina iridiada; estojo de silicone flexível; terra integrada no feixe	
Inserção recomendada	Janela redonda, janela redonda expandida e cocleostomia (0,8 mm)	

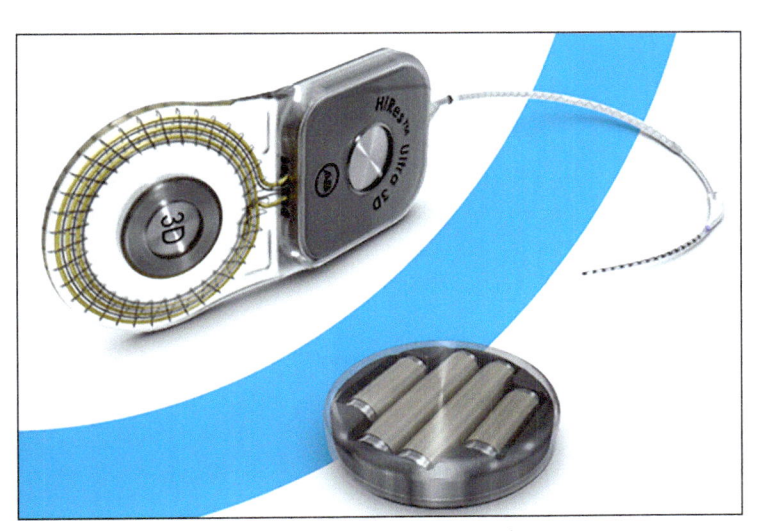

Fig. 12-3-3. HiRes Ultra 3D, detalhe para imã especial.

PROCESSADORES DE SOM

A seguir apresentaremos o histórico e o avanço tecnológico dos processadores de som da AB.

Processador de Som Platinum® (PSP)

O PSP é um processador adaptado ao corpo (Fig. 12-3-4) que oferece três entradas para programas, controles táteis de fácil uso para o usuário de volume e sensibilidade, monitoramento para pais e professores, aviso luminoso de diagnóstico integrado (LED), alarmes programáveis para a bateria e travamento, microfone integrado para teste, opções flexíveis de fonte de energia com baterias recarregáveis e descartáveis. Atualmente este dispositivo encontra-se obsoleto do mercado brasileiro.

Processador Harmony®

O processador Harmony foi uma das primeiras soluções retroauriculares para usuários AB. Simples e fácil de usar, ele conta com um botão de volume programável, três entradas para programas, LED e telebobina embutidas (Fig. 12-3-5). Uma característica central do Harmony é o T-Mic®, um microfone localizado na entrada do ouvido e que torna possível beneficiar-se da ressonância natural da orelha externa. Com o T-Mic, o usuário experimenta o melhor desempenho em todas as situações em que a audição é mais difícil, como falar ao celular e ouvir música com fones de ouvido. O Harmony® utiliza dois tamanhos de baterias de lítio recarregáveis, a PowerCel Slim e a PowerCel Plus, que garantem funcionamento de 14 até 24 horas.

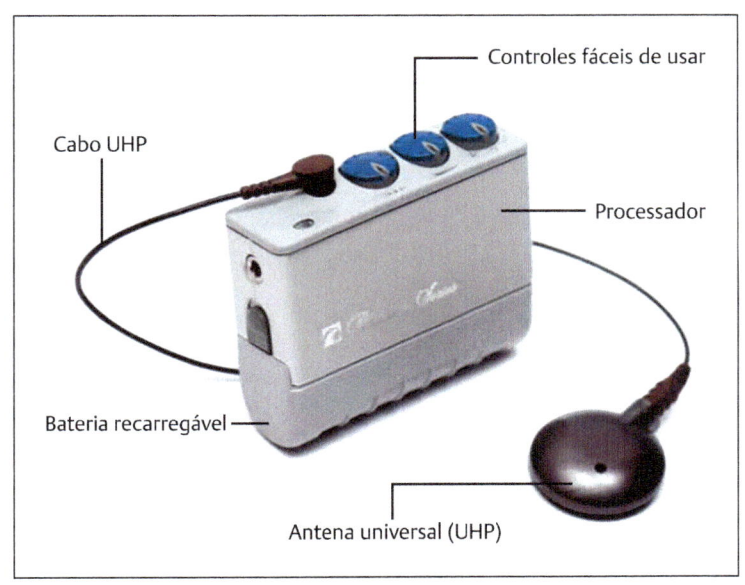

Fig. 12-3-4. Processador de Fala Platinum®.

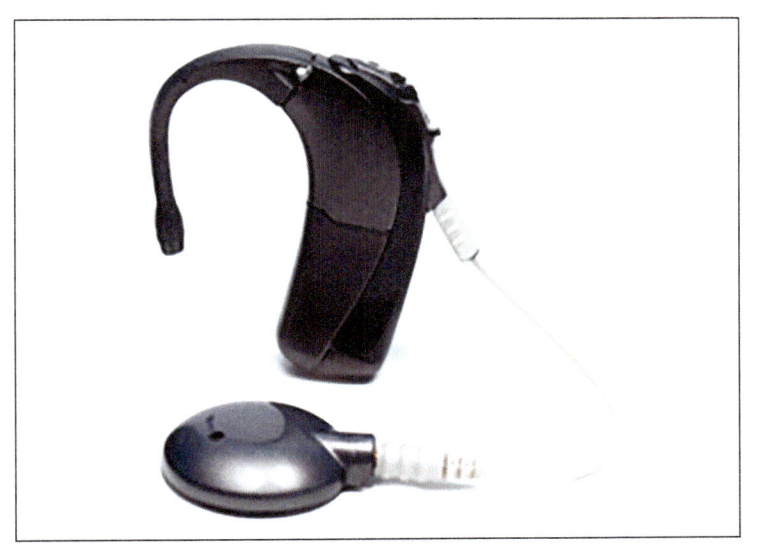

Fig. 12-3-5. Processador de fala Harmony®.

O Harmony está obsoleto, desde o início de 2019, dando lugar a novos modelos de uso retroauricular descritos no decorrer deste capítulo.

Processador Neptune®

O processador Neptune é o primeiro implante coclear no mercado que pode ser imerso em água (Fig. 12-3-6). O Neptune foi desenvolvido com tecnologia de impermeabilidade para permitir seu uso durante a natação, no banho ou na praia. Um processador elegante, com estilo semelhante a alguns dos equipamentos eletrônicos mais conhecidos, o Neptune é moderno e compatível com estratégias desenhadas para auxiliar os usuários a apreciar música e ouvir sem esforço. Controles removíveis e microfones AquaMic tornam possível colocar o Neptune em sua configuração para uso na água, o que é também a sua menor configuração. O Neptune utiliza uma bateria AAA, com duração de 24 horas com uma única bateria descartável ou recarregável.

Processador Naída CI Q series®

Em 2009, a AB uniu-se à Phonak, como parte do grupo de empresas Sonova, e começou um trabalho em colaboração para o desenvolvimento de um novo processador de som retroauricular, o Naída CI Q series, que possui as versões Q30, Q70 e Q90. Em alguns mercados, como no Brasil, optou-se por trabalhar com as versões Q70 e Q90. Em ambos, o usuário poderá alterar entre 5 opções de programas tocando um botão no próprio processador, bem como alterar o volume, se desejar. Também conta com alertas sonoros e luminosos à disposição durante a programação, para indicar ao usuário as alterações realizadas e o *status* do dispositivo e suas baterias.

As baterias recarregáveis possuem 3 tamanhos principais (110, 170 e 230), além das versões mini das baterias 110 e 170. A variedade de baterias atende as questões estéticas, de conforto e também para se adequar à rotina de vida de cada usuário, com duração variando de 10 a 23 horas e compartimento de pilha Zinco Ar (675) com autonomia média de 2 a 3 dias.

Em sua composição, possui cabos disponíveis em tamanhos diferentes (9 cm, 11 cm e 28 cm) e em cores correspondentes ao processador de som. Além disso, a antena universal (UHP) é compatível para uso nas gerações anteriores de processadores e permite que usuários dos implantes cocleares anteriores (CII e HiRes 90K) tenham acesso à nova tecnologia do Naída CI Q series.

A possibilidade de ativar até quatro tipos diferentes de microfones é um grande diferencial, sendo dois microfones posicionados nos processadores (dianteiro e traseiro), um microfone na antena UHP e o exclusivo Gancho T-Mic 2®, o único microfone posicionado na entrada do conduto auditivo externo, que permite aos usuários compreender até 35% mais de conversa em ruído do que com o microfone retroauricular tradicional (Fig. 12-3-7).[14]

Os processadores de som Naída CI Q70 ou Q90 utilizam a tecnologia Phonak Binaural *VoiceStream* para se comunicarem e trabalharem diretamente com um exclusivo aparelho auditivo Phonak Naída Link, compatível para uso na orelha contralateral. Isto significa que os usuários bimodais (com um IC em um ouvido e um aparelho auditivo em outro) também poderão usufruir da direcionalidade de microfones e de outros recursos binaurais (descritos a seguir), proporcionando-lhes melhor compreensão de fala no ruído e em situações auditivas desafiadoras. A disponibilidade ampliada destes recursos binaurais exclusivos da AB e da Phonak, para os usuários bimodais, aperfeiçoa a habilidade de comunicação efetiva no ruído e até mesmo a distância (Fig. 12-3-8).

O Naída CI Q series também é totalmente compatível com Sistemas de FM, Wireless ou *Bluetooth*, em especial com a tecnologia sem fio da Phonak (Roger; ComPilot; RemoteMic entre outros).

Em relação ao processador de som na versão Naída CI Q90, este destina-se a usuários que desejam beneficiar-se de uma linha completa de recursos e acessórios, incluindo todos os recursos presentes no processador de som Naída CI Q70, capacidades automáticas adicionais únicas, como o Naída CI Connect, que permite conexão *Bluetooth* direta e compatibilidade com sistema que garante estimulação acústica e elétrica combinadas (*Naída all-in-one*) detalhados a seguir.

O Naída CI Connect é um produto que foi desenvolvido pela Phonak após décadas de pesquisa com a finalidade de manter usuários AB conectados a todos os sons. O revolucionário *chip* SWORD™ (*Sonova Wireless One Radio Digital*) e a tecnologia sem fio da Sonova tornam tudo isto possível. Este exclusivo *chip* de rádio de baixa tensão de 2,4 GHz apresenta o mais baixo consumo energético dentre

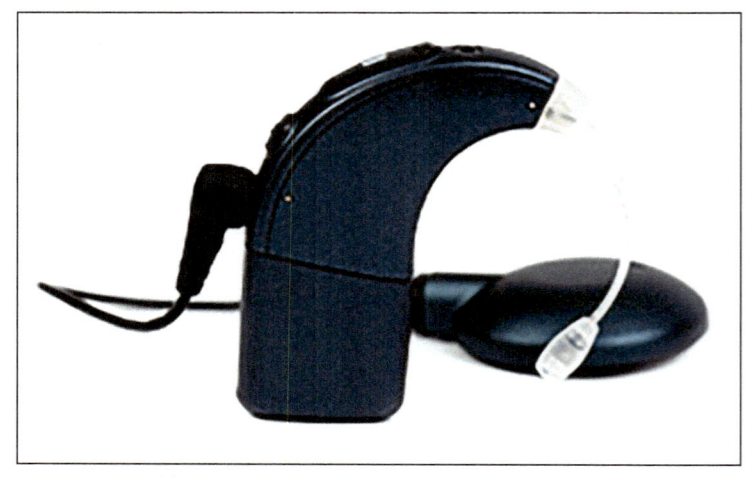

Fig. 12-3-7. Naída CI Q series®.

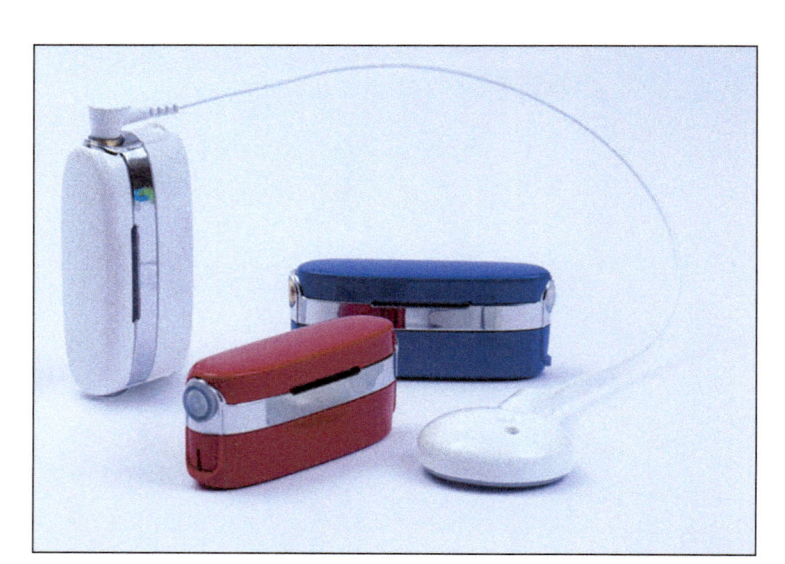

Fig. 12-3-6. Processador de fala à prova d'água Neptune®.

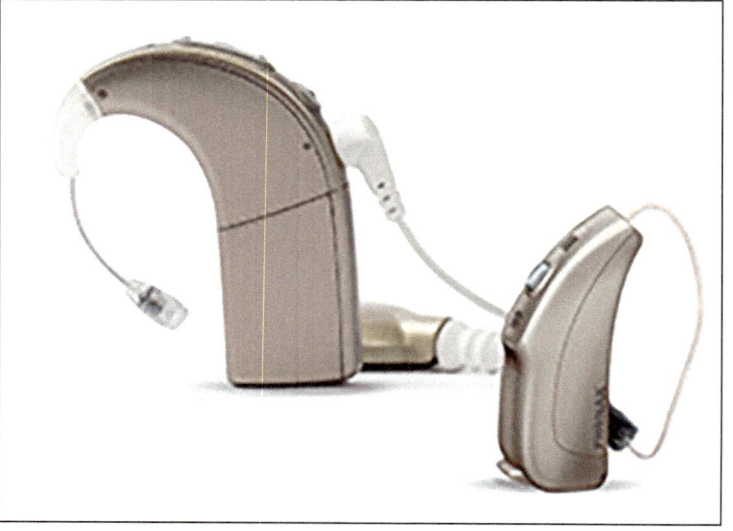

Fig. 12-3-8. Naída CI Q series® com Naída Link RIC.

quaisquer aparelhos auditivos que utilizam *Bluetooth* clássico. Trata-se de um *streaming* conectado diretamente ao Naída CI Q90 que permitirá ao usuário acessar mídias e efetuar chamadas telefônicas diretamente a partir de dispositivos com *Bluetooth* (independente do sistema operacional do *Smartphone*) e outros dispositivos compatíveis, como o Conector de TV Phonak. Em um exemplo prático, o toque de uma chamada será ouvido diretamente no processador de som Naída CI Q90 e, com o simples toque no botão do Naída CI Connect, ela poderá ser atendida ou recusada, isto pode ser feito a uma certa distância do telefone, ou mesmo estando em outro ambiente.

E o Naída All-in-One trata-se do processador de som Naída CI Q90 com a adaptação do gancho acústico para candidatos com configuração audiométrica em rampa, ou seja, com as frequências baixas preservadas e as frequências altas com pouco resíduo auditivo, a fim de aproveitar ao máximo toda a audição do usuário AB.

ESTRATÉGIAS DE CODIFICAÇÃO SONORA

A Advanced Bionics desenvolveu, em 2003, duas formas de processamento do som no sistema HiResolution: HiRes-S e HiRes-P. O Hires-S faz a estimulação sequencial completa de todos os 16 contatos um a um, e o HiRes-P faz a estimulação simultânea em pares de eletrodos, semelhante à estratégia MPS. A estratégia do HiRes-P oferece a taxa máxima de estimulação de 5.156 por eletrodo, enquanto o HiRes-S oferece uma taxa de estimulação de 2.900 pps por eletrodo. Estudos mostram que a maioria dos pacientes prefere os sons processados pelo HiResolution.

A estratégia de codificação HiResFidelity 120® (HiRes 120) é outra estratégia HiRes e foi lançada, em dezembro de 2006, também com a possibilidade de estimulação sequencial (S) ou pareada (P). Em todas as estratégias anteriores, a entrada acústica era dividida em bandas de frequência, sendo cada uma direcionada a um único eletrodo ao longo do feixe de eletrodos intracocleares. Ainda que essa abordagem retenha a ordem tonotópica natural da cóclea, a resolução espectral era limitada pelo número de eletrodos disponíveis. Em contraste, a estratégia do HiRes 120 objetiva aumentar a resolução espectral pelo uso de **direcionamento de corrente**, onde *pitchs* intermediários são produzidos por estimulação simultânea dos eletrodos adjacentes.[1,2] A estratégia HiRes 120 foi a primeira a introduzir o direcionamento de corrente em um sistema comercial. Esta fornece oito pesos relativos para cada um dos 15 pares de eletrodos, criando um número de até 120 canais virtuais (Fig. 12-3-9). Isso tende a aumentar as percepções espectral e de frequência, melhorando o reconhecimento da fala em situações difíceis, como ouvir música. Vários estudos investigaram os benefícios do HiRes 120. Estudos[3,4] relataram pequenas, mas significativas, melhorias em várias medidas de reconhecimento da fala no desempenho de estratégias anteriores, utilizadas pelo HiRes. Além dos benefícios para a compreensão da fala, relatos sobre o Hi-Res 120 indicam sua superioridade quando se avalia satisfação com música.[5] Estudos na população pediátrica também foram conduzidos e mostraram resultados bastante positivos com o HiRes 120.[6,7] Entretanto, ainda que o HiRes 120 tenha trazido benefícios consideráveis para os usuários de implantes AB, ouvir em ambientes ruidosos, em muitas situações cotidianas ainda, permanece como um desafio para muitos usuários.

Pensando nisso, a AB introduziu, em 2012, a tecnologia ClearVoice®, melhorando a discriminação em situações difíceis e aumentando a compreensão da fala. Em ambientes acústicos difíceis, o ClearVoice identifica as bandas de frequência em que a energia acústica da fala não esteja presente, reduzindo o ganho nessas bandas e enfatizar as bandas em que a energia da fala seja identificada. O efeito é aumentar a relação sinal/ruído o que, por sua vez, fornece a oportunidade de ouvir melhor o sinal de fala.

Ao mesmo tempo, o ClearVoice não afeta o desempenho em locais silenciosos. Assim, o ClearVoice pode ser usado durante todo o dia, sem a necessidade de troca de programas pelo usuário quando mudarem as condições acústicas do ambiente.[8] Vários estudos já foram conduzidos com o ClearVoice e apresentaram resultados muito positivos.[9-14] Em resumo, a substituição do HiRes 120 pelo ClearVoice foi tranquila, e a maioria dos sujeitos preferiu o programa ClearVoice quando comparado ao do HiRes 120. O benefício do ClearVoice pode ser melhorado por meio de ajustes nos limiares elétricos e níveis de conforto. O ClearVoice recebeu *feedback* altamente positivo em situações cotidianas e foi, portanto, confirmado como uma solução para melhorar a compreensão da fala na presença de ruído.

Em 2013, uma otimização da estratégia HiRes 120 foi desenvolvida, a HiRes Optima S ou P, com o intuito de preservar as características da já conhecida HiRes 120 somada a melhora na eficiência energética, ou seja, garantir a melhor *performance* auditiva sem comprometer a durabilidade da bateria.

Os recursos descritos a seguir estão presentes desde a versão do *software* de programação SoundWave 3.1 e viabilizam a escuta de diferentes situações.

O UltraZoom. Neste recurso o microfone dual adaptativo com *beamformer* foca no som do interlocutor na sua frente para uma compreensão de fala melhorada em ambientes barulhentos.

O StereoZoom. Um recurso Binaural que extrai uma única voz de uma multidão barulhenta para que seus pacientes possam envolver-se em conversas individuais com menos esforço, com uma melhoria adicional de até 1,5 dB em comparação ao UltraZoom.[15]

O WindBlock. Este recurso reduz o ruído de vento para melhorar a experiência auditiva em situações ao ar livre, por exemplo.

O SoundRelax. A atuação deste recurso suaviza sons altos repentinos, como portas batendo ou barulho de pratos, proporcionando uma experiência auditiva mais prazerosa e livre de desconforto auditivo.

O EchoBlock. Este recurso foi concebido para melhorar a experiência auditiva em lugares reverberantes, como grandes auditórios.

O DuoPhone. Permite a conexão automática para atender a chamadas telefônicas e ouvir pelas duas orelhas.

O ZoomControl. Recurso que permite alterar a polaridade dos microfones focando a captação direita-esquerda ou frente-atrás.

Com a evolução tecnológica e a necessidade apresentada por usuários e profissionais da área, foi criado o AutoSound OS que é uma combinação dos recursos já apresentados, inteiramente automática para melhor compreensão de fala em qualquer lugar, um maior prazer musical e mais conforto na presença de vento e de ruídos repentinos, além de permitir conversas sem esforço em ambientes desafiadores, e já está disponível na versão do *software* SoundWave 3.2, que traz novas formas de programação para os implantes cocleares da AB, incluindo os recursos SoftVoice e Span.

O SoftVoice é uma inovação da Advanced Bionics projetada para melhorar a audibilidade no silêncio. É um aprimoramento do processamento automático do AutoSound OS que tem como objetivo reduzir ruídos indesejados da entrada, de fraca intensidade, e assim melhorar a relação sinal/ruído para sons suaves e melhor audibilidade de fala suave.

O Span é uma ferramenta de gerenciamento de eletrodos e direcionamento da corrente elétrica em situações que é necessário desligar algum eletrodo intracoclear. O Span estará mais bem descrito no Capítulo de Testes Neurais Intraoperatórios da Advanced Bionics.

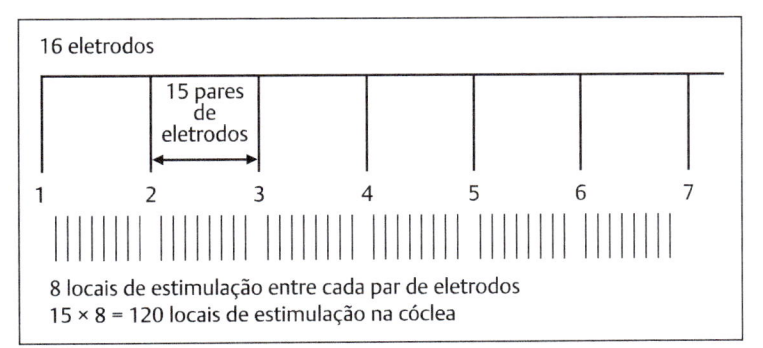

Fig. 12-3-9. Princípios do HiRes 120 descritos para um subgrupo de sete eletrodos. A seta indica os pares de eletrodos; as pequenas barras verticais ilustram os oito locais de estimulação para cada par de eletrodos. Fonte: Buchner *et al.*[1]

REFERÊNCIAS BIBLIOGRÁFICAS

1. Büchner A, Lenarz TH, Boermans P, et al. Benefits of the HiRes 120 coding strategy combined with the Harmony processor in an adult European multicentre study. Acta Otolaryngol. 2012;132(2):179-87.
2. Townshend B, Cotter N, van Compernolle D, White RL. Pitch perception by cochlear implant subjects. J Acoust Soc Am. 1987;82:106-15.
3. Brendel M, Buechner A, Krueger B, et al. Evaluation of the Harmony sound processor in combination with the speech coding strategy HiRes 120. Otol Neurotol. 2008;29:199-202.
4. Firszt J, Holden L, Reeder R, Skinner M. Speech recognition in cochlear implant recipients. comparison of standard HiRes and HiRes 120 sound processing. Otol Neurotol. 2008;30:146-52.
5. Filipo R, Ballantyne D, Mancini P, D'Elia C. Music perception in cochlear implant recipients. comparison of findings between HiRes90 and HiRes120. Acta Otolaryngol. 2008;128:378-81.
6. Van den Abbeele T, Noel-Petroff N, Arnold L, et al. Paediatric cochlear implantation. results following switch-over from HiRes to HiRes 120. Oral presentation, 2nd International Symposium of the Politzer Society on Otosclerosis & Stapes Surgery, Biarritz, France. 2008:8-10.
7. Rozycka J, Attias J, Daykhes NA, et al. One year follow-up results of young children switched-on with HiRes 120. J Hear Sci. 2011;1(2):67-9.
8. Advanced Bionics. ClearVoice Clinical Results, a report from Advanced Bionics. 2012.
9. Büchner A, Gisbert J, Arweiler-Harbeck D, et al. ClearVoice use in adults. results of a multicentre evaluation. The 8th Asia Pacific Symposium on Cochlear Implants and Related Sciences, Daegu, Korea, October. 2011;25-28.
10. Adams D, Rottmann T, Boeckler I, et al. Early experience with the ClearVoice noise reduction algorithm in the clinical routine. 13th Symposium on Cochlear Implants in Children, Chicago, USA. 2011:14-16.
11. Ng WN, Low WK, Ong CS, et al. Evaluation of the ClearVoice option for Advanced Bionics adult users at the Centre for Hearing and Ear Implants, Singapore. The 8th Asia Pacific Symposium on Cochlear Implants and Related Sciences, Daegu, Korea. 2011:25-28.
12. Noël-Petroff N, Ulmann C, Van Den Abbeele T, et al. Evaluation of the ClearVoice strategy in children. 8th Asia Pacific Symposium on Cochlear Implants and Related Sciences, Daegu, Korea. 2011:25-28.
13. Hamacher V, et al. The Impact of Hearing Aid Technology on Future Cochlear Implant Development. 8th Asia Pacific Symposium on Cochlear Implants and Related Sciences, Daegu, Korea. 2011:25-8.
14. Gifford R, Revit L. Speech perception for adult cochlear implant recipients in a realistic background noise. effectiveness of preprocessing strategies and external options for improving speech recognition in noise. Journal of the American Academy of Audiology. 2010;21:441-51.
15. Büchner A, Dyb alla KH, Hehrmann P, et al. Advanced beamformers for cochlear implant users. a cútis measurement of speech perception in challenging listening conditions. PLOS. 2014;22.

IMPLANTES COCLEARES DA OTICON MEDICAL

Fabiana Danieli ▪ Sabrina Figueiredo

INTRODUÇÃO

A corporação Oticon Medical/Demant foi fundada a partir da paixão e dedicação de Hans Demant para a melhora da qualidade de vida de sua esposa Camila, que tinha deficiência auditiva. A história teve seu início, em meados de 1902, quando a princesa dinamarquesa, Alexandra, foi coroada rainha da Inglaterra. Hans ficou sabendo que durante a coroação a princesa Alexandra foi vista usando um Aparelho de Amplificação Sonora Individual (AASI) e imediatamente procurou obter informações sobre o dispositivo para conseguir também para sua esposa. No ano seguinte ele fez uma viagem da Dinamarca para a Inglaterra para comprar o dispositivo e neste mesmo ano fundou a empresa Oticon. Este foi o início de um grande trabalho que foi seguido por seu filho William. Ao dedicar seu tempo e energia para proporcionar uma melhor qualidade de vida de pessoas com deficiência auditiva, a família Demant estabeleceu uma sólida fundação que revolucionou a área da saúde auditiva.

Em 1984, **Hans Demant** fundou a empresa e assinou o contrato com a *General Acoustic Company*. Com o passar dos anos, a empresa fez diversas aquisições (Bernafon, Maico, Sennheiser Communications A/S e as clínicas *Hidden Hearing* e *US Avada*).

Em 1997, o grupo Oticon mudou o seu nome para William Demant, refletindo a sua estratégia multimarcas. O grupo William Demant apresenta 3 sedes ao redor do mundo, sendo a principal em Kongebakken, Dinamarca, a sede de produção das próteses auditivas ancoradas no osso (PAAO) em Gotemburgo, Suécia, e a sede de produção dos Implantes Cocleares (IC) em Vallauris, França. Ainda, o grupo apresenta também uma sede organizacional e administrativa, chamada DGS (Demant Group Service), situada na Polônia.

Em 2007, a Oticon Medical, pertencente do grupo William Demant, foi estabelecida visando à produção e desenvolvimento de sua primeira geração de prótese auditiva ancorada no osso, o Sistema Ponto®, comercialmente disponível, em 2009. A Oticon Medical trouxe toda a *expertise* e experiência da qualidade sonora digital ao campo das próteses ancoradas no osso, e, em 2011, a empresa revolucionou o mercado neste segmento com o lançamento do primeiro processador digital Power ancorado, possibilitando o acesso de mais pacientes a esse tipo de solução auditiva. Em 2012, foram lançados o primeiro sistema com diferentes opções de pilares desenvolvido para preservação de tecido e o Implante Ponto Wide®, solução inovadora na indústria: sua tecnologia desenvolvida para possibilitar maior contato com o osso e, consequentemente, melhor qualidade no processo de osteointegração.

Em 2013, a Oticon Medical formalizou a aquisição da empresa francesa Neurelec e passou a ter um impacto significativo no mercado de implantes cocleares. Fundada, em 2006, a Neurelec foi uma empresa subsidiária do Grupo MXM, um dos pioneiros na área de implantes cocleares ao associar-se à empresa Bertim & Cies, responsável pela produção e comercialização de dispositivos implantáveis e de neuroestimulação.[1] A partir deste momento o grupo William Demant tornou-se o único grupo que apresenta todos os segmentos na área de saúde auditiva, fornecendo soluções auditivas para todos os pacientes, desde o diagnóstico audiológico até os processos de habilitação e reabilitação auditiva.

A Oticon Medical passou a investir significativamente em pesquisa e desenvolvimento do novo sistema de Implante Coclear, contendo a tecnologia e *expertise* de mais de 100 anos de trabalho da Oticon. Então, em 2015, o Sistema Neuro® foi lançado: com o dispositivo interno Neuro Zti® nas versões Classic® e Evo®, e com o processador de fala Neuro One®. O Neuro One® trouxe um avanço tecnológico no que diz respeito à estratégia de processamento do som, com a inclusão do Processamento Adaptativo Coordenado™ (Coordinated Adaptive Processing – CAP), desenvolvida a partir de uma combinação exclusiva das tecnologias de aparelho auditivo (com base na plataforma Inium Sense da Oticon) e implante coclear, contendo uma gama completa de recursos de processamento do som coordenados para aprimorar a compreensão da fala. Em 2018, consolidando sua experiência e os excelentes resultados obtidos com a versão Neuro One®,[2] a Oticon Medical lançou a nova versão do componente externo atual, o Neuro 2®, atingindo assim um novo patamar no mercado de implantes cocleares. Assim, em 2019, uma nova mudança em seu nome foi estabelecida, e o grupo passou a ser nomeado como Demant.

IMPLANTE COCLEAR NEURO ZTI®

O atual implante coclear, desenvolvido pela Oticon Medical, o Neuro Zti®, está demonstrado na Figura 12-4-1.

O receptor-estimulador (RE) do Neuro Zti® é ultracompacto: os componentes eletrônicos responsáveis pela decodificação do sinal e magneto interno estão inseridos em uma mesma e única cápsula, formando uma estrutura em formato "monobloco". Esta característica permite que este dispositivo seja o menor implante disponível no mercado, tornando sua colocação menos invasiva ao usuário. Ainda, a sua estrutura em formato monobloco permite que o dispositivo tenha sua antena interna mais protegida e rígida.

A abreviação Zti faz referência à composição do componente interno: uma cápsula com base plana e uniforme em titânio e zircônia (topo), ambos hermeticamente envoltos por um revestimento de silicone biocompatível. A zircônia e o titânio são materiais inovadores e biocompatíveis, amplamente utilizados no campo médico. Eles tornam o *design* do Neuro Zti® altamente resistente ao impacto, alcançando o padrão da indústria de 2,5 joules (a zircônia do receptor Neuro Zti® pode resistir a até 7 joules).

O implante Neuro Zti® apresenta a 2ª geração do sistema de fixação com parafusos de titânio, como demonstrado na Figura 12-4-2. Esta tecnologia permite a realização de um procedimento cirúrgico mais rápido e menos invasivo, sem necessidade de perfuração ou sutura óssea para posicionamento e/ou fixação do implante e minimiza o risco de migração do dispositivo.[3] O sistema de fixação é composto de dois parafusos de titânio, com 1,9 mm de comprimento e penetração óssea de 1,7 mm. As hastes flexíveis permitem que o implante Neuro Zti® se adapte facilmente a qualquer superfície do crânio.

O dispositivo interno Neuro Zti® apresenta eletrodos atraumáticos e flexíveis, dos tipos reto e de parede lateral, que se ajustam

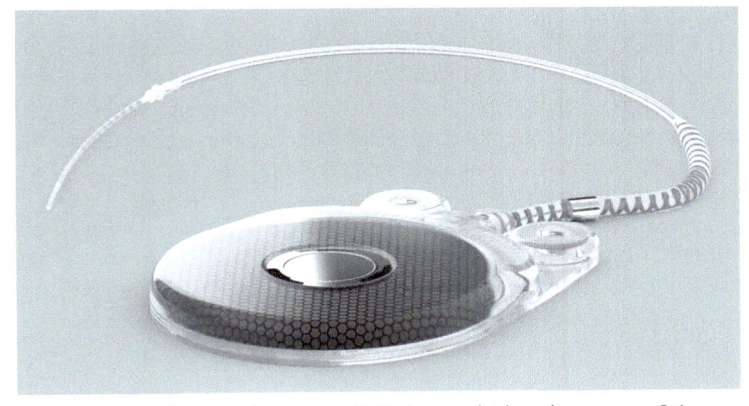

Fig. 12-4-1. Implante coclear Neuro Zti®, desenvolvido pela empresa Oticon Medical.

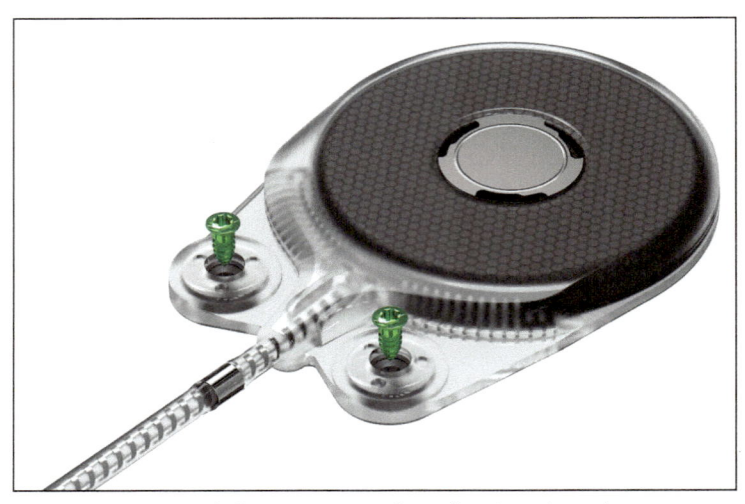

Fig. 12-4-2. Sistema de fixação com parafusos de titânio do implante Neuro Zti®.

Quadro 12-4-1. Características Técnicas do Implante Neuro Zti®, Oticon Medical

Propriedades mecânicas	
Peso	10,5 g
Espessura do receptor	De 4,0 mm (centro) a 4,5 mm (extremidade)
Encapsulamento do receptor	Titânio (base) – Zircônia (topo) – Envelope de silicone
Sistema de fixação	Duas aletas de titânio cobertas com silicone
Resistência ao impacto	2,5 joules (de acordo com o padrão EN 45502-2-3:2010)
Eletrodo de referência	1 eletrodo de aterramento cilíndrico
Características de estimulação	
Modo de estimulação	*Multimode Grounding* (modos monopolar e *common ground* combinados)
Aterramento padrão	Aterramento catódico coclear interno e externo
Forma de pulso	Pulsos bifásicos balanceados; Descarga Passiva Monofásica
Frequência de estimulação	Máx.: 47500pps (20 eletrodos) Software: F: 1040 Hz por canal
Diagnóstico – medidas objetivas	
Medida da impedância dos eletrodos. Pesquisa do Neuro eCAP™, eSRT, eABR, Teste de Integridade	
Segurança	
Procedimento Cirúrgico	▪ Incisão mínima ▪ Sistema de fixação com dois parafusos autoperfurantes de titânio ▪ Tamanho reduzido da cocleostomia (diâmetro: 0,8 mm/1 mm) ▪ JR compatível
Nível de segurança da RMN	▪ RM a 3 T com remoção do ímã ▪ RM a 1,5 T sem remoção do ímã

rapidamente ao local em que foram posicionados, ligados ao RE por uma conexão reforçada. O feixe é composto de 20 eletrodos de platina-irídio e silicone, que possibilitam a estimulação de até 20 canais ativos ao longo da cóclea. Todos os feixes de eletrodos disponíveis apresentam anéis de silicone para facilitar a sua inserção e fornecerem um ponto *seguro* para a manipulação do feixe, bem como possibilitam a selagem mecânica da cóclea para minimizar o risco de infecção e/ou vazamento do líquido cefalorraquidiano (LCR). Os eletrodos do Neuro Zti® são de banda completa, com 360° de estimulação e permitem uma orientação otimizada na cóclea, para oferecer uma impedância reduzida e uma densidade de carga de baixa estimulação.

O Neuro Zti® possui duas versões: Classic® e Evo®, e ambas contam com um eletrodo terra posicionado próximo ao RE e localizado fora da cóclea após o procedimento cirúrgico de IC. Este eletrodo é utilizado para o funcionamento do dispositivo configurando um modo de estimulação, denominado *multimode grounding*.[4] Neste modo de estimulação, a corrente elétrica flui de um eletrodo intracoclear para os demais eletrodos intracocleares inseridos na cóclea, e ao mesmo tempo, para o eletrodo terra localizado fora da cóclea. O Neuro Zti® apresenta taxa de estimulação de 47.500 pulsos por segundo (PPS). O Quadro 12-4-1 apresenta as características técnicas do implante Neuro Zti®.

Ressonância Magnética Nuclear (RMN)

O implante Neuro Zti® apresenta ímã removível e permite a realização de exame de ressonância magnética ao usuário de forma simples e segura, a 1,5 ou 3 Tesla, seguindo as orientações recomendadas.[5]

Para a realização do exame de RMN a 1,5 Tesla, não há necessidade de remoção do ímã. O implante Neuro Zti® foi desenvolvido para resistir com segurança a este tipo de campo magnético. Seu *design* monobloco possibilita uma maior proteção do ímã, que se mantém fixo sobre a estrutura rígida do receptor, que é firmemente preso por parafusos de titânio ao osso. Esta característica impede pequenas movimentações do ímã sob a camada interna da pele, ocasionadas pelo campo magnético, e que provocam a sensação de dor aos usuários.[5] Estudo avaliou usuários do implante Neuro Zti® após a realização de exame de ressonância magnética a 1,5 Tesla e demonstrou ausência de dor, deslocamento ou desmagnetização para todos os sujeitos avaliados, incluindo os sujeitos que não fizeram o uso de banda elástica durante o exame.[5]

Para a realização de exame de RMN a 3 Tesla, a remoção ou substituição do ímã é indicada e pode ser realizada de forma otimizada para facilitar o manuseio do cirurgião, com o uso do extrator de ímã Neuro Zti®. O procedimento é rápido e minimamente invasivo, sendo necessária a realização de uma pequena incisão, para acessar o ímã, e com a utilização do extrator de ímã, o mesmo pode ser removido facilmente e substituído novamente após o exame de ressonância magnética.

Neuro Zti Classic®

O feixe de eletrodos Classic® tem um perfil de rigidez otimizada que o torna compatível com inserções mais difíceis. Este feixe de eletrodos é do tipo reto com estrutura e dimensões que facilitam uma inserção coclear profunda de 26 mm, com 25 mm de comprimento intracoclear ativo. Ele apresenta diâmetro na base do feixe de 1 mm e no ápice de 0,5 mm, e superfície dentada dos eletrodos (Fig. 12-4-3).

O Quadro 12-4-2 apresenta as características técnicas do Neuro Zti Classic®, Oticon Medical.

Neuro Zti Evo®

O feixe de eletrodos Evo® foi desenvolvido para preservar as estruturas delicadas da cóclea, principalmente quando há audição residual. Ele apresenta um formato do tipo reto ou parede lateral, com memória, flexível, com comprimento ativo de 24 mm, superfície lisa, e um pequeno diâmetro em sua base de 0,5 mm e 0,4 mm em seu ápice, podendo atingir ângulos de profundidade de inserção de 423,6° ± 125,52° (Fig. 12-4-3).

Sabe-se que feixes de eletrodos do tipo reto podem preservar mais a audição residual em comparação a feixes de eletrodos perimodiolares.[6-8] Feixes de eletrodos perimodiolares são mais duros e pré-curvados, e por isso podem perfurar a membrana basilar com maior facilidade.[6] Ainda, eletrodos perimodiolares promovem maior pressão intracoclear durante a sua inserção, característica relacionada com o trauma coclear.[7]

Embora os feixes de eletrodos retos apresentem uma vantagem em relação aos perimodiolares para a preservação das estruturas cocleares, eletrodos do tipo reto podem colidir com a parede lateral no final do giro basal, e que então feixes de eletrodos com maior

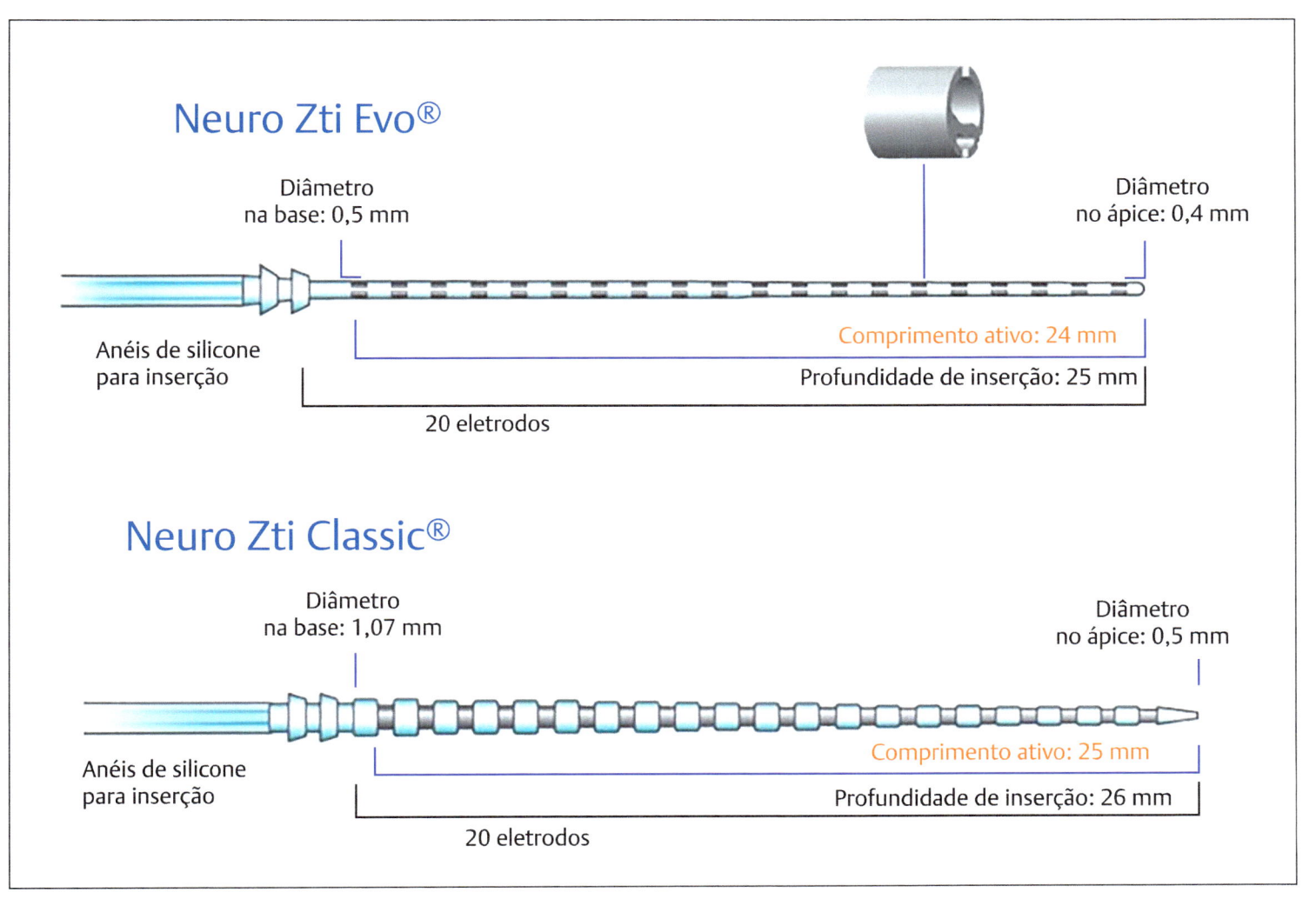

Fig. 12-4-3. Características dos feixes de eletrodos Neuro Zti Evo® e Neuro Zti Classic®.

diâmetro podem romper a membrana basilar no ápice coclear por uma pressão radial na escala timpânica.[9,10] Com base nisso, o feixe de eletrodos Evo® foi desenvolvido com formato ultrafino, menor diâmetro em seu ápice e com maior flexibilidade, garantindo uma inserção sem traumas e possibilitando a preservação das estruturas cocleares.[11]

Outra característica importante para preservação das estruturas cocleares é a força de inserção realizada pelo cirurgião para introduzir o feixe de eletrodos na cóclea. Uma maior força de inserção está relacionada com um maior trauma coclear.[12,13] Estudo demonstrou que as características específicas do Evo® reduzem significativamente a força de inserção realizada pelo cirurgião em 32% em comparação ao feixe de eletrodos Classic®,[14] favorecendo a preservação coclear.

Resultados clínicos preliminares demonstraram preservação auditiva total de até 1 KHz em todos os pacientes implantados com eletrodo Evo®, em que foi possível realizar uma inserção do feixe pela janela redonda, sem resistência intracoclear, e com utilização de técnica cirúrgica *soft-surgery*.[15] Estudos também demonstraram preservação total das estruturas cocleares na maioria dos ossos temporais (TB) avaliados após a inserção do feixe de eletrodos, com o uso da Tomografia Computadorizada ConeBeam (CBCT) combinada (pré e pós-operatória) e análises histológicas.[11,16] Ainda, com base na TCCB pós-operatória em 19 orelhas de usuários do Evo®, estudo recentemente demonstrou ausência de migração significativa, extrusão ou mudanças na curvatura 3 meses após o procedimento cirúrgico de IC.[17]

O Quadro 12-4-2 apresenta as características técnicas do Neuro Zti Evo®.

Quadro 12-4-2. Características Técnicas dos Implantes Neuro Zti Cla® e Neuro Zti Evo®, Oticon Medical

	Neurr ZTI Classic®	Neuro ZTI Evo®
Componentes do material	Platina-Irídio, silicone	
Número de eletrodos ativos independentes	20 eletrodos de banda completa	
Comprimento da inserção intracoclear	26 mm	25 mm
Comprimento ativo	25 mm	24 mm
Tamanho da cocleostomia	Diâmetro: 1 mm	Diâmetro: 0,8 mm
Dimensões	■ Área ativa: 0,39 mm² a 0,77 mm² ■ Diâmetro no ápice: 0,5 mm ■ Diâmetro na base: 1,07 mm	■ Área ativa: 0,46 mm² a 0,60 mm² ■ Diâmetro no ápice: 0,4 mm ■ Diâmetro na base: 0,5 mm
Formato do feixe de eletrodos	■ Reto com memória ■ Formato na base: Anéis de pressão extracoclear (2*1,5 mm)	■ Reto com memória ■ Formato liso na base: Anéis de pressão extracoclear (1*1,5 mm, 1*1,2 mm)

Instruções Cirúrgicas do Implante Neuro Zti®

Inicialmente, o cirurgião deve determinar o local da incisão e a posição do receptor-estimulador. Antes de fazer a incisão para o retalho de pele, recomenda-se determinar o melhor local para que o sistema seja implantado. Então, o implante deve ser posicionado a uma distância suficiente da orelha para que seja possível colocar o processador retroauricular sem interferência na antena externa.

Ainda, a linha da incisão deve estar a uma distância suficiente do implante para prevenir o risco de extrusão ou infecção pós-operatória. Recomenda-se a utilização de um lápis de pele estéril para desenhar a linha da incisão retroauricular a uma distância de aproximadamente 1 cm do sulco retroauricular, e a posição do receptor-estimulador a cerca de 2 cm da orelha. Estes locais podem ser determinados usando o molde do implante (incluído na embalagem do Neuro Zti®) e o molde do processador (fornecido separadamente para a cirurgia).

Após a incisão, o cirurgião deve utilizar o molde do implante para preparar o local necessário para o correto posicionamento do receptor-estimulador. A superfície óssea deve ser verificada para assegurar que é plana o suficiente para fixar o receptor-estimulador com os parafusos na posição correta.

O implante deve ser removido da embalagem interna apenas depois da conclusão dos procedimentos cirúrgicos padrão, até o início da cocleostomia. Recomenda-se abrir a embalagem estéril somente quando for utilizar o implante. Neste momento, antes da implantação, é importante verificar se o implante não está danificado e evitar tocar ou dobrar o feixe de eletrodos.

Na parte inferior do implante Neuro Zti®, selada em titânio, pode-se visualizar a descrição *Bottom*, além de informações importantes que identificam o implante como número de série, modelo do implante etc. Esta parte inferior do implante deve ser posicionada voltada para o crânio e não deve ficar visível. Antes de fixar o receptor-estimulador do implante ao osso, o eletrodo de aterramento situado no implante deve permanecer no mastoide, onde deve ficar absolutamente plano.

Para a fixação do receptor-estimulador, não é necessário realizar desgaste ósseo para formar o leito do implante, pois o Neuro Zti® tem um lado plano voltado para o crânio, e um sistema de fixação com 2 parafusos de titânio. Basta deslizar o receptor sob o músculo temporal e posicioná-lo. O receptor-estimulador deve ser então fixado com os dois parafusos de titânio autoperfurantes, fornecidos na embalagem do dispositivo, com o intuito de evitar qualquer deslocamento do receptor que possa criar tensão e danificar o feixe de eletrodos.

Para fixação, os seguintes passos devem ser seguidos: o cirurgião deve remover os parafusos da embalagem estéril, inserindo a chave de fenda (instrumento cirúrgico específico para esta função, fornecido pela empresa Oticon Medical), no parafuso utilizando uma pressão axial firme, e então, retirar lentamente o parafuso do suporte. O parafuso, após fixo à chave de fenda, pode ser usado. O cirurgião deve posicionar o primeiro parafuso numa das aletas de titânio do sistema de fixação. Recomenda-se que o cirurgião segure a chave de fenda numa posição vertical em relação ao eixo do implante para a sua fixação, e aperte o parafuso. Após este passo, o mesmo deve verificar se o parafuso está preso e repetir o procedimento para o segundo parafuso.

Para a inserção do feixe de eletrodos, o cirurgião deve remover cuidadosamente o tubo de silicone do feixe de eletrodos antes da sua inserção. Em seguida, recomenda-se a inserção do feixe de eletrodos no sentido da espiral coclear dentro da rampa timpânica. O ápice do feixe de eletrodos deve ser conduzido em direção à base da rampa timpânica usando a pinça ou o garfo de inserção (instrumentos cirúrgicos específicos para esta função, fornecidos pela empresa Oticon Medical). Em seguida, deve-se empurrar gradativamente o feixe de eletrodos, aplicando força mínima. Então, deve-se concluir a inserção utilizando o apoio dos anéis em silicone extracocleares. Quando a inserção estiver concluída, os anéis de silicone, posicionados na base do feixe de eletrodos, devem bloquear a cocleostomia ou abertura da janela redonda. O feixe de eletrodos deve estar firme para evitar o risco de migração. O método de fixação e os pontos de fixação devem ser escolhidos de acordo com as preferências do cirurgião.

Processador Sonoro Neuro 2®

O processador sonoro Neuro 2® (Fig. 12-4-4), lançado comercialmente no Brasil, no final de 2018, pela empresa Oticon Medical, foi desenvolvido para compor o Sistema Neuro® junto ao implante coclear Neuro Zti®.

O Neuro 2® é o menor e mais fino processador sonoro retroauricular disponível no mercado de implantes cocleares atualmente, com um volume total de somente 5,6 cm².[6] Seus recursos integrados de *design* e funções foram desenvolvidos cuidadosamente para combinar recursos de engenharia de alta precisão à total praticidade e à qualidade sonora. Ganhador de 9 prêmios de *design* até o momento, o Neuro 2® é um processador elegante e foi desenhado com uma atenção especial aos detalhes funcionais, como o seu diâmetro de 3 mm próximo ao gancho, que possibilita aos usuários o uso confortável de óculos junto ao processador e também uma melhor adaptação à orelha de crianças pequenas.

O processador sonoro Neuro 2® possui IP 68 (*International Protection*), classificação internacional de resistência de dispositivos eletrônicos à água e poeira, além das demais características e acessórios disponíveis, que proporcionam aos usuários de todas as idades a liberdade de viver sua vida ao máximo, incluindo atividades que envolvam água. Ele teve seu desenvolvimento com base na plataforma de processamento do som *Inium Sense*, já utilizada nos aparelhos auditivos da Oticon, que processa o sinal de fala de acordo com o ambiente em que o usuário se encontra, tornando-o mais claro e inteligível em todas as situações e, consequentemente, reduzindo o esforço de escuta.

O cabo da antena do processador é ultrarresistente, composto de 3 grupos de fios condutores e 4 fibras de Aramida (Technora™ – Kevlar™), suportando uma força de até 35 N, e está disponível em 3 diferentes comprimentos: 6, 10 e 28 cm.

O processador Neuro 2® possui diversos recursos automáticos, como o *autotroubleshooting*, em que realiza uma verificação automática do funcionamento de seus microfones a partir de um comando de voz: *Como você está?* Ele também apresenta a função automática de **autodesligamento**, em que desliga automaticamente após 30 minutos sem conexão com o componente interno. Uma outra função automática do Neuro 2® é o "monitoramento automático de funcionamento", em que o processador demonstra aos pais e familiares do usuário um *status* de seu funcionamento e qual programa está sendo utilizado pelo mesmo através do LED visual, a cada 7 segundos, especialmente importante no caso de crianças pequenas. Esta última função automática pode ser habilitada ou

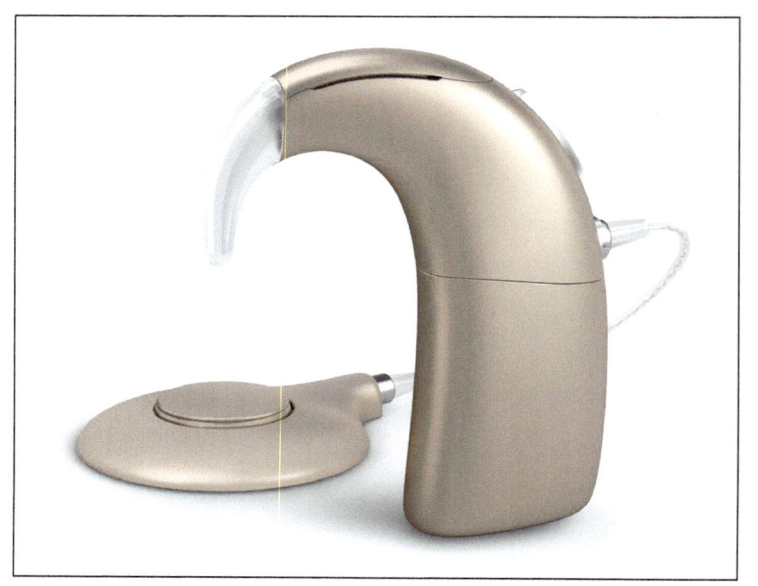

Fig. 12-4-4. Processador sonoro Neuro 2®, Oticon Medical.

desabilitada no *software* de programação *Genie Medical CI – GMCI* pelo fonoaudiólogo.

A seguir, apresentamos de forma geral os recursos disponíveis no processador sonoro Neuro 2®:

- Tecnologia BrainHearing™;
- Plataforma Inium Sense;
- Processamento Adaptativo Coordenado (CAP);
- Direcionalidade Free Focus;
- Sistema de Compressão de Saída Multibanda Voice Guard;
- Redução de Ruído Voice Track;
- Redução do Ruído de Vento;
- Classificação IP68 de proteção à poeira e umidade;
- Compatibilidade com a tecnologia sem fio com baixo consumo de energia nEARlink – Oticon Medical Streamer e acessórios ConnectLine;
- Opção de baterias descartáveis Zinco-Ar 675 e baterias recarregáveis de Lítio 120 mAh (pequena) e 200 mAh (grande);
- Bobina de Indução Magnética Integrada.

Tecnologia BrainHearing™

BrainHearing™ corresponde ao desenvolvimento de tecnologias auditivas que fornecem o som ao usuário de forma mais clara e sem distorções, em todos os tipos de situações cotidianas, auxiliando o cérebro na compreensão dos sons. Esta tecnologia visa a tornar o processo de compreensão de fala mais fácil, reduzindo o esforço de escuta, e permitindo ao usuário liberar energia mental para outras atividades.

O processador sonoro Neuro 2® utiliza o processamento adaptativo coordenado (CAP) para oferecer o equilíbrio perfeito entre as várias tecnologias de processamento sonoro e o exclusivo sistema de compressão de saída multibanda *Voice Guard*, desenvolvido para preservar 95% da fala. A plataforma *Inium Sense* traz o algoritmo de detecção automática do ambiente ao processador Neuro 2®, que analisa, ao nível dos microfones, todos os ambientes sonoros em que o usuário se encontra e determina, automaticamente, os melhores recursos de pré e pós-processamento para trazer os sons da fala com mais clareza e menor esforço de escuta ao usuário.

Direcionalidade *Free Focus*

Os dispositivos auditivos com sistema de direcionalidade apresentam dois microfones e são capazes de modificar a direção de escuta, focando na captação dos sons ao redor do paciente (microfones omnidirecionais) ou em uma determinada direção (microfones direcionais) em uma única pessoa.

A plataforma *Inium* oferece uma variedade de modos de direcionalidade para acomodar as necessidades e preferências específicas dos usuários. Eles foram desenvolvidos para fornecer condições ideais de escuta nas diversas situações encontradas pelo usuário de implante coclear diariamente. Isso significa que o processador Neuro 2®, dependendo das necessidades individuais de seu usuário, é capaz de alternar entre modos de direcionalidade mais "abertos ou omnidirecionais", em que informações de todas as direções são enfatizadas, e modos de direcionalidade mais focados, que auxiliam o usuário enfatizando sons na sua frente e suprimindo o ruído por trás.

A direcionalidade *Free Focus* corresponde ao sistema de direcionalidade automática dos microfones presente no processador sonoro Neuro 2®. Ela utiliza diferentes configurações de direcionalidade, definidas automaticamente, a partir da detecção automática do ambiente.

Três diferentes modos de direcionalidade dos microfones estão disponíveis no *Free Focus*: Omnidirecional, Direcionalidade Dividida e Direcionalidade Total.

Dentro do modo omnidirecional, duas diferentes opções estão disponíveis: Opti Omni e Speech Omni. O Opti Omni corresponde a um modo omnidirecional com ênfase frontal, simulando o efeito pina. O Speech Omni corresponde a um modo omnidirecional, com uma pequena direcionalidade nas frequências altas. Ele apresenta um corte entre o modo direcional e omnidirecional de 1.880 Hz. Isso mantém as frequências baixas omnidirecionais, permitindo sons de todas as direções do ambiente, e as frequências altas em um modo mais direcional, para aumentar o foco na fonte de interesse posicionado na frente do ouvinte. O modo omnidirecional está ativo no silêncio e ambientes moderadamente ruidosos.

A direcionalidade dividida é uma combinação entre o modo omnidirecional e o modo direcional: as frequências mais baixas são omnidirecionais, e as frequências altas são direcionais. Esse modo segue o mesmo princípio da Speech Omni, mas com um corte inferior, a 1.250 Hz, enfatizando o efeito direcional. A direcionalidade dividida é aplicada em ambientes moderadamente ruidosos a ruidosos.

A direcionalidade total permite foco total na fonte sonora posicionada na frente do processador sonoro do usuário enquanto atenua o ruído que vem de trás. A direcionalidade total adiciona ganho nas baixas frequências para compensar a perda de sensação de intensidade, permitindo que o usuário tenha a mesma opção de foco que outros usuários. Este modo realça a inteligibilidade de fala em ambientes com alto nível de ruído.

Estratégias de Codificação da Fala

A estratégia de codificação de fala consiste no método utilizado pelo processador sonoro para decompor as informações de frequência, tempo e intensidade do sinal acústico para criar sinais elétricos visando a estimulação das fibras neurais remanescentes na cóclea.

O processador sonoro Neuro 2® apresenta 4 diferentes opções de estratégia de codificação da fala disponíveis, e que podem ser selecionadas pelo fonoaudiólogo no *software* GMCI, de acordo com as necessidades específicas de cada usuário: MPIS ^{XDP}, MPIS^{CAP}, Crystalis^{XDP} *e* Crystalis^{CAP}.

A estratégia Main Peak Interleaved Sampling (MPIS) foi desenvolvida para uso no implante Digisonic SP com processador Digi SP e sua utilização na prática clínica se iniciou, em 2007.[18] De acordo com o número de canais a serem estimulados em cada ciclo, previamente especificados, eletrodos ativos com o mais alto nível de sinal (máxima espectral) são estimulados em ordem basal-apical. Esta estratégia corresponde a uma estratégia *N-of-M* (número predeterminado de máximas espectrais). Ainda, A MPIS apresenta uma função de *anticrosstalk*, que visa a minimizar a interação entre eletrodos (ele impede que dois eletrodos adjacentes sejam estimulados ao mesmo tempo). Esta estratégia é recomendada para usuários que apresentam limitado número de fibras neurais remanescentes na cóclea.

A MPIS^{XDP} utiliza uma estratégia de compressão de saída multibanda fixa (XDP), determinada pelo fonoaudiólogo no *software* GMCI. O termo XDP corresponde à compressão de saída, realizada na etapa de pós-processamento espectral, incorporada posteriormente na estratégia MPIS, e também presente na estratégia Crystalis. Este sistema funciona com um registro de entrada dinâmica (*Input Dynamic Range*, IDR) amplo para maximizar a informação disponível a partir do sinal de entrada e, assim, facilitar e otimizar mais tarde etapas de processamento de sinal digital. Também permite uma correspondência direta entre a energia acústica captada pelos microfones em dB SPL e a estimulação elétrica expressa em porcentagem da área dinâmica de estimulação elétrica. Antes do mapeamento do sinal acústico na área dinâmica de estimulação elétrica de cada eletrodo, uma transferência de função de compressão é aplicada ao sinal. A função de transferência em XDP é uma função bilinear com um ponto de corte definido no espaço dB SPL, e definindo duas taxas de compressão, a primeira aplicada a sons mais suaves, e a segunda, com compressão proporcional mais forte, para sons mais fortes. O sistema XDP, portanto, oferece extrema flexibilidade, pois os pontos de corte podem ser livremente selecionados, e a compressão ajustada para cada eletrodo inicialmente, e posteriormente, para quatro bandas de frequências, isto é, para cada 5 eletrodos adjacentes, com a incorporação do sistema de compressão Voice Guard. Na prática, e para tornar o processo de programação mais fácil, bem como para evitar perdas de inteligibilidade no espectro de frequências,[19] um ajuste padrão foi definido, para maximizar a fala inteligibilidade e facilitar o processo de programação. Pontos de corte predefinidos foram estatisticamente determinados para que 95% da informação de fala esteja na área sob o ponto de corte em qualquer ambiente sonoro.

A estratégia MIPS[CAP] também representa uma estratégia de extração espectral multibanda e está associada ao Processamento Adaptativo Coordenado (CAP) e ao uso da função de compressão de saída multibanda Voice Guard. Um número de eletrodos previamente selecionados é estimulação por ciclo de aquisição. Ela também apresenta a função de *anti-crosstalk,* e utiliza a detecção automática do ambiente, presente na plataforma Inium, para selecionar direcionalidade dos microfones, redução do ruído do vento e Voice Guard de acordo com o ambiente em que o usuário se encontra.

A estratégia Crystalis[CAP] também corresponde a uma estratégia de extração espectral multibanda, *N-of-M,* ou seja, de acordo com o número de canais a serem estimulados em cada ciclo, previamente especificados, eletrodos ativos com o mais alto nível de sinal (máxima espectral) são estimulados em ordem basal-apical. Entretanto, nesta estratégia, a estimulação de eletrodos adjacentes ao mesmo tempo ocorre decorrente da utilização de um mecanismo com ênfase na filtragem de *pitch* de altas frequências, promovendo a maior quantidade possível de informações ao paciente.

Por fim, a estratégia Crystalis[CAP] corresponde a uma estratégia de extração espectral associada ao algoritmo de processamento adaptativo coordenado (CAP) e compressão de saída multibanda Voice Guard. *É uma estratégia N-of-M,* ou seja, de acordo com o número de canais a serem estimulados em cada ciclo, previamente especificados, eletrodos ativos com o mais alto nível de sinal (máxima espectral) são estimulados em ordem basal-apical. Entretanto, nesta estratégia, a estimulação de eletrodos adjacentes ao mesmo tempo ocorre em razão da utilização de um mecanismo com ênfase na filtragem de *pitch* de altas frequências, promovendo a maior quantidade possível de informações ao paciente. O algoritmo de detecção automática do ambiente, presente na plataforma Inium, seleciona a melhor direcionalidade dos microfones, redução do ruído de vento e Voice Guard, de acordo com o ambiente em que o usuário se encontra.

Cancelamento de Ruído *Voice Track*

O Voice Track corresponde a um algoritmo de pós-processamento do sinal presente no processador sonoro Neuro 2®, responsável por atenuar o ruído ambiental, porém, sem eliminá-lo totalmente. O Voice Track é com base na subtração espectral com estimação de ruído pela detecção de um valor espectral mínimo, e aplicado sobre amostragens mescladas para reduzir o tempo de execução. Dessa forma, a análise do sinal é realizada em um período de tempo curto (T1), tempo médio (T2) e tempo prolongado (T3).

Adaptação Bimodal em Sincronia com Aparelhos Auditivos Oticon

Outra inovação presente no processador sonoro Neuro 2® é a possibilidade da adaptação bimodal: AASI e Implante Coclear programados e funcionando de forma sincrônica. Isso só é possível pois o processador sonoro Neuro 2® foi desenvolvido sob a plataforma de processamento do som Inium Sense. Esta plataforma, por sua vez, é a mesma plataforma já utilizada nos aparelhos auditivos Dynamo e Sensei SP, da empresa Oticon (Copenhagen, Dinamarca). Dessa forma, tanto o AASI quanto o implante coclear utilizam o mesmo algoritmo de detecção automática do ambiente e a mesma decisão lógica sobre os recursos de processamento sonoro utilizados em cada ambiente, para trazer os sons de fala de forma mais clara ao usuário. Ainda, ambos os dispositivos apresentam o mesmo sistema de microfones e modos de direcionalidade automática dos microfones, na etapa de pré-processamento sonoro, fazendo com que os sons sejam captados da mesma forma, em qualquer ambiente que o usuário se encontra. O Neuro 2® e os aparelhos auditivos, Dynamo e Sensei SP, apresentam também cores alinhadas e compartilham o mesmo conjunto de acessórios de conectividade sem fio, facilitando o controle e o *streaming* de áudio para o usuário bimodal Oticon e Oticon Medical.

REFERÊNCIAS BIBLIOGRÁFICAS

1. Danieli F. Neurelec (MXN). In: Bento RF, Junior LRPL, Tsuji RK, Goffi-Gomez MVS, Lima DVSP, Neto RB (Org.). Tratado de Implante Coclear e Próteses Auditivas Implantáveis. Rio de Janeiro: Thieme Publicações Ltda. 2014;1. p.190-2.
2. Guevara N, Bozorg-Grayeli A, Bebear JP, et al. The Voice Track multiband single-channel modified Wiener-filter noise reduction system for cochlear implants: patients' outcomes and subjective appraisal. Int J Audiol. 2016;55:431-8.
3. Guevara N, Sterkers O, Bébéar JP, et al. Multicenter evaluation of the Digisonic SP cochlear implant fixation system with titanium screws in 156 patients. Ann Otol Rhinol Laryngol. 2010;119(8):501-5.
4. Marozeau, J, Ardoint, M, Gnansia, D, Lazard, D. Acoustic match to electric pulse trains in single-sided deafness cochlear implant recipients. Proceedings of the International Symposium on Auditory and Audiological Research. 2018;6:239-46.
5. Todt I, Rademacher G, Grupe G, et al. Mittmann P. Cochlear implants and 1.5 T MRI scans: the effect of diametrically bipolar magnets and screw fixation on pain. Otolaryngol Head Neck Surg. 2018;47:11.
6. Briggs RJ, Tykocinski M, Saunders E, et al. Surgical implications of perimodiolar cochlear implant electrode design: avoiding intracochlear damage and scala vestibuli insertion. Cochlear Implants Int. 2001;2:135-49.
7. Mittmann P, Mittmann M, Ernst A, Todt I. Intracochlear pressure changes due to 2 electrode types: an artificial model experiment. Otolaryngol Head Neck Surg. 2017;156:712-6.
8. Snels C, IntHout J, Mylanus E, et al. Hearing preservation in cochlear implant surgery: a meta-analysis. Otol Neurotol. 2018;40:145-53.
9. Eshraghi AA, Yang NW, Balkany TJ. Comparative study of cochlear damage with three perimodiolar electrode designs. Laryngoscope. 2003;113:415-19.
10. Wardrop P, Whinney D, Rebscher S J, et al. A temporal bone study of insertion trauma and intracochlear position of cochlear implant electrodes. II. Comparison of spiral clarion and hifocus ii electrodes. Hear Res. 2005;203:68-79.
11. Martins GSQ, Neto RVB, Tsuji RK, et al. Evaluation of intracochlear trauma caused by insertion of cochlear implant electrode arrays through different quadrants of the round window. Biomed Res Int. 2015;1-10.
12. Adunka O, Kiefer J. Impact of electrode insertion depth on intracochlear trauma. Otolaryngol Head Neck Surg. 2006;135:374-82.
13. Roland JT Jr. A model for cochlear implant electrode insertion and force evaluation: results with a new electrode design and insertion technique. Laryngoscope. 2005;115:1325-39.
14. Nguyen Y, Miroir M, Kazmitche G, et al. Cochlear Implant Insertion Forces in Microdissected Human Cochlea to Evaluate a Prototype Array. Audiol Neurotol. 2012;17:290-8.
15. Bento RF, Danieli F, Magalhães AT, et al. Residual hearing preservation with theEvo1cochlear implant electrode array: Preliminary results. Int Arch Otorhinolaryngol. 2016;20:353-8.
16. Sipari S, Iso-Mustajarvi M, Matikka H, et al. Cochlear implantation with a novel long straight electrode: the insertion results evaluated by imaging and histology in human temporal bones. Otol Neurotol. 2018;39:784-96.
17. Massuda ET, Demarcy T, Hoen M, et al. Method to quantitatively assess electrode migration from medical images: Feasibility and application in patients with straight cochlear implant arrays. Cochlear Implants Int. 2019;1-5.
18. Di Lella F, Bacciu A, Pasanisi E, et al. Main peak interleaved sampling (MPIS) strategy: effect of stimulation rate variations on speech perception in adult cochlear implant recipients using the Digisonic SP cochlear implant. Acta Otolaryngol. 2009:1-6.
19. Léger AC, Moore BC, Gnansia D, Lorenzi C. Effects of spectral smearing on the identification of speech in noise filtered Eur Arch Otorhinolaryngol into low- and mid-frequency regions. J Acoust Soc Am. 2012;131(5):4114-23.

CAPÍTULO 13

INFRAESTRUTURA E AVALIAÇÃO

SEÇÃO 13-1

ESTRUTURA FÍSICA E PROFISSIONAL DE UM CENTRO DE IMPLANTES AUDITIVOS

Luiz Rodolpho Penna Lima Júnior

INTRODUÇÃO

Atualmente dispomos de um leque de opções tecnológicas para a reabilitação da pessoa portadora de deficiência auditiva que vai desde aparelhos de amplificação sonora individual (AASI) até as próteses auditivas implantáveis, como o implante coclear (IC), implante auditivo de orelha média (IAOM), prótese auditiva ancorada no osso (PAAO) e implante auditivo de tronco cerebral (IATC) – (Fig. 13-1-1).

As próteses auditivas implantáveis são procedimentos considerados de alta complexidade, que demandam a existência de serviços altamente especializados com equipes multiprofissionais, instalações e equipamentos bastante diferenciados.

Hoje, o IC é o método de eleição para o tratamento de pacientes portadores de disacusia sensorioneural de grau severo a profundo, oferecendo benefícios substanciais no entendimento da fala e melhorando a qualidade de vida dos pacientes.[1]

O IC não é a única opção para (re)habilitação da pessoa portadora de deficiência auditiva (DA). Essa informação deve ser fornecida ao paciente e/ou familiares de maneira clara, para que entendam as indicações, contraindicações, limitações, complicações e possíveis resultados obtidos com o IC, facultando-lhes a livre e consciente tomada de decisão.

Estamos diante de uma explosão no desenvolvimento tecnológico na área da restauração auditiva, sendo fácil compreender o grande interesse despertado em todos os profissionais envolvidos na área de atenção à pessoa portadora de deficiência auditiva. Planejar um centro de implantes auditivos (CIA) exige do seu coordenador não somente conhecimentos técnicos prévios em otologia e audiologia, como também compreender e ter pleno conhecimento das portarias e diretrizes ministeriais que norteiam o credenciamento/habilitação, o funcionamento e custeio dos centros de implantes auditivos, bem como compreender a rede de assistência à pessoa portadora de deficiência auditiva estabelecida pelo gestor estadual da unidade da federação a qual o seu centro estará inserido.

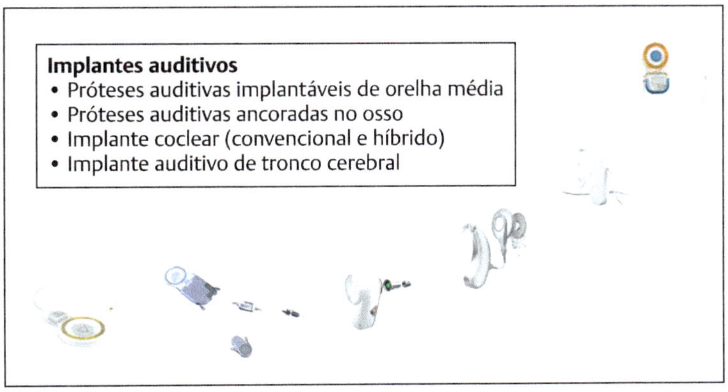

O otorrinolaringologista que deseja coordenar um CIA deve ter formação em otologia e treinamento cirúrgico específico para os diferentes dispositivos eletrônicos implantáveis, deter conhecimentos audiológicos que o permita interpretar os exames auditivos subjetivos e objetivos, conhecer os protocolos de avaliação audiológica e de linguagem aplicados aos pacientes candidatos a cirurgias de implantes auditivos, considerando aspectos, como a idade cronológica e corrigida, presença de doenças associadas à deficiência auditiva e os benefícios alcançados com o uso de aparelhos de amplificação sonora individuais (AASI). Salientamos a importância do coordenador do CIA enxergar a necessidade de reconhecer peculiaridades em aspectos (psicológicos, educacionais, culturais, emocionais e sociais) envolvendo os pacientes e familiares, os quais os otologistas nem sempre estão habituados a dar a devida atenção, os quais podem comprometer de maneira significativa o resultado de uma brilhante cirurgia. Somente um estágio em um CIA de excelência, com carga horária adequada, proporcionará ao otologista a aquisição de conceitos subjetivos, do cotidiano, que não são transmitidos por manuais, protocolos, portarias e/ou diretrizes que abordam os fatores relacionados com os centros de assistência à pessoa portadora de deficiência auditiva. Essas características necessárias ao otologista coordenador de um CIA são fundamentais para a escolha dos demais profissionais que comporão a equipe básica de profissionais, assistentes sociais, psicólogos e audiologistas de diferentes setores (diagnóstico audiológico, eletrofisiologia, AASI, Implantes auditivos e reabilitação da audição e fala) e dos profissionais da equipe complementar, cuja área de atuação abrange as pessoas portadoras de deficiência auditiva, como geneticista, pediatra, neurologista, neuropediatra, oftalmologista, neurocirurgião, radiologista, enfermagem, anestesiologista etc.

Em dezembro de 2012, a Associação Brasileira de Otorrinolaringologia e Cirurgia Cervicofacial (ABORL-CCF) e a Sociedade Brasileira de Otologia (SBO), através do comitê de implante coclear, criaram mecanismos para acreditação de cursos de treinamento para otorrinolaringologistas em implante coclear, visando a oferecer treinamento de qualidade abrangente aos cirurgiões que pretendem realizar a cirurgia de IC.[2]

A indicação de um implante auditivo não se resume à determinação do tipo, grau, topodiagnóstico, lateralidade e configuração da perda auditiva. Em crianças há necessidade de se estabelecer o nível das habilidades auditivas e de linguagem, bem como o

Implantes auditivos
- Próteses auditivas implantáveis de orelha média
- Próteses auditivas ancoradas no osso
- Implante coclear (convencional e híbrido)
- Implante auditivo de tronco cerebral

Fig. 13-1-1. Tecnologias Auditivas para reabilitação cirúrgica da audição.

desenvolvimento alcançado com o uso de AASI e (re)habilitação adequada, fundamentais para indicação cirúrgica. A motivação para o uso dos implantes auditivos e as expectativas são aspectos que devem ser trabalhados pela equipe com o objetivo de preparar o paciente e a família para os possíveis resultados que podem ser alcançados com a cirurgia de implante auditivo, além das limitações no que tange à prática de esportes e lazer e à realização de procedimentos médicos, como também às possíveis complicações cirúrgicas e insucessos inerentes ao procedimento. Só a vivência em um CIA experiente, frequentando os diferentes setores, acompanhando a seleção dos pacientes a serem implantados e os já implantados, dará ao otologista uma noção global dos aspectos objetivos e subjetivos envolvidos nos CIA.

Este capítulo não tem por objetivo descrever uma "receita ideal", estanque e inflexível, para a criação de um CIA que seja perfeito e replicável para as diversas realidades encontradas nas diferentes regiões e estados do Brasil. O objetivo é sugerir um passo a passo para a idealização, concretização e funcionamento de um CIA fundamentados na experiência e trajetória de 20 anos do autor como coordenador do CIA do Hospital do Coração de Natal/Otocentro-RN, tendo sido habilitado junto ao Ministério da Saúde (MS) em 13 (treze) de dezembro de 2002 (Fig. 13-1-2).

O modelo que descreveremos deverá ser adaptado à realidade de cada centro, quer público, universitário ou não, ou privado, com ou sem fins lucrativos, considerando a unidade da federação a qual está inserido, que visa a conquistar a habilitação junto ao MS como Centro de Atenção Especializada às Pessoas com Deficiência Auditiva no Sistema Único de Saúde (Portaria nº 2.776/GM/MS, de 18 de dezembro de 2014).[3]

Centros destinados a atender pacientes da rede privada de saúde podem diferir quanto à necessidade de estrutura física e de recursos humanos exigidos para o credenciamento/habilitação de um CIA junto ao MS, no entanto os pré-requisitos já elencados aqui referentes à formação e características necessárias ao otorrinolaringologista que coordenará o CIA e aos audiologistas são fundamentais e indispensáveis.

Em 28 de julho de 2011, a Agência Nacional de Saúde Suplementar (ANS) através de sua Resolução Normativa – RN Nº 261 – determinou que os planos de saúde deveriam incorporar, a partir de janeiro de 2012, no seu rol de procedimentos os implantes cocleares, facilitando o acesso dos pacientes segurados por planos de saúde a este importante benefício que já era uma realidade no SUS, não necessitando de demandas judiciais para a cirurgia do implante coclear uni ou bilateralmente o que, associado ao estímulo dado pelas empresas/fabricantes, impulsionou vários otorrinolaringologistas a realizarem a cirurgia de implante coclear, porém, muitas vezes, sem a formação e experiência, nem a estrutura "mínima" necessárias a um centro de implantes auditivos para garantir um diagnóstico audiológico seguro, intervenção e avaliação dos benefícios prévios com o uso de AASI e aplicação dos protocolos de avaliação da percepção de fala e categorização da audição e linguagem indispensáveis para a indicação correta da cirurgia de implante coclear.

UMA BREVE CONTEXTUALIZAÇÃO HISTÓRICA

O primeiro implante coclear foi realizado por William House e John Doyle em Los Angeles, Califórnia, em 1961. A primeira unidade externa portátil, que o paciente podia manter em seu poder e usar diariamente, foi desenvolvida por Urban e House, em 1973.[4]

No Brasil o primeiro implante coclear monocanal foi realizado, em outubro de 1977, no Hospital Israelita Albert Einstein pelo professor Pedro Mangabeira-Albernaz.[5]

Em 1990, se deu a iniciativa de fabricação, no Brasil, do primeiro implante coclear nacional, desenvolvido inteiramente na Bioengenharia do Instituto do Coração do HCFMUSP, com a colaboração da Disciplina de Otorrinolaringologia da FMUSP.[6]

O primeiro implante coclear multicanal foi realizado, em 1990, no Hospital de Pesquisa e Reabilitação das Anomalias Craniofaciais – HRAC/Centrinho-USP Bauru pela equipe do Dr. Orozimbo Alves Costa Filho.

Há 20 (vinte) anos, no dia 9 de agosto de 2000, realizávamos a primeira cirurgia de implante coclear, fora do estado de São Paulo, através de uma iniciativa do grupo do Hospital do Coração de Natal/Otocentro-RN, com o suporte da Medel e apoio técnico dos professores doutores, Orozimbo Alves Costa Filho e da Fga. Maria Cecília Bevilacqua (Fig. 13-1-3).

Nos anos 1990, no Brasil, realizar uma cirurgia de implante coclear já era algo distante de ser alcançado, mesmo nas capitais mais desenvolvidas do país, montar um Centro de Implante Coclear e habilitá-lo ao MS, (em 2000 só existiam dois centros em ativida-

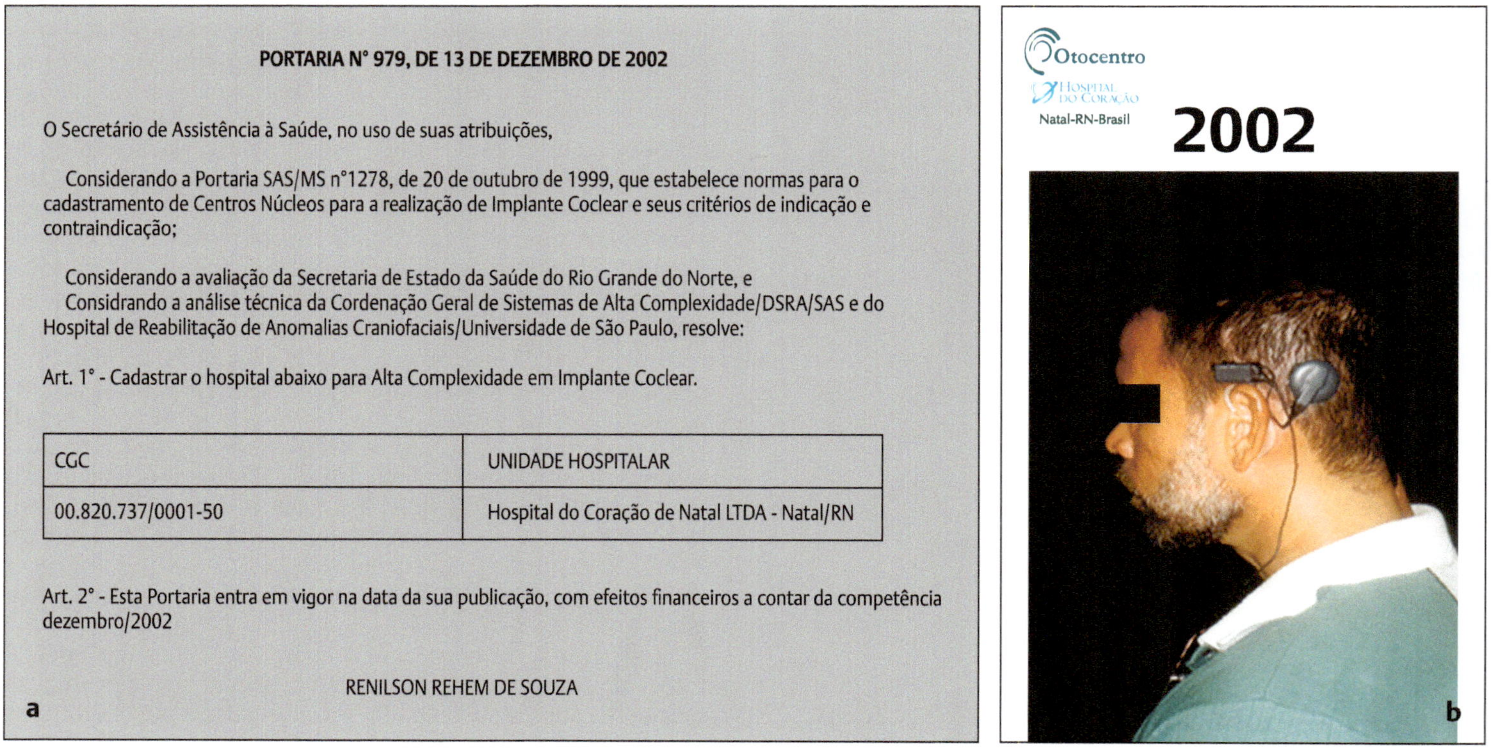

PORTARIA Nº 979, DE 13 DE DEZEMBRO DE 2002

O Secretário de Assistência à Saúde, no uso de suas atribuições,

Considerando a Portaria SAS/MS nº1278, de 20 de outubro de 1999, que estabelece normas para o cadastramento de Centros Núcleos para a realização de Implante Coclear e seus critérios de indicação e contraindicação;

Considerando a avaliação da Secretaria de Estado da Saúde do Rio Grande do Norte, e
Considrando a análise técnica da Cordenação Geral de Sistemas de Alta Complexidade/DSRA/SAS e do Hospital de Reabilitação de Anomalias Craniofaciais/Universidade de São Paulo, resolve:

Art. 1° - Cadastrar o hospital abaixo para Alta Complexidade em Implante Coclear.

CGC	UNIDADE HOSPITALAR
00.820.737/0001-50	Hospital do Coração de Natal LTDA - Natal/RN

Art. 2° - Esta Portaria entra em vigor na data da sua publicação, com efeitos financeiros a contar da competência dezembro/2002

RENILSON REHEM DE SOUZA

Fig. 13-1-2. (a) Portaria 979, de 13 (treze) de dezembro de 2002, que habilitou o Hospital do Coração de Natal como Centro de Implantes Cocleares. (b) Primeiro paciente do SUS implantado pela equipe do Hospital do Coração de Natal.

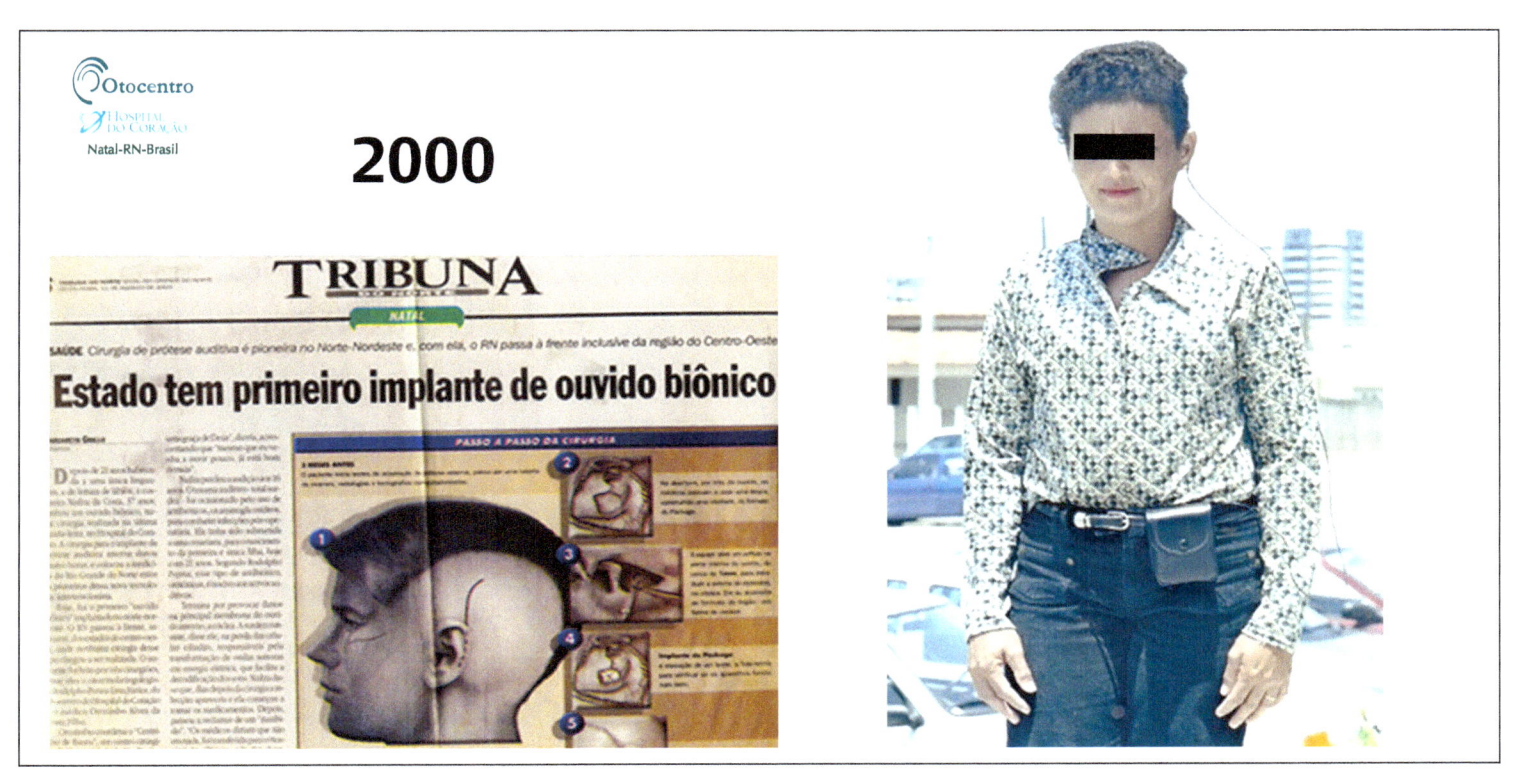

Fig. 13-1-3. Reportagem do Jornal Tribuna do Norte, datado de11 (onze) de agosto de 2000, noticiando a realização da 1ª cirurgia de IC realizada pela equipe do Hospital do Coração de Natal/Otocentro-RN. À direita observamos a 1ª paciente implantada.

de no Brasil habilitados junto ao MS para realizar IC nos usuários do SUS, o Hospital das Clínicas da USP – SP e o HRAC/Centrinho – USP), era considerado tarefa quase impossível, por motivos os quais enumeramos a seguir:

A) Desconhecimento da tecnologia do IC por grande parte das comunidades médica e fonoaudiológica do país;

B) Descrédito por parte da comunidade médica e fonoaudiológica nos resultados alcançados pela cirurgia de IC;

C) Alta complexidade do procedimento, que exigia profissionais altamente especializados nas áreas médica e fonoaudiológica;

D) Alto custo do procedimento;

E) Dificuldade para obtenção de financiamento público ou privado para os programas de IC;

F) Inexistência de cursos no Brasil para treinamento e formação de profissionais para atuarem em programas de implantes cocleares nas diferentes áreas;

G) Falta de estrutura e iniciativa por parte das empresas/fabricantes de IC para garantir suporte técnico aos centros que pleiteavam a criação de um programa de implante coclear;

H) Carência de centros, em todas as regiões do Brasil, que possuíssem estrutura física, equipamentos e, principalmente, profissionais habilitados para atuarem num programa de implantes cocleares;

I) Quase total desconhecimento dos profissionais de outras especialidades médicas, da população e meios de comunicação sobre o IC como ferramenta para (re)habilitação da pessoa portadora de deficiência auditiva neurossensorial severa à profunda;

J) Enormes entraves burocráticos e exigências estabelecidas pelo ministério da saúde para a habilitação de novos centros/núcleos de implantes cocleares antes da publicação da Portaria GM/MS 1.278 de 20 de outubro de 1999.[7]

A concretização do nosso centro de implantes cocleares com a realização da primeira cirurgia de implante coclear e a subsequente habilitação junto ao MS não foi tarefa fácil. O planejamento correto e focado foi fundamental, as estratégias assumidas garantiram o funcionamento exitoso do nosso centro até hoje, onde já realizamos mais de 1.000 cirurgias de IC, como também cirurgias para a implantação de PAAO, IAOM e IATC.

ESTRUTURAÇÃO DE UM CENTRO DE IMPLANTES AUDITIVOS

A estruturação de um CIA que visa habilitar-se junto ao MS deve ser feita de maneira criteriosa e detalhada, indo desde a elaboração de um plano de ação para que se possa obter sucesso na primeira cirurgia de IC, fato de suma importância para manter a equipe estimulada e garantir a credibilidade do método perante a classe médica, mídia e população em geral, até a adequação para o crescimento futuro do centro com o aumento crescente de pacientes candidatos à cirurgia de implantes auditivos, implicando em um grande número de pacientes que necessitam de *follow-up* por tempo indeterminado, exigindo um redimensionamento contínuo e adequação da estrutura física, equipamentos e da equipe multidisciplinar. Os profissionais do CIA devem dispor de educação continuada sobre os diferentes temas que envolvem a assistência à pessoa portadora de deficiência auditiva frequentemente.

Dividimos de maneira didática em três etapas a estruturação de um CIA:

1. Planejamento;
2. Execução;
3. Crescimento do CIA.

1ª Etapa – Planejamento do CIA

Planejar as ações para a montagem de um CIA é fundamental para obtenção de sucesso nos primeiros procedimentos cirúrgicos. A indicação cirúrgica com base em critérios predefinidos, o diagnóstico otoaudiológico correto, a escolha criteriosa do paciente número um, e o domínio e uso de técnica cirúrgica padronizada apontam para baixos índices de complicações e bons resultados no que tange à (re)habilitação da audição e fala dos primeiros pacientes implantados.

A realização com sucesso do(s) primeiro(s) caso(s) de implante(s) auditivo(s) fortalece o convencimento de que o centro que pleiteia a habilitação/credenciamento junto ao MS detém a capacidade técnica e estrutural para realização dos procedimentos que visam prestar assistência especializada à pessoa portadora de deficiência auditiva na sua integralidade, despertando o interesse e a segurança na habilitação/credenciamento do CIA pelo gestor público local, beneficiando, assim, a população assistida pelo SUS na respectiva unidade da federação.

Durante o planejamento e elaboração do plano de ação o coordenador do CIA deve atentar para os seguintes aspectos:

A) Conhecimento das portarias ministeriais, diretrizes e os trâmites necessários para a habilitação/credenciamento do CIA junto ao MS;
B) Escolha, treinamento e qualificação da equipe interdisciplinar;
C) Infraestruturas hospitalar e ambulatorial do CIA;
D) Equipe, metodologia e local de (re)habilitação;
E) Formatação dos programas e protocolos de atendimento do CIA;
F) Suporte de um centro experiente para a realização de treinamento, orientação e vivências para os profissionais;
G) Suporte da empresa/fabricante da marca e modelo que serão implantados nos primeiros pacientes submetidos a implantes auditivos.

Conhecimento das Portarias Ministeriais, Diretrizes e dos Trâmites Necessários para a Habilitação/Credenciamento do CIA junto ao MS

Atualmente a Portaria nº 2.776/GM/MS, de 18 de dezembro de 2014,[3] e as Diretrizes Gerais para a Atenção Especializada às Pessoas com Deficiência Auditiva no Sistema Único de Saúde[7] são os balizadores que norteiam o processo de habilitação/credenciamento e funcionamento dos CIA (Centros de Atenção Especializada às Pessoas com Deficiência Auditiva) junto ao MS. O conhecimento das portarias e diretrizes ministeriais é fundamental para elaboração do projeto de habilitação/credenciamento de um CIA junto ao MS, pois nelas constam:

- Os critérios para Habilitação à Atenção Especializada às Pessoas com Deficiência Auditiva;
- Ações e serviços que o CIA deve promover ou oferecer;
- Lista de documentos que o CIA deve apresentar no requerimento à Secretaria de Saúde do Estado, do Distrito Federal ou do Município, na ocasião da solicitação da sua habilitação/credenciamento;
- Esclarecimentos sobre a tramitação do requerimento solicitando a habilitação/credenciamento do CIA que foi encaminhado e apreciado pela Secretaria de Saúde dos Estados, do Distrito Federal ou dos Municípios, e caso tenha sido deferido, orientações quanto à formalização do processo e encaminhamento à Coordenação-Geral de Média e Alta Complexidade (CGMAC/DAET/SAS/MS);
- Requisitos exigidos aos estabelecimentos de saúde (CIA) que solicitam a habilitação à Atenção Especializada às Pessoas com Deficiência Auditiva, como suporte diagnóstico e terapêutico especializado, condições técnicas, instalações físicas, equipamentos, materiais e recursos humanos adequados aos atendimentos ambulatorial e hospitalar;
- Quantitativos e as respectivas qualificações dos profissionais que compõem a equipe básica (otorrinolaringologista, fonoaudiólogo, assistente social e psicólogo) e complementar (clínico geral, neuropediatra, neurologista, pediatra, radiologista, cardiologista, anestesista, cirurgião plástico e geneticista) do CIA;
- Sobre o financiamento dos procedimentos, medicamentos, órteses/próteses e materiais especiais (OPME);
- Critérios de regulação, monitoramento e avaliação que os CIA habilitados/credenciados estarão submetidos pelos respectivos gestores públicos de saúde;
- Formulário de vistoria do gestor para habilitação do estabelecimento em Atenção Especializada às Pessoas com Deficiência Auditiva;
- Tabela de procedimentos, medicamentos e OPME do SUS para a Assistência Especializada às Pessoas com Deficiência Auditiva;
- As Diretrizes Gerais para a Atenção Especializada às Pessoas com Deficiência Auditiva no Sistema Único de Saúde, visa a estabelecer diretrizes para o cuidado às pessoas com deficiência auditiva na Rede de Cuidados das Pessoas com Deficiência. É um documento de caráter nacional e deve ser utilizado pelas Secretarias de Saúde dos Estados, do Distrito Federal e dos Municípios na regulação do acesso assistencial, autorização, registro e ressarcimento dos procedimentos correspondentes, e pelos Serviços de Saúde habilitados junto ao SUS, resultado de uma ação do Departamento de Atenção Especializada e Temática (DAET) da Coordenação de Média e Alta Complexidade (CGMAC), em que participaram representantes do Ministério da Saúde, da Sociedade Brasileira de Fonoaudiologia – SBFa, Associação Brasileira de Otorrinolaringologia e Cirurgia Cervicofacial – ABORL-CCF, Academia Brasileira de Audiologia e especialistas de Centros/Núcleo de Implante Coclear habilitados no SUS. Colaboraram na elaboração dos aspectos estritamente técnicos os seguintes profissionais: Adriane Lima Mortari Moret, Ana Cláudia M. B. Reis, Arthur Menino Castilho, Kátia Almeida, Lilian Ferreira Muniz, Luiz Rodolpho Penna Lima Júnior, Manoel de Nóbrega, Maria Cecília Bevilacqua, Maria Valéria Goffi, Miguel Ângelo Hypólito, Patrícia Arantes Torres, Robinson Koji Tsuji, Rogério Hamerschmidt, Sílvio Marone e Shiro Tomita (Fig. 13-1-4).[7]

O objetivo dessas diretrizes é oferecer orientações às equipes multiprofissionais sobre o cuidado da pessoa com deficiência auditiva, em especial às que necessitam da cirurgia de implante coclear e prótese auditiva ancorada no osso. Envolvem ações de âmbito ambulatorial (avaliações clínicas e audiológicas, acompanhamentos e reabilitação fonoaudiológica) e hospitalar (realização de cirurgias e acompanhamentos pré e pós-operatório), além de estabelecer critérios de indicações e contraindicações clínicas da prótese de implante coclear e prótese auditiva ancorada no osso.[7]

É essencial que o coordenador do CIA siga rigorosamente as orientações, exigências e os trâmites descritos na portaria, como também as diretrizes para que não haja indeferimento ou retardo do processo de habilitação/credenciamento do centro. O uso do **Formulário de vistoria do gestor para habilitação do estabelecimento em Atenção Especializada às Pessoas com Deficiência Auditiva** é uma ferramenta fundamental que será utilizada como *checklist* pelos auditores dos gestores, no momento da visita *in loco* para a habilitação/credenciamento do CIA, com o objetivo de conferir se as exigências da portaria nº 2.776/GM/MS, de 18 de dezembro de 2014, foram atendidas pelo CIA.[3]

Escolha, Treinamento e Qualificação da Equipe Interdisciplinar

O CIA deve dar assistência integral à pessoa portadora de deficiência auditiva e estar inserido em um serviço de alta complexidade em otologia e neurotologia. A maior parte da população que procura assistência em um CIA não é formada por candidatos ao IC e/ou de PAAO, ou seja, possui problemas otológicos e audiológicos de complexidades diferentes, que podem ser resolvidos por adaptação de AASI ou por cirurgias como colocação de tubos de ventilação, reconstrução da cadeia ossicular ou com outros tipos de próteses auditivas implantáveis. A equipe multiprofissional deve ser devidamente qualificada e capacitada para a prestação de assistência especializada às pessoas com doenças otológicas, em especial as pessoas com deficiência auditiva, além de treinamento específico na área de implantes auditivos.

O otorrinolaringologista que pretende coordenar um CIA tem que possuir formação em otologia, conhecimentos audiológicos e experiência comprovada em um centro de grande experiência em implantes auditivos. Cabe ao coordenador do serviço recrutar profissionais que tenham experiência na assistência ao deficiente auditivo, além de capitanear a elaboração dos diferentes programas e protocolos contidos em um CIA.

Conhecimentos anatômicos específicos, principalmente em crianças abaixo de 2 (dois) anos de idade, e padronização da técnica cirúrgica, são aspectos fundamentais para dar celeridade na realização da cirurgia de implante coclear e para evitar complicações e insucessos. É importante a realização de cursos multicêntricos, cursos de dissecção anatômica utilizando diferentes marcas e modelos de implantes auditivos e um período de estágio em um CIA

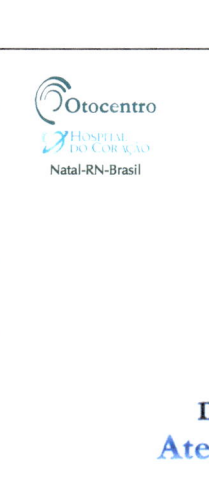

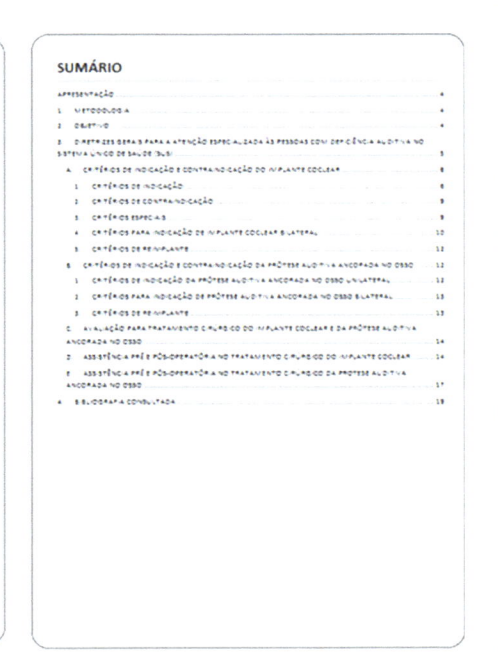

CRITÉRIOS DE INDICAÇÃO
Portaria GM/MS n° 2.776 de dezembro de 2014

Ⓒ Otocentro
HOSPITAL DO CORAÇÃO
Natal-RN-Brasil

MINISTÉRIO DA SAÚDE

Diretrizes Gerais para a
Atenção Especializada
às Pessoas com
Deficiência Auditiva
no Sistema Único de Saúde
(SUS)

Portaria GM/MS n° 2.776, de 18 de dezembro de 2014.

Brasília – DF
Dezembro de 2014

Fig. 13-1-4. Diretrizes Gerais para a Atenção Especializada às Pessoas com Deficiência Auditiva no Sistema Único de Saúde (SUS).

com grande experiência, eleito como "Centro Padrinho". Os otorrinolaringologistas devem ter o Curso de Formação e Treinamento de Médicos Otorrinolaringologistas em Implante Coclear, dado por um serviço acreditado pela ABORL-CCF e SOB (Fig. 13-1-5).

Os profissionais de fonoaudiologia devem ter especialização e experiência em audiologia nas respectivas áreas de atuação no CIA (diagnóstico audiológico, eletrofisiologia, AASI, implantes auditivos e reabilitação da audição e linguagem).

As fonoaudiólogas que irão atuar no setor de implantes auditivos devem realizar treinamentos específicos com as diferentes marcas e modelos de implantes auditivos. O conhecimento e domínio dos métodos objetivos e subjetivos utilizados no diagnóstico audiológico infantil e dos protocolos de avaliação audiológica os quais estão inseridos são fundamentais, bem como a adequação desses protocolos considerando a idade da criança, a presença de prematuridade, deficiências associadas e nos casos de surdez sindrômica.

Hoje, o implante coclear já é realizado no Brasil em crianças a partir de 1 ano de idade, essa população exige grande experiência e domínio dos diferentes protocolos diagnósticos por parte das audiologistas, para que se firme um diagnóstico audiológico preciso e seguro, tendo em vista a grande responsabilidade que pesa sobre os ombros da equipe ao indicar a cirurgia de IC em crianças com tão tenra idade.

Infraestruturas Hospitalar e Ambulatorial do CIA

O CIA deve ser um serviço com infraestruturas hospitalar e ambulatorial para a realização de procedimentos cirúrgicos de alta complexidade em otologia/neurotologia em adultos e crianças.

O Serviço de audiologia clínica deve contar com salas equipadas, destinadas à avaliação audiológica de adultos e crianças, realização de emissões otoacústicas e potenciais evocados auditivos, seleção adaptação de AASI e ativação e mapeamento dos IC e setor de (re)habilitação auditiva.

Equipe, Metodologia e Local de (Re)Habilitação

A (re)habilitação da audição e fala utilizando-se de metodologia adequada (aurioral) associada ao engajamento familiar são indispensáveis para os pacientes que fazem o uso efetivo das tecnologias

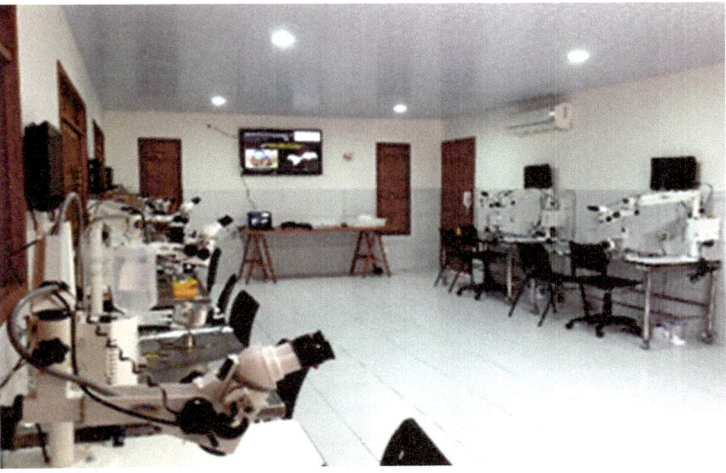

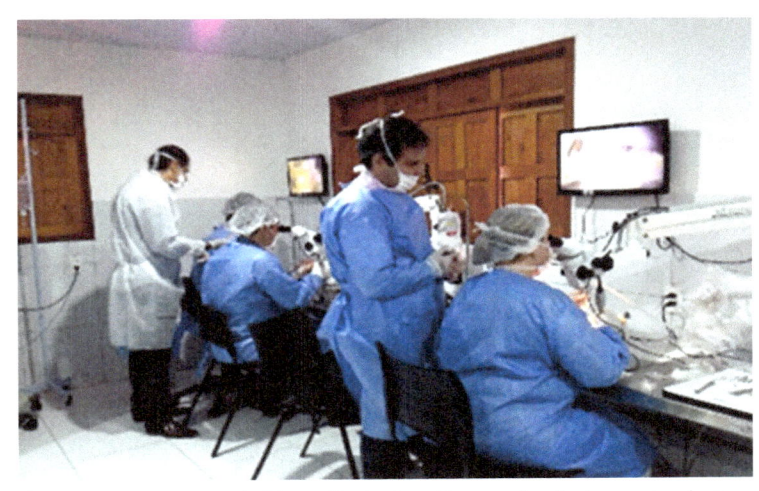

Fig. 13-1-5. Laboratório de Habilidades Cirúrgicas do Hospital do Coração de Natal/Otocentro RN. Curso de Dissecção do Osso Temporal voltado para Implantes Auditivos.

auditivas (AASI e implantes auditivos) sendo determinantes no desenvolvimento auditivo e da linguagem.

É crucial que o coordenador do CIA selecione e qualifique profissionais fonoaudiólogos que tenham como foco o trabalho fonoaudiológico que visa ao desenvolvimento das habilidades auditivas e à aquisição da oralidade para as crianças com deficiências auditivas.

A identificação de centros de (re)habilitação da audição e fala que possam ser inseridos na rede estadual de atenção à pessoa com deficiência auditiva reduzirá os casos de exclusão do programa de implantes auditivos e, consequentemente, aumentando os casos de pacientes que poderão se beneficiar com o uso de tecnologias auditivas.

Formatação dos Programas e Protocolos de Atendimento do CIA

Um CIA recebe pacientes com perdas auditivas de características diversas, que têm indicações de intervenções utilizando diferentes tecnologias auditivas disponíveis no mercado. No nosso CIA, criamos programas com a intenção de oferecer atendimento amplo à pessoa portadora de deficiência auditiva:

- Programa de Promoção à Saúde Auditiva e Prevenção da Surdez;
- Programa de Implante Coclear;
- Programa de Prótese Auditiva Ancorada no Osso;
- Programa de Saúde Auditiva para adultos e idosos;
- Programa de Surdez Infantil.

A formatação dos algoritmos utilizados nos Programas de IC e PAAO são divididos por módulos:

- *Módulo I*: Diagnóstico Audiológico e Seleção do Candidato à Cirurgia de IC e PAAO;
- *Módulo II*: Cirúrgico;
- *Módulo III*: Acompanhamento Otoaudiológico e (Re)Habilitação Auditiva.[5]

É necessário estabelecer os protocolos de atendimento nos diferentes módulos que devem ser seguidos rigorosamente já que a fidelidade aos protocolos seja fundamental para que as rotinas sejam assimiladas por toda a equipe.

Módulo I – Diagnóstico Audiológico e Seleção do Candidato à Cirurgia de IC e PAAO

O ingresso do paciente neste módulo se faz pelo preenchimento da ficha de triagem, que pode ser obtida pela internet ou diretamente no Centro. A ficha de triagem é avaliada pelo serviço social e por um audiologista do programa, com o objetivo de direcionar o paciente a um dos programas do nosso Centro. Caso o paciente se enquadre nos critérios de indicação do IC ou de PAAO, será agendada avaliação pela equipe multidisciplinar do CIA, ingressando no Módulo I do programa (Fig. 13-1-6).

A definição dos critérios de indicação e contraindicação dos implantes auditivos adotados pelo CIA deve ser com base na Portaria 2.776/GM/MS, de 18 de dezembro de 2014,[3] e nas Diretrizes Gerais para a Atenção Especializada às Pessoas com Deficiência Auditiva no Sistema Único de Saúde (SUS).[7]

Concluída a avaliação inicial no Módulo I pela avaliação audiológica e pela linguagem associada ao desempenho do candidato com o uso de AASI, avaliações médica, psicológica e social, define-se se o paciente irá para o Módulo II, ou seja, realizará a cirurgia de IC ou PAAO, ou se será mantido em acompanhamento no Módulo I, com adaptação de AASI, nos casos de candidatos a IC, ou bandas elásticas com processadores de áudio, nos casos de candidatos à PAAO, sendo reavaliado periodicamente, observando-se o desenvolvimento da audição e fala durante o processo de (re)habilitação até que a conduta definitiva seja definida *a posteriori*. Caso o paciente seja descartado dos Programas de IC ou do Programa de PAAO, será relocado para outros programas ou referenciado para um centro de menor complexidade habilitado junto ao MS.

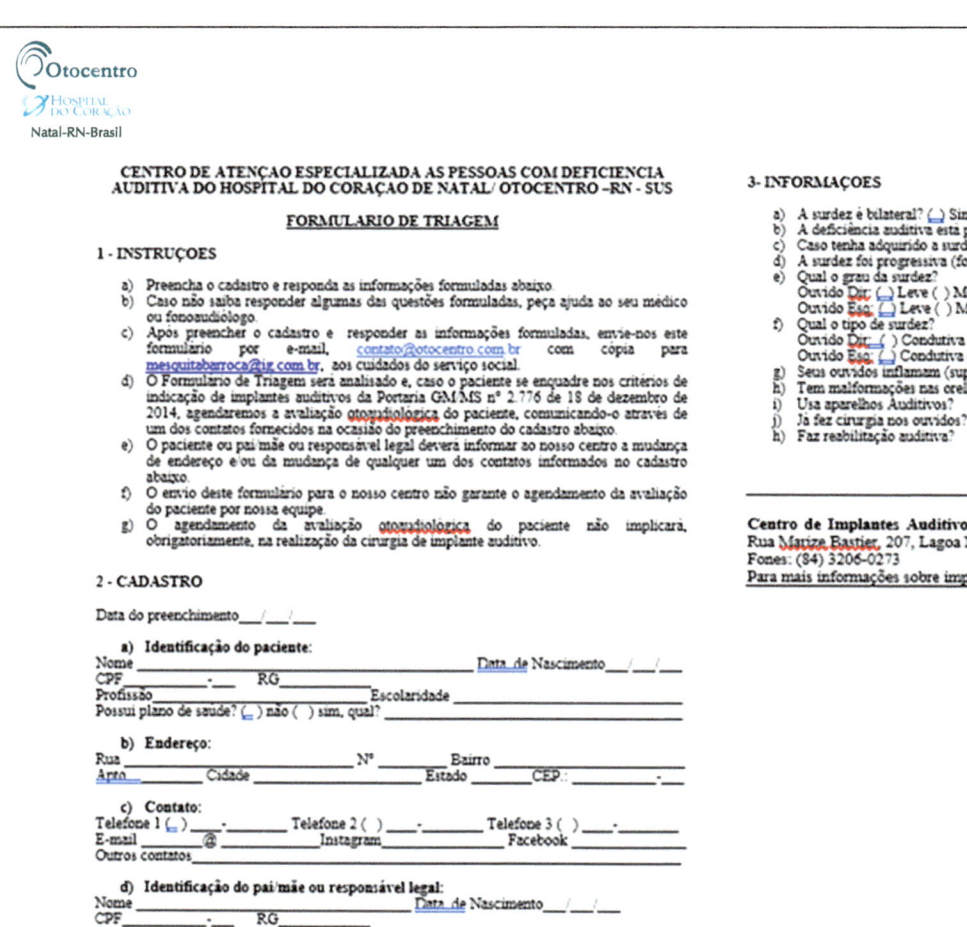

Fig. 13-1-6. Formulário de Triagem para Candidatos a Implantes Auditivos.

Módulo II – Cirúrgico

Este módulo consiste na realização da cirurgia de IC ou PAAO propriamente dita. As cirurgias de IC e PAAO, em adultos e crianças, são discutidas detalhadamente em outros capítulos deste livro. Vale reforçar a necessidade de treinamento para o técnico em radiologia que irá realizar os raios X intraoperatórios para averiguar o posicionamento do feixe de eletrodos e da audiologista que irá realizar a neurotelemetria intraoperatória.

Módulo III – Acompanhamento Otoaudiológico e (Re)Habilitação Auditiva

Nesse módulo o paciente comparece ao CIA para realizar a ativação do IC ou a adaptação do processador de áudio da PAAO e o agendamento das consultas e procedimentos periódicos realizados durante os acompanhamentos pela equipe interdisciplinar nos anos seguintes, seguindo os protocolos de avaliação pós-operatórios estabelecidos pelo serviço. As sessões de (re)habilitação auditiva são retomadas imediatamente após a ativação do IC ou a adaptação do processador de áudio de fala da PAAO. O CIA é responsável pelo acompanhamento periódico desses pacientes, monitorando o seu desempenho com o uso do IC ou PAAO pautados em protocolos preestabelecidos.

Em 2019, criamos o Setor de Manutenção dos Processadores de Fala e processadores de áudio com o objetivo de aumentar a longevidade desses dispositivos. As quebras das unidades externas, passíveis de consertos ou não, levam à interrupção do uso dos implantes auditivos, causando prejuízos no processo de (re)habilitação e financeiro aos pacientes. Neste setor as unidades externas dos implantes auditivos são verificadas no sentido de detectar avarias e esclarecer possíveis causas de mau funcionamento. Alguns consertos podem ser realizados no nosso centro como, por exemplo, substituições de cabos e antenas danificados, troca de ímãs e limpeza com álcool isopropílico. Na ocasião são reforçados conceitos relativos:

- Ao uso e manuseio das unidades externas (processadores de fala e áudio) das próteses auditivas implantáveis;
- A conservação e boa manutenção das unidades externas das próteses auditivas implantáveis;
- Orientações quanto à prática segura de esportes e atividades de lazer;
- Orientações quanto à prevenção com relação às descargas eletroestáticas.

Os CIA devem desenvolver atividades que compreendem ações de promoção à saúde auditiva, de prevenção e identificação precoce de problemas auditivos junto à comunidade, assim como ações informativas, educativas e de orientação familiar por meio de cursos, oficinas, jornadas, seminários, encontros locais ou regionais. Os CIA devem ofertar a capacitação e atualização em saúde auditiva das equipes da atenção básica e dos serviços de saúde auditiva de menor complexidade.

No Programa de Promoção à Saúde Auditiva e Prevenção da Surdez desenvolvemos ações voltadas para a população leiga, familiares e usuários de tecnologias auditivas.

- Curso para Pais, Amigos e Deficientes Auditivos, em que são abordados, com linguagem acessível, aspectos relacionados com a anatomofisiologia da audição, etiologia da surdez, prevenção da surdez, importância do diagnóstico e intervenção precoces, características das perdas auditivas, métodos de (re)habilitação da audição e linguagem;
- Programa de Orientação ao Uso e Manuseio das Próteses Auditivas Implantáveis.

O Programa de Orientação ao Uso e Manuseio das Próteses Auditivas Implantáveis é realizado por cursos que realizamos anualmente para usuários de implantes auditivos das diferentes marcas

e modelos. A criação desse programa teve por objetivo reduzir as quebras dos processadores de fala dos IC e processadores de áudio das PAAO, tendo em vista os prejuízos financeiros, tanto para os usuários, como para os planos de saúde e entes públicos, e os danos causados ao processo de reabilitação da audição e fala motivados pela interrupção do uso dos implantes auditivos em função das quebras que, muitas vezes, podem ser evitadas, caso os usuários saibam manipular e cuidar adequadamente dos seus dispositivos eletrônicos.

Nos cursos abordamos temas, como:

- Orientações relativas ao uso e manuseio das unidades externas (processadores de fala e áudio) das próteses auditivas implantáveis, assim como o uso de todos os itens que compõem o *kit* do produto;
- Orientações relativas à conservação e boa manutenção das unidades externas das próteses auditivas implantáveis;
- Orientações relativas à prática de esportes aos usuários de próteses auditivas implantáveis;
- Orientações relativas à prevenção com relação às descargas eletroestáticas aos usuários de próteses auditivas implantáveis;
- Orientações relativas ao processo pedagógico utilizado nos usuários de próteses auditivas implantáveis em idade escolar, assim como o uso de acessórios que compõem o *kit* que possam auxiliá-los em ambiente escolar;
- Orientações quanto ao uso bimodal (prótese auditiva implantável em uma orelha e aparelho auditivo convencional na orelha contralateral) e bilateral (uso bilateral de próteses auditivas implantáveis) aos usuários de próteses auditivas implantáveis;
- Orientações relativas ao uso e manuseio aos usuários de próteses auditivas implantáveis que realizaram *upgrade* (atualização) tecnológico da(s) sua(s) unidade(s) externa(s);
- Orientações quanto à importância do uso do sistema de frequência modulada (FM) aos usuários de próteses auditivas implantáveis com a indicação dessa tecnologia;
- Orientações quanto ao uso de acessórios e possibilidades de conectividade da(s) unidade(s) externa(s) aos usuários de próteses auditivas implantáveis;
- Orientações relativas às limitações e cuidados que devem ser observados pelos usuários de próteses auditivas implantáveis;
- Orientações quanto à importância do processo de reabilitação da audição e fala;
- Realizações de *Troubleshooting* (teste básico de integridade), a fim de identificar possíveis falhas e problemas no processador de som;
- Apoio ao usuário quanto à manutenção preventiva. Tal orientação pode ser presencial, por telefone, por *e-mail*, ou através de ferramentas de mídias sociais;
- Orientações quanto ao uso e à importância do uso de desumidificador, garantindo assim uma melhor qualidade de funcionamento do processador de som.

Caminhada em Promoção da Saúde Auditiva e Prevenção da Surdez. É lembrado na semana do Dia Nacional de Combate à Surdez, 10 de novembro, com o objetivo de chamar a atenção da sociedade e das autoridades sobre a importância da audição e dos meios de prevenção da surdez (Fig. 13-1-7).[8]

Os demais programas existentes no nosso Centro definem protocolos de avaliação, intervenção, (re)habilitação e acompanhamento de pacientes, adultos e crianças, portadores de perdas auditivas, que não se enquadram nos critérios de indicação de IC e de PAAO ou são pacientes usuários de outras próteses auditivas implantáveis, como o implante auditivo de tronco cerebral e próteses implantáveis de orelha média. Não descreveremos esses programas, neste capítulo, pois foge do objetivo proposto.

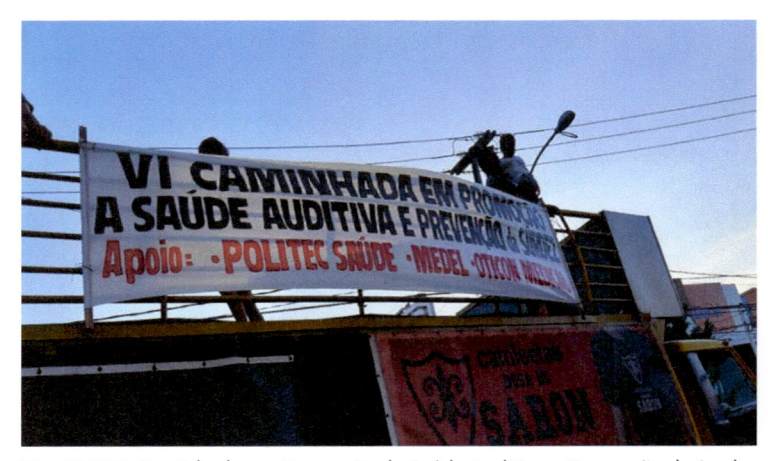

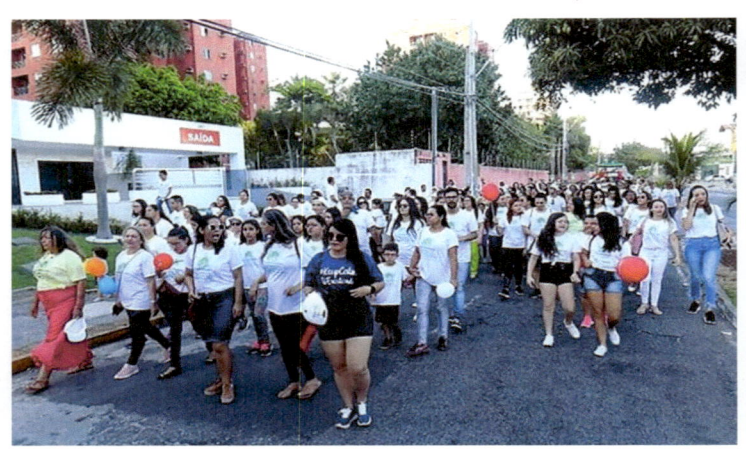

Fig. 13-1-7. Caminhada em Promoção da Saúde Auditiva e Prevenção da Surdez.

Suporte de um Centro Experiente para a Realização de Treinamento, Orientação e Vivências para os Profissionais

A escolha de um CIA com experiência, que nominamos como "Centro Padrinho", é de grande importância para as equipes que estão em fase de treinamento e organização de um CIA. A possibilidade de poder frequentar regularmente um Centro Padrinho faculta aos profissionais, além da aquisição de conhecimentos técnicos valiosos, a compreensão das múltiplas faces que a deficiência auditiva possui, reforçando a importância da abordagem interdisciplinar na assistência à pessoa portadora de deficiência auditiva.

É importante que todos os profissionais frequentem os diferentes setores do Centro Padrinho (serviço social, psicologia, diagnóstico audiológico, AASI, implantes auditivos, eletrofisiologia, consultório médico e reabilitação auditiva), para conhecer o programa como um todo, possibilitando a compreensão do trabalho dos colegas das diferentes áreas, isso facilitará a execução prática dos protocolos e focará de maneira convergente na atuação do grupo.

Suporte da Empresa/Fabricante da Marca e Modelo que Serão Implantados nos Primeiros Pacientes Submetidos a Implantes Auditivos

Atualmente, o mercado brasileiro tem quatro fabricantes de IC (Cochlear, Oticon Medical, Medel e Advanced Bionics) com registro na Agência Nacional de Vigilância Sanitária (Anvisa). A escolha da marca e do modelo do IC é com base em critérios clínicos, técnicos, taxa de confiabilidade do dispositivo e no suporte pós-venda conferido pelos fabricantes aos pacientes e ao CIA.

Em termos gerais, os resultados obtidos são bastante similares no que diz respeito ao desenvolvimento da audição e fala com as diferentes marcas e modelos de implantes cocleares multicanais disponíveis no mercado. A possibilidade de remoção do ímã, compatibilidade para a realização de ressonância nuclear magnética, opções de eletrodos especiais, possibilidade de estimulação eletroacústica, *design* da unidade interna, conectividade, taxa de confiabilidade (falhas da unidade interna), resistência à água, possibilidade de fixação da unidade interna com parafusos, tempo de garantia, preço de peças e acessórios entre outras características podem definir a escolha da marca e do modelo do IC a ser utilizado.

No entanto, o suporte pós-venda é de extrema importância, já que o IC é um dispositivo utilizado por toda a vida, e a quebra ou defeito de um item da unidade externa, quando não prontamente solucionado, ou em casos de falha do dispositivo interno, sem a rápida resposta do fabricante e/ou seu distribuidor, causa transtornos significativos ao paciente e ao CIA.

Os implantes auditivos são próteses eletrônicas ativas com características peculiares, como:

■ Necessitam de *softwares* para a sua programação;
■ São, em tese, implantadas para serem usadas por toda a vida do paciente;

■ Nos casos de IC, não há compatibilidade entre as unidades externa e interna de fabricantes diferentes;
■ Peças e acessórios das unidades externas de marcas e modelos diferentes da unidade interna implantada são incompatíveis;
■ O conserto de problemas eletrônicos complexos das unidades externas só pode ser realizado pelo fabricante/representante da marca implantada;
■ O teste de integridade da unidade interna só pode ser realizado pelo fabricante/representante da marca implantada.

Os aspectos descritos tornam o paciente e o CIA dependentes da qualidade da assistência pós-venda oferecida pelo fabricante/representante. Como já relatado anteriormente, as próteses eletrônicas são ativas e necessitam de *softwares* específicos fornecidos e atualizados pelo fabricante/representante. Problemas no *software* não solucionados podem interromper o processo de mapeamento e programação das unidades externas, comprometendo o processo de reabilitação do paciente.

Alguns problemas relacionados com o mau funcionamento do sistema, quebras da unidade externa e falhas da unidade interna só podem ser diagnosticados e resolvidos pelo fabricante/representante da marca implantada. Devem ser observadas ainda a celeridade no conserto das unidades externas e a disponibilidade e preço das peças e acessórios da marca implantada, considerando que o paciente não tem a opção de adquiri-las de um outro fabricante. O tempo de garantia dos sistemas de implantes auditivos oferecido pelo fabricante deve ser observado, tendo em vista que os custos de conserto e manutenção desses dispositivos são altos, principalmente para os usuários do SUS.

Um outro aspecto relevante que deve ser considerado é o comportamento ético da empresa/representante frente aos usuários, CIA, SUS e planos de saúde, considerando que uma vez o paciente implantado com uma determinada marca estará preso a ela por toda vida útil do IC, sem possibilidade de escolha ou troca do sistema de IC por um de outro fabricante, tornando-o "refém" da empresa fabricante da unidade interna implantada.

Uma vez definido a marca dos implantes auditivos a serem utilizados é essencial que o audiologista que for realizar a ativação e mapeamento dos IC e a adaptação e programações dos processadores de áudio das PAAO obtenha treinamento e suporte da empresa fabricante da marca e modelo que o CIA pretende implantar nos seus primeiros pacientes.

O médico otologista deve realizar treinamento *hands on* com os modelos das unidades internas da marca escolhida para se familiarizar com a técnica de implantação e de inserção dos eletrodos, além de conhecimentos necessários para a escolha do eletrodo adequado, peculiaridades com o uso de ressonância magnética etc.

Em resumo, no momento da escolha do fabricante da marca e modelo que se pretende iniciar, o coordenador do CIA deve observar as questões levantadas acima e buscar informações sobre os representantes/fabricantes junto aos profissionais do Centro Padrinho ao qual está vinculado para só então escolher a marca e modelo dos implantes auditivos que pretende trabalhar.

2ª Etapa – Execução

É nesta etapa que colocaremos à prova o plano traçado na Etapa de Planejamento. É de extrema importância a seleção do paciente número um e os cuidados para a realização do procedimento cirúrgico de forma segura e sem complicações, aumentando a probabilidade de sucesso na cirurgia e no processo de (re)habilitação do paciente. A primeira cirurgia deve ser realizada unilateralmente evitando a longa duração do procedimento bilateral. O fracasso ou a ocorrência de uma complicação cirúrgica importante pode ter um impacto bastante devastador para a equipe, comunidade médica e fonoaudiológica do estado e para os pacientes candidatos a implantes auditivos, minando a credibilidade do CIA.

Seleção do Primeiro Paciente

As primeiras cirurgias de implantes auditivos devem ser realizadas em pacientes com excelente prognóstico do ponto de vista de reabilitação da comunicação, de fácil avaliação pela equipe de fonoaudiologia e que não haja fatores que possam dificultar e/ou aumentar os riscos de insucessos e complicações ao procedimento cirúrgico.

Os primeiros pacientes selecionados para realizar a cirurgia de IC devem, de preferência, ter as seguintes características:

- Adultos, com bom estado geral, portador de disacusia sensorioneural de grau severo a profundo bilateral, pós-lingual, de preferência progressiva, sem comorbidades associadas, com pouco tempo de surdez (menos de dez anos) e ter sido estimulado previamente com uso de AASI;
- Sem alterações anatômicas que possam dificultar o acesso à cóclea, sem malformações da orelha interna, sem sinais de fibrose e/ou ossificação coclear e sem comprometimento das vias auditivas centrais;
- Sem outras deficiências associadas;
- Bom nível intelectual, com condições sociais, econômicas e culturais regulares ou maiores;
- Expectativas adequadas quanto aos possíveis resultados auditivos alcançados;
- Ciência das limitações e cuidados quanto à prática de esportes, atividades de lazer e realização de alguns procedimentos médicos;
- Ciência dos possíveis riscos, insucessos e complicações inerentes ao procedimento cirúrgico;
- Ter lido, compreendido e assinado o Termo de Ciência e Consentimento Livre e Esclarecido.

As características descritas anteriormente são indicadores de bom prognóstico e menor probabilidade de complicações cirúrgicas, portanto, um paciente com esse perfil seria ideal para a primeira cirurgia, considerando que:

- A anatomia cirúrgica de um ouvido adulto é familiar a um cirurgião otológico não habituado em realizar timpanomastoidectomias em crianças de rotina, minimizando o risco de complicações;
- O diagnóstico audiológico realizado pela equipe de audiologistas em um paciente adulto com surdez pós-lingual é mais fácil e seguro, quando comparado a crianças;
- Os protocolos de avaliação da percepção de fala em adultos são de fácil aplicação, tanto na avaliação, quanto no acompanhamento do paciente implantado;
- Ativação, mapeamento e balanceamento dos eletrodos do IC também são mais simples de serem obtidos, já que é possível obter respostas objetivas sobre a sensação auditiva despertada pelo IC no paciente adulto;
- O processo de reabilitação auditiva do paciente adulto com surdez pós-lingual é mais simples e rápido;
- As respostas à estimulação elétrica dada pelo IC, no sentido de percepção da fala, geralmente são precoces, permitindo que o paciente alcance um reconhecimento de sentenças em formato aberto;
- É importante que o primeiro IC realizado pelo Centro tenha êxito, visto que motivará a equipe, dará credibilidade ao Centro, e o procedimento vai encorajar novos pacientes e familiares a realizarem a cirurgia.

Suporte de um Centro Experiente para a Realização das Primeiras Cirurgias de Implantes Auditivos

A supervisão de profissionais de um CIA com experiência, "Centro Padrinho", é de grande importância para as equipes que estão realizando os primeiros implantes auditivos. O acompanhamento dos primeiros implantes auditivos por um cirurgião experiente garante maior segurança ao procedimento, aumentando a chances de sucesso, fundamentais no início das atividades do CIA. Da mesma forma, a presença de uma audiologista experiente afirma a segurança e efetividade nos procedimentos das medidas intraoperatórias.

A decisão da equipe de quando passar a realizar a cirurgia de IC sem o suporte técnico de profissionais do Centro Padrinho deve ser tomada em conjunto, ou seja, entre os profissionais de ambas as equipes.

Antes da primeira cirurgia, a equipe deverá fazer a conferência de todo o material cirúrgico otológico (micropinças, ganchos, descoladores, micromotor otológico, canetas para o micromotor otológico, conjunto de brocas diamantadas e cortantes, *kit* cirúrgico específico ao IC que será utilizado, microaspiradores etc.), da marca e do modelo do IC escolhido, existência de uma unidade extra de IC (*back up*) no bloco cirúrgico, microscópio cirúrgico, equipamento radiológico para uso no intraoperatório, exames radiológicos, monitor de nervos cranianos e o sistema de medidas elétricas intraoperatórias disponibilizado pelo fabricante do implante.

Importante também conferir se a imunização necessária aos pacientes candidatos a IC foi realizada antes de 30 dias da data da cirurgia, ausência de otites e se os exames clínicos pertinentes pré-operatórios estão dentro da normalidade.

A decisão de operar crianças, principalmente abaixo de 2 (dois) anos, só deve ser tomada quando a equipe estiver bastante familiarizada e segura na realização do implante coclear em adultos, bem como com o diagnóstico audiológico infantil. Sugerimos que, num primeiro momento, as equipes iniciantes realizem a cirurgia de IC em adultos pós-linguais. Só após obter experiência em adultos é que o cirurgião deve passar a implantar crianças acima de 2 anos de idade. A experiência adquirida na realização de IC em crianças habilitará o cirurgião e equipe para implantar crianças com menos de 2 anos de idade.

Habilitação Junto ao MS

Após concretizarmos o projeto do CIA, inicia-se a fase de habilitação junto ao MS. O primeiro passo é conferir se todas as exigências da Portaria 2.776/GM/MS, de 18 de dezembro de 2014,[3] foram atendidas e, em seguida, montar o projeto com documentação fotográfica da estrutura física, equipamentos e cópias dos documentos e certificados da equipe.

Com o projeto do CIA concluído, formaliza-se a solicitação de cadastramento junto à Secretaria de Saúde do estado, município ou Distrito Federal, através de ofício, de acordo com as respectivas condições de gestão e a divisão de responsabilidades pactuadas na Comissão Intergestores Bipartite. A solicitação será analisada observando-se a necessidade e o interesse do gestor na sua criação. Confirmada a necessidade da criação, o gestor local se encarregará da avaliação das condições de funcionamento do CIA por meio de vistoria *in loco*, da emissão de laudo conclusivo a respeito do cadastramento, bem como da integração do novo CIA na rede de referência estadual. Uma vez aprovada a solicitação de cadastramento pelo gestor do SUS, o Ministério da Saúde, se julgar necessário, poderá solicitar parecer técnico da Sociedade Brasileira de Otologia, que providenciará a realização de visita técnica e elaboração de parecer conclusivo a respeito do cadastramento solicitado. Aprovado o cadastramento, a Secretaria de Assistência à Saúde (SAS), por meio da Coordenação de Alta Complexidade, tomará as providências necessárias para a sua efetivação.[9]

3ª Etapa – Crescimento do CIA

Redimensionamento do CIA

Com o crescimento de casos implantados há necessidade de um redimensionamento contínuo da equipe e estrutura de um CIA merecendo atenção permanente do coordenador.

Considerando que os implantes auditivos são dispositivos eletrônicos ativos que necessitam de ajustes frequentes (mapeamentos) nos primeiros anos e acompanhamento permanente ao logo da vida útil deles, cada paciente implantado liga-se quase que irreversivelmente ao CIA. Associado a esta característica é frequente o comparecimento de pacientes queixando-se de mau funcionamento das unidades externas causados por quebras de componentes e para a readaptação de novos processadores de fala (*upgrade*) adquiridos, impondo cada vez mais atribuições aos profissionais do CIA.

O setor de (re)habilitação auditiva é outro "gargalo" num CIA, considerando que o processo de reabilitação auditiva é longo e associado à escassez de profissionais habilitados no mercado de trabalho torna essa área um ponto de preocupação para os CIA.

Educação Continuada

A evolução tecnológica, a expansão dos critérios de indicação do IC, o aparecimento de novas opções de reabilitação da pessoa portadora de deficiência auditiva tornam necessária uma contínua atualização dos profissionais do CIA por meio de jornadas e cursos internos, participação em eventos científicos, teleconferências e treinamento no uso de novas tecnologias em parceria com os fabricantes de implantes auditivos com o objetivo de manter a equipe atualizada com a evolução dos métodos de (re)habilitação auditiva disponíveis.

Os profissionais do CIA devem estar familiarizados com todas as tecnologias disponíveis no mercado brasileiro. Para isso, ao longo do tempo o CIA deve realizar todas as marcas e modelos de implantes disponíveis no mercado brasileiro para que os profissionais possam construir um juízo de valor com base na experiência adquirida e nos resultados obtidos.

O coordenador do CIA deve estar atento a publicações de novas portarias e diretrizes que revoguem ou alterem as atuais.

CONCLUSÃO

O sucesso de um CIA é precedido por um detalhado planejamento. Conhecer as portarias ministeriais é essencial para dar celeridade e êxito ao processo de habilitação do CIA junto ao MS.

Estrutura física hospitalar equipada para cirurgias otológicas de alta complexidade é fundamental para a segurança do paciente. Estrutura ambulatorial, recursos técnicos e equipamentos destinados ao diagnóstico e acompanhamento otoaudiológico são condições indispensáveis à equipe, que deve estar familiarizada com as diferentes opções de (re)habilitação da pessoa portadora de deficiência auditiva e devidamente qualificada para atuar em um CIA. A vivência em um CIA de grande experiência (Centro Padrinho) e a realização do Curso de Formação e Treinamento de Médicos Otorrinolaringologistas em Implante Coclear em Centros acreditados pela ABORL-CCF e SBO são fundamentais para que o otologista adquira capacitação técnica e possa perceber toda a complexidade e logística de um CIA, assimilando conceitos na otologia, audiologia e também aspectos subjetivos que rondam a deficiência auditiva, que só a experiência permite que sejam alcançados.

A área do conhecimento é dinâmica e veloz, especialmente os métodos de (re)habilitação da audição e linguagem, exigindo dos CIA a promoção de educação continuada da sua equipe, contribuindo com a expansão de conhecimentos para profissionais de outras equipes também.

O sucesso dos resultados obtidos com a (re)habilitação auditiva de adultos e crianças invariavelmente impulsiona o crescimento do CIA, que deverá ser redimensionado continuamente, garantindo qualidade no atendimento à pessoa portadora de deficiência auditiva.

REFERÊNCIAS BIBLIOGRÁFICAS

1. Helbig A, Baumann U, Hey C, Helbig M. Hearing preservation after complete cochlear coverage in cochlear implantation with the free-fitting FLEX soft electrode carrier. Otol Neurotol. 2011;32(6):973-9.
2. Associação Brasileira de Otorrinolaringologia e Cirurgia Cervicofacial [Internet]. Disponível em: www.aborlccf.org.br.
3. Portaria nº 2.776/GM/MS, de 18 de dezembro de 2014 [internet]. Disponível em: bvsms.saude.gov.br › saudelegis › prt2776_18_12_2014.
4. House WF. Cochlear implants. Ann Otol Rhinol Laryngol. 1976;85(27):1-93.
5. Mangabeira-Albernaz PL, Bloch P, Chao CC, et al. O implante coclear. Acta AWHO. 1981;(1).
6. O implante coclear FMUSP-Apresentação de um programa brasileiro e seus resultados preliminares. Rev Bras Otorrinolaringol. 1994;60:1-16.
7. Diretrizes Gerais para a Atenção Especializada às Pessoas com Deficiência Auditiva no Sistema Único de Saúde. Disponível em: https://repositorio.observatoriodocuidado.org/bitstream/handle/handle/2143/DIRETRIZES-GERAIS-ATENCAO-ESPECIALIZADA-23122014.pdf?sequence=1&isAllowed=y.
8. Hospital do Coração de Natal (RN). Centro de Implantes Auditivos do Otocentro. Ações realizadas [Internet]. [acesso em 2013]. Disponível em: www.otocentro.com.br.
9. Ministério da Saúde. Portaria/GM nº 1278, de 20 de outubro de 1999 ED. Habilitação dos centros de implante coclear junto ao MS. Disponível em:www.saude.mg.gov.br/atos_normativos/legislacaosanitaria/estabelecimentos-desaude/.

AVALIAÇÃO MÉDICA OTORRINOLARINGOLÓGICA DO IMPLANTE COCLEAR

Robinson Koji Tsuji

INTRODUÇÃO

A avaliação médica deve sempre ser realizada com a propedêutica otorrinolaringológica completa, mas com especial cuidado para a avaliação otológica e de surdez.

A avaliação médica otorrinolaringológica deve buscar:

- O diagnóstico da perda auditiva quanto ao tipo (neurossensorial, condutivo ou misto) e grau (leve, moderado, grave ou profundo);
- O diagnóstico etiológico da surdez e outras doenças associadas;
- O diagnóstico diferencial com outros distúrbios da comunicação;
- Avaliação da anatomia cirúrgica do paciente e do risco pré-operatório.

Inicialmente, o médico deve fazer a anamnese e o exame físico detalhado com o objetivo de identificar a etiologia da surdez e outras deficiências e doenças associadas.

Métodos objetivos de avaliação do limiar auditivo são especialmente importantes para o diagnóstico de surdez psicogênica, para a determinação do limiar auditivo em crianças e também para diagnóstico de neuropatia auditiva. A presença de reflexo estapediano sugere fortemente que a surdez não seja profunda.

A avaliação do paciente candidato ao implante coclear é sempre multiprofissional. Embora o otorrinolaringologista seja o especialista que deverá centralizar as decisões e o acompanhamento do paciente, a interação com outras especialidades e outros profissionais de saúde é imprescindível. O correto encaminhamento a outros profissionais faz parte de uma boa avaliação médica e não pode ser negligenciado. É recomendado que as crianças sejam avaliadas também por um neuropediatra e um oftalmologista. Adultos com suspeita de surdez autoimune podem necessitar a assistência de um reumatologista. O diagnóstico de surdez genética necessita de uma avaliação pelo geneticista e deve ser encaminhado adequadamente, com o máximo de informações possíveis e com a pesquisa de outras etiologias já realizada.

ANAMNESE E EXAME FÍSICO

Anamnese e Exame Físico na Criança

Nas crianças, muitas vezes a anamnese é restrita, principalmente em lactentes que não irão referir objetivamente a perda auditiva. A suspeita clínica baseia-se na suspeita dos pais e cuidadores ou no atraso do desenvolvimento da linguagem. Por essa razão, o diagnóstico muitas vezes é tardio, principalmente quando não existem outros comprometimentos associados.

Devemos valorizar a história pregressa dos fatores de risco para perda auditiva. Nos casos de surdez congênita, deve-se investigar a presença de antecedentes gestacionais, de complicações neonatais e perinatais, antecedentes familiares de surdez e consanguinidade. Nos casos de surdez adquirida, a história de meningite bacteriana, o uso de ototóxicos ou quimioterápicos e traumatismo craniano são dados importantes na anamnese.

Além do exame físico otorrinolaringológico completo, deve-se realizar uma inspeção da região da cabeça e pescoço com especial atenção às anomalias craniofaciais, que podem estar relacionadas com síndromes com perda auditiva, como doença de Crouzon, síndrome de Klippel-Feil e síndrome de Goldenhar. A presença de displasia de pavilhões auriculares, atresia de meato acústico externo (MAE) e alterações na otoscopia devem ser descritas detalhadamente. Pesquisar sinais, como heterocromia de íris, posicionamento anormal dos olhos e inserção baixa de orelha, pode indicar síndromes associadas à surdez.

A avaliação do desenvolvimento neuropsicomotor com ênfase no desenvolvimento da linguagem para detectar possíveis atrasos é importante para diagnosticar outras alterações neurológicas e psiquiátricas associadas. Cerca de 30% a 40% das crianças com perda auditiva confirmada demonstrarão atrasos de desenvolvimento ou outras deficiências.[1]

Uma vez confirmada a presença de perda auditiva, todas as crianças devem ser encaminhadas à avaliação oftalmológica (Quadro 13-2-1).[2]

Anamnese e Exame Físico no Adulto

Em pacientes adultos candidatos ao implante coclear, é preciso caracterizar o mais detalhadamente possível a instalação e a progressão da sua perda auditiva.

Nos casos de surdez congênita, a anamnese dirigida é semelhante à da criança. Se na criança, cerca de 30 a 40% dos casos não se determinam a etiologia, em adultos com surdez congênita o diagnóstico é ainda mais difícil.

Nos casos de surdez pós-lingual, a anamnese dirigida à surdez deve compreender o tipo de instalação da surdez (súbita ou progressiva), o tempo de surdez, a lateralidade e a relação temporal entre os lados, otalgia, otorreia e outros sintomas otológicos associados,

Quadro 13-2-1. Fatores de Risco para Perda Auditiva Segundo o Joint Committee on Infant Hearing (JCIH)[2]

1 Suspeita dos pais ou da família de perda auditiva ou atraso na fala, linguagem ou de desenvolvimento

2 História familiar de perda auditiva permanente na infância

3 Internação por mais de cinco dias em UTI neonatal

4 Internação em UTI neonatal menor que cinco dias, mas que tenha havido: ventilação assistida, uso de medicação ototóxica, oxigenação extracorpórea por membranas, hiperbilirrubinemia a níveis de exsanguineotransfusão

5 Infecções intrauterinas: toxoplasmose, citomegalovírus, herpes, rubéola e sífilis

6 Anomalias craniofaciais, principalmente aquelas associadas à malformação de orelha e osso temporal

7 Presença de achados físicos de síndromes que podem estar associados à perda auditiva, como síndrome CHARGE (coloboma ocular, cardiopatia congênita, atresia de coana, retardo no crescimento ou desenvolvimento, malformações geniturinárias, malformação da orelha ou surdez) ou Waardemburg (heterocromia de íris e mecha branca no cabelo)

8 Síndromes associadas à perda auditiva progressiva ou de início tardio, como neurofibromatose, osteopetrose e síndrome de Usher

9 Doenças neurodegenerativas, como a síndrome de Hunter, ou neuropatias sensório-motoras, como ataxia de Friedreich e síndrome de Charcot-Marie-Tooth

10 Infecção adquirida relacionada com a surdez, como meningite bacteriana e catapora

11 Traumatismo craniano que necessita de internação

12 Quimioterapia

como zumbido e vertigem; antecedentes pessoais, como otites de repetição e cirurgias otológicas prévias e de outras doenças, como meningite, caxumba, catapora, doenças reumatológicas e traumatismo craniano; exposição a ruído e agentes ototóxicos devem ser pesquisados ativamente.

Antecedentes familiares de surdez podem orientar quanto à etiologia genética da surdez. A perda auditiva DFNA-1 (autossômica dominante) do gene HDIA1 se manifesta somente na segunda ou terceira década de vida,[3] outras causas genéticas, como a ligada ao cromossomo X, podem-se manifestar na infância.[4]

Como na criança, o exame físico otorrinolaringológico deve ser completo e o mais detalhado possível, englobando também a avaliação dos pares cranianos.

EXAMES COMPLEMENTARES

Exames Complementares na Criança

Nas crianças, particularmente nos casos de surdez congênita, os exames complementares devem ser realizados sempre no tempo correto, com atenção para o período crítico de desenvolvimento da comunicação da criança. Naquelas que foram reprovadas na triagem auditiva neonatal, a confirmação da perda auditiva por meio de potencial auditivo de tronco encefálico (PEATE) deve ser realizada até os 3 meses de idade, e o início da intervenção, até 6 meses de idade.[5]

Crianças que não foram diagnosticadas com perda auditiva, mas apresentam fatores de risco para surdez, devem ser acompanhadas até 30 meses de idade por causa do risco de surdez progressiva.[6]

Uma vez confirmada a presença da perda auditiva, a avaliação do tipo e grau da surdez é importante para a determinação de uma adequada estratégia de reabilitação.

Nas crianças abaixo de 6 meses de idade, devemos nos orientar pelas informações provenientes dos exames objetivos (PEATE e Imitanciometria). Embora o PEATE do tipo clique seja adequado para um exame de triagem, uma vez que haja suspeita de surdez, é importante que exames de frequência específica (*tone burst* ou estado estável) sejam realizados. Já em crianças maiores de 6 meses de idade, é possível a realização de audiometria comportamental. A audiometria nos fornece uma informação adicional que é importante para confirmar os limiares obtidos nos exames eletrofisiológicos.

Os exames de imagem, como tomografia computadorizada e ressonância magnética, são importantes para o diagnóstico da etiologia e no planejamento cirúrgico. A tomografia computadorizada é útil para o diagnóstico de malformação congênita de orelha. Alterações na orelha média (cadeia ossicular e membrana timpânica) e orelha externa (atresia ou estenose de MAE) são causas de perda auditiva condutiva. Alterações anatômicas da orelha interna, como displasia coclear de Mondini e aqueduto vestibular alargado, podem ser diagnosticadas por meio da tomografia computadorizada de ossos temporais. A ressonância magnética de ossos temporais é importante para avaliar a presença de permeabilidade coclear (principalmente na meningite) e na avaliação anatômica dos nervos do meato acústico interno (sétimo e oitavo pares cranianos), que muitas vezes não podem ser adequadamente avaliados pela tomografia computadorizada. Avaliar a presença de nervo auditivo é especialmente importante nos casos de surdez congênita, que podem ter como etiologia uma aplasia do nervo coclear.

Exames laboratoriais auxiliam no diagnóstico nos casos de suspeita de infecções congênita e perinatal. A incidência de infecções congênita e perinatal em nascidos vivos é de cerca de 10%.[7] Cerca de 50% dos recém-nascidos portadores de infecção congênita são assintomáticos no período neonatal,[8] apesar de a infecção persistir e causar doença tardia. Importantes agentes causadores de surdez congênita, como citomegalovírus, rubéola, toxoplasmose, rubéola e sífilis, são assintomáticos ao nascimento na maioria dos casos, e a infecção materna geralmente passa despercebida.[9] Assim, crianças com surdez congênita diagnosticada sem fator etiológico evidente, mesmo sem história gestacional de infecção, devem ser pesquisadas laboratorialmente. Exames sorológicos IgG, gM e IgA devem ser analisados cuidadosamente, levando em consideração o momento em que o exame foi realizado. A presença apenas de IgG positivo pode indicar apenas cicatriz imunológica da mãe numa infecção antiga. Deve-se, portanto, analisar em conjunto tanto os resultados encontrados na mãe e na criança, quanto a presença de soroconversão realizando exames seriados. A pesquisa de DNA viral por PCR na urina do bebê é importante para o diagnóstico de citomegalovírus.[10]

Acredita-se que em cerca de 50% dos casos de surdez congênita a causa seja hereditária. As perdas auditivas congênitas podem ser transmitidas por meio dos padrões autossômico dominante (15%), autossômico recessivo (80%), ligado ao sexo (2-3%) e mitocondrial (1%). Nos casos de surdez não sindrômica, o paciente não apresenta nenhuma outra alteração a não ser a surdez, tornando a avaliação genética com auxílio de um geneticista essencial para o diagnóstico. A mutação mais frequentemente encontrada é a chamada 35delG no gene GJB2 que codifica a proteína conexina 26 (Quadro 13-2-2).

Exames Complementares no Adulto

Os exames complementares no adulto são os mesmos da criança e devem ser dirigidos pela anamnese e exame físico.

No adulto, a determinação do limiar auditivo é estabelecida pelo exame de audiometria. O exame de PEATE e emissões otoacústicas são importantes neste grupo para afastar casos de surdez psicogênica, no diagnóstico de neuropatia auditiva, doenças neurodegenerativas (esclerose múltipla) e surdez de origem central.

A eletrococleografia pode auxiliar no diagnóstico da hidropsia endolinfática.

No caso de surdez congênita, diferentemente da criança, os exames sorológicos têm pouca utilidade, pois resultados positivos podem ser decorrentes de infecções adquiridas ou recentes sem relação com a surdez.

Os exames de imagem, como tomografia computadorizada e ressonância magnética, além do diagnóstico de malformações congênitas, nos auxiliam no diagnóstico diferencial de otoesclerose, meningite, otites e neoplasias (Quadro 13-2-3).

Um grande número de pacientes com surdez apresentam lesão vestibular associada. Além disso, a cirurgia de implante coclear pode gerar lesão vestibular em 25% dos pacientes. Neste contexto, a avaliação otoneurológica é importante para se evitar o menor prejuízo possível ao equilíbrio do paciente, nos orientando quanto ao lado a ser implantado e à relação de custo-benefício de um eventual procedimento bilateral.[11]

Quadro 13-2-2. Exames Complementares na Criança

1. Audiometria
2. Imitanciometria
3. Potenciais Evocados Auditivos de Tronco Encefálico (PEATE) clique e frequência específica (*tone burst* ou estado estável)
4. Emissões otoacústicas
5. Tomografia computadorizada de ossos temporais
6. Ressonância magnética de ossos temporais

Quadro 13-2-3. Exames Complementares no Adulto

1. Audiometria
2. Imitanciometria
3. Potenciais Evocados Auditivos de Tronco Encefálico (PEATE) tipo clique
4. Emissões otoacústicas
5. Tomografia computadorizada de ossos temporais
6. Ressonância magnética de ossos temporais
7. Exame Otoneurológico

PLANEJAMENTO CIRÚRGICO PRÉ-OPERATÓRIO

Para o planejamento cirúrgico, o otorrinolaringologista precisa avaliar a integridade anatômica do sistema auditivo periférico. Devemos nos lembrar que o feixe de eletrodos deve ser inserido no interior da cóclea e, portanto, ela deve ter anatomia e permeabilidade que permitam a introdução dos eletrodos.[12]

Os exames realizados para avaliar a anatomia cirúrgica, em especial a cóclea, são a tomografia computadorizada e a ressonância magnética. É importante que os exames sejam realizados por um radiologista com experiência e que sejam feitos exames de reconstrução da cóclea e medida da permeabilidade coclear.

A tomografia de ossos temporais deve ser realizada com cortes finos de 1 mm. Além da avaliação da anatomia, também é importante ter atenção quanto à posição do nervo facial, do seio sigmoide e do golfo da jugular. O conhecimento pré-operatório de variações anatômicas nos ajuda a prevenir complicações, como a lateralização ou deiscência do nervo facial, a presença de seio sigmoide muito grande ou proeminente ou a deiscência do bulbo da jugular na orelha média. Sinais sugestivos de patologias infecciosas e tumorais do osso temporal também podem ser visualizados na tomografia computadorizada.

A ressonância magnética deve ser realizada com reconstrução da cóclea, utilizando-se de sequência densamente ponderada em T2, em que a endolinfa e perilinfa da cóclea ficam bastante realçadas. É solicitado ao radiologista que realize medida do diâmetro do canal coclear para orientar o planejamento cirúrgico (Fig. 13-2-1).

Em pacientes com surdez congênita, a ressonância magnética é útil na avaliação de hipoplasia ou aplasia de nervo coclear. Deve ser realizado um corte transversal do meato acústico interno com individualização e identificação dos sétimo e oitavo pares cranianos (Fig. 13-2-1).

A avaliação cuidadosa da condição anatômica do osso temporal e da cóclea, bem como a sanidade da mastoide e da orelha média, é importante inclusive para a decisão do lado a ser implantado.

Todos os pacientes devem receber e assinar um termo de consentimento, em que conste, de forma clara, todos os riscos, bem como os cuidados que devem ser tomados no pós-operatório e as limitações oriundas da presença do dispositivo implantado. Pacientes portadores de implante coclear não podem mais ser submetidos a procedimentos cirúrgicos com uso do bisturi elétrico monopolar e existem limitações quanto à realização de ressonância magnética.

O tempo cirúrgico de uma cirurgia de implante coclear é de cerca de duas horas. A avaliação dos riscos pré-operatórios deve ser igual à de outras cirurgias, porém, é importante o cuidado com doenças que podem estar associadas à surdez. Crianças sindrômicas podem apresentar cardiopatias congênitas e renais. Pacientes com síndrome de Alport são nefropatas e podem apresentar insuficiência renal em graus avançados. A presença de malformações craniofaciais pode indicar um risco maior para a intubação orotraqueal, devendo o cirurgião estar preparado para tal eventualidade.

PREVENÇÃO DE MENINGITE

De acordo com o CDC americano (Centers for Disease Control and Prevention) em sua página oficial da internet (http://www.cdc.gov/vaccines/vpd-vac/mening/cochlear/dis-cochlear-hcp.htm), até o ano de 2007, ocorreram mais de 90 casos descritos no mundo de meningite em pacientes com implante coclear, num total de 60 mil implantados. O agente etiológico mais comum é o *Streptococcus pneumoniae* e foi mais frequente em pacientes que utilizavam um modelo de implante coclear com posicionador de eletrodos.

Desse modo, pacientes usuários de implante coclear apresentam maior risco de contrair meningite, com incidência 30 vezes maior que na população em geral. Na tentativa de diminuir essa incidência, é preconizada a vacinação contra meningite em todos os pacientes que receberão o implante coclear. Existe uma divergência entre a recomendação do CDC americano e o Ministério da Saúde brasileiro quanto a esta recomendação (Quadros 13-2-4 e 13-2-5).

A diferença entre a recomendação do CDC americano e a do Ministério da Saúde do Brasil é que esta preconiza também a imunização contra meningococo tipo C e vírus *H. influenzae*. A vacina Pneumo23 deve ser repetida após 5 anos.

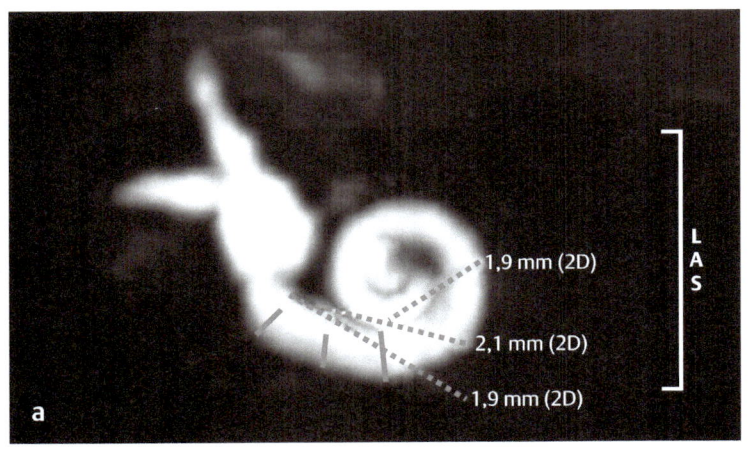 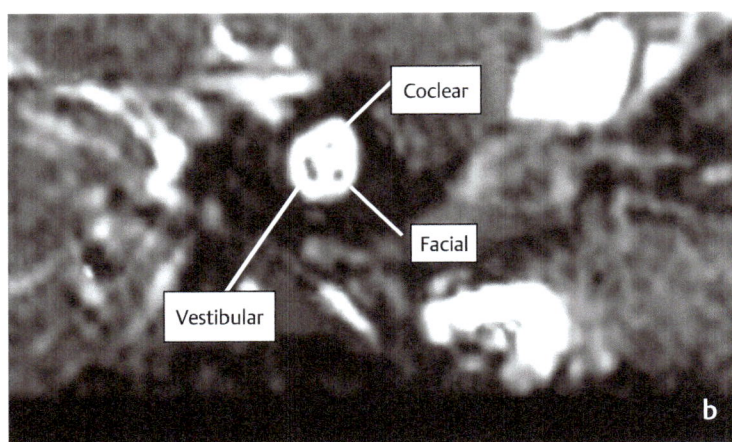

Fig. 13-2-1. (a) Reconstrução em 2 dimensões da cóclea com medida do diâmetro do giro basal. (b) Corte sagital de meato acústico interno mostrando nervos coclear, facial e vestibular normais. Exame normal.

Quadro 13-2-4. Recomendações do CDC Americano

Idade	Bactéria	Vacina
< 2 anos	*S. pneumoniae*	Vacina conjugada 10 valente
	H. influenzae	Vacina contra *H. influenzae* tipo B
2-5 anos	*S. pneumoniae*	Vacina conjugada 7 valente
		Vacina polissacarídea 23 valente
	H. influenzae	Vacina contra *H. influenzae* tipo B
> 5 anos	*S. pneumoniae*	Vacina polissacarídea 23 valente

Quadro 13-2-5. Recomendações do Ministério da Saúde Brasileiro

Idade	Bactéria	Vacina
< 2 anos	S. pneumoniae	Vacina conjugada 10 valente
	N. menigitidis tipo B	Vacina contra meningococo conjugada C
	Vírus H. influenzae tipo A, B e H1N1	Vacina contra H. influenzae tipos A, B e H1N1
2-5 anos	S. pneumoniae	Vacina conjugada 10 valente
		Vacina polissacarídea 23 valente
	N. menigitidis tipo B	Vacina contra meningococo conjugada C
	Vírus H. influenzae tipos A, B e H1N1	Vacina contra H. influenzae tipos A, B e H1N1
> 5 anos	S. pneumoniae	Vacina conjugada 7 valente
		Vacina polissacarídea 23 valente
	N. menigitidis tipo B	Vacina contra meningococo conjugada C
	Vírus H. influenzae tipos A, B e H1N1	Vacina contra H. influenzae tipos A, B e H1N1

Fonte: http://portal.saude.gov.br/portal/arquivos/pdf/livro_cries_3ed.pdf

REFERÊNCIAS BIBLIOGRÁFICAS

1. Karchmer MA, Allen TE. The functional assessment of deaf and hard of hearing students. Am Ann Deaf. 1999;144:68-77.
2. Year position statement: principles and guidelines for early hearing detection and intervention programs. Pediatrics. 2007;120(4):898-921.
3. Leon PE, Lalwani AK. Auditory phenotype of DFNA1. Adv Otorhinolaryngol. 2002;61:34-40.
4. Manolis EN, Eavey RD, Sangwatanaroj S, et al. Hereditary postlingual sensorineural hearing loss mapping to chromosome Xq21. Am J Otol. 1999;20(5):621-6.
5. US Department of Health and Human Services, Office of Disease Prevention and Health Promotion. Healthy People. 2010. Vol II: objectives for improving health. 2nd ed. Rockville, MD: Office of Disease Prevention and Health Promotion, US Department of Health and Human Services. 2000.
6. Johnson JL, White KR, Widen JE, et al. A multicenter evaluation of how many infants with permanent hearing loss pass a two-stage otoacoustic emissions/automated auditory brainstem response newborn hearing screening protocol. Pediatrics. 2005;116:663-72.
7. Klein JO, Remington JS. Current concepts of infections of the fetus and newborn infant. In: Remington JS & Klein JO (Ed.). Infectious diseases of the fetus and newborn infant. 4th ed. Philadelphia: WB Saunders Co; 1995. p. 1-19.
8. Overall Jr. JCO. Viral infections of the fetus and neonate. In: Feigin RD, Cherry JD. Textbook of pediatric infectious diseases. 3rd ed. Philadelphia: WB Saunders Co; 1992. p. 924.
9. Mussi-Pinhata MM, Yamamoto AY. Infecções congênitas e perinatais. Jornal de Pediatria. 1999;75(1):S15-30.
10. Revello MG, Gerna G. Diagnosis and management of human cytomegalovirus infection in the mother, fetus and newborn infant. Clin Microbiol Rev. 2002;15:680-715.
11. Bittar RSM, Sato ES, Silva-Ribeiro DJ, et al. Caloric test and video head impulse test sensitivity as vestibular impairment predictors before cochlear implant surgery. Clinics (Sao Paulo). 2019;74:e786. Published. 2019:e786.
12. Gómez MVSG, Guedes MC, Sant'Anna SBG, et al. Critérios de seleção e avaliação médica e audiológica dos candidatos ao implante coclear: protocolo HC-FMUSP. Arq otorrinolaringol. 2004;8(4):303-23.

CRITÉRIOS DE INDICAÇÃO DE IMPLANTE COCLEAR EM ADULTOS

Rubens de Brito ▪ Robinson Koji Tsuji

INTRODUÇÃO

Muitos deficientes auditivos adultos são bem adaptados e conseguem uma boa qualidade de vida, com poucas limitações. Nesses casos, a indicação errônea de implante coclear, algumas vezes associado a uma cirurgia malsucedida, gera grandes expectativas seguidas de enorme frustração, o que pode trazer consequências devastadoras. Por isso, profissionais de saúde que trabalham com pacientes com perda auditiva devem ter amplo conhecimento dos critérios de indicação de implante coclear, e o assunto só deve ser abordado quando o profissional tiver certeza de que a esperança de reabilitação da audição não servirá apenas para somar problemas nas vidas dessas pessoas. Além disso, o paciente deve estar ciente de que a cirurgia pode levar a uma degeneração da audição residual e, se isso acontecer, ele passará a escutar exclusivamente por meio do implante coclear, eliminando a possibilidade de qualquer estímulo sonoro através de aparelhos de amplificação sonora individual (AASI).

Os critérios de indicação são bastante complexos. Além dos parâmetros físicos e audiológicos, há outros fatores a serem considerados: forma de linguagem, desenvolvimento cognitivo, aspectos psicológicos e sociais e as expectativas do paciente e da família. Em relação às expectativas, é importante salientar que elas devem ser as mesmas para o paciente, familiares e equipe profissional. O objetivo do procedimento pode ser melhora da comunicação do paciente ou apenas detecção de presença ou ausência de som.

Atualmente, sabemos que a simples detecção de som pode trazer grandes benefícios na forma de comunicação para alguns pacientes, porém, é importante que esse objetivo esteja claro e seja de comum acordo entre todos os envolvidos.

AVALIAÇÃO DO PACIENTE ADULTO CANDIDATO A IMPLANTE COCLEAR

História Clínica e Antecedentes Pessoais

Deve ser realizada uma anamnese detalhada. Com a história clínica, o médico deve ser capaz de sugerir as principais etiologias responsáveis pela deficiência auditiva e detectar se o paciente apresentou surdez pré ou pós-lingual. Se a surdez foi adquirida após o desenvolvimento da linguagem oral, ela é considerada pós-lingual. No entanto, se a surdez for congênita ou foi adquirida nos primeiros anos de vida, antes do desenvolvimento da linguagem, ela é considerada surdez pré-lingual. Pacientes adultos com surdez pré-lingual apresentam resultados limitados com o implante coclear. Isso porque o ápice de neuroplasticidade da via auditiva central ocorre nos primeiros anos de vida e depende do estímulo sonoro.

Por outro lado, excelentes resultados podem ser obtidos em pacientes adultos com deficiência auditiva pós-lingual. Nesses indivíduos, a idade de aquisição da surdez e o tempo de surdez não constituem contraindicação para a realização do implante coclear[1] porém, sabe-se que um período prolongado de privação sonora pode influenciar o resultado.

Paciente com história prévia de surdez pós-meningite deve ter prioridade, e a cirurgia deve ser realizada o mais rápido possível. Isso porque tais pacientes apresentam risco de ossificação coclear, que ocorre com maior intensidade nas primeiras quatro a oito semanas após a meningite.[2,3]

Avaliação Audiológica

Na avaliação audiológica inicial é importante a presença de fonoaudiólogo com especialização em audiologia clínica ou perícia em implante coclear. Devem ser realizados exames audiológicos para definir o tipo e o grau de deficiência auditiva. Além disso, deve ser avaliada a experiência prévia do paciente com AASI. A equipe precisa estar segura de que o implante coclear trará mais benefícios ao paciente do que o AASI. São considerados benefícios limitados dos AASI: reconhecimento de sentenças em conjunto aberto no silêncio menor que 50% na orelha a ser implantada.

Quando a equipe médica achar necessário, o paciente e as pessoas de convívio próximo devem ser encaminhados à equipe de psicologia, que vai avaliar e acompanhar alterações psicológicas que dificultem ou impeçam a reabilitação pós-operatória.[4] (Veja mais detalhes na Seção 13-5).

Expectativas Adequadas dos Envolvidos

Como foi mencionado no início do capítulo, é essencial que todos os envolvidos tenham as mesmas expectativas em relação aos resultados do implante coclear. As expectativas do paciente e de sua família devem estar alinhadas (ou em sintonia) com as expectativas da equipe médica. Essa etapa é fundamental para o sucesso do procedimento. (Ver Seção 13-6).

Critérios de Indicação de Implante Coclear em Pacientes Maiores de 12 Anos

Nos últimos anos, os critérios de indicação de implante coclear passaram por diversas modificações. O avanço tecnológico dos aparelhos e os bons resultados obtidos têm incentivado a ampliação dos critérios de seleção. Em 2011, as associações envolvidas com implante coclear no Brasil criaram diretrizes com o objetivo de padronizar os critérios de indicação de implante coclear. No entanto, deve ficar claro que, por causa da complexidade dos pacientes e parentes envolvidos, é impossível classificar todos os pacientes de forma simplificada. Assim, cada paciente deve ser avaliado individualmente, e as diretrizes devem ser utilizadas para orientação.[5]

Dividimos os critérios de indicação para pacientes adultos pós e pré-lingual.

Audiologicamente, o implante coclear será indicado para pacientes a partir de 12 anos de idade, com perda auditiva pós-lingual, que apresentem 50% ou menos de reconhecimento de sentenças, em apresentação aberta, na orelha a ser operada com o uso do melhor AASI para a sua perda auditiva, sem ajuda de linguagem orofacial (LOF). O aproveitamento auditivo de cada paciente é avaliado, levando-se em consideração todos os demais testes.

Os benefícios do implante coclear são restritos em pacientes adultos com surdez bilateral pré-lingual. Nesses pacientes, além dos critérios citados no Quadro 13-3-1, é necessária a avaliação da forma de comunicação. Os pacientes que se beneficiarão com o implante coclear são aqueles reabilitados pelo método oral. Com o implante coclear, tais pacientes poderão apresentar melhora na sua forma de comunicação, mesmo que os testes de reconhecimento de sentenças, em apresentação aberta, não apresentem melhora significativa.

Por outro lado, para os pacientes adultos pré-linguais sem reabilitação oral, o implante coclear oferecerá som sem significado. Nesses casos, o som traz apenas desconforto, e a maioria dos pacientes, nesta situação, prefere não utilizar o aparelho.

Critérios de Indicação em Situações Especiais

Existem situações especiais em que os critérios de indicação e contraindicação dos Quadros 13-3-1 a 13-3-3 podem não ser respeitados.

Quadro 13-3-1. Critérios de Indicação de Implante Coclear para Pacientes a Partir de 12 Anos de Idade, com Deficiência Auditiva Pós-Lingual. Serão Considerados Pacientes Candidatos que Preencherem Todos os Critérios a Seguir

- Perda auditiva neurossensorial severa ou profunda
- Resultado igual ou menor que 50% de reconhecimento de sentenças em formato aberto com AASI na orelha a ser operada
- Anatomia coclear que permita introdução de feixe de eletrodos
- Nervo auditivo presente na ressonância magnética
- Motivação adequada do paciente para o uso do implante coclear e para o processo de reabilitação fonoaudiológica

Espectro da Neuropatia Auditiva

Nestes casos o desempenho nos testes de percepção auditiva da fala é soberano ao grau da perda auditiva, ou seja, resultado igual ou menor que 50% de reconhecimento de sentenças em conjunto aberto com uso de AASI na orelha a ser implantada e inferior a 60% na melhor orelha, independentemente do grau de perda auditiva.

Cegueira Associada à Surdez

Quando paciente apresentar cegueira associada, independentemente da idade atual e época da instalação da surdez, o implante coclear está indicado quando o resultado de reconhecimento de sentenças em conjunto aberto com uso de AASI for igual ou menor que 50% na orelha a ser implantada.

Adequação psicológica e motivação do paciente para o uso do implante coclear e para o processo de reabilitação fonoaudiológica é necessária, porém este pode ser indicado mesmo em pacientes não oralizados como uma medida de exceção frente à grande limitação sensorial do paciente.

CRITÉRIOS DE INDICAÇÃO DO IMPLANTE COCLEAR DE ESTIMULAÇÃO ELETROACÚSTICA

O implante coclear de estimulação eletroacústica está indicado em pacientes com perda auditiva de conformação em rampa descendente com preservação total ou parcial dos limiares auditivos nas frequências baixas (até 1.000 Hz) (Quadro 3-3-4). Este dispositivo visa a estimular eletricamente a base da cóclea que corresponde às frequências altas e acusticamente à região de frequências baixas.[5,6]

Quadro 13-3-2. Critérios de Indicação de Implante Coclear para Pacientes a Partir de 12 Anos de Idade, com Deficiência Auditiva Pré-Lingual. Serão Considerados Pacientes Candidatos que Preencherem Todos os Critérios a Seguir

- Perda auditiva neurossensorial severa ou profunda
- Resultado igual ou menor que 50% de reconhecimento de sentenças em formato aberto com AASI na orelha a ser operada
- Presença de código linguístico estabelecido e adequadamente reabilitado pelo método oral
- Anatomia coclear que permita introdução de feixe de eletrodos
- Nervo auditivo presente na ressonância magnética
- Motivação adequada do paciente para o uso do implante coclear e para o processo de reabilitação fonoaudiológica

Quadro 13-3-3. Critérios de Contraindicação de Implante Coclear para Pacientes de Qualquer Idade, com Deficiência Auditiva Pré-Lingual ou Pós-Lingual. Não São Considerados Pacientes Candidatos que Preencherem Um ou Mais Critérios a Seguir

- Agenesia ou tumores de nervo auditivo
- Malformação severa da cóclea
- Pacientes pré-linguais adultos e adolescentes não reabilitados pelo método oral
- Expectativas inadequadas do paciente e da família quanto aos resultados do implante coclear
- Contraindicações clínicas para o procedimento cirúrgico
- Contraindicações sociais: família sem possibilidade de manutenção do aparelho, baterias, possibilidade de retornos frequentes na equipe

Quadro 13-3-4. Critérios de Indicação do Implante Coclear de Estimulação Eletroacústica em Pacientes com Adultos. Serão Considerados Pacientes Candidatos que Preencherem Todos os Critérios a Seguir

- Limiares tonais menores ou iguais a 60 dB nas frequências de 250, 500 e 1.000 Hz e limiares tonais maiores que 75 dB nas frequências de 2.000, 3.000 e 4.000 Hz na orelha a ser implantada; Reconhecimento de monossílabos com AASI entre 10 e 60% na orelha a ser implantada
- Reconhecimento de monossílabos com AASI menor que 80% na orelha contralateral
- GAP aéreo ósseo menor que 15 dB
- Perda da auditiva estável nos últimos 2 anos
- Etiologia diferente de otoesclerose, meningite, doença autoimune, malformação e ossificação coclear
- Sem contraindicação para utilização de moldes auriculares
- Nos casos de surdez pré-lingual, os pacientes devem ser adequadamente reabilitados pelo método oral

Surdez Bilateral, Assimétrica e Unilateral

Pacientes com perda auditiva de grau severo ou profundo bilateral são aqueles que apresentarão maior benefício do implante coclear por causa da elevada relação de custo-benefício, maior índice de satisfação e melhora da qualidade de vida.

Em pacientes com surdez assimétrica, quanto pior for a melhor orelha, melhor será a contribuição do implante coclear, o que impacta diretamente na relação de custo-benefício, índice de satisfação e qualidade de vida. Particularmente nos casos de perda auditiva progressiva na melhor orelha, a realização do implante coclear na pior orelha é ainda mais recomendada.[7]

Nos casos de surdez unilateral, a relação custo-benefício e o impacto na qualidade de vida é menor, embora a literatura atual suporte esta indicação com base na melhora da localização sonora, supressão do zumbido e reconhecimento no ruído.[8] Pacientes com surdez unilateral exigem uma especial adequação das expectativas e preparo para o processo de reabilitação para evitar frustrações e abandono do dispositivo por falta de empenho no processo de reabilitação. Tavora Vieira *et al.*, em 2020, demonstraram que apenas 4,4% dos pacientes de sua amostra com surdez unilateral abandonaram o uso do dispositivo.[9]

REFERÊNCIAS BIBLIOGRÁFICAS

1. Nasralla HR, Goffi V, Rigamonti C, et al. Conditions of personality predicting results with cochlear implant in post-lingual patients with long-time hearing deprivation. Arq Int Otorrinolaringol. 2009;13(4):400-8.
2. Durisin M, Bartling S, Arnoldner C, et al. Cochlear osteoneogenesis after meningitis in cochlear implant patients: a retrospective analysis. Otol Neurotol. 2010;31(7):1072-8.
3. Novak MA, Fifer RC, Barkmeier JC, Firszt JB. Labyrinthine ossification after meningitidis implications for cochlear implantation. Otolaryngol Head Neck Surg. 1990;103(3):351-6.
4. Bento RF, Sanchez TG, Brito RV. Critérios de indicação de implante coclear. Arq Int Otorrinolaringol. 1997;1(2):66-7.
5. Critérios de indicação para implante coclear. Autoria – ABORLCCF, SBO, SBF, ABA e SBP, Maio-2011.
6. Li C, Kuhlmey M, Kim A H. Electroacoustic Stimulation. Otolaryngol Clin North Am. 2019;52(2):311-22.
7. Arndt S, Laszig R, Aschendorff A, et al. Cochlear implant treatment of patients with single-sided deafness or asymmetric hearing loss. Cochlea-Implantat-Versorgung von Patienten mit einseitiger Taubheit oder asymmetrischem Hörverlust. HNO. 2017;65(2):98-108.
8. Cabral Jr. F, Pinna MH, Alves RD, et al. Cochlear Implantation and Single-sided Deafness: A Systematic Review of the Literature. Int Arch Otorhinolaryngol. 2016;20(1):69-75.
9. Távora-Vieira D, Acharya A, Rajan GP. What can we learn from adult cochlear implant recipients with single-sided deafness who became elective non-users?. Cochlear Implants Int. 2020;21(4):220-7.

SEÇÃO 13-4

CRITÉRIOS DE INDICAÇÃO DO IMPLANTE COCLEAR EM CRIANÇAS E ADOLESCENTES

Robinson Koji Tsuji ■ Marcelo Tepedino Junior

INTRODUÇÃO

Embora o implante coclear seja indicado para pacientes portadores de surdez severa ou profunda sem ganho satisfatório com uso de AASI, outros fatores têm grande relevância na indicação absoluta para a realização da cirurgia. Alguns critérios são investigados durante o processo de avaliação dos candidatos, como aquisição de linguagem, alterações cognitivas e psicológicas, expectativas e motivação dos familiares e do próprio paciente.

O prognóstico do implante coclear está diretamente relacionado com a precocidade do diagnóstico da surdez. A triagem auditiva neonatal possibilita identificar crianças com perda auditiva congênita nos primeiros meses de vida, mostrando sua grande importância quando realizada de forma universal. Outro fator a ser ressaltado é a dificuldade do diagnóstico definitivo da surdez em pacientes muito novos. Outras doenças, como o autismo, por exemplo, podem confundir o diagnóstico pela ausência de resposta do paciente aos estímulos sonoros.

A idade de aquisição da surdez é de grande importância. Pacientes que a adquirem antes do desenvolvimento da linguagem, pré-lingual, apresentam critérios diferentes das crianças ou adolescentes que apresentam após o desenvolvimento de linguagem oral, pós-lingual. Isso ocorre porque esse período se passa nos cinco primeiros anos de vida; logo, pacientes pré-linguais acima dessa idade apresentarão benefício limitado, mas o prognóstico pode melhorar quando reabilitados pelo método oral.

Após o diagnóstico da perda auditiva, todos os pacientes são encaminhados a uma equipe de implante coclear, que vai confirmar o diagnóstico. O paciente será acompanhado por uma equipe multidisciplinar para avaliações médica, fonoaudiológica e psicológica. Todos os critérios serão avaliados com o objetivo de identificar os pacientes que se beneficiarão do implante coclear.

Esses critérios levam em consideração principalmente: tipo e grau da perda auditiva, idade de aquisição da surdez, experiência prévia com uso de AASI, anatomia da cóclea e vias auditivas e expectativas adequadas do paciente e família.

Os candidatos serão separados em pré-lingual e pós-lingual ou por idade, especialmente no caso dos pré-linguais.

Todos os candidatos deverão ter diagnóstico de perda auditiva sensorioneural bilateral em uso de AASI em ambos os ouvidos.

AVALIAÇÃO DO BENEFÍCIO DO AASI

O benefício na utilização do AASI será avaliado por um período mínimo de três meses para que tenhamos certeza de que o ganho deste será inferior ao uso do implante coclear. Esse período não será respeitado em pacientes pós-meningite.

Crianças acima de 6 anos, que apresentem código linguístico estabelecido, serão consideradas com benefício insatisfatório quando não alcançarem 50% da percepção das palavras. No caso de crianças menores, basta a falta de habilidades auditivas e a falta de percepção dos estímulos sonoros com o AASI (ver Seção 15-5).

EXPECTATIVAS DO PACIENTE E FAMILIARES

O ganho funcional do implante coclear, quando realizado em crianças e adolescentes pré-linguais, depende de fatores já citados, como idade do paciente e desenvolvimento de linguagem oral. Muitas vezes, as expectativas, principalmente dos pais, podem não estar adequadas ao real benefício da cirurgia. Essas expectativas devem ser ajustadas a cada caso, pois expectativas muito elevadas, acima do real prognóstico, podem atrapalhar o processo de reabilitação.

No caso dos adolescentes, que vivem em constantes conflitos e desafios pessoais, em pleno desenvolvimento fisiológico, psicológico e social, a surdez se torna um obstáculo ainda maior. Nesses casos, o trabalho psicológico deve ser intenso para ajustar suas expectativas, pois o implante coclear torna-se um pilar. E, após a cirurgia, sua vida mudará rapidamente (ver Seção 13-6).

Crianças e Adolescentes com Perda Auditiva de Grau Severo a Profundo Bilateral

Crianças com até 3 anos de idade com surdez bilateral pré-lingual têm indicação de implante coclear quando preenchidos todos os critérios a seguir:

- Perda auditiva neurossensorial de grau severo e/ou profundo bilateral;
- Experiência com uso de aparelhos de amplificação sonora individual por um período mínimo de 3 meses e idade mínima de 18 meses na perda auditiva severa. Idade mínima de 6 meses em casos de meningite e/ou surdez profunda de etiologia genética comprovada, e, nestes casos, não é obrigatória a experiência com AASI;
- Falta de acesso aos sons de fala em ambas as orelhas com AASI, ou seja, limiares em campo livre com AASI piores que 50 dBNA nas frequências da fala (de 500 Hz a 4 KHz);
- Adequação psicológica e motivação da família para o uso do implante coclear, manutenção/cuidados e para o processo de reabilitação fonoaudiológica;
- Acesso e adesão à terapia fonoaudiológica com condições adequadas de reabilitação auditiva.

Crianças de 4 a 6 anos de idade com surdez bilateral pré-lingual têm indicação de implante coclear quando preenchidos todos os critérios a seguir:

- Perda auditiva neurossensorial de grau severo e/ou profundo bilateral;
- Resultado igual ou menor a 60% de reconhecimento de sentenças em conjunto aberto com uso de AASI na melhor orelha, e igual ou menor a 50% na orelha a ser implantada;
- Presença de indicadores favoráveis para o desenvolvimento de linguagem oral mensurados por protocolos padronizados;
- Adequação psicológica e motivação da família para o uso do implante coclear, manutenção/cuidados e para o processo de habilitação e reabilitação fonoaudiológica;
- Acesso e adesão à terapia fonoaudiológica com condições adequadas de reabilitação auditiva.

Crianças de 7 a 12 anos de idade incompletos com surdez bilateral pré-lingual têm indicação de implante coclear quando preenchidos todos os critérios a seguir:

- Perda auditiva neurossensorial de grau severo e/ou profundo bilateral;
- Resultado igual ou menor a 60% de reconhecimento de sentenças em conjunto aberto com uso de AASI na melhor orelha, e igual ou menor a 50% na orelha a ser implantada, com percepção de fala diferente de zero em conjunto fechado;
- Presença de código linguístico oral em desenvolvimento mensurado por protocolos padronizados. Devem apresentar

comportamento linguístico predominantemente oral. Podem apresentar atraso no desenvolvimento da linguagem oral considerando sua idade cronológica, manifestado por simplificações fonológicas, alterações sintáticas (uso de frases simples compostas por três a quatro palavras), alterações semânticas (uso de vocabulário com significado em menor número e em menor complexidade, podendo ser restrito às situações domiciliares, escolares e outras situações do seu cotidiano) e alterações no desenvolvimento pragmático, com habilidades de narrativa e argumentação ainda incipientes;

- Adequação psicológica, motivação e expectativa adequada do paciente e da família para o uso do implante coclear;
- Acesso e adesão à terapia fonoaudiológica com condições adequadas para reabilitação auditiva;
- Uso de AASI contínuo e efetivo desde o diagnóstico da perda auditiva.

Adolescentes a partir de 12 anos de idade com surdez bilateral pré-lingual têm indicação de implante coclear quando preenchidos todos os critérios a seguir:

- Perda auditiva neurossensorial de grau severo e/ou profundo bilateral;
- Resultado igual ou menor a 60% de reconhecimento de sentenças em conjunto aberto com uso de AASI na melhor orelha, e igual ou menor a 50% na orelha a ser implantada, com percepção de fala diferente de zero em conjunto fechado;
- Presença de código linguístico oral estabelecido e adequadamente reabilitado pelo método oral;
- Adequação psicológica, motivação e expectativa adequada do paciente e da família para o uso do implante coclear;
- Acesso e adesão à terapia fonoaudiológica com condições adequadas de reabilitação auditiva;
- Uso de AASI contínuo e efetivo desde o diagnóstico da perda auditiva.

Crianças e Adolescentes com Perda Auditiva Pós-Lingual de Grau Severo a Profundo Bilateral

Crianças e adolescentes com surdez pós-lingual têm indicação de implante coclear quando preenchidos todos os seguintes critérios:

- Perda auditiva neurossensorial de grau severo e/ou profundo bilateral;
- Resultado igual ou menor a 60% de reconhecimento de sentenças em conjunto aberto com uso de AASI na melhor orelha, e igual ou menor a 50% na orelha a ser implantada;
- Adequação psicológica, motivação e expectativa adequada do paciente e da família para o uso do implante coclear;
- Acesso e adesão à terapia fonoaudiológica com condições adequadas de reabilitação auditiva.

Crianças e Adolescentes com Perda Auditiva Assimétrica ou Unilateral

Pacientes com perda auditiva severa à profunda com a orelha contralateral com limiares normais ou com perda leve à moderada, ainda, são considerados indicação *off-label* no Brasil. Isto se deve ao fato da capacidade destas crianças de atingirem categorias de fala e de audição iguais aos indivíduos normais com uso de AASI na orelha melhor ou mesmo sem nenhum dispositivo como no caso da surdez unilateral. Sabe-se que pacientes com surdez assimétrica apresentarão benefício superior à surdez unilateral, e quanto pior forem os limiares e a inteligibilidade da melhor orelha, maior será o benefício.

A justificativa de se implantar uma criança com surdez unilateral ou assimétrica se fundamenta na possibilidade de prover ao paciente habilidades auditivas binaurais, que se traduzem em melhora da capacidade de localização sonora e melhora da inteligibilidade, sobretudo em ambientes com ruído. Este podendo ter impacto do desempenho escolar. Trabalhos recentes publicados têm demonstrado uso sistemático do dispositivo em crianças com surdez unilateral com pouco abandono do uso.

A decisão da implantação também deve ser pautada na etiologia, como o risco de ossificação coclear a e progressão para uma surdez bilateral.

BIBLIOGRAFIA

Arisi E, Forti S, Pagani D, et al. Cochlear implantation in adolescents with prelinguistic deafness. Otolaryngol Head Neck Surg. 2010;142(6):804-8.

Basura GJ, Eapen R, Buchman CA. Bilateral cochlear implantation: current concepts, indications, and results. Laryngoscope. 2009;119(12):2395-401.

Cohen R, Labadie R, Dietrich M, Haynes D. Quality of life in hearing-impaired adults: the role of cochlear implants and hearing aids. Otolaryngol Head Surg. 2004;131(4):413-22.

Cushing SL, Gordon KA, Sokolov M, et al. Etiology and therapy indication for cochlear implantation in children with single-sided deafness: Retrospective analysis. Ätiologie und Therapieindikation zur Cochleaimplantation bei Kindern mit unilateraler Taubheit: Retrospektive Analyse. HNO. 2019;67(10):750-9.

Dunn CC, Noble W, Tyler RS, et al. Bilateral and unilateral cochlear implant users compared on speech perception in noise. Ear Hear. 2010;31(2):296-8.

Gelfand SA, Silman S. Apparent auditory deprivation in children: implications of monaural *versus* binaural amplification. J Am Acad Audiol. 1993;4:313-8.

Gibson E. The Cochlear Implant journey: candidacy, expectations and aural rehabilitation. Hearing Review. 2006. Disponível em: http://www.hearingreview. com/issues/articles/2006-08_06.asp.

Gifford RH, Dorman MF, Shallop JK, Sydlowski SA. Evidence for the expansion of adult cochlear implant candidacy. Ear Hear. 2010;31(2):186-94.

Gilley PM, Sharma A, Dorman MF. Cortical reorganization in children with cochlear implants. Brain Res. 2008 6;1239:56-65.

Kuhn-Inacker H, Shehata-Dieler W, Muller J, et al. Bilateral cochlear implants: a way to optimize auditory perception abilities in deaf children? Int J Pediatr Otorhinolaryngol. 2004;68:1257-66.

Polonenko MJ, Papsin BC, Gordon KA. Children with Single-Sided Deafness Use Their Cochlear Implant. Ear Hear. 2017;38(6):681-9.

Portaria nº 1.278/GM de 20 de outubro de 1999. Disponível em: http://www. saude.mg.gov.br/atos_normativos/legislacao-sanitaria/estabelecimentos-de-saude/saude-auditiva/Portaria_1278.pdf. Acessado em abril/2009.

Schramm D, Fitzpatrick E, Séguin C. Cochlear implantation for adolescent and adults with prelinguistic deafness. Otol Neurotol. 2002;23(5):698-703.

Shpak T, *et al.* Perception of speech by prelingual preadolescent and adolescent cochlear implant users. Int J Audiol. 2009;48(11):775-83.

Waltzman SB, Roland JT, Cohe NL. Delayed implantation in congenitally deaf children and adults. Otol Neurotol. 2002;23(3):333-40.

AVALIAÇÃO PRÉ-CIRÚRGICA E ACOMPANHAMENTO FONOAUDIOLÓGICO DO PACIENTE NO PROGRAMA DE IMPLANTE COCLEAR

Danielle do Vale Penna Lima ■ Lilian Flores-Beltrán ■ Cristiane Zilbermintz

INTRODUÇÃO

O implante coclear (IC) trouxe ganhos significativos para a população portadora de perda auditiva sensorioneural de grau severo a profundo bilateral e que não apresenta benefícios com o uso de aparelhos de amplificação sonora individual (AASI). O implante coclear proporciona a estimulação direta do nervo auditivo, favorecendo a detecção de sons da fala, que são imprescindíveis para o desenvolvimento das habilidades auditivas e de linguagem oral nesta população, principalmente para crianças em fase de desenvolvimento. A expansão dos critérios de indicação do implante coclear no mundo e expressivo crescimento desta tecnologia no Brasil na última década, tornou necessário um novo olhar acerca dos protocolos de avaliação para indivíduos de diferentes faixas etárias. A escolha de protocolos detalhados que valorizem as variáveis individuais e o perfil de cada paciente são determinantes para obtermos resultados fidedignos para que a decisão quanto a cirurgia do implante coclear seja definida pela equipe multiprofissional, e a partir disso, fornecer melhor qualidade de vida para os usuários. Após a aplicação de protocolos específicos para cada caso, a equipe multiprofissional dos centros de implante coclear levam em consideração na discussão do caso os aspectos médicos, audiológicos, psicológicos e sociais. No entanto, um dos critérios principais é o acesso à reabilitação fonoaudiológica, pois este é fundamental para que o implantado tenha um bom desempenho, no que diz respeito à percepção auditiva e linguagem expressiva. Para crianças, além da reabilitação fonoaudiológica, outro critério fundamental é a orientação aos pais e cuidadores, e a participação efetiva da escola, pois isso pode proporcionar um prognóstico promissor. Neste capítulo, iremos nos deter aos protocolos de avaliação audiológica, percepção de fala e linguagem que podem ser usados como ferramenta de avaliação e acompanhamento dos pacientes candidatos à cirurgia de implante coclear nas etapas pré e pós-operatória. Tais protocolos são aplicados por fonoaudiólogos. Além disso, iremos explicar outros aspectos importantes que devem ser levados em consideração como: capacidade de desenvolvimento de linguagem oral em crianças através da (re)habilitação da audição, níveis atingidos na inteligibilidade de fala e os níveis de expressão obtidos na avaliação linguística. Quanto ao acompanhamento pós-operatório com implante coclear, devemos observar o desenvolvimento de habilidades de percepção de fala, mas também avaliar o desenvolvimento da linguagem expressiva, correlacionando-a ao desempenho com o implante coclear, pois em muitos casos o sujeito usuário de implante coclear pode apresentar bons limiares auditivos, mas não necessariamente desenvolvimento de linguagem oral. Também abordaremos a indicação do implante coclear em pacientes portadores de patologias associadas à surdez que não estão inseridos nos critérios clássicos de indicação desta tecnologia. Na sequência iremos detalhar o protocolo latino americano de implante coclear.[1]

AVALIAÇÃO FONOAUDIOLÓGICA DO CANDIDATO À CIRURGIA DE IMPLANTE COCLEAR

Critérios de Inclusão

Crianças até 17 Anos e 11 Meses de Idade:

A) Os pacientes devem apresentar uma perda auditiva sensorioneural bilateral severa profunda sem benefício com o uso de aparelho auditivo convencional. De acordo com as recomendações da Food and Drug Administration (FDA) publicadas, em março de 2020;[2]

B) Falta de progresso no desenvolvimento das habilidades auditivas, com amplificação individual adequada e participação em um programa intensivo de habilitação no modelo auditivo verbal ou aurioral;

C) Benefício limitado com amplificação convencional corretamente adaptada;

D) Para crianças entre 9 e 24 meses, o benefício e a evolução das habilidades auditivas devem ser avaliadas com base pela escala (IT-MAIS). Para crianças na faixa etária de 25 meses a 4 anos e 11 meses, o benefício limitado é definido quando a criança alcança um *plateau* no desenvolvimento auditivo (avaliado pela escala IT-MAIS) ou quando obtém uma pontuação para palavras e sentenças < 30% com a melhor condição de amplificação (melhor orelha). Para crianças de 5 a 17 anos e 11 meses, o benefício limitado é definido como uma pontuação para palavras e sentenças < 30% na melhor condição de amplificação;

E) Não deve haver contraindicações radiológicas para a colocação do receptor/estimulador ou do feixe de eletrodos. Entretanto, em patologias que estão relacionadas com ossificação coclear, a avaliação do candidato deve ser detalhada levando em consideração as possíveis complicações cirúrgicas e desempenho auditivo na percepção de fala;

F) Não deve haver contraindicações médicas para a cirurgia de implante e para a reabilitação;

G) As famílias e os candidatos devem estar motivados e ter expectativas apropriadas, sem que haja uma idealização irreal do implante coclear;

H) Os candidatos, as famílias e as instituições educacionais devem estar preparados e interessados em participar e cooperar com o treinamento pós-operatório e com os programas de avaliação, assim como assegurar o acesso ao usuário de implante coclear à terapia fonoaudiológica com um profissional habilitado;

I) Os candidatos devem frequentar um ambiente educacional que enfatize o treinamento aurioral ou auditivo verbal e propicie o uso efetivo do dispositivo, assim como professores itinerantes e provas adaptadas.

Avaliação Audiológica Pré-Cirúrgica

A) Revisão Otoscópica Básica;

B) Avaliação do Comportamento Auditivo, observação das respostas em campo livre ou com a utilização de audiômetro pediátrico e instrumentos musicais para avaliação instrumental. Nas crianças, tal procedimento é realizado através do treinamento para respostas condicionadas com a participação dos pais, cuidadores ou reabilitadores;

C) Realização de audiometria comportamental e/ou respostas condicionadas por via aérea (preferencialmente utilizando fones de inserção) e óssea utilizando mascaramento, caso necessário, apresentando métodos apropriados para cada faixa etária, levando em conta os níveis de desenvolvimento e a idade do paciente;

D) Testes de Percepção de fala com o objetivo de avaliar a detecção e reconhecimento de fala comportamental através da utilização de testes padronizados e validados de preferência usando fones de inserção com gravação de voz ou monitorados ao vivo;

E) Timpanometria com pesquisa dos reflexos estapedianos ipso-lateral e contralateral;

F) Emissões Otoacústicas;

G) Potenciais Evocados Auditivos:
- Potencial Evocado Auditivo Automático (PEAA – AABR) em crianças menores de 6 meses;
- Potencial Evocado Auditivo de Tronco Cerebral (PEATE – ABR), como Potencial evocado de frequência específica (PEATE-FE), o Potencial Evocado de Estado Estável (PEAEE), onde se obtêm os níveis eletrofisiológicos. Podem ser avaliadas as conduções aérea e óssea com o PEATE para os casos com indicadores de neuropatia/dissincronia auditiva e pesquisa do microfonismo coclear podem ser utilizados diferentes protocolos destes exames para confirmar o diagnóstico.

H) Benefício com as próteses auditivas:
- Teste com AASI em ambos os ouvidos, nos casos em que a criança nunca tenha sido adaptada anteriormente. Os testes com AASI podem ser ignorados, quando a etiologia da surdez for meningite e nos exames de imagem existem evidências de ossificação;
- É recomendado o registro das medidas da orelha real (RECD – *real ear to coupler difference*), sempre que for possível verificação eletroacústica da amplificação, o que só é permitido pelo conhecimento prévio das especificações dos aparelhos auditivos. Adaptação ou reprogramação dos aparelhos auditivos devem ser feitas, sempre que necessário;
- Medir os níveis auditivos em campo livre, com orelhas separadas e binauralmente, para avaliar a audibilidade dos sons suaves e percepção de fala com o uso das próteses auditivas;
- Se os aparelhos auditivos atuais não forem apropriados, e o paciente não estiver utilizando, serão testados novos aparelhos, contudo se for o caso de perda severa à profunda, o paciente deve ser encaminhado à avaliação de uma equipe de implante coclear, considerando que o primeiro ano de vida da criança é o período crítico de maior plasticidade cerebral, o que favorece a aquisição e desenvolvimento da linguagem oral.

Avaliação da Percepção da Fala

A avaliação da percepção de fala é de extrema importância em todas as etapas de um programa de implante coclear, tendo em vista que precisamos registrar e observar a forma como o indivíduo percebe os sons, sendo estes de fala ou ambientais, e o que ele faz com o que escuta; se tem somente atenção ou se consegue detectar e discriminar diferentes tipos de sons, inclusive a fala. A partir disso, é possível obter melhor direcionamento para o treinamento auditivo. Os testes de percepção de fala são recomendados de acordo com a faixa etária respeitando as características individuais e o ritmo de desenvolvimento.

IT-MAIS (Entrevista com os Pais)

Questionário estruturado contendo dez perguntas direcionadas aos pais ou cuidadores. Seu resultado traz informações quanto aos benefícios que o paciente está alcançando com o uso do dispositivo em situações do seu cotidiano, a partir do relato dos pais e/ou cuidadores.

MUSS (Entrevista com os Pais)

Questionário estruturado contendo dez perguntas direcionadas aos pais ou cuidadores. Seu resultado traz informações quanto ao desenvolvimento de linguagem oral com o uso dos dispositivos eletrônicos.

Alerta ao Nome

Observação do comportamento da criança diante do seu nome em situações do seu dia a dia com ou sem a presença de ruído.

Detecção dos Sons de Ling

Dá-nos um direcionamento acerca da percepção dos fonemas /a/, /i/, /u/, /s/, /ch/ e /m/, realizado pelo fonoaudiólogo para verificar

se o sujeito tem acesso aos sons de fala, pode ser realizado antes e após o implante coclear. Quando o sujeito já é usuário de implante coclear, este teste é realizado para verificar o balanceamento da programação.

Crianças com Idade entre 25 Meses a 4 Anos e 11 Meses

Nesta faixa etária, os testes para verificar o benefício com as próteses auditivas podem ser aplicados em campo livre e para verificar a percepção de fala pode ser realizado a viva-voz utilizando brinquedos, jogos, cartelas e miniaturas. Além disso, a participação da família é fundamental para nos auxiliar com as respostas do questionário do IT-MAIS e MUSS. Os testes de percepção de fala podem ser apresentados em conjunto fechado ou aberto. Em ambos os casos o fonoaudiólogo pedirá para que o paciente repita algumas frases sem apoio da leitura orofacial, porém, no caso do conjunto fechado, ele terá um apoio visual, através da escrita ou de figuras. No conjunto aberto, não há apoio visual.

- **Conjunto fechado:**
  A) Testes de detecção de sons:
     - Detecção de Sons de Ling.
  B) Testes de percepção de aspectos suprassegmentais da fala:
     - ESP, versão verbal baixa ou standard;
     - Subteste de Padrões;
     - Teste PIP-S (pode ser aplicado no lugar do subteste de Padrões do ESP).
  C) Testes de percepção de aspectos segmentais da fala:
     - Matriz de Vogais isoladas;
     - Matriz de Consoantes;
     - Teste PIP-C.

- **Conjunto aberto:**
  A) Palavras dissilábicas (listas de Tato);
  B) Sentenças no silêncio sem apoio visual.

Crianças com Idade entre 5 Anos a 17 Anos e 11 Meses

Todas as medidas de percepção da fala devem ser administradas em campo livre com a utilização de material gravado ou a viva voz.
Entrevista com os pais: questionário MAIS e MUSS.

- **Conjunto fechado:**
  A) Testes de detecção de sons:
     - Alerta ao nome e sons ambientais;
     - Detecção de Sons de Ling.
  B) Testes de percepção de aspectos suprassegmentais da fala:
     - ESP, versão verbal baixa ou Standard;
     - Subteste de Padrões;
     - Teste PIP-S (pode ser aplicado no lugar do subteste de Padrões do ESP).
  C) Testes de percepção de aspectos segmentais da fala:
     - Matriz de Vogais isoladas;
     - Matriz de Consoantes;
     - ESP: Subteste de Dissílabos;
     - Subteste de Monossílabos;
     - Teste PIP-C.
  D) Sentenças no silêncio com apoio visual (sentenças escritas em um papel para o paciente procura-las e repeti-las).

- **Conjunto aberto:**
  A) Palavras Dissilábicas;
  B) Sentenças no silêncio sem apoio visual;
  C) Sentenças no ruído sem apoio visual.

Os testes de percepção da fala serão administrados em campo livre calibrado a 70 dB SPL, com as crianças sentadas em posição azimute (0 grau) de distância do alto-falante.

Avaliação Audiológica Pós-Cirúrgica

A) Ativação do implante coclear:
- A ativação inicial do processador de fala ocorre em até 4 semanas após a cirurgia seguindo os critérios médicos;
- Pais, familiares e cuidadores devem estar atentos e bem informados quanto ao funcionamento e manuseio do implante coclear e seus acessórios;
- Revisar as expectativas, antes de iniciar a ativação;
- Acompanhamento básico na ativação:
  - Examinar a região da cirurgia se existe ou não alguma anormalidade que deva ser comunicada ao médico em seguida escolher o ímã e ajustar a antena;
  - Realizar as medidas de impedância do implante (telemetria de impedância);
  - Criar um programa inicial para ativação com base nos dados registrados na neurotelemetria intraoperatória e/ou os dados da ESRT; como também nas respostas comportamentais obtidas na ativação para que os níveis de corrente elétrica estejam confortáveis;
  - Discutir sobre a manutenção do dispositivo e seus cuidados;
  - Observar o comportamento auditivo através das habilidades de detecção à viva voz, sons do Ling e outras tarefas simples apropriadas para a idade do paciente;
  - Orientar quanto à importância da (re)habilitação auditiva sendo esta semanal em pelo menos duas ou três sessões de acordo com a demanda de cada caso;
  - Realizar orientação escolar quanto à importância do uso efetivo do implante coclear em sala de aula e os acessórios de conectividade que podem ser usados no ambiente escolar, assim como o manuseio e troca de baterias;
  - Estabelecer o compromisso de acompanhamento.
B) Acompanhamento dos 3 aos 12 meses após ativação:
- Examinar a área implantada;
- Verificar o funcionamento do implante, duração das baterias e de que forma estão manuseando o implante;
- Medir a impedância dos eletrodos (telemetria de impedância);
- Fazer os ajustes necessários nos mapas de acordo com as informações dos pais e familiares e do próprio paciente, além das informações observadas na audiometria em campo livre e teste de percepção de fala com implante coclear no mapa em uso anteriormente;
- Observar o progresso do paciente; integrar as informações do terapeuta e dos educadores;
- Determinar, os níveis em campo livre com o IC, ou IC e aparelho auditivo se for o caso de uso bimodal, ou de ambos IC´s, se for o caso de uso bilateral;
- Avaliar a percepção de fala através de testes específicos para cada faixa etária;
- Realizar os encaminhamentos que se façam necessários para outros acompanhamentos, como, por exemplo, terapia fonoaudiológica, pedagogia, reforço escolar, neurologia, fisioterapia, terapia ocupacional.
C) Acompanhamento anual:
- Após 12 meses da ativação do implante coclear o acompanhamento deste paciente no que diz respeito à programação do implante coclear deverá ser anual. Porém, em alguns casos em que o paciente não estiver com bom desempenho, com queixas familiares ou escolares, o fonoaudiólogo ou o próprio paciente pode solicitar retornos mais próximos, como em 6 meses. O objetivo é que o implante forneça ao usuário um campo dinâmico elétrico que permita a escuta dos sons e compreensão de fala de forma confortável, qualquer queixa deve ser investigada pelo fonoaudiólogo que realiza a programação para verificar a possibilidade de melhora destas.

Critérios de Seleção em Pacientes Adultos com Surdez Pós-Lingual

Critérios de Inclusão

A) Ter 18 anos ou mais;
B) Os pacientes devem ter perda auditiva sensorioneural bilateral severa à profunda. Pode existir audição residual nas frequências graves em perdas auditivas moderada à profunda, e perda auditiva profunda nas frequências médias e agudas;
C) Os pacientes devem apresentar pouco ou nenhum benefício com os aparelhos de amplificação convencionais. Usando aparelhos de amplificação convencionais adequadamente adaptados, a pontuação somente auditiva nos testes de sentenças em formato aberto deve ser < 50% na orelha a ser implantada e < 60% na orelha contralateral ou em forma binaural;
D) Adequação psicológica e motivação adequada para uso do implante;
E) Não deve haver contraindicações radiológicas para a colocação do receptor/estimulador ou feixe de eletrodos;
F) Não deve haver contraindicações médicas para realizar a cirurgia de implante e para a reabilitação;
G) Os pacientes que já são usuários de implante coclear poderão optar pelo segundo implante caso não apresentem benefícios na percepção de fala, tenham perda progressiva ou alguma outra patologia associada, desde que discutido pela equipe multiprofissional e sem contraindicações para a cirurgia.

Procedimento de Avaliação Recomendado – Pacientes Adultos Pós-Linguais

Para estabelecer um nível de base da função auditiva, os candidatos ao implante coclear serão avaliados com um sistema adequado de amplificação individual (AASI), exceto em casos de meningite onde pode ocorrer ossificação da cóclea, o que demanda cirurgia imediata, ou em casos de otoesclerose coclear pelo mesmo motivo do processo de ossificação. A função auditiva pré-operatória e pós-operatória será avaliada usando uma bateria comum de medidas psicofísicas, avaliação da percepção da fala e questionários.

Avaliação Audiológica

A) Audiometria tonal/vocal e Imitanciometria com pesquisa de reflexos estapedianos ipsilaterais e contralaterais;
B) Emissões Otoacústicas;
C) Potencial Evocado Auditivo de Tronco Encefálico (PEATE);
D) Teste com aparelhos de amplificação sonora convencionais;
E) Ganho funcional em campo livre com o AASI.

Avaliação da Percepção da Fala

Todos os testes de percepção da fala em adultos são considerados como um dos principais testes na avaliação pré-operatória e devem ser realizados com os aparelhos de amplificação sonora individual bem adaptados e em orelhas separadas.

- **Conjunto aberto:**
A) Sentenças em silêncio;
B) Sentenças no ruído;
C) Palavras dissilábicas;
D) Palavras monossilábicas.
   Obs.: Todos realizados sem apoio e sem leitura orofacial.

- **Conjunto fechado:**
A) Palavras dissílabas com múltipla escolha;
B) Identificação de vogais com múltipla escolha;
C) Identificação de consonante medial;
D) Matriz de vogais.
   Obs.: Todos realizados com apoio de figuras ou palavras, sem leitura orofacial.

- **Questionários de expectativas:**
A) Questionário de Expectativas para Adultos;
B) Questionário de Expectativas para a Família;
C) Orientação.

Critérios de Seleção em Pacientes Adultos Pré-Linguais e Perilinguais

Os pacientes com surdez congênita ou adquirida até os dois anos de idade são classificados como pacientes com surdez pré-lingual. Já os que perderam a audição entre dois e cinco anos de idade são considerados perilinguais. Pela precocidade da surdez, estes indivíduos têm pouca experiência auditiva, acarretando a falta de habilidade de fala e linguagem compatíveis com sua faixa etária. É sabido que estes pacientes poderão ter menos benefícios com o uso do IC, apresentando muita dificuldade de reconhecimento em conjunto aberto. Quanto maior o tempo de privação auditiva sem uso de nenhum recurso auditivo menores serão as possibilidades de ganho com o uso do implante coclear. Além disso, devemos levar em conta a etiologia da surdez que também é outro fator que está diretamente relacionado com o prognóstico. Os critérios de inclusão são determinantes para dar o máximo de aproveitamento do implante coclear nesta população.

Critérios de Inclusão

A) Os pacientes devem ter uma perda auditiva sensorioneural bilateral severa a profunda;

B) Os pacientes devem ter 18 anos ou mais;

C) Os pacientes devem ter pouco ou nenhum benefício com o uso dos aparelhos de amplificação convencionais. Pouco ou nenhum benefício é definido como limiares de detecção com amplificação igual ou maior que 65 dB HL nas frequências da fala e percepção da fala em formato fechado;

D) Os pacientes devem ter recebido uma reabilitação oral prévia com aproveitamento da audição residual;

E) Os pacientes devem ter feito uso efetivo de aparelhos de amplificação convencionais;

F) Os pacientes devem ter desenvolvido habilidades orais que lhes permitam ter alguma fluência na linguagem oral;

G) Os pacientes devem apresentar adequação psicológica e motivação adequada;

H) Para maximizar os benefícios pós-operatórios do implante, os pacientes devem frequentar um programa de reabilitação auditiva efetivo;

I) Não deve haver contraindicações radiológicas para a colocação do receptor/estimulador ou feixe de eletrodos;

J) Não deve haver contraindicações médicas para a cirurgia de implante coclear e para a reabilitação.

Avaliação Audiológica

A) Audiometria tonal/vocal e Imitanciometria com pesquisa de reflexos ipsilaterais e contralaterais;

B) Emissões Otoacústicas;

C) Potencial Evocado Auditivo de Tronco Encefálico (PEATE);

D) Avaliação inicial de aparelhos de amplificação convencionais;

E) Ganho funcional em campo livre e ganho de inserção;

F) Teste com aparelhos de amplificação convencionais.

Avaliação da Percepção da Fala na Etapa Pré e Pós-Operatória

Os testes devem ser aplicados com material gravado a 70 dB SLP, em cabina tratada acusticamente, com fones de ouvido ou caixas acústicas em viva voz, com material padronizado e que possibilite uma avaliação fidedigna. Os critérios de escolha dos testes têm como base a idade e o grau da deficiência auditiva. O processo de avaliação e acompanhamento dos pacientes candidatos ao uso do implante coclear tornou-se bastante rigoroso, pois é um dos aspectos responsáveis pela escolha e indicação da orelha que será implantada ou responsável por contraindicar o dispositivo. A avaliação audiológica, o teste de percepção de fala e avaliação da linguagem em crianças muito pequenas tornam-se mais meticulosos, pois estão sujeitos a respostas assistemáticas, confundíveis,

considerando a pouca experiência auditiva do paciente, mimetizando respostas, induzindo o avaliador a erros na avaliação com repostas falso-positivas ou falso-negativas. Nesta população devem ser considerados os fatores que podem tirar a atenção do paciente, sendo necessário muitas vezes dividir em várias sessões o protocolo. A utilização de material lúdico e interessante de acordo com a idade deve ser considerada, e o estado geral da criança no momento do teste. O teste de percepção da fala, designados para crianças, deve ser composto, de palavras do seu cotidiano. Em *closed-set* (conjunto fechado), a criança tem alternativas de resposta, enquanto nas tarefas em *open-set* (conjunto aberto), ela não tem alternativa de respostas. Para todos os testes, devemos instruí-los e orientá-los sobre o tipo de material a ser utilizado (palavras, frases, sílabas sem sentido etc.), o tipo de discriminação exigido no exame e o tipo de resposta necessária. Na dificuldade de interpretação das orientações dadas, recomendamos utilizar as folhas de instruções escritas para os adultos. Além disso, mesmo tendo as instruções escritas, o profissional deve garantir que o paciente entenda claramente o que é esperado antes de a avaliação começar. Os testes não devem ser abreviados ou modificados. Todas as medidas de percepção da fala devem ser administradas em campo livre utilizando o material gravado a 70 dB SPL ou exceto quando é indicado a viva voz na mesma intensidade.

Testes Sugeridos para a Avaliação da Percepção da Fala

Escala de Integração Auditiva Significativa: Bebês–Pré-Escolares (IT-MAIS)

Esta escala consiste em 10 questões em formato de entrevista para os pais ou responsáveis, onde o fonoaudiólogo deve orientá-los a evitar as respostas simplificadas como: sim ou não. Os pais devem fornecer o máximo de exemplos possíveis.

Escala de Integração Auditiva Significativa (MAIS): A partir dos 5 Anos de Idade

A Escala de Integração Auditiva Significativa (MAIS), desenvolvida por,[4] é um produto de informações dado pelos pais ou responsável, que foi projetado para avaliar a utilização de forma significativa dos sons em situações cotidianas.

Teste com os Seis Sons do Ling

Dá-nos um direcionamento acerca da percepção dos fonemas /a/, /i/, /u/, /s/, /ch/ e /m/, realizado pelo fonoaudiólogo para verificar se o sujeito tem acesso aos sons de fala, pode ser realizado antes e após o implante coclear. Quando o sujeito já é usuário de implante coclear, este teste é realizado para verificar o balanceamento da programação.

Teste de Alerta ao Nome (Categoria 1)

Consiste na apresentação do nome do paciente (apenas algumas vezes), em campo livre, em busca de evidências de reações a ele. Anote a que nível (dB) ocorreu uma resposta consistente. Através deste teste podemos determinar se existe ou não a detecção sonora.

Teste de Percepção da Fala Precoce (ESP) (Categorias 2, 3, 4)

O Teste de Percepção da Fala Precoce (ESP) foi desenvolvido.[5] Este teste deve ser aplicado com crianças pequenas com perdas auditivas profundas e com vocabulários e habilidades linguísticas limitadas. Os procedimentos utilizados, os materiais e o vocabulário têm sido cuidadosamente desenhados para serem ajustados às habilidades cognitivas e linguísticas das crianças pequenas, assim como, aos seus interesses. Para as crianças que não compreendem todas as palavras que estão na bateria, foram desenvolvidas sessões que exigem a compreensão de menos palavras. Embora estas sessões de capacidade verbal sejam limitadas, nos dá uma ideia mais consistente do que a registrada pelo Índice de Articulação com Amplificação. Ressaltamos que a informação mais precisa será obtida quando a criança já possuir um vocabulário suficiente para executar o teste. Este teste se divide em três subtestes que medem: padrão de percepção, identificação inicial de palavras e identificação de palavras através de vogais.

- *Vogais Isoladas:* consiste na apresentação aleatória de vogais isoladas, com quatro apresentações para cada uma, num total de vinte apresentações por prova. Anotam-se as respostas do paciente e se convertem para o valor percentual multiplicando por cinco cada resposta correta;
- *Consoante Matriz:* consiste na apresentação de sílabas formadas por uma consoante média entre duas vogais /a/; (por exemplo: /ama/, /ata/), solicita-se ao paciente a repetição da palavra, onde cada vocábulo será apresentado quatro vezes. As respostas são registradas em uma folha de papel e obtém-se o percentual de acertos.

Prova PIP-C (prova de identificação de palavras através das consoantes) (categoria 5)

Esta prova de identificação de palavras através das consoantes em contexto fechado *(categoria 5),* foram elaboradas por Furmanski, Flandin, Howlin, Sterin e Yebra[6], têm como objetivo determinar até que ponto a criança usa informações acústicas de consoantes para identificar palavras em contexto fechado. O teste é composto de folhas com figuras que representam palavras diferenciadas apenas por suas consoantes, mantendo o mesmo número de sílabas, os mesmos padrões de acentuação.

Teste com Palavras Dissílabas ou Trissílabas em Formato Aberto (Categoría 6)

Consiste na apresentação de listas de palavras foneticamente balanceadas de Tato, em um formato aberto, espera-se o paciente repetir a palavra ouvida (categoria 6). Tem como objetivo determinar a capacidade do paciente de reconhecer palavras por dissílaba, com nenhuma indicação visual. Cada lista é constituída por 25 palavras. Cada palavra possui um valor de 4 pontos.

Lista de Sentenças em Formato Aberto (Categoria 6)

As listas de sentenças em formato aberto constituem em um teste que tem como objetivo avaliar principalmente a percepção da fala, através de orações simples e de vocabulário atual (categoria 6). As palavras utilizadas na lista não estão foneticamente balanceadas, porém estão relacionadas com o número de palavras usadas no total para cada lista, incluindo artigos, substantivos, verbos, adjetivos, advérbios e preposições.

Categorias da Percepção de Fala[7,8]
Categoria 0

Não detecta a fala. O paciente nesta categoria não detecta a fala em uma conversa normal (nível de detecção de fala > 60 dB).

Categoria 1

Detecção de expressão. O paciente é classificado neste nível, detecta a presença de sinais de fala.

Categoria 2

Percepção de padres. O paciente é capaz de diferenciar palavras por características suprassegmentais (entonação, duração etc.). Exemplo: pão × mesa; avião × sapato.

Categoria 3

A identificação inicial das palavras no contexto fechado.

Categoria 4

Identificação de palavras por meio do reconhecimento de vogais. O paciente pode identificar um número de palavras que estão em um contexto fechado e diferem principalmente por seus membros. Exemplo: sol × sal × cabelo × pá.

Categoria 5

Identificação de palavras por meio do reconhecimento de consoantes. Nessa classificação, o paciente pode diferenciar entre uma série de palavras com o mesmo número de sílabas, que são fechadas em que contexto têm a mesma voz, mas diferem por suas consoantes. Exemplo: peixe × mala × paleta × mês.

Categoria 6

Reconhecimento de palavras em contexto aberto. O paciente é capaz de ouvir palavras em contexto aberto, sem qualquer ligação entre eles, exclusivamente através da audição.

Categoria 7

Compreensão total da fala em ambientes naturais.[8] Neste grupo existem indivíduos que podem perfeitamente repetir uma lista de palavras em formato aberto.

É necessário atuar com prudência e com bastante cuidado, quando estamos analisando os resultados obtidos nos testes tradicionais aplicados para crianças implantadas, pois esta não é a realidade na qual os pacientes estão inseridos, a conversação do mundo real apresenta mais desafios.[12] As autoras da categoria 7 têm idealizado duas escalas, uma infantil e uma para adultos, que refletem a evolução que se pode esperar das habilidades dos pacientes implantados no mundo real.

Avaliação Neurolinguística

Com o avanço da tecnologia e novos critérios de indicação para o implante coclear foram adicionadas áreas de pesquisa e desenvolvimento que se estendem além da percepção sensorial. Assim, chegamos ao momento de concentrarmos a nossa atenção e nossa preocupação sobre o que acontece além da entrada de informações auditivas, para se concentrar também no processamento dessas informações. É bem sabido que uma das principais funções da audição humana é possibilitar o desenvolvimento de linguagem oral. Quando fornecemos o implante coclear a uma pessoa com deficiência auditiva, o objetivo principal é permitir o acesso à informação acústica da fala e com isso facilitar a aquisição e desenvolvimento desta linguagem oral.

Com base neste conceito abrangente da função auditiva como uma porta de entrada para a aquisição e desenvolvimento da linguagem, devemos incorporar uma bateria de avaliação e acompanhamento de pacientes implantados para observar o desenvolvimento da linguagem, que inclui não só a percepção auditiva e produção de fala, mas os aspectos mais elevados de processamento de linguagem em todos os níveis.

Dada a complexidade da função linguística e a variedade de abordagens que têm sido tomadas para estudar e descrever isso, consideramos que é necessário estabelecer um quadro teórico no processo da avaliação a ser realizada. Por conseguinte, uma estrutura pontual para a avaliação de diferentes níveis. Portanto, para estruturar a avaliação dos vários processos e funções decidiu-se concentrar no modelo de Chevrie neuropsicolinguístico-Muller, propondo dois aspectos: recepção e expressão, e cinco processos: morfossintático fonológico, lexical, semântico e pragmático, processados em três níveis: um nível primário envolvendo a audição receptiva (orelha interna para o córtex auditivo primário) e expressiva (córtex motor de tronco cerebral núcleo motor), um nível secundário envolvendo gnose e prática em áreas corticais associações secundária e terciária, no terciário córtex de associação.

O objetivo básico do implante coclear é que a criança aprenda a ouvir e, com isso, fornecer os inputs auditivos necessários para que tenha acesso aos sons de fala, e consequentemente estimulações necessárias para o desenvolvimento de linguagem oral. Com a audição recebemos informações de sons ambientais e de fala, e é também o ponto de partida para o desenvolvimento da própria linguagem devido ao *feedback* auditivo da própria voz e dos sons do próprio corpo. Falar é a característica distinta do homem e a alfabetização é a base para abrir as portas do conhecimento, da ciência, tecnologia, cultura e relações interpessoais. No caso de pacientes pós-linguais, estas avaliações serão necessárias para saber se a linguagem adquirida anteriormente permaneceu ou tem-se deteriorado, e se através do implante coclear poderão se reestabelecer os níveis anteriormente adquiridos. Recomendamos o uso de testes padronizados usados na maioria dos centros de implante coclear, que discutem todos os aspectos da língua e que têm servido para estudos comparativos e pesquisas. Atualmente, os resultados destes ensaios, juntamente com outros estudos, são apresentados, na grande maioria das conferências de implante coclear e publicações sobre este tema. É com base no que sugerimos anteriormente, independentemente do tipo de prova que cada grupo tenha feito em seus protocolos, que a aplicação destes testes deve ser feita a fim de padronizar os critérios de avaliação e fazer com que estudos multicêntricos comparativos possam ser realizados e publicados em periódicos internacionais, trazendo maior relevância para a área.

Provas Sugeridas

Análise de Vídeos

Para as crianças, a análise de vídeo é uma ferramenta útil. Geralmente espera-se que crianças ouvintes emitam suas primeiras palavras em torno de 12 meses de vida. No entanto, existem outras maturações a desenvolver antes que isso aconteça. A questão é sabermos se estes processos em crianças ouvintes são os mesmos ou diferentes em crianças com problemas auditivos. Nos últimos anos, ocorreram pesquisas sobre o desenvolvimento linguístico precoce, focando-se nas etapas pré-verbais, que são um pré-requisito importante para a linguagem falada. Esses pré-requisitos incluem um bom contato visual, troca de turnos e atenção auditiva com capacidade de saber o tempo certo de interagir em uma conversação, a atenção compartilhada a objetos no ambiente. Cuidado compartilhado ajuda as crianças a descobrir o significado do que está sendo dito, proporcionando ainda mais importância focando o que mantém o seu interesse. Isso é chamado de triângulo de referência: os pais, a criança e o objeto de interesse são os três pontos da mesma comunicação. A importância de ouvir a voz dos pais é evidente, como estabelece a terceira parte do triângulo. Na análise, devemos prestar atenção às seguintes respostas das crianças:

- Contato visual com o interlocutor;
- Troca de turnos;
- Interrupções quando o outro está falando;
- Iniciativas próprias;
- Atenção auditiva para o que o outro fala e para sons ambientais;
- Vocalizações;
- Fala com contexto ou não;
- Qualquer outra situação que chame a atenção do avaliador.

Provas Neurolinguísticas

Sugere-se o uso de provas padronizadas que mostrem diferentes aspectos de evolução da fala e linguagem.[14]

Categorias de Inteligibilidade da Fala[15]

É importante levar em considerar, com a ajuda de pessoas externas à avaliação da inteligibilidade da fala e linguagem do paciente, de forma que estaremos expondo as cinco categorias onde nos permite categorizá-lo em uma delas (Quadro 13-5-1).

Categorias de Expressão da Fala[16]

Já mencionamos uma parte muito importante dos protocolos de avaliação, para obter os níveis de percepção da fala e suas categorias correspondentes. A partir disso, é possível obter as categorias, antes e depois de o paciente ter sido implantado. Espera-se que após a implantação com a reabilitação e trabalho em equipe com a família e a escola, estes níveis irão desenvolver-se ao nível mais elevado. No caso dos adultos, e, especialmente, nos pós-linguais, espera-se que os seus níveis de expressão sejam apropriados comparado às pessoas de sua idade, com características de expressão de fala apropriadas (Quadro 13-5-2).

Questionários de Expectativas

Os questionários de expectativas devem ser explicados e aplicados aos pais e familiares, responsáveis, filhos (se sua idade lhes permite compreender as perguntas), professores de escolas, reabilitadoras

Quadro 13-5-1. Categoria de Inteligibilidade de Fala (CIF)

Nome: Data:	
Critérios	**Marcar**
1 A fala é ininteligível. Usando pré-linguagem e reconhecimento de poucas palavras	
2 O discurso é totalmente ininteligível. Inteligibilidade da fala é limitado a palavras isoladas no contexto conhecido da criança e apoiar a leitura labial	
3 O discurso é inteligível para o interlocutor que escuta com atenção e atende com a leitura orofacial	
4 A fala é inteligível para um ouvinte com experiência mínima no discurso dos indivíduos surdos	
5 O discurso é compreendido por todos os interessados. A criança é facilmente compreendida, em qualquer situação de comunicação diária	

Quadro 13-5-2. Categorias de Expressão de Fala (CEF)

Nome: Data:	
Categorias	**Marcar**
0 Sem uso de balbucio. Usa choro e fonação (parece descontrolada, pensativo) para manifestar qualquer desejo ou desconforto	
1 Balbucio indiferenciado	
2 Balbucio multissilábico de consonante/vocal e respostas às experiências auditivas com troca de turnos	
3 Nível de habilidades pragmáticas pré-verbais: compartilha informações, cumprimenta e diz adeus acenando com a mão, sorri, mexe com a cabeça, sorri e acena para responder, usa sons como parte do jogo	
4 Palavras soltas e usa jargões. Intercala balbucio e o uso das primeiras palavras, com pausas e entonação. Conversação dirigida a outras pessoas	
5 Imita frases de duas a três emissões	
6 Usa combinações de duas palavras	
7 Fala pequenos relatos com combinação de palavras com falhas de articulação	
8 Fala relatos com o vocabulário de acordo com sua idade cronológica, usando preguntas, sinônimos e definições com falhas articulatórias	
9 Fala relatos com o vocabulário de acordo com sua idade cronológica, usando preguntas, sinônimos e definições sem falhas articulatórias	
10 Sua linguagem é inteligível. Participa de uma conversação em grupo, com adequada troca de turnos, assim como o uso apropriado de semântica e de sintaxes	

Flores, Lilian y Garrido Marcela (2010).[16]

e pacientes adultos. É importante que todos da equipe sejam claros e tenham as mesmas expectativas para cada caso e para o sucesso pretendido.

Pacientes com Patologias Associadas

Para os pacientes com patologias associadas, além das alterações auditivas, é importante que toda a equipe tenha a mesma visão do que está a ser alcançado com o implante para este indivíduo, e orientar que o dispositivo eletrônico apenas facilita o acesso auditivo a mais sons, mas não garante, por si só, o desenvolvimento de habilidades auditivas e de linguagem, e nem elimina as outras patologias associadas. Por este motivo, recomendamos que a decisão seja realizada por uma equipe multiprofissional, como: reabilitação fonoaudiológica, professores especiais, fisioterapeuta, terapeutas ocupacionais e professores de apoio, que possam dar maior suporte ás todas as dificuldades enfrentadas pelo paciente.

Para a avaliação e seleção de qualquer paciente, também recomendamos o uso de uma ferramenta que tem sido muito utilizada e com muito bons resultados: O Perfil do implante coclear, desenvolvido pelo Dr. Pedro Berruecos Villalobos.[17]

PADRÃO ESPECIAL DE REFERÊNCIAS PARA FACILITAR A INDICAÇÃO DE IMPLANTES COCLEARES – PERFIL IC[17]

A seleção dos candidatos é de grande importância pois implica a prática de um ato cirúrgico totalmente eletivo em sujeitos basicamente saudáveis, muitos candidatos são menores de idade. Além disso, é um procedimento caro e que exige uma manutenção conforme o uso.

Os critérios de seleção, no âmbito mundial, são considerados basicamente desde o ponto de vista médico geral, pediátrico, audiológico e otológico; no entanto, é prioritário considerar tudo o que diz respeito à análise das habilidades perceptuais auditivas e do desenvolvimento linguístico pré-operatório, ao perfil psicológico, psicopedagógico e psicossocial dos possíveis candidatos e daqueles que compõem seu meio social.

No PERFIL IC (Padrão Especial de Referências para Facilitar a Indicação de Implantes Cocleares), consideramos, no Quadro 13-5-3, dez parâmetros de natureza médica, audiológica e otológica e mais dez, no Quadro 13-5-4, de natureza psicológica, psicopedagógica ou psicossocial. Em ambos os quadros, há uma subdivisão (grupos A e B), considerando que os parâmetros dos grupos A podem ser de maior relevância do que os dos grupos B.

O PERFIL IC (Quadros 13-5-3 e 13-5-4) é um instrumento que permite visualizar de forma global e fácil as características de um paciente, consideradas individualmente, mas que facilita a comparação entre vários outros, quando se pretende selecionar um candidato entre muitos possíveis.

Cada um dos 10 itens do Quadro 13-5-3 ou os 10 do Quadro 13-5-4, listados nas colunas da extrema esquerda, deve receber uma nota. Esta avaliação será superior quando o parâmetro em questão permita que uma pessoa seja considerada o melhor candidato, ou seja, quando, conforme indicado no topo dessa coluna, o impacto contra a candidatura for reduzido. Pelo contrário, as qualificações mais baixas indicarão uma menor possibilidade de uma boa candidatura. Se um parâmetro for pontuado na primeira coluna de pontuações, ele recebe 5 pontos; no próximo, 3 pontos; no penúltimo, 1 ponto, e quando a nota corresponder à coluna da extrema direita, nenhum ponto é dado.

Uma vez que todos os itens foram avaliados, os pontos de cada uma das colunas são somados. Se, hipoteticamente, os 20 itens forem pontuados na primeira coluna (o que dá 5 pontos), seria alcançado um total de 100 pontos. Se todos marcarem na segunda, o total

Quadro 13-5-3. Perfil do Implante Coclear (Parte 1)

Probabilidade de rejeição da candidatura ao IC	Baixa (5 pontos)	Moderada (3 pontos)	Alta (1 ponto)	Muito alta (0 ponto)
Antecedentes médicos, audiológicos e otológicos				
Classificação "A"				
1. Idade	< 1 a 2 anos em probl. Congênitos ou Adquiridos	De 2-4 anos em probl. Congênitos ou Adquiridos	De 5-8 anos em probl. Congênitos ou Adquiridos	Maior de 8 anos. Em pós-lingual, igual pontuação que em pontos 1 e 2
2. Início da surdez	< 1 ano	1-4 anos	4-7 anos	> de 7 anos
3. Audições residual e média da perda auditiva	Limitada. Média da perda > a 100 dB HL	Regular. Média da perda entre 90-100 dB HL	Boa. Média entre 75-90 dB HL	Muito boa. Média da perda < a 75 dB HL
4. Ganho com AASI (Teste de percepção e Logoaudiometria)	Nula ou Baixa: média de 0-20 dB HL	Regular: média de 20-40 dB HL	Boa: média de 40-50 dB HL	Excelente: média > a 50 dB HL
5. Etiologia: problemas morfológicos e funcionais associados	Sem problemas asociados	Possíveis problemas anatômicos e/ou funcionais	Problemas ratificados de relevância média	Problemas ratificados relevantes
6. Anormalidades anatômicas da Orelha Interna (TAC- RMN)	Nenhuma	De baixa importância	Importantes	Muito importantes
Classificação "B"				
7. História de infecções de orelha média	Sem dados	Dados de problemas infecciosos agudos de orelhas externa e média	Dados de problemas crônicos de orelhas externa ou média	Anormalidades anatômicas secundárias a patologias ou a TC da orelha média
8. PEATC	Onda V > de 100 dB ou ausente	Onda V entre 90 e 100 dB	Onda V entre 75 e 90 dB	Onda V < de 75 dB
9. EOA	Ausência de respostas	Respostas mínimas e/o duvidosas	Respostas evidentes, mas limitadas	EOA presentes por T e por PD
10. Incapacidades múltiplas	Nenhuma	Problemas de relevância limitada	Problemas motores, visuais e/ou neurológicos	Problemas motores neurológicos e/ou visuais severos

PONTOS DA ÁREA MÉDICA

SUBTOTAL DA ÁREA MÉDICA

Quadro 13-5-4. Perfil do Implante Coclear (Parte 2)

Probabilidade de rejeição da candidatura AL IC	Baixa (5 pontos)	Moderada (3 pontos)	Alta (1 ponto)	Muito alta (0 ponto)
Antecedentes psicopedagógicos e psicossociais				
Classificação A				
11. Teste de Percepção de Palavra Precoce (ESP)	Média < 40% Nível 1 PPTP (ESP)	Média 40-55% Nível 2 PPTP (ESP)	Média 55-70% Nível 3 PPTP (ESP)	Média > a 70% Nível 4 PPTP (ESP)
12. Categorias de Percepção de Linguagem[7,8]	Categorias 0 a 3	Categorias 4-5	Categoria 6	Categoria 7
13. Expectativas	Muito boas e realistas	Reais, mas limitadas	Regulares ou duvidosas	Irreais
14. Reabilitação ou educação especial por um mínimo de 6 meses	Real e eficiente	Real, mas limitada	Regular ou duvidosa	Nenhuma
15. Disponibilidade de serviços de reabilitação ou educação especial	Serviços muito bons	Bons	Duvidosos ou limitados	Nenhuma disponibilidade
Classificação B				
16. Avaliações psicológica e psicométrica	IC alto e personalidade muito bem balanceada	IC e personalidade normais	IC limitado o baixo e/ou problemas de personalidade	IC anormal e/ou personalidade patológica
17. Estrutura e apoio familiar	Excelente	Bom	Regular	Deficiente
18. Ambiente para a comunicação oral	Excelente	Bom	Regular	Negativo
19. Habilidades para a aprendizagem	Muito boas	Boas	Regulares	Nenhuma
20. Habilidades para a comunicação e linguística oral	Muito boas	Boas	Regulares	Nenhuma
PONTUAÇÃO NAS ÁREAS PSICOP. E PSICOSSOCIAL				

SUBTOTAL DAS ÁREAS PSICOPEDAGÓGICA E PSICOSSOCIAL

PONTUAÇÃO TOTAL DO PERFIL IC

seria 60 pontos. Se todos eles corresponderem à terceira coluna, o total de pontos seria 20, e o candidato qualificado não teria nenhum ponto se todos os itens fossem qualificados na coluna da extrema direita. Como cada item pode merecer pontuações diferentes, o total de pontos pode ser muito variado

O PERFIL IC tem como objetivo obter uma visão geral da possível adequação de pacientes com problemas auditivos profundos, como candidatos ao IC. Dessa forma, quem obtiver mais pontos será considerado o melhor candidato.

Critérios de Qualificação

De acordo com o PERFIL IC, os critérios para a qualificação de candidatura ao implante coclear são os seguintes:

- *90-100 pontos*: excelentes candidatos;
- *80-90 pontos*: bons candidatos;
- *70-80 pontos*: candidatos aceitáveis;
- *50-70 pontos*: candidatos muito discutíveis;
- *< 50 pontos*: dificilmente candidatos.

O PERFIL IC não tem por objetivo determinação absoluta de uma candidatura, nem a eliminação daqueles que obtiveram pontuações baixas. Seu objetivo é conhecer de forma global, concentra-

da e fácil, as possibilidades de candidatura de um indivíduo. Uma pessoa que, por exemplo, tivesse menos de 50 pontos, poderia em qualquer caso ser considerada candidata, se após análise das suas características, situações e motivações particulares, fosse concluída. Da mesma forma, uma pessoa muito bem qualificada não poderia ir para a fase cirúrgica do programa, se tivesse contraindicações graves de ordem médica geral, pediátrica, cardiovascular, ou derivadas de estudos anestesiológicos pré-operatórios. Também poderá ser questionada a candidatura de pessoa com mais de 80 ou 90 pontos, se o ambiente familiar for negativo ou se a disponibilidade de serviços no seu local de residência for nula.

CONSIDERAÇÕES FINAIS

Todos os protocolos aqui apresentados oferecem uma oportunidade única para avaliarmos de forma sistemática e padronizada pacientes candidatos ao implante coclear, sendo possível diagnosticar pacientes com deficiência auditiva, independentemente da idade. Além disso, temos a possibilidade de verificar sua *performance* auditiva e com base nestes dados temos condições de trilhar o melhor caminho para uma intervenção tecnológica e técnica bastante coerente.

REFERÊNCIAS BIBLIOGRÁFICAS

1. Flores L, Garrido M, Hinojosa MF, et al, Protocolo Latinoamericano para la evaluación de pre y post-implantados cocleares. Cochlear Americas, CO, EUA. 2012.
2. Cochlear receives FDA approval to lower the age of pediatric cochlear implantation to 9 months. Cochlear®. 2020.
3. Zimmerman-Phillips S, Osberger MF, Robbins AM. Infant-Toddler: Meaningful Auditory Integration Scale (IT-MAIS). Sylmar, CA: Advanced Bionics Cop. 1997.
4. Robbins AM, Renshaw JJ, Berry SW. Evaluating meaningful auditory integration in profoundly hearing impaired children. Am J Otol. 1991;12:144-50.
5. Moog JS, Geers AE. Early Speech Perception Test for profoundly hearing-impaired children. Central Institute for the Deaf. St. Louis. 1990.
6. Furmanki H, et al. PIP: Prueba de identificación de palabras. Fonoaudiológica; Buenos Aires1997. p. 43(2).
7. Moog JS, Geers AE. Early educational placement and later language outcomes for children with cochlear implants. Otology & Neurotology. 2010;31(8):1315-19.
8. Garrido M, Flores L. Categoría 7: Evaluación de la comprensión del habla en ambientes naturales. In: Flores L, Garrido M, Hinojosa MF, Mansilla T, Nuñez MP (2012): Protocolo Latinoamericano para la evaluación de pre y post-implantados cocleares. Cochlear Americas, CO, EUA; 2010. p. 66-69 y 113-120.
9. Flexer C. Auditory brain development: a paradigm shift for children who are deaf or hard of hearing. In: Australasian Conference on Listening and Spoken Language, Brisbane, Australia. 2007.
10. Furmanski HM. Implantes cocleares en niños. (Re) Habilitación auditiva y terapia auditiva verbal. Nexus, Barcelona. 2003.
11. Lin FR, Niparko JK, Francis HW. Outcomes in Cochlear Implantation: Assessment of Quality-of-Life Impact and Economic Evaluation of the Benefits of the Cochlear Implant in Relation to Costs. In: Niparko, JK. Cochlear Implants Principles & Practices. Philadelphia: Lippincott Williams & Williams; 2009. p. 235-7.
12. Miyamoto RT, Osberger MJ, Todd SL, et al. Variables affecting implant performance in children. The Laryngoscope. 2009;104(9):1120-24.
13. Fry, et al. Speech and Language. 1982;8:221-83.
14. Peabody Preschool Language Scale. 5th ed CELF. 2011.
15. Flores L, Garrido M. Categorías de inteligibilidade da fala. In: Flores L, Garrido M, Hinojosa MF, Mansilla T, Nuñez MP (2012): Protocolo Latinoamericano para la evaluación de pre y post-implantados cocleares. Cochlear Americas, CO, EUA. 2010. p. 99.
16. Flores L, Garrido M. Categorías de expresión del habla. In: Flores L, Garrido M, Hinojosa MF, Mansilla T, Nuñez MP (2012): Protocolo Latinoamericano para la evaluación de pre y post-implantados cocleares. Cochlear Americas, CO, EUA. 2010. p 99.
17. Berruecos VP. Problemas de audición y lenguaje. In: Narro RJ, Rivero SO, Lopez BJ: Diagnóstico y tratamiento en la práctica médica. 4. ed. UNAM y Manual Moderno. México. 2011. p 105-117.

SEÇÃO 13-6

AVALIAÇÃO PSICOLÓGICA DO PACIENTE E DA FAMÍLIA

Midori Otake Yamada

INTRODUÇÃO

O presente capítulo destina-se a todos os profissionais envolvidos com a temática da deficiência auditiva e implante coclear, aos alunos de pós-graduação, graduação e às pessoas em geral que tenham algum interesse pelo tema. Tem por objetivo descrever a avaliação psicológica do paciente e da família no Programa de Implante Coclear da Seção de Implante Coclear do Hospital de Reabilitação de Anomalias Craniofaciais da Universidade de São Paulo (SIC-HRAC-USP). Tem ainda o objetivo de estimular o diálogo entre diferentes "saberes", além de possibilitar trocas que contribuam para a compreensão do paciente e da família na sua subjetividade e particularidade.

Espera-se que as informações aqui contidas possam instrumentalizar os profissionais que desenvolvem seu trabalho nessa área, propiciando-lhes condições para uma visão compartilhada e harmônica do trabalho em equipe.

Para melhor compreender as questões referentes ao tema proposto, buscou-se, primeiramente, contextualizar as implicações psicológicas da surdez no paciente e na família, o papel do psicólogo no programa de implante coclear e, posteriormente, delinear sobre o tema proposto, segundo a perspectiva da Psicologia fenomenológico-existencial.

AS IMPLICAÇÕES PSICOLÓGICAS DA SURDEZ NO PACIENTE E NA FAMÍLIA

As implicações psicológicas da surdez no paciente e na família têm sido relatadas em muitos estudos. Na surdez congênita, o prejuízo auditivo faz parte da identidade original da criança, e o processo psicológico da perda é vivido pelos pais ouvintes.[1] Dessa forma, a criança não se vê imersa em um mundo de silêncio. Ela só percebe indiretamente, como resultado da sua relação com o outro e da vivência social, o que acaba refletindo nela mesma.

Sem audição, aprende a transferir a atenção aos estímulos visuais e responde ao outro de acordo com a expressão facial e corporal, reagindo pela linguagem corporal que, por sua vez, informa sobre o clima emocional ao seu redor.[2]

Segundo Speri, em 2013, a perda auditiva congênita ou adquirida influencia o desenvolvimento da criança e provoca tanto na família, quanto na própria criança um impacto para as habilidades de comunicação, nas relações afetivas e sociais, interferindo no aspecto psicológico, que, dependendo do grau, da etiologia ou período de aquisição, sofrerá níveis diferentes de dificuldades.[3]

Pode-se dizer que as crianças com surdez têm experiências diferentes das ouvintes e, entre elas, a experiência é única na realidade vivida, que é estritamente pessoal. Contudo, parece que um grande número de crianças com surdez tem experiências que não maximizam seu potencial.[1]

A literatura referente ao impacto do diagnóstico da surdez sobre os pais é ampla, e vários autores discutem sobre o assunto.[4-10]

A maioria das pessoas com surdez tem pais ouvintes, e o processo de luto vivenciado por esses pais faz parte do enfrentamento da perda do filho esperado e imaginado. Com o impacto do diagnóstico, pode ocorrer uma ruptura na relação mãe-filho, afetando o processo de aquisição de linguagem, já que esta é adquirida naturalmente nessa relação por meio de sinais espontâneos, expressões faciais, corporais e orais. Tudo se torna diferente: o modo de cuidar, de conversar, de responder aos estímulos da criança, revelado em falas como: *Parei de falar... não tenho vontade de brincar com ele... só choro...*[2]

O clima emocional da relação mãe-criança é um contexto necessário para o desenvolvimento global da criança, e os estudos indicam uma forte relação entre o vínculo maternal e o desenvolvimento da linguagem. Quanto mais emocionalmente conectada à mãe for a criança, maior será o ganho da linguagem da criança.[8]

No processo de luto pelo qual os pais passam, não existe uma rigidez ou um "modelo de estágio", pois nem todos passam por todos os estágios de perda – negação, raiva, barganha, depressão e aceitação – como aponta Kübler-Ross, e cada membro pode vivenciar de maneira particular.[11]

A reação dos pais depende de um conjunto de fatores que se relacionam: a severidade da deficiência; o sistema de crenças da família; a condição socioeconômico-cultural dos pais; a personalidade de cada um; a divisão de papéis do casal; o ciclo de vida individual e familiar. Tais fatores e outros são interdependentes e sofrem mútua interferência.

Na surdez adquirida, o prejuízo auditivo representa uma perda, e o processo de luto faz parte do enfrentamento.[1] Quando a surdez é súbita, alguns pacientes acreditam que sua audição voltará subitamente como desapareceu. Pode coincidir com um período de transição do desenvolvimento pessoal, e a crise poderá ser intensificada. Um exemplo disso foi relatado por uma jovem adulta no atendimento psicológico.

Ela deixou a casa dos pais no interior para conquistar o seu primeiro emprego. Com a nova etapa de sua vida, ampliou sua rede de amizades, vivenciou uma paixão e se motivou para muitos projetos. No entanto, houve o diagnóstico de surdez, e o impacto foi avassalador, rompendo com tudo o que havia construído até então. Vivenciou a perda, a insegurança e o medo do futuro. A comunicação se tornou difícil e foi fonte de sofrimento. Ela precisou aprender a ler os lábios e se tornou dependente dos outros, ou seja, esteve dependente da disponibilidade de outra pessoa em olhar para ela e repetir a fala quando necessário. Ela foi afetada em todas as dimensões do seu existir, e seus familiares passaram a ser sua fonte de apoio, por isso necessitaram se reorganizar para a nova situação.

O período de transição do ciclo de vida individual ou familiar é caracterizado por mudanças, transformações e reavaliações que, somadas à perda de audição, podem desencadear um estresse maior. Nesse caso, a autonomia e individualidade de todos os membros estão em risco. Sendo assim, as limitações da perda auditiva vão além do fato de não ouvir ou das dificuldades de comunicação: traz um impacto doloroso e complexo no ciclo de vida da pessoa e da família.

As implicações psicológicas, no caso de perda auditiva progressiva, podem levar a pessoa à ansiedade, angústia e depressão, conforme sua audição se deteriora. Na vivência da surdez há predomínio dos sentimentos negativos em relação a si mesmo e ao outro, uma tendência ao negativismo e maior preocupação em relação ao futuro, caracterizando um clima afetivo de tensão e depressão, levando o sujeito a uma vinculação negativa de assintonia com o mundo.[12]

Kerr e Cowie afirmam que o impacto da deficiência auditiva adquirida não pode ser entendido simplesmente pela medida da intensidade e limitações objetivas que ela impõe. A deficiência auditiva adquirida é como uma dor crônica: o impacto funcional direto do transtorno físico é uma parte pequena do problema.[13]

Como uma doença crônica adquirida exige reajustamentos na estrutura familiar quanto aos papéis desempenhados, à solução de problemas, ao manejo afetivo da família e exige dela uma capacidade de administrar a crise.[14]

Desse modo, as implicações psicológicas da surdez são amplas e complexas, afetam a pessoa em todas as dimensões de sua existência e os membros da família de maneira única e particular. Depende de uma série de fatores: etiologia; grau de perda; idade do paciente no diagnóstico; características individuais; se está associada a outra deficiência ou problema de saúde e contexto familiar entre outros.

Os aspectos abordados anteriormente podem interferir ao longo do processo de implante coclear, desde a avaliação até o processo de habilitação ou reabilitação, na adaptação ou não ao implante coclear. De uma maneira mais ampla, pode interferir na condução da própria vida do paciente. Sendo assim, é de fundamental importância a atuação do psicólogo com a equipe do programa de implante coclear durante todo o processo.

No programa de implante coclear da SIC-HRAC-USP, três frentes de atuação fazem parte do trabalho do psicólogo: assistência psicológica aos pacientes e pais/cuidadores; avaliação dos candidatos ao implante coclear e suas famílias e posterior participação da reunião clínica em equipe interdisciplinar; e atuação no ensino e na pesquisa. No que se refere à assistência psicológica ao paciente e à família, o trabalho ocorre em cinco momentos: grupo de acolhimento para casos novos, avaliação psicológica; preparo psicológico para cirurgia; acompanhamento psicológico pós-cirúrgico e, finalmente, acompanhamento psicológico na habilitação/reabilitação.[10]

Esses cinco momentos são permeados pelo contínuo trabalho com os sentimentos do paciente e da família e pela investigação das mudanças ocorridas na sua vida e na vida da família durante todo o processo.

AVALIAÇÃO PSICOLÓGICA DO PACIENTE E DA FAMÍLIA

Várias são as razões e expectativas pelas quais os pacientes e familiares têm procurado o tratamento na SIC-HRAC-USP.

Alguns pacientes e familiares têm alguma informação sobre o implante coclear, estão motivados para a cirurgia e frequentemente apresentam expectativas irreais. Outros não conhecem, não fazem ideia do que seja o implante coclear e não estão cientes da situação em que se encontram.

Alguns estão em busca do diagnóstico e de uma solução para o problema; outros, de uma confirmação do diagnóstico e um tratamento. Também há aqueles que estão focados na cirurgia de implante coclear como uma "cura" para a surdez, com o desejo de "voltar a ouvir como antes".

No caso das crianças, poucas são as que se encontram adaptadas ao uso do aparelho de amplificação sonora individual (AASI), que fazem fonoterapia e cujos pais têm informações adequadas sobre o implante coclear. Há aqueles com expectativa de que seu filho(a) não tenha perda auditiva.

De qualquer maneira, são pacientes e pais/cuidadores que estão recorrendo ao centro especializado em audição e que necessitam de informações e orientações em um momento vulnerável de suas vidas, em que o acolhimento e escuta devem se fazer presentes, estabelecendo um vínculo de confiança entre o profissional e os pais.

É necessário ressaltar, também, a diversidade do universo cultural e educacional da população que procura o tratamento. Cada um vivencia a surdez de modo singular. Assim, o benefício do implante coclear depende também dos objetivos e das possibilidades físicas, emocionais e sociais de cada pessoa, bem como das expectativas pessoais e familiares.

Os critérios de indicação do implante coclear são multifatoriais e, no que se refere aos comprometimentos de natureza intelectual ou emocional, múltiplas deficiências necessitam de um trabalho focado nas orientações, especialmente em relação às expectativas, pois tais comprometimentos reduzem a chance de a pessoa aproveitar ao máximo os benefícios do implante. Expectativas adequadas e motivação para o uso do implante coclear são fundamentais, como apresentam Bevilacqua, Moret e Costa.[15]

Nesse sentido, a avaliação psicológica se refere à investigação das condições emocionais e cognitivas do paciente e das expectativas e motivação do paciente e da família para o implante coclear. Entretanto, o processo de avaliação psicológica no programa de implante coclear da SIC-HRAC-USP tem características próprias,

já que envolve investigação, intervenção e conscientização do paciente e da família.

Partindo da perspectiva da Psicologia fenomenológico-existencial, a avaliação psicológica tem seu valor investigativo. Contudo, destaca-se seu valor compreensivo e terapêutico. O processo de avaliação não é apenas coleta de dados do paciente com os quais se organiza um raciocínio clínico, a intervenção psicológica faz parte do processo.

O psicólogo acolhe a pessoa em todo o seu *ser*. Paciente e família são ouvidos e aceitos, ou seja, há uma disposição afetiva do psicólogo, uma atitude de escuta. A expressão dos sentimentos já proporciona alívio ou mesmo clareza em relação à situação vivida, ou seja, facilita uma maior compreensão da pessoa e de sua situação. O paciente e a família têm a possibilidade de refletir sobre as suas necessidades a partir de uma relação calorosa, sem julgamento, onde a escuta empática do profissional desempenha um papel primordial.

Cupertino[16] e Evangelista[17] esclarecem que o psicodiagnóstico interventivo não busca apenas preencher as necessidades de compreensão do psicólogo com a consequente definição da patologia, mas destina-se ao cuidado com o outro.

ENTREVISTA PSICOLÓGICA E ANAMNESE COM OS PAIS

A importância dos pais no desenvolvimento da criança e no processo de habilitação/reabilitação é inegável. É por intermédio deles que a criança aprende e forma sua visão de mundo, assim como o desenvolvimento da linguagem depende do envolvimento deles.

Sendo assim, é importante conhecer a estrutura e o funcionamento familiar, explorar como os membros da família vivenciam a questão da deficiência auditiva e investigar as expectativas do tratamento e/ou do implante coclear, sem perder de vista o momento de vida atual da família e o impacto do diagnóstico.

O psicólogo busca compreender o fenômeno vivido, auxiliando os pais a compreender a própria experiência e a expor seus pensamentos e sentimentos, o que corrobora com as afirmações de Ancona-Lopes[18] e Evangelista[17] quando descrevem sobre a avaliação psicológica também como processo de intervenção.

Quando o paciente é atendido no setor de psicologia, já teve a informação que será atendido por uma equipe interdisciplinar. Realiza-se um esclarecimento do papel do psicólogo nessa etapa inicial e do objetivo da avaliação psicológica para os pais: conhecer a criança e a família para uma análise global da dinâmica familiar; intervir pontualmente nas questões emergentes; orientar e sugerir encaminhamentos, se necessário.

Os próprios pais iniciam com alguma colocação que é significativa a eles ou se inicia a entrevista perguntando sobre as expectativas dos mesmos no tratamento. Em seguida, investigam-se a vivência da deficiência auditiva pela família e a estrutura e funcionamento familiar. Posteriormente, é realizada a anamnese da criança.

As expectativas dos pais revelam em que momento eles se encontram, se as expectativas são altas, realistas ou fantasiosas, se elas são semelhantes ou não para cada um dos pais e se há expectativas dos outros membros da família. Nesse momento, são comuns questionamentos, como: *Queremos saber se ele ouve ou não, Com o tratamento voltará a ouvir normalmente?, Com o tempo ela não precisará mais do aparelho?; Espero que ele fale e ouça, tenha uma vida normal; Ele (o pai) quer o implante e eu não...; O médico falou que no caso dele só o implante resolve...* Esses relatos recorrentes apontam para expectativas trazidas pelos pais ouvintes durante os atendimentos realizados, que revelam a ansiedade, a esperança e o sofrimento, indicando a necessidade da intervenção psicológica.

Quando os dois ou apenas um dos pais tem a surdez, é comum ter como acompanhante os avós ou um deles, mesmo assim, as expectativas também devem ser investigadas. Há casos em que um intérprete de Libras – Língua Brasileira de Sinais – pode ser necessário para auxiliar a comunicação entre o profissional e a família.

É comum, no caso dos pais surdos, a expectativa de o implante coclear ser dos avós ouvintes, uma vez que os pais fazem parte da comunidade surda e acreditam na surdez como um caminho de vida e não como uma deficiência. Dessa forma é necessário trabalhar as expectativas da família e auxiliar os pais na tomada de decisão, já que a responsabilidade da decisão no caso da criança é deles. É um trabalho complexo e aprofundado, a dar continuidade após a reunião de equipe e definição de conduta.

O interesse e a motivação pelo implante coclear, muitas vezes, ainda podem ser maiores por parte do profissional que atende o paciente em vez dos pais ou do próprio paciente. Todas essas questões devem ser investigadas no processo de avaliação psicológica.

Certa frustração é comum à medida que os pais recebem esclarecimentos e informações dos profissionais quando as expectativas não são condizentes com a realidade. Dúvidas quanto à continuidade do tratamento ou desistência são questões pertinentes quando tomam ciência da necessidade do acompanhamento vitalício, da distância da sua cidade de origem ao HRAC-USP, do compromisso na habilitação/reabilitação e de possíveis reoperações, assim como das dificuldades impostas à sua realidade social.

No que se refere à deficiência auditiva, é importante investigar como a família vivencia essa questão, ou seja, qual a visão dos pais em relação à deficiência auditiva e o significado atribuído por eles. Para tanto, alguns aspectos a serem investigados são: como foi receber o diagnóstico da deficiência auditiva de seu filho ou estar em dúvida a respeito; qual o conhecimento sobre o tema; como é a experiência de ter um filho com essa deficiência; se a criança estiver em habilitação/reabilitação; a percepção e o significado do AASI para os pais e outros aspectos.

Faz-se necessário conhecer a estrutura e o funcionamento do sistema familiar desde o relacionamento entre os membros, as atitudes de comunicação, os papéis e responsabilidades, a existência de conflitos e como lidam com isso, até se esses conflitos comprometem a habilitação/reabilitação da criança, o clima afetivo predominante na família e a existência da rede de apoio.

Na anamnese, além de obter dados sobre a história da criança desde o nascimento e do desenvolvimento biopsicossocial, o modo como os pais relatam a história traz revelações importantes. Não se lembrar, resistir, emocionar, envolver-se, omitir ou demonstrar indiferença são aspectos relevantes a serem considerados na avaliação. Os pais podem ficar focados no desejo de que seu filho(a) receba o implante coclear e, frente às suas interpretações, revelar ou não informações aos profissionais.

HORA LÚDICA

A hora lúdica é um meio de o psicólogo ter acesso à criança. Nesse momento, a criança tem um espaço livre e escolhe o que quer fazer: desenhar, brincar, ler, conversar. O psicólogo interage e observa o que a criança escolhe, como escolhe, como lida com ele e qual o sentimento que manifesta naquele momento. Utiliza a atitude fenomenológica, que implica suspender a teoria e a se disponibilizar a olhar o fenômeno tal como ele se mostra.

A criança pode revelar, por meio do brincar, como percebe e se sente na família quando os bonecos da família se agridem, assim como seus gestos intensos e sua fisionomia falam por si. O desenho pode ser revelador e mostrar o seu desenvolvimento motor, cognitivo e o equilíbrio emocional. Dessa forma, o psicólogo obtém o que a criança revela na hora lúdica e a história trazida pelos pais. Essa construção conjunta entre a criança, pais e o psicólogo é o que possibilita a compreensão.

Dependendo da idade da criança, da perda auditiva e da facilidade ou não da comunicação entre o psicólogo e a criança é possível utilizar a "conversa" para conhecê-la e para explorar sua relação com a família, com a deficiência auditiva e suas expectativas. Tais aspectos podem interferir na relação psicólogo/criança, e é necessário que o psicólogo esteja atento e perceba qual o melhor canal de comunicação com cada criança e em cada situação.

No caso dos bebês, a interação pais/bebê é outra possibilidade de o fenômeno se revelar. Na interação, é possível observar a comunicação e afetividade dos pais para com o bebê, assim como do bebê para com os pais.[19] Para exemplificar uma situação, a mãe se comunica com o bebê verbalmente e, por meio da expressão corporal e facial, manifestando alegria, risos e aconchegando-o em seus braços, revelando um vínculo positivo de aproximação.

No que se refere à resposta do bebê à comunicação da mãe, é importante observar como ele responde: se responde com o olhar, com o corpo, uso de balbucios, risos, se responde pouco ou não responde.

O roteiro de observação, **Interação pais-criança: contribuição da observação**, material didático desenvolvido por Yamada[20] para o Curso de Especialização em Habilitação e Reabilitação em Crianças com Deficiência Auditiva, com ênfase na faixa etária de 0 a 3 anos de idade, pode auxiliar na avaliação da interação pais-criança. O material tem como propósito clarear as categorias de comportamentos interacionais especialmente no que se refere à comunicação entre os pais e a criança e auxiliar nas intervenções que se fizerem necessárias.

O psicólogo também interage com o bebê. Em alguns casos, o bebê pode revelar certa apatia ou tristeza, não sorrir, pode apresentar dificuldade no contato ocular, pouca vivacidade de reação ao ser estimulado e pouca resposta à relação com o outro. Nessa situação, o psicólogo pode utilizar de questionamentos, reflexões e/ou observar a percepção dos pais na situação. Quando necessário, pode auxiliá-los, propiciando uma apreensão mais clara da situação, de acordo com o que os pais podem absorver no momento. Dessa forma, a devolução vai sendo introduzida no processo de avaliação e não apenas no final, o que condiz com a proposta da avaliação psicológica interventiva.[11,16,18,21-23].

É necessário considerar os aspectos estruturais e orgânicos do desenvolvimento. O psicólogo, enquanto agente da saúde, é um profissional habilitado para perceber possíveis desvios e patologias mentais sem perder de vista o seu foco – o sentido de tais patologias, caso haja, na existência da criança e da família.[22]

Outra possibilidade que pode auxiliar na avaliação da criança e da dinâmica familiar é a observação da família no contexto lúdico e livre com a orientação: *Vocês podem usar este tempo (30 minutos) como vocês quiserem. Este material é para conhecê-los melhor.* É oferecido um espaço à família, na sala infantil, com uma casa de madeira vazada, mobiliada e com vários ambientes, a família de bonecos e brinquedos de modo geral. Inicialmente, o psicólogo atua como observador das relações familiares, das atitudes de comunicação entre os membros e, especialmente, da disponibilidade dos pais em compreenderem as mensagens da criança com deficiência auditiva. Do mesmo modo como relatado anteriormente, o psicólogo realiza as intervenções a partir do que se mostra na situação.

TESTES PSICOLÓGICOS E OUTROS INSTRUMENTOS DE AVALIAÇÃO

Os testes podem ser vistos como um meio de acesso à criança que pode ser útil para conhecê-la, tal como o brinquedo e o desenho. O importante é ressaltar que há uma mudança de foco ao se olhar o teste sob a perspectiva fenomenológico-existencial, que não partilha de uma filosofia determinista, em que o instrumento tem uma simbologia determinada *a priori*.[22]

Os testes de nível intelectual e escalas de desenvolvimento podem auxiliar nas informações sobre inteligência, capacidade de resolução de problemas e sobre o desenvolvimento global da criança, possibilitando ampliar o conhecimento a respeito da criança e contribuir nas orientações aos pais e encaminhamentos, se necessário.

Alguns instrumentos de avaliação utilizados com a criança com deficiência auditiva são os testes de inteligência não verbal SON – R 2 ½-7 [a],[24] aprovado pelo Conselho Federal de Psicologia (CFP), em 2012, e Matrizes Progressivas do Raven Infantil[25] aprovado pelo CFP, em 2018, que proporcionam informações sobre a inteligência ou capacidade de resolução de problemas. A característica não verbal do instrumento significa a não exigência de respostas orais e nem de compreensão verbal para a execução, possibilitando que crianças com deficiência auditiva, com pouca ou nenhuma habilidade verbal, sejam avaliadas.[26]

As Escalas de Desenvolvimento ou Inventários podem ser utilizadas como triagem, na identificação de condições de risco para o desenvolvimento, subsidiar programas de estimulação precoce e orientação de pais.[27] A Escala de Desenvolvimento de Gesell e Amatruda[28] avalia o desenvolvimento global da criança de 4 semanas até 36 meses de idade cronológica, em cinco áreas: comportamento adaptativo (organização e adaptação sensório-motora, cognição), comportamento motor grosseiro e delicado (sustentação da cabeça, sentar, engatinhar, andar, manipulação de objetos com as mãos); comportamento de linguagem (expressiva ou receptiva); comportamento pessoal-social (relação com o meio ambiente). O Inventário Portage Operacionalizado[29] é um instrumento que pode ser utilizado para identificação de defasagens e serve como ponto de partida para orientação de pais. É composto pelas áreas: cognição, socialização, autocuidado, linguagem e desenvolvimento motor, um dos instrumentos que permite avaliar o desenvolvimento da criança de 0-6 anos.

No que se refere aos indicadores psicopatológicos em crianças pequenas, um dos instrumentos utilizados é a Escala de Avaliação da Retração Prolongada da Criança Pequena.[30] Uma escala clínica, com oito categorias (expressão facial, contato visual, gestos de autoestimulação, vocalização, vivacidade das reações aos estímulos, relação e atratividade) que permitem rastrear possíveis sintomas psiquiátricos.

M – CHAT – *Modified Checklist for Autism in Toddlers*, instrumento recomendado pelo Ministério da Saúde,[31] possibilita rastrear os sinais do Transtorno do Espectro Autista (TEA). É um breve questionário referente ao desenvolvimento e comportamento da criança dos 16 aos 30 meses de idade, respondido pelos pais.

É importante destacar que os instrumentos são utilizados em conjunto com as observações clínicas e com as informações dos pais.

A escolha de determinada estratégia ou instrumentos é influenciada pela experiência do profissional, pelo referencial teórico e pelos objetivos. O contexto, as demandas psicológicas e a população atendida também influenciam na escolha. Vale ressaltar a importância do uso de instrumentos adequados à criança com deficiência auditiva; no entanto, é importante lembrar que a avaliação não se reduz aos instrumentos de medida ou técnicas de avaliação, estes constituem elementos que ajudam na compreensão da criança.

Outras possibilidades que podem contribuir para a análise e compreensão do caso é solicitar aos pais o relatório dos atendimentos realizados pela criança e/ou o contato com os profissionais envolvidos, como: fonoaudiólogo; neurologista; psiquiatra e instituições, como Centro de Reabilitação, escola e outros centros dos quais a criança faça parte, sempre com o aval dos pais.

Havendo possibilidades, a visita domiciliar e escolar pode ser mais um recurso para a compreensão da criança.[17,22,32].

Quando o desempenho da criança é satisfatório, também se discute com os pais, clarificando a situação apresentada pela criança, o que pode ir ao encontro das percepções dos pais ou possibilitar novas percepções aos mesmos, como se mostra nas falas dos pais: *percebi muitas coisas que não tinha visto...* (se refere às capacidades da criança) quando na devolutiva é validado o que ela é capaz de fazer. Reconhecendo o que a criança tem, os pais podem reconhecer as competências do filho. Ou ainda, *doutora ela (a filha) mudou...* Mudança que pode ser entendida pela mãe ter se posicionado diferente com a criança.

Durante o processo de avaliação, os pais vão recebendo a devolutiva sobre o que está sendo compreendido em relação à criança e vão sendo discutidas e clarificadas suas emoções, expectativas e sentimentos, possibilitando transformar o encontro numa experiência significativa.

ENTREVISTA PSICOLÓGICA COM ADOLESCENTES E ADULTOS

A respeito da entrevista psicológica com os adolescentes que ainda não são responsáveis por si mesmos, deve ser realizada com os pais e com eles. Inicialmente, a entrevista é conjunta, pais-adolescente-psicólogo, na qual é realizada a investigação das expectativas individuais sobre o motivo de estarem na SIC-HRAC-USP. Há o esclarecimento do papel do psicólogo e o acolhimento dos mesmos.

A adolescência é uma fase de transição caracterizada por uma revisão de valores e crenças em que as influências externas são fortes. O adolescente necessita desenvolver sua autonomia e independência; por isso, nessa fase, busca engajar-se nos modelos vigentes de beleza e estética.

Levando em conta as considerações anteriores e as implicações psicológicas da surdez nas suas especificidades que foram discutidas no tópico anterior, o atendimento individual se faz necessário. O paciente tem a necessidade de ser ouvido e acolhido em seu sofrimento, assim como tem a oportunidade de falar por si mesmo e de se sentir com mais liberdade para se colocar.

No caso do adulto, a entrevista pode ser individual, com o casal ou com o acompanhante, dependendo da necessidade e situação. Não há uma rigidez nesse aspecto e nem mesmo no número de sessões para concluir uma avaliação, pois existem as especificidades de cada caso.

A avaliação psicológica no caso do adolescente e do adulto basicamente ocorre por meio da entrevista clínica, que tem como objetivo avaliar especialmente as condições emocionais, expectativas e motivação para o implante coclear. No caso do adulto, a ênfase é na vivência do entrevistado, com o objetivo de conhecer e compreender suas experiências significativas com a surdez para se ter uma visão integral da pessoa e as possíveis implicações psicológicas no seu processo com o implante coclear.

Mediante a descrição do mundo próprio do sujeito e de sua situação atual, o psicólogo procura apreendê-lo em sua totalidade. A avaliação psicológica busca identificar em que ponto de sua existência a pessoa se encontra e que significados ela constrói em si e no mundo.[33]

Dessa maneira, é necessário conhecer o plano sincrônico do indivíduo – seu momento de vida atual – e a investigação do plano diacrônico – história pessoal e momentos significativos.[34]

Pela própria limitação que a surdez provoca na comunicação, algumas entrevistas podem- se tornar desgastantes tanto para o paciente quanto para o profissional. Podem ocorrer dificuldades para entender a pessoa, bem como de se fazer entender por ela. Na prática, em alguns casos, a comunicação verbal é suficiente, sempre com o cuidado especial do profissional falar de frente e naturalmente com o paciente. Em outros, é preciso utilizar, como auxílio, a escrita, os gestos e/ou a participação de outros membros da família.

O desenho e a pintura são recursos que podem favorecer a comunicação e a expressão de sentimentos, possibilitando conhecer o mundo próprio da pessoa com surdez, contribuindo para a análise e compreensão do caso, como se revela nas seguintes falas:[35] *Parece que eu não existo, que as pessoas não me veem, tento conversar e não recebo atenção; é como o filme Ghost – tudo acontece a minha frente e estou do outro lado, apenas assistindo o que acontece... É tudo muito diferente...; Não posso mudar o meu penteado, pois o vento pode levantar os meus cabelos e aparecer o aparelho; Este mundo é muito diferente... é ruim e triste... Só existe tristeza e medo. Eu me sinto muito sozinha... preciso de alguém para conversar, desabafar e algo me sufoca. Às vezes, parece que não existo mais e me pergunto: – Será que não morri naquele acidente? Será que a surdez é contagiosa? E eu não encontrava respostas para muitas dúvidas...*

A demanda é clara. A pessoa necessita ser ouvida e compreendida, indicando a importância da intervenção psicológica no processo de avaliação.

O PROCESSO DE DIAGNÓSTICO NOS CASOS ESPECIAIS

Em torno de 40% das crianças com perda auditiva apresentam outras deficiências em comorbidade,[36] sendo que, destas, de 1,1 a 2,2% correspondem ao Transtorno do Espectro Autista (TEA). De acordo com a quinta edição do Manual Diagnóstico e Estatístico de Transtornos Mentais,[37] as crianças com TEA apresentam déficits significativos em três principais áreas: comunicação/linguagem, comportamento e socialização. Entretanto, fazer um diagnóstico adicional na população com deficiência auditiva pode ser um desafio, dada a complexidade de determinar se a linguagem e os atrasos sociais podem ser relacionados com a perda auditiva ou podem ser indicativos de um diagnóstico de comorbidade com TEA.

O processo de diagnóstico é desafiador, tanto para os familiares como para os profissionais, e o diagnóstico de uma condição pode levar ao atraso no diagnóstico de outra. No caso de TEA, os pais podem interpretar os comportamentos da criança como típicos da personalidade ou como consequência da deficiência auditiva, atrasando o diagnóstico diferencial e a intervenção precoce. Há contrassenso em definir o diagnóstico de TEA entre os profissionais, gerando mais dúvidas e incertezas nos pais.

Na rotina de atendimento do SIC do HRAC-USP tem-se percebido um aumento do número de crianças com deficiência auditiva e outras comorbidades, entre elas o TEA.

De acordo com Guardino,[38] embora tenha ocorrido um aumento na incidência de crianças com perda auditiva e deficiências adicionais, a quantidade de pesquisas sobre esta população é escassa. Muitos estudos que descrevem a relação entre deficiência auditiva e TEA, tratam apenas sobre a avaliação audiológica, habilitação e reabilitação auditiva, deixando de lado os aspectos psicossociais. Nesse sentido, o estudo de Longato-Moraes, Prado e Yamada,[39] sobre a vivência de mães de crianças usuárias de IC e com diagnóstico de TEA, revelou como as mães foram afetadas subjetivamente na sua relação com o filho, indicando impacto negativo na qualidade de sua vida. O IC significou a possibilidade de o filho participar do mundo sonoro e elas poderem ter mais acesso ao mundo deles. A esperança do desenvolvimento da fala passa a ser o sentido para continuarem a trajetória.

Nesse capítulo, vale destacar o aspecto referente ao impacto das múltiplas deficiências no diagnóstico:

Eu já tinha me conformado dela não ouvir, mas aí veio o autismo e aí é complicado e não tem especialista direito, ninguém sabe falar o que é... eu já tinha na minha cabeça que ela ia usar o aparelhinho, acho que eu pensava assim, que ela ia falar e ia dar tudo certo. Aí depois que eu fui ver que as coisas foram mais difíceis... Aí eu já falei: pronto, não vai ter fim isso nunca! Porque você acha que um dia vai melhorar e aí aparece uma coisa pior, que só o tempo para ver como vai ser...

Esta mãe viveu o impacto do diagnóstico da deficiência auditiva, a perda do filho sonhado e desejado. Houve uma ruptura no desenvolvimento do vínculo com seu filho, ou seja, nada mais seria como antes e nada mais seria como tinha imaginado e esperado. Viveu uma crise, em que nada voltaria a ser igual, toda uma perspectiva de vida, de presente e futuro, que teria que ser modificada.[40,41]

Com o passar do tempo, relata estar *conformada dela (a filha) não ouvir.* Se encontrava na não negação, reconhecia de fato a deficiência auditiva de sua filha e sentia o futuro como um lugar de possibilidades. Estava reidealizando uma criança que *ia usar o aparelhinho, que ia falar e ia dar tudo certo,* o que implica em um segundo nascimento da criança, ou seja, ela estava se permitindo retomar o vínculo perdido com sua filha.

Nesse momento, a notícia de mais um diagnóstico, o autismo! Nova crise pela perda do futuro idealizado para a criança, situações intensas que se aproximam de uma morte real, desencadeando sentimentos semelhantes àqueles vivenciados em situações traumáticas e/ou de perdas, conhecidos como as etapas de luto propostas por Kübler-Ross[11] ao estudar pacientes terminais e suas famílias. Novamente essa mãe sofre a desilusão, com a perda de seus sonhos e expectativas construídas...

Esse bebê corresponde às maiores angústias e ansiedades, pois *ninguém sabe falar o que é* e *aparece uma coisa pior, que só o tempo para ver como vai ser... pronto, não vai ter fim isso nunca!* Num sentido existencial denota o estado de apreensão, de tensão perante uma ameaça possível e o desespero diante de algo que não tem fim.

Pode-se caracterizar como luto intermitente a vivência experienciada com o diagnóstico de múltipla deficiência. Após ter sofrido uma perda significativa com a notícia da deficiência auditiva, novamente essa mãe sente-se desafiada com o diagnóstico de autismo.

Diante de tais eventos, torna-se fundamental a intervenção relacionada com o cuidado de mães/pais, realizada por profissionais de saúde capazes de cuidar e amparar a dor sentida pelo luto. Com o apoio profissional os pais podem desenvolver recursos para lidar com a realidade imposta, permitindo a preparação e adaptação de si mesmos, para que possam trilhar novos caminhos.

A ENTREVISTA DEVOLUTIVA FINAL

A entrevista devolutiva final com os pacientes e com os pais é o momento de compartilhar a construção conjunta de significados que foram ocorrendo no decorrer da avaliação. Pode haver a necessidade de discutir alguns aspectos, esclarecer, orientar e sugerir psicoterapia ou encaminhamento a outras áreas.

Vale destacar que, nessa abordagem, a avaliação psicológica é um recorte do momento de vida do sujeito e da família, portanto, não é definitiva. A qualquer momento pode haver mudanças, considerando que a existência não é estática.[22]

Concluída a avaliação do paciente por todos os profissionais de diferentes áreas, os casos são discutidos em reunião clínica da equipe para definição de conduta e, posteriormente, inicia-se a rotina de atendimentos específicos, de acordo com a definição da equipe.

Pretendeu-se mostrar, no presente capítulo, uma das possibilidades de realizar a avaliação psicológica do paciente e da família que vem sendo realizada rotineiramente no programa de implante coclear da SIC-HRAC-USP. Tem sido possível contribuir com a equipe no estudo de caso e definição de condutas, assim como na pesquisa e na participação de eventos científicos. A abordagem na Psicologia fenomenológico-existencial tem-se mostrado bastante apropriada para o programa e especialmente no atendimento dos pacientes e familiares.

REFERÊNCIAS BIBLIOGRÁFICAS

1. McKenna L. Alguns aspectos psicológicos da surdez. In: Ballantyne J, Martin MC, Martin A. Surdez. 5th. ed. Porto Alegre: Artes Médicas; 1995. p. 227-32.
2. Yamada MO. A linguagem e a construção do vínculo mãe-bebê. In: Anais of the 5th Congresso Internacional do INES, Surdez: família, linguagem, educação; Rio de Janeiro: INES; 2006(1). p. 265-71.
3. Speri MRBA. A criança com deficiência auditiva: da suspeita ao processo de reabilitação auditiva. Rev Verba Volant. 2013;4(1):40-64.
4. Lutermann D. Deafness in the family. Boston: Little, Brown; 1987.
5. Luterman D, Ross M. When your child is deaf: a guide for parents. Parkton: York Press. 1991.
6. Magnuson M, Hergils L. Late diagnosis of congenital hearing impairment in children: the parents' experiences and opinions. Patient Educ Couns. 2000;41(3):285-94.
7. DesGeorges J. Family perceptions of early hearing, detection, and intervention systems: listening to and learning from families. Ment Retard Dev Disabil Res Rev. 2003;9(2):89-93.
8. Kurtzer-White E, Luterman D. Families and children with hearing loss: grief and coping. Ment Retard Dev Disabil Res Rev. 2003;9(4):232-5.
9. Boscolo CC, Santos TMM. A deficiência auditiva e a família: sentimentos e expectativas de um grupo de pais de crianças com deficiência da audição. Distúrb Comum. 2005;17(1):69-75.
10. Yamada MO, Valle ERM. Vivência de mães na trajetória de seus filhos com implante coclear: fatores afetivos e emocionais. 2. ed. Ribeirão Preto: Book Toy; 2014. p. 310.
11. Kübler-Ross E. Sobre a morte e o morrer. 10. ed. São Paulo: EDART; 2017. p. 304.
12. Yamada MO, Bevilacqua MC. Dimensão afetiva da pessoa com surdez adquirida, antes e após o implante coclear. Estud Psicol. 2012;29(1):63-9.
13. Kerr PC, Cowie RI. Acquired deafness: a multi-dimensional experience. Br J Audiol. 1997;31(3):177-88.
14. Rolland JS. Doença crônica e o ciclo da vida familiar. In: Carter B, McGoldrick M. As mudanças no ciclo de vida familiar. 2. ed. Porto Alegre: Artes Médicas; 1995. p. 373-91.
15. Bevilacqua MC, Moret ALM, Costa OA. Conceituação e indicação do implante coclear. In: Bevilacqua MC, Martinez MAN, Balen AS, Pupo AC, Reis ACMB, Frota S. Tratado de audiologia. São Paulo: Editora Santos; 2011. p. 407-25.
16. Cupertino CMB. O psicodiagnóstico fenomenológico e os desencontros possíveis. In: Ancona-Lopes M (organizador). Psicodiagnóstico: processo de intervenção. São Paulo: Cortez; 1995. p. 135-78.

17. Evangelista P. O psicodiagnóstico interventivo fenomenológico-existencial grupal como possibilidade de ação clínica do psicólogo. Rev Abordagem Gestált. 2016;22(2):219-24.

18. Ancona-Lopez M, organizadores. Psicodiagnóstico: processo de intervenção. São Paulo: Cortez; 1995.

19. Piccinini CA, Moura MLS (organizadores). Observando a interação pais-bebê-criança. São Paulo: Casa do Psicólogo. 2007.

20. Yamada MO. Interação pais-criança: contribuição da observação-roteiro de observação: material didático confeccionado para o Curso de Especialização em Habilitação e Reabilitação em crianças com deficiência auditiva com ênfase na faixa etária de 0 a 3 anos de idade. 2. ed. Bauru: Faculdade de Odontologia de Bauru, Universidade de São Paulo. 2016.

21. Yehia GY. Reformulação do papel do psicólogo no psicodiagnóstico fenomenológicoexistencial e sua repercussão sobre os pais. In: ANCONA-LOPEZ, M. (Org.). Psicodiagnóstico: processo interventivo. São Paulo: Cortez; 1995. p. 115-34.

22. Azevedo DC. Análise situacional ou psicodiagnóstico infantil: uma abordagem humanista-existencial. In: Angerami-Camon VA (organizadores). Psicoterapia fenomenológico existencial. São Paulo: Pioneira Thomson Learning; 2002. p. 93-121.

23. Araújo MF. Estratégias de diagnóstico e avaliação psicológica. Psicol Teor Prát. 2007;9(2):126-41.

24. Tellegen PJ, Laros JA, Jesus GR, Karino CA. Teste Não verbal de inteligência- SON – R 2 ½-7 [a]. São Paulo: Vetor; 2012.

25. Raven J, Raven JC, Court JH. CPM RAVEN: matrizes progressivas coloridas de Raven – crivo de correção. São Paulo: Pearson Clinical Brasil. 2018.

26. Laros JA, Reis RF, Tellegen PJ. Indicações da validade convergente do teste não verbal de inteligência son-r 2½-7[a]. Aval Psicol. 2010;9(1):43-52.

27. Campos TM, Gonçalves VMG, Santos DCC. Escalas padronizadas de avaliação do desenvolvimento neuromotor de lactentes. Temas Desenvolv. 2004;13(77):5-11.

28. Gesell A, Amatruda CS. Diagnóstico do desenvolvimento: avaliação do desenvolvimento neuropsicológico no lactente e na criança pequena: o normal e o patológico. 4th ed. Rio de Janeiro: Atheneu; 2000.

29. Williams LCA, Aiello ALR. O Inventário Portage operacionalizado: intervenção com famílias. São Paulo: Memnon; 2001.

30. Assumpção FB Jr., Assumpção TM. Avaliação da reação de retração no bebê com doenças pediátricas: um estudo de validade. Arq. NeuroPsiquiatr. 2002;60(4):971-3.

31. Brasil. Ministério da Saúde. Diretrizes de atenção à reabilitação da pessoa com transtornos do espectro do autismo (TEA). Brasília: Ministério da Saúde. 2014.

32. Maichin V. Os diversos caminhos em psicoterapia infantil. In: Angerami-Camon VA (organizadores). O atendimento infantil na ótica fenomenológico-existencial. São Paulo: Pioneira Thomson Learning; 2004. p. 1-49.

33. Augras M, Mil janelas: teóricos do imaginário/Thousand windows: theoreticals of imaginary. Psicol Clín. 2000;12(1):107-131.

34. Romero E. Neogênese: o desenvolvimento pessoal mediante a psicoterapia. São José dos Campos: Novos Horizontes; 1999.

35. Yamada MO. O significado vivencial da surdez adquirida. In: Anais of the 4th Encontro Científico da Pós-Graduação do HRAC/USP. 2001 nov 9-11; Bauru: Hospital de Reabilitação de Anomalias Craniofaciais, Universidade de São Paulo; 2001. p. 75.

36. Fitzpatrick EM, Lambert L, Whittingham J, Leblanc E. Examination of characteristics and management of children with hearing loss and autism spectrum disorders. Int J Audiol. 2014;53(9):577-86.

37. American Psychiatric Association. Diagnostic and statistical manual of mental disorders. 5th ed. Washington: American Psychiatric Association; 2013.

38. Guardino CA. Identification and placement for deaf students with multiple disabilities: choosing the path less followed. Am Ann Deaf. 2008;153(1):55-64.

39. Longato-Morais CRL, Prado MCR, Yamada MO. Implante coclear e transtorno do espectro autista: vivência de mães. Psicol Estud. 2017;22(4):251-61.

40. Franco V. A adaptação das famílias de crianças com perturbações graves do desenvolvimento: contribuição para um modelo conceptual. Infad – Int Rev Dev Educ Psychol. 2009;21(2):25-37.

41. Yamada MO. Dimensão afetiva, segundo a concepção de Emílio Romero, da pessoa com surdez adquirida antes e após o uso do implante coclear [dissertação]. Bauru: Universidade de São Paulo, Hospital de Reabilitação de Anomalias Craniofaciais; 2002.

AVALIAÇÃO FONIÁTRICA: DESENVOLVIMENTO DA LINGUAGEM E SURDEZ

Sulene Pirana

A característica essencial do ser humano é a linguagem e é pela linguagem que ele se constitui humano.

INTRODUÇÃO

O conhecimento teórico sobre a aquisição da linguagem, os processos cerebrais que ocorrem na criança ouvinte e na criança surda e das implicações físicas, emocionais e educacionais do implante coclear são fundamentais para quem deseja atuar nesta área.

A audição favorece o desenvolvimento cognitivo, portanto a avaliação evolutiva mostrará os processos neurais e mentais que se aprimoram após o implante. Esta relação de mão dupla entre audição e desenvolvimento cognitivo, será mais bem evidenciada em um sistema nervoso integro, onde a única alteração seja a recepção diminuída ou ausente dos estímulos auditivos, infelizmente na prática esta situação nem sempre ocorre, pois o mesmo fator etiológico pode afetar diferentes áreas dos sistemas sensoriais periféricos e vias centrais.

A chave para acessar a cognição é a própria linguagem, uma das funções cognitivas mais importantes. O exame cognitivo do surdo está prejudicado se este não adquiriu uma linguagem.

Múltiplas deficiências, como alterações neurológicas, problemas emocionais ou comportamentais e deficiência visual, influenciam de forma negativa o desenvolvimento das funções cognitivas, da linguagem e a capacidade de reabilitação após o implante coclear; por isso a avaliação da linguagem e do desenvolvimento cognitivo pré e pós-implante é fundamental, no primeiro caso para auxiliar no desenvolvimento de estratégias mais adequadas para reabilitação, inclusive inferindo a capacidade de aproveitamento do estímulo auditivo que o implante fornecerá.

LINGUAGEM E AUDIÇÃO

Linguagem é a expressão e recepção de ideias, conhecimentos e sentimentos de forma criativa, estruturada, significativa e interpessoal. Seu propósito é permitir interação social, expressando o que se tem em mente, seus desejos e pensamentos. É um conceito abstrato, não é observável em si, portanto há de se ter linguagem para entender e falar sobre a linguagem (metalinguística).

A linguagem manifesta através de códigos verbais (língua) é prerrogativa da espécie humana, utilizando elementos e regras da língua para a compreensão e expressão de significados. Sua essência é a não fixidez de sentido – flexibilidade – a mesma forma pode ter significados diferentes, até mesmo opostos; o sentido que se renova, humor, poesia, ironia... Seu aspecto criativo é óbvio, não adquirimos linguagem simplesmente memorizando sentenças, criamos as sentenças e como ouvintes interpretamos a fala do outro.

A linguagem também é fundamental para o uso significativo da audição; reage-se, responde-se a sons quando e porque se lhe atribuem sentidos: um som é escutado se pode evocar palavras de perigo, prazer, estranheza, se a linguagem lhe atribui um sentido. Adquirir linguagem vai muito além de aprender formas – vocábulos, regras gramaticais, articulação de fonemas – implica em ser capaz de ir além do sentido literal, o que só é possível quando se convive intensamente com a língua e a cultura.

A linguagem depende do domínio de pelo menos uma língua (código), para manifestar-se. Adquirir fala significa muito mais que adquirir um conjunto de regras, é preciso ser capaz de dominar e desenvolver sistemas que sirvam para expressar as mais diversas expressões humanas. As palavras são representações simbólicas e formam as ideias, que dependem de nossas relações com as palavras; relação que é formada pelas nossas experiências de vida. A linguagem oral é a principal, mas não a única, manifestação da função simbólica, quando o significante deve apresentar semelhança com o significado (conceito).[1] Podemos analisar 3 dimensões da linguagem.

Forma

Sistema de signos/sinais – os sons (fonemas), as palavras, a sintaxe, depende da geração do ato motor – para vocalização ou sinalização – e da representação neural da gramática. A linguagem é estruturada por uma série de regras, que aplicamos inconscientemente; não é preciso saber o que é gramática, sintaxe para utilizar as regras que aprendemos naturalmente. A criança infere a gramática da fala que ouve.

A vocalização de todas as línguas faladas utiliza apenas uma pequena fração dos sons que os seres humanos são capazes de produzir. Sons da fala que são usados para percepção da fala são chamados fonemas: unidades perceptuais que formam a sequência da fala. Nenhuma língua usa todos os fonemas possíveis, mas seleciona um pool de sons da fala, e toda língua utiliza uma estrutura gramatical. Podemos observar 2 níveis de estrutura nas línguas:

1. A combinação dos fonemas para formar sílabas e palavras;
2. A combinação de palavras para formar sentenças.

Conteúdo

Mensagens, ideias, o que se diz e o que se compreende do que se diz. Envolve representação cortical das ideias, imagens, conceitos e a transcrição neural dessas em unidades de forma (vocalização ou sinalização gestual), permitindo a organização de sentenças significativas.

Uso (Pragmática)

Como a mensagem é utilizada nos diferentes contextos e diferentes interlocutores, identificando o contexto social e adequando seu discurso a ele.

A comunicação tem aspectos linguísticos e não linguísticos. O componente não linguístico se refere à **prosódia** (entonação musical, ritmo da fala), gesticulação, expressões faciais.

MATURAÇÃO E PLASTICIDADE DO SISTEMA NERVOSO

A linguagem é adquirida de forma universal, em todas as culturas, refletindo a maturação cerebral. Após a puberdade a capacidade de adquirir nova linguagem é bastante reduzida.

A assimetria cerebral, que já está presente na vida intrauterina, correlaciona-se com especialização de determinadas funções. O hemisfério esquerdo é o principal responsável pelas funções de linguagem nos seres humanos e o direito pela análise de estímulos acústicos não linguísticos e por tarefas intelectuais não verbais ou de tipo construtivo. Há intercomunicação entre os hemisférios através das comissuras anterior e posterior e do corpo caloso, permitindo uma função harmônica e complementar.

O desenvolvimento cerebral continua após nascimento, com significativas alterações no primeiro ano de vida com formação de inúmeras conexões neurais. Essa maturação depende de estímulos externos e existe um período em que eles são indispensáveis: se neste período crítico os estímulos não estiverem presentes, as estruturas cerebrais desenvolvem-se fora do curso normal, e tais mudanças são irreversíveis.

O conceito de período crítico é relevante para o desenvolvimento da linguagem, e alterações da audição neste período podem ter consequências pois influenciam o modo como o sistema perceptual auditivo se desenvolve. O período crítico para aquisição da linguagem vai até os 3 anos de idade, que corresponde ao desenvolvimento da dominância cerebral.[2]

A especialização cerebral para determinadas funções mostra que o lobo temporal tem por função principal receber e interpretar os estímulos acústicos, com três áreas com funções diferentes:

1. Área primária: função de decodificar ponto a ponto o estímulo recebido – processo de análise; não é capaz de sintetizá-los, reconhecê-los;

2. Área secundária: adjacente à primária; os estímulos recebidos ponto a ponto convergem para neurônios responsáveis pelo processo de *síntese*, indispensável para o reconhecimento do estímulo (reconhece o som), mas não permite nomeá-lo, pois neste nível está ligado apenas a uma modalidade sensorial, a audição;

3. Estímulos recebidos pela área terciária, dos lobos temporal, parietal e occipital convergem para uma única área de associação, onde ocorre a **integração** das informações auditivas, somestésicas e visuais. Isto permite criar representações de natureza acústica ou visual para os objetos e acontecimentos, na forma de linguagem oral ou gestual.

As áreas terciárias do lobo frontal recebem as informações integradas nas áreas terciárias posteriores e, a partir delas, programam a ação a ser realizada através do estabelecimento de objetivos e estratégias adequadas: inteligência, conduta adaptativa, solução de problemas.

O desenvolvimento das áreas terciárias na espécie humana é o que permite o pleno desenvolvimento da função simbólica.

Também existem áreas cerebrais que recebem projeções de estímulos acústicos e visuais conjuntamente, permitindo a rápida integração acústico-visual, essencial para orientação espacial e comunicação.

LINGUAGEM, SURDEZ E IMPLANTE COCLEAR

O período do nascimento aos 2 anos é crítico para aquisição de linguagem e desenvolvimento cognitivo, e este é o período em que a criança surda está privada de estímulos linguísticos, já que a grande maioria das crianças surdas é filha de ouvintes e não é exposta a uma língua, no caso sinais, possível para o seu desenvolvimento.[3]

Na criança ouvinte a gestualidade cede lugar à organização preponderantemente oral da língua, sem prescindir de olhares, gestos, movimentos espaciais e estrutura semântica e sintática dos enunciados.

A criança surda, sem acesso aos sons da fala, utiliza um sistema comunicativo gestual, mesmo sua oralidade é um dos componentes desta gestualidade. Emitir sons e em seguida palavras é um exercício visual: a criança vê certas ações que o adulto realiza com os lábios, as imita e as reproduz, mas não relaciona os movimentos da boca com os sons e sim com formas visíveis, gestuais.[4,5]

O acesso à língua de sinais é feita de forma natural na convivência com indivíduos surdos. A língua oral depende da amplificação sonora, seja por prótese de amplificação sonora individual seja por implante coclear ou de tronco.

Para que se possa analisar a linguagem oral do surdo é importante considerar não apenas a fala do surdo, mas a sua fala no momento de interação com o outro, seja ele surdo seja ouvinte. A unidade de análise não pode ser a fala isolada da criança, mas sim o diálogo, a unidade mínima necessária para que se possa analisar a produção linguística da criança.

A capacidade de linguagem não está afetada na surdez, mas pode permanecer inibida, se o indivíduo não tiver acesso a alguma língua. Toda comunicação é dialógica, e a presença e o modelo do outro são fundamentais para o desenvolvimento da linguagem, portanto a fala deve ser considerada sempre em diálogo, interação com o outro, pois, a simples presença de fala não garante uma linguagem oral bem desenvolvida. À criança surda, filha de pais ouvintes, falta esse modelo, falta a especularidade.

O aprendizado de uma língua é feito de forma natural, pelo convívio com seus pares, sem se importar se existem fases, processos, métodos para que este aprendizado se dê. Isto é negado à criança surda pela privação sensorial. O implante coclear pode permitir esse aprendizado, talvez não tão natural, da língua oral, pois possibilita a audição de sons ambientais e de sons da fala, permitindo a ativação de sinapses e maturação das vias auditivas, funcionando como facilitador para aquisição da linguagem oral, mas outros fatores devem ser considerados: a qualidade das interações sociais, o desenvolvimento cognitivo, motor e psíquico, o tempo de privação auditiva, a etiologia da perda auditiva e mecanismos biológicos inatos.[6]

A recuperação de crianças com lesões ou disfunções cerebrais possui características especiais decorrentes da plasticidade neuronal e do fato de o sistema nervoso central estar em desenvolvimento: idade crítica para o desenvolvimento da linguagem – primeiros 2 anos de vida. Quanto mais nova a criança, maior a capacidade de recuperação, que também está relacionada com a estimulação adequada. O implante coclear realizado o mais precocemente possível permitiria um desenvolvimento da linguagem oral próximo do normal.

O surdo sem linguagem está privado da linguagem, do pensamento abstrato, das ideias: apresenta um déficit cognitivo. Para que possa se desenvolver plenamente deve estar imerso na linguagem oral, quando for possível a protetização ou implante coclear, nos primeiros anos. Se a linguagem oral não for acessível pela alteração do canal sensorial auditivo a língua gestual deve ser introduzida o mais precocemente possível, para que uma futura reabilitação auditiva alcance o pleno êxito, pois o desenvolvimento das funções corticais superiores não será tolhido.

O desenvolvimento de uma língua gestual não é impedimento para o desenvolvimento de uma língua oral, pelo contrário, parece ser um facilitador, pois permite o desenvolvimento de habilidades linguísticas que são comuns às duas línguas. A criança se apropria de uma língua (sinais) e pode dar significado a outra (oral), permitindo um desenvolvimento cognitivo-linguístico semelhante ao da criança ouvinte. O uso da língua de sinais numa idade precoce não inibe a motivação e interesse no aprendizado das línguas orais; estudos em crianças implantadas fluentes em língua de sinais não mostraram prejuízo no aprendizado à língua oral, sendo um fator que contribui, pois evita os efeitos da privação linguística.

Em crianças que, por qualquer fator, não poderão ser implantadas nos dois primeiros anos de vida, consideramos de suma importância o desenvolvimento de uma linguagem gestual (LIBRAS – Língua brasileira de sinais) o que permite acesso às abstrações, conceitualizações e pensares. O desenvolvimento prévio de uma língua é fator facilitador para a avaliação pré-implante e a reabilitação pós-implante.[7-9]

O desenvolvimento cognitivo está prejudicado na criança surda privada de linguagem, que é a base de todo processo de formação e transformação das sinapses, com perdas na capacidade de concentração, abstração, pensamento lógico. Esse déficit cognitivo leva tempo para ser minimizado mesmo após o implante coclear, durante o tempo de reabilitação, que pode levar meses ou anos, a criança permanece privada de linguagem. Mesmo nesta fase, pós-implante a língua de sinais pode auxiliar no entendimento e facilitar a plena aquisição da língua oral. A valorização tanto da língua de sinais quanto da língua oral possibilita um maior desenvolvimento de todas as potencialidades do indivíduo.

Estudos em indivíduos surdos com lesões cerebrais demonstram que a língua de sinais apresenta uma organização neural semelhante à da língua oral, sendo o hemisfério esquerdo dominante para linguagem, demonstrando do ponto de vista biológico que a língua de sinais se organiza no cérebro da mesma maneira que a língua oral.

Existe uma separação entre linguagem e funções visuoespaciais não linguísticas; mesmo quando a linguagem manipula o espaço e é percebida visualmente. Os aspectos gramaticais das línguas sinalizadas são lateralizados para o hemisfério esquerdo. A especialização do hemisfério esquerdo para o processamento gramatical não é determinada pela modalidade da língua. A audição e a fala não são a causa subjacente para a lateralização da linguagem, o que parece ser crítico para a organização cerebral é algo na própria natureza da linguagem, não a modalidade de transmissão e recepção.

O desenvolvimento da linguagem, tanto na criança surda como na ouvinte, depende da interação de estímulos provenientes de todos os recursos psicofisiológicos: orais, visuais, cinestésicos e táteis.

MATURAÇÃO CEREBRAL EM SITUAÇÃO DE PRIVAÇÃO SENSORIAL

As ramificações nervosas do córtex auditivo estão juntas no animal recém-nascido e após algum tempo estão ramificadas em colunas isoladas; esta segregação ocorre por competição: a inervação exuberante do nascimento vai atrofiando e desaparece, de acordo com as estimulações, permanecendo as conexões essenciais.

Como ocorre essa maturação no indivíduo privado dos estímulos auditivos?

Em animais recém-nascidos, tornados surdos por procedimento cirúrgico, várias regiões, que recebem informações acústicas e visuais por ocasião do nascimento, apresentam atrofia das estruturas ligadas às vias acústicas e predomínio da inervação visual.[10]

Existem inúmeros experimentos com animais demonstrando que para o desenvolvimento cerebral normal é preciso que os impulsos sensoriais sejam adequados. Experimentos feitos com visão de gatos mostraram que, quando se oclui um olho impedindo o estímulo neural e, consequentemente, das vias subcorticais e corticais, estas não se desenvolvem, e a percepção de profundidade fica permanentemente afetada, mesmo retornando a estimular o olho inicialmente ocluído. Portanto há um período crítico para formação das conexões neurais; neste período uma privação sensorial produz efeitos permanentes.[11,12]

A privação auditiva nos surdos pode acarretar dois tipos de plasticidade neural:

1. Hipertrofia compensatória: a modalidade sensorial preservada apresenta um aumento compensatório em tamanho e/ou função;
2. *Cross-modal*: regiões cerebrais que seriam responsáveis aos estímulos auditivos, respondem a outras modalidades sensoriais (p. ex. visual).

Estudos com potencial evocado visual mostram respostas mais intensas nas áreas temporais e occipitais em surdos quando comparados a ouvintes; este aumento da resposta pode ser mediado por hipertrofia, se originarem de áreas visuais do córtex temporal, ou plasticidade *cross-modal*, se a origem das respostas forem de áreas auditivas do córtex temporal.

Estudos de ressonância magnética funcional, comparando a responsividade visual a tamanho e movimento entre surdos e ouvintes, demonstraram uma vantagem do campo visual direito nos surdos para o estímulo de movimento, sendo esse efeito maior para estímulos na periferia do que no centro; assimetria reversa foi encontrada nos ouvintes. Esta resposta *cross-modal* depende intensamente da atenção.[13]

Algumas pesquisas demonstraram respostas a imagens visuais de língua de sinais nas regiões auditivas em surdos; estas respostas se devem à natureza linguística, mais do que visual do estímulo.[14]

Em um experimento registrou-se a amplitude das respostas elétricas obtidas em duas regiões multinodais que recebem estímulos acústicos e visuais: regiões anteriores do lobo frontal e do lobo temporal bilateralmente. Acendeu-se uma luz bem no centro do campo visual e depois na periferia:

- Ouvintes e surdos congênitos: resposta igual para o estímulo no centro;
- Surdos congênitos: resposta maior que a de ouvintes para o estímulo na periferia, o que corresponde a sua habilidade para detectar e seguir estímulos na periferia do campo visual;

- Ouvintes filhos de surdos que utilizavam desde a infância a língua de sinais: resultados iguais aos dos ouvintes, sem maior resposta aos estímulos visuais na periferia.

Isto demonstra que a maior habilidade para utilizar os estímulos visuais na periferia observada nos surdos não decorre da utilização da língua de sinais, mas sim da competição entre vias neurais, muito precoce no desenvolvimento do cérebro humano, uma vez que os ouvintes filhos de surdos, mesmo utilizando precocemente a língua de sinais, receberam estímulos auditivos adequadamente, tendo o desenvolvimento adequado das vias neurais.[15]

AVALIAÇÃO DA LINGUAGEM

Inicia-se pela anamnese em que se esclarecem a queixa o paciente, dados da gestação, parto, desenvolvimento neuropsicomotor, atividade de vida diária (escola, alimentação, sono, relações interpessoais).[16]

A inevitável adequação dos procedimentos à idade, tipo de queixa, procedência de equipes de trabalho; de pedidos vindos de pais ou do próprio sujeito, faz com que o método clínico foniátrico seja organizado quanto a princípios e diretrizes, que resultam em técnicas específicas: entrevistas semiabertas, observação da criança em situação não dirigida, respeito ao seu território espacial, com aproximação dependendo de autorização. Nessa etapa, captação de dados físicos gerais, da movimentação voluntária e involuntária, das atitudes recíprocas com pai, mãe e outros acompanhantes. Atingida a condição de autorização para aproximações, observação de respostas provocadas, de disponibilidade para interagir, de formas de comunicação, de características da fala, da voz.

A consulta foniátrica inclui quase obrigatoriamente o brincar, o uso de jogos e livros infantis; a atividade lúdica é uma forma de expressão própria da criança, através do brincar expressa sua realidade interna e relações com o mundo externo.

Deve-se avaliar a interação com o outro, contato visual e intenção comunicativa, presença ou não de fala e sua praxia, gnosia auditiva, memória e processamento auditivo, troca de turnos no diálogo e sensibilidade às necessidades do interlocutor. Uso de gestos simbólicos, significativos.

A evolução da praxia, gnosia, memória, linguagem e atos motores devem ser analisados respeitando a idade da criança (fase de maturação do sistema nervoso).

As praxias são atos motores voluntários, de complexidade variável, elaborados corticalmente, aprendidos com um fim determinado e que, por repetição, se automatizam. Praxia oral verbal (de fala) é a capacidade de sequenciação das sílabas nas palavras, sem hesitações e depende do amadurecimento da zona pré-motora da linguagem e suas conexões, o que ocorre em torno dos 2 anos, quando a criança emite palavras e constrói frases agramaticais.[17]

Dispraxia se refere ao distúrbio do comando motor complexo e da execução de certos movimentos aprendidos. Não é utilizado para distúrbios em que apenas a execução da tarefa complexa está alterada, mas se refere especificamente a déficits nos componentes cognitivos (ideomotor) dos movimentos aprendidos. Não ocorre por hipotonia, incoordenação, perda sensorial, ou inatenção ao comando.

Quando a alteração ocorre apenas no componente articulatório por alteração no órgão efetor (músculo), por alteração no nervo motor ou no córtex motor é chamada disartria.

As gnosias são as funções corticais ligadas ao conhecimento. Toda gnosia constitui uma percepção mais elaborada, abrangendo uma maior área cortical, sendo um processo mais complexo, envolvendo, além da detecção, a discriminação, a identificação e o reconhecimento, necessitando, este último processo, da integração de esquemas elaborados em experiências anteriores. A gnosia auditiva pode ser testada pelo reconhecimento de ritmos, sons e, no hemisfério dominante para a fala, a gnosia verbal, ou seja, o reconhecimento dos sons da fala (Quadro 13-7-1).

Quadro 13-7-1. Avaliação da Fala

Idade média	Linguagem
6 meses	Balbucio (lalação)
1 ano	Uso de palavra-frase; compreensão da linguagem
1 ano e meio	Vocabulário de 30-50 palavras; não usa frases, usa substantivos, adjetivos e verbos de ação
2 anos	Uso telegráfico de 2 palavras, vocabulário de 50-100 palavras. Frases começam a ser organizadas de acordo com a sintaxe
2 anos e meio	Combinação de 3 ou mais palavras. Começa uso de conjunções e preposições. Muitos erros gramaticais. Bom entendimento da linguagem
3 anos	Vocabulário de quase 1.000 palavras; poucos erros
4 anos	Competência linguística semelhante ao adulto

AVALIAÇÃO DO DESENVOLVIMENTO COGNITIVO

Cognição significa conhecimento, portanto avaliar cognição é avaliar como o indivíduo reconhece e se relaciona com o mundo.

Na criança, todas essas funções corticais mudam sua expressão clínica de acordo com a faixa etária, acompanhando o amadurecimento cerebral, o que faz com que o exame das funções corticais seja dinâmico. A maturidade cerebral depende da idade da criança. Caso essa maturidade não tenha sido adquirida plenamente, as funções neurológicas estarão alteradas.[18]

Para os dois primeiros anos de vida, no caso de avaliação de crianças prematuras, deve ser considerada a idade concepcional – "idade corrigida". Para tanto, foi convencionado subtrair da idade cronológica o número de semanas correspondentes à diferença entre 40 semanas e a idade gestacional ao nascimento, por exemplo, um bebê nascido as 28 semanas de idade gestacional, aos seis meses de idade cronológica, deverá apresentar semiologia neurológica correspondente aos 3 meses.[19-21]

Os diferentes modos de interação com o mundo são processados em paralelo por diferentes sistemas sensoriais. Primeiro os receptores em cada sistema analisam as informações do estímulo, e o sistema sensorial as representa no cérebro por vias e regiões cerebrais específicas. O fluxo de informações é constantemente analisado e percebido como um contínuo ininterrupto de percepções unificadas. Isto só é possível pela conexão precisa e ordenada das células nervosas. As conexões não são exatamente as mesmas em todos os indivíduos, pois são alteradas pela atividade e pelo aprendizado.

O cérebro é capaz de realizar uma série de operações lógicas através da análise dos impulsos sensoriais que recebe dos receptores; percebe os meios interno e externo. As informações são processadas em padrões coerentes de atividade: sentimentos e pensamentos.

A estrutura cerebral é determinada pela genética e pelos processos de desenvolvimento, mas os padrões de interconexão neuronal também dependem das experiências, ou seja, o cérebro possui uma plasticidade que é resultado destas experiências.

A influência do ambiente sobre o cérebro e, portanto, no comportamento, varia com a idade. Experiências ambientais que fogem do padrão de normalidade, por exemplo pela perda de estímulos sensoriais, como ocorre na surdez, geralmente têm efeitos mais acentuados nos estágios precoces do desenvolvimento: períodos críticos para o desenvolvimento do sistema nervoso central.[22]

O desenvolvimento cognitivo do surdo é alterado uma vez que falta uma percepção sensorial, o que faz com que seu conhecimento do mundo seja diferente, predominando as vias visuais com detrimento das auditivas. A surdez causa privação sensorial de estímulos perceptuais e sociais (comunicação/linguagem).[23]

A grande maioria das crianças surdas é filha de pais ouvintes, portanto não é inserida em um contexto de linguagem de forma natural, como ocorre com a criança ouvinte e com a criança surda filha de pais surdos. Esta falta de imersão em uma linguagem faz com

que construam seu substrato cognitivo muito mais tarde e, quanto mais tardio, mais déficits cognitivos permanecerão.

Poucos estudos investigam os efeitos do implante coclear sobre domínios múltiplos da criança, como a cognição e o comportamento. Postula-se que à medida que o implante provê acesso auditivo aos sons da fala e que a criança começa a responder aos mesmos, a habilidade da criança em regular a atenção e o comportamento aumenta consideravelmente.[24]

A impossibilidade de se avaliar o processamento auditivo e a audição central (subcortical e cortical), na ausência de um sistema coclear e neural funcionante, faz com que seja muito difícil prever a reabilitação da audição necessária para aquisição da linguagem oral pós-implante, pois estas vias podem estar comprometidas pelo mesmo fator etiológico que levou à perda periférica e pela privação sensorial que impede o seu desenvolvimento.[25]

Portanto a avaliação cognitiva de outros aspectos, que não a linguagem verbal, é importante para inferirmos a integridade do sistema nervoso central e o desenvolvimento da inteligência.

Além dos sistemas motor e sensorial são de grande importância as áreas de conexão corticais e subcorticais que integram e armazenam os estímulos estando relacionadas com as funções de linguagem, práxicas, gnósicas e psíquicas.

Para entender o desenvolvimento cognitivo acreditamos ser importante conhecer os estudos de Jean Piaget, psicólogo suíço que pode ser chamado de interacionista, ou seja, sua teoria declara que o desenvolvimento intelectual é resultado de um intercâmbio dinâmico e ativo entre uma criança e seu ambiente. Descreve quatro períodos, ou estágios, teóricos do desenvolvimento de uma criança: sensório-motor, pré-operacional, operacional concreto e operacional formal.[26]

Período Sensório-Motor: do Nascimento aos 2 Anos

Operações elementares, que se transformam progressivamente em operações lógicas. Percebe o mundo através de impressões sensoriais, e a passagem da inteligência sensório-motora para a representativa se opera pela imitação, que quando se interioriza favorece o surgimento da linguagem.

Ao final deste período revela compreensão verbal. As combinações mentais que se efetuam demonstram mudança da inteligência sensório-motora em representativa. O conceito (abstração/significado) e a imagem (símbolo/significante) formam a representação.

Período de Operações Concretas: 2 a 11 Anos

Período Pré-Conceptual: 2 a 4 Anos

Neste estágio o pensamento é egocêntrico, com monólogos constantes; falam com os brinquedos e consigo mesmo. Os processos cerebrais se tornam mais autônomos, e a criança não está mais centrada na sua percepção e ação, conseguindo classificar, ordenar, seriar e numerar.

A linguagem torna-se manifestação da função simbólica, fornecendo a formação do pensamento e o surgimento da fala. A brincadeira torna-se mais elaborada, com o jogo simbólico, os objetos se transformam em outras coisas (faz de conta), representam ações e acontecimentos.

Surge a possibilidade de evocar coisas não presentes: evocação representativa de um objeto, acontecimento. Aos 12 meses aparecem as palavras-frases e no segundo ano as frases de duas palavras, adquirindo até os 4 anos a estrutura gramatical.

A fala é um fator de desenvolvimento e organização do pensamento pois recebe a experiência dos outros, além de regular o comportamento. No segundo ano compreende ordem simples que faz parte de suas experiências, e aos 3 anos entende frases com estruturas mais complexas.

Período Intuitivo: 4 a 7 Anos

A criança é pré-lógica e usa a intuição como mecanismo para substituir a lógica. É a fase de preparação para a alfabetização. O processo visual construtivo se inicia nesta época. Para ler e escrever é necessário uma organização visuomotora, auditivo-motora e auditivo-visual, para realizar as complexas operações de decodificação do símbolo gráfico e sua relação com os símbolos auditivos.

O vocabulário neste período permite o reconhecimento de figuras familiares, definições de ações e uso dos objetos. Sabe contar.

Período Operacional: 7 a 11 Anos

A maturação das conexões corticais entre as áreas pré-frontais, parietais, occipitais e motoras mostra o início do processo operativo, quando é capaz de inverter os movimentos conscientemente a um pedido oral, e a imitação deixa de ser meramente figurativa.

É capaz de abrir uma das mãos, enquanto fecha a outra.

Compreende o princípio da reversibilidade: quando os objetos se transformam, mantêm suas características fundamentais.

É capaz de realizar gestos e ações opostos aos dados como modelo, desenhar figuras e fazer movimentos obedecendo às ordens verbais.

Períodos de Operações Concretas/Formais: 11 a 12 Anos

Surge o pensamento capaz de crítica, percebendo o possível e o real. Sistematiza as operações concretas, resolvendo tarefas mais complexas.

Os sucessivos estágios do pensamento incorporam os processos que os antecedem.

Aos 15 Anos

Há um pensamento adulto[5] capaz de fazer análise, críticas e utilizar procedimentos hipotéticos dedutivos do pensamento científico.

REFERÊNCIAS BIBLIOGRÁFICAS

1. Albano E. Da fala à linguagem tocando de ouvido. São Paulo: Martins Fontes; 1990.
2. Quittner AL, Leibach P, Marciel MS. The impact of cochlear implants on young deaf children. Arch. Otolaryngol. Head Neck Surg. 2004;130(5):547-54.
3. Davidson K, Lillo-Martins D, Pichler D. Spoken English language development among native signing children with cochlear implants. Journal of deaf studies and deaf education. 2014;19(2):238-50.
4. Beery KE, Buktenica N. Developmental test of visual-motor integration. Cleveland: Modern Curriculum. 1984.
5. De Lemos CTG, Pereira MCC. O gesto na interação mãe ouvinte-criança surda. In: Ciccone M, organizadora. Comunicação total. Rio de Janeiro: Cultura médica. 1990:27-35.
6. Santana AP. Reflexões neurolinguísticas sobre a surdez [tese]. Campinas (SP): Universidade Estadual de Campinas. 2003.
7. Humphries T, MacDougall F. Chaining and others links: making connections between American sign language and English in two types of school setting. Visual Anthropology Review. 2000;15(2):84-94.
8. Humphries T, Kushalnagar P, Mathur G, et al. Language acquisition for deaf children: reducing the harms of zero tolerance to the use of alternative approaches. Harm reduction journal. 2012:1-9.
9. Iverson JM, Longobardi E, Caselli MC. Relationship between gestures and words in children with Down's syndrome and typically developing children in the early stages of communicative development. Int J Lang Commun Disord. 2003;38(2):179-97.
10. Giraud A, Truy E, Frackowiak RSJ, et al. Differential recruitment of the speech processing system in healthy subjects and rehabilitated cochlear implant patients. Brain. 2000;123:1391-402.
11. Miyamoto RT, Svirsky MA, Robbins AM. Enhacement of expressive language in premingually deaf children with cochlear implants Acta Otolaryngol. 1997;117:154-7.
12. Moura MC. A língua de sinais na educação da criança surda. In: Moura MC, Lodi ACB, Pereira MCC. Língua de Sinais e Educação do Surdo. São Paulo: Sociedade Brasileira de Neuropsicologia. 1993:1-4.
13. Lazard DS, Innes-Brown H, Barone P. Adaptation of the communication brain to post-lingual deafness: evidence from functional imaging. Hear Res. 2014:136-43.
14. Frost DO. Sensory processing by novel, experimentally induced cross-modal circuits. In: The development and neural bases of higher cognitive functions. São Paulo: Atheneu; 1990. p. 2.
15. Santana AP. O processo de aquisição da linguagem: estudo comparativo de duas crianças usuárias de implante coclear. Distúrbios da Comunicação. 2005;17(2):233-43.
16. Spinelli M. Considerações sobre o diagnóstico foniátrico nos transtornos de linguagem Revista Distúrbios da Comunicação. 2003;15(1):143-149.
17. Knobloch H, Passamanick B. Gesell, Amartruda. Diagnóstico do desenvolvimento. São Paulo: Atheneu; 1990.
18. Leontiev NA. Uma contribuição à teoria do desenvolvimento da psique infantil. In: Vygotsky, Luria & Leontiev. Linguagem, desenvolvimento e aprendizagem. São Paulo, Ícone. 1988.
19. Diament A. Semiologia Neuropediátrica: O Exame Neurológico da Criança. In: Nitrini R, Bacheschi LA. A Neurologia que todo médico deve saber. São Paulo: Atheneu. 2003:401-10.
20. Gesell A, Amatruda CS. Developmental Diagnosis: normal and abnormal child development. 2nd ed. New York: Hoeber-Harper. 1954.
21. Lefèvre AFB. Exame neurológico evolutivo. 2. ed. São Paulo: Sarvier; 1977.
22. Behares LE. Implicações neuropsicológicas dos recentes descobrimentos na aquisição de linguagem pela criança surda. In: Moura MC, Lodi AC, Pereira MCC. Língua de Sinais e Educação do Surdo. São Paulo: Sociedade Brasileira de Neuropsicologia. 1993:41-55.
23. Mellon NK, Niparko JK, Rathman C, et al. Should all deaf children learn sign language? Pediatrics. 2015;136:170-76.
24. Eggermont JJ, Ponton CW, Don M, et al. Maturational delays in cortical evoked potentials in cochlear implant users Acta Otolaryngol. 1997;117:161-3.
25. Rose D, Vernon M, Pool AF. Cochlear implants in prelingually deaf children Am Annals Deaf. 1996;141(3):258-261.
26. Reimão R, Reed UC. Semiologia Neuropediátrica: desenvolvimento neuropsicomotor. In: Nitrini R, Bacheschi LA. A Neurologia que todo médico deve saber. São Paulo: Atheneu; 2003. p. 401-10.

SEÇÃO 13-8

AUDIÇÃO E LINGUAGEM FALADA DA CRIANÇA IMPLANTADA: PROGNÓSTICOS E RESULTADOS

Orozimbo Alves Costa Filho ▪ Mariane Perin da Silva Comerlatto
Liège Franzini Tanamati ▪ Marina Morettin Zupelari ▪ Adriane Lima Mortari Moret

INTRODUÇÃO

É comum, na prática clínica dos serviços que realizam a cirurgia de implante coclear (IC) em crianças, discutir "o que determina o sucesso" dessa intervenção para a população infantil ou esclarecer melhor o que exatamente constitui no desenvolvimento ou na recuperação da audição e na aquisição da linguagem falada. Geralmente, são estudados e divulgados casos que apontam os dois extremos, quer sejam resultados ideais ou insatisfatórios.

O resultado ideal é quando, após a cirurgia de IC, a criança desenvolve as habilidades auditivas, a percepção da fala, as habilidades de linguagem e a fala de forma semelhante às crianças da sua idade com desenvolvimento típico, sem implicações negativas para seu desenvolvimento biopsicossocial, estando a família completamente satisfeita com os resultados alcançados.[1] Obviamente, nesses casos, a criança recebeu o tratamento necessário pré e pós-intervenção cirúrgica e realizou, fundamentalmente, a terapia fonoaudiológica no Método Aurioral ou equivalente, de maneira sistemática.

Em outros casos, encontramos resultado insatisfatório e o descontentamento da família com a intervenção do IC. Entre esses dois extremos estão os casos com resultados intermediários, em que os parâmetros de sucesso da intervenção são mais difíceis de serem definidos.[2]

O IC é a grande conquista da ciência na área da Otologia e da Audiologia nas últimas décadas. Assim, o desenvolvimento ou a recuperação da audição estão aqui atreladas à função biopsicossocial que ela tem e não apenas à detecção dos sons da fala, sem que haja a possibilidade da compreensão da linguagem falada por meio da via auditiva.

Considerada essa variabilidade dos resultados do IC na população infantil, cada vez mais é enfatizada a importância de definir o prognóstico dessa intervenção, o que é possível predizer a partir da experiência clínica e do conhecimento científico das equipes de IC. O acompanhamento do impacto do uso do IC no dia a dia da criança e da sua família é de fundamental importância e deverá ser realizado pela equipe do centro em que a cirurgia foi realizada, pois propiciará a criação de ferramentas que auxiliam no monitoramento dos resultados obtidos após a cirurgia, permitindo ao serviço e ao profissional reordenar e executar suas ações, individuais ou voltadas para o grupo, redimensionando-as de forma a contemplar as necessidades dessa população e dando maior racionalidade ao uso dos recursos disponíveis, sejam públicos e/ou privados.

Já é notório que os critérios de elegibilidade dos candidatos ao IC estão diretamente relacionados com essa possibilidade de desenvolvimento ou recuperação das vias auditivas, de avaliação da efetividade de diferentes sistemas de IC e de estratégias de processamento de fala, além da identificação das características do paciente, da família e do tratamento, que, isoladamente ou em conjunto, também podem maximizar o desempenho com o dispositivo.[3]

Nesse contexto, 30 anos após a criação do Centro de Pesquisas Audiológicas (CPA), campus Bauru, homologado pela Universidade de São Paulo e cadastrado no Diretório de Grupos de Pesquisa do Conselho Nacional de Desenvolvimento Científico e Tecnológico (CNPq), fica clara a contribuição das evidências científicas obtidas em pesquisas que têm como objetivo avaliar e acompanhar os resultados das crianças implantadas na Seção de Implante Coclear do Hospital de Reabilitação de Anomalias Craniofaciais (SIC/HRAC/USP),

primeiro serviço de implante coclear credenciado no Sistema Único de Saúde (SUS) no Brasil, para a evolução dos critérios de indicação do implante coclear unilateral e bilateral.

O interesse em conhecer mais sobre o desenvolvimento e o desempenho dessa população infantil com relação às habilidades auditivas e de linguagem e, consequentemente, quanto ao uso da comunicação oral no seu dia a dia justifica-se pela busca constante dos pesquisadores do CPA e dos profissionais da Seção de IC do HRAC no sentido de proporcionar a melhor intervenção à população usuária de IC, não somente a atendida no serviço, mas a de todo o País.

Ao longo dessas três décadas de trabalho, de experiência clínica e científica, pesquisas desenvolvidas pelos profissionais que atuam na área de IC auxiliaram – e ainda auxiliam – na proposição e definição de protocolos aplicados na rotina de atendimento da população com deficiência auditiva usuária de IC que necessita desse tipo de intervenção. Os resultados obtidos nesses estudos são de fundamental importância para as discussões quanto à definição das políticas públicas voltadas para os futuros candidatos ao IC.

Diante disso, este capítulo tem como objetivo discutir os prognósticos e os resultados na população pediátrica usuária de IC, bem como demonstrar ferramentas para acompanhar o desempenho das crianças implantadas longitudinalmente – os marcadores clínicos de desenvolvimento – e apresentar a Classificação Internacional de Funcionalidade, Saúde e Incapacidade (CIF), que busca compreender a funcionalidade humana, e seu papel com os instrumentos de avaliação de resultados atuais. Considerando a modificação conceitual feita pela Organização Mundial da Saúde (OMS) na última década do que é a própria deficiência, também se fez necessária essa apresentação, uma vez que, normalmente, tem sido tratada somente a deficiência, ou seja, as alterações do sistema anatômico e da função. Hoje, a deficiência faz parte de uma classificação mais ampla que envolve não só a doença (os códigos CID), mas também a funcionalidade, que estão associadas a outras questões não somente anatômicas e da função, como é o caso do IC atuando na deficiência auditiva como uma prótese.

RESULTADOS COM O IMPLANTE COCLEAR

Em 1990, a FDA (Food and Drug Administration) aprovou a realização do IC em crianças a partir dos dois anos de idade.[4] No Brasil, o HRAC/USP iniciou o programa de IC com adultos, em 1990, e, em 1992, a equipe realizou a primeira cirurgia de IC multicanal do Brasil em uma criança, acompanhando a evolução clínica e tecnológica internacional. Desde então, foram obtidos os primeiros resultados positivos, corroborando com a comunidade científica que o IC poderia oferecer estimulação elétrica processada pelo nervo auditivo como estímulo ao cérebro, e que essa estimulação poderia ser decodificada como sensação auditiva, incluindo também os casos de surdez pré-lingual, ou seja, antes da aquisição da linguagem oral. Esse fato foi um grande acontecimento na área, pois a estimulação para surdez pós-lingual já era esperada.

Com a análise dos resultados obtidos nos primeiros grupos de crianças implantadas, o benefício desse dispositivo ficou evidente, o que aumentou a esperança nas áreas da Otologia e da Audiologia para o tratamento e intervenção terapêutica da surdez. Hoje, o IC é considerado o recurso tecnológico disponível mais efetivo para o tratamento da deficiência auditiva pré-lingual sensório-neural de grau severo a profundo.

Paralelamente a esse cenário de benefícios evidentes com o IC e com o desenvolvimento tecnológico aplicado na fabricação dos dispositivos, os critérios de indicação foram expandidos na população pediátrica, e um número crescente de crianças tem sido implantado. Com isso, pesquisas e estudos clínicos contínuos são conduzidos no sentido de mensurar os resultados proporcionados pelo IC, especialmente em função das características de cada usuário e do tempo de uso do dispositivo. Trata-se de uma intervenção cujos efeitos e resultados para as habilidades comunicativas em crianças são obtidos ao longo dos anos.[5]

Tanto na literatura internacional, quanto na literatura nacional, os resultados em curto prazo mensurados durante os primeiros anos de uso do IC em crianças com deficiência auditiva têm sido detalhadamente descritos. Esses estudos demonstraram benefícios inquestionáveis com o uso do IC, sejam eles no âmbito da audição, da linguagem receptiva e/ou expressiva, no processo de aprendizado acadêmico ou nas áreas afetiva, social e emocional.

No entanto, apesar de pesquisas atuais indicarem que o desenvolvimento das estruturas auditivas nesses pacientes tem sido, muitas vezes, semelhante ao que ocorre em crianças com audição normal,[6,7] e de haver um consenso, principalmente no que diz respeito à melhora na percepção auditiva dos sons, na fala, bem como em outras áreas do desenvolvimento linguístico, há concordância entre os estudos conduzidos sobre os primeiros anos de uso do IC quanto à existência de variabilidade de resultados observados nas crianças implantadas.

Comerlatto descreve em seu levantamento bibliográfico diversas pesquisas que apontam os inúmeros fatores que podem contribuir para a disparidade no desempenho das crianças usuárias de IC, a saber: etiologia, presença de audição residual, tempo de privação sensorial, orelha implantada, sexo, idade de implantação, tempo de uso do IC, frequência diária de uso do IC, características do dispositivo eletrônico e/ou estratégia de processamento do sinal utilizada, aspectos cognitivos da criança e/ou a ausência de outros comprometimentos, metodologia empregada no processo terapêutico, participação da família no processo de habilitação e reabilitação auditivas, e comunicação da criança no ambiente escolar.[8] No entanto, a maioria desses fatores não está sob o controle da equipe clínica que acompanha a criança.[9]

O conhecimento detalhado do comportamento dessas variáveis nos resultados não só melhora a precisão da avaliação clínica, como também revela fatores que podem ser manipulados por meio da intervenção clínica terapêutica para obter melhor desempenho do usuário de IC.

Além disso, ainda são muitas as indagações sobre os resultados em longo prazo desse dispositivo em crianças, por causa dos avanços tecnológicos atuais, que vêm permitindo não somente a aplicação clínica da estimulação elétrica para proporcionar sensação auditiva, mas também o aperfeiçoamento dos dispositivos de IC, fato que se refletiu diretamente na evolução dos critérios de indicação do IC para crianças.

No caso do HRAC/USP, por exemplo, desde sua criação, em 1990, os critérios de indicação basearam-se inicialmente na literatura internacional, gradativamente na própria experiência clínica e científica, na experiência de outros grupos nacionais, e nas Portarias n. 211 e n. 1.278/GM/MS, de 1996 e 1999, respectivamente, além da Portaria mais recente n. 2.776/GM/MS de 2014. Além disso, ao longo dos anos, esses critérios foram sendo ajustados pela própria equipe, visando a desenvolver ações com qualidade, respeitando as possibilidades que o serviço oferecia.[10-14]

Outra questão que muito se discutiu foi a variabilidade nos resultados obtidos em crianças com pouco tempo de uso do dispositivo permanecendo após o uso do IC em médio e longo prazos, e se os benefícios satisfatórios seriam alcançados pelos usuários de IC após muitos anos de uso do dispositivo, tendo como referência seus pares com audição normal.[15]

No decorrer do uso do dispositivo de IC e do processo terapêutico, as famílias e os profissionais que trabalham com as crianças implantadas podem deparar-se com situações e resultados inusitados, permeados por dúvidas e até insatisfações. Importante considerar que a evolução das habilidades de audição e de linguagem falada e o ritmo do desenvolvimento dessas habilidades podem não ser os mesmos para todas as crianças.[19-22]

No início da década de 1990, quando o IC foi disponibilizado para a população pediátrica, qual nível de habilidade comunicativa a criança poderia alcançar, em quanto tempo isso iria ocorrer, ou, ainda, se as crianças implantadas em idades maiores conseguiriam, ao longo do tempo, alcançar resultados satisfatórios em comparação às crianças implantadas em idades menores eram questionamentos cujas respostas não eram obtidas logo nos primeiros anos de uso do dispositivo.[23] O avanço do tempo e a geração renovada de estudos científicos apontaram para esta importante área de investigação, que são os marcadores clínicos de desenvolvimento da criança com IC. Ou seja, de onde partimos e para onde queremos chegar, e como isso se distribui ao longo dos anos de atendimento. Assim, atualmente fica mais evidente determinar quando uma criança está no padrão esperado e quando ela começa a sair desse padrão, mostrando-nos a revisão necessária do caso clínico para entender o que está acontecendo com esse paciente. É um longo caminho, as pesquisas devem incluir estudos longitudinais, necessários para organizar também as questões de gestão da área, principalmente no que se refere ao processo de atendimento.

Especificamente, os marcadores clínicos de desenvolvimento objetivam possibilitar aos profissionais se familiarizarem com a sequência do desenvolvimento das habilidades auditivas e de linguagem da criança implantada; sinalizar para os familiares e profissionais quando há algum padrão desviante do esperado, auxiliando na identificação das variáveis que influenciam positiva ou negativamente no desenvolvimento da criança e, principalmente, nortear uma intervenção direcionada para cada indivíduo, respeitando a singularidade do atendimento clínico.[8]

Com o objetivo de monitorar esses resultados alcançados em longo prazo, pesquisadores e alunos do CPA vêm desenvolvendo estudos com a população infantil atendida na Seção de IC do HRAC/USP. Historicamente nos estudos destes pesquisadores, dentre os benefícios obtidos com o uso do IC em crianças pré-linguais, o estudo pioneiro, realizado por Bevilacqua, mostrou melhora importante no desempenho das habilidades auditivas e na aquisição da linguagem oral em todas as crianças avaliadas.[24] No que se refere aos fatores que influenciam o desempenho de audição e de linguagem oral de crianças pré-linguais usuárias de IC, Moret, Bevilacqua e Costa concluíram em seu estudo que a idade da criança na avaliação, o tempo de privação sensorial auditiva, o tempo de uso do IC, o tipo e a estratégia do IC e a permeabilidade da família na terapia fonoaudiológica representaram aspectos estatisticamente significativos no desempenho da audição e da linguagem oral.[25] O estudo realizado por Tanamati, com os primeiros pacientes operados no HRAC/USP, totalizando 61 adolescentes e jovens adultos com no mínimo 10 anos de uso do IC, mostrou que 82% das crianças implantadas com as primeiras gerações tecnológicas do IC desenvolveram a habilidade de reconhecimento auditivo no ruído, e 90% alcançaram fala inteligível.[26] O desempenho da audição e de inteligibilidade de fala dos participantes do estudo foi influenciado pelo tempo de privação sensorial e pelo tipo de dispositivo eletrônico. Considerando esses resultados já alcançados, a evolução dos critérios de indicação cirúrgica e as novas estratégias de codificação de fala hoje disponíveis, outros resultados promissores são esperados para a nova geração de crianças submetidas ao IC.

Ainda no ano de 2011, um estudo analisou os resultados sobre as habilidades auditivas e de linguagem de 657 crianças implantadas no HRAC/USP. Constatou-se que, em média, com cinco anos de uso do IC, as crianças com deficiência auditiva severa e profunda, avaliadas na pesquisa, usuárias de IC atingiram as categorias máximas de audição e de linguagem, ou seja, conseguiram ouvir sem contexto e sem leitura orofacial (conjunto aberto) e conseguiram expressar-se utilizando frases complexas. Das 657 crianças, mais de 50% atingiu a Categoria de Audição 6 (reconhecimento de palavras em conjunto aberto) e de Linguagem 5 (linguagem falada, com frases de mais de 5 ou 6 palavras) quando atingiram três anos de uso dos dispositivos.[14]

Quando realizada a análise dos resultados das 657 crianças usuárias de IC, de acordo com a idade na época da cirurgia, foram encontradas diferenças positivas para o desenvolvimento das habilidades auditivas entre o grupo que implantou com idade até 18 meses e o grupo que implantou após essa idade. Constatou-se que 100% das crianças do primeiro grupo atingiram, após cinco anos de uso do dispositivo, o desempenho máximo quanto às habilidades auditivas (Fig. 13-8-1), ou seja, reconhecimento em conjunto aberto, conseguindo utilizar o telefone, enquanto em um segundo grupo, que realizou a cirurgia entre 19 e 24 meses, as crianças atingiram esse desempenho após seis anos de uso (Fig. 13-8-2). Crianças que realizaram a cirurgia de IC entre 25 e 36 meses levaram, em média, mais tempo para atingir o desempenho máximo nas categorias de audição (Fig. 13-8-3). Portanto, é necessário, ainda, investigar quais são os fatores que levaram algumas crianças a um excelente desempenho em um período de tempo e outras a um desempenho limitado nesse mesmo período; e quais são os possíveis indicadores de sucesso que podem influenciar nos resultados obtidos por um grupo ou outro.

Com o intuito de determinar os marcadores clínicos de audição e linguagem, Comerlatto analisou os resultados de 230 crianças implantadas no período pré-lingual nos seguintes instrumentos:[8] *Infant-Toddler: Meaningful Auditory Integration Scale – IT-MAIS* (Anexo 13-8-1), Categorias de Audição (Anexo 13-8-2), *Meaningful Use of Speech Scale – MUSS* (Anexo 13-8-3) e Categorias de Linguagem (Anexo 13-8-4). Foram analisados os primeiros cinco anos de uso do IC, ou seja, nove retornos das crianças ao serviço.

A partir da análise da mediana, até os 30±3 meses de uso do dispositivo eletrônico a maior parte da amostra atingiu 100% na Escala *IT-MAIS* (Fig. 13-8-4), quando as habilidades de atenção e de atribuição dos significados aos sons já estavam superadas. Até os 68±6 meses a maioria das crianças alcançou a porcentagem máxima na Escala *MUSS* (Fig. 13-8-5) e a pontuação máxima nas Categorias de Audição (Fig. 13-8-6) e de Linguagem (Fig. 13-8-7), ou seja, as crianças já utilizavam a fala espontânea e as estratégias de comunicação em sua rotina, bem como apresentavam as habilidades de reconhecimento auditivo em conjunto aberto e a fluência da linguagem oral, respectivamente.

A fim de determinar os marcadores clínicos de desenvolvimento nas provas de reconhecimento auditivo em conjunto fechado e de compreensão auditiva do teste *Glendonald Auditory Screening Procedure (GASP)*, Silva *et al.* analisaram os dados de 180 crianças operadas e ativadas até os 36 meses de idade e que utilizaram o IC durante, no mínimo, 60 meses.[27] Os autores concluíram que as crianças desenvolveram progressivamente as habilidades auditivas, apresentando a habilidade de reconhecimento auditivo em conjunto fechado por volta dos 41±4 meses de uso do IC e a de compreensão auditiva por volta dos 53±4 meses. Para tanto, espera-se que por volta dos 60 meses de uso do IC as crianças implantadas durante o período sensível possam compreender a fala sem o auxílio da leitura orofacial, alcançando as habilidades auditivas mais complexas.

Complementando os estudos acerca dos marcadores clínicos de desenvolvimento, Siagh buscou analisar os fatores que influenciaram negativamente no desenvolvimento das habilidades auditivas de crianças implantadas.[28] A amostra foi composta de crianças que, a partir dos marcadores clínicos propostos para as Categorias de Audição, não apresentavam um desenvolvimento dentro do esperado. A pesquisa apontou que a interrupção do uso ou o uso assistemático do dispositivo, bem como o comportamento da família e a recusa da criança, foram os fatores que influenciaram no desempenho das crianças estudadas. Ainda, os resultados apontaram a distância entre a residência da criança e o serviço de IC e a dificuldade das famílias em manter o dispositivo eletrônico após o término da garantia de manutenção, como variáveis que justificaram os fatores evidenciados.

Esses resultados mostraram que conhecer o tempo médio que as crianças usuárias de IC levaram para atingir o desenvolvimento de habilidades auditivas e linguagem é importante para estabelecer as metas e o prognóstico terapêuticos, além de contribuir grandemente na orientação e no aconselhamento familiar. Fatores, como idade na ativação do IC, tempo de privação sensorial, tempo de uso do IC, uso sistemático do dispositivo e terapia especializada, por exemplo, são cruciais para o desenvolvimento dessas competências.

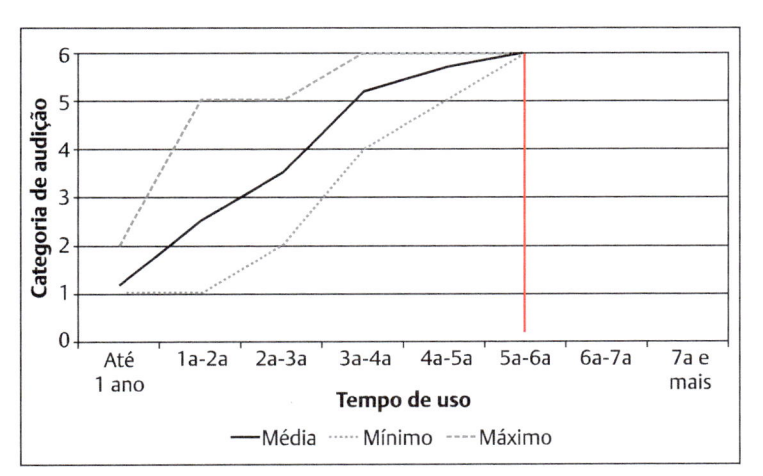

Fig. 13-8-1. Tempo médio (em anos) para se atingir cada uma das Categorias de Audição pelo grupo de crianças que realizaram a cirurgia até 18 meses de idade (n = 657).

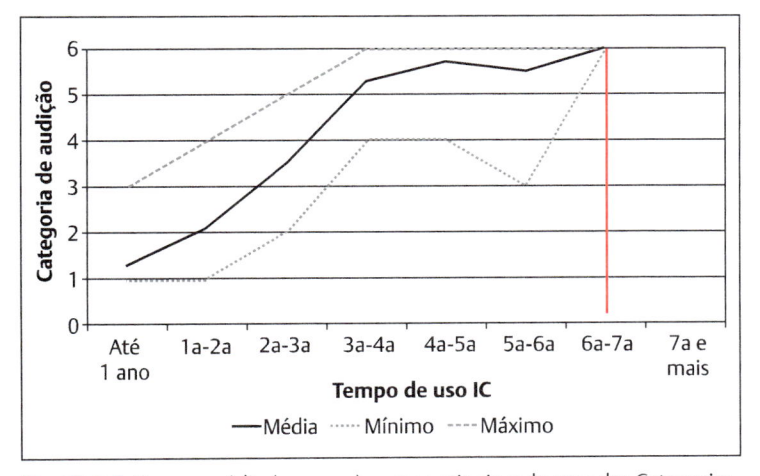

Fig. 13-8-2. Tempo médio (em anos) para se atingir cada uma das Categorias de Audição pelo grupo de crianças que realizaram a cirurgia entre 19 e 24 meses de idade (n = 657).

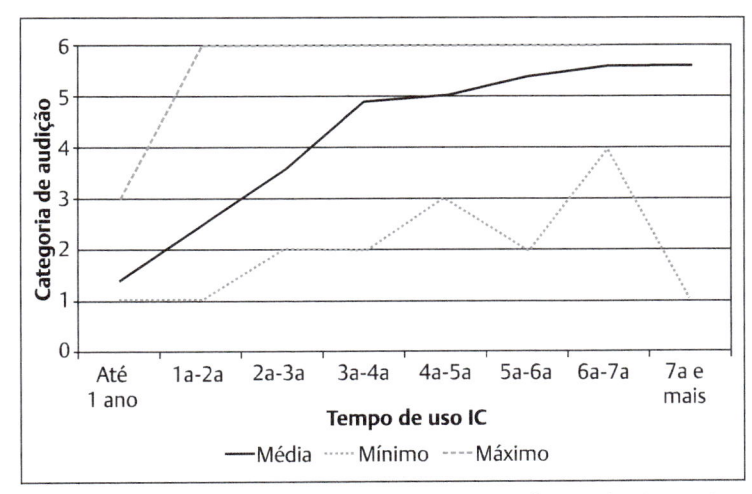

Fig. 13-8-3. Tempo médio (em anos) para se atingir cada uma das Categorias de Audição pelo grupo de crianças que realizaram a cirurgia entre 25 e 36 meses de idade (n = 657).

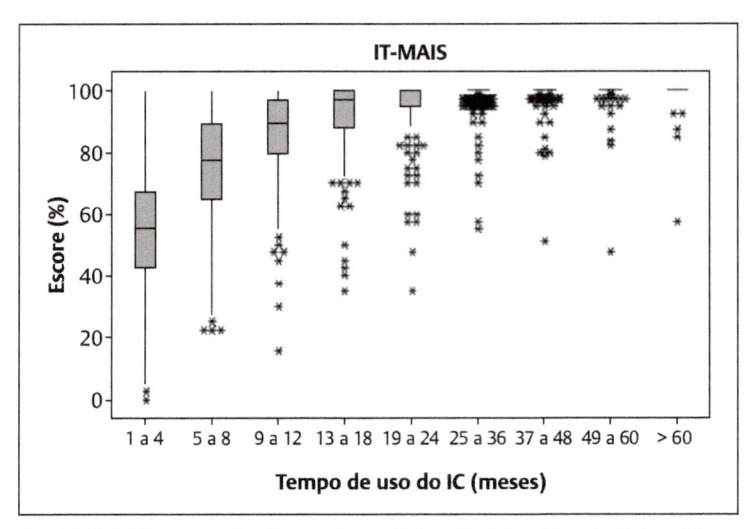

Fig. 13-8-4. Desempenho da amostra na Infant-Toddler: Meaningful Auditory Integration Scale (IT-MAIS), durante, no mínimo 60 meses de uso do IC (n = 230). *Crianças com resultados desviantes.

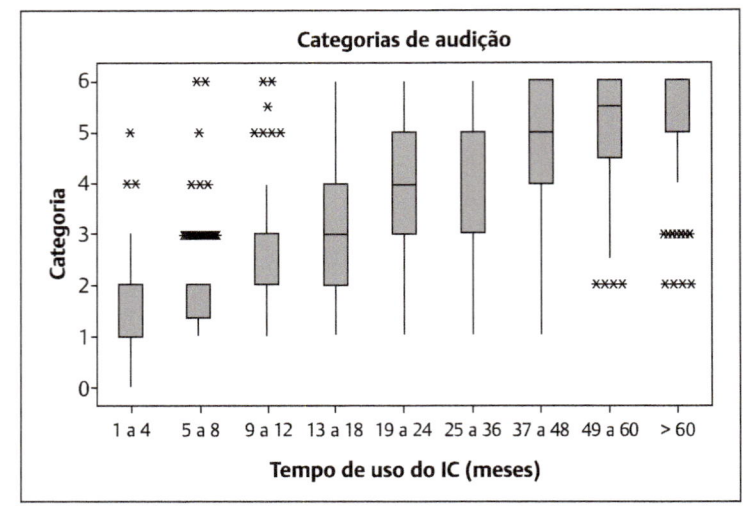

Fig. 13-8-6. Desempenho da amostra nas Categorias de Audição, durante, no mínimo, 60 meses de uso do IC (n = 230). *Crianças com resultados desviantes.

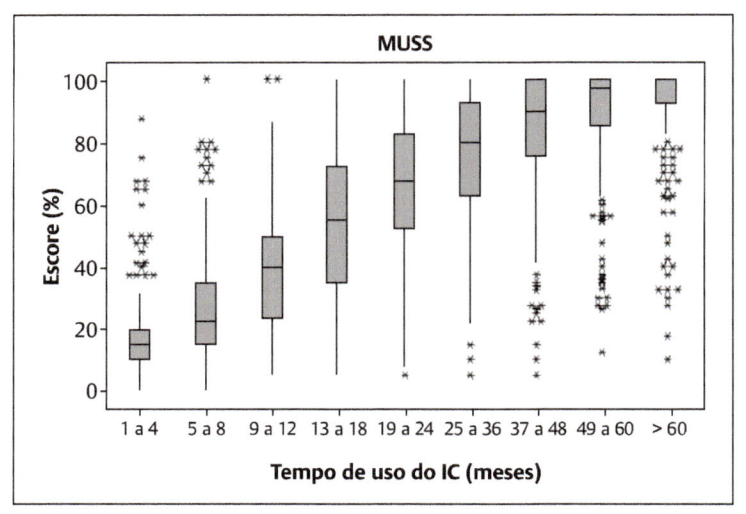

Fig. 13-8-5. Desempenho da amostra na Meaningful Use of Speech Scale (MUSS), durante, no mínimo, 60 meses de uso do IC (n = 230). *Crianças com resultados desviantes.

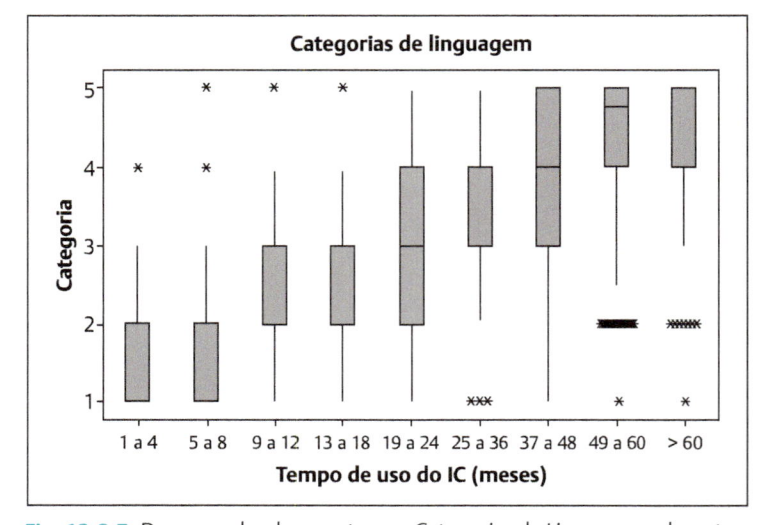

Fig. 13-8-7. Desempenho da amostra nas Categorias de Linguagem, durante, no mínimo, 60 meses de uso do IC (n = 230). *Crianças com resultados desviantes.

MEDIDA DOS RESULTADOS DO IC: AVALIAÇÃO DA FUNCIONALIDADE

A maioria dos estudos sobre o benefício da intervenção na perda auditiva sensório-neural foca geralmente os benefícios acústicos, sendo o benefício nesse contexto definido, em geral, como a avaliação do desempenho de reconhecimento auditivo e compreensão da fala.[3] Poucos estudos focam a descrição dos seus efeitos na funcionalidade do indivíduo – dentre eles o engajamento em atividades sociais, o avanço na escolaridade, os aspectos psicológicos relacionados com a deficiência e os aspectos sociais – como questões ocupacionais dessa população. Quando investigados, esses aspectos são descritos isoladamente.[29]

Essa dificuldade se deve, principalmente, aos instrumentos usados na rotina clínica. Esses instrumentos avaliam habilidades específicas de audição e de linguagem e seus resultados; muitas vezes, não se relacionam com o progresso ou com o sucesso da reabilitação, pois a capacidade auditiva e de linguagem de cada usuário de IC é muito individual e depende de sua participação. O desempenho de cada um pode, portanto, ser muito variável.[30]

Nesse sentido, vem sendo sugerido o uso da CIF (Classificação Internacional de Funcionalidade, Saúde e Incapacidade[31]) para a população infantil, pois essa remete a um novo sistema de classificação multidimensional e interativo, que não classifica a pessoa, nem estabelece categorias diagnósticas, mas sim descreve a funcionalidade e a incapacidade relacionadas com as condições de saúde,

identificando o que uma pessoa pode ou não fazer na sua vida diária e servindo de enquadramento para organizar toda a informação relacionada com seu estado funcional. Todos os aspectos que o paciente experimenta passaram a ser categorizados, incluindo as atividades e participação e, também, as estruturas e funções do corpo, bem como os fatores ambientais e pessoais.[32]

O uso da estrutura da CIF para avaliar ao longo do tempo os resultados obtidos com crianças implantadas poderá ajudar a complementar os dados sobre outros aspectos relevantes no desenvolvimento de uma criança com deficiência auditiva usuária de IC, além daqueles relacionados com a função auditiva e de linguagem, e as interações entre esses aspectos no planejamento terapêutico.[29]

Além disso, no caso de programas de implantes cocleares, em que a equipe de atendimento se constitui de diferentes profissionais da saúde, como médicos, fonoaudiólogos, psicólogos, assistentes sociais entre outros, o uso de uma ferramenta em comum poderá facilitar o acompanhamento da intervenção nessa população, ajudando a verificar se os resultados da reabilitação estão sendo alcançados.[29]

O uso desse modelo conceitual auxilia a melhor entender como duas crianças com IC podem ter níveis diferentes de funcionalidade. Por exemplo, ambas as crianças podem nascer com o mesmo tipo de perda auditiva, mas a funcionalidade de cada uma pode ser também alterada por fatores ambientais, como, por exemplo, relações familiares, atitudes e fatores pessoais (a inteligência inata da criança e sua personalidade, bem como as subsequentes intervenções).[3]

O estudo de Morettin, Bevilacqua e Cardoso demonstrou como a CIF pode auxiliar na obtenção de dados sobre a funcionalidade da população com deficiência auditiva e usuária de IC.[33] Em 2012, foi proposto o Checklist da CIF-CJ para crianças e jovens usuários de Implante Coclear para acompanhamento da funcionalidade das crianças e jovens usuários de IC na perspectiva proposta pela CIF.[29] Esse instrumento foi publicado na íntegra,[34] sendo apresentado neste capítulo a versão reduzida da proposta.

Por meio da CIF-CJ*, o estudo de Morettin et al. teve o objetivo de caracterizar o perfil dos pacientes usuários de IC.[35] No estudo descritivo e retrospectivo transversal, foram analisados 30 prontuários de pacientes usuários de IC da Seção de IC do HRAC/USP. No total foram relacionados 55 códigos da CIF para caracterização desta população. Com relação ao domínio Funções do Corpo, a maioria dos participantes não apresentava deficiência quanto aos aspectos relacionados com a recepção e expressão da linguagem oral e funções auditivas, sendo apenas encontrada deficiência na linguagem escrita. Esse mesmo achado foi observado no domínio Atividade e Participação. Quanto aos Fatores Ambientais, o ruído e a não disponibilidade de recursos tecnológicos para auxiliar na compreensão auditiva no ruído foram caracterizados como barreira, além da não realização da terapia fonoaudiológica. A pesquisa identificou que a maioria das crianças participantes não apresentou deficiência nas Funções do Corpo, sendo observadas apenas dificuldades no desempenho escolar. Os fatores ambientais (ruído, não disponibilidade de recursos tecnológicos, não realização da terapia fonoaudiológica) foram caracterizados como barreira. Os autores referiram também a necessidade de ampliar as avaliações na rotina clínica em relação aos seguintes aspectos: habilidades de leitura e escrita, voz, participação em atividades e verificação de fatores ambientais, como família imediata, família extensa, amigos, profissionais de saúde e a atitude das pessoas ao seu redor.

Apesar de inicialmente se apresentar como um instrumento complexo composto de vários códigos, com o uso constante na rotina clínica, ele passa a ser de extrema utilidade, principalmente no acompanhamento em longo prazo e na predição do prognóstico para o início da seleção do candidato.

CONCLUSÃO

Os gestores e profissionais que atuam com a população pediátrica usuária de IC devem considerar em sua rotina a avaliação dos resultados, a fim de nortear a habilitação e a reabilitação auditivas, e todo o processo de intervenção clínica das crianças usuárias de IC, além de poder oferecer subsídios para a reestruturação dos serviços e das políticas de saúde voltados para o atendimento dessa população.

Os estudos realizados pelos pesquisadores e profissionais do grupo CPA e da Seção de IC do HRAC/USP apresentados neste capítulo apresentaram resultados e prognósticos positivos, considerando que as crianças sempre foram submetidas a um serviço multiprofissional, interdisciplinar, com acompanhamento sistemático ao longo dos anos de uso do dispositivo, e não apenas a um procedimento cirúrgico. O grupo aponta em seus estudos a importância de pesquisas longitudinais, pois estudos com crianças após longos períodos de uso do IC representam um modo de nortear os profissionais e as famílias, tanto no que se refere ao processo terapêutico e ao aconselhamento sobre as expectativas, como também no sentido de melhor compreender os fatores envolvidos nos processos de desenvolvimento das habilidades comunicativas, acadêmicas e ocupacionais de crianças que crescerão usando o IC. À medida que verificam as principais dificuldades não supridas ao longo do tempo, podem nortear os profissionais a realizarem uma intervenção

terapêutica anterior, de modo a contribuir para maior adaptação à sociedade.[15-18]

Além disso, apesar de a estrutura do cheklist da CIF ser considerada ampla e de sua operacionalização como ferramenta nos serviços de saúde ser um desafio, seu uso na rotina clínica, principalmente no acompanhamento em longo prazo e na predição do prognóstico, será de fundamental importância, visto o cenário de saúde atual (Anexo 13-8-5).

REFERÊNCIAS BIBLIOGRÁFICAS

1. Maddell JR, Flexer C. Pediatric Audiology: Diagnosis, Technology and Management. New York: Thieme. 2008.
2. Black J, Hickson L, Black B. Defining and evaluating success in paediatric cochlear implantation – An exploratory study. Int J Pediatri Otorhinolaryngol. 2012;76(9):1317-26.
3. Lin FR, Niparko JK, Francis HW. Outcomes in cochlear implantation: assessment of quality of life impact and economic evaluation of the cochlear implant. In: Eisenberg LS (ed). Clinical management of children with cochlear implants. 2nd ed. San Diego: Plural Publishing. 2009.
4. Chin SB, Tsai PL, Gao S. Connected speech intelligibility of children with cochlear implants and children with normal hearing. Am J Speech Lang Pathol. 2003;12(4):440-51.
5. Archbold S, O'Donoghue GM. Ensuring the long-term use of cochlear implants in children: the importance of engaging local resources and expertise. Ear Hear. 2007;28(2):3S-6S.
6. Alvarenga KF, Amorim RB, Agostinho-Pesse RS, et al. Speech perception and cortical auditory evoked potentials in cochlear implant users with auditory neuropathy spectrum disorders. Int J Pediatri Otorhinolaryngol. 2012;76(9):1332-8.
7. Sharma A, Dorman MF, Spahr AJ. Rapid development of cortical auditory evoked potentials after early cochlear implantation. NeuroReport. 2002;13(10):1365-8.
8. Comerlatto MPS. Habilidades auditivas e de linguagem de crianças usuárias de implante coclear: análise dos marcadores clínicos de desenvolvimento [tese]. São Paulo: Faculdade de Medicina, Universidade de São Paulo – Programa de Otorrinolaringologia. 2015.
9. Dunn CC, et al. Longitudinal speech perception and language performance in pediatric cochlear implant users: the effect of age at implantation. Ear Hear. 2014;35(2):148-60.
10. Ministério da Saúde. Portaria n° 211, 12 de novembro de 1996. Brasília: Secretaria de Assistência à Saúde. 1996.
11. Ministério da Saúde. Portaria 1.278/GM, 20 de outubro de 1999. Brasília: Secretaria de Assistência à Saúde. 1999.
12. Ministério da Saúde. Portaria 2.776/GM, 18 de dezembro de 2014. Brasília. 2014.
13. Costa OA, Bevilaqua MC, Moretti ALM. Critérios de seleção de crianças candidatas ao implante coclear do Hospital de Pesquisa e Reabilitação de Lesões Labiopalatais-USP. Rev Bras Otorrinolaring. 1996;62:306-13.
14. Bevilacqua M, Moret ALM, Costa OA. Conceituação e indicação do implante coclear. In: Bevilacqua MC; Martinez MAN, Balen SA, Pupo AC, Reis ACMB, Frota S. (org). Tratado de Audiologia. 1ª ed. São Paulo: Editora Santos; 2011. p. 407-26.
15. Archbold AM, Nikolopoulos TP, Lloyd-Richmond H. Long term use of cochlear implant system in paediatric recipients and factors contributing to non-use. Cochlear Imp Inter. 2009;10(1):25-40.
16. Wang NM, Huang TS, Wu CM, Kirk KI. Pediatric cochlear implantation in Taiwan: Long-term communication outcomes. Int J Pediatr Otorhinolaryngol. 2007;71(11):1775-82.
17. Huber M, Wolfgang H, Klaus A. Education and training of young people who grew up with cochlear implants. Int J Pediatr Otorhinolaryngol. 2008;72(9):1393-403.
18. Kaplan DM, Puterman M. Pediatric cochlear implants in prelingual deafness: medium and long-term outcomes. IMAJ. 2010;12:107-9.
19. Gordon KA, Daya H, Harrison RV, Papsin BC. Factors contributing to limited open-set speech perception in children who use a cochlear implant. Int J Pediatr Otorhinolaryngol. 2000;56(2):101-11.
20. Robbins AM, Koch DB, Osberger MA, et al. Effect of age at cochlear implantation on auditory skill development in infants and toddlers. Arch Otolaryngol Head Neck Surg. 2004;130:570-8.
21. Eisenberg LS, Johnson KC, Martinez AS, et al. CDaCI Investigative Team. Speech recognition at 1-year follow-up in the childhood development after cochlear implantation study: Methods and preliminary findings. Audiol Neuro-otol. 2006;11(4):259-68.
22. Wie OB, Falkenberg ES, Tvete O, Tomblin B. Children with a cochlear implant: characteristics and determinants of speech recognition,

---

* Não existe mais a versão da CIF-CJ em separado. As atualizações da CIF contemplam a fusão dos dois instrumentos, conforme informado em: https://www.fsp.usp.br/cbcd/index.php/cif-para-criancas-e-jovens/

speech-recognition growth rate, and speech production. Int J Audiol. 2007;46(5):232-43.

23. Tomblin JB, Peng S, Spencer LJ, Lu N. Long-term trajectories of the development of speech sound production in pediatric cochlear implant recipients. J Speech Lang Hear Res. 2008;51:1353-68.

24. Bevilacqua MC. Implantes cocleares em crianças. [tese]. Bauru-SP: Faculdade de Odontologia de Bauru, USP. 1998.

25. Moret ALM, Bevilacqua MC, Costa OA. Implante coclear: audição e linguagem em crianças deficientes auditivas pré-linguais. Pró-Fono. 2007;19(3):295-304.

26. Tanamati LF. Audição e inteligibilidade da fala de crianças após 10 anos da cirurgia de implante coclear. [tese]. São Paulo: USP. 2011.

27. Silva BCS, Moret ALM, Silva LTDN, et al. Glendonald Auditory Screening Procedure (GASP): marcadores clínicos de desenvolvimento das habilidades de reconhecimento e compreensão auditiva em crianças usuárias de implante coclear. CoDAS. Sociedade Brasileira de Fonoaudiologia. 2019;31(4).

28. Siag RFS. Crianças usuárias de implante coclear com atraso do desenvolvimento da percepção auditiva da fala: análise dos fatores que influenciam o desempenho [tese]. Bauru (SP): Faculdade de Odontologia de Bauru, USP. 2018.

29. Morettin M. Classificação Internacional de Funcionalidade, Incapacidade e Saúde, versão crianças e jovens (CIF-CJ): elaboração de um checklist para a avaliação da funcionalidade em usuários de implante coclear [tese]. São Paulo: Faculdade de Saúde Pública, USP. 2012.

30. Braun A, Fogarasi M, Begall K. ICF orientated rehabilitation after Cochlear implantation. German Society of Oto-Rhino-Laryngology, Head and Neck Surgery. 82nd Annual Meeting of the German Society of Oto-Rhino-Laryngology, Head and Neck Surgery. Freiburg, 1-5 de junho de 2011. Düsseldorf: German Medical Science GMS Publishing House; 2011.

31. Organização Mundial da Saúde. CIF: Classificação Internacional de Funcionalidade, Incapacidade e Saúde [Centro Colaborador da Organização Mundial da Saúde para a Família de Classificações Internacionais, org.; coordenação da tradução Cassia Maria Buchalla]. São Paulo: Editora da Universidade de São Paulo; 2003.

32. Farias N, Buchalla CM. A Classificação Internacional de Funcionalidade, Incapacidade e Saúde da Organização Mundial da Saúde: conceitos, usos e perspectivas. Rev Bras Epidemiol. 2005; 8(2): 187-93.

33. Morettin M, Bevilacqua MC, Cardoso MRA. A aplicação da Classificação Internacional de Funcionalidade, Incapacidade e Saúde (CIF) na audiologia. Distúrbios da Comunicação. 2008;20:395-402.

34. Bevilacqua MC, Morettin M, Cardoso MRA. PTF para aspectos biopsicossociais em crianças de até três anos de idade usuárias de implante coclear. In: PROFONO (org). Planos Terapêuticos Fonoaudiológicos (PTFs). Barueri-SP: PROFONO. 2012:387-402.

35. Morettin M, et al. Use of the International Classification of Functioning, Disability and Health for monitoring patients using Cochlear Implants. CoDAS. 2013;25(3):216-23.

ANEXOS

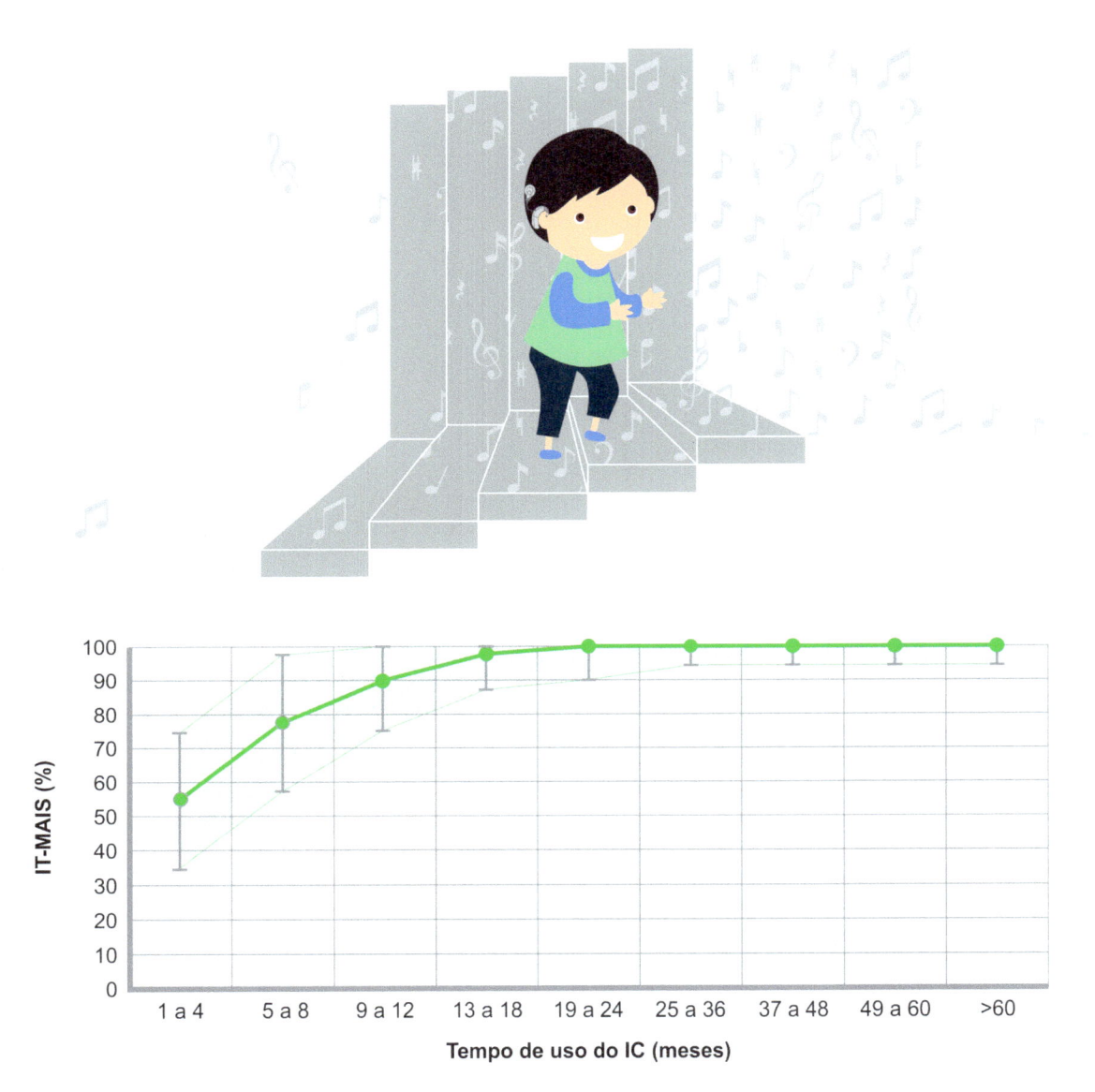

MARCADORES CLÍNICOS DE DESENVOLVIMENTO[1]

IT-MAIS - Infant-Toddler: Meaningful Auditory Integration Scale[2;3;4]

1 - Comerlatto, MPS. **Habilidades auditivas e de linguagem de crianças usuárias de implante coclear: análise dos marcadores clínicos de desenvolvimento** [tese]. São Paulo: Faculdade de Medicina, Universidade de São Paulo; 2015.

2 - Zimmerman-Phillips S, Osberger MJ, Robbins AM. **Assessment of auditory skills in children two years of age or younger.** Presented at the 5th International Cochlear Implant Conference, New York, NY, May 1–3, 1997.

3 - Zimmerman-Phillips S, Robbins AM, Osberger MJ. **Assessing cochlear implant benefit in very young children.** Ann Otol Rhinol Laryngol Suppl. 2000; 109(12):42-43.

4 - Castiquini EAT, Bevilacqua MC. **Escala de integração auditiva significativa: procedimento adaptado para a avaliação da percepção da fala.** Rev Soc Bras Fonoaudiol. 2000; 6:51-60.

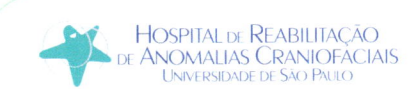
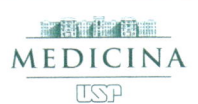

MARCADORES CLÍNICOS DE DESENVOLVIMENTO[1]

CATEGORIAS DE AUDIÇÃO[2]

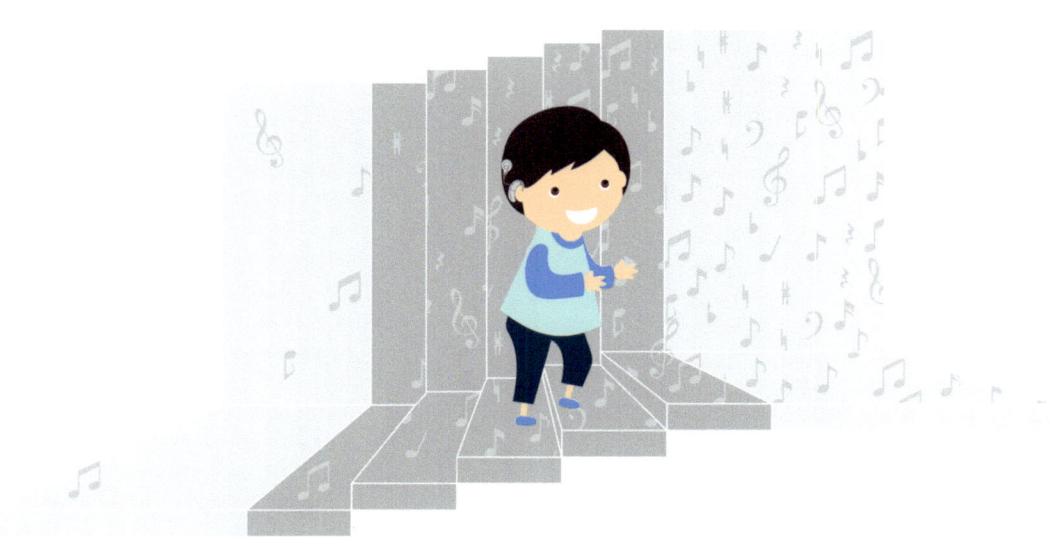

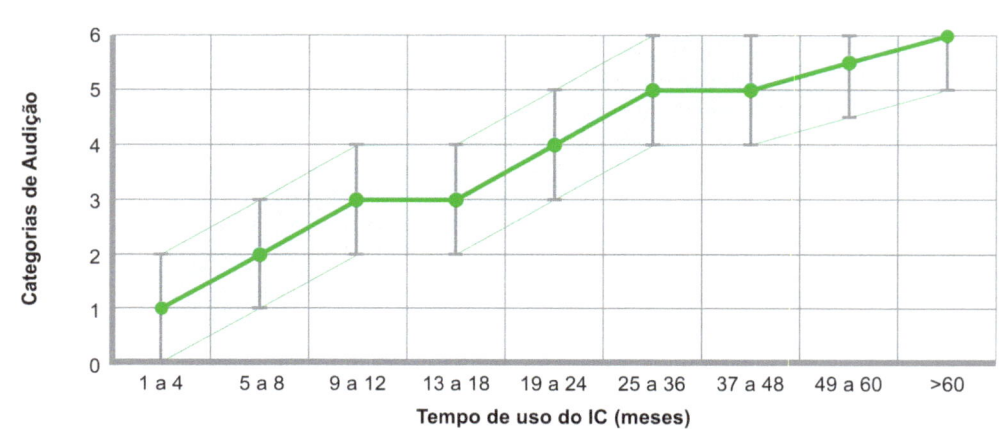

Tempo de uso do IC (meses)

Categoria	Descrição
0	Não detecta a fala
1	Detecção
2	Padrão de percepção
3	Iniciando a identificação de palavras
4	Identificação de palavras por meio do reconhecimento da vogal
5	Identificação de palavras por meio do reconhecimento da consoante
6	Reconhecimento de palavras em conjunto aberto

1 - Comerlatto, MPS. **Habilidades auditivas e de linguagem de crianças usuárias de implante coclear: análise dos marcadores clínicos de desenvolvimento** [tese]. São Paulo: Faculdade de Medicina, Universidade de São Paulo; 2015.

2 - Geers AE. **Techniques for assessing auditory speech perception and lipreading enhancement in young deaf children.** Volta Review. 1994; 96(5):85-96.

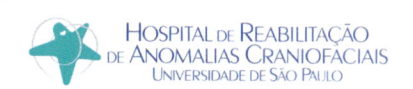

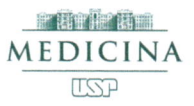

Anexo 13-8-2.

MARCADORES CLÍNICOS DE DESENVOLVIMENTO[1]

MUSS - Meaningful Use of Speech Scale[2,3]

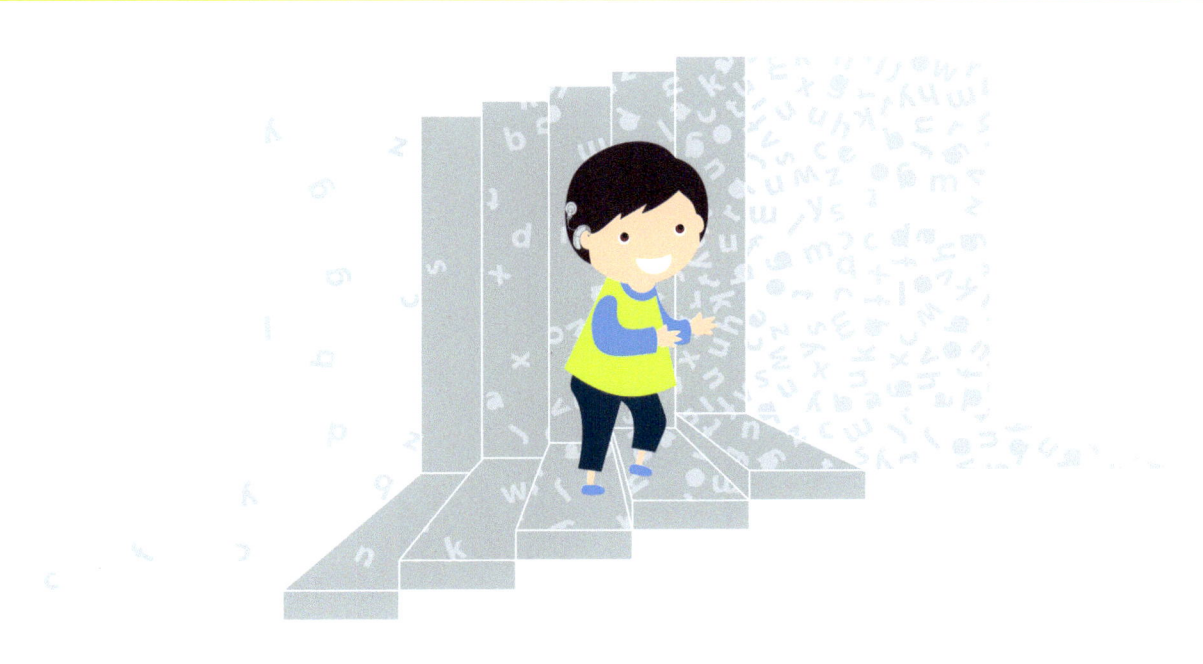

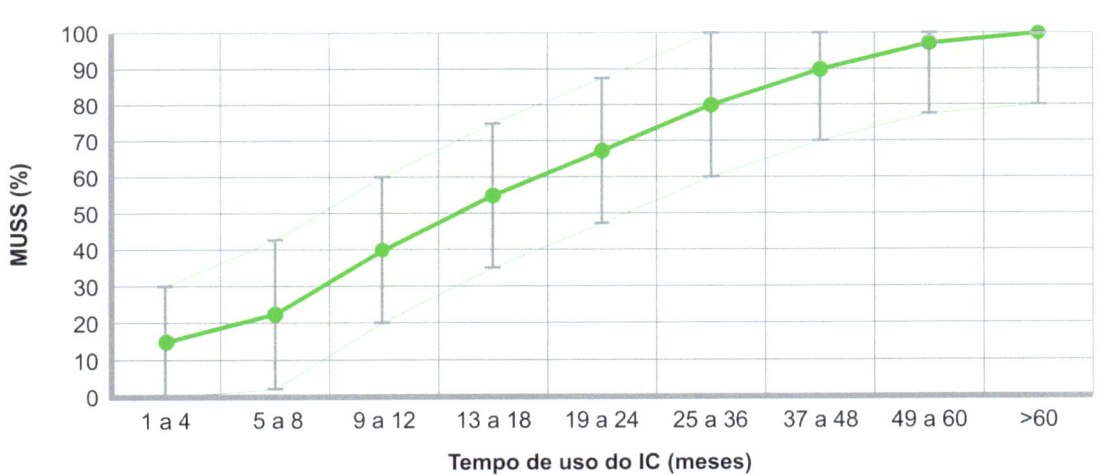

1 - Comerlatto, MPS. **Habilidades auditivas e de linguagem de crianças usuárias de implante coclear: análise dos marcadores clínicos de desenvolvimento** [tese]. São Paulo: Faculdade de Medicina, Universidade de São Paulo; 2015.

2 - Robbins AM, Osberger MJ. **Meaningful use of speech scales.** Indianápolis: University of Indiana School of Medicine, 1990.

3 - Nascimento LT. **Uma proposta de avaliação da linguagem oral** [Monografia]. Bauru: Hospital de Pesquisa e Reabilitação de Lesões Lábio-Palatais, 1997.

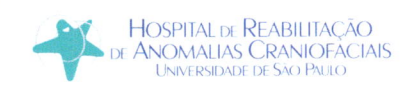
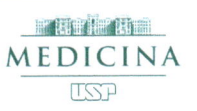

Anexo 13-8-3.

MARCADORES CLÍNICOS DE DESENVOLVIMENTO[1]

CATEGORIAS DE LINGUAGEM[2]

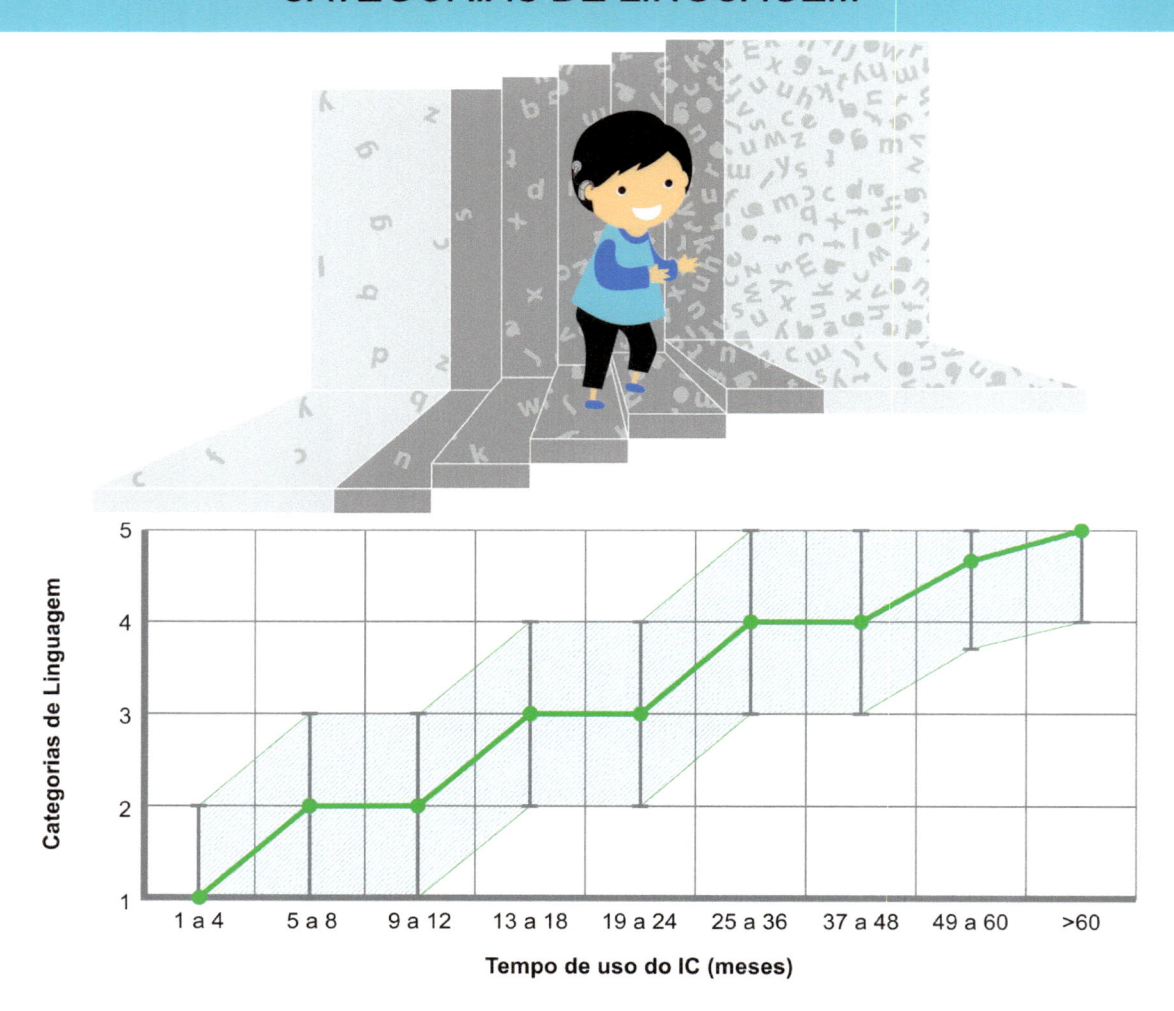

Tempo de uso do IC (meses)

Categoria	Descrição
1	Não fala
2	Emissão de palavras isoladas
3	Emissão de frases simples
4	Emissão de frases complexas
5	Fluência

1 - Comerlatto, MPS. **Habilidades auditivas e de linguagem de crianças usuárias de implante coclear: análise dos marcadores clínicos de desenvolvimento** [tese]. São Paulo: Faculdade de Medicina, Universidade de São Paulo; 2015.

2 - Bevilacqua MC, Delgado EMC, Moret ALM. **Estudos de casos clínicos e crianças do Centro Educacional do Deficiente Auditivo (CEDAU) do Hospital de Pesquisa e Reabilitação de Lesões Lábio-Palatais – USP.** Encontro Internacional de Audiologia - Bauru (SP), 1996.

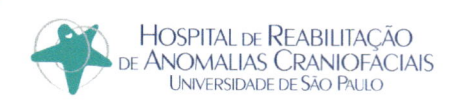

HOSPITAL de REABILITAÇÃO
de ANOMALIAS CRANIOFACIAIS
UNIVERSIDADE DE SÃO PAULO

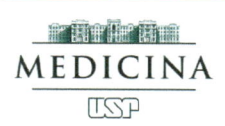

MEDICINA
USP

Anexo 13-8-4.

Anexo 13-8-5. *Checklist* da CIF-CJ para Crianças e Jovens Usuários de Implante Coclear – Versão Reduzida[28,32]

Nome da Criança: _____

Data de Nascimento: _____/_____/_____

Data de realização da cirurgia de IC: _____/_____/_____

Data da avaliação: _____/_____/_____

FUNÇÕES DO CORPO

- Funções do Corpo são as funções fisiológicas ou psicológicas dos sistemas corporais.
- Deficiências são problemas de função do corpo como um desvio ou perda significativa.

Nota: Assinale com uma cruz (X), à frente de cada categoria, o valor que considera mais adequado à situação, de acordo com os seguintes qualificadores:
0 – Nenhuma deficiência; 1 – Deficiência ligeira; 2 – Deficiência moderada; 3 – Deficiência grave; 4 – Deficiência completa; 8 – Não especificada[1]; 9 – Não aplicável[2]
[1]Deve ser utilizado sempre que não houver informação suficiente para especificar a gravidade da deficiência.
[2]Este quantificador deve ser utilizado nas situações em que seja inadequado aplicar um código específico.

FUNÇÕES DO CORPO	Qualificadores						
	0	1	2	3	4	8	9
b117 Funções intelectuais							
b122 Funções psicossociais globais							
b126 Funções do temperamento e da personalidade							
b140 Funções da atenção							
b144 Funções da memória							
b156 Percepção Auditiva							
b167 Funções mentais da linguagem							
b230 Funções auditivas							
b235 Funções vestibulares							
b240 Sensações associadas à audição e à função vestibular							
b249 Outras funções auditivas vestibulares							
b310 Funções da voz							
b320 Funções de articulação							
b330 Fluência da fala							
b340 Funções alternativas de vocalização							
b398 Funções da voz e da fala, outras especificadas							

ESTRUTURAS DO CORPO

- Estruturas do Corpo são partes anatômicas do corpo, como órgãos, membros e seus componentes.
- Deficiências são problemas na estrutura do corpo como desvio ou perda significativa.

Nota: Assinale com uma cruz (X), à frente de cada categoria, o valor que considera mais adequado à situação, de acordo com os seguintes qualificadores:
0 – Nenhuma deficiência; 1 – Deficiência ligeira; 2 – Deficiência moderada; 3 – Deficiência grave;
4 – Deficiência completa; 8 – Não especificada[1]; 9 – Não aplicável[2]
[1]Deve ser utilizado sempre que não houver informação suficiente para especificar a gravidade da deficiência.
[2]Este quantificador deve ser utilizado nas situações em que seja inadequado aplicar um código específico.

ESTRUTURA DO CORPO	Qualificadores						
	0	1	2	3	4	8	9
s240 Estrutura da orelha externa							
s250 Estrutura da orelha média							
s260 Estrutura da orelha interna							
s298 Olho, ouvido e estruturas relacionadas especificadas							
s299 Olho, ouvido e estruturas relacionadas não especificadas							
s398 Estruturas relacionadas com a voz e a fala, outras especificadas							

Anexo 13-8-5. *(Cont.) Checklist* da CIF-CJ para Crianças e Jovens Usuários de Implante Coclear – Versão Reduzida[28,32]

ATIVIDADES E PARTICIPAÇÃO

- Atividade é a execução de uma tarefa ou ação por um indivíduo. Participação é o ato de se envolver em uma situação vital.
- Limitações de atividade são dificuldades que o indivíduo pode ter para executar uma atividade. Restrições à participação são problemas que um indivíduo pode enfrentar ao se envolver em situações vitais.

O qualificador de Desempenho descreve o que um indivíduo faz em seu ambiente habitual.
O qualificador de Capacidade descreve a habilidade de um indivíduo de executar uma tarefa ou ação. É medida em um ambiente uniforme ou padrão (sem assistência).

Primeiro Qualificador: *Desempenho*   **Segundo Qualificador:** *Capacidade (sem assistência)*
Extensão da Restrição à Participação   *Extensão da limitação de Atividade*

Nota: Complete com o número à frente de cada categoria, o valor que considera mais adequado à situação, de acordo com os seguintes qualificadores:
0 – Nenhuma dificuldade; 1 – dificuldade leve; 2 – dificuldade moderada; 3 – dificuldade grave; 4 – dificuldade completa; 8 – Não especificada[1]; 9 – Não aplicável[2]
[1]Deve ser utilizado sempre que não houver informação suficiente para especificar a gravidade da deficiência.
[2]Este quantificador deve ser utilizado nas situações em que seja inadequado aplicar um código específico.

	Desempenho	Capacidade
d115 Ouvir		
d130 Imitar		
d131 Aprender através da interação com os objetos		
d132 Adquirir informação		
d133 Adquirir linguagem		
d134 Adquirir linguagem adicional		
d135 Ensaiar (Repetir)		
d137 Adquirir conceitos		
d140 Aprender a ler		
d145 Aprender a escrever		
d160 Concentrar a atenção		
d161 Dirigir a atenção		
d163 Pensar		
d166 Ler		
d170 Escrever		
d210 Realizar uma única tarefa		
d220 Realizar tarefas múltiplas		
d310 Comunicar e receber mensagens orais		
d315 Comunicar e receber mensagens não verbais		
d325 Comunicação- recepção de mensagens escritas		
d330 Falar		
d331 Produções pré –linguísticas		
d335 Produzir mensagens não verbais		
d345 Escrever mensagens		
d350 Conversação		
d355 Discussão		
d360 Utilização de dispositivos e de técnicas de comunicação		
d369 Conversação e utilização de dispositivos e de técnicas de comunicação, outros especificados e não especificados		
d398 Comunicação, outra especificada		
d399 Comunicação, não especificada		
d710 Interações interpessoais básicas		
d730 Relacionamento com estranhos		
d750 Relações sociais informais		
d760 Relacionamentos familiares		
d815 Educação pré-escolar		
d820 Educação escolar		
d830 Educação de nível superior		
d835 Vida escolar e atividades relacionadas		

(Continua)

Anexo 13-8-5. *(Cont.) Checklist* da CIF-CJ para Crianças e Jovens Usuários de Implante Coclear – Versão Reduzida[28,32]

FATORES AMBIENTAIS

Fatores ambientais constituem o ambiente físico, social e de atitudes em que as pessoas vivem e conduzem sua vida.

Nota: Complete com o número à frente de cada categoria, o valor que considera mais adequado à situação, de acordo com os seguintes qualificadores:

Barreiras ou facilitadores
0 NENHUMA barreira **0** NENHUM facilitador
1 Barreira LEVE **+1** Facilitador LEVE
2 Barreira MODERADA **+2** Facilitador MODERADO
3 Barreira GRAVE **+3** Facilitador CONSIDERÁVEL
4 Barreira COMPLETA **+4** Facilitador COMPLETO
+8 Facilitador não especificado
9 Não aplicável

FATORES AMBIENTAIS	Barreira ou Facilitador	Qualificadores						
		0	1	2	3	4	8	9
e125 Produtos e tecnologias para a comunicação								
e130 Produtos e tecnologias para a educação								
e250 Som								
e310 Família próxima								
e320 Amigos								
e345 Estranhos								
e355 Profissionais de saúde								
e360 Outros Profissionais- Professor, por exemplo								
e580 Serviços, sistemas e políticas de saúde								
e585 Serviços, sistemas e políticas relacionados com a educação e formação profissional								

SEÇÃO 13-9

IMPLANTE COCLEAR BILATERAL E ESTIMULAÇÃO BIMODAL

Luiz Rodolpho Penna Lima Júnior ▪ Fábio de Alencar Rodrigues Júnior
Juan A. Chiossone ▪ Edgar Chiossone ▪ Stefania Gonçalves

INTRODUÇÃO

O implante coclear (IC) atualmente é o tratamento escolhido para surdez severa à profunda. Em pacientes adequadamente selecionados, o IC permite boa audição, facilitando o desenvolvimento normal da linguagem em crianças com surdez congênita. Os benefícios da audição binaural já estão bem estabelecidos.[1] Pacientes com audição monoaural queixam-se de dificuldade em localização sonora, acompanhar uma conversa em ambientes barulhentos, na percepção de sons ambientais, além das dificuldades na audição musical. Mais ainda, a estimulação auditiva monoaural pode desenvolver uma degeneração neural por privação auditiva no lado contralateral.[2]

Em casos com audição residual no ouvido não implantado, a audição binaural pode ser recuperada com a estimulação bimodal, ou seja, a utilização simultânea de IC e aparelho auditivo convencional na orelha contralateral. Por muito tempo, acreditou-se que as estimulações acústica e elétrica não poderiam agir de forma sinérgica. Hoje, no entanto, percebe-se que as duas podem ser usadas no mesmo paciente. De fato, quando o paciente utilizar a estimulação bimodal ou IC bilateral é possível ter uma simetria entre os dois lados da via auditiva.[3]

Nesse capítulo, abordaremos a utilização de implantes bilaterais, avaliando os princípios psicoacústicos e neurofisiológicos que os justificam, bem como os aspectos clínicos e éticos envolvidos na indicação bilateral. Além disso, justificaremos a utilização da estimulação bimodal em pacientes com resíduo auditivo na orelha não implantada.

BINAURALIDADE E FENÔMENOS ACÚSTICOS

Pessoas com audição normal têm a capacidade de ouvir com ambas as orelhas, o que permite perceber os sons nos ambientes, independente da direção de incidência destes, oferecendo o processamento binaural da informação. O sistema auditivo tem a capacidade de reduzir parcialmente o impacto negativo do ruído na inteligibilidade de fala, através da combinação de entradas de sons por ambas as orelhas.

Apenas o fato de proporcionar a entrada acústica em ambas as orelhas não é suficiente para estabelecer as funções binaurais, sendo essas tarefas complexas que se refletem desde fenômenos físicos a relações de áreas centrais que se refletem do desempenho de habilidades auditivas. Tais habilidades ocorrem a partir de fenômenos acústicos que incluem o efeito sombra de cabeça, binaural *squelch* (silenciador) e a somação binaural.

O efeito sombra de cabeça ocorre por causa da barreira natural imposta pela própria cabeça à chegada do som na orelha contralateral. Um indivíduo com audição normal em ambas as orelhas se utiliza deste fenômeno para localizar a fonte sonora a partir da análise de tempo e da intensidade do som. Assim, a cabeça atua como um atenuador acústico que reflete na redução da intensidade dos ruídos que incidem na orelha contralateral àquela que está exposta diretamente à fonte sonora e consequentemente com melhor relação sinal-ruído. O efeito sombra é especialmente útil para a compreensão de fala no ruído, quando as fontes geradoras estão separadas espacialmente. Portanto, um indivíduo com a audição monoaural demonstra dificuldade na localização sonora e na percepção dos sons da fala no ruído, principalmente quando o ruído se encontra presente na melhor orelha e o sinal acústico de fala incide na pior orelha.

O binaural *squelch* é um efeito que ocorre quando o ruído competitivo e o sinal de fala encontram-se separados espacialmente. O cérebro, utilizando-se de informações, como tempo e intensidade, integra sinais provenientes de ambas as orelhas, criando um novo sinal que tem melhor relação sinal-ruído do que a obtida para cada orelha separadamente, e consequentemente uma melhor qualidade na percepção dos sons de interesse para o ouvinte, a fala.

A somação binaural também é um efeito do processamento central, pois supõem-se que ocorra quando ambas as orelhas são estimuladas com um sinal semelhante, e desta forma percebidas mais fortes (até 3 dB) em comparação à escuta monoaural para o mesmo sinal. A somação binaural pode levar à melhor percepção dos sons, tanto no silêncio, quanto no ruído.

Diferentemente do efeito sombra de cabeça que é puramente físico, os efeitos binaural *squelch* e de somação requerem processamento auditivo central. Em um estudo de metanálise realizado na Universidade do Norte do Texas (EUA), concluiu-se que o usuário bimodal pode levar ao fenômeno de somação binaural e ao efeito sombra da cabeça, mas só o uso bilateral de implantes cocleares oferece a vantagem do efeito *squelch*.[4]

Estudos clínicos concluem que a compreensão da linguagem melhora com a binauralidade, seja ela bimodal em casos de resíduo auditivo em orelha contralateral, seja por meio de implante coclear bilateral, evidenciando que a reabilitação também da orelha contralateral expande o campo de som para um efetivo reconhecimento do som. Observou-se também que a comunicação na vida diária se torna mais fácil, segundo resultados obtidos nos testes subjetivos de linguagem e de escala auditiva, tanto espacial quanto qualitativa. A valorização subjetiva desses pacientes quanto ao uso de ambos os dispositivos (seja ele o IC ou o aparelho convencional) confirma o benefício prático na vida diária.

A estimulação bimodal é definida como a estimulação elétrica de um ouvido por meio do implante coclear e a apresentação de um sinal sonoro na orelha contralateral por meio de um auxiliar auditivo. A calibração apropriada de ambos os dispositivos requer o ajuste do volume combinado do sinal. Além disso, é preciso que haja um perfeito balanço do volume entre ambos os ouvidos, de forma a permitir a apreciação de pequenas variações e possa detectar a localização do som. Com os aparelhos auditivos, não é suficiente colocar o ganho máximo, porque o ganho necessário para obter um volume adequado geralmente não é uniforme dentro da área dinâmica.

Para pacientes com resíduo de audição funcional, ou seja, que conseguem percepção auditiva com aparelho convencional, este costuma ser superior ao implante na discriminação fina das frequências e acesso aos sons graves. Isso traria vantagens, por exemplo, para ouvir música. Já o IC costuma fornecer ao paciente acesso aos sons agudos, que costumam ser os mais deficientes nos quadros mais avançados de surdez. Isso se traduz em melhor compreensão da fala. Assim, a estimulação bimodal seria uma forma de somar vantagens do aparelho convencional e do implante coclear.

Alguns estudos sugerem que a medida crescente do volume poderia ser a forma mais efetiva para calibrar os aparelhos auditivos. Nos implantes cocleares, o volume crescente entre os eletrodos pode variar, e a correta conversão dessas variações a níveis intermediários deve ser obtida para que se obtenham variações tênues entre os eletrodos. Finalmente, para indivíduos que utilizam ambos os dispositivos, deve ser feita uma calibração de forma simultânea para compensar o efeito de somação binaural do som.[5]

Atualmente, os profissionais recomendam que os indivíduos portadores de implante coclear unilateral que tenham resíduo auditivo funcional mantenham o uso do aparelho auditivo convencional na orelha contralateral.[6] Pacientes bimodais com bom resíduo auditivo nas frequências graves na orelha não implantada apresentaram benefícios nos testes de percepção de fala no ruído.[7] Esses estudos levantaram o questionamento se o usuário de implante coclear unilateral teria mais benefício com o implante sequencial ou com a manutenção do aparelho auditivo convencional na orelha contralateral. No entanto, os critérios para essa decisão não estão estabelecidos.[8] Essa decisão precisa ser tomada em conjunto com paciente, equipe multiprofissional e familiares.

Muitos estudos compararam as medidas de localização e percepção sonoras em ambientes auditivos ditos complexos entre adultos pós-linguais usuários da estimulação bimodal e adultos portadores de implante coclear bilateral.[9] O uso do implante coclear bilateral melhora a capacidade de localização de sons, escuta e fala em ambiente ruidoso. No entanto, não é possível afirmar, em termos absolutos, se o IC proporciona vantagens superiores à estimulação bimodal. Os estudos na literatura, na verdade, muitas vezes compararam grupos que são diferentes e têm limitações metodológicas.

Os resultados mostraram que os pacientes bimodais e os usuários de implante coclear têm melhora na percepção do som quando a fonte sonora e o ruído estão espacialmente separados do que quando vindos da mesma direção. Também apresentaram melhora na percepção de fala em ambientes ruidosos e apresentaram vantagens da binauralidade em relação à localização sonora.

Em uma metanálise de 2011, concluiu-se que pacientes portadores de implante coclear bilateral têm uma melhor percepção de som que os pacientes bimodais em testes que mensuravam o efeito *squelch*. Em relação a somação binaural e o efeito sombra, não houve diferença estatisticamente significativa entre os dois grupos.[10] No entanto, há muitos resultados conflituosos na literatura quando se compara esses dois grupos de pacientes.

Em relação a benefícios subjetivos da estimulação bimodal em adultos, a maior clareza de localização auditiva e fala são as razões mais citadas. Em se tratando de crianças, mais estudos são necessários para entender melhor a subutilização aparente da estimulação bimodal. Não é claro que isso se deva à falta de orientação ou à provável prevalência neste grupo de má adaptação ao aparelho convencional ou de um fenômeno de interferência binaural.

Diversos estudos mostram que, apesar dos benefícios da audição binaural, muitos usuários de IC abandonam o uso do aparelho auditivo na orelha não implantada por referirem não sentir benefícios auditivos e considerarem que o uso do aparelho convencional interfere na qualidade do IC. Estudo apontou que, em média, apenas 30% dos usuários mantêm o uso bimodal após o IC. As possíveis razões para este fato seriam a falta de integração entre o aparelho convencional e o IC, ajustados de forma independente, sem conhecimento dos ajustes um do outro.[11] Uma opção que facilita a estimulação bimodal e encoraja o paciente a fazer o uso efetivo do aparelho convencional na orelha não implantada é a existência de modelos de implante e aparelho que permitem a comunicação entre os dois tipos de dispositivos através de compatibilidade de tecnologias.

IMPLANTE COCLEAR BILATERAL

Embora em termos financeiros e de riscos associados à implantação bilateral constituam-se os principais contra-argumentos para a decisão de implantação de dois dispositivos de forma sequencial ou simultânea, é preciso considerar o custo que significa deixar um ouvido sem estimulação por um longo período de tempo ou a vida toda. O implante coclear bilateral deve ser uma indicação padrão em casos de crianças com surdez pré-lingual. De acordo com Papsin (2008), pode haver mais de um momento crítico no processo de desenvolvimento auditivo, que depende do tipo de atividade auditiva ou da forma como é medida. O autor propõe que existem dois períodos a serem considerados: o intervalo em que o paciente se tornou surdo bilateral e o momento da implantação. Já é consenso que isso afeta a percepção e a produção da linguagem, bem como

a ativação cortical. O outro período é o intervalo que há quando se demora em realizar a cirurgia no lado contralateral, o que pode afetar o processamento binaural. Isso deve ser levado em consideração, especialmente em casos de implantação em crianças pequenas, e não se deve demorar em tomar a decisão do implante sequencial à espera de melhores terapias e dispositivos em médio e longo prazos. Acreditamos que tudo o que se possa conseguir por meio de informação bilateral oferece vantagens significativas.[12]

A princípio, são candidatos ao implante coclear bilateral aqueles pacientes com perda auditiva severa e/ou profunda bilateral, com discriminação de sentenças em formato aberto com o uso de aparelho convencional menor ou igual a 50% em ambas as orelhas. Segundo as informações anteriores, quanto mais cedo e simultaneamente for realizado o implante bilateral, maiores serão os benefícios e o aumento da probabilidade de um desenvolvimento neurotológico quase normal à média.

Assim, o Fórum Europeu sobre Implantação Coclear Bilateral em crianças realizou uma revisão bibliográfica científica e clínica sobre o entendimento atual com relação a este assunto, em que concluiu que as crianças candidatas a implante coclear devem receber implante bilateralmente e de forma simultânea, se assim possível, após o diagnóstico definitivo da surdez profunda bilateral, para que se consiga um perfeito desenvolvimento auditivo; sendo aconselhado o uso de técnica cirúrgica que preserve a função coclear, que minimize o dano coclear e permita um fácil procedimento de reimplantação, em caso de necessidade.[13]

Um modo de ver a indicação pediátrica de forma mais clara é entender que a indicação de implantação bilateral passa pelos mesmos critérios da indicação de um implante, exceto em condições em que um dos ouvidos tiver uma condição não estimulável ou tecnicamente difícil de ser operado.

Os principais aspectos a serem considerados são:

- *Idade*: a implantação precoce demonstrou seus amplos benefícios. O princípio, como mencionado anteriormente, é a importância de tomar o tempo em que as vias auditivas estejam em pleno desenvolvimento e a estimulação elétrica permita que esse desenvolvimento apresente um padrão muito semelhante àqueles com audição normal. Na prática, isso se traduz em melhor desenvolvimento da linguagem, e seus resultados serão ainda melhores se a estimulação for feita de forma binaural e simultânea. Embora seja muito difícil estabelecer um limite de idade em que essa condição possa ser aproveitada ao máximo, sabe-se que até os 24 meses é considerada ideal, e essa janela poderia ser estendida até os 4 anos de idade;
- *Etiologia da surdez*: esse aspecto é amplamanete debatido e tem uma interpretação que pode levar à indicação ou contraindicação do implante. Talvez o exemplo mais interessante seja o paciente pós-meningite, que tem risco à ossificação coclear. Espera-se que a implantação precoce antes da ossificação seja absolutamente recomendável e, com base nesse potencial de ossificação, deve-se considerar o segundo implante, para garantia da estimulação da orelha contralateral;
- *Múltiplas deficiências*: a implantação bilateral tem amplos benefícios em pacientes surdos e cegos, já que oferece a maior informação auditiva possível, que é sumamente importante para essa população de pacientes. Em relação a deficiências neurológicas, como paralisia cerebral e em casos de autismo envolvendo surdez, a estimulação por meio do implante coclear bilateral auxilia na melhor reabilitação desses pacientes, mesmo em casos em que não foi possível o desenvolvimento de linguagem oral.

IMPLANTAÇÃO COCLEAR BILATERAL SIMULTÂNEA *VERSUS* SEQUENCIAL

A implantação coclear bilateral simultânea em crianças é segura e reduz o tempo intraoperatório total quando comprado ao tempo acumulado necessário para realizar a implantação sequencial. Além disso, a prática cirúrgica simultânea reduz o uso de analgésicos e antieméticos, bem como reduz o tempo de hospitalização a níveis comparáveis com os observados em pacientes que recebem implantes unilaterais.[14]

O intervalo entre o primeiro e o segundo dispositivos está relacionado negativamente com a aprendizagem da linguagem. Com relação ao desenvolvimento da linguagem expressiva, a implantação simultânea é mais vantajosa do que a sequencial.[15] Porém, na implantação sequencial, quando o segundo lado é implantado depois dos 4 anos de idade, não se observa melhora estatística significativa, que é determinada comparando o desempenho do primeiro ouvido implantado com relação ao desempenho obtido ao uso bilateral dos dispositivos. Por outro lado, os pacientes que receberam implante coclear bilateral antes dos 4 anos de idade obtiveram melhor desempenho em comparação ao dispositivo unilateral implantado previamente.[16] Portanto, conclui-se que o paciente que tem indicação de implante coclear bilateral e, porventura, seja submetido ao implante sequencial, recomenda-se que o segundo lado seja implantado em um intervalo máximo de 6 meses e o quanto antes.

Estudo realizado na Universidade de Melbourne, Austrália, concluiu que 95% dos pacientes implantados simultaneamente e 70% dos implantados de maneira sequencial demonstraram uso total dos dispositivos durante os primeiros dois meses, e quase todos os pacientes continuaram seu uso 12 meses após a cirurgia. O uso em tempo integral dos dispositivos maximiza a oportunidade de desenvolver habilidades auditivas.[17] Na França, Vincent *et al.* demonstraram que o rendimento auditivo para a percepção do discurso em ambientes com e sem ruído é significativamente melhor em pacientes com implantes bilaterais. Além disso, a capacidade de localizar o som foi significativamente melhor em tarefas de lateralidade de mais ou menos 90°, em crianças pequenas, e de mais ou menos 30°, em crianças maiores, em que se conclui que o uso bilateral do implante coclear é mais benéfico.[18]

Estudos demonstraram que algumas crianças implantadas sequencialmente têm mais dificuldade para usar o segundo dispositivo do que quando começaram a usar o primeiro durante os períodos de reabilitação, o que sugere uma atuação dominante do primeiro implante.[12]

Apresentaremos, a seguir, uma população de pacientes com implante coclear bilateral e estimulação bimodal.

BENEFÍCIO SUBJETIVO DA ESTIMULAÇÃO BIMODAL

De 2001 a 2009 foram implantados 433 pacientes consecutivamente. A maioria deles foi aconselhada a manter a orelha não implantada em uso de prótese auditiva convencional (PA), a fim de explorar os benefícios potenciais da estimulação bimodal. Um grupo de 363 dos pacientes ou seus pais (no caso de crianças) responderam a um questionário padronizado. As principais características desses pacientes (idade, desempenho com o IC e audição residual no lado não operado) não diferem significativamente daqueles do grupo de entrevistados. Portanto, os resultados da amostra podem ser considerados representativos do conjunto da população.

O Quadro 13-9-1 apresenta as principais características dos pacientes. Tendo em vista a audição discreta residual em 306 casos,

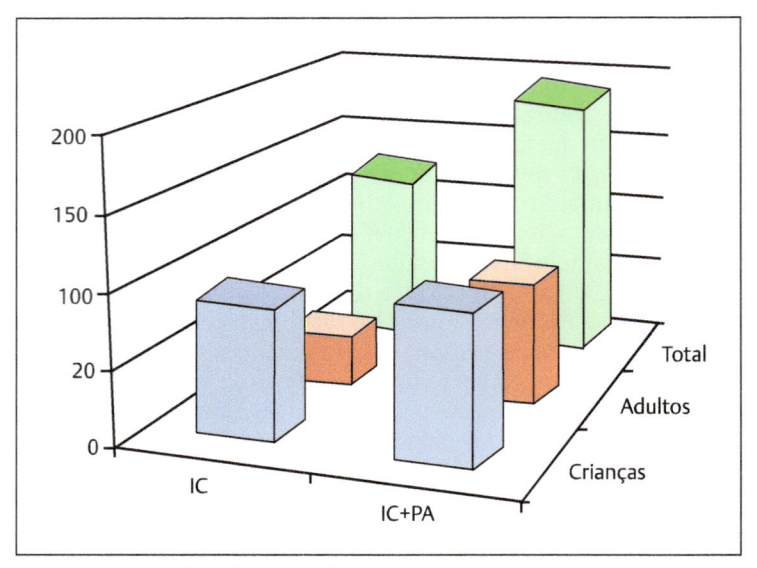

Fig. 13-9-1. Tipo de audição escolhida de uma população de 183 pacientes com estimulação bimodal. IC: implante coclear; IC + PA: estimulação bimodal; PA: prótese acústica.

o que representa 84,3% do total, foi aconselhada a manutenção do aparelho auditivo no ouvido não operado para realizar uma estimulação bimodal. Nos casos restantes, o uso de PA não era recomendado por uma variedade de razões, entre elas a falta de audição residual explorável; a nunca utilização de prótese auditiva; seu uso abandonado; por razões médicas, como otite média purulenta.

Como mostrado na Figura 13-9-1, para a maioria dos pacientes foi recomendado o uso da estimulação bimodal (183 ou 59,8% do total). A porcentagem é muito mais significativa se levarmos em conta a população adulta (83 de 116, ou seja, 71,5%), maior que a população de crianças, onde a estimulação bimodal foi usada em pouco mais da metade dos casos (100 de 190, 52,6%). A média de tempo de utilização da PA era de 13,6 horas para os adultos e 12,8 horas para as crianças. Questionou-se sobre as razões para o uso ou a rejeição do aparelho auditivo contralateral como mostrado no Quadro 13-9-2.

Na população adulta, a maior clareza de localização auditiva e fala foram as razões mais citadas. O perfil da população pediátrica é mais complicado pelo fato de as respostas serem, muitas vezes, mediadas pelos pais e que, no caso de crianças, podem refletir as suas opiniões. Dessa forma, é possível explicar a maior ocorrência de respostas como "não sei" ou "orientação" (Quadro 13-9-2), que denota uma certa dificuldade em definir o benefício real.

Quadro 13-9-2. Razões Referidas para o Uso ou Recusa da Prótese Acústica Associada ao IC

Por que recusa a PA com IC?	Adulto	Criança	Total
Melhorou a audição	00	30	30
Localização	27	22	49
Orientação	04	34	38
Não sabe	03	12	15
Clareza	47	00	47
Por que recusa a prótese?	**Adulto**	**Criança**	**Total**
Recusa de usar	00	61	61
Ineficaz	13	13	26
Audição confusa	08	08	16
Não sabe	06	05	11
Estética	00	03	03
Otite crônica	02	00	02
Vertigem/Zumbido	04	00	04

Quadro 13-9-1. Principais Características dos Participantes (n = 363)

Grupo:	159 adultos; 204 crianças
Sexo:	197 M – 166 F
Lado IC:	300 Dx – 63 Sx
Idade média:	23 anos (0,5–83)
Limiar médio:	101,9 dB (56–130)
Modelo:	65% Nucleus – 35% Medel
Estratégia:	70% ACE – 30% FSP
Orientação para estimulação bimodal:	306

ACE: *advanced combination encoder*; FSP: *fine structure processing*; IC: *implante coclear.*

As mesmas considerações, em nossa opinião, podem ser válidas sobre as razões para a rejeição da PA. No caso das crianças, de fato, a resposta mais comum é: "se recusa a usá-lo". Acreditamos que a recusa em usar o aparelho auditivo deve-se a uma falha no aconselhamento ou fraca motivação dos pais, em vez de questões de tolerância. Tanto na população adulta como na infantil, a ineficiência e a confusão são motivações bastante frequentes para o abandono. Isso pode ser parcialmente justificado pelos problemas de má adaptação dos aparelhos auditivos.

A Figura 13-9-2 mostra os contextos em que as crianças apreciam melhor a estimulação bimodal. Parece que eles experimentam um determinado benefício com estimulação bimodal na escuta difícil. Na verdade, a escola (12%), conversas em grupo (21%) e áreas movimentadas (24%) são desfavoráveis aos contextos de escuta em termos de relação sinal/ruído. Mesmo para os adultos, como mostrado na Figura 13-9-3, a estimulação bimodal parecia dar uma vantagem em situações difíceis, em particular, na presença de ruído (24%), no restaurante (18%), na escola ou no trabalho (17%). Foram, então, analisados possíveis argumentos para a utilização da estimulação bimodal. O único fator significativamente relacionado com a escolha de estimulação bimodal acabou por ser o limiar de audição residual no ouvido não implantado. De fato, no grupo no qual se decidiu utilizar um único IC, o limiar de audição média (frequências 0,25-1 kHz) era igual a 108 dB, enquanto no grupo bimodal era igual a 99 dB (p < 0,05).

BENEFÍCIO SUBJETIVO DETECTADO PELO QUESTIONÁRIO SSQ

O questionário Speech, Spatial and Qualities of Hearing Scale (SSQ)[13] é padrão na investigação da audição binaural. Foram examinados 124 indivíduos adultos: 70 deles utilizando a estimulação bimodal; 44 só com um implante coclear; e dez, o implante coclear bilateral. Na sessão *Speech*, os pacientes com IC bilateral mostraram uma significativa vantagem sobre os outros dois grupos. Os resultados brutos das seções *Spatial* e *Qualities* não mostraram diferenças significativas entre os grupos em questão. No entanto, na presença de uma grande variabilidade individual, a análise dos elementos isolados do teste no grupo de pacientes com a estimulação bimodal e IC unilateral mostraram diferenças significativas (de significância p < 0,05) em quatro (S2, S5, SP14, Q19), cujas distribuições estão na Figura 13-9-4.

As respostas aos itens do questionário SSQ são pontuados em uma escala (0-10), em cujos extremos são os principais descritores. O descritor da esquerda mostra o mau desempenho, enquanto a extrema-direita não é a melhor característica. O significado das distribuições mostradas na figura é intuitivo especialmente se considerarmos os itens S5 e Q19 explorando a capacidade de audição seletiva e o item SP14, relacionado com a percepção da representação espacial do som.

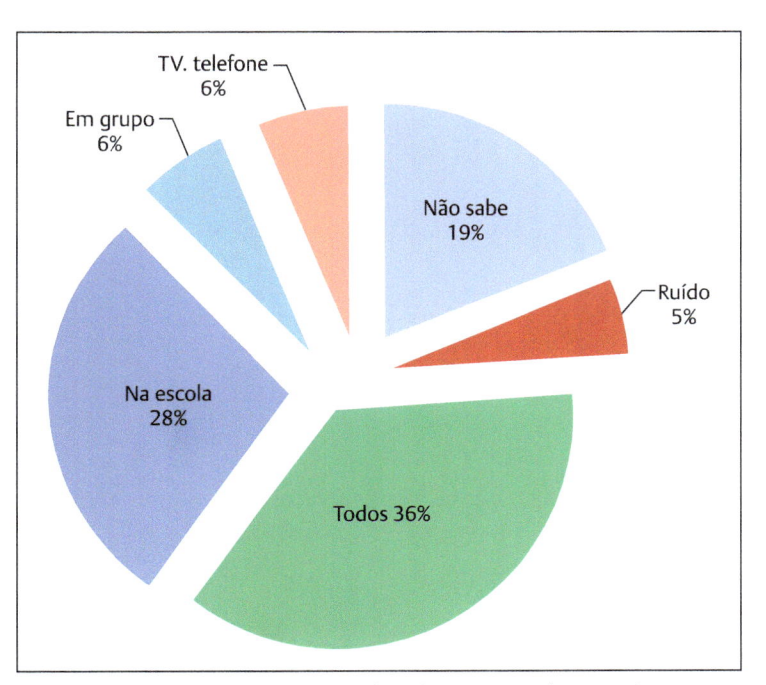

Fig. 13-9-2. Situações que mostram o benefício máximo da estimulação bimodal de um grupo de 97 crianças.

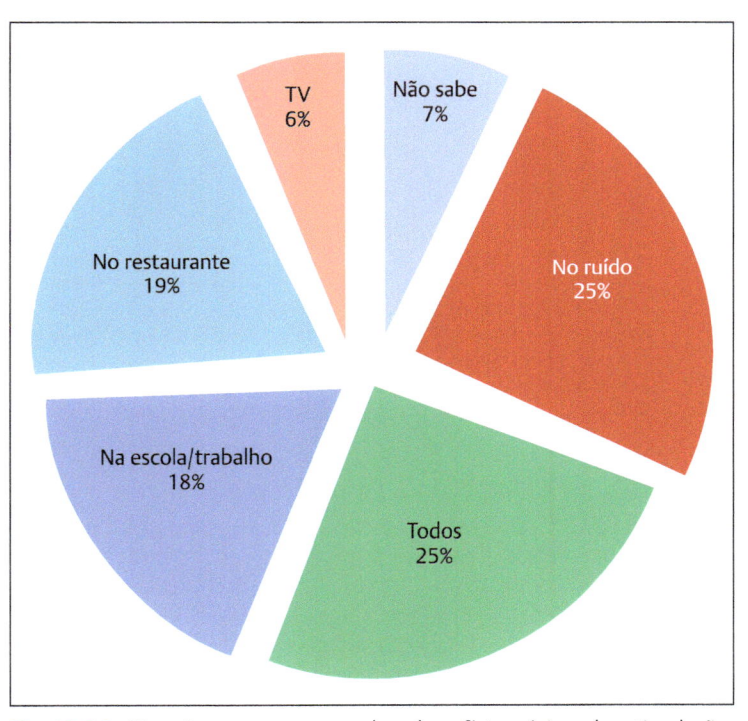

Fig. 13-9-3. Situações em que se percebe o benefício máximo da estimulação bimodal de um grupo de 74 adultos.

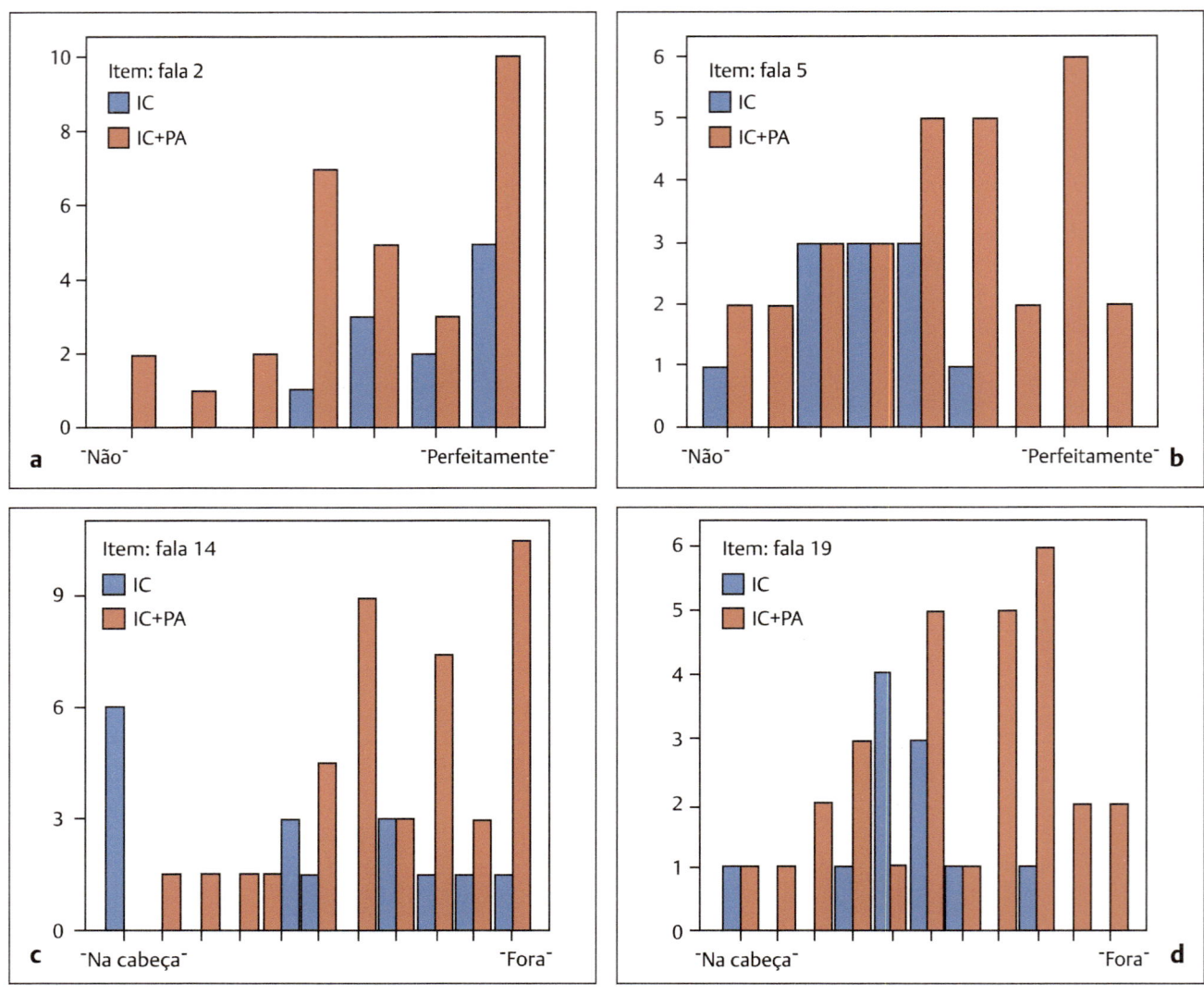

Fig. 13-9-4. Distribuição da pontuação de pacientes adultos com estimulação bimodal (barras azuis) e com só IC (barras laranjas) a quatro itens do questionário SSQ. (a) Item fala 2 (Está falando com alguém em uma sala; consegue acompanhar a conversa?). (b) Item fala 5 (Está falando com alguém com ruído ao fundo de água; consegue acompanhar a conversa?). (c) Item espacial 14 (Os sons que percebe parecem estar na sua cabeça ou fora dela?). (d) Item qualidade 19 (Consegue ignorar os outros sons quando está concentrado escutando algo?). IC: implante coclear; IC + PA: estimulação bimodal; PA: prótese acústica.

AUDIÇÃO EM CONDIÇÕES DESFAVORÁVEIS

Na Figura 13-9-5, são mostrados os dados de voz da audiometria relativa a uma população de pacientes adultos,[21] usuários habituais de estimulação bimodal. Quando o sinal e o ruído vêm da mesma fonte (ouvir diótico), os pacientes mostraram um benefício significativo em termos da percepção verbal em configuração bimodal, com baixos níveis de ruído (20-15 dB sinal/ruído). Ao contrário, quando a fonte de ruído e do sinal foram separados fisicamente (escuta dicótica), embora os resultados tenham sido maiores tendencialmente com a escuta bimodal, as diferenças não foram estatisticamente significativas. Em outras palavras, tais resultados documentam a soma da intensidade sonora (*loudness*) binaural, mas não os componentes da função dicótica binaural, tendo como base o efeito sombra da cabeça e do efeito silenciador (*squelch*).

Na Figura 13-9-6, são comparadas as curvas de articulação vocais de sinal diferente para relações de ruído em uma população de 121 pacientes adultos. Desses, 73 deles eram usuários regulares de IC e PA contralateral, 38 de IC unilateral e dez de IC bilateral. Pacientes com IC bilateral tiveram resultados mais elevados seja em (diótico) ou na audição dicótica de vários sinais/ruídos. Não se observaram diferenças óbvias entre o grupo com IC unilateral e a estimulação bimodal. No entanto, no último grupo, aparecia uma vantagem dada pela soma da altura do som binaural quando o paciente usava o IC e PA em comparação apenas o IC ou a PA. Os benefícios do efeito sombra da cabeça e do efeito silenciador, no entanto, não foram evidentes. É possível que a magnitude modesta desses efeitos

seja explicada pela grande variação entre indivíduos e que com uma amostra de maior tamanho seja possível documentar o contrário.

LOCALIZAÇÃO DA FONTE SONORA

A função de localização foi estudada em 43 pacientes adultos, de 22 indivíduos com estimulação bimodal, 13 com IC unilateral e 8 com IC bilateral. Em nossa clínica, foi criado um sistema de localização no plano horizontal em cabine silenciosa. Como mostrado na Figura 13-9-7, é constituído por 15 colunas – 5 em funcionamento, 10 não funcionando, dispostas no plano horizontal e com um ângulo de 120°. O estímulo utilizado foi o **ruído CCITT** com um espectro semelhante ao que foi apresentado com voz, 50 vezes em cada sessão de teste (dez vezes em cada alto-falante) aleatoriamente. Mesmo a intensidade do estímulo foi randomizada e variou de 64-76 dB com passos de 3 dB.

No grupo com IC unilateral, encontrou-se um erro médio na localização de 18,8° com relação ao plano horizontal, enquanto o erro médio foi igual a 32,9° para o grupo com estimulação bimodal. Os oito pacientes com implante coclear bilateral mostraram melhor capacidade de rastreamento quando comparados aos outros dois grupos de pacientes: o erro médio foi igual a 9,1° ao usar ambos as fontes principais, em comparação a um erro médio de 29,4° quando usando um IC. O resultado desses pacientes indicou a capacidade restaurar a simetria do sistema auditivo com o uso do implante bilateral.

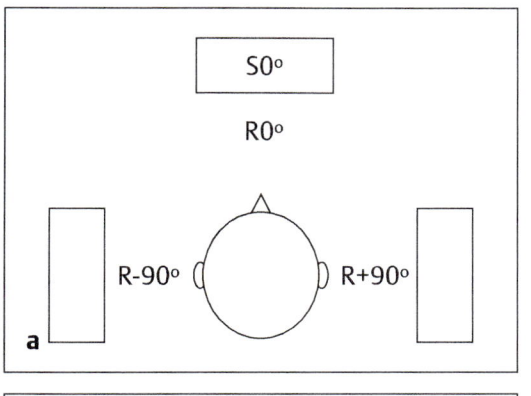
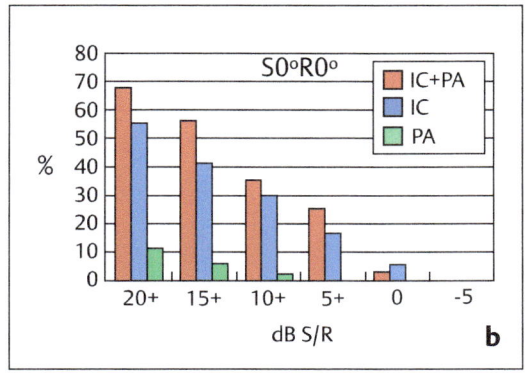

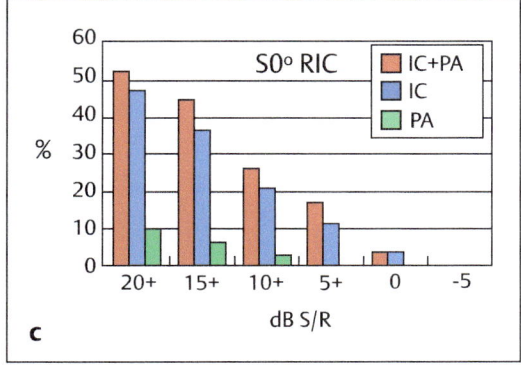
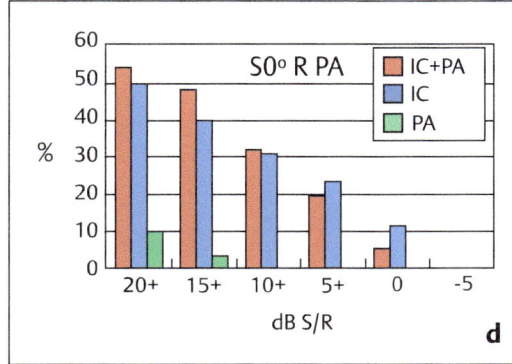

Fig. 13-9-5. Audiometria vocal competitiva com diferentes configurações em uma população de 21 pacientes adultos usuários de estimulação bimodal.
(a) Esquema estruturado do estudo; as palavras "S" vinham apresentadas por um alto-falante frontal disposto a 1 metro do paciente com ângulo incidente e 0 grau. O ruído "R", representando um ruído de recepção (coquetel), poderia vir de altos-falantes laterais (R +90 graus ou R – 90 graus), simulando uma situação de escuta dicoica. (b) Pontuação de percepção para situações diferentes de ruído (dB S/R) com configuração dicoica. A pesquisa era realizada enquanto o paciente usava só o IC, só a PA ou os dois dispositivos IC + PA. (c) Pontuação da percepção em configuração dicoica com ruído do lado do IC (nesse caso se avalia um benefício eventual da PA pelo efeito sombra da cabeça); (d) Pontuação da percepção em configuração dicoica com ruído do lado da PA; nesse caso, avalia-se a eventual presença de um efeito de processamento *squelch* introduzido pela prótese acústica. IC: implante coclear; IC + PA: estimulação bimodal; PA: prótese acústica; R: ruído; S: palavras dissilábicas.

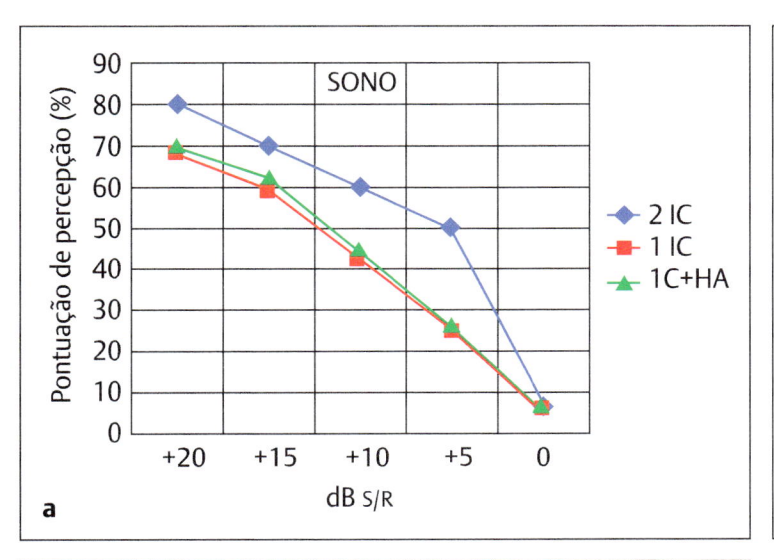

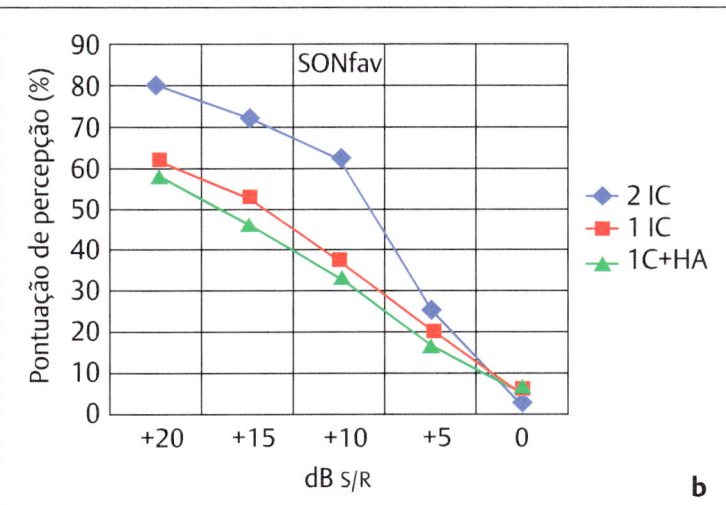

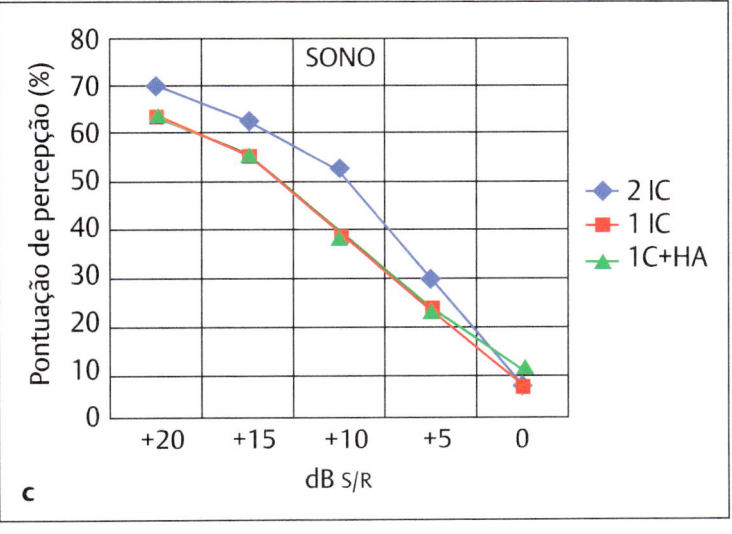

Fig. 13-9-6. Algumas audiometrias vocais com competição em uma população de 121 pacientes adultos (73 IC + PA, 38 IC, 10 IC + IC).
(a) Pontuação da percepção de relatos de diferentes ruídos (S/R) com configuração dicoica nos três grupos de pacientes. (b) Pontuação da percepção em configuração dicoica com resposta (S/R) favorável.
(c) Pontuação da percepção em configuração dicoica com resposta (S/R) desfavorável. IC: implante coclear; IC + PA: estimulação bimodal; PA: prótese acústica.

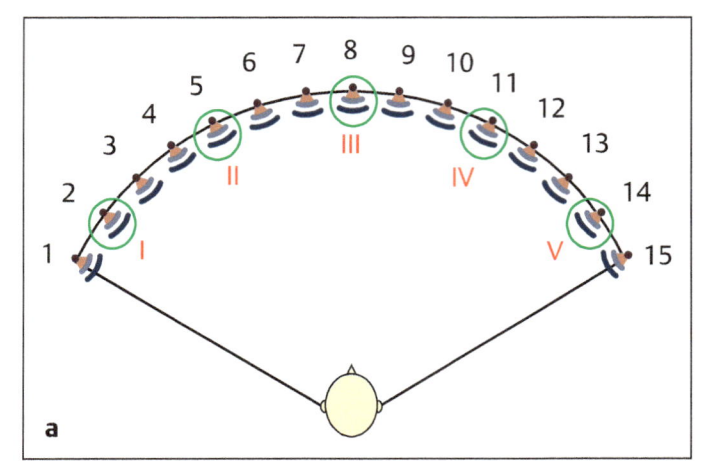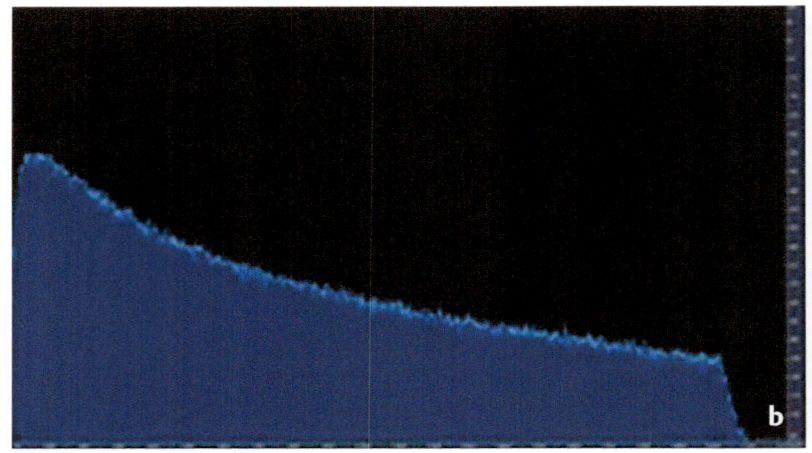

Fig. 13-9-7. Sistema utilizado para testar a capacidade de localização de 43 pacientes. (a) Disposição das 15 caixas acústicas sobre o plano horizontal com ângulo de 120°. (b) Espectro do estímulo utilizado, CCITT *noise*.

CONCLUSÃO

A partir do exposto, o benefício de ouvir com implante coclear bilateral em comparação a unilateral é evidente. A estimulação bimodal que acreditamos ser um modo de audição usado pela maioria dos pacientes com audição residual na orelha contralateral é útil, pois melhora a percepção da palavra em uma condição de ruído fraco, a clareza e a qualidade de audição e, finalmente, a localização dos sons.

Os benefícios clínicos, no entanto, podem ser adversamente afetados pela configuração do aparelho auditivo. A experiência mostra que a PA associada ao IC requer configurações muito diferentes do que as utilizadas antes da cirurgia. O ajuste da PA deve ser individualizado por profissional com boa formação e experiência.

Mais estudos são necessários para entender melhor a subutilização aparente de estimulação bimodal na população pediátrica. Não é claro que isso se deva a uma falta de orientação ou à provável prevalência neste grupo de má adaptação à PA ou de um fenômeno de interferência binaural.

O uso do implante coclear bilateral melhora a capacidade de localizar sons, escuta e fala em ambiente ruidoso. No entanto, não é possível afirmar, em termos absolutos, se o IC proporciona vantagens superiores à estimulação bimodal bilateral. Os estudos na literatura, na verdade, muitas vezes comparam grupos que são diferentes e têm limitações metodológicas.[14]

Se um paciente não for implantável bilateralmente e tiver uma audição residual com benefício marginal da prótese, recomendamos manter a PA contralateral ao IC para explorar algumas das vantagens da audição binaural.

REFERÊNCIAS BIBLIOGRÁFICAS

1. van Hoesel R, Ramsden R, O'Driscoll M. Sound-Direction Identification, Interaural Time Delay Discrimination, and Speech Intelligibility Advantages in Noise for a Bilateral Cochlear Implant User, Ear and Hearing. 2002;23(2):137-149.
2. Miller. Effects of chronic stimulation on auditory nerve survival in ototoxically deafened animals. Hear. Res. 2001;151(1e2):1e14.
3. Firszt JB, Reeder RM, Skinner MW. "Restoring hearing symmetry with two cochlear implants or one cochlear implant and a contralateral hearing aid." Journal of Rehabilitation Research and Development. 2008;45(5):749-768.
4. Schafer EC, Amlani AM, Paiva D. et al. A meta-analysis to compare speech recognition in noise with bilateral cochlear implants and bimodal stimulation. Int J Audiol. 2011;50:871-80.
5. Clark G. Cochlear Implants. In: Speech Processing in the Auditory System. New York, NY: Springer Handbook of Auditory Research, Springer; 2004. p. 18.
6. Kokkinakis K, Pak N. Binaural advantages in users of bimodal and bilateral cochlear implant devices. J Acoust Soc Am. 2014;135:EL47–EL53.
7. Gifford RH, Dorman MF, Sheffield SW, et al. Availability of binaural cues for bilateral implant recipients and bimodal listeners with and without preserved hearing in the implanted ear. Audiol Neuro-otol. 2014a;19:57-71.
8. Jeong SW, Kang MY, Kim LS. Criteria for selecting an optimal device for the contralateral ear of children with a unilateral cochlear implant. Audiol Neuro-otol. 2015;20:314-21.
9. Cullington HE, Zeng FG. Comparison of bimodal and bilateral cochlear implant users on speech recognition with competing talker, music perception, affective prosody discrimination, and talker identification. Ear Hear. 2011;32:16-30.
10. Schafer EC, Amlani AM, Paiva D, et al. A meta-analysis to compare speech recognition in noise with bilateral cochlear implants and bimodal stimulation. Int J Audiol. 2011;50:871-80.
11. Yoon YS, Shin YR, Gho JS, Fu QJ. Bimodal benefit depends on the performance difference between a cochlear implant and a hearing aid. Cochlear Implants Int. 2014.
12. Papsin B, Gordon K. Bilateral cochlear implants should be the standard for children for bilateral sensorineural deafness. Current opinion in otolaryngology & head and neck surgery. 2008;16:69-74.
13. Gatehouse S, Noble W. The Speech, Spatial and Qualities of Hearing Scale (SSQ). Int J Audiol. 2004;43:85-99.)
14. Ching TY, Van Wanrooy E, Dillon H. Binaural-bimodal fitting or bilateral implantation for managing severe to profound deafness: a review. J Am Acad Audiol. 2008;19:657.

CAPÍTULO 14

CIRURGIA DO IMPLANTE COCLEAR

DISSECÇÃO ANATÔMICA COM VISTAS À CIRURGIA DE IMPLANTE COCLEAR

Luiz Rodolpho Penna Lima Júnior ▪ Fábio de Alencar Rodrigues Júnior

INTRODUÇÃO

O conhecimento sobre a anatomia do osso temporal é base fundamental para qualquer cirurgia otológica. Do ponto de vista prático e ético, o centro cirúrgico não pode ser considerado o lugar ideal para aprender técnicas cirúrgicas.[1] A realização de uma fase deste aprendizado em laboratórios de técnica cirúrgica melhora o desempenho de residentes no centro cirúrgico e deve constar da estrutura de qualquer centro de formação de cirurgiões.[2] O objetivo principal da realização de cirurgias em peças anatômicas é desenvolver o conhecimento da anatomia, adquirir familiaridade com instrumentos e técnicas, encurtando a curva de aprendizagem.

Atualmente, os centros universitários enfrentam dificuldade na aquisição de ossos temporais para dissecção em laboratório em decorrência de entraves burocráticos legais. Diversos modelos sintéticos com boa qualidade estão sendo produzidos no mundo para dissecção com o objetivo de atender essa carência. No entanto, a riqueza da anatomia temporal humana e suas variações não podem ser detalhadas por completo em peças sintéticas por impressoras 3D. Por isso, acreditamos que a dissecção em peça anatômica ainda seja o padrão-ouro na aquisição de conhecimento para cirurgia otológica.

MATERIAL E EQUIPAMENTOS

O melhor método para conservação do osso temporal é congelá-lo logo após retirada, embrulhando-o em papel alumínio ou plástico, pois assim se consegue manter melhor a plasticidade de tecido vivo. Outro método é coloca-lo em solução de formol a 10% e 3 dias depois, transferi-lo para álcool etílico a 95%, que retira o odor do formol. Pode-se, também, conservá-los diretamente em solução de formol a 50%, com prejuízo de coloração e plasticidade. Existe, ainda, a possibilidade de se utilizar a glicerina fenicada. Esses últimos métodos de conservação têm sido preferidos em função da diminuição do risco de contaminação, já que na maior parte dos casos se desconhece a causas *mortis* do cadáver.

O equipamento necessário para dissecção deve aproximar-se ao máximo daquele utilizado na cirurgia *in vivo* para que nos adaptemos ao seu uso. Antes do início da dissecção, deve-se familiarizar-se com o material e adquirir o hábito de trabalho sob visão microscópica, adotar uma posição confortável, conhecer profundamente as características do equipamento de fresagem (micromotor cirúrgico de alta rotação), conhecer o microscópio com que vai trabalhar e habituar-se a um trabalho bimanual combinado (Figs. 14-1-1 a 14-1-3 e Quadro 14-1-1).[3]

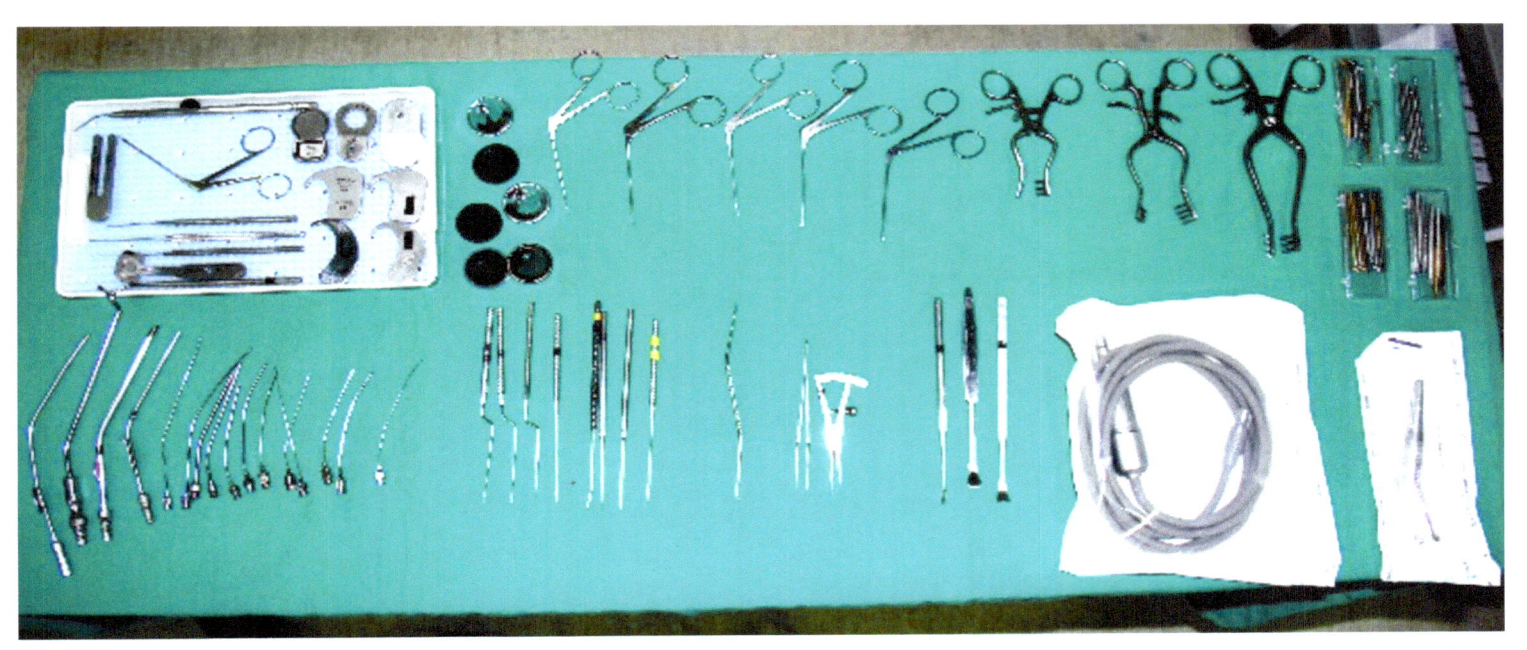

Fig. 14-1-1. Material para microcirurgia de ouvido: material articulado, aspiradores de variados diâmetros, afastadores autostáticos, ganchos e curetas, espéculos auriculares, *set* de brocas cortantes e diamantadas, micromotor otológico de alta rotação, mangueira de aspiração, *kit* modelo de treinamento do implante coclear.

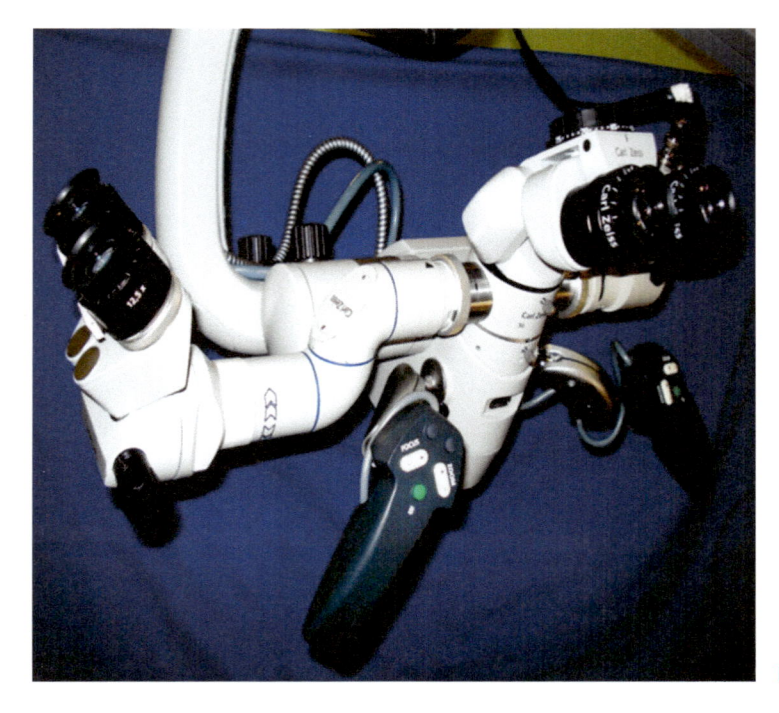

Fig. 14-1-2. Microscópio cirúrgico.

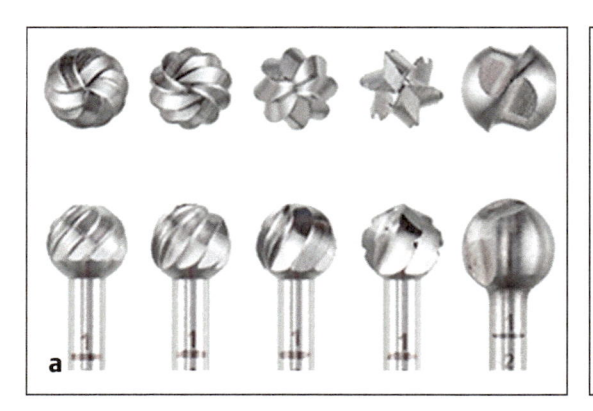
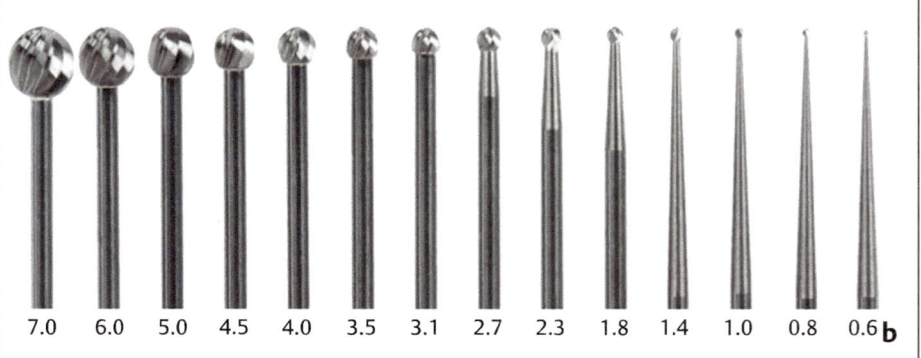

Fig. 14-1-3. (a) Brocas cortantes de variados tamanhos. (b) Brocas diamantadas de variados tamanhos.

Quadro 14-1-1. Fundamentos Básicos da Cirurgia Otológica

Fundamentos da cirurgia otológica	
I	Posicionamento do paciente
II	Posicionamento do cirurgião e equipe
III	Posicionamento do material cirúrgico e microscópio
IV	Material cirúrgico adequado
V	Boa exposição do campo cirúrgico
VI	Identificação dos pontos de referência em todos os passos cirúrgicos
VII	Dissecções em plano uniforme
VIII	Irrigação contínua permitindo boa visualização e resfriamento das estruturas anatômicas
IX	Brocas e aspiradores adequados ao passo cirúrgico
X	Brocar paralelamente as estruturas anatômicas

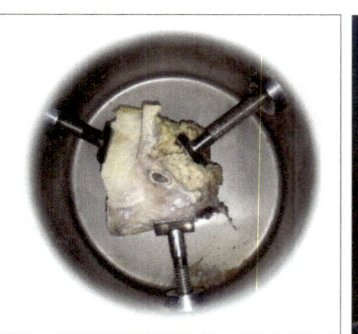
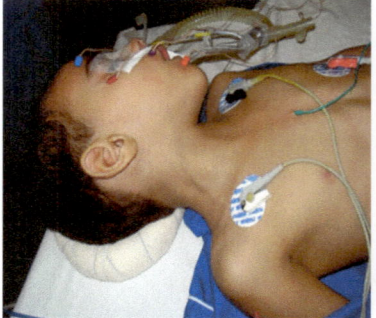

Fig. 14-1-4. Imagem do osso temporal em posição de dissecção em porta osso temporal desenvolvido por Bento em 1980, simulando a posição real do paciente.[6]

POSICIONAMENTO ANATÔMICO E REFERÊNCIAS SUPERFICIAIS DO OSSO TEMPORAL

A dissecção do osso temporal deve iniciar pelo posicionamento anatômico. A peça deve simular a posição real do paciente sobre a maca cirúrgica. Na ilustração a seguir, o osso temporal está fixo em porta-osso temporal com possibilidade de movimentação em vários planos em relação ao seu eixo. Os tecidos moles da peça devem ser removidos com exposição adequada da cortical óssea (Fig. 14-1-4).

Nesse passo, as referências anatômicas da face cirúrgica do osso temporal devem ser visíveis: meato acústico externo, linha temporal do osso temporal, área crivosa (trígono de MecEwen), ponta da mastoide e espinha suprameatal (espinha de Henle). A identificação dessas estruturas é passo essencial para início da dissecção (Fig. 14-1-5).[4]

O cirurgião deve ser capaz de localizar a porção escamosa do temporal, o processo zigomático anteriormente e a ponta da mastoide. Isso permite determinar o lado do osso temporal a ser dissecado, se direito ou esquerdo. A espinha suprameatal, ou espinha de Henle, localiza-se superiormente à parede posterior do conduto auditivo externo (CAE). A linha temporal a que se estende posteriormente ao processo zigomático, é superior ao CAE e limita

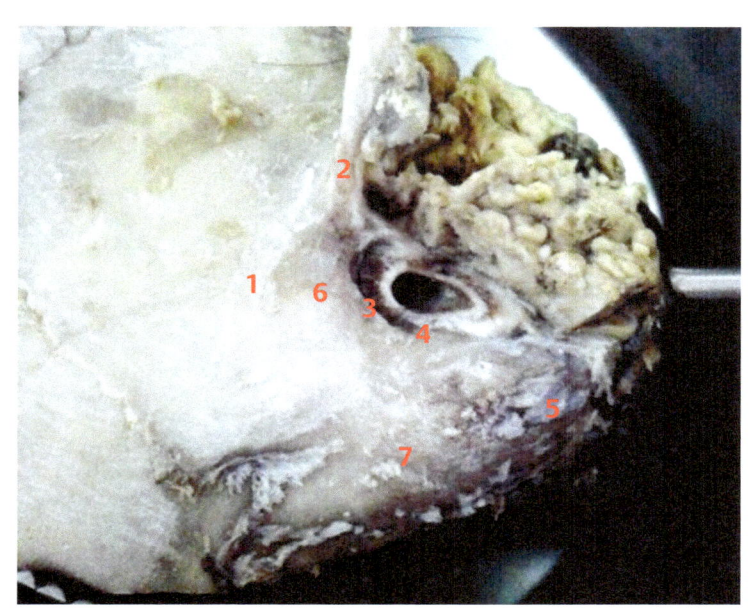

Fig. 14-1-5. Imagem própria de Rodolpho. Identificação das estruturas anatômicas da face cirúrgica do osso temporal. *1.* Linha temporal; *2.* raiz do arco zigomático; *3.* espinha de Henle; *4.* parede posterior do conduto auditivo externo; *5.* ponta da mastoide; *6.* área crivosa; *7.* seio lateral ou seio sigmoide.

superiormente o final da cavidade mastóidea em relação à fossa média craniana. O ângulo formado pela espinha suprameatal e a linha temporal é comumente usado como referência da projeção externa do antro mastóideo. Nota-se, ainda, a área crivosa do osso temporal que corresponde à projeção de células mastóideas na cortical da mastoide e costuma ser parâmetro importante para o início da brocagem.[5]

É importante que o cirurgião estude também a superfície inferior do osso temporal, em especial o forame estilomastóideo, por onde o nervo facial emerge nas partes moles do pescoço, e a inserção do músculo digástrico na mastoide.

DISSECÇÃO ANATÔMICA DO OSSO TEMPORAL

Classicamente, a dissecção do osso temporal é realizada em 9 passos cirúrgicos, conforme descrito por Bento F em Manual de dissecção do Osso temporal 3ª Edição 2010.[3]

São esses:

- Mastoidectomia e antrotomia;
- Aticotomia anterior;
- Saco endolinfático e bulbo da jugular;
- Timpanotomia, nervo facial e interposição óssea;

- Exploração anatômica da orelha média e identificação do nervo facial;
- Remoção do labirinto e exploração transmastóidea do canal auditivo interno (CAI);
- Exploração da cóclea e carótida;
- Exploração via fossa média;
- Exploração via fossa posterior.

Para dissecção com vistas à cirurgia de implante coclear, dividiremos a dissecção em 5 passos.

Mastoidectomia e Antrotomia

Usando uma broca cortante grande, com irrigação e aspiração constantes, deve-se iniciar com a remoção do córtex ou cortical da mastoide no **trígono de ataque** formado pelos cruzamentos de linhas imaginárias entre a parede posterior do CAE, a linha temporal e o seio sigmoide (Fig. 14-1-6).

O trígono de ataque costuma corresponder à área crivosa. Deve-se ficar atento às variações anatômicas. Nem sempre os ossos temporais apresentam espinhas suprameatais proeminentes e, em alguns casos, elas inexistem. Em outros casos não há área crivosa, o que pode corresponder a uma mastoide pouco pneumatizada (Fig. 14-1-7).

Não há necessidade de ampliação microscópica no início. O broqueamento inicial deve ter por objetivo a retirada de células mastóideas para total visualização anatômica. Deve-se ter atenção para evitar a realização de buracos fundos. A brocagem deve ser de lateral para medial, visualizando o local que se está brocando, tomando-se cuidado quando o osso se tornar ebúrneo (compacto), o que, geralmente, traduz em aproximação de estruturas nobres.[6,7]

O cirurgião deve aprofundar-se em camadas iguais, retirando todas as células até a ponta da mastoide e, posteriormente, sobre o seio sigmoide. Por transparência, ele deve ser capaz de visualizar o seio sigmoide e esqueletizá-lo. A visualização por transparência do seio sigmoide é importante referência na dissecção. Esse é o limite posterior da mastoidectomia (Figs. 14-1-8 e 14-1-9).

O cirurgião deve, então, acompanhar as células posteriormente até o ângulo sinodural (ou ângulo de Citelli), esqueletizando-o. O ângulo sinodural é um ângulo que se forma entre a dura-máter da fossa média e o seio sigmoide. Ele se dirige ao antro mastóideo e é passo importante para sua identificação.

É importante que o cirurgião explore a ponta da mastoide a fim de fazer a mastoidectomia em um só plano. O limite inferior da dissecção é a proeminência que o músculo digástrico faz na parte inferior do osso temporal para dentro do mesmo. Esta proeminência é chamada de ranhura digástrica.

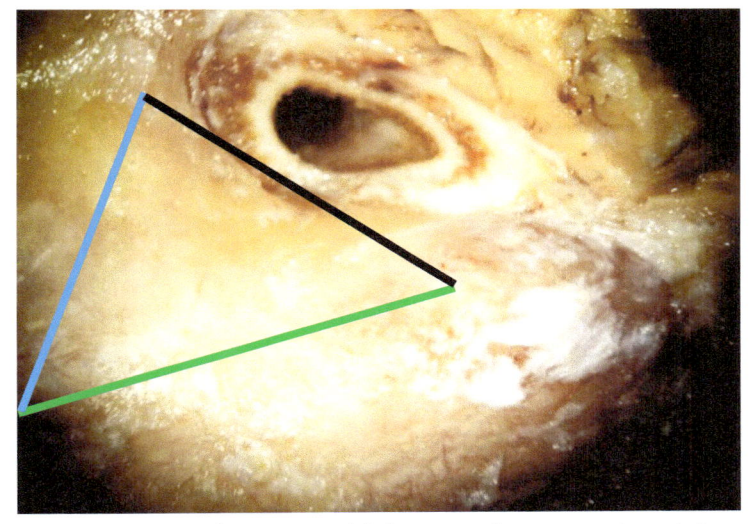

Fig. 14-1-6. Trígono de ataque. Azul: linha temporal; preto: parede posterior do CAE; verde: posição do seio sigmoide.

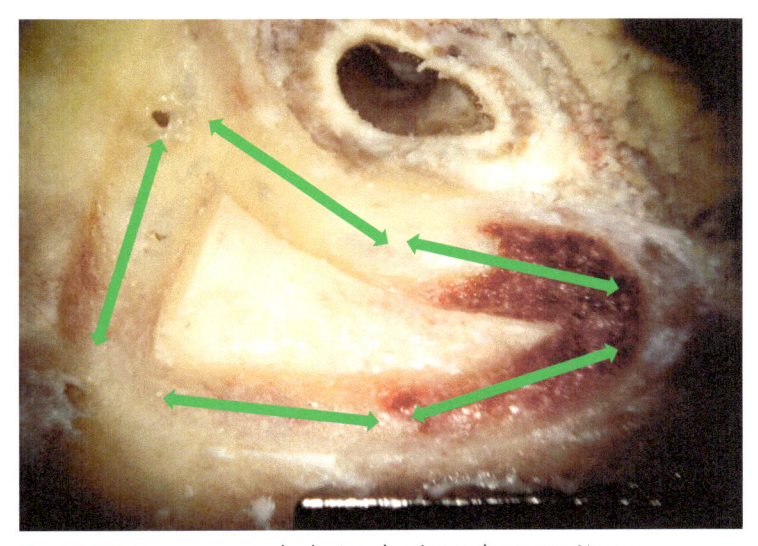

Fig. 14-1-7. Broqueamento dos limites do trígono de ataque. Note o broqueamento paralelo das estruturas adjacentes. Superiormente, a dura-máter da fossa média. Posteriormente, o seio sigmoide. Anteriormente, a parede posterior do CAE.

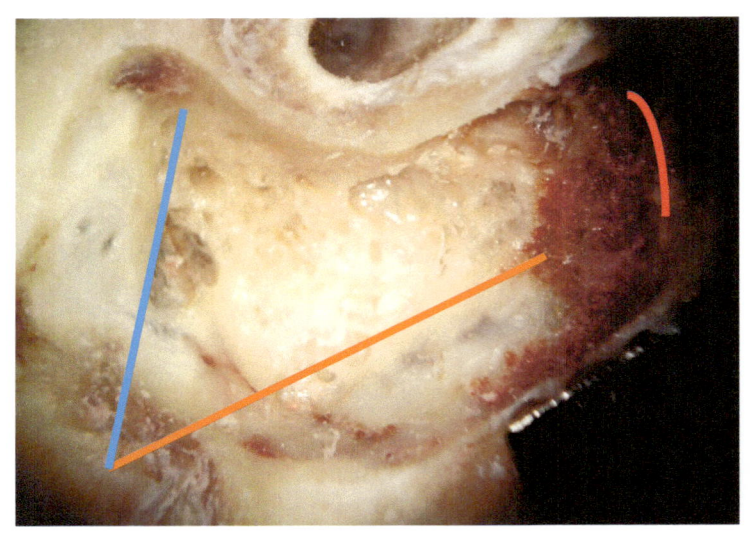

Fig. 14-1-8. Por transparência é possível identificar, posteriormente, o seio sigmoide e, superiormente, a dura-máter da fossa média. O ângulo formado entre essas duas linhas é chamado de ângulo sinodural (ou ângulo de Citelli). Em vermelho, a ranhura do músculo digástrico como referência inferior da mastoidectomia.

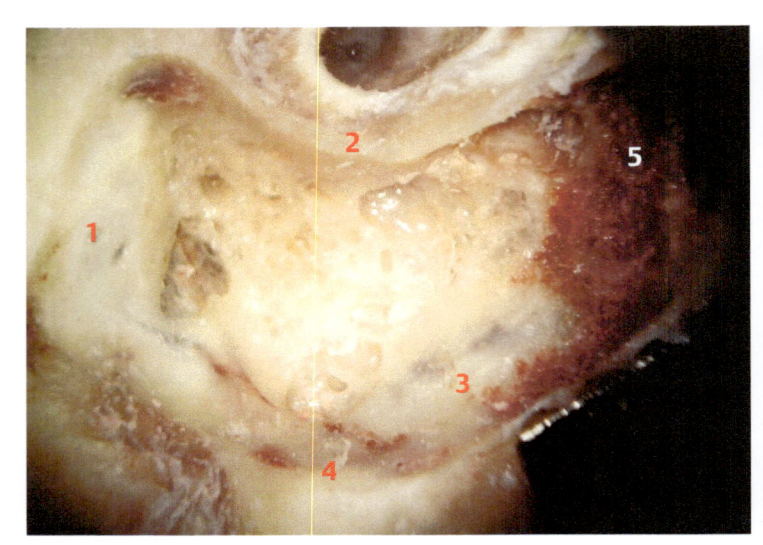

Fig. 14-1-10. Finalização da mastoidectomia com visualização das seguintes estruturas. *1.* Assoalho da fossa média; *2.* parede posterior do CAE; *3.* seio sigmoide; *4.* ângulo sinodural; *5.* ranhura do músculo digástrico.

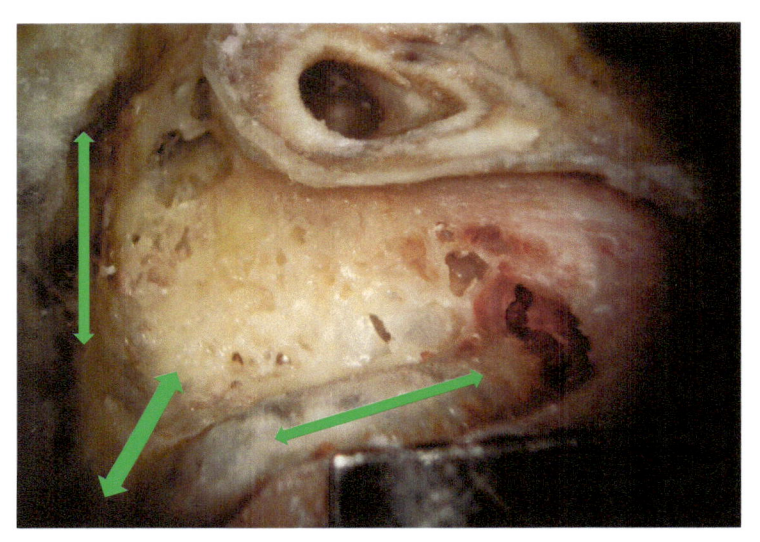

Fig. 14-1-9. Esqueletização do assoalho da fossa média, seio sigmoide e ângulo sinodural. Note o limite inferior da dissecção, a ranhura do digástrico.

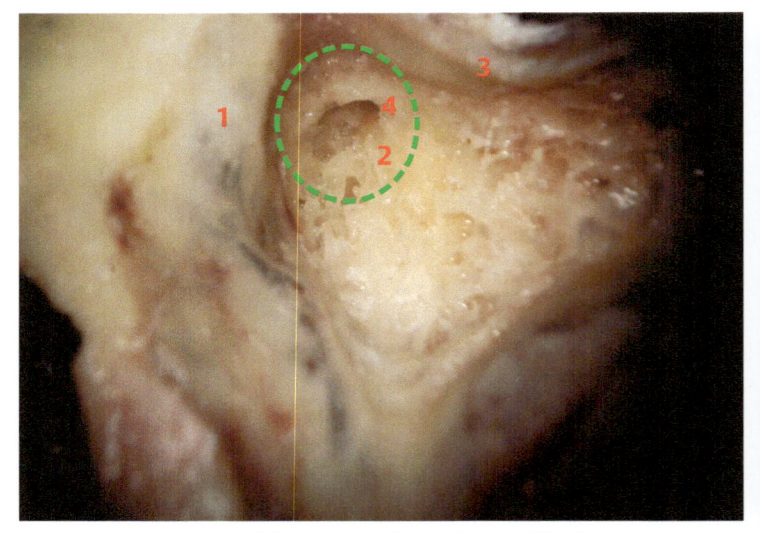

Fig. 14-1-11. Antro mastóideo. *1.* Assoalho da fossa média; *2.* canal semicircular lateral; *3.* parede posterior do CAE; *4.* fossa incudal. Em tracejado verde, o espaço virtual entre o antro e o ático (*aditus ad antrum*).

A parede posterior do CAE deve ser afinada o máximo possível e, acompanhando-a, deve-se ir superiormente em direção ao ático até o limite superior com a fossa média e, inferiormente, até atingir a ponta da mastoide. Superiormente, o assoalho da dura-máter da fossa média deve ser esqueletizado ao máximo. Mesmo que sejam expostos pequenos locais da dura-máter, não há problema e pode servir como referência superior para sua dissecção.

Após a realização da mastoidectomia em plano uniforme, a cirurgia deve retornar à posição imediatamente posterior à espinha suprameatal e, sob microscopia e broca menor, encontrar o antro mastóideo, realizando, desta forma, sua abertura – a antrotomia. O antro mastóideo é a maior célula da mastoide, seu tamanho pode sofrer variação de um osso temporal para outro. Em ossos bem pneumatizados é possível encontrar o septo de Koerner, que cruza a região do antro e é um segmento da sutura petroescamosa que representa a fusão do osso escamoso com o petroso.

Ao fim da mastoidectomia, o cirurgião deve ser capaz de identificar: assoalho da fossa média, parede posterior do CAE, seio sigmoide, ângulo sinodural e ranhura do músculo digástrico. O próximo passo deve ser, então, a antrotomia (Fig. 14-1-10).

Após a abertura do antro, o cirurgião deve ser capaz de identificar duas importantes estruturas: a fossa incudal e o canal semicircular lateral. A fossa incudal é o recesso posterior do epi-

tímpano, que abriga o ramo curto da bigorna. Uma vez encontrados esses reparos, a mastoidectomia com antrotomia está terminada. A visualização dessas estruturas é referência importante para os demais passos da dissecção (Fig. 14-1-11).

Aticotomia Anterior

Para ampliação do campo cirúrgico e visualização adequada de referências importantes para os passos seguintes, devemos realizar a exploração da região atical. O ângulo formado entre o CAE e a linha temporal deve ser bem dissecado em direção ao arco zigomático, brocando as células zigomáticas. O ático é nada menos que um prolongamento do antro.

Esse passo cirúrgico deve ser realizado com brocas menores, com movimento de medial para lateral entre o CAE e a fossa média, afinando também a parede posterior deste. A broca diamantada pode ser usada para prevenir traumatismo na cadeia ossicular em caso de toque.

Neste passo da dissecção, é possível identificar o ramo curto da bigorna e a cabeça do martelo, bem como o ligamento suspensor da bigorna, superiormente, conforme figura adiante. Neste ponto, o cirurgião terá uma visão **atical** do ouvido médio (aticotomia anterior). Nesta região é possível a visualização do *tegmen tympani,*

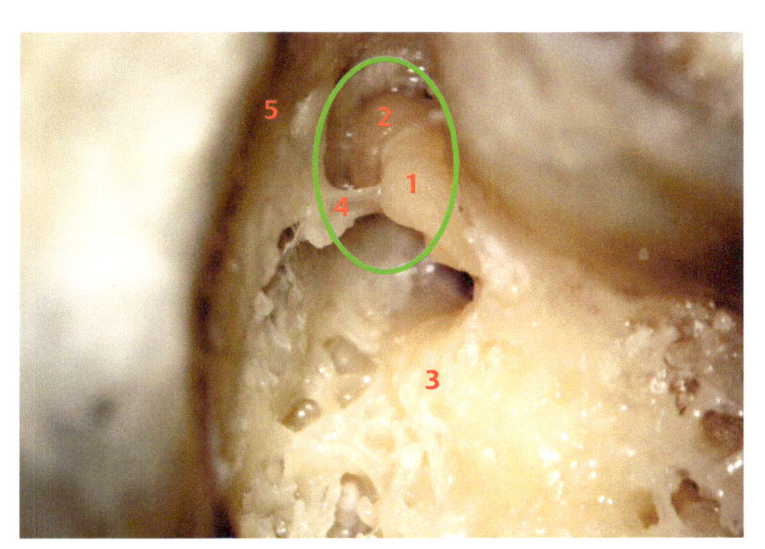

Fig. 14-1-12. Em verde – ático. *1*. Ramo curto da bigorna; *2*. cabeça do martelo; *3*. canal semicircular lateral; *4*. ligamento suspensor da bigorna; *5*. *tegmen tympani*.

que é uma lâmina óssea que divide o ático da dura-máter da fossa média craniana (Fig. 14-1-12).

Timpanotomia Posterior e Nervo Facial

A timpanotomia posterior é a abertura de uma passagem entre as células posteriores da mastoide para a cavidade timpânica em uma região denominada recesso do nervo facial. Essa abertura tem como referência o próprio nervo facial na sua parte posterior e o anel timpânico juntamente com o nervo corda do tímpano em sua parte anterior.

O primeiro passo para a realização de uma timpanotomia posterior segura é constatar que o passo anterior (mastoidectomia) foi realizado em plano uniforme e assegurar-se de que o CAE foi "afinado" ao máximo possível de lateral até medial, deixando um pequeno trabeculado ósseo em continuidade ao ramo curto da bigorna, o que assegura sua estabilidade, denominado *buttress*.

O cirurgião deve utilizar broca de diâmetro pequeno, diamantada, para remoção das células retrofaciais de modo lento aprofundando-se anteromedialmente. Deve-se estar atento que as estruturas importantes adjacentes (nervo facial e anel timpânico) devem ser preservadas. Justaposto ao anel timpânico encontra-se o nervo corda do timpânico, que também deve ser preservado.

Logo, o cirurgião chegará à caixa timpânica por meio dessa janela aberta, tendo como reparos o nervo facial (posteromedialmente), o nervo corda do tímpano, justaposto ao anel timpânico (superomedialmente), e a trabécula óssea deixada como sustentação do ramo curto mais superiormente – *buttress*, delimitando um triângulo, como na imagem a seguir (Fig. 14-1-13).

A timpanotomia posterior é passo importante na cirurgia do implante coclear e costuma ser o passo cirúrgico mais temido em virtude da proximidade do nervo facial. Para minimizar o risco de lesão do nervo facial, o cirurgião deve estar atento aos reparos anatômicos adjacentes, a irrigação contínua durante este passo cirúrgico para evitar lesão térmica e conhecer a anatomia das porções do nervo facial. Deve ser de tamanho suficiente para que permita adequada abordagem da cóclea e angulação apropriada para inserção do eletrodo.

Com a aticotomia é possível visualizar a porção timpânica do nervo facial. No broqueamento da região da timpanotomia posterior é possível enxergar por transparência a porção mastóidea do nervo facial. A transição entre a porção timpânica e mastóidea do nervo facial é chamada segundo joelho do nervo facial. Atente para o fato de o ramo curto da bigorna "apontar" para esta transição.

Exploração da Orelha Média

Com a timpanotomia posterior e a aticotomia anterior é possível visualizar praticamente todas as estruturas do ouvido médio. Nesse instante, o cirúrgico deve identificar: estribo, bigorna e seus ligamentos e a eminência piramidal, de onde emerge o tendão do músculo estapédio, o promontório da cóclea, o martelo, nervo corda do tímpano e as células do hipotímpano. Dependendo do tamanho da abertura é possível observar o processo cocleariforme, de onde emerge o tendão do músculo tensor do tímpano. Por sobre o promontório pode ser visto o plexo de Jacobson com o nervo do mesmo nome, ramo do nervo glossofaríngeo (Fig. 14-1-14).

Abordagem da Janela Redonda e Anatomia Coclear

Atualmente preconiza-se a inserção de eletrodos pela janela redonda com o objetivo de minimizar traumas às estruturas intracocleares. O conhecimento específico da anatomia da janela redonda bem como da cóclea é fundamental para adequada inserção do feixe de eletrodos. O cirurgião deve estar atento em não tomar as células hipotimpânicas como janela redonda, visto a proximidade da localização e semelhança da apresentação.

Neste passo cirúrgico, o foco do microscópio deve ser na janela redonda com o objetivo de identificar seu eixo e sua apresentação. A janela redonda costuma apresentar uma falsa membrana mais

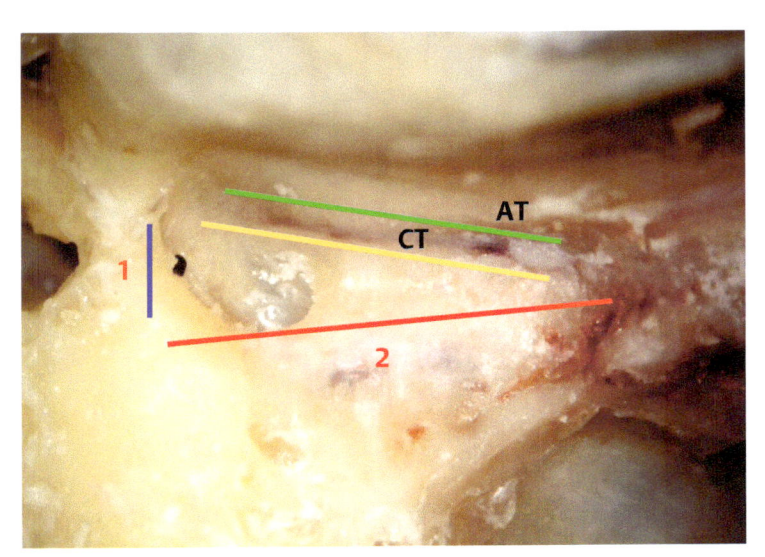

Fig. 14-1-13. Referências para realização da timpanotomia posterior. *1*. *Buttress*, superiormente; *2*. porção mastóidea no nervo facial, posteriormente. CT: Nervo corda do tímpano; AT: ânulo timpânico. Essas estruturas delimitam um triângulo. Atentar que o nervo corda do tímpano é posterior e medial ao ânulo timpânico.

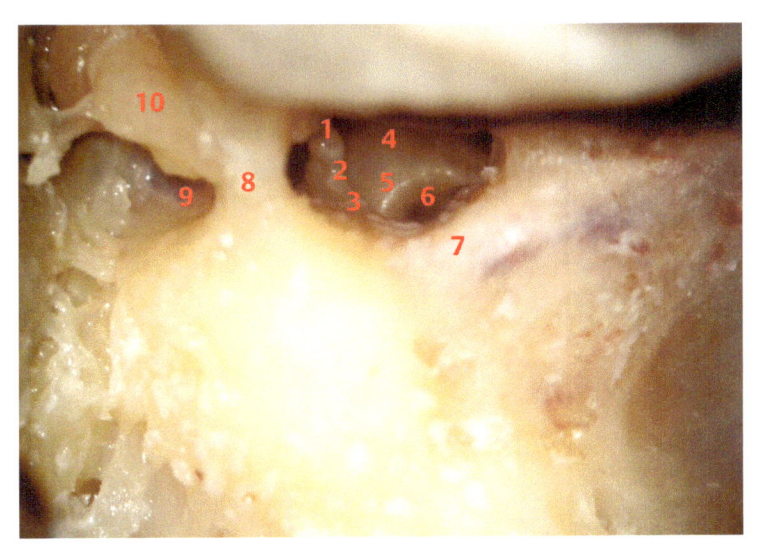

Fig. 14-1-14. Exploração da orelha média após timpanotomia posterior. *1*. Articulação incudoestapediana; *2*. tendão do músculo estapédio; *3*. eminência piramidal; *4*. promontório da cóclea; *5*. lábio superior da janela redonda; *6*. nicho da janela redonda; *7*. porção mastóidea do nervo facial; *8*. *buttress*; *9*. porção timpânica do nervo facial; *10*. ramo curto da bigorna.

superficialmente, chamada de pseudomembrana. Sua remoção com gancho cirúrgico permite a visualização do nicho da janela redonda, como na imagem a seguir (Fig. 14-1-15).

Após a exposição do nicho da janela redonda, o lábio superior da janela deve ser brocado, para exposição da membrana da janela redonda, que deve ser perfurada com estilete delicado ou mesmo perfurada com o próprio eletrodo em situações de audição residual. Quando a janela se encontra projetada inferiormente, pode ser difícil ou traumática a introdução dos eletrodos pela curva aguda que o cabo

tem que fazer. Nesses casos, deve-se ampliar a janela superiormente, com a remoção total do nicho seguir (Fig. 14-1-16).

Para o conhecimento da anatomia coclear, após os passos anteriores, o cirurgião pode remover a parede posterior do CAE e a membrana timpânica para adequada exposição do promontório coclear. Realizando a brocagem no sentido dos giros cocleares, é possível o estudo do eixo da cóclea em relação ao osso temporal e a visualização das seguintes estruturas: giro basal, médio e apical, além de membrana basilar, rampas timpânica e vestibular (Figs. 14-1-17 e 14-1-18).

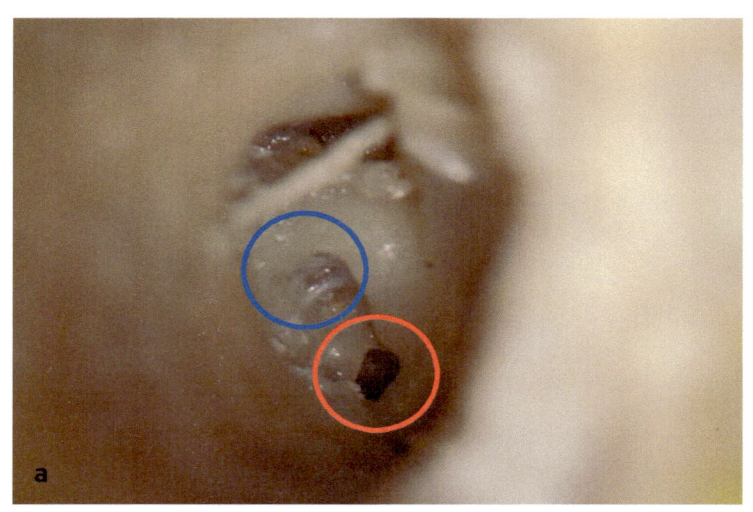
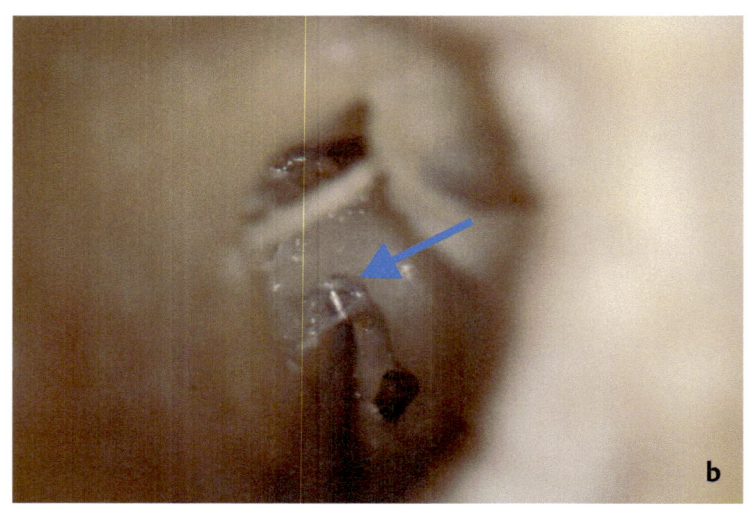

Fig. 14-1-15. (a) Em azul, janela redonda. Em vermelho, célula hipotimpânica. (b) Pseudomembrana da janela redonda e sua remoção com gancho cirúrgico.

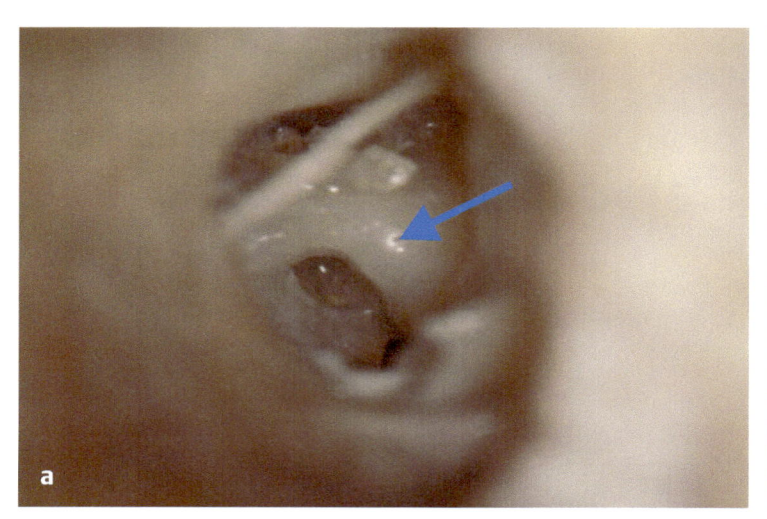
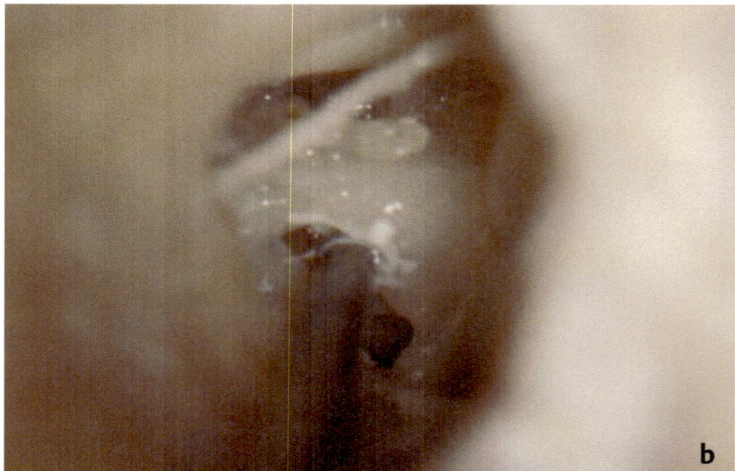
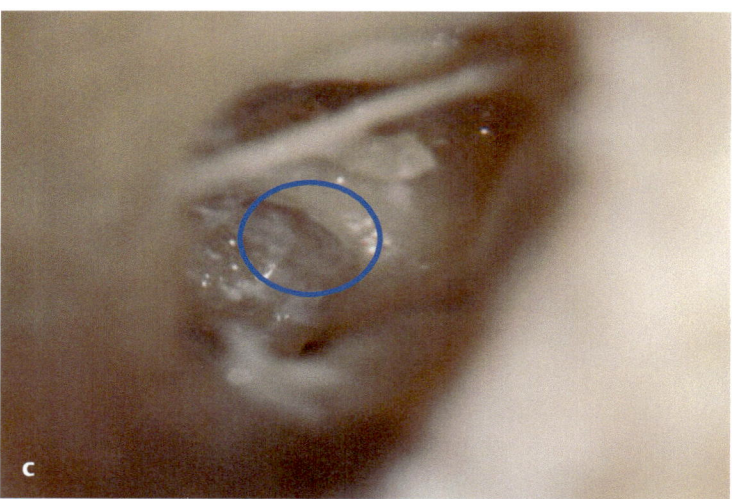

Fig. 14-1-16. (a) Exposição do nicho da janela redonda. (b) Broqueamento do lábio superior da janela redonda. (c) Membrana da janela redonda.

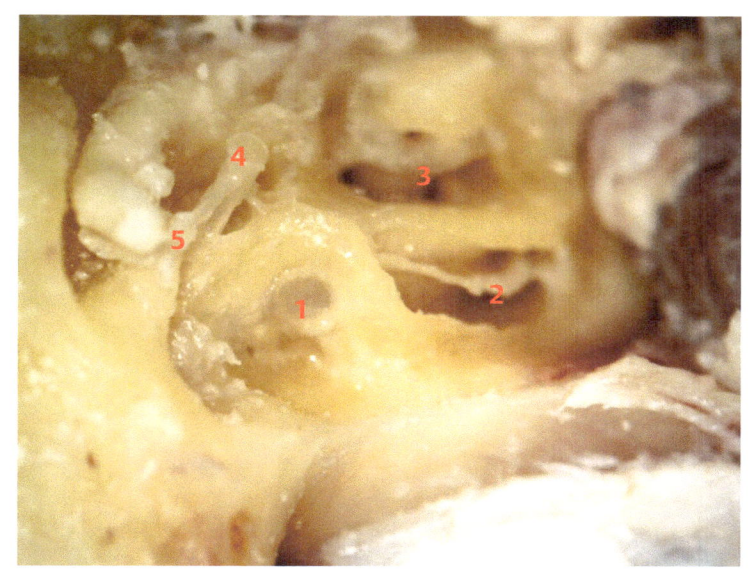

Fig. 14-1-17. Anatomia coclear. *1.* Janela redonda; *2.* giro basal e membrana basilar; *3.* giro médio; *4.* capítulo do estribo; *5.* eminência piramidal.

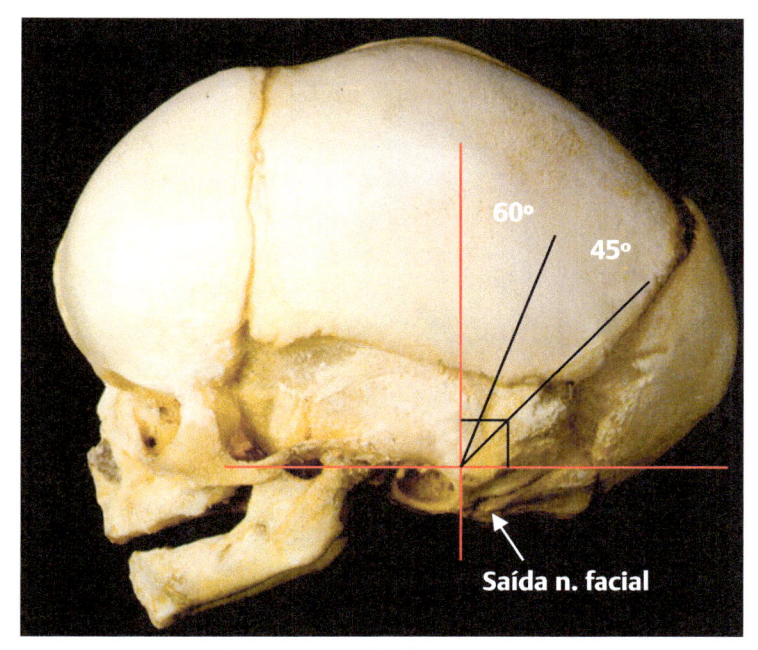

Fig. 14-1-19. Crânio de criança por volta de 1 ano de idade ainda em crescimento. Habitualmente, o posicionamento da unidade interna costuma obedecer a uma angulação de 60°, visto o crescimento craniano vertical e posterior.

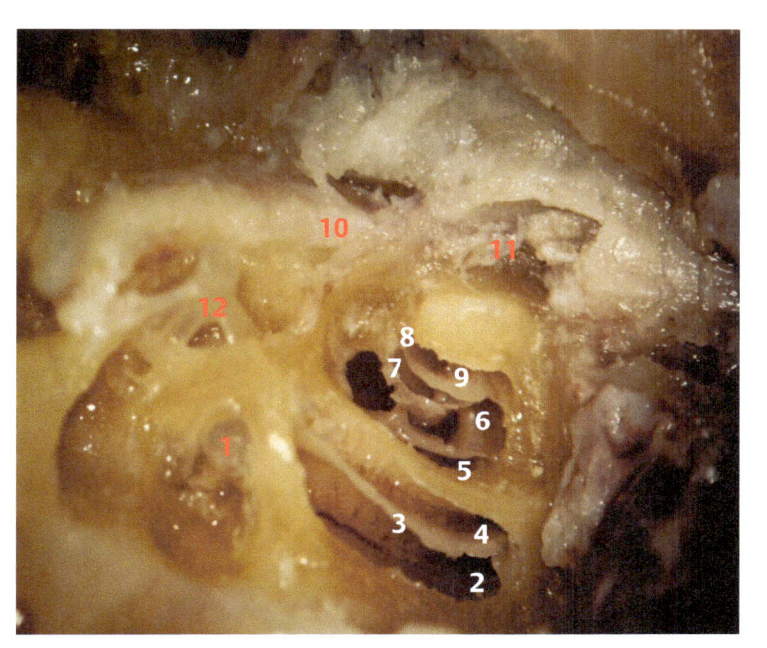

Fig. 14-1-18. Anatomia coclear. *1.* Janela redonda; *2.* Rampa timpânica do giro basal; *3.* Membrana basilar; *4.* Rampa vestibular do giro basal; *5.* Rampa timpânica do giro médio; *6.* Rampa vestibular do giro médio; *7.* Rampa timpânica do giro apical; *8.* Rampa vestibular do giro apical; *9.* Helicotrema; *10.* Nervo facial; *11.* Canal do músculo tensor do tímpano; *12.* Estribo.

CONSIDERAÇÕES ANATÔMICAS EM CRIANÇAS COM MENOS DE 1 ANO

O cirurgião deve estar atento às crianças pequenas quanto ao crânio que costuma ser menor, mais curvo e estar em crescimento. O crescimento craniano costuma ser vertical e é fator importante para determinação do local do posicionamento da unidade interna.

Habitualmente em adultos, a unidade interna costuma ser posicionada na bissetriz do ângulo determinado pela linha vertical da parede posterior do CAE e horizontal da linha temporal. Em crianças pequenas, a angulação costuma ser de 60°, já que o crescimento craniano fará com que a unidade interna mova-se posterior e verticalmente (Fig. 14-1-19).

Além disso, a medular da cortical óssea da calota craniana de crianças pequenas é mais fina e vascularizada, o que exige cuidado na realização da brocagem do nicho da unidade interna. O cirurgião deve estar atento também ao fato de que, anatomicamente nesta população, o forame estilomastóideo assume uma posição mais lateral e o nervo facial emerge mais superficialmente do que em crianças mais velhas, logo abaixo da pele. Esse conhecimento é necessário para que se evite lesão do nervo em incisões muito inferiores.

REFERÊNCIAS BBLIOGRÁFICAS

1. Lippert FG, Spolek GA, Kirkpatrick GS et al. A psychomotor skills course for orthopaedic residents. J Med Educ. 1975;50(10):982-3.
2. Levenson MJ. Methods of teaching stapedectomy. Laryngoscope. 1999;109(11):1731-9.
3. Bento RF, Pinna MH, Brito Neto RV, Tsuji RK. Manual de dissecção do osso temporal – 3ª Edição. Fundação Otorrinolaringologia; 2010.
4. Anson BJ, Donaldson JA. Surgical Anatomy of the temporal bone and ear. 2nd ed. Philadelphia: W.B. Saurders Company; 1973.
5. Miniti A, Bento RF. Manual de dissecção do osso temporal. São Paulo: D.F. Vasconcellos; 1990.
6. Bento RF, Miniti A, Bogar P et al. Manual de dissecção do osso temporal. 2. ed. São Paulo: Fundação Otorrinolaringologia; 1998.
7. Brito Neto RV, Bento RF, Yasuda A et al. Desenvolvimento de método de ensino em cirurgia da base lateral do crânio. Arq Otorrinolaringol. 2005;9(1):38-46.

SEÇÃO 14-2

CIRURGIA EM ADULTOS

Rubens de Brito ▪ Ricardo Ferreira Bento
Robinson Koji Tsuji ▪ Graziela de Souza Queiroz Martins

INTRODUÇÃO

A cirurgia do implante coclear é bem sistematizada desde a década de 1970, quando Willian House iniciou o uso sistemático dessa prótese implantável como alternativa para a restauração da deficiência auditiva.[1] O objetivo dessa cirurgia é a inserção dos eletrodos da unidade interna em sua correta posição, hoje sempre intracoclear, e a fixação da antena receptora na escama da mastoide. Em linhas gerais, a unidade interna é implantada por meio de mastoidectomia simples e timpanotomia posterior, com exposição do recesso do facial suficiente para uma ótima visualização da janela redonda ou de seu nicho. Embora existam diversos tipos de implante coclear disponíveis para uso clínico atualmente, os componentes essenciais são os mesmos e a unidade interna a ser implantada apresenta poucas variações de forma e tamanho; e, como consequência, a cirurgia se mantém, em sua essência, a mesma.[2]

Embora esta introdução apresente um procedimento cirúrgico já bastante conhecido, existem diversos aspectos que tornam a cirurgia do implante coclear um processo complexo e que deve ser realizado apenas por otologistas experientes. Alguns destes aspectos serão descritos em outros capítulos, como a avaliação clínica e radiológica do paciente a ser implantado, as técnicas cirúrgicas alternativas, e a resolução de complicações intra e pós-cirúrgicas. Portanto, abordaremos somente aspectos referentes à técnica cirúrgica clássica que é utilizada no Grupo de Implante Coclear do Hospital das Clínicas da Faculdade de Medicina da Universidade de São Paulo.

POSICIONAMENTO CIRÚRGICO DO PACIENTE, MATERIAIS E ANESTESIA

Posiciona-se o paciente da mesma maneira que em cirurgias de orelha média e mastoide, ou seja, em decúbito dorsal e rotação lateral da cabeça. O cirurgião se posiciona ao lado da orelha a ser operada, e o microscópio e a mesa com os materiais do lado contrário ao cirurgião. Um auxiliar fica ao lado do cirurgião e uma instrumentadora junto à mesa de materiais.

Normalmente a cirurgia é realizada sob anestesia geral, com o paciente não curarizado, existindo, porém, cirurgiões que optam por uma sedação e anestésico local[3] em casos selecionados. Após a anestesia, realiza-se pequena tricotomia retroauricular e a colocação dos eletrodos para monitoração no nervo facial. Essa monitoração pode ser realizada de duas maneiras: com eletrodos-agulha nos três andares faciais para eletrofisiologia contínua (Capítulo 14-5). Lembramos que a monitoração do nervo facial é um instrumento muito importante adjuvante ao conhecimento da anatomia cirúrgica, mas não substitui a experiência do cirurgião e é falho em prevenir lesões neurais, uma vez que lesões graves podem não ser captadas pelo monitor de nervo.

Os instrumentos cirúrgicos necessários são comuns aos de uma mastoidectomia convencional, compreendendo um micromotor com canetas reta e angulada e jogo de brocas cortantes e diamantadas, uma caixa de estiletes, materiais articulados de microcirurgia e microscópio cirúrgico. Atentar sempre para a qualidade do material é fundamental para a cirurgia sem intercorrências. Materiais especiais são exclusivos para a inserção dos eletrodos, compostos de estiletes modificados, pinças especiais ou micropinças (Figs. 14-2-1 e 14-2-2), que costumam ser fornecidos pelo fabricante do modelo de unidade interna escolhido pelo cirurgião (o cirurgião deve ter certeza da presença desses materiais especiais antes do início da cirurgia), assim como os moldes utilizados na escolha do local de fixação da antena ou profundidade e diâmetro do seu nicho.

TÉCNICA CIRÚRGICA

Como mencionado, o implante coclear tem sua cirurgia muito bem estruturada há pelo menos quatro décadas e, em situações normais, a técnica original de mastoidectomia simples com timpanotomia posterior é suficiente para a abordagem direta da janela redonda da cóclea ou seu nicho. Descreveremos os tempos relevantes da técnica clássica no adulto e também alternativas utilizadas em situações normais e complexas.

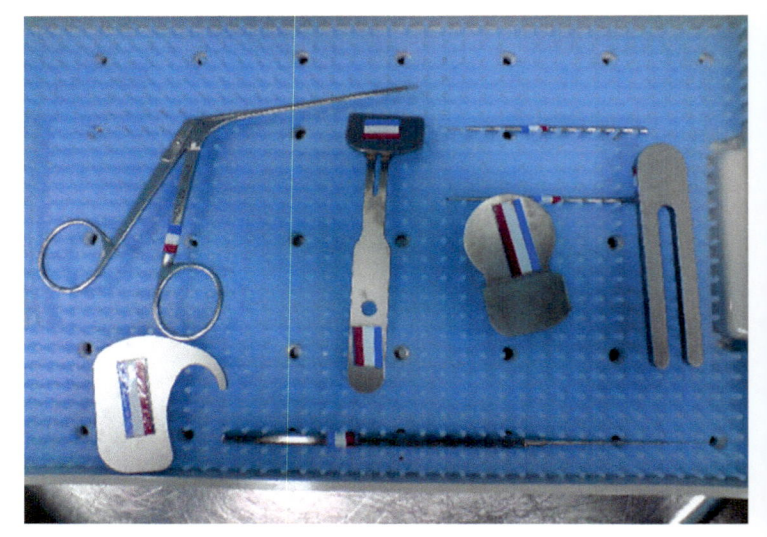

Fig. 14-2-1. Exemplo de materiais específicos para a cirurgia do implante coclear, composto de moldes da unidade interna, micropinças e estiletes para inserção dos eletrodos.

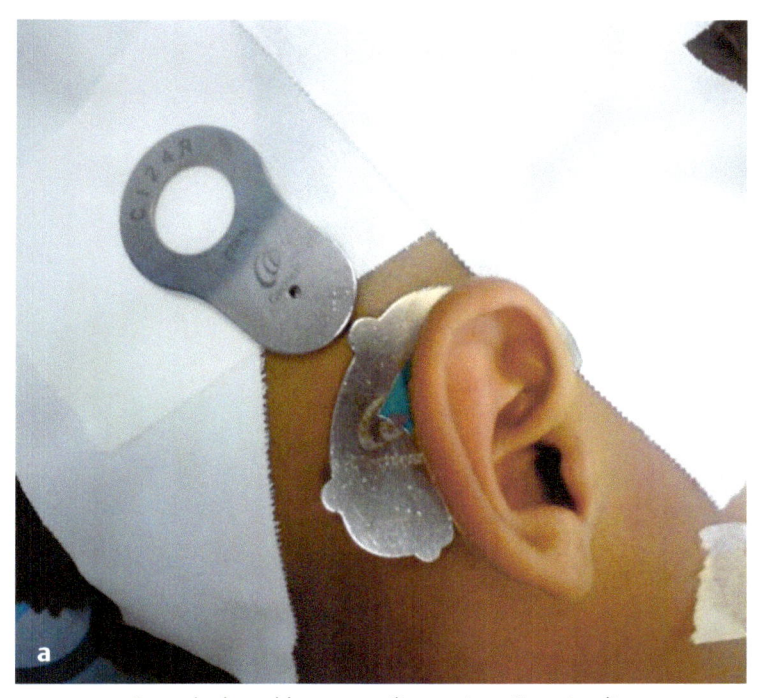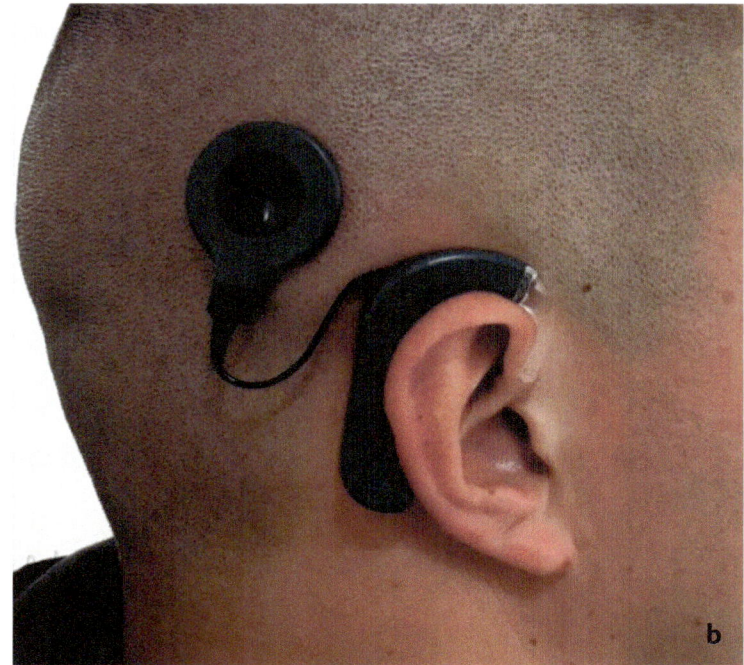

Fig. 14-2-2. Exemplo de moldes que auxiliam o cirurgião a visualizar a correta posição da unidade interna a ser implantada.

INCISÃO E RETALHO

Na técnica clássica, a incisão deve ser suficiente para expor a mastoide e oferecer espaço para a fixação da antena receptora na porção escamosa da mastoide. Convencionalmente, a incisão é retroauricular, com pequenas variações de forma e tamanho.[4-6] Nós a realizamos a 1 cm do sulco retroauricular, em forma de C (incisão de Wild) ou reta (incisão mínima somente o suficiente para a abertura mastóidea e passagem do implante), de tamanho suficiente para expor a porção superior da mastoide (temos utilizado, preferencialmente, essa incisão). Incisões em forma de S também podem ser utilizadas, porém, não se deve estendê-las além do necessário (Figs. 14-2-3 a 14-2-5).

O cuidado maior neste tempo da cirurgia está relacionado com o retalho músculo-periosteal. Este não pode ser muito delgado ou não compreender o periósteo sob o risco de extrusão (Fig. 14-2-6).

Posteriormente, na região temporoparietal, deve ser confeccionado um "bolsão" ou "*pocket*" que seja o mais próximo do tamanho da unidade receptora, para que ele fique "justo" na posição e, mesmo sem se fixar com sutura, seja muito mais difícil seu deslocamento (Fig. 14-2-7). O descolamento subperiosteal deve ser realizado com cuidado, evitando-se lesionar pequenas veias perfurantes que podem resultar em hematomas no pós-operatório. Também não pode ser muito espesso (maior que 1 cm), pois dificulta a fixação da unidade externa ou mesmo a comunicação entre as unidades externa e interna.

A hemostasia, portanto, deve ser rigorosa, e o cirurgião deve-se certificar de que o leito onde a antena receptora repousa não apresenta pequenos sangramentos (lembrando que, após a colocação da unidade interna, somente cautério bipolar pode ser utilizado para prevenir dano elétrico ao implante).

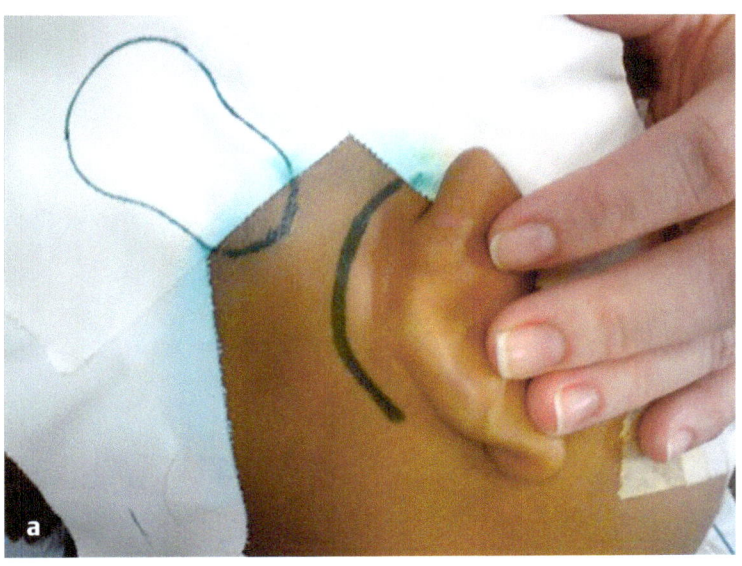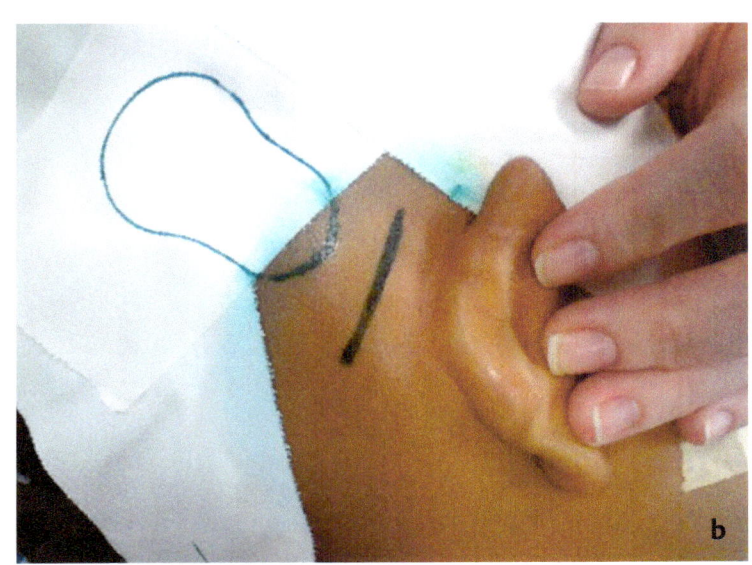

Fig. 14-2-3. (a) Incisão retroauricular em "C" (Wild) marcada, e visualização da posição da antena receptora. (b) Incisão mínima reta.

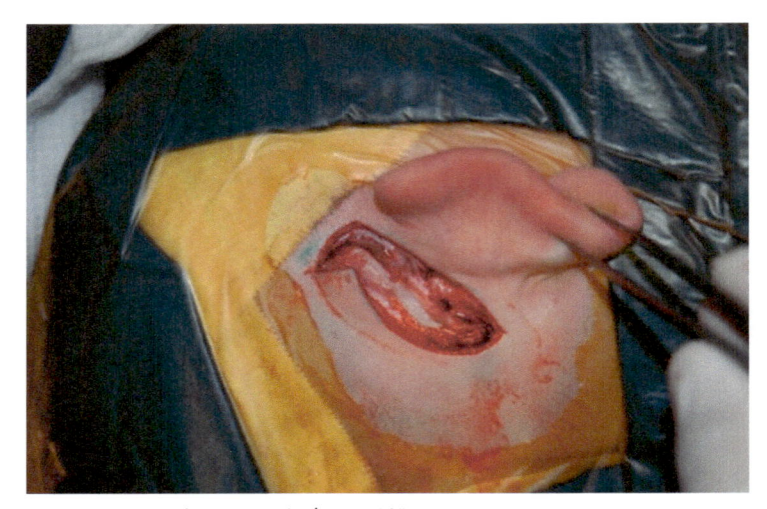

Fig. 14-2-4. Incisão retroauricular em "S".

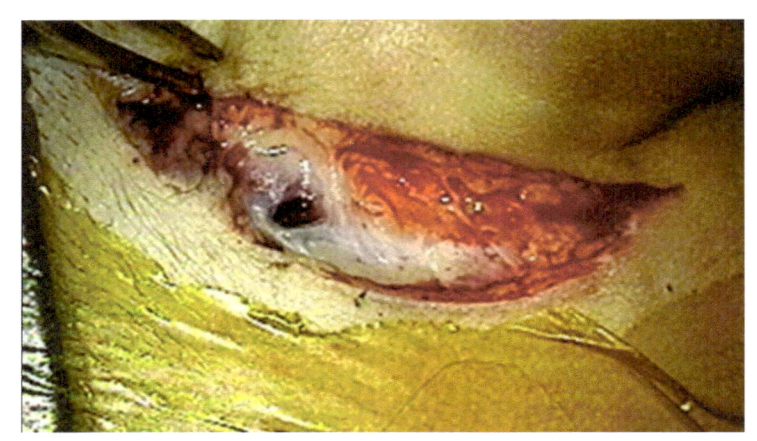

Fig. 14-2-5. Incisão retroauricular em "C".

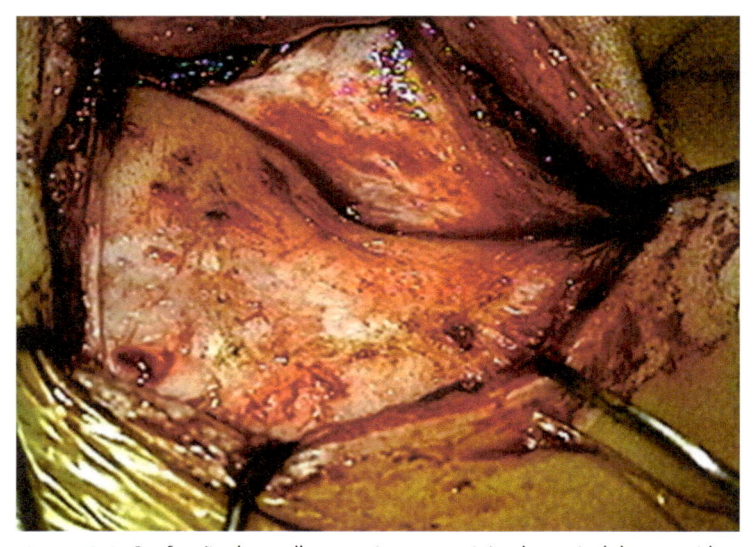

Fig. 14-2-6. Confecção do retalho anterior e exposição da cortical da mastoide.

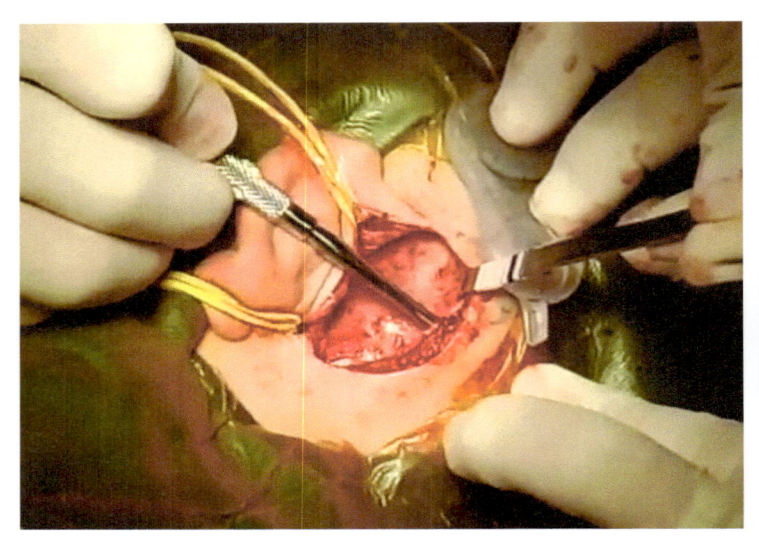

Fig. 14-2-7. Descolamento subperiosteal em região temporoparietal para confecção de "*pocket*" para a unidade interna.

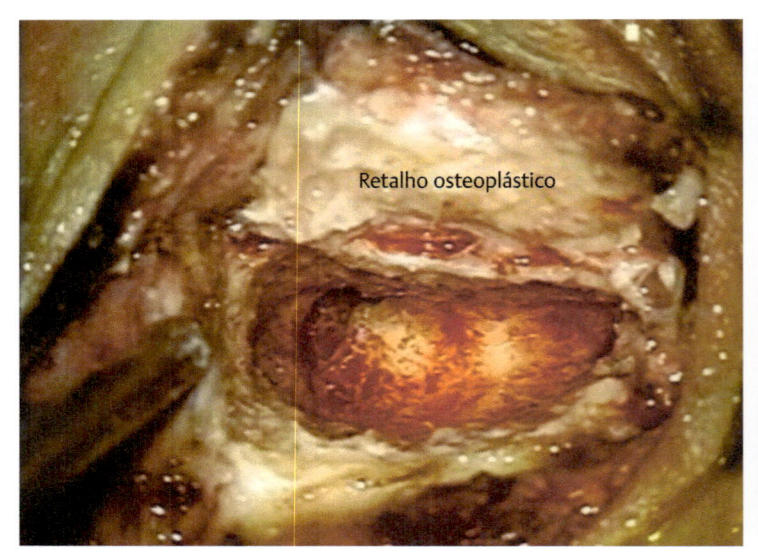

Retalho osteoplástico

Fig. 14-2-8. Retalho osteoplástico pediculado anteriormente.

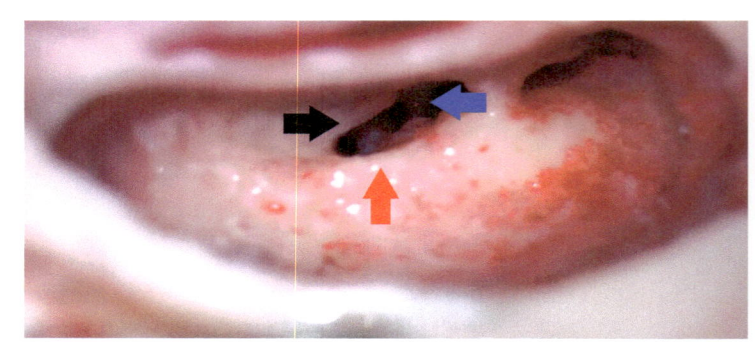

Fig. 14-2-9. Mastoidectomia com timpanotomia posterior. Nervo corda do tímpano (seta preta). Nervo facial (seta vermelha). Estribo (seta azul).

Retalho Osteoplástico Pediculado

Para se evitar problemas estéticos de retração retroauricular, bem como para preservar a fisiologia da cavidade mastóidea, desenvolvemos um tipo de retalho composto de osso da cortical da mastoide, músculo e periósteo. Desse modo, preserva-se a cortical óssea que se mantém pediculada ao retalho músculo-periosteal (Fig. 14-2-8).

MASTOIDECTOMIA E TIMPANOTOMIA POSTERIOR

A mastoidectomia deve ser realizada de maneira diversa à realizada para cirurgias de orelha crônica. Realizada em sua forma simples, tem como único objetivo permitir a realização da timpanotomia posterior (Fig. 14-2-9). Não há, portanto, a necessidade de ampliá-la ao ático ou mesmo à ponta da mastoide. O fundamental é expor todo o ramo curto da bigorna e deixar a parede posterior do canal auditivo externo muito delgada. As bordas da mastoidectomia podem ser pouco fechadas lateralmente, para evitar o escape do cabo de eletrodos que repousarão na mastoide aberta. A timpanotomia posterior é realizada de forma clássica, com a exposição do recesso do facial até a visualização da janela redonda e seu nicho (Fig. 14-2-10), mesmo que de forma parcial (o que, em alguns casos, ocorre). Quando necessária maior exposição, como em algumas malformações ou cócleas ossificadas, pode-se retirar a bigorna e ampliar a visão para todo o promontório, inclusive ápice da cóclea. Os cuidados neste tempo cirúrgico são derivados das estruturas que limitam a própria timpanotomia.

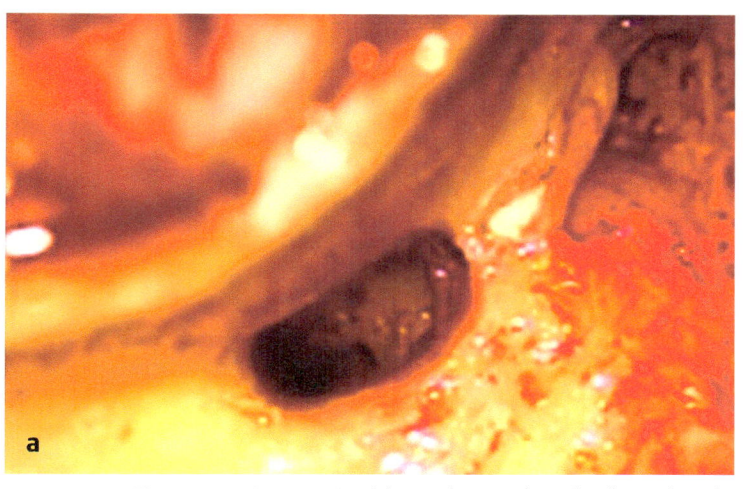
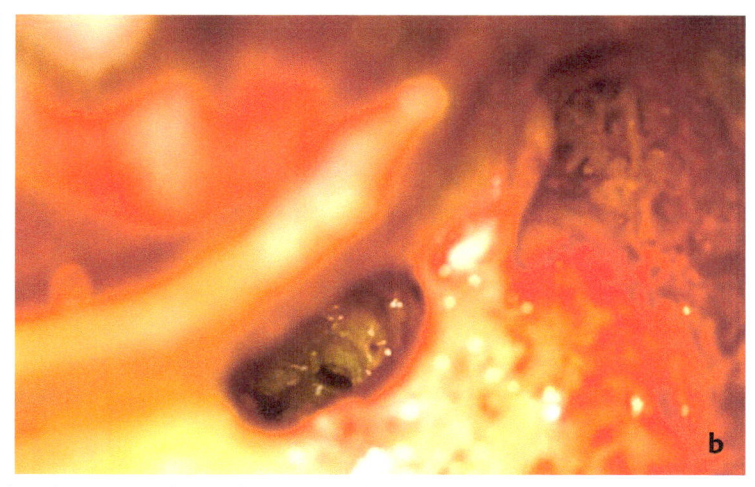

Fig. 14-2-10. Timpanotomia posterior. (a) Visualização do nicho da janela redonda. (b) Exposição da membrana da janela redonda após broqueamento do nicho.

O canal de Falópio do nervo facial, posicionado medialmente, deve ser esqueletizado e o osso anterior (face para a orelha média), retirado. O nervo corda do tímpano pode ser sacrificado em casos de exposição ampla, porém, sempre que possível, deve-se mantê-lo principalmente em procedimentos bilaterais. Adjacente ao nervo corda do tímpano encontra-se o anel timpânico, que de toda forma possível deve ser preservado.[2] Nos casos em que não há suficiente espaço na timpanotomia posterior para visualização da janela redonda, pode-se optar por sacrificá-lo e este item deve estar contido no termo de consentimento esclarecido (Anexo 14-2-1).

Confecção do Nicho da Unidade Interna

Confecção do nicho para a antena receptora (Fig. 14-2-11). Em modelos onde há necessidade de rebaixamento ósseo para receber e fixar a antena receptora, este deve ser realizado em posição posterior ao ângulo sinodural, a uma distância determinada pelo fabricante (usar o molde fornecido para este posicionamento), dependendo do formato, espessura e tamanho da antena receptora.[7] Posições altas ou baixas demais com relação à antena atrapalham a estabilidade da unidade externa, e posições adjacentes demais ao sulco retroauricular incomodam o paciente.

COCLEOSTOMIA E INSERÇÃO DOS ELETRODOS

Após a realização da timpanotomia posterior, o acesso está pronto e será realizada a inserção do eletrodo. O eletrodo deve ser inserido na rampa timpânica da cóclea (Fig. 14-2-12). Isso pode ser realizado de três formas em cócleas normais:

1. *Cocleostomia*: a cocleostomia é eficiente e segura e deve ser realizada na posição anteroinferior à janela redonda, dando acesso direto à rampa timpânica da cóclea (Fig. 14-2-13). Realizada com broca diamantada de pequeno diâmetro (1 mm) em baixa rotação e sempre com boa irrigação para evitar aquecimento da cápsula ótica. Deve ser a via de acesso de escolha nos casos de recessos faciais estreitos em que a janela redonda é parcialmente visualizada. Embora facilite a cirurgia, alguns estudos demonstram que a preservação da audição residual é pior com a cocleostomia;[8]

2. *Janela redonda estendida*: realiza-se broqueamento com broca diamantada de 1 mm na borda anterior da janela redonda (Fig. 14-2-14). É uma forma bastante segura de se acessar a rampa timpânica da cóclea com menor risco de colocar o eletrodo fora da cóclea. É uma boa via de acesso para eletrodos perimodiolares, assim como a cocleostomia;

3. *Através da janela redonda*: após o broqueamento cuidadoso dos lábios do nicho e exposição da membrana da janela redonda, esta é perfurada com um delicado estilete na porção mais anterior (Fig. 14-2-15). É a via de acesso de escolha nos casos em que se faz necessária a preservação do resíduo auditivo (implantes cocleares de estimulação eletroacústica), por manter a anatomia coclear e ser menos traumática. Quando a janela se encontra projetada inferiormente, pode ser difícil a introdução dos eletrodos em decorrência da curva aguda que o cabo tem que fazer. Nesses casos devemos considerar a conversão do acesso para uma janela redonda estendida.

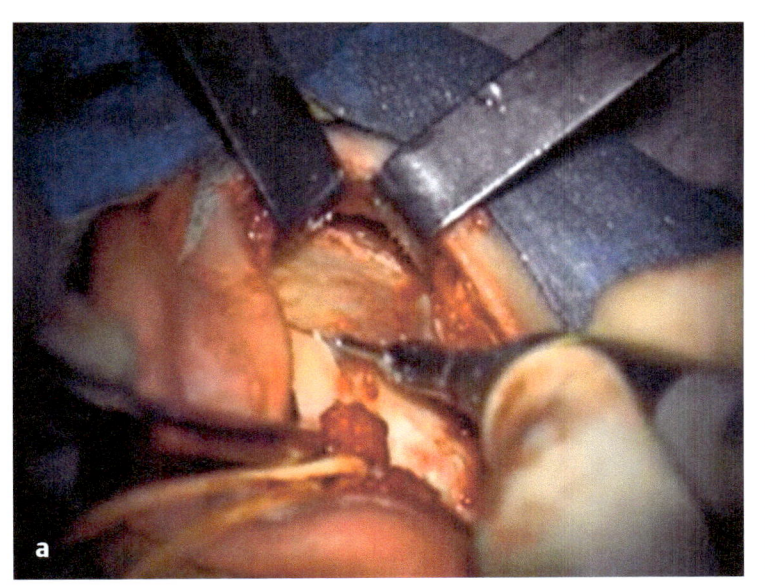
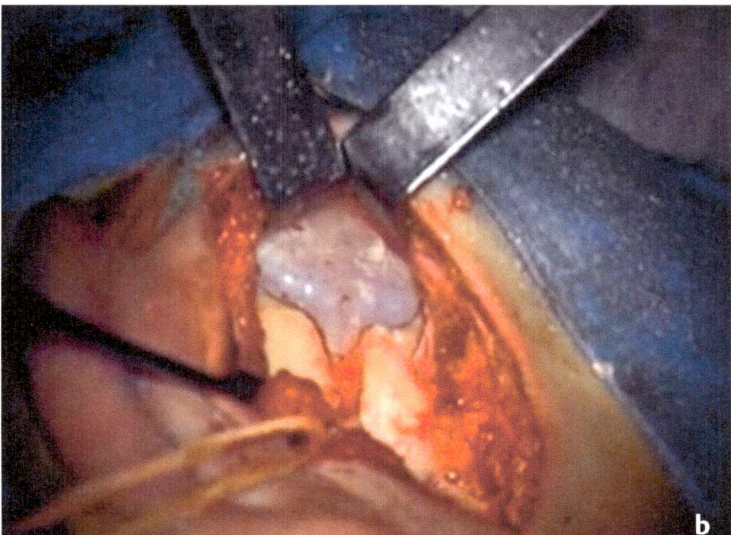

Fig. 14-2-11. (a) Confecção do nicho ósseo para colocação da unidade receptora para os modelos que exigem rebaixamento ósseo. (b) Molde de silicone posicionado.

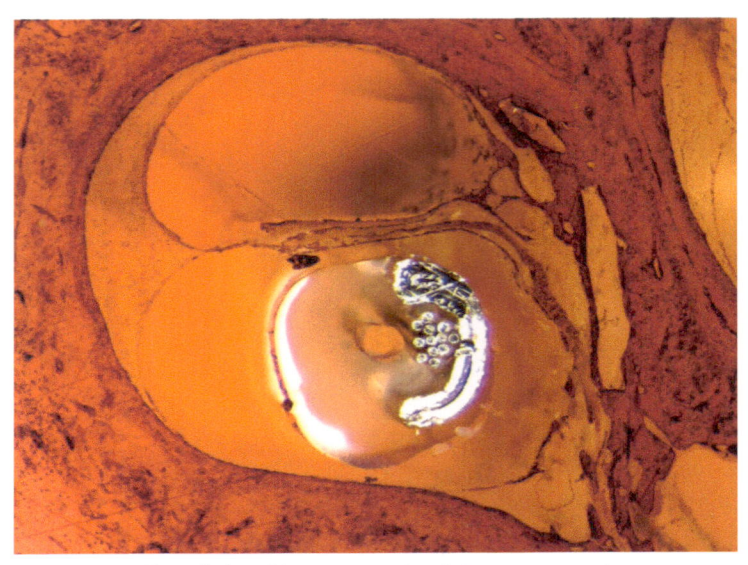

Fig. 14-2-12. Eletrodo inserido na rampa timpânica que tem maior espaço e, como vemos nesta imagem de osso temporal, não lesa o órgão de Corti (Martins e Bento).

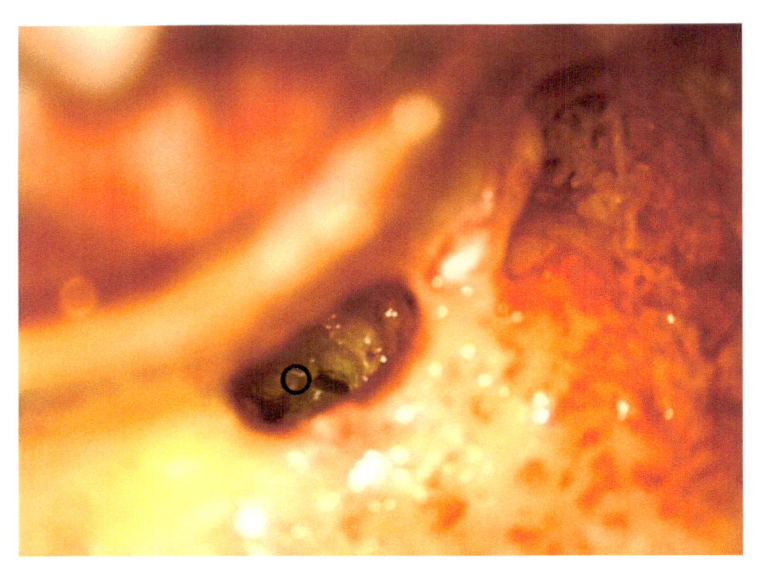

Fig. 14-2-13. Cocleostomia clássica em posição anteroinferior à janela redonda.

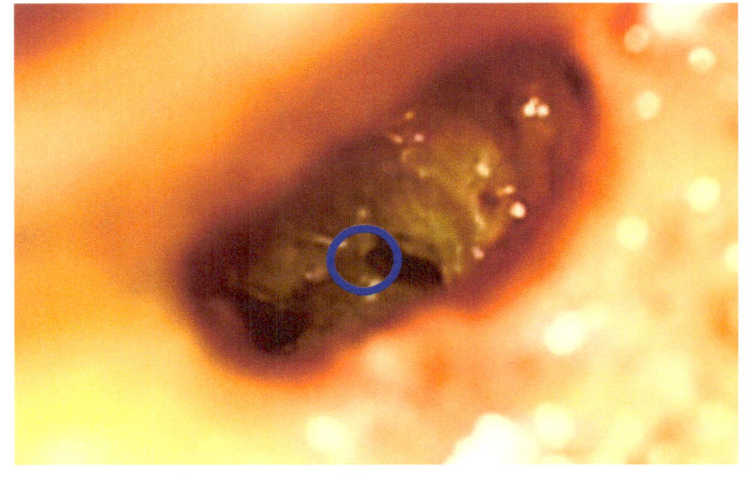

Fig. 14-2-14. Janela redonda estendida.

É importante lembrar que células hipotimpânicas podem ser confundidas com o nicho da janela redonda. Isto acontece quando a janela se encontra projetada inferiormente, dificultando sua identificação (Fig. 14-2-16). O cirurgião deve estar atento à orientação da cóclea pela visão que tem do promontório, estribo e janela oval.

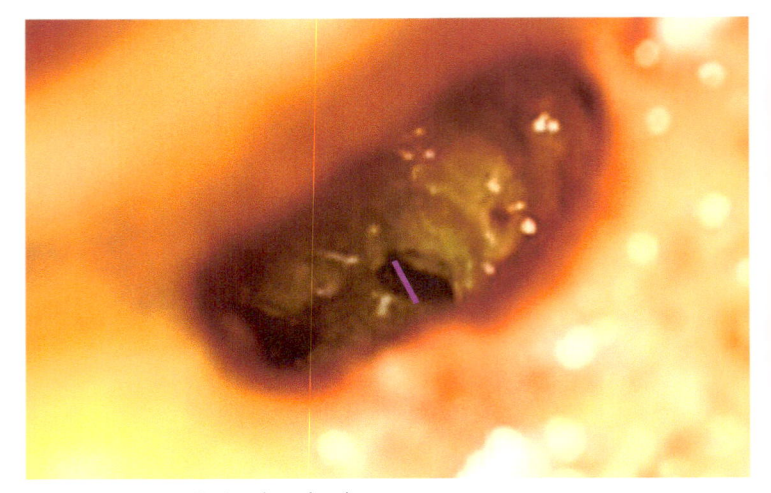

Fig. 14-2-15. Incisão janela redonda.

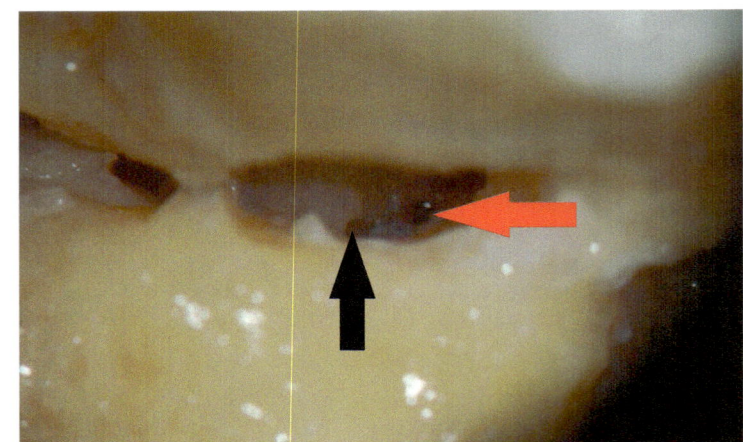

Fig. 14-2-16. Osso temporal dissecado, mostrando a janela oval verdadeira (seta preta) e a "falsa" (seta vermelha) que, na realidade, é uma célula mastoide.

A inserção dos eletrodos é realizada com delicadeza, evitando-se forçar a entrada quando resistências são encontradas (Fig. 14-2-17), preferindo-se, nesses casos, retirar o eletrodo e reposicioná-lo novamente. Isso não pode, muitas vezes, ser feito com eletrodos perimodiolares. Dobrar ou amassar o eletrodo pode dificultar muito sua inserção e danificá-lo. Instrumentos que apertem o eletrodo, como pinças tipo jacaré, não devem ser usados. Para essa inserção, pode-se usar ácido hialurônico como lubrificante e corticoide como anti-inflamatório local. Após a inserção, sela-se com um fragmento de músculo.

É importante ressaltar que a escolha do eletrodo a ser implantado pode alterar a técnica a ser realizada. Há dois tipos de eletrodos para cócleas normais: os retos e os perimodiolares (Fig. 14-2-18). Eletrodos retos são de diâmetro, comprimento e flexibilidade variáveis. Quanto mais flexíveis, delgados e curtos, menos lesão estrutural causam e, portanto, são melhores na manutenção de audição residual. Quanto mais longos, maior o alcance de frequências a serem estimuladas. Normalmente são escolhidos para a inserção diretamente pela janela redonda. Eletrodos perimodiolares são mais facilmente introduzidos por cocleostomia e janela redonda estendida, assim como eletrodos com maior diâmetro. Os fabricantes oferecem muitos tipos e comprimentos de eletrodos e, de acordo com o caso, podem ser escolhidos entre mais curtos (otosclerose, meningite, fraturas, por exemplo) ou mais compridos.

Colocamos também uma pequena fáscia de músculo temporal para obliterar a janela redonda em volta do eletrodo, que pode ser colocada, inclusive, com o eletrodo transpassando dentro (Fig. 14-2-19). Alguns modelos têm outro cabo com o eletrodo referência ou "terra" (Fig. 14-2-18), que deve ser colocado sob o músculo temporal.

Após esse tempo, não se usam mais cautérios monopolares.

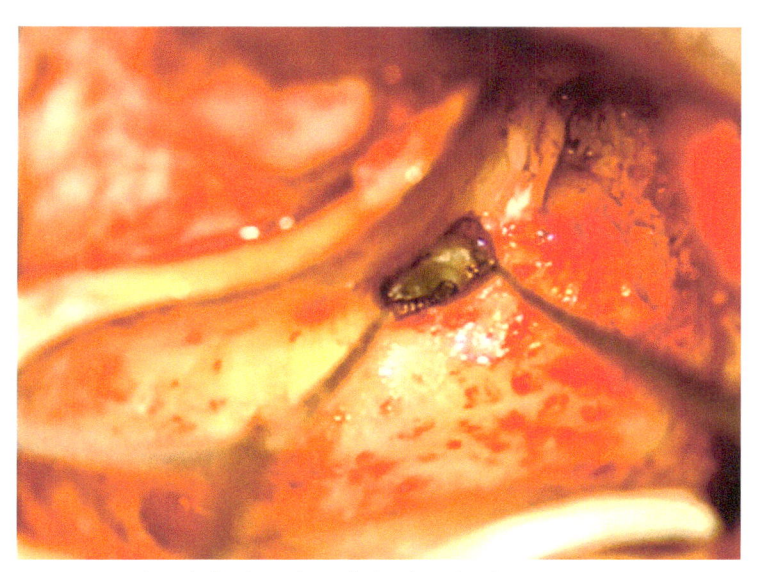

Fig. 14-2-17. Inserindo eletrodos pela janela redonda.

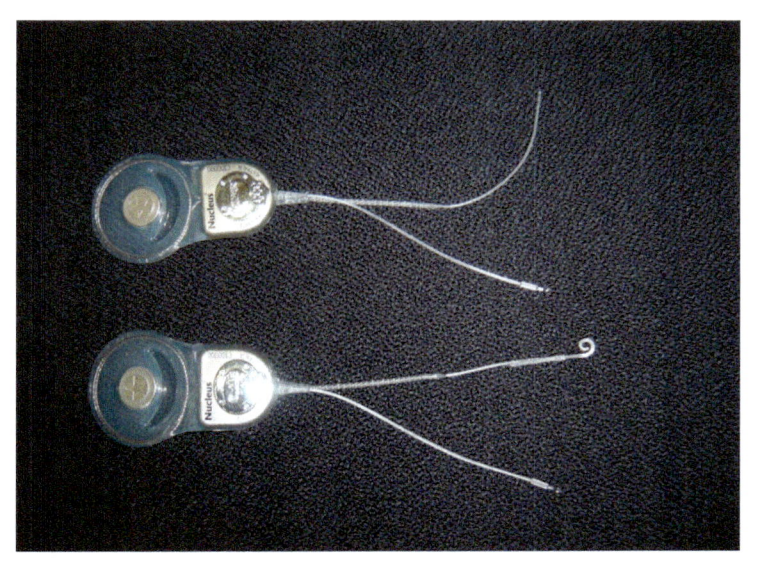

Fig. 14-2-18. Dois modelos de implante coclear. O superior mostra o eletrodo reto e o inferior o perimodiolar e seus respectivos eletrodos terra.

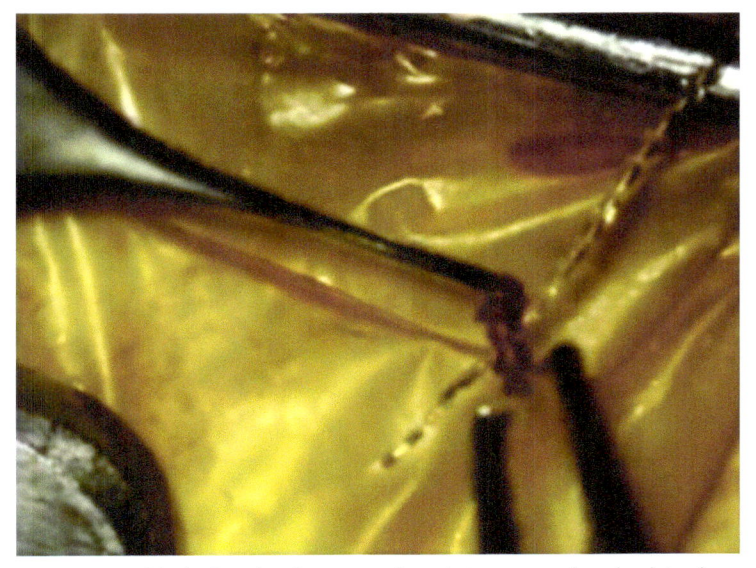

Fig. 14-2-19. Fáscia de músculo temporal sendo transpassada pelo eletrodo reto que será inserido através da janela redonda para poder obliterá-la, escorregando a fáscia até a mesma.

FIXAÇÃO DA UNIDADE INTERNA E SUTURA

A fixação da unidade interna em seu nicho ou em sua posição apresenta grande variação técnica, conforme o conforto do cirurgião. Precisa ser realizada antes da introdução dos eletrodos e deve ser feita com fios não absorvíveis (náilon), absorvíveis, pequenos parafusos (disponibilizados pelo fabricante), colas biológicas ou mesmo não se utilizar nenhuma fixação (nossa preferência). Desde que o cirurgião se certifique que a antena receptora está sob o periósteo, deslocamentos são muito incomuns. Em nosso grupo, com exceção dos modelos com parafuso, não utilizamos qualquer tipo de fixação. A manutenção da posição do implante é garantida pela correta confecção do *pocket* e do nicho da unidade interna (Fig. 14-2-20). Em algumas marcas de implante não é necessário fazer o nicho ósseo, pois a unidade interna é bem delgada e é simplesmente parafusada no osso com um pequeno parafuso de titânio (Fig. 14-2-21).

A sutura da incisão normalmente se faz em dois planos. Não utilizamos drenos, porém, recomendamos um curativo pouco compressivo por 72 horas.

Em algumas situações, o ímã da unidade interna deve ser retirado e reposicionado antes da realização de ressonância magnética (esse recurso está disponível somente em alguns modelos de implante). Esse é um procedimento simples que, no adulto, pode ser realizado sob anestesia local. Faz-se uma incisão na borda posterior da antena receptora e expõe-se o ímã, que pode ser reutilizado após o exame, desde que esterilizado.

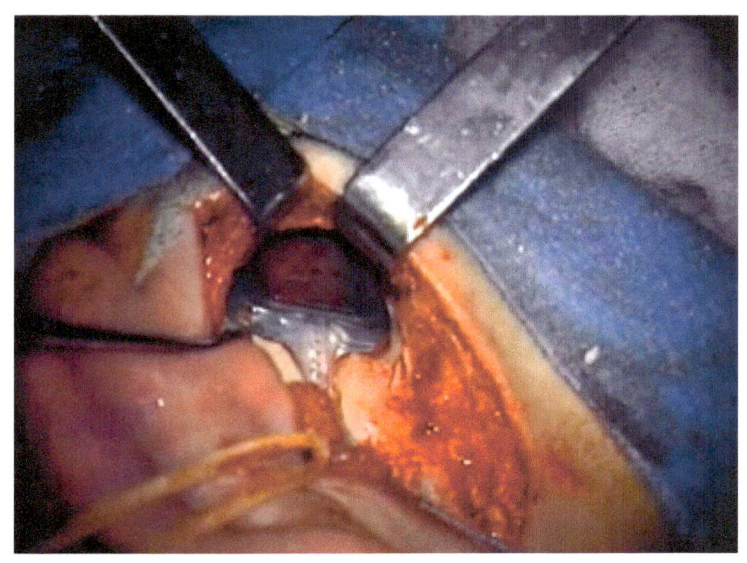

Fig. 14-2-20. Implante coclear corretamente posicionado no *pocket* e nicho.

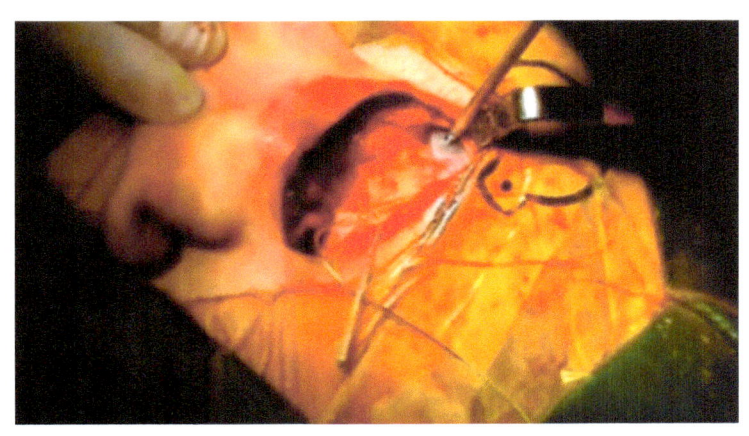

Fig. 14-2-21. Modelo de implante em que não é necessário o nicho ósseo e a fixação se dá por meio de parafuso fixado no osso.

Pós-Operatório

Imediatamente após a cirurgia, com o paciente ainda anestesiado, pode-se realizar uma radiografia simples da orelha interna (*Stenvers*) (Fig. 14-2-22), para se certificar do correto posicionamento dos eletrodos, ou uma radioscopia (existem serviços no exterior que realizam tomografia computadorizada, mas achamos isso um exagero desnecessário, que submete o paciente à mais radiação, prolonga muito a anestesia e exige muito manejo do paciente anestesiado para colocá-lo no tomógrafo). Isso não é obrigatório, mas nossa sugestão é a de realizá-lo em casos difíceis.

O pós-operatório em pacientes adultos costuma ser simples e sem complicações. Os maiores cuidados são associados a deiscências da sutura ou presença de hematomas. As incisões atuais, de pequeno porte e com pouco descolamento subperiosteal, diminuíram muito a formação de hematomas e abscessos nos primeiros dias após a cirurgia, porém, o uso de curativo compressivo por 2 dias é aconselhável, e a inspeção diária da região cirúrgica é obrigatória nestas primeiras 48 horas. Deiscências ou infecções da incisão cirúrgica também são raras no adulto, mas mantemos antibioticoterapia por 7 dias após a cirurgia.

TÉCNICAS CIRÚRGICAS ALTERNATIVAS

Descreveremos aqui alternativas à cirurgia clássica, que podem ser utilizadas para a implantação em cócleas normais. Técnicas cirúrgicas específicas para cócleas ossificadas, malformadas e otospongióticas estão descritas em capítulos próprios.

A principal condição é a implantação em orelha com otite média crônica.[9] Esta condição, infelizmente, não é rara em nosso país, e muitos pacientes candidatos ao implante coclear têm sua cirurgia contraindicada ou postergada pelo estado infeccioso da orelha a ser implantada. Sempre que possível, deve-se realizar a cirurgia convencional indicada para a otite crônica (timpanoplastia ou timpanomastoidectomia) previamente à cirurgia do implante coclear, e prosseguir com o implante após a estabilização do resultado cirúrgico prévio. Porém, nas situações de falha cirúrgica ou de otites colesteatomatosas severas, o implante coclear pode ser realizado por duas alternativas. A primeira alternativa é a realização de uma mastoidectomia radical ampla, obliteração da tuba auditiva e sutura do meato acústico externo após sua eversão. A unidade interna fica isolada na mastoide obliterada, e os eletrodos inseridos normalmente, como descrito anteriormente.

Quando não há a possibilidade de obliteração da mastoide, por presença de meatoplastias prévias amplas, ou mastoide instável por infecção, a cóclea pode ser acessada pela fossa cerebral média.[10] A via da fossa média é utilizada em uma série de indicações e pode ser alternativa para o implante coclear em indicações muito selecionadas, como a infecciosa descrita ou ossificações cocleares e malformações da orelha interna. Neste acesso, a dificuldade do cirurgião é identificar a posição correta da cocleostomia, uma vez que a cóclea tem uma grande variação de posição de eixo e profundidade conforme a aeração do osso temporal. O eletrodo pode ser inserido de forma reversa, ou seja, do ápice para a base, quando a cocleostomia é realizada junto ao gânglio geniculado do nervo facial. Tem como desvantagem a dificuldade de realizar a abertura da cóclea junto a seu ápice, de pequeno diâmetro e, muitas vezes, localizado sob o gânglio geniculado em profundidade variável. Como alternativa, a cocleostomia pode ser realizada no próprio giro basal, em seu terço médio, adjacente à face lateral (apical) do plano meatal[7] (Fig. 14-2-23). Tem como desvantagem a inserção dos eletrodos já próximos ao giro médio, o que pode resultar em inserção parcial nas cócleas menores.

MANEJO DAS COMPLICAÇÕES

Como em qualquer cirurgia, podem ocorrer complicações durante o ato cirúrgico ou em qualquer tempo posterior a ele.[11,12] Felizmente, complicações sérias que levem a sequelas graves são extremamente raras. A equipe cirúrgica tem que estar apta a realizar as cirurgias com segurança, reconhecer as situações de possíveis riscos e solucioná-las no intraoperatório. E, havendo a complicação, tratá-la da maneira correta. Isto só é possível quando a equipe cirúrgica tem ampla experiência em cirurgia otológica, realiza outros procedimentos complexos e não se restringe ao implante coclear. Em nossa casuística de mais de 1.000 cirurgias de implante coclear, a complicação de maior prevalência foi a inserção incorreta dos eletrodos (3%), normalmente em situações de cápsula ótica alterada, como malformações, meningite ou otospongiose avançada. Problemas com a incisão ou extrusão da unidade interna ocorreram somente em 8 pacientes, falha da unidade interna em 6 casos, seguido de colesteatoma secundário em 5 pacientes; paralisia facial severa em 4 situações, com retorno ao normal em 3 delas e meningite em 1 único caso.

Algumas situações requerem a retirada da unidade interna e reimplantação, mesmo quando esta funciona normalmente. Extrusão da antena, colesteatoma, posicionamento inadequado dos eletrodos são situações em que o cirurgião deve definir se há a necessidade de retirar ou não o implante atual e, se retirado, se o novo implante pode ser realizado no mesmo lado ou deve ser feito na orelha contralateral.[13,14] A princípio, se o estado infeccioso e auditivo da orelha contralateral não for contraindicativo de implante, esta deve ser escolhida para a nova cirurgia. O reimplante pode ser realizado com segurança na mesma orelha quando a causa da

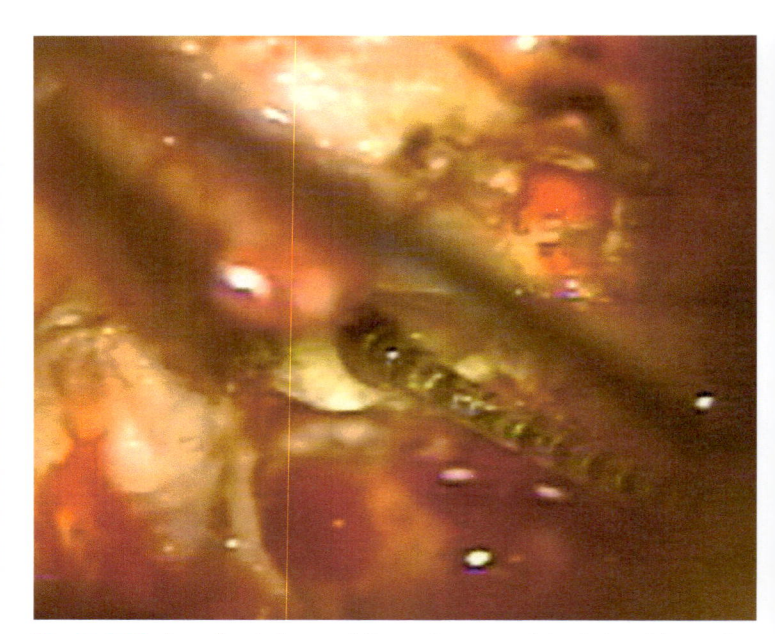

Fig. 14-2-22. Radiografia simples em posição de Stenvers para visualização dos feixes de eletrodos dentro da cóclea.

Fig. 14-2-23. Assoalho da fossa média craniana com eletrodo inserido no giro médio junto ao gânglio geniculado.

retirada da unidade interna não alterar a normalidade anatômica ou infecciosa. Exemplos são as falhas da unidade interna e deslocamentos dos eletrodos. Embora sejam descritos traumas na espira basal da cóclea após a implantação, não há prejuízo no resultado auditivo após a reimplantação ipsilateral.

Paralisias faciais após a implantação atualmente são raras. Quando acontecem, normalmente, não precisam de cirurgia exploratória. Dificilmente um cirurgião habilitado tem dúvidas em relação à secção do nervo facial em cirurgia de implante coclear e, em geral, a paresia/plegia é decorrente de edema neural e tem bom prognóstico com tratamento clínico. Lesões do anel timpânico durante a timpanotomia posterior devem ser solucionadas no mesmo ato cirúrgico, com posicionamento de enxerto ou simples deslizamento da pele do meato acústico externo sobre a laceração. Outra situação que deve ser resolvida no ato é a exposição da pele do meato externo ao afinar a sua parede posterior. Um fragmento ósseo deve ser posicionado entre a pele e a falha óssea com o objetivo de não permitir a migração da epiderme para a cavidade mastóidea e consequente colesteatoma iatrogênico.

Finalizando, entre as complicações citadas, a fístula labiríntica pode ocorrer espontaneamente em cócleas normais logo após a cocleostomia. Mesmo quando em grande quantidade, não costuma impedir a cirurgia, devendo-se obliterar a abertura da cóclea com gordura após a introdução dos eletrodos. Derivação lombar só é necessária se a fístula for liquórica e de grande débito, normalmente em malformações da orelha interna com modíolo aberto ao meato acústico interno.

REFERÊNCIAS BIBLIOGRÁFICAS

1. House WF. Cochlear implants. Ann Otol rhinol Laryngol. 1976;85(27):1-93.
2. Bento RF, Sanchez TG, Castilho A, Brito R. Técnica cirúrgica para o implante coclear. Arquivos da Fundação Otorrinolaringologia. 2002;6:131-8.
3. Hamerschmidt R, Moreira AT, Wiemes GR, et al. Cochlear implant surgery with local anesthesia and sedation: comparison with general anesthesia. Otol Neurotol. 2013;34(1):75-8.
4. Ray J, Gibson W, Sanli H. Surgical complications of 844 consecutive cochlear implantations and observations on large versus small incisions. Cochlear Implants Int. 2004;5(3):87-95.
5. Ray J, Proops D, Donaldson I, et al. Explantation and reimplantation of cochlear implants. Cochlear Implants Int. 2004;5(4):160-7.
6. Shelton C, Warren FM. Minimal access cochlear implant fixation: temporalis pocket with a plate. Otol Neurotol. 2012;33(9):1530-4.
7. Nick C, Jonathan C, Manohar B, et al. A musculoperiosteal flap cochlear implant device fixation technique: our experience in 179 patients. Clin Otolaryngol. 2012.
8. Kojima H, Sakurai Y, Rikitake M, et al. Cochlear implantation in patients with chronic otitis media. Auris Nasus Larynx. 2010;37(4):415-21.
9. Bento RF, Bittencourt AG, Goffi-Gomez MV, et al. Cochlear implantation via the middle fossa approach: surgical and programming considerations. Otol Neurotol. 2012;33(9):1516-24.
10. Pau HW, Just T, Bornitz M, et al. Noise Exposure of the Inner Ear During Drilling a Cochleostomy for Cochlear Implantation. Laryngoscope. 2007;117(3):535-40.
11. Causon A, Verschuur C, Newman TA. Trends in cochlear implant complications: implications for improving long-term outcomes. Otol Neurotol. 2013;34(2):259-65.
12. Brito R, Monteiro TA, Leal AF, et al. Surgical complications in 550 consecutive cochlear implantation. Braz J Otorhinolaryngol. 2012;78(3):80-5.
13. Gudis DA, Montes M, Bigelow DC, Ruckenstein MJ. The round window: is it the "cochleostomy" of choice? Experience in 130 consecutive cochlear implants. Otol Neurotol. 2012;33(9):1497-501.
14. Richard C, Fayad JN, Doherty J, Linthicum FH Jr. Round window versus cochleostomy technique in cochlear implantation: histologic findings. Otol Neurotol. 2012;33(7):1181-7.

ANEXOS

Anexo 14-2-1. Modelo de Termo de Consentimento Esclarecido

TERMO DE CONSENTIMENTO ESCLARECIDO
IMPLANTE COCLEAR
Prof. Dr. Ricardo Ferreira Bento

Você ou seu familiar irá se submeter a uma cirurgia para colocação de implante coclear.

Neste consentimento, você será informado sobre a cirurgia a ser feita, o tempo de hospitalização e os riscos e complicações inerentes ao tratamento. Estas informações já foram conversadas com você durante a consulta e qualquer dúvida que apareça após lê-las deve ser tirada com o seu médico.

O implante coclear – o popular ouvido biônico – é indicado para pessoas com surdez severa e profunda. Trata-se de um equipamento eletrônico, computadorizado, que substitui totalmente o ouvido de pessoas que têm surdez total ou quase total. Ele estimula diretamente o nervo auditivo por meio de pequenos eletrodos colocados dentro da cóclea, e o nervo auditivo leva os sinais elétricos ao cérebro que os interpreta como sons. O implante coclear é composto por duas partes – externa e interna. A primeira contém um pequeno microfone, um processador de som e uma antena de transmissão. A interna é colocada dentro do ouvido por meio de cirurgia e possui uma antena de recepção que ficará embaixo da pele (seu tamanho é similar ao de uma moeda de 50 centavos) e um cabinho com eletrodos que é colocado dentro da cóclea por meio de cirurgia. Funciona a bateria ou a pilha, que pode ser comprada em qualquer lugar. Existem alguns modelos que possuem pilha ou bateria recarregável. Para a cirurgia são necessários exames pré-operatórios de audiometria, BERA (potenciais auditivos evocados de tronco encefálico), emissões otoacústicas, tomografia computadorizada e ressonância magnética. Indicado para crianças e adultos com perda auditiva neurossensorial profunda ou severa nas duas orelhas e que recebeu pequeno ou nenhum benefício com o uso do aparelho auditivo convencional, o implante coclear deve ser colocado em crianças desde meses de idade, dependendo da avaliação médica (atualmente, em decorrência dos bons resultados obtidos, recomenda-se implantar nos dois ouvidos). Em relação aos adultos, não há limite de idade desde que o paciente tenha condições clínicas de ser submetido à cirurgia.

A) CIRURGIA

Realizada com anestesia geral, com duração aproximada de 2h30min, a cirurgia se inicia com pequeno corte atrás da orelha. Acontece, então, uma mastoidectomia – abre-se o osso que contém o ouvido até atingir a cóclea. Nela é realizada uma pequena abertura e os eletrodos são inseridos em seu interior. O processador interno é colocado embaixo do couro cabeludo, atrás da orelha – o paciente sentirá uma pequena saliência no local. A alta hospitalar acontece no dia seguinte da cirurgia e os pontos serão retirados após 2 semanas. É possível viajar de avião assim que o paciente tiver alta hospitalar.

B) ATIVAÇÃO

Será realizada 5 semanas após a cirurgia.

Inicia-se com a fixação da antena externa do implante coclear com o ímã interno do aparelho. A integridade do feixe de eletrodos é verificada. São medidos os níveis mínimos e máximos de estimulação com base nas respostas do nervo auditivo ou nas respostas comportamentais. A partir deste momento inicia-se o processo de programação e adaptação do paciente ao implante coclear, realizando-se consultas de rotina com o fonoaudiólogo.

(Continua)

Anexo 14-2-1. *(Cont.)* Modelo de Termo de Consentimento Esclarecido.

C) VANTAGENS

Os resultados do implante coclear podem apresentar várias respostas diferentes, dependendo da idade e da causa da surdez, se pré- ou pós-lingual. Para muitos pacientes possibilita uma audição semelhante à anterior, permitindo, em alguns casos, até falar ao telefone. Em outros, permite reconhecer os sons ambientais e o ritmo da fala, ajudando a leitura labial. E, em casos raros, pode não funcionar bem. Na maioria dos casos, quanto mais tempo a pessoa ficou sem ouvir, pior é o resultado do implante. O som que o implantado escuta também não é igual ao ouvido normalmente, pois se trata de um som digital. Atualmente, muitos implantados entendem e apreciam a música. Entre os inúmeros benefícios do implante coclear estão a melhora da fala, o controle do volume vocal, a melhoria da capacidade de comunicação e sociabilização, o aumento da autoestima e independência, além da diminuição da depressão.

D) CUIDADOS

É proibida a realização de ressonância magnética, exceto em condições especiais. Existem alguns modelos que permitem a realização desse exame com cuidados especiais – deve ser retirado o ímã contido no implante por meio de uma pequena cirurgia feita com anestesia local. O implante é composto por um metal, que é atraído pelo aparelho de ressonância e pode causar complicações graves. O usuário de implante coclear deve avisar ao médico sempre que submetido a uma cirurgia, pois não é permitido o uso de bisturi elétrico em pacientes que usam implante coclear.

E) RISCOS E COMPLICAÇÕES DA CIRURGIA

Em toda cirurgia existem riscos e complicações que são raras, mas podem acontecer e todos os pacientes devem ter conhecimento. Nesta cirurgia estamos explicando o que pode acontecer em alguns casos. Qualquer dúvida pergunte ao seu médico que ele irá lhe explicar com detalhes.

1. Infecção: podemos ter infecção na cicatriz cirúrgica ou no ouvido operado, que são facilmente tratados com medicamentos. Em casos raros pode ser necessária outra cirurgia caso a infecção comprometa a posição da unidade implantada (extrusão do implante, isto é, a saída da unidade implantada pela pele).
2. Zumbido: é bastante raro seu aparecimento (barulho no ouvido) depois da cirurgia, mas pode ser uma complicação pós-operatória. Seu tratamento, algumas vezes, é bastante difícil.
3. Tontura: este tipo de cirurgia muito raramente dá tontura. Se isto acontecer, normalmente durará apenas algumas semanas e é facilmente controlada com medicamentos. Algumas vezes é necessária a reintervenção cirúrgica para restabelecer o equilíbrio do paciente.
4. Distúrbio de paladar e boca seca: não é raro ocorrer. Surge em decorrência de manipulação ou secção do nervo corda do tímpano. Em alguns casos o paciente pode sentir gosto metálico ou diferente na boca durante algum tempo, que cessa espontaneamente em algumas semanas.
5. Paresia ou paralisia do nervo facial: outra complicação rara é a paresia ou paralisia do nervo facial, que acontece quando esse nervo é acometido durante a cirurgia (exposição, anormalidade ou edema do nervo). Pode ser temporária ou definitiva. Normalmente, essa fraqueza volta após alguns meses, mas pode ser, em casos muito raros, uma paralisia permanente em virtude de lesão do nervo durante a cirurgia. Está indicada nestes casos a exploração do nervo facial e a realização de enxerto com nervos oriundos da perna ou do pescoço, a fim de restabelecer a função do nervo facial.

F) CONCLUSÕES

Declaro que li o texto acima e que as informações me foram passadas de viva voz pelo médico, tendo sido perfeitamente entendidas e aceitas, compromissando-me a seguir e respeitar integralmente as instruções que foram fornecidas pelo médico, ciente de que sua não observância poderá acarretar riscos e efeitos colaterais ao paciente. Declaro, igualmente, estar ciente de que o tratamento adotado não assegura a garantia de cura e que a evolução da doença e do tratamento podem obrigar o médico a modificar as condutas inicialmente propostas, sendo que, neste caso, fica o mesmo autorizado, desde já, a tomar providências necessárias para tentar a solução dos problemas que surgirem segundo seu julgamento.

Finalmente, declaro estar atendido em minhas dúvidas e questões, através de linguagem clara e acessível. Tive a oportunidade de fazer todas as perguntas e receber todos os esclarecimentos adicionais de que necessitei.

Assim, tendo lido, entendido e aceito as explicações sobre os mais comuns riscos e complicações deste procedimento, expresso meu consentimento para sua realização.

São Paulo,   /   /

Nome do Paciente: _____

Nome do Responsável: _____

Assinatura do Paciente: _____

Ass. Responsável (se for o caso): _____

CIRURGIA EM CRIANÇAS

Luiz Rodolpho Penna Lima Júnior

INTRODUÇÃO

Os critérios de indicação do implante coclear (IC) em crianças vêm se expandindo gradualmente. O primeiro programa de implante coclear pediátrico foi estabelecido no House Ear Institute nos Estados Unidos, em 1980, quando um menino de 9 anos de idade foi implantado com o IC monocanal House/3M. Em 1986, o IC monocanal House/3M recebeu aprovação do Food and Drug Administration (FDA) nos Estados Unidos para uso em crianças. Em 1990, o IC multicanal Nucleus 22 também recebeu aprovação do FDA para ser utilizado em crianças acima de 2 anos de idade.[1] Em 1998, o FDA aprovou a realização do IC a partir de 18 meses de vida.[2] Atualmente, o órgão autoriza o IC a partir de 1 ano de idade.[3]

A ausência de estímulo auditivo por meio dos sons ambientais e da fala durante a infância interfere no desenvolvimento normal do sistema auditivo, impedindo o desenvolvimento da fala e da linguagem. Crianças com privação auditiva e com outros sentidos intactos, como a visão, assumem o controle do córtex auditivo por meio de um processo chamado de *cross-modal reorganization*.[4] Após a fase crítica de maturação auditiva, as áreas auditivas de associação já não podem ser recrutadas, embora as áreas auditivas primárias usualmente respondam à estimulação elétrica do nervo auditivo. Portanto, é importante minimizar a duração da privação auditiva entre o início da surdez e a intervenção usando aparelhos auditivos de amplificação sonora individual ou IC.[4]

Existem evidências crescentes de que a implantação precoce em crianças afetadas por disacusia sensorioneural profunda é de primordial importância para o adequado desenvolvimento das habilidades auditivas e da linguagem. Os primeiros anos de vida são o período mais sensível para o aprendizado da fala. O desenvolvimento da linguagem pode ser irreversivelmente prejudicado se a audição for comprometida neste período. Crianças adaptadas com implante coclear precocemente melhoram a linguagem receptiva e expressiva, e desenvolvem a fala e linguagem na mesma velocidade das crianças ouvintes.[5]

Fatores como segurança da cirurgia de IC em crianças com 1 ano de idade,[6] existência de um período crítico para o desenvolvimento das habilidades auditivas[7] (primeiros 3,5 anos de idade), bons resultados obtidos com o implante coclear em crianças a partir de 1 ano de idade e a expansão e obrigatoriedade da realização da triagem auditiva neonatal nas maternidades brasileiras, instituída pela Lei nº 12.303, de 2 de agosto de 2010,[8] têm impulsionado alguns serviços a realizar a cirurgia de IC em crianças com menos de 1 ano de idade, exigindo do cirurgião otológico o conhecimento das particularidades anatomofisiológicas e do desenvolvimento do osso temporal nos primeiros anos de vida.

PECULIARIDADES DA CIRURGIA DE IMPLANTE COCLEAR EM CRIANÇAS

A cirurgia de IC em crianças envolve aspectos importantes relacionados com anatomia, fisiologia, anestesia e diagnóstico audiológico.

A equipe de audiologistas de um programa de implante coclear pediátrico deve ter extrema experiência no diagnóstico audiológico infantil, dominando todos os métodos objetivos e subjetivos de avaliação da audição, como também de fala e linguagem de acordo com a faixa etária da criança. Hoje é possível, mas desafiador, realizar o diagnóstico de perda auditiva nos primeiros meses de vida, caracterizando seu tipo, lateralidade, grau, local e configuração por meio da combinação de métodos de avaliação audiológica.

O limiar auditivo, através do espectro de frequências, pode ser confiavelmente obtido em crianças, utilizando potenciais evocados auditivos do tronco encefálico com estímulo de frequência específica e potencial evocado auditivo de estado estável. Avaliações repetidas por audiologistas experientes fornecem informações sobre o desenvolvimento da fala e linguagem, embora seja difícil avaliá-las, com segurança, em crianças com outros problemas associados à perda auditiva.[4]

A maturação das vias auditivas centrais nos primeiros meses de vida pode, inesperadamente, melhorar o desempenho auditivo e apenas repetidos conjuntos de testes podem identificar estas mudanças.[9] Condições que também devem ser destacadas são a desordem do espectro da neuropatia auditiva, múltiplas deficiências e outras patologias, como autismo e paralisia cerebral, em que o diagnóstico e a intervenção permanecem controversos em crianças abaixo de 1 ano de idade. É importante ressaltar que existem evidências para a recuperação espontânea da audição antes dos primeiros 2 anos de vida nos pacientes com desordem do espectro da neuropatia auditiva,[3] situação que exige cautela na indicação do implante coclear precoce.

A criança não é um adulto em miniatura,[10] ela possui características anatômicas e fisiológicas próprias, principalmente as menores de 1 ano, idade em que pode haver risco maior de complicações cirúrgicas e anestésicas.

O risco anestésico é uma importante consideração para a realização do IC em crianças com menos de 1 ano de idade. Estudos epidemiológicos associados a complicações anestésicas encontraram uma incidência de morbidade, mortalidade e eventos com risco de morte em crianças menores de 12 meses de idade significativamente maiores do que em crianças com mais de 1 ano de idade. Fatores que aumentam as complicações relacionadas com a anestesia incluem cirurgia de emergência, jejum inadequado e idade inferior a 1 mês, nenhum destes são tipicamente aplicados à cirurgia de IC. O envolvimento de um anestesista pediátrico diminui significativamente o risco anestésico. Alguns trabalhos mostram que a incidência de parada cardíaca é de 19,7:10.000 procedimentos em crianças com menos de 12 meses quando um anestesista não pediátrico estava envolvido. Diferentemente, a incidência de parada cardíaca é zero quando um anestesista pediátrico realizou a anestesia.[1]

Nem sempre a deficiência auditiva é o único problema presente na criança, muitas vezes coexistem outras patologias como prematuridade, malformações, problemas neurológicos e síndromes que potencializam o risco anestésico. A decisão de fazer a cirurgia de IC em crianças, principalmente abaixo de 1 ano de idade, deve ser individualizada, devendo-se considerar o estado de saúde da criança, patologias associadas, anestesista pediátrico e hospital com infraestrutura adequada para esta faixa etária.[11]

O osso temporal tem um padrão de crescimento bimodal, com aceleração no crescimento nos 4 primeiros anos de vida. A mastoide não é reconhecida no primeiro ano de vida (Fig. 14-3-1). A tração do músculo esternoclidomastóideo e o processo de pneumatização são as maiores forças para o desenvolvimento da apófise mastóidea, que completa seu desenvolvimento na puberdade.[12] Apesar de a cápsula ótica estar completamente desenvolvida no recém-nascido a termo[2] e poder receber eletrodos de um implante coclear convencional, significantes modificações no crescimento e desenvolvimento da apófise mastoide e osso timpânico ocorrem após o nascimento.[13]

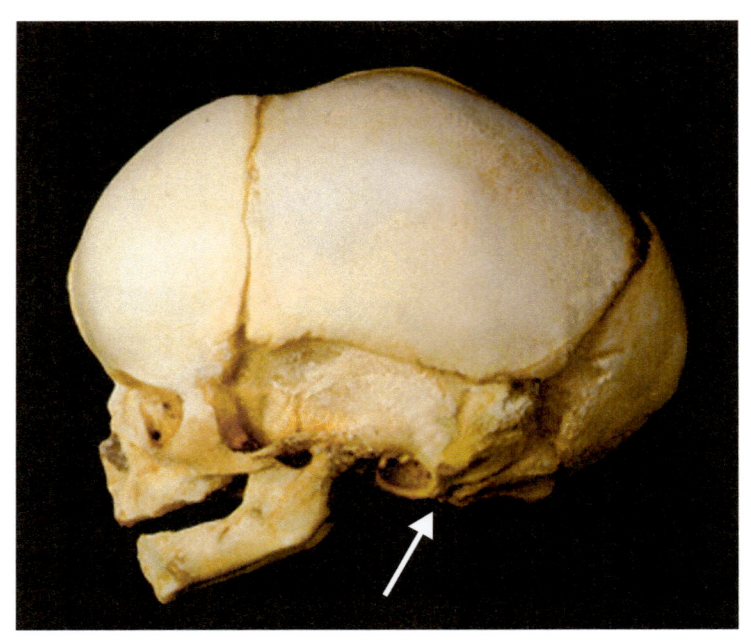

Fig. 14-3-1. Visão lateral de um crânio com menos de 1 ano de idade. Observa-se a ausência de desenvolvimento da apófise mastoide e o forame estilomastóideo exposto (seta) ao nível da borda inferior do conduto auditivo externo.

A pneumatização da mastoide aumenta com a idade, alcançando 60% aos 2 anos. Crianças muito pequenas têm maior proporção de osso medular, aumentando o risco de perda sanguínea durante a mastoidectomia.[3]

O forame estilomastóideo e o nervo facial estão expostos sobre a superfície inferolateral do osso temporal em crianças abaixo de 1 ano de idade (Fig. 14-3-1). O nervo facial é ocultado pelo desenvolvimento da mastoide e conduto auditivo externo, que na criança a termo é um anel ósseo incompleto em torno de uma membrana timpânica relativamente superficial. Os nervos corda do tímpano e facial são significativamente mais superficiais, no segmento mastóideo, em crianças abaixo de 1 ano de idade.[12] Alguns estudos mostram que não há diferenças estatisticamente significantes no tamanho do recesso do nervo facial entre diferentes idades, do recém-nascido a adultos. A abertura do recesso facial não deve ser mais difícil em crianças quando comparada a adultos, já que não há crescimento após o nascimento.[14] No entanto, estudos mostram que existem diferenças estatisticamente significativas entre o ângulo da porção lateral do conduto auditivo externo e o plano do recesso do nervo facial, limitando a visão do recesso facial na população pediátrica. O ângulo entre o eixo da espira basal da cóclea e a porção lateral do conduto auditivo externo, bem como o ângulo entre o eixo da espira basal da cóclea e o plano do recesso do nervo facial são estatisticamente mais agudos nas crianças. Novamente, esses ângulos agudos dificultam a visão da janela redonda pelo recesso do nervo facial, aumentando a dificuldade na realização do implante coclear em crianças.[10,15]

AVALIAÇÃO CLÍNICA E CUIDADOS PRÉ-OPERATÓRIOS

Caso não existam condições clínicas que exijam pareceres de outros especialistas e exames laboratoriais específicos, realizamos a avaliação pré-operatória de rotina e imunização contra *pneumococcus, haemofhilus influenzae, meningococcus C* e *infuenza.*

A otite média com efusão está bastante presente na população pediátrica, podendo induzir a erros no diagnóstico audiológico e retardar o procedimento cirúrgico. Otoscopia e timpanometria devem ser feitas 24 horas antes da internação. Na presença de otite média com efusão e/ou otites médias recorrentes, indicamos a colocação de tubos de ventilação. O IC pode ser realizado 30 dias após a timpanotomia, caso a otoscopia esteja normal. O tubo de ventilação é removido ao final da cirurgia de IC e a perfuração é ocluída com um pequeno pedaço de esponja estéril de gelatina absorvível.

A avaliação radiológica pré-operatória com tomografia computadorizada de alta resolução do osso temporal e ressonância nuclear magnética, realizada por radiologista familiarizado com a anatomia radiológica do osso temporal e vias auditivas centrais, é indispensável e será descrita com maior riqueza de detalhes em outra parte deste livro.

CIRURGIA

Atualmente existe uma preocupação constante com a redução dos danos cocleares durante a confecção do acesso à cóclea, quer pela janela redonda ou via cocleostomia, como também durante a inserção do feixe de eletrodos.

O conceito de *soft-surgery* formulado em 1993 por Lehnhardt visava proteger e preservar as estruturas da orelha interna melhorando o desempenho com o implante coclear. Inicialmente, o objetivo da *soft-surgery* era garantir estruturas neuronais suficientes para eletroestimulação.[16] Alguns anos depois, Hodges *et al.*, em 1997, descreveram a preservação da audição residual após a cirurgia de implante coclear em 50% dos casos.[17] Em 1999, Von Ilberg descreveu o conceito de estimulação eletroacústica do sistema auditivo, um método que combina audição "natural" residual para as baixas frequências com eletroestimulação por meio de implante coclear no mesmo ouvido, na universidade de Frankfurt.[18] O princípio básico da *soft-surgery* é limitar o trauma da orelha interna através de um conjunto de cuidados e medidas cirúrgicas associados ao uso de eletrodos especiais e drogas.

Acreditamos ser sensato expandir o conceito de *soft-surgery* para qualquer cirurgia de implante coclear, independentemente de existir ou não audição residual funcional. A preservação de audição residual não funcional tornou-se o foco da cirurgia de implante coclear, sendo considerada uma medida de atraumaticidade.[17] Trauma na membrana basilar, lâmina espiral óssea e na parede modiolar podem causar degeneração dos elementos neurais.[19] A importância de implantação e explantação atraumáticas de um eletrodo tornou-se óbvia considerando-se a possibilidade de que crianças implantadas hoje necessitarão de 3 a 4 reimplantes durante sua vida. Ademais, é essencial ter em mente que futuros métodos terapêuticos e novas tecnologias serão desenvolvidos e, possivelmente, dependerão de estruturas intracocleares intactas. O trauma vestibular também pode ser minimizado com o conceito da *soft-surgery.*[20] Portanto, temos como conduta realizar, em todos os casos, a cirurgia de implante coclear da maneira menos traumática possível.

Para a realização da cirurgia de implante coclear, o otologista deve dispor de microscópio cirúrgico com um bom sistema óptico e iluminação, material cirúrgico adequado, micromotor otológico, *kit* cirúrgico específico ao modelo e marca do IC utilizado, conjunto de aspiradores, de brocas cortantes e diamantadas de diferentes diâmetros.

Descreveremos neste capítulo a técnica utilizada pelo nosso grupo em que realizamos mastoidectomia e timpanotomia posterior para alcançarmos a cóclea.

Para melhor compreensão, dividimos o procedimento nas seguintes etapas descritas no Quadro 14-3-1.

Quadro 14-3-1. Etapas Detalhadas

1. Preparo do paciente
2. Previsão do posicionamento das unidades externa e interna
3. Incisão
4. Mastoidectomia
5. Timpanotomia posterior
6. Confecção do leito para a unidade interna
7. Acesso à rampa timpânica
8. Posicionamento da unidade interna
9. Inserção dos eletrodos
10. Sutura
11. Neurotelemetria transoperatória e controle radiológico intraoperatório
12. Cuidados pós-operatórios

Preparo do Paciente

A cirurgia de implante coclear em crianças deve ser realizada sob anestesia geral, sem o uso de relaxantes musculares, exceto os de curta duração. Isto porque o uso de monitor do nervo facial é recomendado, especialmente em casos de malformações do osso temporal, revisão cirúrgica e outras circunstâncias que possam aumentar o risco de lesioná-lo.[3] Uma hora antes da cirurgia deverá ser iniciada a antibioticoprofilaxia com a administração de antimicrobianos intravenosos (cefuroxima), mantendo-a por 24 horas.

O paciente é posicionado em decúbito dorsal, com a cabeça voltada para o lado oposto a ser operado. Após o início da anestesia realizamos a tricotomia, com extensão suficiente para expor uma área de 4 cm além da linha de implantação do cabelo, posterior e superior em relação ao pavilhão auricular.

Cuidado extremo deve ser tomado com a assepsia do leito cirúrgico, pois a presença de infecções cutâneas pode levar à suspensão do ato cirúrgico. Na degermação da pele utilizamos solução aquosa de polivinilpirrolidona a 10% seguida da antissepsia com o uso de solução alcoólica de polivinilpirrolidona a 10%. Em caso de alergia a polivinilpirrolidona, utilizamos a clorexidina aquosa a 2% para degermação da pele seguida do uso da solução alcoólica de clorexidina a 0,5% para antissepsia.

Previsão do Posicionamento das Unidades Externa e Interna

Inicialmente, traçamos uma linha que passa pela borda inferior da órbita e parede superior do conduto auditivo externo,[4,21] que é estendida posteriormente. Uma segunda linha é traçada perpendicular à primeira, passando pela ponta da mastoide, formando com a primeira um ângulo de 90 graus. A disposição da unidade interna deve obedecer a uma orientação de 45 graus, tomando como referência as linhas citadas (Fig. 14-3-2). A unidade interna deve ser posicionada a uma distância mínima do conduto auditivo externo de forma que tenhamos espaço suficiente para acomodar a unidade externa, evitando que haja uma sobreposição das unidades, podendo levar a pressão, trauma e necrose da pele sobre a unidade interna,[4] infecção secundária, exposição da unidade interna e até mesmo a necessidade de removê-la.

Utilizando modelos metálicos das unidades externa e interna fornecidos pelos fabricantes, posicionamos o modelo da unidade interna na posição retroauricular. Em seguida posicionamos o modelo metálico da unidade externa a 1 cm do modelo da unidade interna (Fig. 14-3-3), mantendo-se um ângulo de 45 graus com o plano de Frankfurt para adultos, e em uma posição mais vertical em crianças abaixo de 2 anos.[3]

Vários estudos têm mostrado que o crescimento do osso temporal é máximo durante os dois primeiros anos de vida, porém, continua até a adolescência.[4] O eletrodo deverá ter uma redundância de 30 mm para permitir o crescimento craniano e prevenir a extrusão do mesmo da cóclea,[3] portanto, o cirurgião deve permanecer atento para não manter o feixe de eletrodos tenso, em função de a unidade interna ser posicionada excessivamente distante da cóclea.

Nos casos de implante coclear bilateral (simultâneo e sequencial) devem ser tomadas condutas para manter a simetria entre as unidades internas. Para isso utilizamos a marcação da posição desejada do segundo ouvido a ser operado tomando-se como referência a posição da unidade interna do primeiro ouvido a ser operado (implante coclear bilateral simultâneo), ou a posição da unidade interna do ouvido já implantado (implante coclear bilateral sequencial) (Fig. 14-3-4).

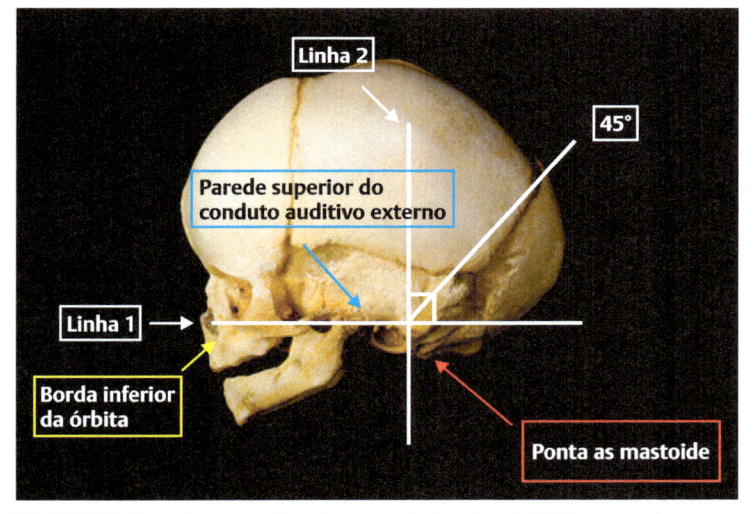

Fig. 14-3-2. Linha 1, passando sobre a borda inferior da órbita e parede superior do conduto auditivo externo. Linha 2, perpendicular à Linha 1, passando pela ponta da mastoide.

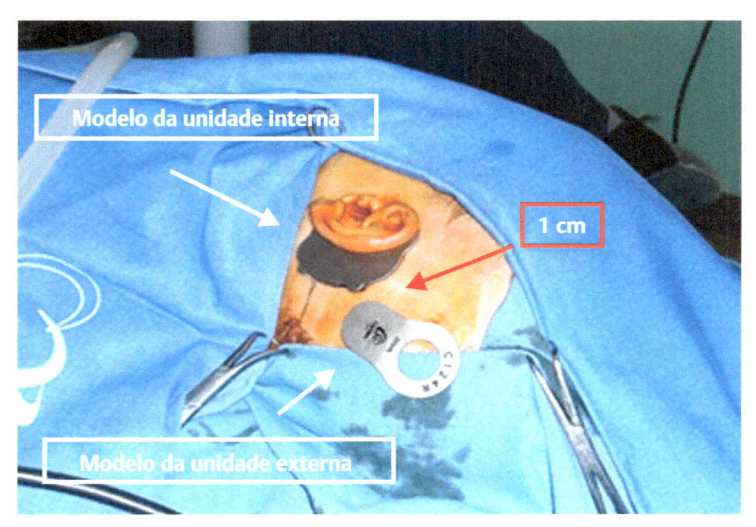

Fig. 14-3-3. Posicionamento dos modelos metálicos das unidades externas e internas. Note a distância de 1 cm entre os modelos.

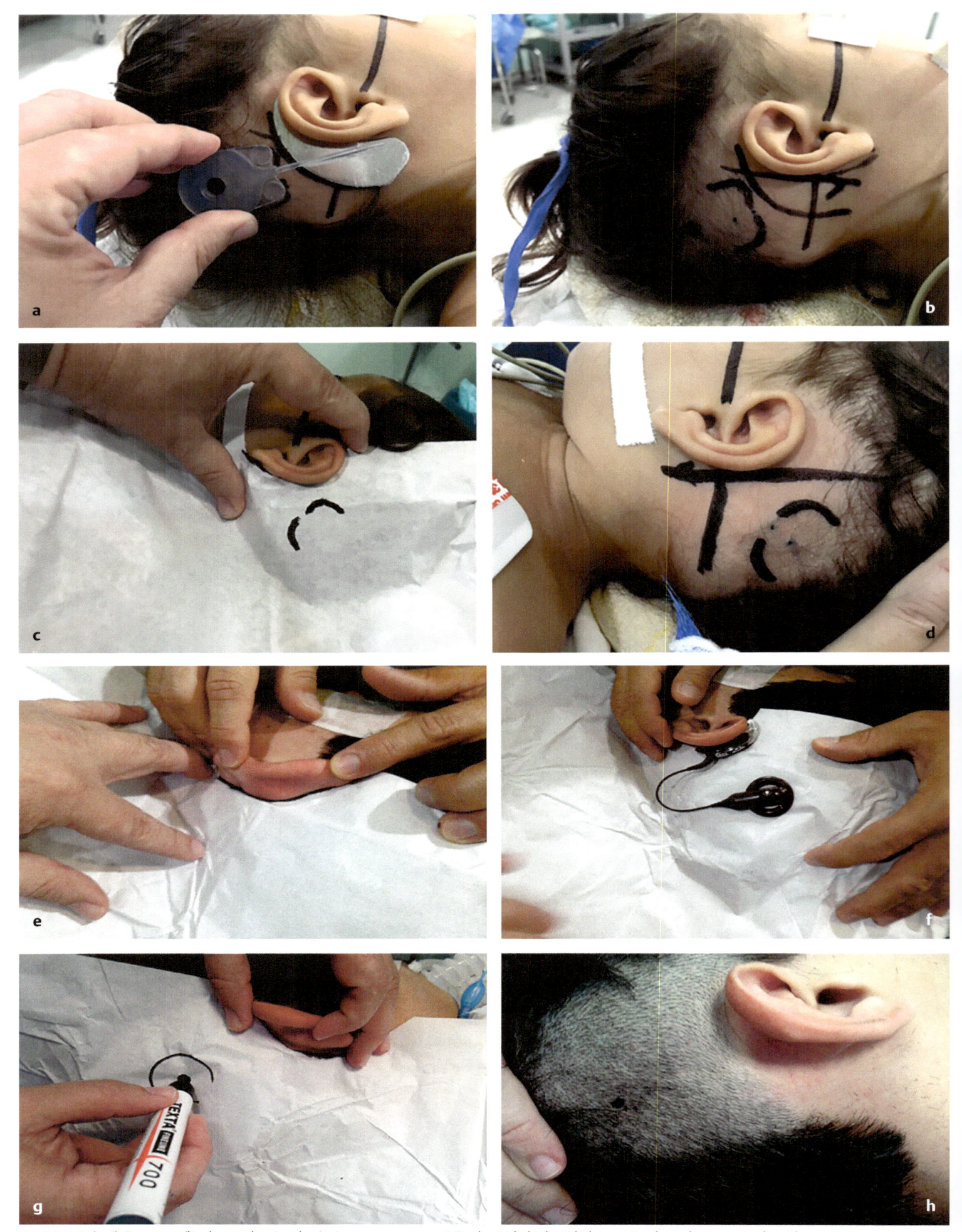

Fig. 14-3-4. (a-d) Com o auxílio de papel e pincel atômico, marca-se a posição da unidade do 1º lado a ser implantado. Em seguida, utilizamos essa marcação para determinar a posição da unidade interna da orelha contralateral, garantindo a simetria entre os lados. (e-h) Com auxílio de um papel e um pincel atômico, marca-se a posição da unidade interna do lado já implantado. Em seguida, utilizamos essa marcação para determinar a posição da unidade interna da orelha a ser implantada, garantindo a simetria entre os lados.

Incisão

No início eram realizadas grandes incisões, implicando grande descolamento tecidual e a confecção de verdadeiros retalhos para realização da cirurgia de IC, demandando maior tempo cirúrgico, edema de maiores proporções e complicações associadas a hematomas, seromas, necrose e deiscências cirúrgicas. Com a evolução da técnica, houve uma redução importante na extensão e forma da incisão e, consequentemente, redução das complicações cutâneas.

Em crianças com menos de 12 meses de idade, a mastoide é pobremente desenvolvida, o forame estilomastóideo assume uma posição mais lateral e o nervo facial emerge mais superficialmente do que em crianças mais velhas,[22] logo abaixo da pele. Realizamos uma incisão de 3 cm de extensão, a 1 cm do sulco retroauricular, ligeiramente curva, acompanhando o formato do sulco retroauricular, não ultrapassando o limite inferior do conduto auditivo externo, em crianças abaixo de 1 ano de idade (Figs. 14-3-5 e 14-3-6), prevenindo a lesão do nervo facial que emerge superficialmente do forame estilomastóideo.[3]

Antes de realizarmos a incisão, infiltramos a área com xilocaína a 2% com adrenalina, na proporção de 1:100.000, tendo-se o cuidado de não bloquear o nervo facial anulando a utilidade de sua monitoração.

A incisão inclui pele, tecido celular subcutâneo e periósteo. A pele de uma criança é extremamente fina e delicada, devendo ser manipulada com cuidado. Um ponto-chave é expandir a incisão do periósteo superior e inferiormente, mantendo-se o cuidado com o nervo facial, ampliando o campo cirúrgico sem a necessidade de aumentarmos a incisão da pele. A face cirúrgica da mastoide é então exposta, com a identificação de marcos anatômicos de referência como a área crivosa (trígono de MacEwen), espinha suprameatal (espinha de Henle), conduto auditivo externo, linha temporal superficial e processo mastóideo. Alguns desses marcos anatômicos não são tão evidentes em crianças pequenas, podendo causar alguma dificuldade na identificação dessas estruturas para cirurgiões menos experientes.

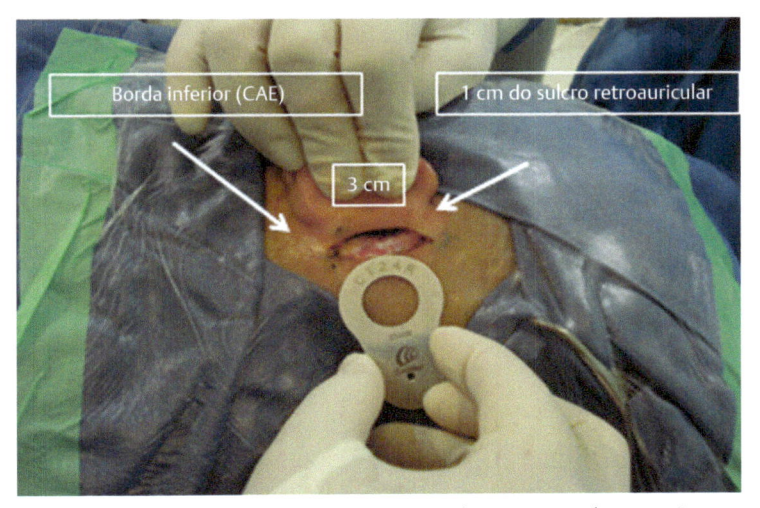

Fig. 14-3-5. Incisão a 1 cm do sulco retroauricular com 3 cm de extensão, não ultrapassando a borda inferior do conduto auditivo externo (CAE).

Mastoidectomia

O grau de pneumatização da mastoide é menor em crianças abaixo de 1 ano do que em crianças maiores e adultos, podendo encontrar apenas o antro mastóideo, que quase invariavelmente está presente.[22]

Em função da pouca pneumatização da mastoide, existe maior quantidade de osso medular, implicando maior perda sanguínea. Repercussões hipovolêmicas podem acontecer em perdas sanguíneas superiores a 10% do volume sanguíneo. Crianças com 12 meses de idade, aproximadamente 10 kg, o volume sanguíneo é de 80 mL/kg, isto equivale a uma perda sanguínea de 80 mL do volume total de sangue.[9] Crianças com 6 meses de vida, cujo peso médio seja de 8 kg, a margem de segurança é ainda menor, aproximadamente 65 mL.[22] Portanto, o cirurgião deve reduzir ao máximo a perda sanguínea transoperatória, estando atento a outros aspectos, como a presença de uma veia emissária e a redução do tempo cirúrgico, que só é conseguido após obtenção de experiência em cirurgia otológica nesta população tão peculiar.

Em crianças abaixo de 1 ano de idade, a espessura da cortical da mastoide é menor, podendo chegar a menos de 1 mm,[22] fazendo com que rapidamente alcancemos o antro mastóideo, cadeia ossicular e seio lateral, aspectos que devem ser considerados durante o ato cirúrgico, evitando-se a lesão dessas estruturas.

A abordagem à mastoide é semelhante a uma mastoidectomia convencional, iniciando com brocas de grande diâmetro, de maneira uniforme, evitando-se criar buracos estreitos e profundos. A brocagem deve ser feita sob irrigação contínua, facilitando a perfeita visualização do campo cirúrgico, como também para evitar o aquecimento de estruturas importantes. Inicialmente, identificamos o assoalho da fossa cerebral média, brocando paralelamente a linha temporal superficial. Em seguida, identifica-se o seio sigmoide. Essas duas estruturas são marcos anatômicos consistentes e confiáveis, mesmo em mastoides pequenas e malformadas. O próximo passo consiste em brocar paralelamente a parede posterior do conduto auditivo externo, delimitando uma área triangular, o denominado triângulo de ataque,[23] limitado, superiormente, pelo assoalho da fossa cerebral média, posteriormente pelo seio sigmoide e, anteriormente, pela parede posterior do conduto auditivo externo. A partir daí, o osso cortical deve ser removido gradual e uniformemente, definindo o ângulo sinodural e removendo células da ponta da mastoide. O antro é então alcançado, onde devemos identificar o canal semicircular lateral e a apófise curta da bigorna. Cuidado deve ser tomado para não tocá-la com a broca, evitando-se possível trauma acústico com perda da audição residual, caso a criança possua (Fig. 14-3-7).

A maneira mais segura de localizar o antro mastóideo é brocar entre o assoalho da fossa cerebral média e a parede posterior e superior do conduto auditivo externo. A parede posterior do conduto auditivo externo deve ser bastante desgastada, sem expor o revestimento cutâneo do meato acústico externo, até identificarmos, anteriormente, o nervo corda do tímpano que representa o limite anterior do próximo passo cirúrgico, a timpanotomia posterior.[23] É importante preservarmos o nervo corda do tímpano, tendo em vista

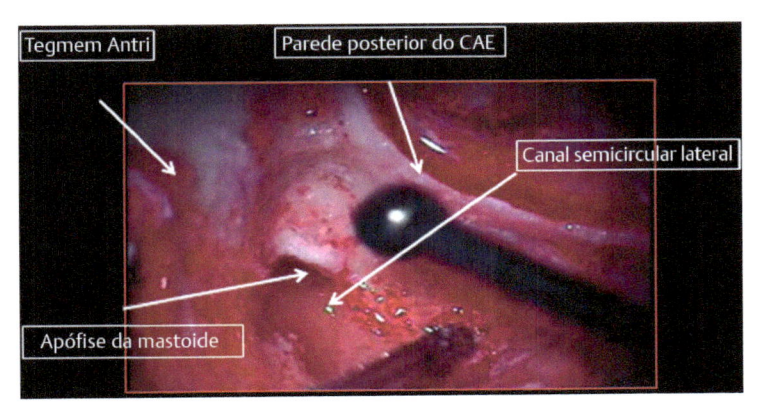

Fig. 14-3-6. Antro. CAE, conduto auditivo externo.

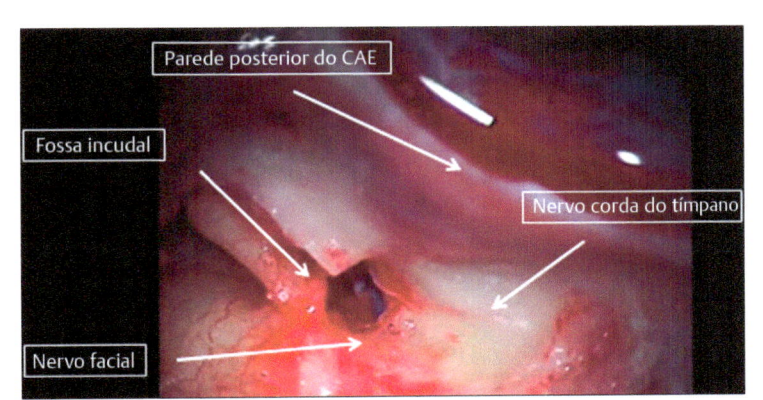

Fig. 14-3-7. Limites de timpanotomia posterior. CAE, conduto auditivo externo.

a crescente indicação do implante coclear bilateral, tanto simultânea como sequencial, onde uma lesão bilateral desses nervos pode resultar em uma desconfortável alteração da gustação.

Timpanotomia Posterior

A timpanotomia posterior (Fig. 14-3-8) tem por objetivo permitir o acesso à orelha média, pela abertura do recesso do nervo facial, que tem a forma triangular com base superior, cujos limites são: fossa incudal, superiormente; terceira porção do nervo facial, posteromedialmente, e o nervo corda do tímpano, anterolateralmente.[3]

A timpanotomia posterior deve ser iniciada com brocas diamantadas de 3 mm de diâmetro para que tenhamos um plano de dissecção uniforme, evitando-se brocar em buracos estreitos e profundos, o que impediria a visualização das estruturas anatômicas, aumentando o risco de lesões iatrogênicas. A brocagem deve ser feita paralela ao nervo facial, nunca transversal a ele e sob irrigação contínua, evitando aquecimento com consequências potencialmente catastróficas. Paulatinamente, vamos reduzindo o diâmetro das brocas até conseguirmos a visualização da eminência piramidal, tendão do músculo estapédio, articulação incudoestapediana, janela oval e janela redonda (Fig. 14-3-9).

Temendo lesionar o nervo facial, cirurgiões menos experientes tendem a brocar anteriormente, em direção à parede posterior do conduto auditivo externo, fugindo do nervo facial, podendo assim lesionar o nervo corda do tímpano, o conduto auditivo externo, o anel timpânico e até mesmo a membrana timpânica, favorecendo o aparecimento de colesteatoma iatrogênico.

Em crianças, é de fundamental importância a visualização da janela redonda por meio da timpanotomia posterior, pois a orientação da cóclea difere da do adulto,[24] podendo levar a erro no posicionamento da cocleostomia. Em regra, não há necessidade de remoção do *buttress* e da bigorna, exceto em casos de cócleas com ossificação extensa, onde há necessidade de acessarmos as espiras média e basal, através de duas cocleostomias para implantarmos eletrodos do tipo *splits*.

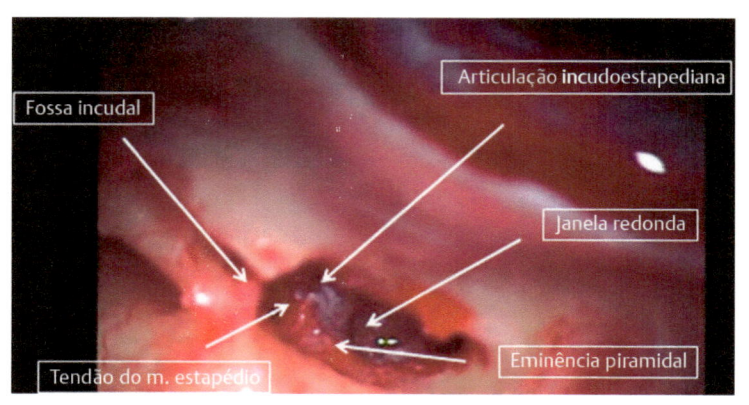

Fig. 14-3-8. Recesso do facial. Visão das estruturas da orelha média.

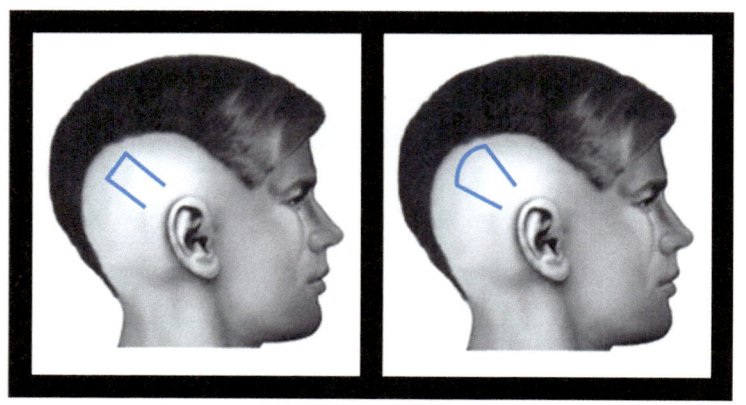

Fig. 14-3-9. Leito da unidade interna do implante coclear.

O adelgaçamento do conduto auditivo externo, bem como a mudança da posição da mesa cirúrgica no sentido contralateral ao lado operado, são manobras que facilitam a execução da timpanotomia posterior. Células hipotimpânicas podem confundir cirurgiões menos experientes, principalmente se a janela redonda não estiver bem visualizada.

Acesso à Rampa Timpânica

Está bem estabelecido que a rampa timpânica (RT) é a região ideal da cóclea para posicionar o feixe de eletrodos do IC. A RT tem maior diâmetro do que a rampa vestibular (RV), podendo acomodar melhor os eletrodos. Além disso, a inserção na rampa timpânica tem uma percepção de fala significativamente melhor em função de os eletrodos estarem próximos aos gânglios espirais.[25]

A RT pode ser acessada pela janela redonda ou pela confecção de uma cocleostomia anteroinferior a ela ou, ainda, por meio de uma técnica conhecida como janela redonda estendida.

O objetivo dessas vias é permitir o acesso diretamente à RT, evitando assim traumas intracocleares e posicionamento inadequado dos eletrodos, podendo implicar pior desempenho da criança com uso do sistema de IC. Atualmente, preferimos implantar através da janela redonda, exceto em casos em que as características anatômicas impossibilitam uma visão adequada dela, necessitando converter para cocleostomia.

Acesso Através da Janela Redonda

Após identificarmos o nicho da janela redonda, aplicamos um pequeno pedaço de esponja estéril de gelatina absorvível embebidos em adrenalina 1:1.000, antes de remover a mucosa sobre o promontório e os lábios superior e posterior nicho da janela redonda, que ocultam a verdadeira membrana da janela redonda. Reduzimos a velocidade de rotação do micromotor otológico para 8.000 rpm[20] e, com o auxílio de uma broca diamantada (1,2 mm de diâmetro), removemos os lábios do nicho da janela redonda, maximizando a visualização da membrana da janela redonda, que deverá permanecer intacta, só sendo aberta após o posicionamento da unidade interna em seu leito. A exposição da janela redonda facilita a inserção do feixe de eletrodo, dando acesso direto à RT.[25] Ressaltamos que por esta via utilizamos apenas eletrodos de cadeia reta.

Acesso Através de Cocleostomia

Localizada a membrana da janela redonda, cuja técnica descrevemos acima, realiza-se uma cocleostomia expondo uma área de 1 mm de diâmetro do endósteo da RT, numa posição anteroinferior à janela redonda, que deverá permanecer intacto, só sendo aberto após o posicionamento da unidade interna em seu leito. O diâmetro da cocleostomia varia de acordo com o eletrodo utilizado.[26]

Estender a exposição do endósteo anteroinferiormente à membrana da janela redonda, ampliando-a, é uma alternativa de acesso à RT, conhecida como janela redonda estendida.

Confecção do Leito para a Unidade Interna

A redução do tempo cirúrgico, redução da manipulação tecidual e da perda sanguínea e, consequentemente, a prevenção de complicações são aspectos que devem ser considerados na cirurgia de implante coclear em crianças, principalmente naquelas com menos de 1 ano de idade. Pensando nisso, a partir de agosto de 2009, modificamos nossa técnica, adotando o uso de uma mini-incisão cirúrgica (3 cm) e a confecção de uma bolsa subperiosteal com dimensões semelhantes a marca e modelo do IC utilizado, de forma que a unidade interna, quando inserida na bolsa subperiosteal, permaneça completamente imóvel, sem a necessidade de brocarmos o nicho nem o uso de qualquer tipo de fixação. Nos casos de implantes que dispõem de parafusos para sua fixação, descolamos uma área subperiosteal maior a fim de facilitar a fixação dos parafusos.

A seguir, descreveremos esse passo em detalhes.

Após a exposição do endósteo coclear, nos casos de inserção por cocleostomia ou janela redonda estendida, ou da membrana secundária do tímpano, nos casos de inserção através da janela redonda, posicionamos um pequeno pedaço de esponja estéril de gelatina absorvível, embebida em corticoide (dexametasona), enquanto confeccionamos o leito para unidade interna e a posicionamos.

Nas unidades internas que não dispõem de sistema de fixação por parafusos, realizamos o descolamento de uma bolsa subperiosteal, retangular, com dimensões semelhantes às dos respectivos modelos de unidade interna de silicone, do fabricante que estivermos implantando. Uma vez obedecidas essas medidas, a unidade interna ajusta-se adequadamente à bolsa subperiosteal, bloqueando o deslocamento no sentido inferior, posterior e superior. Atenção deve ser dada ao movimento executado com o descolador no momento da criação da bolsa subperiosteal, que deve ter formato retangular (Fig. 14-3-10 à esquerda), evitando-se realizar um movimento em "leque", de forma a criar uma área de descolamento triangular (Fig. 14-3-10 à direita), o que dificultaria a estabilização da unidade interna do implante na sua porção distal. Caso isso aconteça, a unidade interna terá uma mobilidade excessiva, exigindo a brocagem do leito e a fixação com fios de sutura (Fig. 14-3-10).

Alguns implantes têm o eletrodo terra não incorporado ao corpo da unidade interna, sendo necessária a criação de uma pequena bolsa subperiosteal, localizada na região temporal acima do pavilhão auricular para acomodá-lo.

Previamente ao posicionamento da unida interna, devemos revisar a hemostasia, tendo em vista a impossibilidade de utilização do bisturi elétrico monopolar após a colocação da unidade interna sobre o seu leito. Após posicionar-se a unidade interna em seu leito, posiciona-se o eletrodo terra, caso a unidade interna possua um não incorporado ao seu corpo (Fig. 14-3-11).

Com essa técnica, existe a possibilidade de migração anterior da unidade interna. A fim de evitá-la, faz-se um pequeno orifício na borda óssea posterior da mastoidectomia, anterior à bolsa subperiosteal, suturando o periósteo à borda posterior da cavidade mastóidea evitando que haja migração anterior da unidade interna.

Inserção do Feixe de Eletrodos

A inserção do feixe de eletrodos deve ser feita de maneira delicada e cuidadosa, tendo em vista a importância de preservarmos as estruturas cocleares, evitando a indução de degeneração retrógrada dos elementos neurais, como também a manutenção da audição residual, quando presente. Existem vários tipos de eletrodos disponíveis no mercado, com indicações e técnicas de inserção específicas.

O endósteo coclear, ou a membrana secundária do tímpano, só deve ser aberto quando a unidade interna estiver devidamente posicionada. As cavidades timpânica e mastóidea são lavadas com solução aquosa de polivinilpirrolidona 3,25 g/100 mL, por 2 a 4 minutos, impedindo potencial contaminação bacteriana do ouvido médio para a cóclea. Em seguida lava-se a cavidade com solução de Ringer simples, removendo toda a polivinilpirrolidona, prevenindo

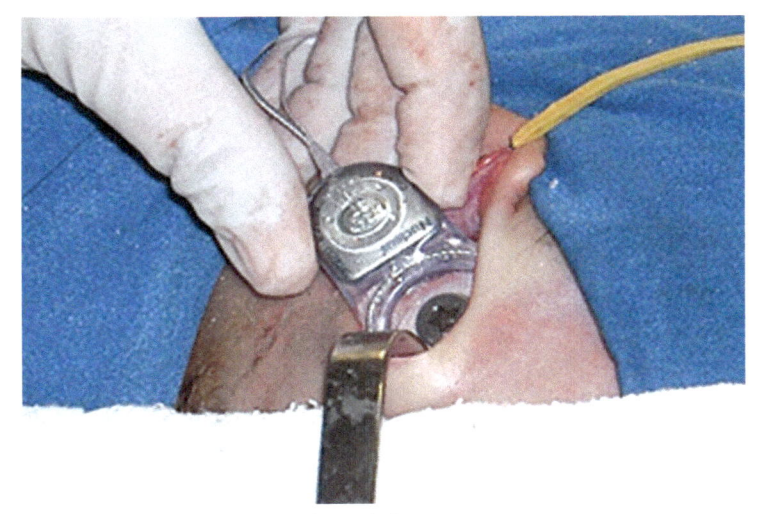

Fig. 14-3-10. Posicionamento da unidade interna.

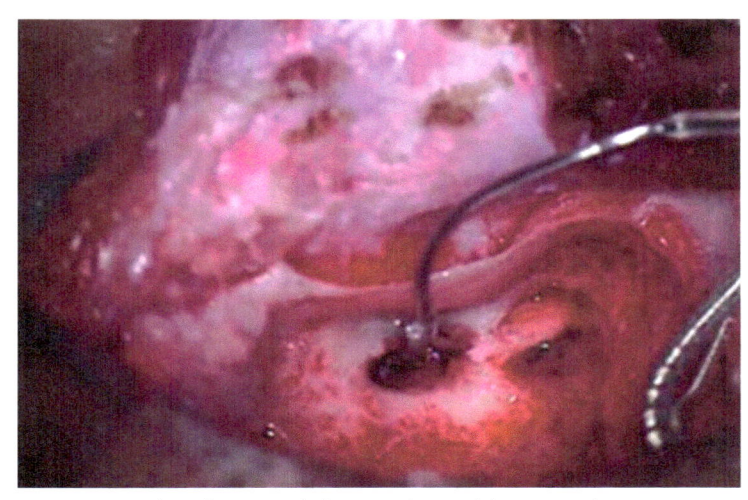

Fig. 14-3-11. Eletrodo perimodiolar inserido na cóclea esquerda. Face modiolar inserida no sentido horário.

efeitos tóxicos ao ouvido interno,[19] além de sangue e resíduos ósseos, evitando a penetração na cóclea.

A abertura da cóclea é precedida pela infusão endovenosa de dexametasona.[20] A RT deve ser aberta de maneira punctiforme, com o auxílio de uma microlanceta, como descrito por Lehnhart,[15] tomando-se o cuidado de controlar a perda excessiva de perilinfa, como também de não aspirá-la.[19]

Uma gota de dexametasona é instilada sobre a abertura da RT e coberta com ácido hialurônico, bloqueando a penetração de sangue e resíduo ósseo na cóclea, perda de perilinfa e promovendo a lubrificação dos eletrodos, facilitando a inserção. O eletrodo é, então, inserido vagarosamente (um segundo por eletrodo) com o objetivo de minimizar a perda de perilinfa. Alguns eletrodos possuem todos ou alguns contatos localizados em uma das suas faces (face modiolar), que deverá estar orientada para o modíolo durante a inserção. No caso de estarmos implantando o ouvido direito, a face modiolar do eletrodo deverá ser inserida no sentido anti-horário, já no ouvido esquerdo, no sentido horário (Fig. 14-3-11).

Após a inserção dos eletrodos, devemos selar sua periferia com o uso de fáscia ou músculo, evitando a formação de fístulas perilinfáticas e migração bacteriana para a cóclea.

Sutura

A escolha dos fios cirúrgicos e a sutura do leito cirúrgico são passos tão importantes quanto qualquer outro da cirurgia, logo a merecida atenção deve ser dada a essas etapas. Suturas mal realizadas podem facilitar a contaminação bacteriana e até mesmo levar a deiscências, expondo a unidade interna e implicando potencial risco de perda do implante. Realizamos a sutura por planos, em pontos separados invertidos (Vicryl) no periósteo e tecido celular subcutâneo. Para a pele, realizamos sutura intradérmica com Monocryl.

Neurotelemetria Transoperatória e Controle Radiológico Intraoperatório

Rotineiramente, realizamos as medidas elétricas intraoperatórias com o objetivo de checar a integridade do dispositivo, a impedância e a resposta neural à estimulação elétrica. O controle radiológico é realizado após o curativo a fim de certificar o posicionamento correto do feixe de eletrodos, que pode ser deslocado durante a manipulação da cabeça do paciente nos passos finais da cirurgia. Esses procedimentos serão descritos detalhadamente em outra parte deste livro.

Cuidados Pós-Operatórios

O paciente permanece internado por 24 horas, evitando deitar-se sobre o lado operado, fazendo uso de antibióticos profilaticamente e corticosteroide endovenoso. O uso de antieméticos, analgésicos e antivertiginosos são utilizados caso seja necessário. Na alta hospitalar, orientamos o paciente quanto aos cuidados pós-operatórios, que serão detalhados em outra parte deste livro. Por fim, agendamos a ativação do IC, que poderá ser realizado a partir do 30º dia de pós-operatório.

CONCLUSÃO

A implantação precoce em crianças portadoras de disacusia sensorioneural severa à profunda é de primordial importância para o adequado desenvolvimento das habilidades auditivas e da linguagem. A cirurgia de IC em crianças com menos de 1 ano de idade exige do cirurgião otológico o conhecimento das particularidades anatomofisiológicas e do desenvolvimento do osso temporal nos primeiros anos de vida.

A precocidade da cirurgia de implante coclear deve ser alvo das equipes dos Centros de Implantes Cocleares, exigindo, além de experiência da equipe cirúrgica, um anestesiologista pediátrico e hospital com infraestrutura para cirurgia pediátrica, garantindo o êxito e a segurança deste procedimento.

Ressalta-se que a identificação de comorbidades, que aumentem o risco anestésico, principalmente em crianças abaixo de 1 ano de idade, deve ser considerada, postergando a cirurgia para um momento mais seguro.

Para obtermos sucesso na intervenção otoaudiológica em crianças, por meio do implante coclear, são fundamentais correto diagnóstico audiológico e adoção de meticulosa técnica cirúrgica, adequada reabilitação da audição e fala, como também de assistência ampla ao paciente e família. A cirurgia de implante coclear na população pediátrica é um procedimento eficaz e com baixo grau de complicações quando realizada por equipes especializadas.

REFERÊNCIAS BIBLIOGRÁFICAS

1. Valencia DM, Rimell FL, Friedman BJ, et al. Cochlear implantation in infants less than 12 months of age. Int J Pediatr Otorhinolaryngol. 2008;72(6):767-73.
2. Arts HA, Garber A, Zwolan TA. Cochlear implants in young children. Otolaryngol Clin North Am. 2002;35:925-43.
3. Discolo CM, Hirose K. Pediatric cochlear implants. Am J Audiol. 2002;11(2):114.
4. Roland JT, Cosetti M, Wang KH, et al. Cochlear implantation in the very young child: long-term safety and efficacy. Laryngoscope. 2009;119:2205-10.
5. Kim LS, Jeong SW, Lee YM, Kim JS. Cochlear implantation in children. Auris Nasus Larynx. 2010;37(1):6-17.
6. Colletti V, Carner M, Miorelli V, et al. Cochlear implantation at under 12 months: report on 10 patients. Laryngoscope. 2005;115(3):445-9.
7. Lester EB, Dawson JD, Gantz BJ, Hansen MR. Barriers to the early cochlear implantation of deaf children. Oto Neurotol. 2011;32(3):406-12.
8. Sharma A, Dorman M, Spahr T. A sensitive period for the development of the central auditory system in children with cochlear implants. Ear Hear. 2002;23:532-9.
9. Lei Nº 12.303, de 2 de agosto de 2010 – Obrigatoriedade de realização do exame denominado Emissões Otoacústicas Evocadas. Disponível em: www.planalto. gov.br/ccivil_03/_Ato2007-2010/2010/Lei/L12303.htm.
10. Johr M, Ho A, Wagner CS, Linder T. Ear surgery in infants under one year of age: its risks and implications for cochlear implant surgery. Otol Neurotol. 2008;29(3):310-3.
11. Dahm MC, Shepherd RK, Clark GM. The postnatal growth of the temporal bone and its implications for cochlear implantation in children. Acta Otolaryngologica. 1993;505:1-39.
12. Young NM. Infant cochlear implantation and anesthetic risk. Ann Otol Rhinol Laryngol. 2002;111:49-51.
13. Birman CS, Elliott EJ, Gibson WPR. Pediatric cochlear implants: additional disabilities prevalence, risk factors and effect on language outcomes. Otol Neurol. 2012;33:1347-52.
14. Eby TL, Nadol Jr. JB. Postnatal growth of the human temporal bone: implications for cochlear implants in children. Ann Otol Rhinol Laryngol. 1986;95(4): 356-64.
15. Bielamowicz SA, Coker NJ, Jenkins HA, Igarashi M. Surgical dimensions of the facial recess in adults and children. Arch Otolaryngol Head Neck Surg. 1988;114(5):534-7.
16. Lehnardt E. Intracochlear placement of cochlear implant electrodes in soft surgery technique. HNO. 1993;41:356-9.
17. Hodges AV, Schloffman J, Balkany T. Conservation of residual hearing with cochlear implantation. Am J Otol. 1997;18:179-83.
18. Von Ilberg C, Kiefer J, Tillein J, et al. Electric-acoustic stimulation of the auditory system. New technology for severe hearing loss. ORL J Otorhinolaryngol. 1999;61:334-40.
19. Helbig A, Baumann U, Hey C, Helbig M. Hearing preservation after complete cochlear coverage in cochlear implantation with the free-fitting FLEX soft electrode carrier. Otol Neurotol. 2011;32(6):973-9.
20. Kiefer J, Gstoettner W, Baumgartner W, et al. Conservation of Low-frequency Hearing in Cochlear Implantation. Acta Otolaryngol. 2004;124:272-80.
21. Helbig S, Rajan G, Stover T, et al. Hearing preservation after cochlear reimplantation. Otol Neurotol. 2012;34:61-5.
22. Clark GM, Cowan RSC, Dowell RC. Cochlear implantation for infants and children: advances. San Diego: Singular; 1997;7:113.
23. James AL, Papsin BC. Cochlear implant surgery at 12 months of age or younger. Laryngoscope. 2004;114(12): 2191-5.
24. Sanna M, Sunose H, Mancini F, et al. Middle ear and mastoid microsurgery. New York: Thieme. 2003;12:218.
25. Clark GM, Cowan RSC, Dowell RC. Cochlear implantation for infants and children: advances. San Diego: Singular. 1997;7:119.
26. Gudis DA, Montes M, Bigelow DC, Ruckenstein MJ. The round window: is it the cochleostomy of choice? Experience in 130 consecutive cochlear implants. Otol Neurotol. 2012;33:1497-501.

TÉCNICAS CIRÚRGICAS ALTERNATIVAS NA CIRURGIA DE IMPLANTE COCLEAR

Luiz Lavinsky ▪ Michelle Lavinsky-Wolff ▪ Joel Lavinsky

INTRODUÇÃO

Considerando a magnitude do tema da surdez profunda no mundo, a indicação do IC tem sido bastante ampliada. Nos primórdios, o procedimento era executado somente em pacientes adultos com surdez profunda bilateral. Atualmente, o IC é realizado a partir de 1 ano de idade (ou até menos), em pacientes portadores de malformações otológicas, em pacientes com neuropatia auditiva, comprometimentos sensoriais múltiplos, portadores de audição residual etc. Essas novas fronteiras da indicação do IC levaram ao desenvolvimento e à evolução de técnicas alternativas que facilitam e contribuem para a viabilização do procedimento em casos especiais.

Os autores[1-15] que se dedicaram a desenvolver técnicas alternativas argumentam que a abordagem clássica por recesso facial (AMTP) utiliza uma via de acesso estreita e inclinada, que dificulta o acesso à cocleostomia. Sendo assim, tentam desenvolver maneiras de distanciar a manipulação cirúrgica dos nervos faciais e corda do tímpano e, com isso, reduzir o risco de lesão dessas estruturas.

Algumas técnicas propõem a cirurgia sem mastoidectomia,[2-5,7,15] criando diferentes caminhos para a passagem dos eletrodos até a cocleostomia. O acesso transcanal é o eleito por alguns autores para a execução da cocleostomia.[10,13,14] Mais recentemente, o acesso percutâneo também vem sendo explorado.[11]

As principais técnicas alternativas de IC que vêm sendo descritas, bem como as experiências relatadas com seu uso são detalhadas a seguir.

IMPLANTE COCLEAR VIA FOSSA MÉDIA

Colletti *et al.*[4] desenvolveram a técnica de IC através da fossa média em pacientes com otite média crônica e mastoidectomia radical prévia, motivados pelas dificuldades e potenciais complicações previstas na inserção de eletrodos pela via de acesso transmastóidea nesses pacientes. Em 1998, os autores[4] publicaram a experiência com essa via de acesso em dois pacientes com surdez profunda, otite média crônica e mastoidectomia prévia. A técnica descrita consiste em uma pequena craniotomia temporal e na confecção de uma janela óssea de cerca de 3 cm² sobre o conduto auditivo externo (CAE). Procede-se à dissecção e à elevação da dura-máter do assoalho da fossa média. Identifica-se o nervo petroso superficial maior e a eminência arqueada, e inicia-se o broqueamento no triângulo ósseo, localizado entre o nervo petroso superficial maior e a projeção da porção labiríntica do nervo facial. Visualiza-se a espira basal da cóclea em sua face voltada para a fossa média. Uma cocleostomia medindo 1,5 mm de diâmetro é realizada na porção mais superficial da espira basal, e os eletrodos são inseridos até o ápice da cóclea, atingindo as espiras média e apical.

Esses autores[4] defendem a importância da introdução dos eletrodos nas espiras média e apical para a obtenção de melhor desempenho audiológico pós-operatório IC.[16]

Em série de casos publicada em 2000,[5] foi relatada a experiência com outros 9 casos sem doença crônica, comparando-os com um grupo de pacientes com surdez pós-lingual operados com a técnica transmastóidea tradicional. A metodologia do artigo não detalha como foi feita a seleção dos pacientes usados como controles, nem mesmo se foi uma série contemporânea ou retrospectiva de pacientes. Os pacientes foram acompanhados por um período que variou de 1 a 9 meses, durante o qual testes de identificação, reconhecimento de palavras e compreensão de sentenças foram aferidos.

Todos os indivíduos estudados apresentaram melhora progressiva no reconhecimento da fala com o passar do tempo.

Sugerem os autores que os pacientes submetidos à técnica via fossa média atingiram melhores resultados auditivos em menor período de tempo do que os pacientes submetidos à AMTP, apontando-se como principais vantagens dessa técnica a inserção dos eletrodos em porções mais apicais da cóclea. Usando a via subtemporal extradural, pode-se realizar a inserção dos eletrodos na porção da espira basal da cóclea em direção à espira apical de maneira muito próxima ao modíolo. Com isso, haveria a estimulação de maior número de fibras nervosas do que a observada na técnica transmastóidea tradicional, com melhora no desempenho de percepção da fala e estimulação de áreas neurais responsáveis pela transmissão de frequências baixas e médias, o que melhoraria a discriminação da fala.[5]

A presença de doença crônica na orelha média ou cavidade de mastoidectomia radical é a maior indicação dessa técnica, pois permite o posicionamento dos eletrodos distante de qualquer contaminação que possa ocorrer através da orelha média. Além disso, indivíduos com ossificação total ou parcial do lúmen da espira basal podem-se beneficiar desse acesso, já que ele permite que o cirurgião ultrapasse a orelha média e a porção proximal da espira basal da cóclea.[4,5] Entretanto, o número de pacientes submetidos a IC via fossa média ainda é restrito – e o acompanhamento, limitado – para uma adequada avaliação de sua viabilidade de execução, eficácia e segurança, principalmente com relação a potenciais complicações neurocirúrgicas.

IMPLANTE COCLEAR VIA SUPRAMEATAL

Em 1999, Kronenberg *et al.*[1,6,7] desenvolveram um acesso alternativo à AMTP com o objetivo de simplificar o procedimento e evitar dano aos nervos facial e corda do tímpano. O acesso suprameatal (ASM) tem como característica central a não realização de mastoidectomia.

A técnica ASM inicia pela realização de um retalho timpanomeatal para a exposição da orelha média. Um túnel é confeccionado em direção à parede do ático posterossuperiormente ao nervo corda do tímpano e lateralmente ao corpo da bigorna, protegendo o nervo facial, que se encontra medial à bigorna. Um túnel é confeccionado na região suprameatal, na posição equivalente a 1 hora no relógio, posterossuperior ao meato auditivo externo, seguindo medialmente em uma direção oblíqua de posterossuperior para anteroinferior. O túnel é criado na posição inferior à dura-máter, mantendo uma distância média de 12 mm no adulto e de 7 mm em crianças, com um diâmetro que varia de 2 a 2,5 mm. A cocleostomia é realizada. Os eletrodos são inseridos através do túnel suprameatal até a cocleostomia. O implante é posicionado em um rebaixamento realizado na cortical da mastoide e mantido sob uma bolsa posterior do músculo temporal. O eletrodo terra também é mantido sob o músculo temporal, em uma bolsa anterior. O retalho timpanomeatal é reposicionado e fixado com pequenas peças de Gelfoam.[1,6,7]

Entre as vantagens da técnica ASM estão a realização da cocleostomia e a inserção dos eletrodos pelo CAE após a confecção de um retalho timpanomeatal, o que possibilita ampla exposição da orelha média e do promontório. A exclusão da mastoidectomia na ASM implica redução do trabalho com broca e, consequentemente, do tempo cirúrgico, além de melhores resultados estéticos em razão da ausência de defeitos ósseos retroauriculares.[1,6,7]

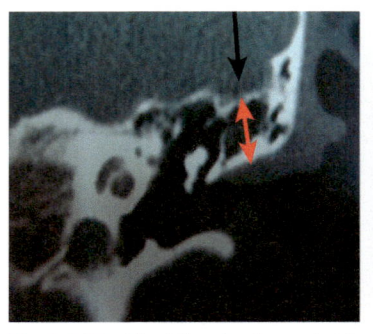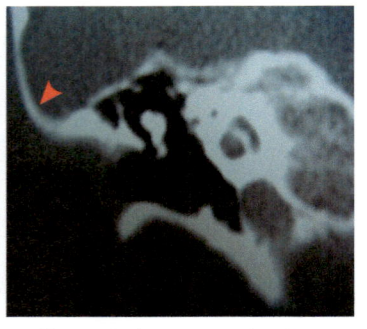

Fig. 14-4-1. Identificação de mastoide com tégmen baixo, apresentando espaço insuficiente para a inserção dos eletrodos por técnica suprameatal.

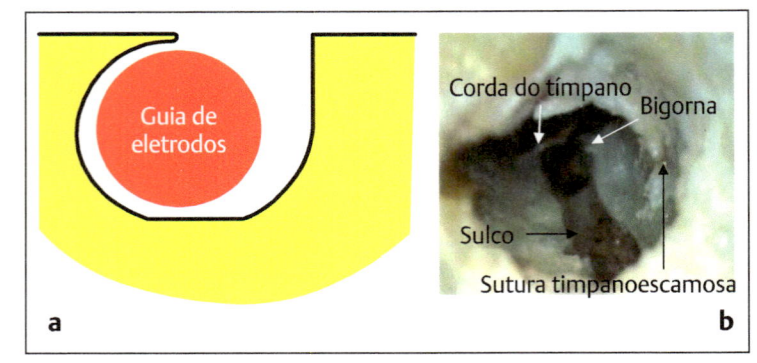

Fig. 14-4-2. (a) Desenho. (b) Fotografia do sulco ósseo criado para o posicionamento dos eletrodos na parede posterior do conduto auditivo externo. (Fonte: Slavutsky e Nicenboim.)[16]

Os autores realizaram cerca de 300 implantes cocleares usando essa técnica desde 1999[1] e relatam bons resultados. Recentemente, a técnica foi reproduzida em 45 crianças chinesas,[8] tendo demonstrado reprodutibilidade e segurança nessa população.

Ainda assim, uma importante contraindicação para o uso dessa técnica ocorre em casos de indivíduos com tégmen timpânico baixo, já que o espaço para o túnel destinado ao feixe de eletrodos torna-se restrito e insuficiente. Tendo em vista que essa é uma situação comum em crianças, população-alvo da cirurgia de IC, o uso dessa técnica fica, muitas vezes, limitado (Fig. 14-4-1).

OPERAÇÃO DE VERIA

A operação de Veria[2,3] é outra técnica alternativa para o IC que dispensa a mastoidectomia. Utiliza-se um acesso endoaural para a exposição das estruturas da orelha média e para a cocleostomia e um túnel através da parede posterossuperior do CAE para acomodar os eletrodos.

Para essa técnica foi desenvolvido um sistema de brocas especiais que permite maior controle da profundidade e da direção do trabalho.[2,3] Os autores descrevem a experiência em uma série de 101 casos, com acompanhamento que variou de 6 meses a 7 anos.[3] Complicações foram descritas em dois casos: no primeiro ocorreu a inserção retrógrada do eletrodo para o vestíbulo e daí para o canal semicircular posterior; no segundo, o retalho teve de ser corrigido cirurgicamente após 3 meses em decorrência de sua espessura excessiva. Não são descritos os resultados clínicos funcionais com o uso da técnica nessa série de casos.

A principal vantagem da técnica proposta por esse grupo de autores seria a ampla visibilidade e acessibilidade à orelha média. A ausência de mastoidectomia permite a manutenção do osso saudável e do sistema de aeração da mastoide. O acesso permite maior facilidade de manejo em casos de malformações cocleares e mastoides não favoráveis. Os autores também preconizam ser a operação de Veria uma técnica segura, simples e com curva de aprendizado rápida.[3]

A principal desvantagem da técnica está na realização do túnel no CAE sem visualização direta dos referenciais anatômicos mastóideos por conta da ausência de mastoidectomia. A confecção do túnel no CAE pode, portanto, proporcionar risco à integridade do nervo facial e do seio lateral em casos de seio lateral procedente.

TÉCNICA DE INSERÇÃO DE ELETRODOS PERICANAL

Trata-se de mais uma técnica de IC sem mastoidectomia, descrita por Hausler em 2002.[9] A cirurgia inicia com incisão retroauricular e exposição do plano mastóideo. A pele do CAE é elevada juntamente com os quadrantes posteriores da membrana timpânica. A cocleostomia é realizada pelo CAE, anteriormente à janela redonda. Um sulco vertical de cerca de 2 mm de diâmetro é realizado na região posterossuperior do osso do CAE e conectado com a superfície óssea retroauricular. O leito para o posicionamento do implante é semelhante ao da técnica AMTP. Os eletrodos são passados através do túnel e da abertura no CAE até a cavidade timpânica, abaixo do nervo corda do tímpano, entre o cabo do martelo e o processo longo da bigorna, e inseridos através da cocleostomia na escala timpânica.

Uma pequena quantidade de cimento é usada para fixar os eletrodos e cobrir o defeito no CAE.

O autor descreve sua experiência com o uso da técnica em 15 pacientes.[9] Todos os casos foram de fácil execução, não tendo ocorrido complicações cirúrgicas, infecções ou extrusão de eletrodos durante o período pós-operatório em um acompanhamento de 6 meses a 2 anos. As principais vantagens do método, assim como de outras técnicas sem mastoidectomia, seriam o menor risco de lesão do nervo facial e a redução do tempo cirúrgico. A possibilidade de infecção do CAE, com lesão de pele e consequente extrusão dos eletrodos, assim como a experiência limitada a um pequeno número de pacientes, são fatores que não estimulam o uso dessa técnica por outros grupos.

Slavutsky e Nicenboim[17] descreveram essa mesma via de acesso, a qual chamaram de técnica endomeatal, realizando um sulco ósseo com proeminência óssea (Fig. 14-4-2) que protege o feixe de eletrodos e, por conseguinte, evita as complicações anteriormente referidas. Os autores referem resultados excelentes, com complicações mínimas. Ressaltam, ainda, que o procedimento é seguro para o nervo facial e propicia estabilidade aos eletrodos, pois evita trações ou migrações dos mesmos.

TIMPANOTOMIA EXPLORATÓRIA COMO PARTE DO IC

Em 2003, Goycoolea e Ribalta[10] propuseram a realização da timpanotomia exploratória como parte da cirurgia de IC com o objetivo de facilitar a abordagem dos casos com anormalidade anatômica. Nesses pacientes, torna-se necessária melhor exposição da orelha média para o adequado posicionamento dos eletrodos.

O mesmo acesso de uma estapedectomia é obtido expondo-se um pouco mais a janela redonda, se necessário. Cureta-se o lábio dessa janela expondo-se sua membrana, que, a seguir, é aberta. A permeabilidade da cóclea é explorada em casos duvidosos. Se a espira basal estiver ossificada, 5-8 mm de broqueamento pode ser suficiente para que seu lúmen seja encontrado. Se a cóclea se mantiver ossificada e sem patência, um canal é esculpido em torno do modíolo.

Os autores[10] propõem a realização de uma antrostomia ampliada e a abertura do recesso facial, mantendo a visualização da orelha média, o que torna sua exposição mais simples e evita mastoidectomia ampla. No restante, a técnica mantém o mesmo padrão usado tradicionalmente na AMTP.

A experiência com essa técnica foi descrita em 14 pacientes com anormalidades anatômicas (8 com diferentes graus de ossificação secundária a meningite, 2 com otoesclerose e ossificação da janela redonda, 1 com hipoplasia coclear e 3 com deformidades de Mondini). Os autores consideram a técnica especialmente útil em casos de ossificação coclear, pois a timpanotomia exploratória é capaz de determinar a permeabilidade coclear e a possibilidade de inserção completa dos eletrodos.

IMPLANTE COCLEAR PERCUTÂNEO

Labadie *et al.*[11] publicaram, em 2008, a validação clínica de uma nova alternativa ao IC: a cirurgia percutânea. Os autores testaram em 4 pacientes (5 orelhas) os passos da cirurgia e avaliaram a segurança do planejamento do IC por essa via, considerando a preservação dos nervos facial e corda do tímpano.

A técnica consiste na colocação de implantes ósseos âncoras, posicionados na mastoide sob anestesia local. Logo depois o paciente é submetido à tomografia computadorizada (TC). Com base nos cortes tomográficos, um *software* é utilizado para planejar a via de acesso à cocleostomia, partindo do córtex lateral da mastoide, atravessando o recesso facial e chegando à espira basal da cóclea. A partir daí são feitas guias para o broqueamento, que direcionam a cirurgia para a direção planejada anteriormente.

Nesses quatro pacientes os autores realizaram o acesso tradicional (AMTP) para o IC e, após a abertura do recesso facial, as guias pré-fabricadas foram posicionadas para verificar se iriam terminar no local planejado sem lesão de estruturas nobres (caso fossem usadas). Todas as guias planejadas, se usadas, atravessariam o recesso facial e alcançariam a espira basal da cóclea.

Essa técnica ainda é considerada experimental.

TÉCNICA DE ACESSO COMBINADO AO IMPLANTE COCLEAR

Em 2006, Lavinsky e Lavinsky[13,14] descreveram a técnica de acesso combinado (TAC) ao IC, uma via de acesso alternativa ao IC, e a experiência com o seu uso em 36 pacientes.

A idealização da via de acesso decorreu da dificuldade imposta pelo caso de uma paciente que apresentava calcificação parcial da espira basal da cóclea. Tal situação exigiu que se encontrasse uma forma mais adequada para acessar os quadrantes anteriores da parede medial da orelha média, já que isso não seria possível de forma satisfatória através da AMTP, usada até então.

A técnica consiste em acesso retroauricular e exposição da orelha média através do descolamento da pele do CAE de 180 graus na parede posterior, com subsequente descolamento do anel timpânico, mantido em posição por uma pequena lâmina de alumínio feita com o revestimento do fio de sutura, deixando o conduto auditivo externo sem contato direto com o campo cirúrgico, com grande benefício para a esterilidade da cirurgia (Fig. 14-4-3). As estruturas da orelha média são identificadas por via transcanal para posterior cocleostomia pela mesma via. A mastoidectomia é restrita, sendo mais propriamente uma antroaticotomia ampliada, pois a timpanotomia posterior é realizada de maneira conservadora, criando um espaço restrito, mas suficiente para a passagem dos eletrodos. A abertura do recesso facial não precisa ser ampla como na técnica AMTP, em que a cocleostomia é feita por essa via.

Fazemos a opção entre o uso da janela redonda ou a cocleostomia durante o ato cirúrgico, pois um estudo realizado por membro de nosso grupo demonstrou por estudo anatômico e radiológico em

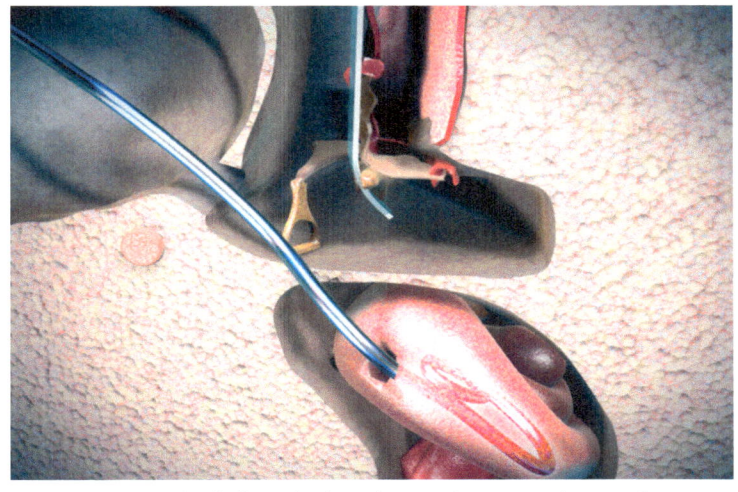

Fig. 14-4-3. Inserção do feixe de eletrodos por timpanotomia posterior reduzida e acesso transcanal para a cocleostomia com elevação do ânulo timpânico, mantendo a pele adequadamente posicionada por meio de lâmina maleável de alumínio.

ossos temporais, de que a crista fenestra varia de forma substancial (Fig. 14-4-5) em cada caso, podendo ocupar mais de 50% do acesso a rampa timpânica, exigindo um broqueamento que interfere no esforço de manutenção da audição residual. A avaliação radiológica por tomografia computorizada de alta definição não permitiu identificar a real dimensão da crista fenestra.[18]

A cocleostomia é realizada no promontório, em posição anteroinferior à janela oval, até a visualização da membrana que somente é aberta ao se colocar o feixe de eletrodos, para evitar a entrada de sangue e debris na cóclea (Fig. 14-4-4).

As principais vantagens dessa abordagem são listadas a seguir.[13,14]

Por via transcanal, obtém-se um campo cirúrgico amplo, o que facilita alcançar regiões mais anteriores da caixa timpânica. O acesso deixa de existir através de uma fenda estreita, com limites muito precisos (nervos facial e corda do tímpano), condição em que a tentativa de ampliação do espaço determina risco de lesão dessas estruturas, com consequências relevantes. Além disso, tem-se um direcionamento confortável da broca, dispensando o uso de uma angulação que, muitas vezes, conforme o local de eleição para a cocleostomia, torna-se proibitiva.

Deve-se destacar, ainda, o fato de que a técnica permite visualizar facilmente a janela redonda, tornando precisa a identificação do local da cocleostomia. A remoção do endósteo para acessar a escala timpânica da cóclea também é muito precisa e, por conseguinte, acredita-se, menos traumática para a orelha interna.

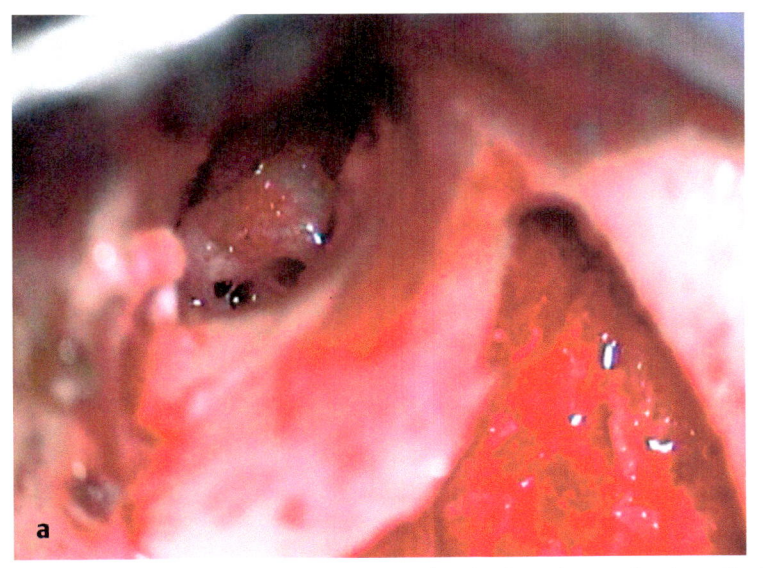
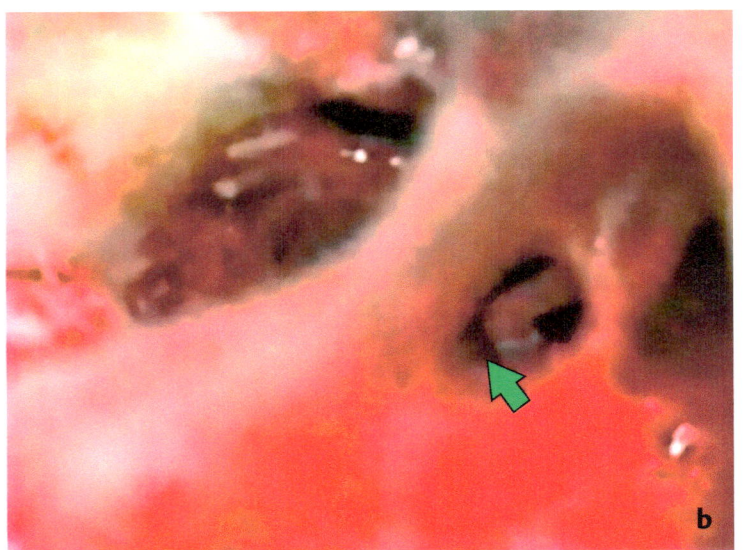

Fig. 14-4-4. (a) Acesso combinado para a realização da cocleostomia e inserção dos eletrodos. **(b)** Timpanotomia posterior reduzida.

A abordagem do recesso facial torna-se mais segura, já que uma mínima timpanotomia posterior é iniciada na altura da fossa *incudis*, mantendo-se uma distância maior do nervo facial. Com isso, os riscos de complicações relacionadas com o nervo, como trauma, aquecimento e/ou estimulação elétrica pós-operatória, estariam diminuídos. Dessa forma, o tempo cirúrgico torna-se menor e mais seguro, com curva de aprendizado mais rápida.

Esse acesso permite uma cocleostomia de fácil execução, com visão direta da introdução dos eletrodos e tamponamento da cocleostomia. O tamponamento da cocleostomia com tecido conjuntivo é rigoroso. A timpanotomia posterior pequena também é tamponada com tecido conjuntivo e pó de osso, conferindo maior estabilidade ao feixe de eletrodos.

Após a fixação da unidade interna e a manipulação das estruturas retroauriculares, o acesso permite controlar o posicionamento dos eletrodos e verificar se não houve deslocamento em função da manipulação.

Em todos os 36 casos estudados,[14] a técnica foi viável e bem-sucedida (Fig. 14-4-3).

Em publicação recente,[15] 50 casos operados com a técnica de acesso misto foram acompanhados por um período médio de 29 meses. Todos os procedimentos foram bem-sucedidos, sem relato de complicações maiores em curto ou longo prazos. A técnica combinada mostrou ser eficiente e segura, especialmente em casos de malformações e calcificação coclear.

Um estudo de coorte[19] publicado em 2012 comparou os desfechos (complicações, desempenho audiométrico, migração de eletrodos) da técnica de acesso combinado (n = 44) com a clássica (n = 31), sendo os pacientes acompanhados por um período médio de 3,4 anos. Não houve relato de complicações em ambos os grupos ou diferença no desempenho audiométrico. Entretanto, o grupo que realizou a técnica clássica apresentou maior taxa de migração dos eletrodos (p < 0,001) quando comparado ao grupo operado com acesso combinado. Esses dados confirmam que a técnica é segura e eficaz e que permite obter resultados técnicos e funcionais excelentes em curto e longo prazos.

Atualmente os autores têm uma experiência com o uso dessa técnica em aproximadamente 300 casos de implante coclear, em fase de elaboração de uma publicação.

Finalizando, gostaríamos de ressaltar que, diante da variedade de desafios que enfrentamos atualmente nos implantes cocleares, torna-se indispensável que tenhamos experiência em várias alternativas cirúrgicas para facilitar e viabilizar o procedimento. Essa necessidade fica bem visível quando temos que atuar em condições adversas, como mastoides constritas ou ebúrneas, cócleas calcificadas ou com fraturas, riscos de perilinforragia ou nervo facial em posição atópica.

REFERÊNCIAS BIBLIOGRÁFICAS

1. Kronenberg J, Migirov L. The suprameatal approach: an alternative surgical technique for cochlear implantation. Cochlear Implants Int. 2006;7:142-7.
2. Kiratzidis T, Iliades T, Arnold W. Veria operation. II. Surgical results from 101 cases. ORL J Otorhinolaryngol Relat Spec. 2002;64:413-6.
3. Kiratzidis T, Arnold W, Iliades T. Veria operation updated. I. The transcanal wall cochlear implantation. ORL J Otorhinolaryngol Relat Spec. 2002;64:406-12.
4. Colletti V, Fiorino FG, Carner M, Pacini L. Basal turn cochleostomy via the middle fossa route for cochlear implant insertion. Am J Otol. 1998;19:778-84.
5. Colletti V, Fiorino FG, Carner M, et al. New approach for cochlear implantation: cochleostomy through the middle fossa. Otolaryngol Head Neck Surg. 2000;123:467-74.
6. Kronenberg J, Baumgartner W, Migirov L, et al. The suprameatal approach: an alternative surgical approach to cochlear implantation. Otol Neurotol. 2004;25:41-4.
7. Kronenberg J, Migirov L, Baumgartner WD. The suprameatal approach in cochlear implant surgery: our experience with 80 patients. ORL J Otorhinolaryngol Relat Spec. 2002;64:403-5.
8. Yin S, Chen Z, Wu Y, et al. Suprameatal approach for cochlear implantation in 45 Chinese children. Int J Pediatr Otorhinolaryngol. 2008;72:397-403.
9. Hausler R. Cochlear implantation without mastoidectomy: the pericanal electrode insertion technique. Acta Otolaryngol. 2002;122:715-9.
10. Goycoolea MV, Ribalta GL. Exploratory tympanotomy: an integral part of cochlear implantation. Acta Otolaryngol. 2003;123:223-6.
11. Labadie RF, Noble JH, Dawant BM, et al. Clinical validation of percutaneous cochlear implant surgery: initial report. Laryngoscope. 2008;118:1031-9.
12. Warren FM, Balachandran R, Fitzpatrick JM, Labadie RF. Percutaneous cochlear access using bone-mounted, customized drill guides: demonstration of concept in vitro. Otol Neurotol. 2007;28:325-9.
13. Lavinsky L, Lavinsky M. Implante coclear vias de acesso. In: Lavinsky L (Ed.). Tratamento em otologia. Rio de Janeiro: Revinter. 2006:466-72.
14. Lavinsky L, Lavinsky M. Combined approach technique to cochlear implantation. Otolaryngol Head Neck Surg. 2006;135:258-9.
15. Lavinsky L, Lavinsky-Wolff M, Lavinsky J. Transcanal cochleostomy in cochlear implantation: experience with 50 cases. Cochlear Implants Int. 2010;11:228-32.
16. Papsin BC, Gordon KA. Cochlear implants for children with severe-to-profound hearing loss. N Engl J Med. 2007;357:2380-7.
17. Slavutsky V, Nicenboim L. Preliminary results in cochlear implant surgery without antromastoidectomy and with atraumatic electrode insertion: the endomeatal approach. Eur Arch Otorhinolaryngol. 2009;266:481-8.
18. Angeli RD, Lavinsky J, Setogutti ET, Lavinsky L. The crista fenestra and its impact on the surgical approach to the scala tympani during cochlear implantation. Audiol Neuro-otol. 2017;22(1):50-5.
19. Lavinsky-Wolff M, Lavinsky L, Dall'Igna C, et al. Transcanal cochleostomy in cochlear implant surgery: long-term results of a cohort study. Braz J Otorhinolaryngol. 2012;78:118-23.
20. World Health Organization. WHO calls on private sector to provide affordable hearing aids in developing world. 2001.

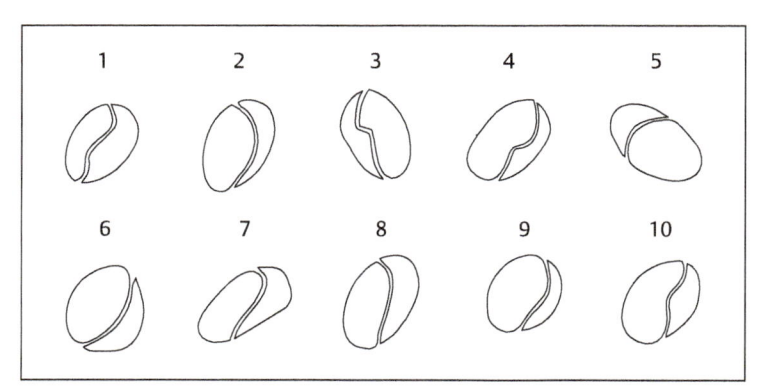

Fig. 14-4-5. Diferentes morfologias do nicho da janela redonda e relação variável com a crista fenestra.

MONITORAÇÃO INTRAOPERATÓRIA DO NERVO FACIAL EM CIRURGIAS DE IMPLANTE COCLEAR

Raquel Salomone

INTRODUÇÃO

A monitoração de nervos intraoperatória (MNIO) é um procedimento médico antigo, utilizado desde o final do século XIX.[1,2] Com o aumento da formação de médicos capacitados e da comprovação científica na diminuição da morbidade cirúrgica,[3,4] a MNIO vem-se tornando cada vez mais frequente. Além disso, o conhecimento por parte dos pacientes, assim como o crescente número de processos jurídicos contra cirurgiões,[1,5,6] tem tornado a MNIO imprescindível em alguns procedimentos cirúrgicos.

O objetivo da MNIO é diminuir os riscos de lesões permanentes e/ou transitórias do sistema nervoso central/periférico causadas, principalmente, por isquemias ou traumas mecânicos durante o ato cirúrgico, através da avaliação funcional das estruturas neuronais.[7-9] Além disso, a MNIO também exerce a função de diagnóstico, o que torna este procedimento um instrumento de documentação médico-legal irrefutável,[7,10] devendo ser sempre realizado por um médico capacitado.

A Agência Nacional de Saúde Suplementar (ANS) reconhece a monitoração intraoperatória como procedimento médico, codificando-a em sua tabela TUSS com o número 20202040.[10] A tabela de Classificação Brasileira Hierarquizada de Procedimentos Médicos (CBHPM), indicada pelo Conselho Federal de Medicina, pela Associação Médica Brasileira, pelas Sociedades de Especialistas e pela Federação Nacional dos Médicos também a codifica no rol de procedimentos médicos, com o número 2.02.02.04-0.[10] De acordo com a Resolução do Conselho Federal de Medicina (CFM) Nº. 2.136/2015 (publicada no Diário Oficial da União, de 01° de março de 2016, Seção 1, p. 71),[10] vigente no ano de 2019, a MNIO deve ser realizada exclusivamente por médico e que este não seja o próprio cirurgião, tornando assim, o profissional responsável pela MNIO, um membro indispensável na composição da equipe multidisciplinar de implante coclear (IC).

COMPLICAÇÕES RELACIONADAS COM O NERVO FACIAL EM CIRURGIA DE IMPLANTE COCLEAR

Em cirurgias de implante coclear, a taxa global de complicações varia de 4,7 a 40%, dependendo do grupo estudado e/ou da classificação utilizada.[11-13] Autores como Cohen e Hoffman[14] dividem as complicações cirúrgicas em maiores e menores. Bhatia[15] subdivide-as em perioperatórias, precoces e tardias. Já o European Consensus Statement on Cochlear Implant, de 2005,[16] divide-as em:

A) Reimplantações;
B) Revisões cirúrgicas sem reimplantação;
C) Tratamento medicamentoso ou desativação dos eletrodos; além de subdivisões destes grupos, que serão descritas e discutidas mais detalhadamente no Capítulo 15-8.

A paralisia facial periférica (PFP) em cirurgias de IC tem-se tornado cada vez mais rara após a introdução da MNIO do nervo facial (NF). Sua incidência varia de 0,002[17] a 2,22%[18] e, quando ocorre, é classificada como uma complicação menor, geralmente tardia, e que apresenta resolução total após a introdução de corticoterapia oral.[15-18] Causada, principalmente, por edema ou inflamação do nervo facial, o grau de PFP costuma ser moderado,[17,18] entretanto, traumas diretos ao nervo podem causar lesões graves (neurotmese) e desfigurantes que, na maioria das vezes, tornam-se irreversíveis ou deixam sequelas importantes.[19]

As malformações da orelha interna são sabidamente um dos fatores de risco para PFP em cirurgias de IC.[20] Contudo, a utilização da MNIO rotineira, associada à crescente capacitação dos cirurgiões envolvidos, tem tornado a PFP uma complicação cada vez menos comum.

Brito,[13] em 2012, ao estudar as complicações de 550 cirurgias consecutivas de IC realizadas no período de abril de 1999 a maio de 2010, no Hospital das Clínicas da Faculdade de Medicina da Universidade de São Paulo, relata a PFP como sendo a complicação menor mais frequente, descrevendo 5 casos de PFP imediatos, que evoluíram com sequelas (4 pacientes com House-Brackmann III e 1 paciente com House-Brackmann V) e 12 casos de PFP transitórias. O autor assinala que essa alta incidência de PFP se deve, principalmente, a dois fatores:

1. Maior complexidade dos casos operados, como pacientes com cócleas ossificadas e malformações de orelha interna;
2. Cirurgias realizadas em um serviço-escola, onde há formação de otoneurocirurgiões, em que os cirurgiões em treinamento participam ativamente das cirurgias de IC.

Além disso, a MNIO rotineira realizada por meio da eletromiografia de varredura livre (EMG-VL) e eletromiografia estimulada (EMG-E) só foi instituída a partir de 2004.

A estimulação do nervo facial é outra complicação relacionada com o VII par craniano que pode ocorrer intra, peri ou pós-cirurgia de IC.[20] Durante a passagem de corrente elétrica através dos eletrodos implantados, parte dessa corrente pode estimular o nervo facial provocando desde discretas sensações de choque até espasmos severos na face.[21] A incidência pode variar de 0,9 a 14,6%,[20,22] aumentando consideravelmente para 75%[20] quando associada a fatores de risco como otoesclerose, malformações cocleares, ossificação coclear pós-meningite e/ou otossífilis, fraturas do osso temporal, osteoporose ou nervos hipoplásicos.[21] Mais comum em adultos devido, principalmente, ao subdiagnóstico de crianças,[23] podem ser imediatas ou tardias (até 10 anos depois).[20] Diversas causas podem explicar esta estimulação anômala como, por exemplo, a maior proximidade do nervo em relação à parede da cóclea nas malformações,[24] mudança das propriedades elétricas do osso nos casos de doenças como otoesclerose, osteoporose e cócleas ossificada,[25] *design* dos eletrodos,[24] adesão do implante seguida de processo inflamatório e/ou modificações na sensibilidade do nervo.[21-25] Muitas vezes é diagnosticado, ainda no intraoperatório, no momento em que a fonoaudióloga especializada realiza a telemetria (Fig. 14-5-1). Por isso, o médico responsável pela MNIO deve permanecer até o término do procedimento. A desativação de alguns eletrodos, como 16, 17 e 18, que estão localizados na parte superior do giro basal, onde o nervo facial encontra-se mais perto do muro lateral da cóclea,[20,21] assim como a diminuição da intensidade do nível da corrente elétrica, normalmente cessam esses estímulos.

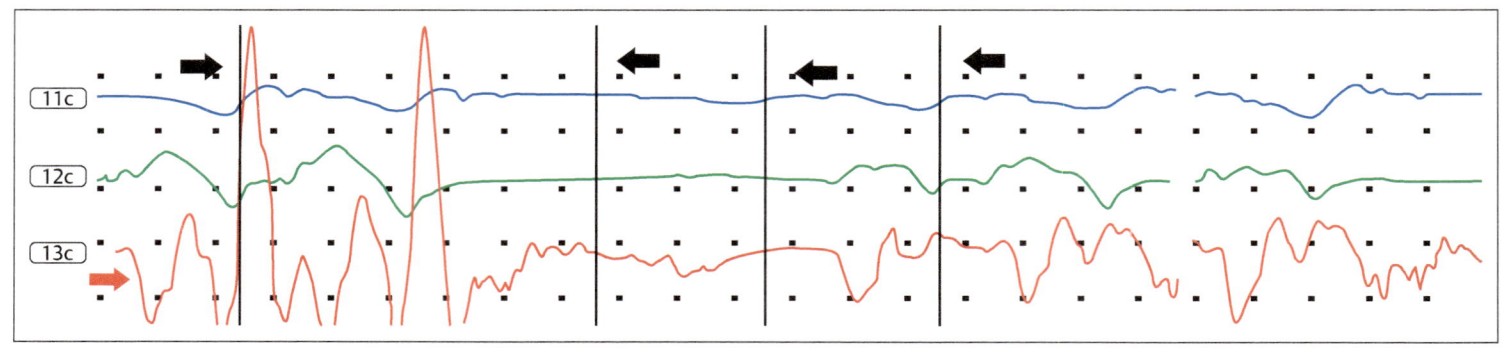

Fig. 14-5-1. Estimulação do nervo facial (seta e traçado vermelhos) durante a realização da telemetria no intraoperatório. As setas pretas representam os artefatos gerados pela telemetria.

INDICAÇÕES DE MNIO DO NERVO FACIAL EM CIRURGIAS DE IMPLANTE COCLEAR

A MNIO do NF está indicada para todos os casos de implantes cocleares. Este uso compulsório e categórico da MNIO em todas as cirurgias de IC baseia-se em questões anatômicas importantes.

Crianças, que representam a grande maioria da população implantada, sabidamente apresentam o nervo facial mais lateralizado quando comparadas aos adultos. Além disso, etiologias de surdez como malformações, meningites, otoesclerose, colesteatomas, otites médias, doenças neurológicas e traumas modificam a anatomia do nervo facial, aumentando assim o risco de lesão.[18,20-25]

Outro fator decisivo para o uso rotineiro da MNIO do NF em todos os casos de IC está na técnica cirúrgica empregada. Em quase todos os casos, o acesso ao promontório para a colocação do IC na rampa timpânica é feito por meio da chamada timpanotomia posterior. Descrita detalhadamente nas Seções 14-2, **Cirurgia em Adultos**, e 14-3, **Cirurgia em Crianças**, a timpanotomia posterior é realizada no espaço triangular delimitado pela porção mastóidea do nervo facial, limite inferior do processo curto da bigorna e o nervo corda do tímpano (Fig. 14-5-2).[26] Esse nervo, o corda do tímpano, corresponde à via aferente do nervo facial e é responsável pela sensibilidade gustativa dos dois terços anteriores da língua,[26] tornando sua preservação, principalmente nos casos de crianças e/ou nos quais são realizados implantes bilaterais, extremamente importantes. No entanto, em muitos casos, o espaço **ideal** para a realização da timpanotomia posterior é menor do que o necessário, tornando a exposição do nervo facial retirada do nervo corda

do tímpano e/ou da bigorna (Fig. 14-5-3), parte do procedimento cirúrgico.

Em seu estudo sobre complicações cirúrgicas em uma série consecutiva de 300 crianças implantadas, Bhatia[15] refere que os axônios do nervo facial foram expostos em 2%[3] dos casos, já a bainha do nervo facial foi exposta em 7%.[18] Em um caso foi necessária a proteção do nervo facial exposto com uma lâmina de Silastic®, além da administração de uma dose intravenosa de dexametasona. Este autor também refere que para facilitar o acesso, optou-se por sacrificar o nervo corda do tímpano em 20%[26] dos casos.

Em casos que utilizam outras técnicas cirúrgicas, como IC via fossa média, também é preconizada a realização de MNIO do NF em razão da proximidade deste nervo com a cóclea.

Instrumentação

Equipamentos que realizam apenas eletromiografia (EMG-VL e EMG-E) e/ou somente potenciais evocados (PE) não são os mais indicados, pois podem provocar falsa sensação de segurança, diminuindo assim a eficácia e a responsabilidade do procedimento.[7]

A MNIO mais correta é sempre a mais completa e, consequentemente, a mais segura.[27-29] A MNIO de NF ideal é aquela realizada através do Potencial de Ação do Nervo (PAN), Train of four (TOF), eletroencefalografia (EEG), potencial evocado somatossensitivo (PESS), potencial evocado motor (PEM) além da EMG-VL e EMG-E - estes três últimos considerados fundamentais nas cirurgias de IC.[7] Em pacientes que apresentam malformações, paralisias faciais prévias, alterações genéticas e/ou neurológicas, todos os testes eletroneurofisiológicos descritos acima devem ser realizados.[29]

Com o intuito de realizar qualquer teste eletroneurofisiológico que seja necessário, o equipamento para MNIO deve conter, no mínimo, 8 canais e 1 *software* apropriado para MNIO, e o médico responsável precisa conhecê-lo e dominá-lo completamente.[7] Filtros, margem de entrada de sinal, sensibilidade e varredura devem ser ajustados de acordo com os testes a serem utilizados, tipo de anestesia, local de captação, além do local onde o procedimento

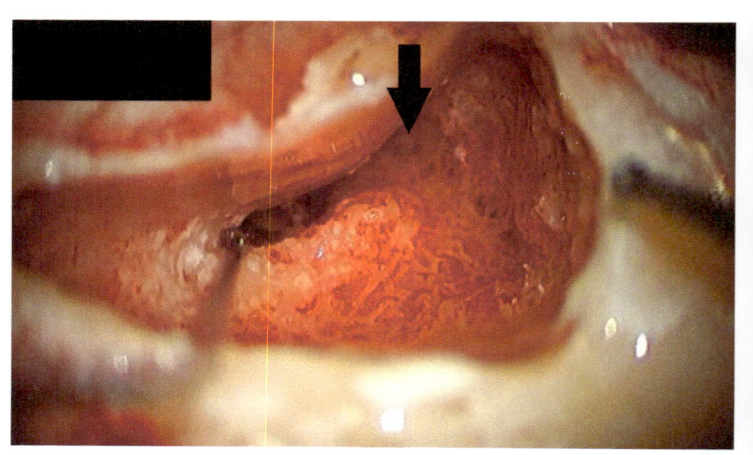

Fig. 14-5-2. Timpanotomia posterior em um osso temporal esquerdo, mostrando a proximidade do nervo facial (linha preta tracejada). A linha amarela mostra o ramo curto da bigorna e a linha vermelha a localização do nervo corda do tímpano.

Fig. 14-5-3. Timpanotomia posterior realizada com a retirada da bigorna. A seta preta indica o local de onde a bigorna foi retirada.

será realizado (sala cirúrgica blindada ou não, equipamentos utilizados etc.).

Para a realização das EMG-VL e EMG-E deve-se usar o mínimo de 4 canais, locando os eletrodos monopolares paralelamente nos músculos *frontalis*, *orbicularis oculi* e *orbicularis oris* (lábio superior e lábio inferior), a uma distância mínima de 1,5 cm entre si[7] (Fig. 14-5-4). Já o aterramento do sistema é realizado por meio de um eletrodo monopolar colocado convencionalmente, intramuscular, na região supraesternal (Fig. 14-5-4).

O TOF, teste eletroneurofisiológico utilizado para a verificação do nível de curarização do paciente,[7,29,30] deve ser feito sempre que a MNIO estiver sendo realizada através de EMG-VL, EMG-E e/ou PEM.

Outro recurso utilizado na MNIO são os estimuladores elétricos conhecidos como *probes*. Eles podem ser feitos de diversos materiais e em diversas formas, tamanhos e modelos (Fig. 14-5-5), sendo os monopolares, pequenos, finos e com ponta rômbica os mais utilizados em cirurgias de IC.[7,29-31] Entretanto, o uso de tais estimuladores deve ser realizado com muita cautela para o diagnóstico de lesão neural, já que seu uso indevido pode causar lesões irreversíveis.

A utilização do PEM do NF na MNIO tem-se tornado cada vez mais principalmente com o surgimento de novas técnicas de estimulação/captação. É o único teste que consegue avaliar todo o trajeto do NF, desde seu início, no córtex motor primário, até sua chegada na musculatura facial. Quando bem realizado, a resposta obtida com o PEM é um ótimo fator preditivo. Contudo, é importante salientar que assim como ocorre com o bisturi elétrico, após a colocação do IC, a realização do PEM está totalmente contraindicada, com risco de lesão irreversível do processador interno.

Cuidados com a Anestesia

Cada teste bioelétrico utilizado na MNIO sofre alterações diretas ou indiretas das medicações anestésicas utilizadas. Por isso, o médico responsável pela MNIO também deve ter conhecimento e estar atento a todas as drogas ministradas pelo anestesista.[7] Parâmetros fisiológicos de pressão arterial, temperatura e frequência cardíaca, entre outros, não podem ser negligenciados, pois alteram indiretamente a MNIO.[7,29,32]

Em razão da ação predominantemente motora do NF, a MNIO desse nervo é especialmente afetada por relaxantes musculares, devendo, sempre que possível, evitar o uso desse tipo de medicação. Os relaxantes musculares de curta ou média duração podem ser utilizados no momento da indução do paciente, desde que acompanhados pelo TOF.[7,29-31] Anestésicos locais devem ser evitados em regiões próximas ao nervo.[30-32] Benzodiazepínicos hipnóticos, comumente usados como pré-anestésicos, devem ser usados com muita cautela, já que atuam também como relaxante muscular de ação central.[30-32]

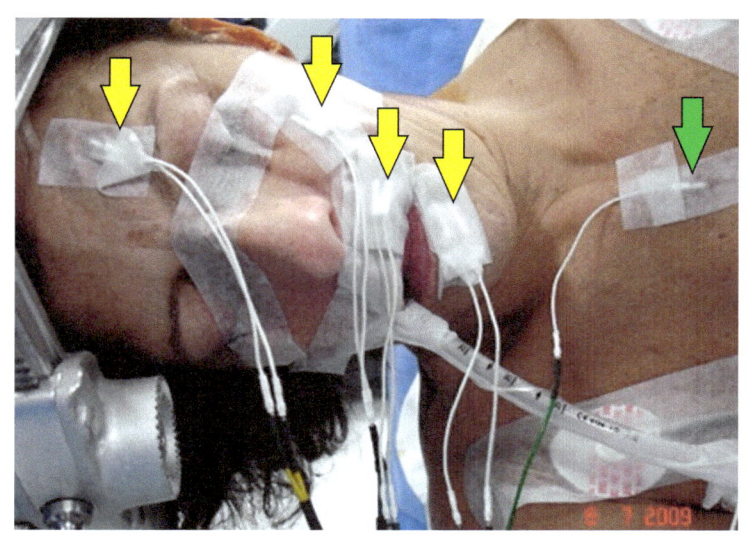

Fig. 14-5-4. Eletrodos locados para a realização dos testes de EMG-VL e EMG-E em cirurgias de IC. As setas amarelas indicam os locais de captação (músculos *frontalis*, *orbicularis oculi* e *orbicularis oris*). A seta verde indica o eletrodo de aterramento colocado na região supraesternal.

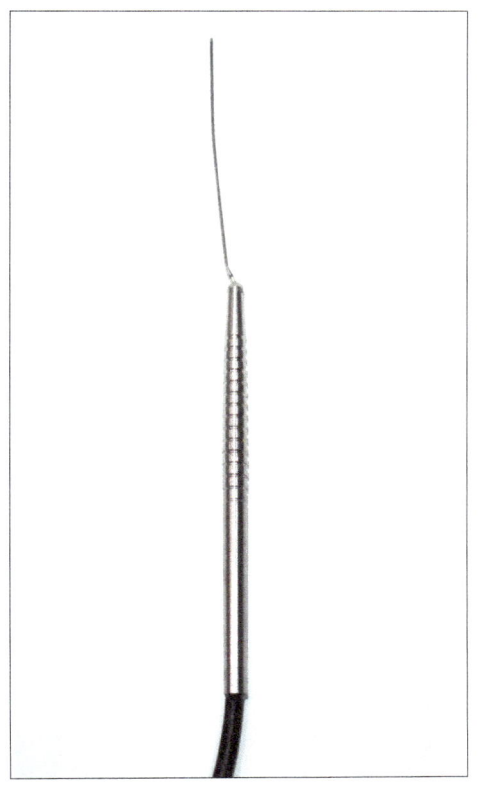

Fig. 14-5-5.
Exemplo de probe: estimulador elétrico bipolar, baionetado, confeccionado com titânio.

REFERÊNCIAS BIBLIOGRÁFICAS

1. Delgado TE, Buchheit SG, Rosenholtz HR. Intraoperative monitoring of facial muscle evoked responses obtained by intracanal stimulation of facial nerve: a more accurate technique for facial nerve dissection. Neurosurgery. 1979;4:418-21.
2. Beck DL, Atkins Jr. JS, Benecke Jr. JE, Brackmann DE. Intraoperative facial nerve monitoring: prognostic aspects during acoustic tumor removal. Otolaryngol Head Neck Surg. 1991;104:780-2.
3. Isaacson B, Kileny PR, El-Kashlan H, Gadre AK. Intraoperative monitoring and facial nerve outcomes after vestibular schwannoma resection. Otol Neurotol. 2003;24(5):812-7.
4. Dillon FX. Electromyographic (EMG) neuromonitoring in otolaryngology-head and neck surgery. Anesthesiology Clin. 2010;28:423-42.
5. Bailey BJ, Johnson JT. Head and neck surgery – Otolaryngology, 4th ed. Philadelphia: Lippicott Willians & Wilkins; 2009.
6. Zouridakis G, Papanicolaou AC. A Concise guide to intraoperative monitoring. Boca Raton, Miami: CRC Press; 2001.
7. Salomone R, Ferreira RJ, Bento RF. Indicações e técnicas da monitoração neurofisiológica intraoperatória para o otorrinolaringologista. Programa de Atualização em Otorrinolaringologia. 2012;6(3):59-78.
8. Wiet RJ. Iatrogenic facial injury. Otol Neurotol. 2004;25:818-25.
9. Silvertein H, Rosemberg S. Intraoperative facial nerve monitoring. Otolaringol Clin North Am. 1991; 24:61:709-25.
10. Resolução CFM Nº 2.136/2015 (Publicado no D.O.U., de 01 mar. de 2016;(1):71.
11. Webb RL, Laszig R, Lehnhardt E, et al. Surgical complications with the cochlear multiple-channel intracochlear implant: experience at Hannover and Melbourne. Ann Otol Rhinol Laryngol. 1991;100:131-6.
12. Ding X, Tian H, Wang W, Zhang D. Cochlear implantation in China: review of 1,237 cases with an emphasis on complications. ORL. 2009;71:192-5.
13. Brito RV, Monteiro TA, Leal F, et al. Complicações em 550 cirurgias consecutivas de implante coclear. Braz J Otorhinolaryngol. 2012;78(3):80-5.
14. Cohen NL, Hoffman RA. Complications of cochlear implant surgery in adults and children. Ann Otol Rhinol Laryngol. 1991;100(9):708-11.
15. Bhatia K, Gibbin NP, Nkolopoulos TP, O'Donoghue GM. Surgical complications and their management in a series of 300 consecutive pediatric cochlear implantations. Otol Neurotol. 2004;25(5):730-9.

16. European consensus statement on cochlear implant failures and explantations. Otol Neurotol. 2005;26(6):1097-9.
17. Venl F, Sicard M, Piron JP, et al. Reliability and complications of 500 consecutive coclear implantations. Arch Oto Head Neck. 2008;134(12):1276-9.
18. Papsin BC, Bailey CM, Albert DM, Bellman SC. Otitis media with effusion in paediatric coclear implantees: the role of peri-implant grommet insertion. Int J Pediatr Otorhinolaryngol. 1996;38(1):13-9.
19. Bento RF, Voegls RL, Sennes LU, et al. Otorrinolaringologia baseado em sinais e sintomas. São Paulo: Fundação Otorrinolaringologia; 2001.
20. Berrettini S, De Vito A, Bruschini L, et al. Facial nerve stimulation after cochlear implantation: our experience. ACTA Otorhinolaryngologica Italica. 2011;31:11-6.
21. Kelsall DC, Shallop JK, Brammeier TG, et al. Facial nerve stimulation after nucleus 21-channel cochlear implantation. Am J Otol. 1997;18:336-41.
22. Rayner MG, King T, Djalilian HR, et al. Resolution of facial stimulation in otosclerotic cochlear implants. Otolaryngol Head Neck Surg. 2003;129:475-80.
23. Cushing SL, Papsin BC, Gordon KA. Incidence and characteristics of facial nerve stimulation in children with cochlear implants. Laryngoscope. 2006;116:1787-91.
24. Ahn JH, Oh SH, Chung JW, Lee K. Facial nerve stimulation after cochlear implantation according to types of Nucleus 24-channel electrode arrays. Acta Oto-Laryngologica. 2009;129:588-91.
25. Weber BP, Lenarz T, Battmer RD, et al. Otosclerosis and facial nerve stimulation. Ann Otol Rhinol Laryngol Suppl. 1995;166:445-7.
26. Bento R, Miniti A, Marone SAM. Tratado de Otologia. São Paulo: Edusp; 1998.
27. Prass RL, Luders H. Constant-current versus constant-voltage stimulation. J Neurosurg. 1985;62:622-3.
28. Hoffman RA, Downey LL, Waltzman SB, Cohen NL. Coclear implantation in children with congenital malformations. Am J Otol. 1997;18:184-7.
29. Ferreira RJR. Monitoramento neurofisiológico intraoperatório nas cirurgias espinais. Medicina de reabilitação. Rio de Janeiro: Guanabara Koogan; 2010. p. 24-41.
30. Simon MV. Intraoperative neurophysiology. New York: Demosmedical; 2010.
31. Husain AM. Neurophysiologic intraoperative monitoring. New York: Demos; 2008.
32. Dralle H, Sekulla C, Lorenz K, et al. Intraoperative monitoring of the recurrent laryngeal nerve in thyroid surgery. World J Surg. 2008;32:1358-66.

SEÇÃO 14-6

AVALIAÇÃO DO IMPLANTE COCLEAR POR IMAGEM

Hugo Luis de Vasconcelos Chambi Tames ▪ Eloisa Maria Mello Santiago Gebrim

INTRODUÇÃO

O implante coclear é uma das opções de tratamento para perda auditiva moderada a severa e apresenta como particularidade, em comparação com implantes de outras partes do corpo, que o seu posicionamento é feito pela introdução do eletrodo através da janela redonda ou por cocleostomia, não sendo possível observar sua progressão no intraoperatório.

Neste capítulo discutiremos a anatomia relevante à programação cirúrgica para colocação do implante coclear, os métodos de imagem utilizados na avaliação pré-cirúrgica, os achados pós--operatórios, incluindo a avaliação do posicionamento do implante. Também será abordada a avaliação por ressonância magnética (RM) do paciente com implante coclear, as restrições à sua realização e medidas a serem adotadas para adequada segurança do paciente.

MÉTODOS DE IMAGEM

Radiografia Convencional

A incidência radiográfica para avaliação de implante coclear varia entre os serviços, porém, a mais comumente utilizada é a de Stenvers modificada, uma radiografia oblíqua com angulação do feixe central de raios X em cerca de 45 graus, posteriormente, e 12 graus, caudalmente.

A radiografia convencional fornece uma informação indireta da posição do eletrodo, através de sua configuração, se ele está no interior da cóclea; entretanto, não fornece informações sobre a relação do eletrodo com as estruturas da orelha interna (Fig. 14-6-1).[1] Apresenta como principal vantagem a possibilidade de avaliação de possíveis deslocamentos do ímã, como em casos de trauma ou por complicação do estudo por RM.

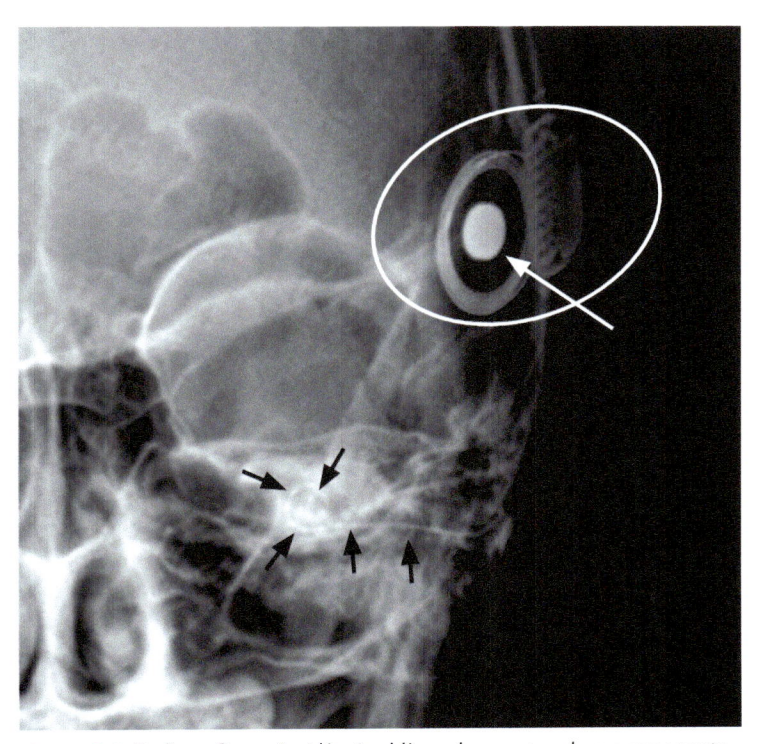

Fig. 14-6-1. Radiografia em incidência oblíqua demonstrando o componente interno do implante coclear. Eletrodo (setas pretas) com configuração habitual na cóclea, ímã (seta branca) normoposicionado na região central do receptor/estimulador (círculo).

Tomografia Computadorizada

A tomografia computadorizada (TC) é um método de imagem rápido, disponível de maneira mais ampla que a ressonância magnética, apresenta um custo menor e o protocolo inicial para avaliação dos ossos temporais é feito sem contraste, podendo ser modificado conforme a necessidade (suspeita de abscesso ou formações expansivas).

O modo de aquisição é realizado com o paciente deitado em decúbito dorsal na mesa do aparelho de tomografia, sendo realizada uma única aquisição em cortes axiais de fina espessura, de pelo menos 0,6 cm, denominada aquisição volumétrica. Este volume de imagens é processado em dois filtros, um para avaliação das partes moles e outro para estruturas ósseas, sendo possível realizar reformatações deste volume em todos os planos (sagital, coronal e oblíquos), e tridimensionais, permitindo, inclusive, a subtração de estruturas específicas para avaliação do implante coclear (Fig. 14-6-2).

A TC é o método de escolha para avaliação das estruturas ósseas, com boa visualização dos ossículos, do labirinto ósseo e da densidade da cápsula ótica. Entretanto, apesar de a TC ser superior à RM para avaliação de pequenas erosões ósseas, a RM é mais sensível para avaliação da medular óssea, sendo melhor para detectar infiltração da medula em doenças hematológicas ou para o diagnóstico de osteomielite, uma vez que estes achados serão evidentes na TC quando estas doenças estiverem mais avançadas.

Como desvantagens do uso da TC, temos a dose de radiação utilizada e a não visualização dos nervos facial e vestibulococlear, bem como a avaliação limitada do conduto auditivo interno.

A TC é o método que fornece mais informações para avaliação do posicionamento do implante coclear, pois permite afirmar com precisão onde está a extremidade do eletrodo.

A tomografia computadorizada de feixe cônico (*cone beam*) é uma variação da TC multidectores caracterizada pelo feixe de raios X em formato de cone, predominantemente utilizada para imagem dentária. Apresenta baixa dose de radiação em comparação com a TC, porém, poar conta desta característica, não é possível adquirir as imagens com janela de partes moles, representando a mais importante limitação do método.[2]

Ressonância Magnética

A RM é um método menos disponível, com um custo maior e de aquisição mais demorada em comparação com a TC, porém, é o método de escolha para avaliação do labirinto membranoso e o

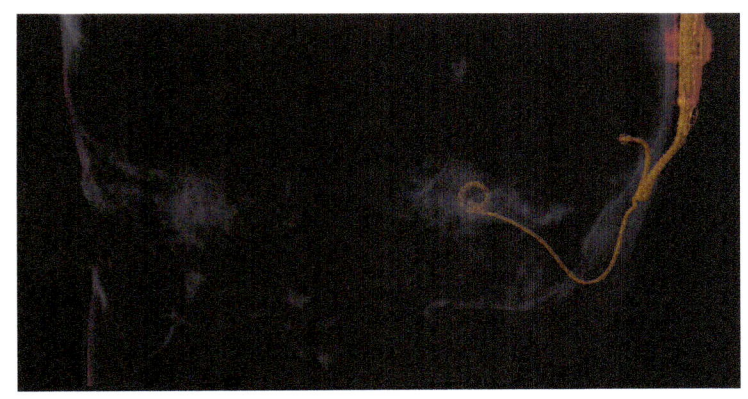

Fig. 14-6-2. Reformatação tridimensional de TC, com subtração das partes moles e transparência das estruturas ósseas, para avaliação do implante coclear.

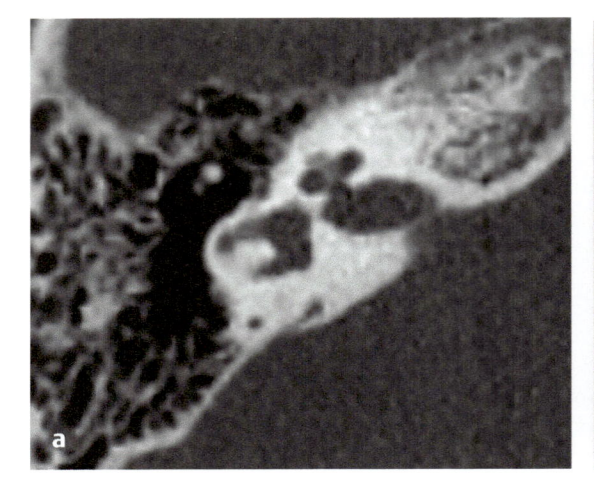
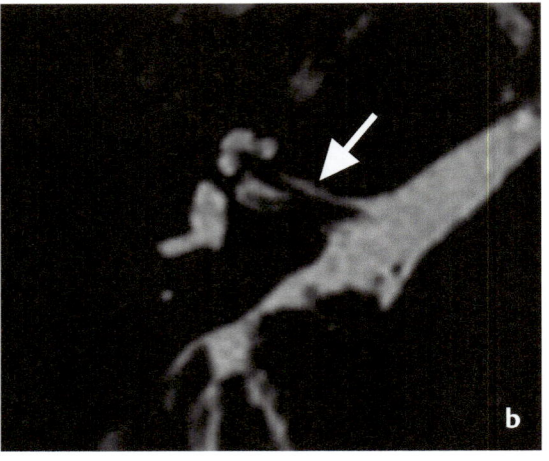

Fig. 14-6-3. (a) Cortes axiais de TC. (b) Na janela óssea e de RM na sequência T2. Mostrando o labirinto e o conduto auditivo interno. Note que apenas na RM é possível a visualização dos nervos facial e vestibulococlear.

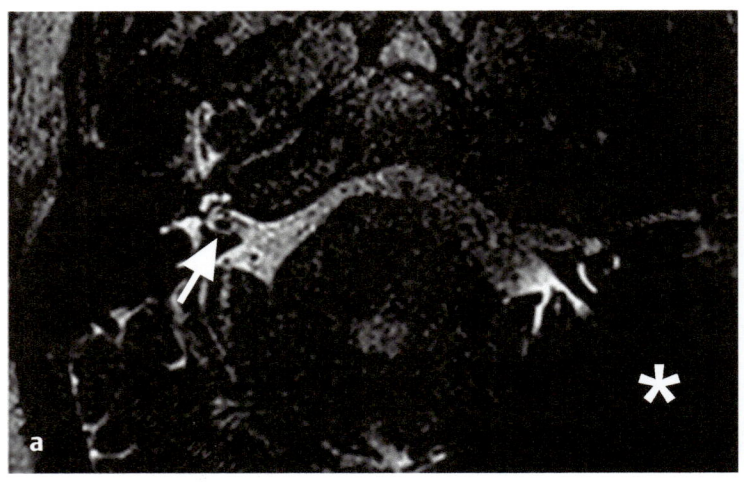
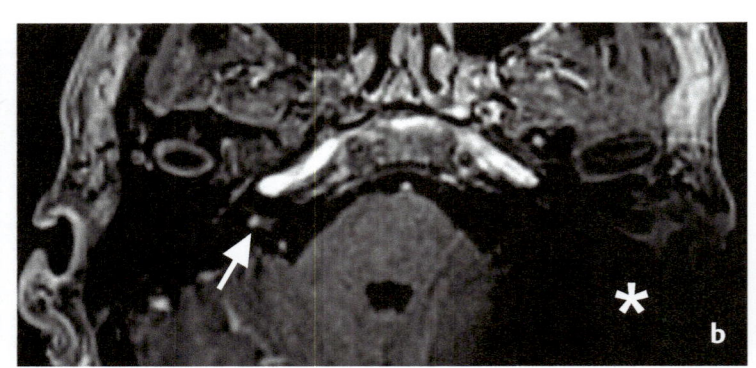

Fig. 14-6-4. (a) Corte axial de RM na sequência T2. (b) Corte axial de RM na sequência T1 pós-contraste em paciente com implante coclear à esquerda. Apesar da área com artefatos de susceptibilidade magnética na região temporal esquerda (*) e consequente perda de sinal, houve boa visualização dos condutos auditivos internos, permitindo o diagnóstico de schwannoma no conduto auditivo interno direito (seta).

único que permite a visualização dos nervos facial e vestibulococlear (Fig. 14-6-3).

As sequências são adquiridas separadamente, aumentando o tempo de exame, tornando este método mais suscetível a artefatos de movimentação e problemático para pacientes claustrofóbicos, por vezes sendo necessário realizar o exame com sedação anestésica. Outra limitação da RM são os artefatos de susceptibilidade magnética, que ocorrem por conta de alteração da homogeneidade do campo magnético relacionado com material metálico (material dentário, próteses ortopédicas e o próprio implante coclear).[3]

Os protocolos podem variar dependendo do serviço, mas comumente consistem em aquisições de sequências T1, STIR, FLAIR, uma sequência volumétrica altamente ponderada em T2 e T1 pós-contraste, além da difusão. Cada sequência fornece informações diferentes sobre as estruturas avaliadas, permitindo estreitar possibilidades diagnósticas e visualizar pequenas formações expansivas no labirinto membranoso e no CAI. Apresenta como vantagem em relação à TC a possibilidade de avaliação de material que preenche a cavidade timpânica ou a mastoide, permitindo diferenciar material hidratado de eventuais lesões (como o colesteatoma). Sua maior sensibilidade para avaliação das partes moles também permite melhor delimitação da extensão de processos inflamatórios ou neoplásicos para as estruturas adjacentes.

A maioria dos implantes cocleares é denominada *MR conditional* (denominação utilizada pela American Society for Testing and Materials), significando que são itens que não demonstraram risco **em ambiente específico de RM e com condições específicas de uso**. A compatibilidade e as condições de uso do implante coclear para estudos de ressonância magnética é informada pelo fabricante.[4]

O componente externo do implante sempre deve ser removido para estudo, já o componente interno é mantido na posição e coberto por um faixa externa compressiva. Os componentes do implante coclear, principalmente o ímã e em menor grau o receptor/estimulador e eletrodo, determinam artefatos de susceptibilidade magnética que limitam a avaliação de algumas estruturas. Alguns estudos demonstram que, dependendo da distância entre o ímã e o conduto auditivo externo, há boa visualização das estruturas do labirinto e conduto auditivo interno,[5] sendo útil para o acompanhamento de schwannomas vestibulares, por exemplo (Fig. 14-6-4).

Além dos artefatos nas imagens, há complicações que podem ocorrer durante o exame, como dor e desconforto, aquecimento, movimentação e/ou desmagnetização do ímã.

Anatomia

O osso temporal é formado por cinco porções: mastóidea, escamosa, petrosa, timpânica e estiloide. A porção mastóidea é a mais posterolateral (compondo grande parte da mastoide), situada posteriormente à porção timpânica, que forma o conduto auditivo externo.

A cavidade timpânica apresenta um relevo na sua parede posterior, formado por uma proeminência mediana, denominada eminência piramidal, que separa duas depressões, uma mais medial, o seio timpânico, e outra mais lateral, o recesso do facial, mais bem visualizadas no plano axial da TC (Fig. 14-6-5).

A parede medial da cavidade timpânica é formada pelo labirinto ósseo, onde é possível observar inferiormente o promontório coclear e, superiormente, as proeminências do canal semicircular lateral e do segmento timpânico do canal do nervo facial (Fig. 14-6-6). A janela oval situa-se inferiormente ao segmento timpânico do canal do nervo facial, junto à platina do estribo, já a janela redonda localiza-se pos-

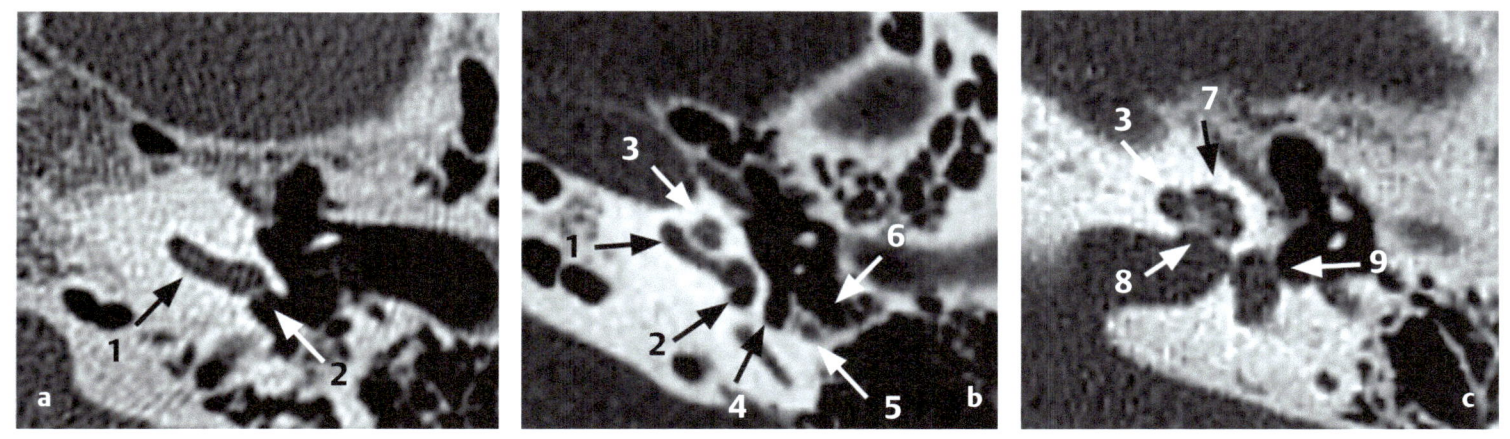

Fig. 14-6-5. (a-c) Cortes axiais de TC do osso temporal esquerdo, de inferior para superior. *1*. Espira basal da cóclea e fina lâmina espiral óssea no seu interior; *2*. janela redonda; *3*. espira média da cóclea; *4*. seio timpânico; *5*. eminência piramidal e segmento mastóideo do nervo facial; *6*. recesso do facial; *7*. espira apical da cóclea; *8*. modíolo; *9*. janela oval.

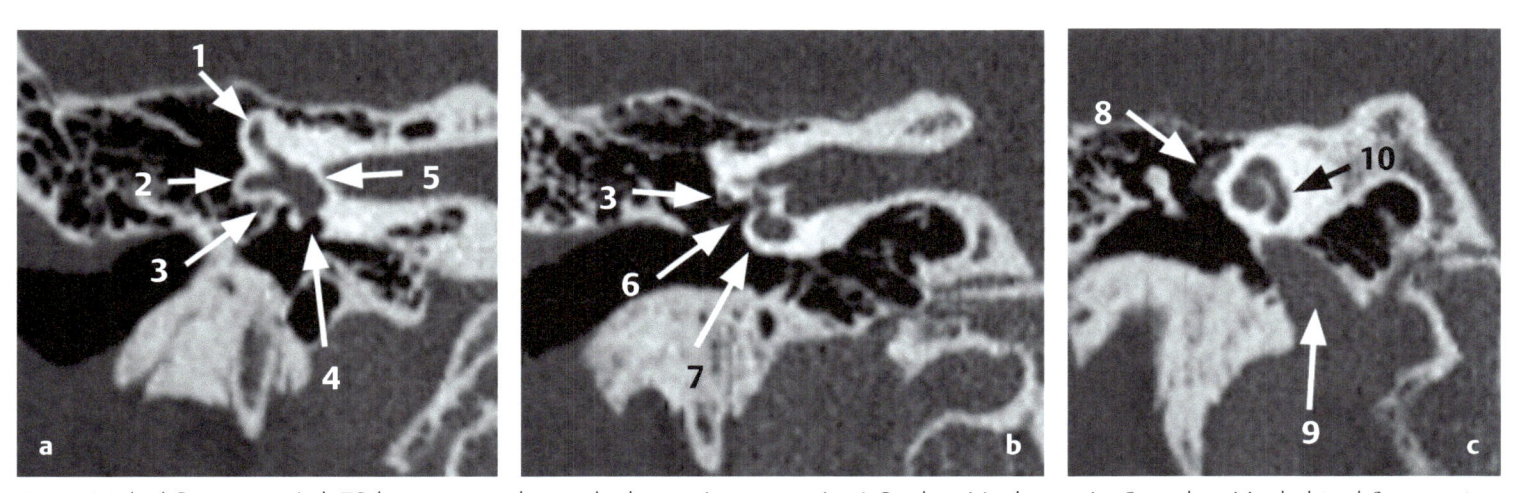

Fig. 14-6-6. (a-c) Cortes coronais de TC do osso temporal esquerdo, de posterior para anterior. *1*. Canal semicircular superior; *2*. canal semicircular lateral; *3*. segmento timpânico do canal do nervo facial; *4*. janela redonda; *5*. vestíbulo; *6*. janela oval; *7*. promontório coclear (formado pela impressão da espira basal da cóclea na parede medial da cavidade timpânica); *8*. junção dos segmentos timpânico e labiríntico do canal do nervo facial; *9*. canal carotídeo; *10*. espira basal da cóclea.

teroinferiormente à janela oval. Estas estruturas são bem avaliadas nos planos coronal e axial da TC.

O labirinto ósseo é formado pelo vestíbulo, canais semicirculares, cóclea e aquedutos vestibular e coclear, e contém o labirinto membranoso. O vestíbulo é a porção central ovalada e se continua anteroinferiormente com a cóclea e, posteriormente, com os canais semicirculares e o aqueduto vestibular (Fig. 14-6-7).

O labirinto pode ser bem avaliado na janela óssea da TC e, por sequência, altamente ponderada em T2 na RM. No plano axial a cóclea apresenta posição anteroinferior ao vestíbulo, sendo possível avaliar suas duas voltas e meia. A espira apical situa-se em posição anterolateral, enquanto a espira basal, posteromedial, junto ao fundo do conduto auditivo interno. Na região central da cóclea observa-se o modíolo, estrutura hiperatenuante na TC ou com hipossinal na RM.[6]

No interior das espiras da cóclea é possível observar a fina lâmina espiral óssea, separando as escalas timpânica, inferiormente, e da vestibular superiormente. Esta estrutura é importante para avaliar a adequada posição do eletrodo, que deve estar localizado na escala timpânica (Fig. 14-6-8).[7] Eventualmente, os artefatos de endurecimento dos feixes de raios X podem limitar a avaliação da lâmina espiral óssea.

Não é possível visualizar o ducto coclear pelos métodos de imagens disponíveis atualmente.

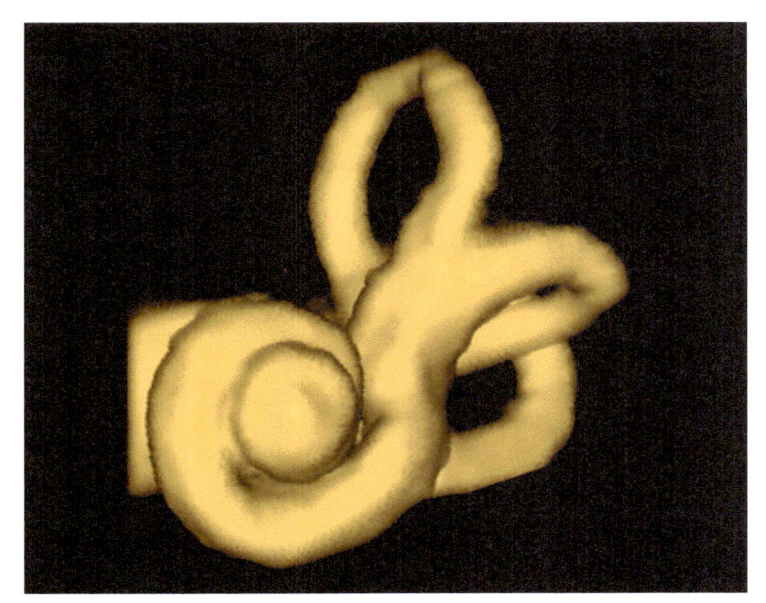

Fig. 14-6-7. Reformatação tridimensional da orelha interna esquerda a partir de estudo de RM em sequência altamente ponderada em T2. A cóclea situa-se em posição anteroinferior e o vestíbulo posterossuperior, onde confluem os canais semicirculares.

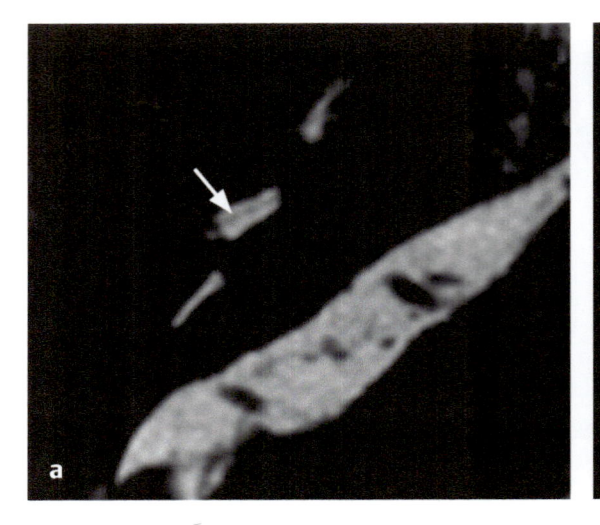
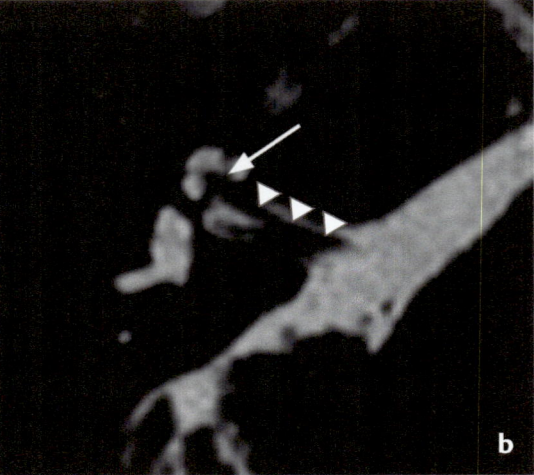

Fig. 14-6-8. Cortes axiais de RM na sequência T2, no nível da espira basal da cóclea. (a) Mostrando a lâmina espiral óssea (seta) que separa a escala vestibular superolateral da escala timpânica inferomedial. (b) No nível do conduto auditivo interno, demonstra o modíolo (seta) na região central da cóclea, por onde emerge o nervo coclear (pontas de seta).

AVALIAÇÃO DO IMPLANTE COCLEAR POR IMAGEM

Planejamento Pré-Operatório

Pacientes candidatos a implante coclear devem ser submetidos a exames de TC e/ou RM para excluir contraindicações ao implante e planejamento cirúrgico. O estudo de TC fornece uma boa avaliação das estruturas ósseas e da pneumatização do osso temporal, já a RM apresenta como maior vantagem a possibilidade de avaliação do conduto auditivo interno, sendo o único estudo que permite a visualização do nervo coclear.[8]

Dentre as informações relevantes para o planejamento cirúrgico, os estudos de imagem permitem avaliar:[9]

- O grau de aeração das mastoides, caso haja pneumatização assimétrica comumente é optado pela mastoide mais pneumatizada (Fig. 14-6-9). As mastoides hipopneumatizadas podem dificultar a criação do reservatório do implante e dificultar o acesso à cavidade timpânica;
- As dimensões e pneumatização da orelha média, particularmente em casos de malformação onde a cavidade timpânica pode apresentar dimensões reduzidas, dificultando o acesso cirúrgico;
- As janelas oval e redonda, que podem estar estenóticas ou obliteradas como, por exemplo, na otosclerose/otospongiose (Fig. 14-6-10);
- O trajeto do nervo facial fornecendo informações sobre deiscências do canal do nervo e trajetos aberrantes na mastoide, que poderia resultar em complicações intraoperatórias;
- Morfologia, dimensões e perviedade da cóclea. Tanto a TC quanto a RM permitem avaliar a presença de malformações cocleares, o menor diâmetro das espiras da cóclea e eventuais obliterações da cóclea decorrentes de labirintite ossificante (Fig. 14-6-11), entretanto, neste último caso, a RM apresenta maior sensibilidade por

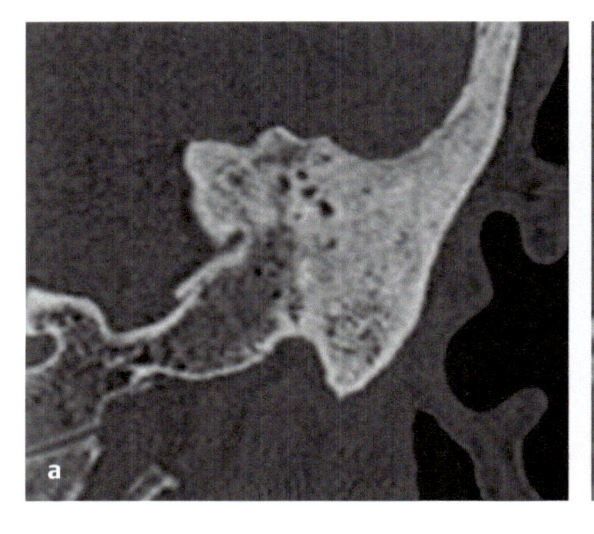
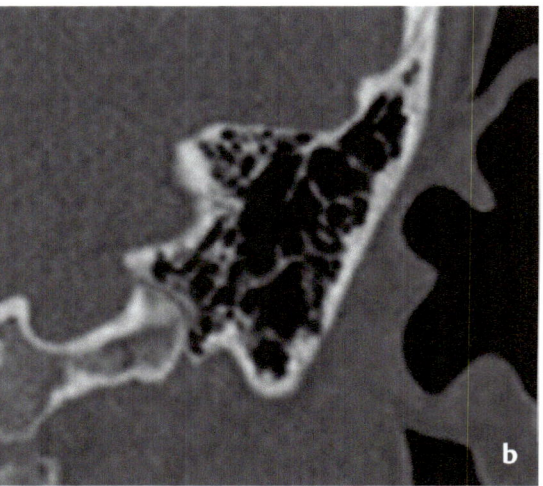

Fig. 14-6-9. Cortes coronais de TC de dois pacientes no plano da mastoide. (a) Mostra a mastoide hipopneumatizada e esclerótica. (b) Mostra uma mastoide normopneumatizada.

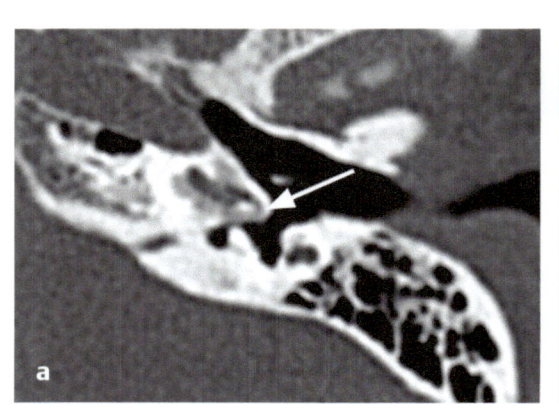
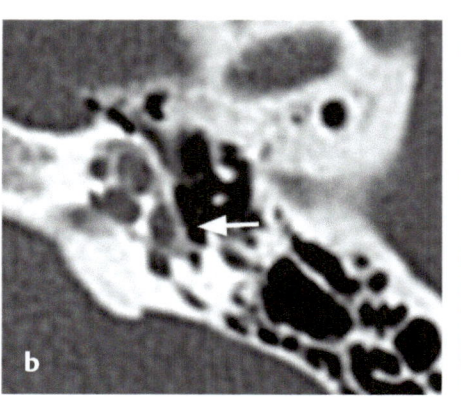
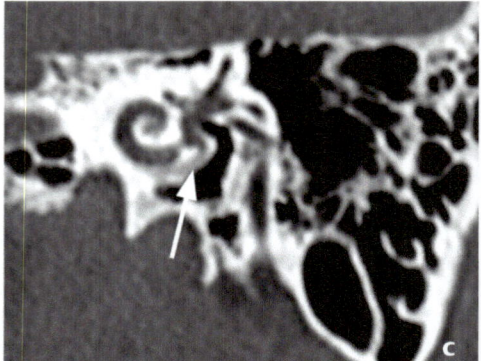

Fig. 14-6-10. Cortes axiais de TC no nível da espira basal da cóclea (a), da janela oval (b) e no plano coronal oblíquo (c); mostrando áreas hipoatenuantes confluentes na topografia da *fissula ante fenestram* e região pericoclear compatíveis com extensa otosclerose e obliteração das janelas redonda e oval (setas).

possibilitar o diagnóstico da labirintite na fase fibrosante. Nesta fase, a TC não evidencia alterações na morfologia coclear;

▪ Doenças preexistentes, como formações expansivas na base do crânio e na cavidade timpânica (como o paraganglioma timpânico);

▪ Alterações no restante do labirinto, como o alargamento do aqueduto vestibular ou deiscência dos canais semicirculares e da cóclea (Fig. 14-6-12), que podem agravar sintomas vestibulares ou de perda auditiva;

▪ Estruturas vasculares relevantes para o planejamento cirúrgico, como o bulbo jugular alto e deiscente para a cavidade timpânica (Fig. 14-6-13), os divertículos de seio sigmoide que podem apresentar deiscência (Fig. 14-6-14), ou anomalias vasculares como artéria carótida interna aberrante (segmento da artéria cursa no interior da cavidade timpânica), ou estapediana persistente (caracterizada por alargamento do segmento timpânico do canal do nervo facial).

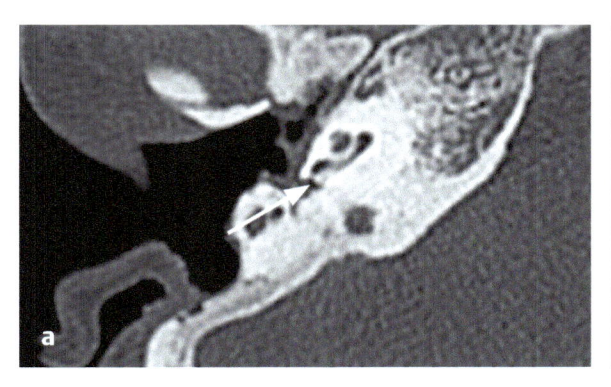
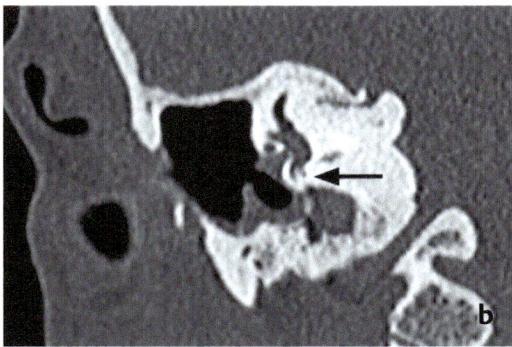

Fig. 14-6-11. TC no nível da abertura da janela redonda em paciente com labirintite ossificante, destacando-se a obliteração da janela redonda e ossificação da espira basal da cóclea, notadamente na escala timpânica (setas). (a) Corte axial. (b) Corte coronal.

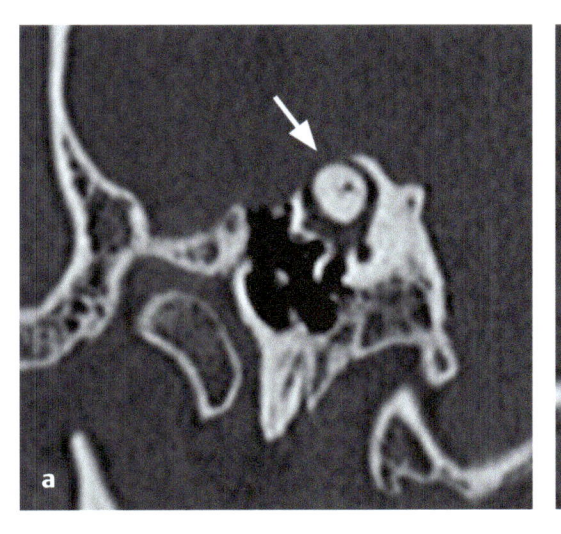
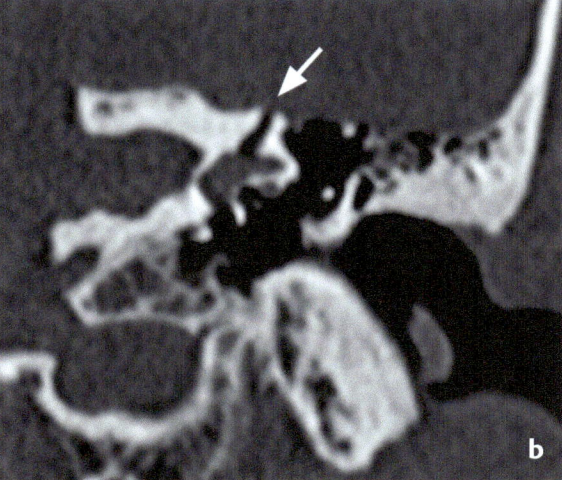

Fig. 14-6-12. (a, b) Cortes coronais oblíquos de TC evidenciam área de deiscência do canal semicircular superior, caracterizado pela ausência focal de cobertura óssea (setas).

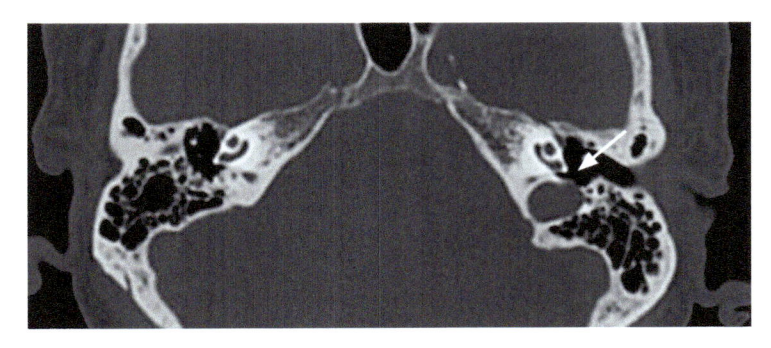

Fig. 14-6-13. Corte axial de TC no nível da espira basal da cóclea. Bulbo jugular alto à esquerda, reduzindo a amplitude da janela redonda (seta).

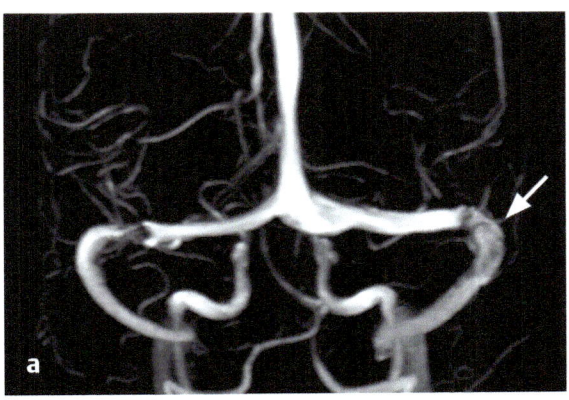
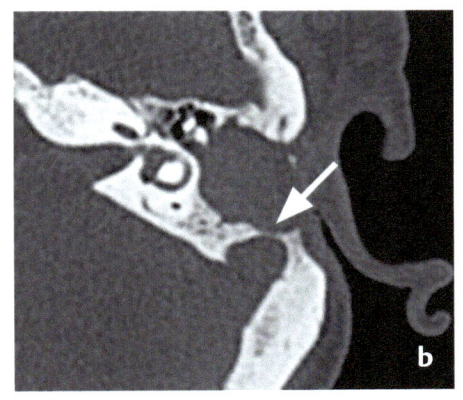
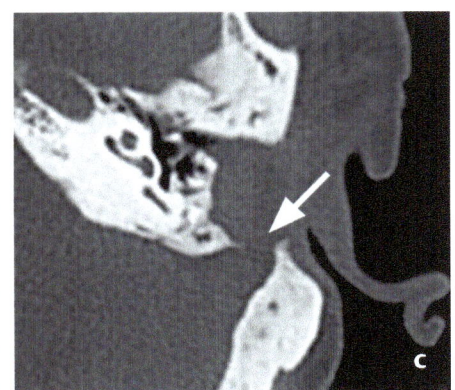

Fig. 14-6-14. (a) Venografia por RM mostrando seio sigmoide esquerdo mais proeminente e lateralizado (seta) em comparação com o direito. (b, c) Cortes axiais de TC após mastoidectomia mostrando descontinuidade da placa sigmoide, junto à cavidade cirúrgica.

A distância coclear ou diâmetro coclear é uma medida da janela redonda à parede contralateral da espira basal da cóclea, passando pelo eixo modiolar. Esta medida mostrou apresentar correlação com o ângulo de inserção de 360 graus do implante coclear, podendo ser calculada no pré-operatório.[10]

Pós-Operatório

O implante coclear apresenta componentes metálicos que determinam importantes artefatos de endurecimento do feixe de raios X que podem degradar as imagens, principalmente no nível do receptor/estimulador.

Para a colocação do implante coclear é realizada uma mastoidectomia fechada, caracterizada pela manutenção da parede posterior do conduto auditivo externo, em seguida é criado um recesso na calota craniana posterossuperiormente à mastoidectomia para a colocação do receptor/estimulador (de modo que fique protegido de traumas externos) e, por fim, é feita abertura do recesso do facial e cocleostomia (Fig. 14-6-15).

A cavidade cirúrgica da mastoidectomia e a cavidade timpânica apresentam-se preenchidas por material hipoatenuante no pós-operatório imediato, posteriormente tornando-se aeradas. O preenchimento destas cavidades pode decorrer de otomastoidopatia.

O eletrodo é introduzido pela janela redonda ou por cocleostomia e apresenta trajeto pela escala timpânica. Problemas durante a inserção do feixe de eletrodos são as complicações mais comuns da cirurgia de implante coclear.[11] Em casos complicados, onde não é possível a adequada visualização da janela oval ou dos marcos cirúrgicos, pode ocorrer a progressão do implante coclear por trajetos anômalos (Figs. 14-6-16 e 14-6-17). Outras possíveis complicações podem ocorrer mesmo após a progressão correta pela janela redonda ou cocleostomia, como, por exemplo, em casos de deiscência da espira basal com o canal carotídeo.

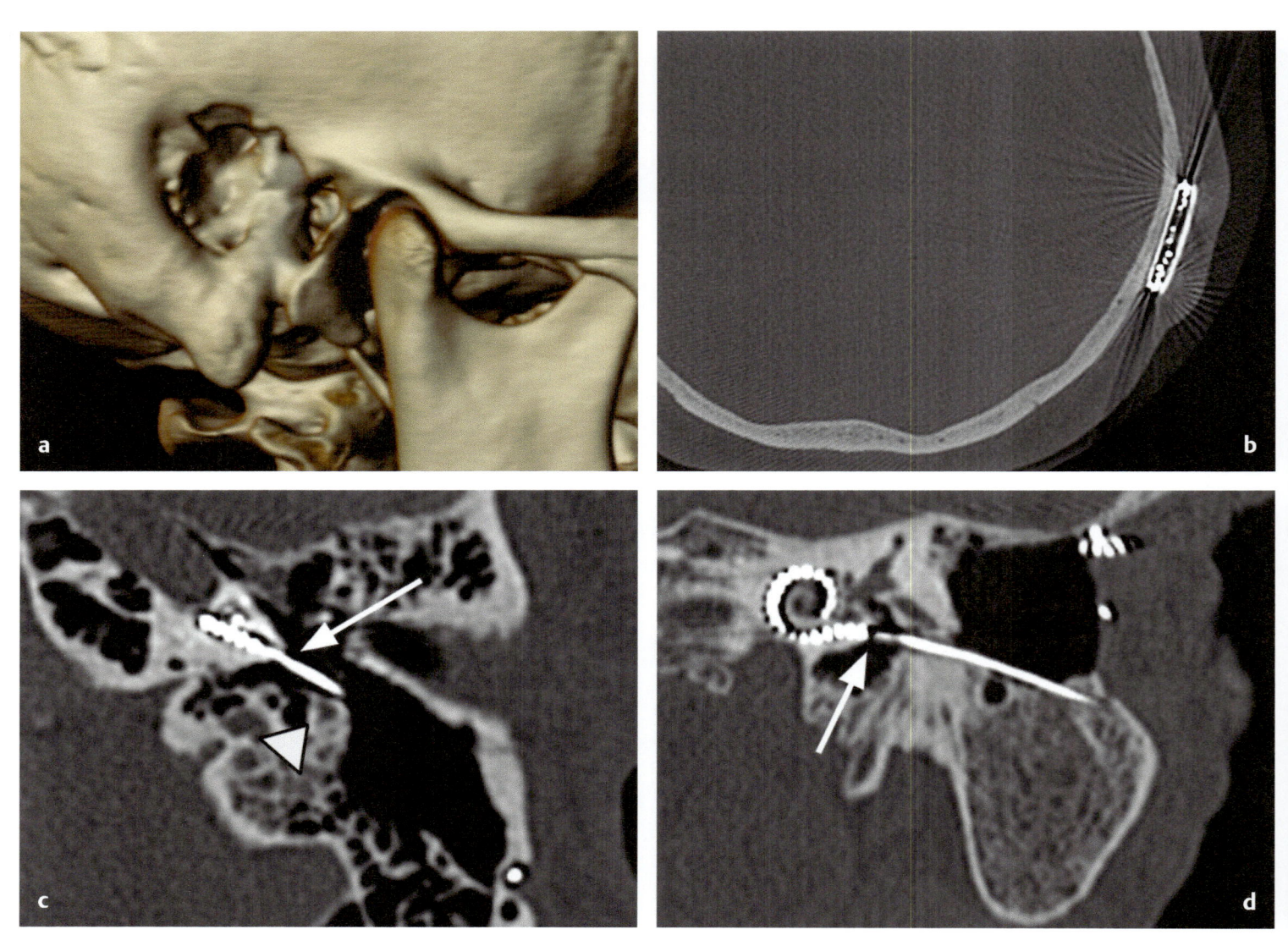

Fig. 14-6-15. (a) Reformatação tridimensional de paciente submetido à mastoidectomia fechada. (b) Corte axial de TC com receptor/estimulador posicionado na escama temporal esquerda. (c, d) Cortes axial e coronal de TC mostrando trajeto do eletrodo, lateral à eminência piramidal (ponta de seta) e através da janela redonda (seta).

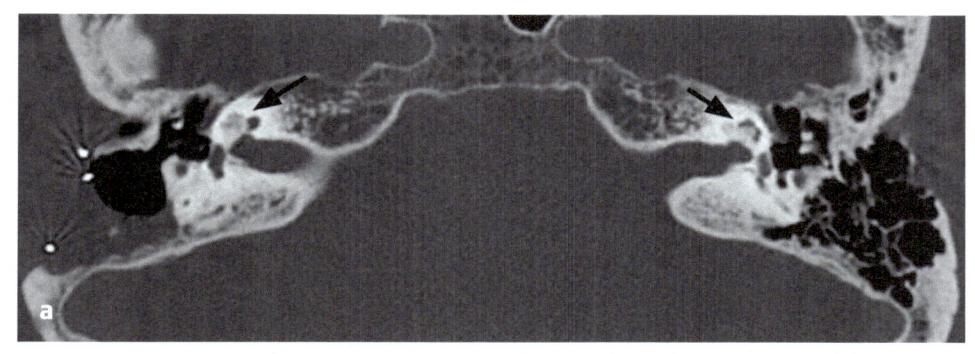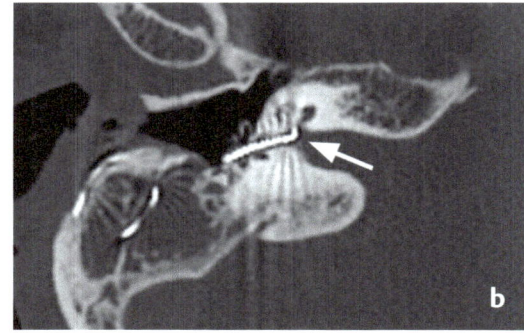

Fig. 14-6-16. Cortes axiais de TC em paciente com implante coclear à direita. (a) No nível da janela oval nota-se ossificação parcial das espiras média e apical das cócleas (setas) relacionada com labirintite ossificante. (b) É possível avaliar a complicação da passagem do eletrodo à direita, adequadamente posicionado através da janela redonda, entretanto, desviado para o fundo do conduto auditivo interno (seta) em decorrência de obliteração da cóclea.

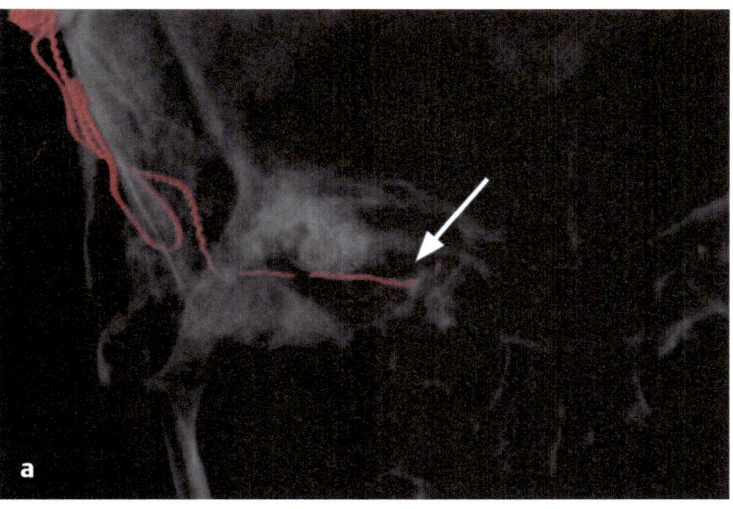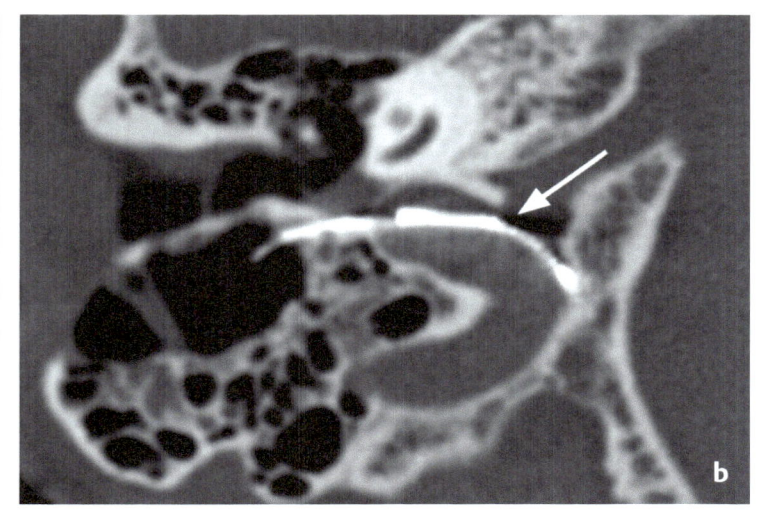

Fig. 14-6-17. Complicação de implante coclear à direita em paciente com bulbo jugular alto. (a) Reformatação tridimensional onde não se observa a curvatura habitual do eletrodo no trajeto da cóclea. (b) Corte axial oblíquo de TC mostrando eletrodo com trajeto pelo forame jugular (seta).

REFERÊNCIAS BIBLIOGRÁFICAS

1. Filipo R, Mancini P, Panebianco V, et al. Assessment of intracochlear electrode position and correlation with behavioural thresholds in CII and 90K cochlear implants. Acta Otolaryngol. 2008;128(3):291-6.
2. Saeed SR, Selvadurai D, Beale T, et al. The use of cone-beam computed tomography to determine cochlear implant electrode position in human temporal bones. Otol Neurotol. 2014;35(8),1338-44.
3. Edmonson HA, Carlson ML, Patton AC, Watson RE. MR imaging and cochlear implants with retained internal magnets: reducing artifacts near highly inhomogeneous magnetic fields. Radiographics. 2018;38(1):94-106.
4. Azadarmaki R, Tubbs R, Chen DA, Shellock FG. MRI information for commonly used otologic implants: review and update. Otolaryngol Head Neck Surg. 2014;150(4),512-9.
5. Grupe G, Rademacher G, Hofmann S, et al. Evaluation of cochlear implant receiver position and its temporal changes. Otol Neurotol. 2017;38(10):e558-e562.
6. Gebrim ES, Sarpi MDO. Ossos temporais. In: Tratado de radiologia. Manole; 2017. p. 527-609.
7. Witte RJ, Lane JI, Driscoll CL, Lundy LB, Bernstein MA, Kotsenas AL, et al. Pediatric and adult cochlear implantation. Radiographics. 2003;23(5):1185-200.
8. Young JY, Ryan M, Young NM. Preoperative imaging of sensorineural hearing loss in pediatric candidates for cochlear implantation. Radiographics. 2014;34(5):E133-E149.
9. Woolley A, Oser AB, Lusk RP, Bahadori RS. Preoperative temporal bone computed tomography scan and its use in evaluating the pediatric cochlear implant candidate. Laryngoscope. 1997Aug;107(8):1100-6.
10. Escudé B, James C, Deguine O, et al. The size of the cochlea and predictions of insertion depth angles for cochlear implant electrodes. Audiol Neuro-Otol. 2006;11(1):27-33.
11. Brito R, Monteiro TA, Leal AF, et al. Surgical complications in 550 consecutive cochlear implantation. Braz J Otorhinolaryngol. 2012;78(3):80-5.

CAPÍTULO 15

PROCEDIMENTOS INTRAOPERATÓRIOS E CUIDADOS PÓS-OPERATÓRIOS

SEÇÃO 15-1

TESTES NEURAIS INTRAOPERATÓRIOS: COCHLEAR

Valéria Oyanguren

TELEMETRIA DE RESPOSTA NEURAL

A partir dos trabalhos de Abbas *et al.*[1] e Lai e Dillier,[2] que mostraram a viabilidade da medida do potencial evocado composto por eletrodos do próprio implante coclear, a Cochlear lançou o *software* NRT™ Version 2.04 (NRT – *Neural Response Telemetry*), e os testes neurais se tornaram uma realidade e uma ferramenta de grande valia, tanto no momento intraoperatório como no pós-operatório.

Com eles é possível avaliar a integridade do implante, analisar a funcionalidade do nervo auditivo, confirmar o posicionamento adequado do feixe de eletrodos e a permeabilidade do nervo auditivo à estimulação elétrica, além de ser uma ferramenta para monitorar as respostas neurais ao longo do tempo e, principalmente, para servir de base durante a ativação e programação de crianças pequenas e bebês.[3-7]

A realização dos testes neurais intraoperatórios se dá de forma simples e rápida, e acontece após a inserção cirúrgica dos eletrodos.

O fonoaudiólogo, presente na cirurgia, utiliza um computador com o *software* específico para potenciais evocados (a versão atual do *software* é o Custom Sound EP 6.0), acoplado a uma interface de programação (chamada POD) e um processador de fala, que fará a transmissão do estímulo e captação da resposta pelo acoplamento, por meio de um ímã, entre a antena externa e a antena interna (do receptor do implante).

PESQUISA DO *ELECTRICAL COMPOUND ACTION POTENTIAL*

O teste neural mais utilizado é a pesquisa do Registro do Potencial de Ação Composto do Nervo Auditivo Eletricamente Evocado (Electrical Compound Action Potential – ECAP).

O ECAP é a resposta sincronizada do nervo auditivo frente à corrente elétrica emitida por um eletrodo intracoclear.[8] A forma de onda do ECAP consiste, geralmente, em um pico negativo inicial (N1) seguido de um pico positivo (P1) (Fig. 15-1-1). Esses picos têm latências relativamente curtas, 0,2 a 0,5 ms para N1 e 0,5 a 1,0 ms para P1,[9,10] e essa onda corresponde à onda I do PEATE.[11]

Através de um sistema de telemetria bidirecional é possível medir o ECAP. O *software* de NRT comunica-se com o processador de fala e, dessa forma, pulsos bifásicos de corrente são enviados a um único eletrodo intracoclear, utilizando uma uma taxa de repetição de estimulação predefinida (velocidade de estimulação).

O ECAP resultante é registrado a partir de um eletrodo vizinho, amplificado, codificado e enviado de volta ao processador de fala por meio da bobina. Os dados são analisados usando-se o processador de fala e o *software* C.S EP, e os resultados são facilmente interpretados pelo fonoaudiólogo.[10]

A mensuração utiliza o paradigma do mascaramento antecipado e o método da subtração, pelo qual o estímulo é transmiti-

do com um atraso específico em relação ao estímulo mascarador para aproveitar o período refratário dos neurônios da via auditiva. A resposta ao estímulo nesta condição é subtraída das respostas dos estímulos oferecidos isoladamente na tentativa de eliminar os artefatos e possibilitar a observação do potencial. O método de subtração é utilizado automaticamente pelo *software* para a separação das respostas neurais dos artefatos elétricos.[1,12]

A Cochlear sugere os seguintes parâmetros básicos durante a pesquisa do ECAP: nível de mascaramento (*masker level*) de 10 unidades de corrente acima do nível utilizado para a estimulação (*probe level*), intervalo interpulso de 400 μs e velocidade de estimulação de 80 Hz em pulsos de 25 μs (largura do pulso). Ganho (em dB do amplificador) de 50 dB e o Delay (intervalo de tempo entre o final do estímulo e a gravação da resposta) de 120 μs. Porém, esses parâmetros podem ser alterados pelo fonoaudiólogo caso haja necessidade ou se a morfologia encontrada não estiver adequada.

A amplitude N1 – P1 da onda do ECAP é em torno de 100 μV e varia de indivíduo para indivíduo e de acordo com o nível de estimulação. A função de crescimento de amplitude com base no aumento dos níveis de corrente pode ser usada para estimar o limiar do ECAP, também conhecido como o limiar de NRT (T-NRT) (Fig. 15-1-2).[1]

O T-NRT pode ser utilizado como base durante a ativação e mapeamentos, principalmente de crianças pequenas e bebês. Com base no T-NRT podemos predizer os níveis de estimulação apropriados para ativar as fibras do nervo auditivo, além de estipular a "configuração" do mapa. Sabemos que se trata de um nível de corrente audível e que está dentro da área dinâmica do mapa do paciente (entre os níveis T e C), tratando-se, inclusive, de uma importante informação para iniciar o condicionamento da criança.[3-5,13]

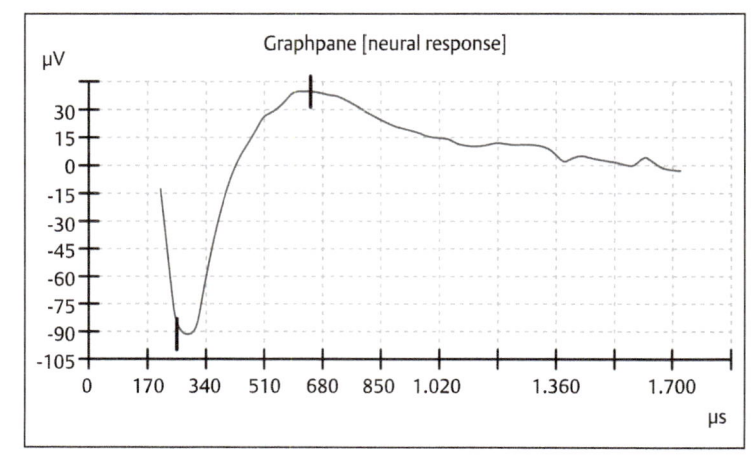

Fig. 15-1-1. Onda do *Electrical Compound Action Potential* – ECAP.

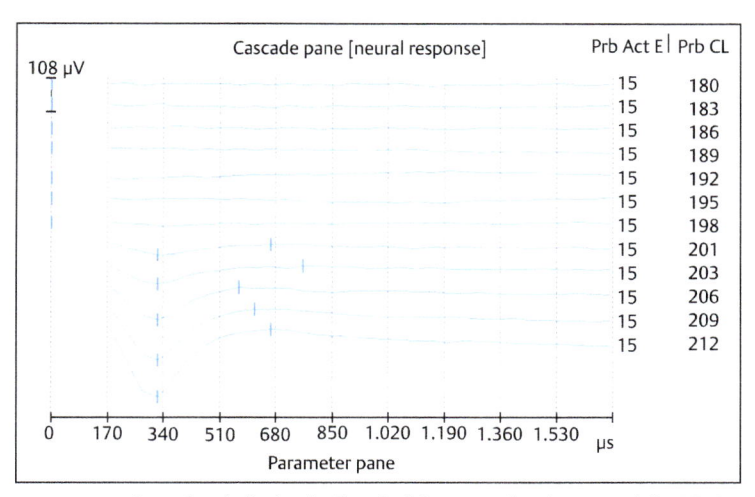

Fig. 15-1-2. Pesquisa do limiar do *Electrical Compound Action Potential* – ECAP (T-NRT).

ECAP – *Recovery Function* – Função de Recuperação

O ECAP *Recovery Function* é o teste que avalia a função de recuperação do nervo auditivo, medindo o período refratário.

As propriedades refratárias do nervo auditivo são extraídas da amplitude da resposta neural em função do intervalo entre o estímulo e o estímulo mascarador (MPI – *Masker Pulse Interval*). Podem ser medidas por meio da NRT utilizando a técnica de subtração. A variação do MPI permite identificar o tempo que as fibras neurais permanecem no período refratário.[14] O *software* atual utiliza 300 µs como MPI de referência, conforme descrito por Morsnowski *et al.*[15]

Alguns autores sugerem que as diferenças entre os tempos de recuperação do nervo estão associadas às características fisiológicas de cada neurônio auditivo,[16] e ainda há autores que relacionam o tempo de recuperação do nervo com as habilidades em acompanhar padrões temporais de fala,[8] o que torna este teste uma informação importante ao longo do acompanhamento e mapeamento dos pacientes.

ECAP – *Spread of Excitation* (SOE)

O ECAP (*Spread of Excitation*) mede a propagação longitudinal de ativação neural na cóclea. A resposta neural é pesquisada utilizando o mesmo eletrodo teste e diferentes eletrodos mascaradores. A amplitude da resposta, parcialmente mascarada, fornece a extensão da sobreposição das regiões de excitação entre o eletrodo mascarado e o eletrodo teste.[17]

Em etiologias como a meningite, o SOE mostra pouca seletividade de frequências entre os eletrodos e isso pode ter relação com o desempenho de percepção de fala.[18] Também podemos utilizar o teste para auxiliar na verificação do posicionamento adequado do feixe de eletrodos do implante,[19] comparando a seletividade e a sobreposição de campos de excitação neural dentro da cóclea.

CONTROLE REMOTO CR 220

Outra opção para a medida das respostas neurais intraoperatórias é o controle remoto CR 220. Esta opção sem fio é capaz de realizar tais medições com a vantagem de não necessitar de outro equipamento além do dispositivo externo e o controle (Fig. 15-1-3). Isso dispensa a necessidade de cabos, computadores e maior espaço no centro cirúrgico.

Além do fonoaudiólogo, outros profissionais também estão presentes na sala de cirurgia: médicos, anestesiologistas, instrumentadores, neurofisiologistas, todos com seus postos de trabalho. Às vezes essa dinâmica pode dificultar a circulação na sala e comprometer o desempenho do trabalho. O uso de um dispositivo portátil sem fio que permite que os mesmos procedimentos sejam executados como em uma estação de trabalho maior pode ser muito útil na otimização do espaço físico, além de contribuir para a melhor mobilidade em todo o lugar, mantendo a mesma qualidade de respostas.[20]

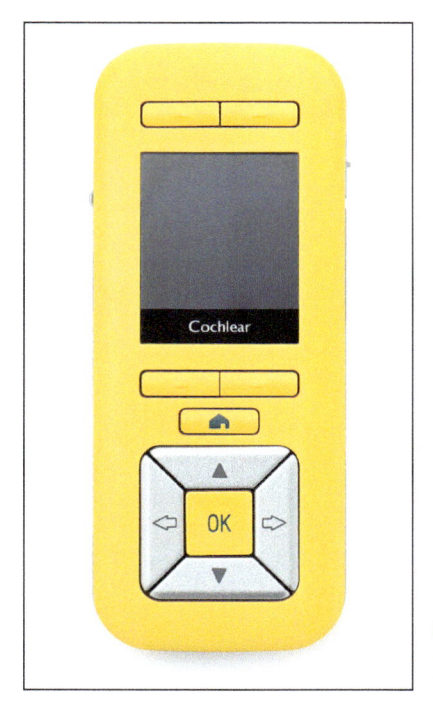

Fig. 15-1-3. CR 220 – Controle remoto para medidas intraoperatórias.

Um estudo multicêntrico realizado no Brasil fez a comparação dos resultados das medidas intraoperatórias com o CR 220 e o computador (Software Custom Sound EP) e constatou que não houve diferença significante entre as impedâncias. Também se obteve moderada a forte correlação entre os limiares do potencial de ação composto eletricamente evocado além do tempo médio para realização dos procedimentos que foi significativamente menor com o CR 220 comparado com o procedimento convencional.[21]

CONCLUSÃO

Com o *software* Custom Sound é possível realizar diversos tipos de testes para a avaliação do funcionamento neural, tanto no momento intraoperatório como, também, no pós-operatório. Todos os testes são de grande importância para o integral e eficiente acompanhamento do paciente usuário de implante coclear.

REFERÊNCIAS BIBLIOGRÁFICAS

1. Abbas PJ, Brown CJ, Shallop JK, et al. Summary of results using the Nucleus CI24M implant to record the electrically evoked compound action potential. Ear Hear. 1999;20:45-59.
2. Lai WK, Dillier N. A simple two-component model of the electrically evoked compound action potential in the human cochlea. Audiol Neuro-Otol. 2000;5:333-45.
3. Brown CJ, Hughes ML, Luk B, et al. The relationship between EAP and EABR thresholds and levels used to program the Nucleus 24 speech processor: data from adults. Ear Hear. 2000;21:151-63.
4. Thai Van H, Chanal JM, Coudert C, et al. Relationship between NRT measurement and behavioral levels in children with the nucleus 24 cochlear implant may change over time: preliminary report. Int J Ped Otorhinolaryngol. 2001;58:153-62.
5. Hughes ML, Brown CJ, Abbas PJ, et al. Comparison of EAP thresholds with MAP levels in the nucleus 24 cochlear implant: data from children. Ear Hear. 2000;21:164-74.
6. Mason S. Eletrophysiologic and objective monitoring of the cochlear implant during surgery: implementation, audit and outcomes. Int J Audiol. 2004;43:33-8.
7. Smoorenburg GF, Willeboer C, van Dijk JE. Speech perception in nucleus CI24M cochlear implant users with processor settings based on electrically evoked compound action potential thresholds. Audiol Neuro-otol. 2002;7:335-47.
8. Brown CJ. Using electrically evoked auditory potentials in the clinical management of cochlear implant candidates and recipients. Sem Hear. 1996;3(4):389-401.
9. Cafarelli Dees D, Dillier N, Lai WK, et al. Normative findings of electrically evoked compound action potential measurements using the neural response telemetry of the Nucleus CI24M cochlear implant system. Audiol Neuro-Otol. 2005;10(2):105-16.

10. Lai WK. An NRT cookbook. Guidelines for making NRT measurements. Basel, Switzerland: Cochlear AG. 1999.

11. Miller CA, Brown CJ, Abbas PJ, Chi SL. The clinical application of potentials evoked from the peripheral auditory system. Hear Res. 2008;242(1-2):184-97.

12. Guedes MC, Brito-Neto RV, Sanchez TG, et al. Medidas de telemetria de resposta neural em utilitários de implante coclear multicanal. Arq Otorrinolaringol. 2003;7:197-204.

13. Muhaimeed HA, Anazy FA, Hamed O, Shubair E. Correlation between NRT measurement level and behavioral levels in pediatrics cochlear implant patients. Int J Ped Otorhinolaryngol. 2010;74(4):356-60.

14. Ferrari DV, Sameshima K, Costa-Filho AO, Bevilacqua MC. A telemetria de respostas neurais no sistema de implante coclear multicanal nucleus 24: revisão da literatura. Rev Bras Otorrinolaringol. 2004;70(1):112-8.

15. Morsnowski A, Charasse B, Collet L, et al. Measuring the refractoriness of the electrically stimulated auditory nerve. Audiol Neuro-Otol. 2006;11(6):389-402.

16. Shannon RV. Phychophysics. In: Tyler RS (Ed). Cochlear implants audiological foudations, 3rd ed. London: Singular Publishing Group, Inc. 1998:359-89.

17. Cohen LT, Richardson LM, Saunders E, Cowan RSC. Spatial spread of neural excitation in cochlear implant recipients: comparison of improved ECAP method and psychophysical forward masking. Hear Res. 2003;179(1-2):72-87.

18. Goffi-Gomez MV, Abdala CF, Peralta CG, et al. Neural response telemetry in patients with the double-array cochlear implant. Eur Arch Otorhinolaryngol. 2010;267(4):515-22.

19. Grolman W, Maat A, Verdam F, et al. Spread of excitation measurements for the detection of electrode array foldovers: a prospective study comparing 3-dimensional rotational x-ray and intraoperative spread of excitation measurements. Otol Neurotol. 2009;30(1):27-33.

20. Botros A, Banna R, Maruthurkkara S. The next generation of Nucleus® fitting: a multiplatform approach towards universal cochlear implant management. Int J Audiol. 2013;52:485-94.

21. Tanamati L, Goffi-Gomez MVS, Muniz LF, Samuel PA, Wiemes GRM, Lima DP, Curi SB, Onuki LC, Queiroz CF, Capistrano AKB, Moret ALM, Kimura MYT, Oyanguren V, Mauch H.. Use of remote control in the intraoperative telemetry of cochlear implant: multicentric study. Brasilian Journal of Otorhinolaringology. 2018. Braz J Otorhinolaryngol. 2019 Jul-Aug;85(4):502-509.

TESTES NEURAIS INTRAOPERATÓRIOS: MED-EL

Débora Longo Miyashita ▪ Beatriz Paloma Corrêa Pucci Miranda

INTRODUÇÃO

Os testes realizados no momento intraoperatório são ferramentas que possibilitam a comunicação bidirecional entre o componente interno e externo do implante coclear, de modo que possam trazer informações importantes sobre o acoplamento das partes, a integridade do dispositivo eletrônico interno, a situação em que se apresentam os canais deste dispositivo, bem como é capaz de estimular as fibras do nervo auditivo obtendo as primeiras respostas mediante a estimulação elétrica. Dentre as medições possíveis de serem realizadas no momento intraoperatório, se encontram: IFT, ART, AutoART, ESRT e EABR. Os resultados dessas medidas realizadas no centro cirúrgico são importantes ferramentas utilizadas no pós-operatório e podem ser mais facilmente captadas em decorrência da sedação do paciente. Tais medições podem auxiliar no mapeamento inicial, sendo necessário realizar refinamentos posteriores com combinação de métodos comportamentais para a melhor obtenção dos parâmetros de programação, como o MCL (Maximum Comfortable Loudness).

O primeiro exame a ser realizado no intraoperatório é a IFT (*Impedance Field Telemetry*) – Telemetria de Impedância dos Eletrodos – que é capaz de verificar a situação dos canais, integridade e funcionalidade do dispositivo interno por meio da medição da voltagem nos eletrodos intra e extracocleares, durante a estimulação. Além disso, avalia o acoplamento entre as partes interna e externa e determina se a corrente elétrica está apropriada para o dispositivo. As medições podem ser realizadas antes da implantação, quando o implante coclear (IC) ainda não foi utilizado pelo cirurgião, podendo verificar se o mesmo ainda está apto a ser utilizado, como uma medida preventiva – por possíveis danos durante o transporte até o centro cirúrgico. A esta medida chamamos IFT *in package*, ou Telemetria de Impedância na caixa. A segunda medida é a IFT com a antena posiciona na região exata da bobina do componente interno após a implantação do feixe do eletrodo na cóclea para a verificação dos padrões de funcionamento do dispositivo eletrônico.

A verificação da impedância é realizada individualmente por canal e demonstra o *status* de cada eletrodo: OK (condições normais de funcionamento), SC (eletrodo em curto-circuito), HI (eletrodo com impedância elevada), SC? ou HSC? (quando não é possível determinar o curto-circuito de forma confiável ou, somado a isso, quando não é possível realizar a verificação da impedância para determinado canal). Ademais, as condições ideais do eletrodo terra são apresentadas pelo intervalo de 0,5 a 2,0 kΩ; e as possibilidades de respostas frente ao acoplamento da bobina podem ser visualizadas como: OK (acoplamento adequado) ou *Weak/Poor/Faint* (acoplamento fraco). Neste último caso é importante afastar a possibilidade de edema em decorrência de cirurgia, pele com espessura superior a 6 mm ou possíveis bolhas de ar.

A IFT pode ser executada por meio do *software* de programação MAESTRO e pela interface de programação MAX conectados a um computador. Existe a possibilidade de pesquisá-lo com o auxílio da antena do processador de áudio do usuário (somente com o modelo da antena DL-COIL disponível nos processadores de áudio SONNET e RONDO 2) ou, então, pela forma mais utilizada, onde não se faz necessário ter o processador de áudio dentro do centro cirúrgico – por meio das antenas de medição padrão que acompanham o *kit* da interface (Fig. 15-2-1). É importante ressaltar que a antena a ser selecionada pelo profissional precisa ser compatível com o modelo do componente interno (antena na cor cinza: SONATA e CONCERTO; antena na cor preta: SYNCHRONY) (Fig. 15-2-2). Essa variação se dá porque os componentes internos possuem diferentes tipos de ímãs (axial: compatível com ressonância nuclear magnética – RNM de até 1,5 Tesla; ou diamétrico: compatível com RNM de até 3 Tesla sem a necessidade de remoção do ímã) (Fig. 15-2-3).

É recomendado que a IFT seja medida não somente em situações intraoperatórias, como relatado anteriormente, mas que também seja realizada no pós-operatório. Sendo um exame muito importante, é indicado que em todos os retornos de mapeamentos seja feita a verificação da integridade do sistema de implante coclear e monitoração do IC.

Um próximo exame objetivo é a ART (*Auditory nerve Response Telemetry*) – Telemetria de Resposta Auditiva – que permite o registro dos potenciais de ação compostos evocados (ECAP- *Evoked Compound Action Potential*), que são gerados frente à estimulação elétrica nas fibras do nervo auditivo, por meio dos eletrodos intracocleares. O ECAP é visualizado em microssegundos após o término da estimulação do pulso elétrico e apresenta amplitude entre 0,01 e 2 mV (milivolts), ocorrendo aproximadamente 1 milissegundo após o pulso de estimulação. Consiste em duas fases de diferentes polaridades, sendo primeiramente o pico N1 (negativo) e, posteriormente, o pico P2 (positivo) (Fig. 15-2-4).

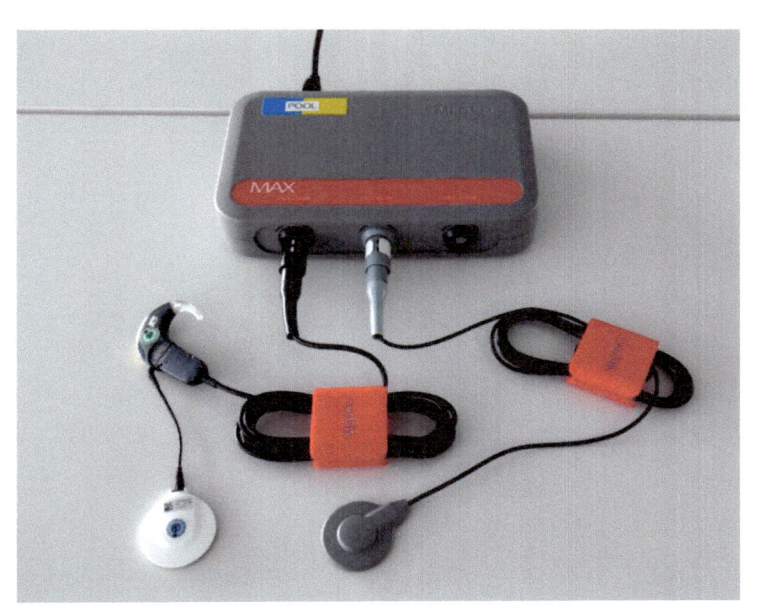

Fig. 15-2-1. Antena branca: antena DL-COIL e antena cinza: antena de telemetria compatível com implantes cocleares MED-EL CONCERTO e SONATA. Ambas as opções de medições do IFT estão conectadas à interface de programação MAX, que, por sua vez, se conecta ao computador por uma entrada USB.

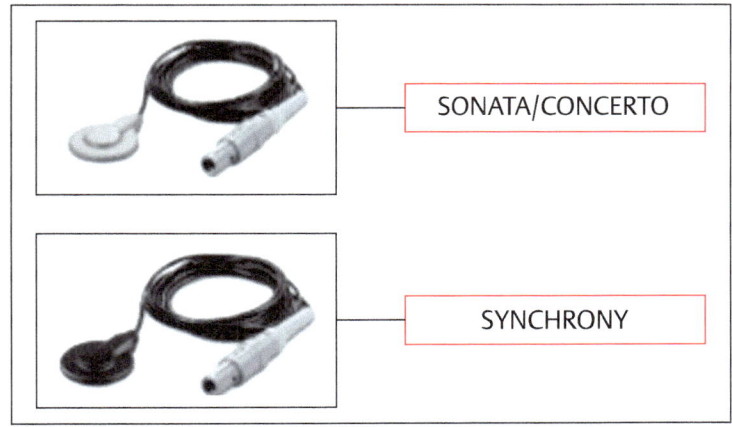

SONATA/CONCERTO

SYNCHRONY

Fig. 15-2-2. Antenas de telemetria compatíveis com os diferentes modelos de implantes cocleares MED-EL.

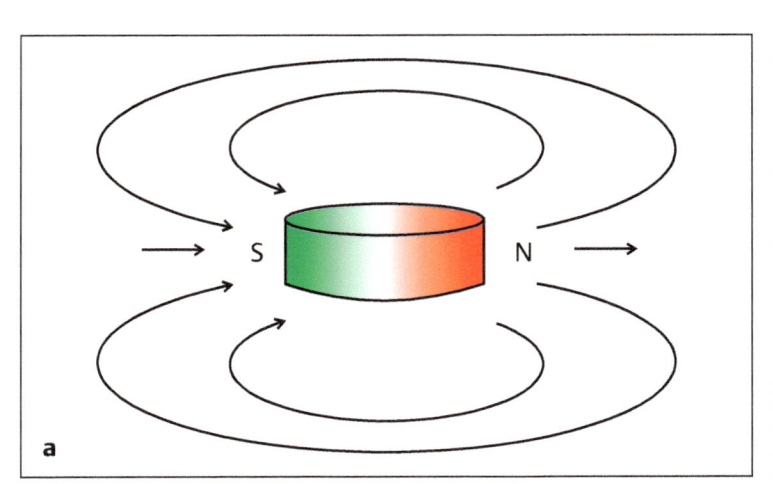
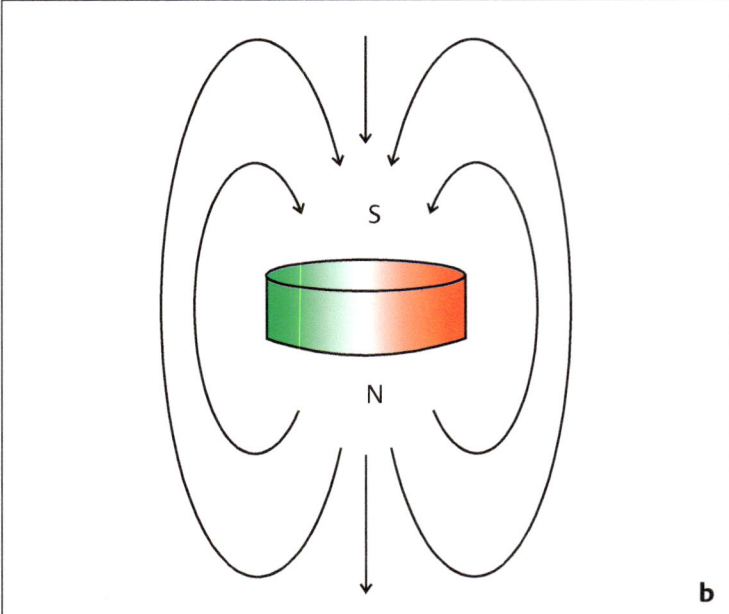

Fig. 15-2-3. (a) Ímã diamétrico – Sistema Synchrony. (b) Ímã axial – Sistema Maestro.

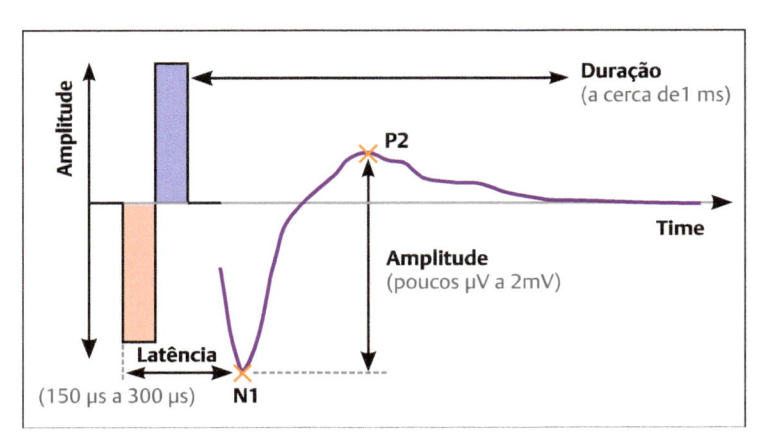

Fig. 15-2-4. O ECAP apresenta duas fases, sendo a primeira o pico N1 (pico negativo) e a segunda o P2 (pico positivo).

O ART só está disponível para implantes com tecnologia i100 e requer a interface de programação MAX com antenas padrão de telemetria ou com a antena do processador modelo DL-Coil.

A importância da realização deste exame se dá por vários fatores:

▪ Proporciona a certeza de que a estimulação elétrica conduz a potenciais de ação;
▪ A monitoração longitudinal dos sinais de ECAP pode ser utilizada na verificação de possíveis alterações no sistema auditivo periférico;

▪ Fornece informações adicionais sobre a colocação dos eletrodos na cóclea;
▪ Oferece dados objetivos para a pesquisa em áreas como fisiologia e estratégias de codificação;
▪ Fornece informações sobre a estimulação do tecido neural.

A partir da atualização do *software* para a versão MAESTRO 7, algumas funções nas medições do ART sofreram alterações na forma como são eliciadas e gravadas. As melhorias referem-se à sensibilidade do exame e à taxa de sucesso das gravações quanto à Função de Crescimento da Amplitude (AGF – *Amplitude Growth Functions*), que representa as alterações da amplitude da resposta do ECAP em virtude de alterações na intensidade do estímulo. Anteriormente, em geral, para melhorar o sinal para a taxa de ruído, as gravações eram feitas em média de 15 a 100 repetições. E a fim de minimizar o tempo de medição para o usuário de IC, eram apresentadas, em média, de 5 a 10 diferentes intensidades de estimulação. Com a nova função Auto-ART, foi implementado um novo paradigma (*FineGrain* – AGF) em que a intensidade da estimulação é aumentada em etapas quase contínuas (Fig. 15-2-5). Em vez da média de gravações repetidas com a mesma intensidade de estimulação, as médias móveis são computadas em pequenas faixas de níveis de estimulação aproximadamente idênticas. O número total de gravações do ECAP permanece o mesmo, resultando em durações de medição idênticas para ambos os paradigmas.

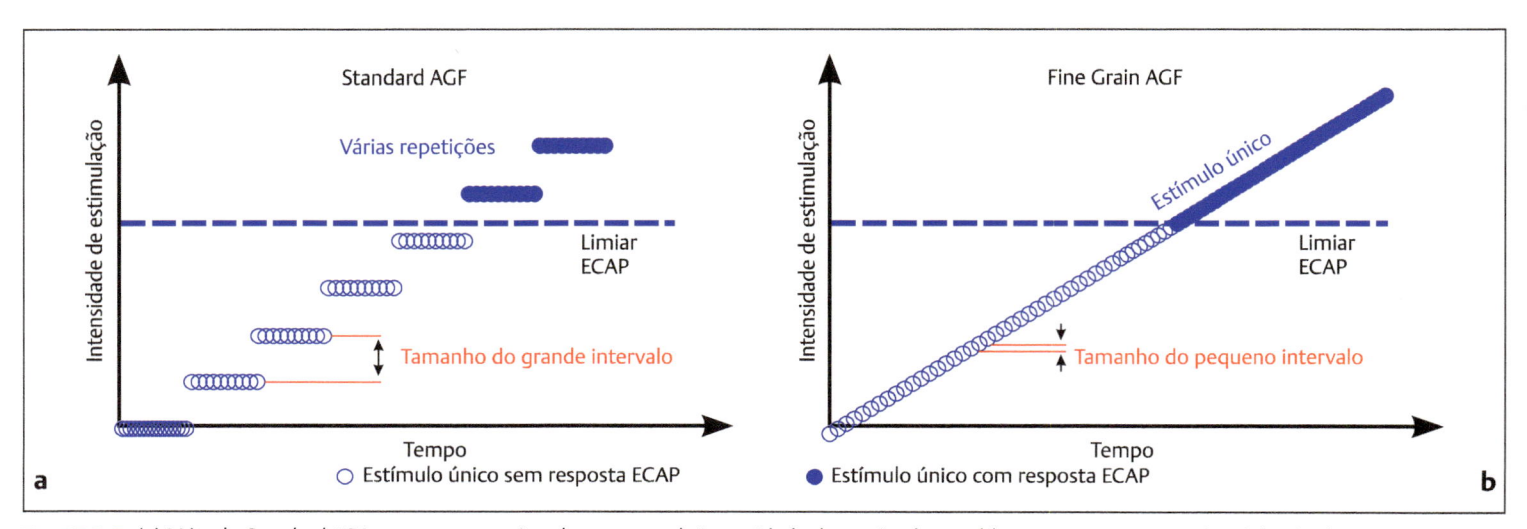

Fig. 15-2-5. (a) Método *Standard AGF* com apresentações de aumento de intensidade dos estímulos em blocos com mais intervalos. (b) Método *FineGrain AGF*, em que a intensidade da estimulação é aumentada em etapas quase contínuas – intervalos muito pequenos.

Há diversos estudos na literatura que descrevem a relação entre os valores de ajustes no mapeamento e os parâmetros do ECAP, com a maior parte do foco no limiar do ECAP. Neste sentido, pesquisadores apontam que em razão da baixa correlação com os níveis de MCL, os limiares do ECAP não devem ser usados diretamente para a previsão dos parâmetros de ajuste no mapeamento. Em contrapartida, há autores que sugerem que o perfil do limiar do ECAP pode ser usado como base para criar um mapa inicial, embora sejam necessários ajustes adicionais.

O ECAP também pode ser pesquisado em situações pós-operatórias, por exemplo, em casos mais desafiadores em que não seja possível utilizar métodos tradicionais e comportamentais para a programação do implante coclear, a MED-EL disponibilizou a partir da atualização do *software* MAESTRO 7.0, uma nova ferramenta chamada ARTFit.

A opção ARTFit oferece a possibilidade de executar uma medição do Auto-ART com parâmetros predefinidos e criar um novo mapa básico com base nos resultados da medição, mesmo que este mapa ainda venha a precisar de ajustes e refinamentos. O ARTFit oferece um modo rápido e um modo completo. No modo rápido, a medição é interrompida assim que limites suficientes são detectados e um mapa de repetição é criado. No modo completo, uma medição é realizada até que os limites do ECAP sejam encontrados para todos os eletrodos ativados ou a carga máxima possível seja atingida.

Uma vantagem da realização das variações do ART e de todos os testes objetivos é não depender do nível de consciência do paciente para o registro do ECAP. Isso significa que pode ser realizado com o paciente sedado durante a cirurgia ou desperto no processo pós-cirúrgico, uma vez que os sinais dos músculos não são suscetíveis a ponto de perturbar o registro e o cérebro não realiza qualquer processamento de sinal nesta fase.

TIPOS DE IMPLANTE E TESTES INTRAOPERATÓRIOS

A MED-EL, uma empresa austríaca de implantes auditivos, oferece, atualmente, três dispositivos que são capazes de registrar as pequenas mudanças de voltagem dentro da cóclea, que são geradas pelo nervo auditivo quando este transmite o sinal pelo potencial de ação. São eles: SONATA (Ti100), CONCERTO (Mi1000) e o SYNCHRONY (Mi1200).

Estes implantes cocleares fornecem registros de alta resolução (2.048 bit adaptativo modulação sigma delta com 1,2 MHz). Uma variedade de formas de pulso (bifásico, trifásico, trifásico preciso), estimulação multicanal, registro paralelo, registro e interfase *gap* variável estão disponíveis com esses implantes e são compatíveis com futuras atualizações de *software* e processadores de áudio modernos.

A MED-EL possui uma variedade de eletrodos adequados às necessidades de cada indivíduo. Os implantes cocleares SONATAti100, Mi1000 e Mi1200 são compatíveis com todos os feixes de eletrodos MED-EL disponíveis. Dentro de seu portfólio de eletrodos, encontram-se 11 opções de tamanho de feixe de eletrodos (Linha Clássica: *standard*, *medium* e *compressed*; Linha Flex: Flex Soft, Flex28, Flex26, Flex24, Flex20; Linha Form: Form19 e Form24; e eletrodo ABI – para implantes de tronco encefálico). Cada feixe de eletrodos para determinadas etiologias e particularidades dos indivíduos. O eletrodo padrão (*standard*) possui um feixe com 12 pares equidistantes (2,4 mm) de contato. Esse feixe é colocado dentro da escala timpânica da cóclea até um comprimento de 31 mm. Quando inserido totalmente é capaz de estimular a porção mais apical da cóclea.

Vários tamanhos e tipos de eletrodos podem ser utilizados para a realização do exame ART intraoperatório, porém, há estudos que demonstram que a região dos eletrodos na cóclea possui respostas diferentes de acordo com sua localização. Estudos com eletrodo longo (31 mm) demonstraram diferenças significativas no registro do ECAP de acordo com o local de estimulação. Comparando a região apical e basal da cóclea, em média, as maiores amplitudes, os limiares mais baixos e as inclinações mais acentuadas da função de aumento da amplitude são observadas na região apical. O período refratário é dependente da região coclear. Essas diferenças podem ser explicadas pela localização do eletrodo de estimulação em relação ao tecido neural, maior densidade ou maior taxa de sobrevivência do tecido neural no ápice.

Os dois tipos mais comuns de sequência de registro são: função de crescimento da amplitude e função de recuperação. A primeira, normalmente, consiste num registro simples que possui um pulso de estimulação seguido pela medida ECAP. Os registros simples são separados por aproximadamente 30 ms, portanto, sem influência entre eles (o período refratário relativo é abaixo de 10 ms). E a segunda é mais utilizada para confirmação da resposta, se é neural ou artefato. Consiste em sequências simples que possuem dois pulsos de estimulação seguidos pela medida ECAP. O tempo entre os dois pulsos (intervalo interpulso ou IPI) pode variar, sendo um IPI típico, observado entre 0,3 (valor sem tempo refratário absoluto) e 10 ms.

Alguns fatores podem dificultar o registro do ECAP, como: o ruído do sinal, o artefato de estimulação, a saturação da fonte de corrente, o artefato de gravação, o contato pobre do ECAP referência, bolhas de ar no conjunto de eletrodos. Para isso, algumas ferramentas, como *zero amplitude template* (que realiza um filtro após o término da medição e elimina o artefato), ajudam a verificar o acoplamento e a comunicação com o eletrodo de referência ECAP por meio do *coupling check* (checagem de acoplamento). A presença de bolhas sobre os eletrodos também dificulta a captação do ECAP, porém, em muitos casos, uma pequena manipulação no eletrodo ou massagem na região do receptor estimulador pode solucionar. Essas bolhas desaparecem em um curto período de tempo, sendo absorvidas pelo organismo. As respostas do ECAP podem ser difíceis de observar ou mesmo ausentes em casos de malformação coclear ou ossificação.

Outro exame que pode ser realizado no intraoperatório é o Limiar do Reflexo Estapediano Elétrico – ESRT (*Electrical Stapedius Reflex Threshold*), contração do músculo do estapédio (reflexo do estapédio), estimulando eletricamente o nervo auditivo. Embora os valores de ART possam ser usados como um dado adicional para mapeamento, o ESRT é muito mais indicado e fidedigno, apresentando maior correlação com os níveis de MCL. Com um índice de correlação de 0,88, o valor encontrado é muito indicado como parâmetro para mapeamento de casos difíceis e de crianças.

Nos testes intraoperatórios o reflexo do estapédio pode ser obtido pela observação direta do músculo do estapédio (através do microscópio). A estimulação é feita pelo *software* através da antena, seja do processador de áudio do paciente conectado ao MAX, interface da MED-EL, se o modelo da antena for DL-COIL. Ou então, mais comumente realizado, pode-se usar a antena padrão de medição da telemetria que acompanha a interface de programação MAX para ser posicionada em cima da bobina interna do implante coclear. O sistema de interface MAX deve ser conectado ao computador por meio de um cabo USB e o *software* MAESTRO deverá permanecer aberto (Fig. 15-2-6).

O equipamento de gravação de reflexos da orelha média é padrão, sendo apenas necessário que modo manual seja selecionado no imitanciômetro. Alguns exemplos de equipamentos que possibilitam este recurso para medições de ESRT em usuários de implante coclear são: Interacoutics® Titan, AZ7, 220, 235H, Madsen, Otoflex ou GSI Tympstar™. Somente a parte de registro da deflexão da agulha do equipamento de imitanciometria é usada para confirmar e marcar o ESRT.

Trata-se de uma prova rápida e simples, não sendo necessário procurar o limiar em todos os eletrodos. Com alguns eletrodos medidos há informação suficiente para correlacionar esses valores com o nível de conforto do paciente (MCL). O ESRT costuma ser habitualmente utilizado no pós-operatório (mapeamento).

O ABR elétrico ou eABR (*electrically Evoked Auditory Brain*) – potencial auditivo do tronco cerebral auditivo elétrico, mais conhecido como BERA elétrico – é a resposta do tronco encefálico dentro de 2-8 ms após um pulso de estimulação elétrica eliciado de um eletrodo de um implante coclear. Pode ser útil para avaliar o estado do nervo auditivo. O eABR é registrado de forma não invasiva por

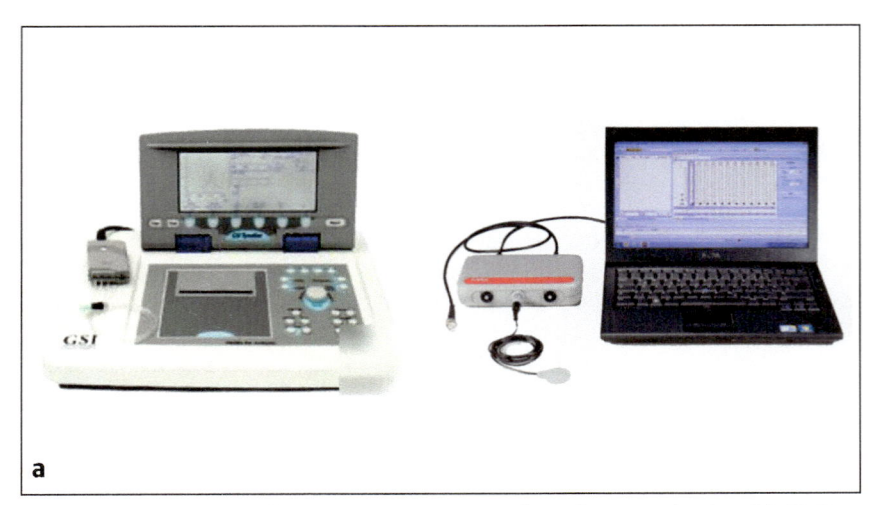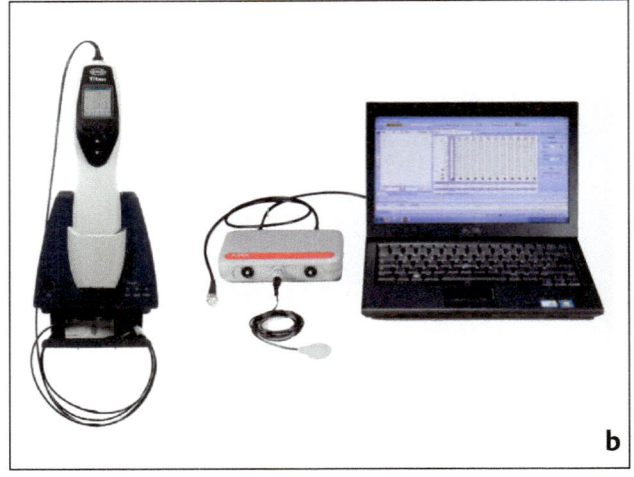

a **b**

Fig. 15-2-6. Configuração dos equipamentos para medição do exame de ESRT. (a) GSI Tympstar e (b) Interacoustics Titan.

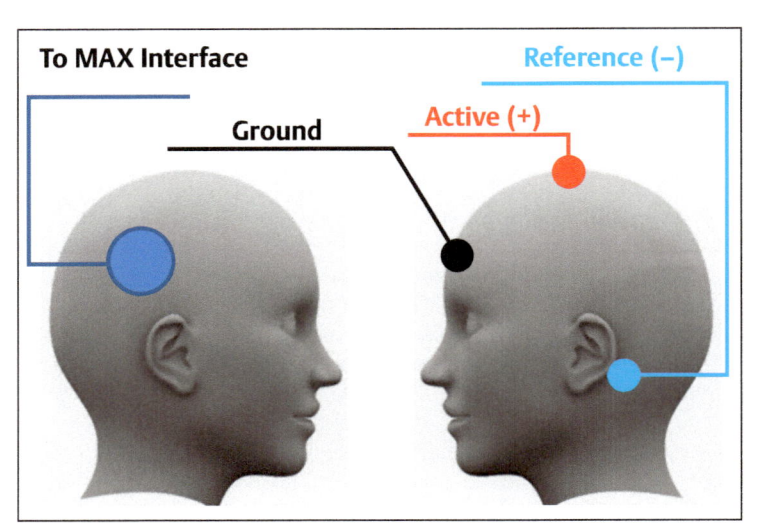

Fig. 15-2-7. Configuração de eletrodos recomendada para o eABR.

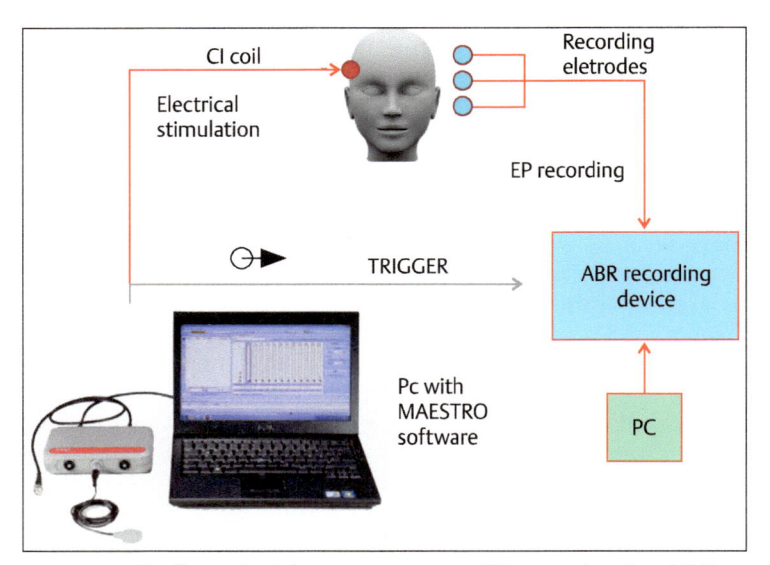

Fig. 15-2-8. Configuração típica para gravar um eABR com a interface MAX.

um dispositivo externo de potencial evocado, usando três eletrodos demonstrados na foto abaixo (Fig. 15-2-7).

O cabo Trigger ligado na interface de programação MAX é usado para sincronizar a estimulação e a gravação. Em razão de sua configuração de montagem, não é um exame muito usual para realização em intraoperatório, porém, pode ser realizado (Fig. 15-2-8).

O tipo de estímulo selecionado fornece diferentes informações. O estímulo clique é indicado para topodiagnóstico, enquanto o estímulo *Burst* é específico na pesquisa do limiar eletrofisiológico.

CONCLUSÃO

Todos os testes objetivos são muito importantes e válidos como medidas de verificação intraoperatória. Embora o IFT e o ART sejam mais utilizados na prática clínica, é reconhecida a objetividade do ESRT não somente no processo intraoperatório, mas também para um futuro mapeamento. Com as novas ferramentas objetivas disponíveis a partir do MAESTRO 7.0, AutoART e ARTFit, observou-se, na prática clínica, melhora quanto ao tempo da realização do ECAP (aprox. 90 segundos apenas) nos registros dos testes intra e pós-operatórios, o que torna o *software* MAESTRO 7 o sistema mais rápido de medição do ECAP disponível atualmente.

BIBLIOGRAFIA

MED-EL's Fitting Guide, ESRT guide, ART Guide, EABR Guide, Quick Guide do Intraoperative Objective Measurements, SONNET EAS Fitting Automatic Sound Management 2.0, Datalogging, MAESTRO System Software 7.0 User Manual

Gärtner L, Lenarz T, Büchner A. "A novel ECAP recording paradigm to acquire fine-grain growth functions", 13th International Conference on Cochlear Implants and Other Implantable Auditory Technologies, Munich, Germany. 2014.

Miller CA, Brown CJ, Abbas PJ, Chi SL. The clinical application of potentials evoked from the peripheral auditory system. Hearing Research. 2008;242(1-2):184-97.

Ji F, Liu K, Yang S. Clinical application of electrically evoked compound action potentials. J Otol. 2015;9(3):117-21.

Smoorenburg GF. Cochlear implant ear marks. Utrecht: University Medical Centre; 2006.

Spitzer P, Strahl S, Leander A, Franz D. ART Guide MED-EL. Vol AW 5412. Rev. 3.0 ed. Innsbruck, Austria: MED-EL Elektrmedizinische Gerate GmbH; 2011.

Brill S, Müller J, Hagen R, et al. Site of cochlear stimulation and its effect on electrically evoked compound action potencials using the MED-EL standard electrode array. Biomedical Engineering Online. 2009:1-10.

Kosaner J, Anderson I, Turan Z, Deibl M. The use of ESRT in fitting children with cochlear implants int. Adv Otol. 2009;5(1):62-71.

Irwin C, Tavartkiladze GA, Bakhshinyan V, et al. Implications for Time Savings Using New Intraoperative Measuring Technology. Conference: ISPOR 17th Annual European Congress, At Amsterdam, The Netherlands, Volume: (Value in Health) November. 2014;17(7):A610.

Van Dijk B, Botros A, Battmer R, et al. Clinical Results of AutoNRT™, a Completely Automatic ECAP Recording System for Cochlear Implants. Ear and Hearing. 2007;28:558.

Van Den Abbeele T, Noel-Petroff N, Viala P, Teissier N. Value of per and post-operative ECAP recordings in cochlear implanted children: correlations with fitting and *performance*. Proceedings of the 13th International Conference on Cochlear Implants and Other Implantable Auditory Technologies, Munich, Germany. 2014.

Maruthurkkara S, Banna R. Wireless NRT. Proceedings of the 12th International Conference on Cochlear Implants and other Implantable Auditory Technologies, Baltimore, USA. 2012.

Biesheuvel D, Akhoun, I, Dykmans P, et al. Automated electrically evoked compound action potential (eCAP) screening with Express-NRI: method validation. Proceedings of the 8th International Symposium on Objective Measures in Auditory Implants, Toronto, Canada. 2014.

Clinical testing of MAESTRO 7. Data on file with MED-EL. 2017.

SEÇÃO 15-3

TESTES NEURAIS INTRAOPERATÓRIOS: OTICON MEDICAL

Fabiana Danieli ▪ Amanda Giorgetto Rodrigues

INTRODUÇÃO

Os testes neurais intraoperatórios correspondem a um conjunto de medidas objetivas, realizadas durante a cirurgia de implante coclear (IC) e após a inserção do feixe de eletrodos na cóclea, com o intuito de verificar a efetividade da estimulação elétrica realizada pelo dispositivo nas fibras neurais remanescentes na cóclea. Eles promovem valiosa informação sobre o funcionamento do dispositivo de implante coclear,[1] prognóstico com o IC após a cirurgia[2-3] e podem, também, ser utilizados para estabelecer níveis de estimulação elétrica audíveis aos usuários de IC,[4-5] auxiliando na programação inicial do processador sonoro. Os resultados das medidas objetivas intraoperatórias também podem confirmar um correto posicionamento do feixe de eletrodos na cóclea, e ainda, podem ser comparados aos resultados pós-operatórios com o intuito de monitorar as respostas dos usuários com o uso do dispositivo, indicando quando uma investigação adicional é necessária.

A pesquisa dos potenciais de tronco cerebral evocados eletricamente (*electrically evoked auditory brainstem response* – eABR), do potencial de ação composto eletricamente evocado do nervo auditivo (*electrically evoked compound action potential* – eCAP) e do reflexo estapediano evocado eletricamente (ou *electrically evoked stapedius reflex threshold* – eSRT) é a principal medida objetiva utilizada na prática clínica e tem sido vastamente descrita na literatura.[1-6]

O sistema de implante coclear Neuro® (Oticon Medical, Dinamarca) permite a realização da pesquisa do eCAP e eSRT durante a cirurgia de IC de forma simples, rápida e sem a necessidade de equipamentos adicionais aos utilizados para a programação do dispositivo. Para a pesquisa do eABR, um equipamento adicional para o registro dos potenciais é necessário, assim como um cabo de sincronização, entretanto, eles também podem ser registrados de forma simples e rápida, facilitando seu uso durante o procedimento cirúrgico de IC.

TELEMETRIA DE IMPEDÂNCIAS

A telemetria de impedâncias corresponde a um sistema de comunicação bidirecional realizada pelo dispositivo de IC, capaz de medir a resistência encontrada à passagem da corrente elétrica pelos cabos, eletrodos e tecidos biológicos.[7] Ela tem o objetivo de avaliar a integridade de todo o dispositivo implantado (verificar a comunicação entre os componentes internos e externos) e detectar alterações elétricas em cada eletrodo, como "curto-circuito" entre eletrodos, circuitos abertos originados por cabos danificados e eletrodos com mau funcionamento. Este procedimento pode ser realizado diversas vezes, antes, durante e após o procedimento cirúrgico de IC.

No sistema de implante coclear Neuro®, é possível realizar a telemetria de impedância dos eletrodos por meio do *software* de programação Genie Medical Cochlear Implant (GMCI), versão 2019.1 e interface de programação CI-Link. O GMCI permite a realização da pesquisa dos valores de impedância para cada eletrodo do feixe de implante coclear. O implante coclear Neuro Zti® contém 20 eletrodos ativos e valores de impedância dos eletrodos entre 500 e 7.000 Ohms são considerados dentro da normalidade. Valores de impedância acima de 7.000 Ohms ou infinitos podem sugerir eletrodos parcial ou totalmente danificados, respectivamente. Valores de impedância abaixo de 500 Ohms podem sugerir eletrodos em contato ou curto-circuito entre eles.

O sistema Neuro® permite a realização da telemetria de impedâncias com o dispositivo na caixa, antes de sua utilização. Este procedimento é altamente recomendado pelo fabricante e possibilita a detecção de possíveis falhas ou danos no receptor-estimulador e feixe de eletrodos, antes que ele seja implantado no paciente, prevenindo uma explantação futura do dispositivo.

eCAP

O eCAP representa o registro do potencial neural periférico gerado pela despolarização das células ganglionares do nervo auditivo de forma sincrônica frente a um estímulo elétrico.[8] Por ser um potencial periférico, ele corresponde à onda I do eABR, porém, registrado ao nível das fibras do nervo auditivo. Para o registro desse potencial há a necessidade de um sistema bidirecional de comunicação entre componentes externos (computador, *software*, interface e processador de fala) e componente interno (IC), sendo a comunicação por radiofrequência.[9]

O Neuro eCAP® corresponde ao sistema utilizado pela Oticon Medical para a estimulação e captação das respostas neurais eliciadas eletricamente. Ambos, estímulo e registro da resposta, são realizados a partir do *software* GMCI, versão 2019.1, interface CI-Link, processador de fala Neuro 2® e o sistema de implante coclear Neuro Zti® (Fig. 15-3-1).

Para a estimulação e registro do Neuro eCAP® são necessários dois canais, ou seja, o estímulo é apresentado por um eletrodo específico, com o intuito de estimular as fibras nervosas por meio de pulsos elétricos (eletrodo de estimulação), e outro eletrodo do feixe é responsável por registrar a atividade neural resultante (eletrodo de registro) (Fig. 15-3-2). Os eletrodos de estimulação e de registro podem ser selecionados e alterados no *software* GMCI, de acordo com a necessidade do fonoaudiólogo. A pesquisa do eCAP pode ser realizada eletrodo por eletrodo, por grupos de eletrodos ou em todos os eletrodos.

Os eletrodos de registro captam o potencial de ação, representando a soma da atividade neural de um grande número de fibras nervosas responsivas. Para ter suficiente diferença de tensão para registrar um eCAP, o eletrodo de registro deve estar localizado próximo ao tecido nervoso, o que permite que numerosas fibras neurais sejam despolarizadas. A excitação das fibras neurais só ocorre quando seu limiar é atingido, e então, todas as fibras responsivas se despolarizam sincronicamente. Assim, a capacidade de registrar um eCAP é altamente influenciada pelo número de fibras nervosas disponíveis, se essas fibras disparam sincronicamente ou estão em períodos refratários, e pela localização das fibras em relação ao eletrodo de registro.

Da mesma maneira, a despolarização de um neurônio não tem qualquer efeito até que a mesma ultrapasse um determinado nível, e, então, um potencial de ação é gerado de uma única vez. Enquanto o neurônio permanece despolarizado após ultrapassar este nível, potenciais de ação continuarão a ocorrer. A taxa de disparo (potenciais de ação por segundo) depende da magnitude da corrente despolarizada e quanto maior o nível de corrente, mais alta a taxa de potenciais.

Para o registro do Neuro eCAP®, uma estimulação com pulsos elétricos bifásicos configurando um modo de estimulação monopolar é utilizada, incluindo os seguintes parâmetros de estimulação: 30 µs de duração do pulso elétrico, registro de amplitude de 10 a 90 SA (SA – *stimulus amplitude*) e incrementos de amplitude de até 1 SA e 64 amostras por medida. Embora seja possível modular estes parâmetros no *software* GMCI, recomenda-se a pesquisa padrão, na qual o registro rode amplitude utilizado varia de 20 a 70 SA, com incrementos de amplitude de 10 SA. É possível ainda, no software

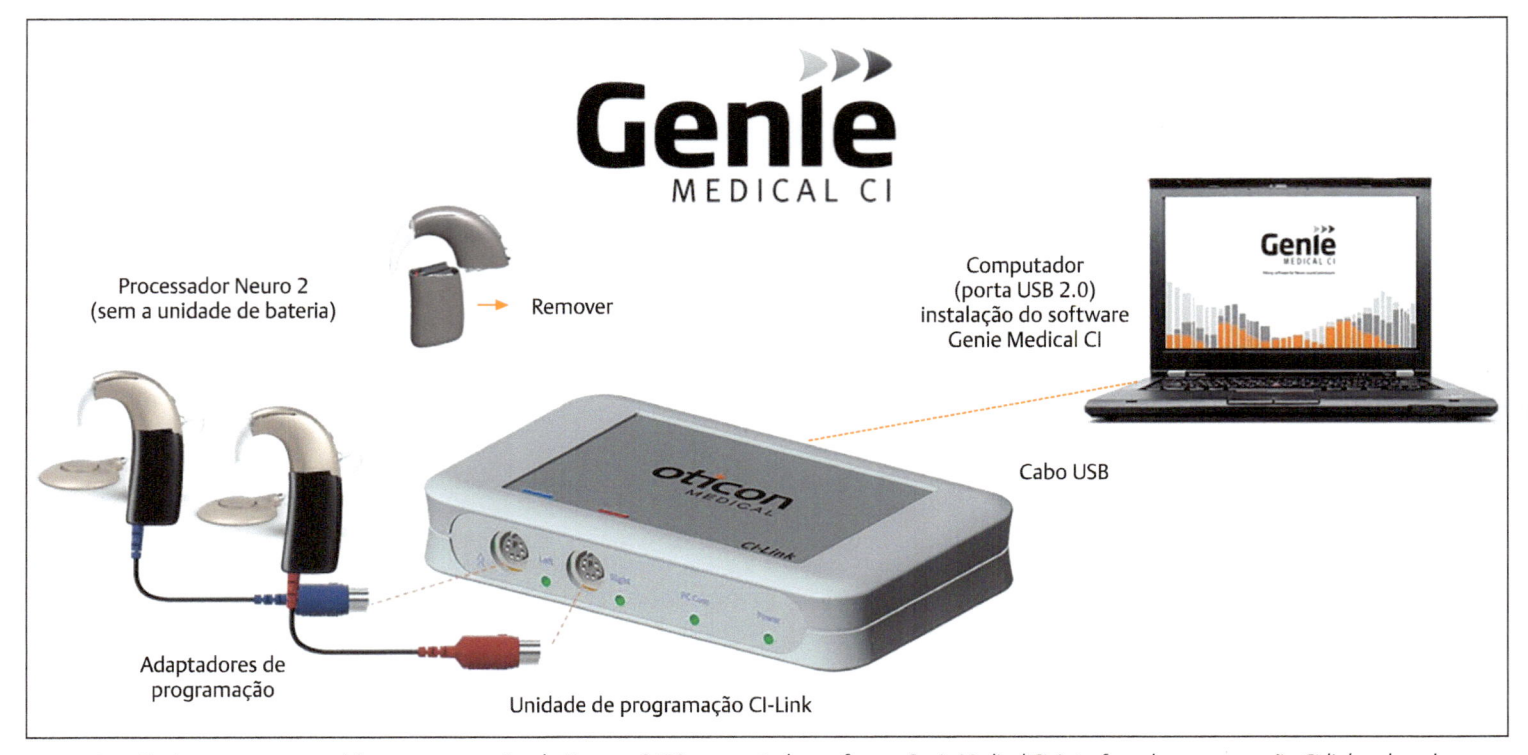

Fig. 15-3-1. Equipamentos necessários para a pesquisa do Neuro eCAP®: computador, *software Genie Medical CI*, interface de programação *CI-link*, cabos de conexão e processador sonoro Neuro 2.

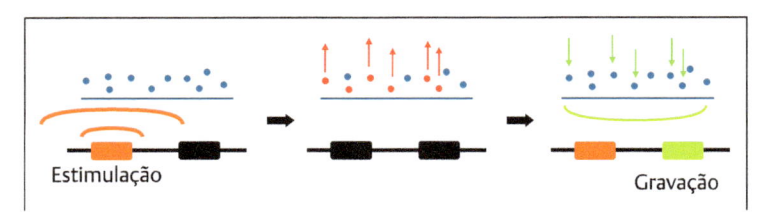

Fig. 15-3-2. Figura esquemática ilustrando o modo de estimulação e registro das respostas neurais. Para o registro do eCAP são utilizados dois eletrodos distintos, um para estimulação elétrica e outro para a aquisição da resposta neural.

GMCI, selecionar diferentes eletrodos para o registro dos potenciais de ação, bem como a sequência de estimulação.

O pulso elétrico bifásico é expresso em duração de estimulação (*stimulation duration* – SD, sendo que 1 SD corresponde a 1 µs) e amplitude de estimulação (*stimulation amplitude* – SA, sendo que 1 SA corresponde a 0,02 mA). A relação entre amplitude e duração do pulso é expressa em nível de estimulação (*stimulation level* -SL), e pode ser visualizada durante a pesquisa dos potenciais, para a determinação do limiar do eCAP. O limiar do Neuro eCAP® corresponde ao nível mínimo de estimulação (em SL) capaz de eliciar um eCAP.

Um dos maiores desafios para o registro do eCAP é a estratégia de cancelamento do artefato gerado pela estimulação elétrica, adotada pelo *software* de programação. O artefato de estimulação resulta de uma queda de tensão seguindo a corrente de pulso elétrico bifásico. A forma de onda do artefato apresenta uma magnitude muito maior que o eCAP, e corresponde a um declínio exponencial por centenas de microssegundos, tempo longo o suficiente para que ele se sobreponha à resposta neural. Com o intuito de remover o artefato gerado pela estimulação elétrica, o software GMCI utiliza uma técnica de mascarador-prova com base em um pulso bifásico catódico, conforme demonstrado na Figura 15-3-3.

O eCAP corresponde a uma forma de onda trifásica com um pequeno pico positivo (P1) seguido por um vale negativo (N1) seguido por um pico positivo (P2) (Fig. 15-3-4). A latência do eCAP – o tempo entre o início do estímulo e o início do P1 – é de cerca de 100-300 µs. A amplitude do eCAP é definida como a diferença absoluta, em µvolts (µV) entre N1 e P2. A amplitude geralmente aumenta com a magnitude da corrente estimulante, uma vez que mais fibras nervosas são recrutadas à medida que o nível de estímulo é aumentado.

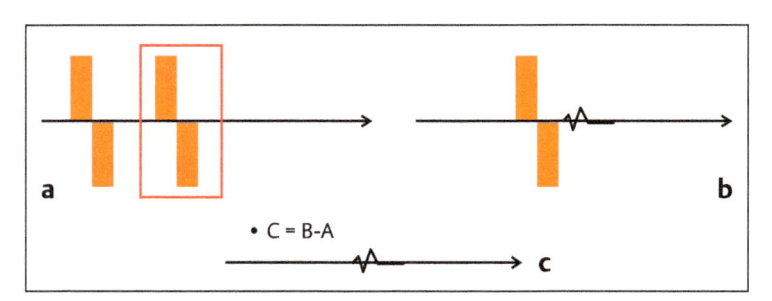

Fig. 15-3-3. Estratégia de cancelamento de artefato utilizada pelo *software Genie Medical CI*. Técnica mascarador – prova baseada em um pulso bifásico catódico. (**a**) Criação do N mascarador. (**b**) Armazenamento do N mascarador, média do mascador N e seleção da segunda média do artefato A do mascador e criação do N prova. (**c**) C = B-A. O registo de N1-P2 é obtido em µV e o artefato em mV.

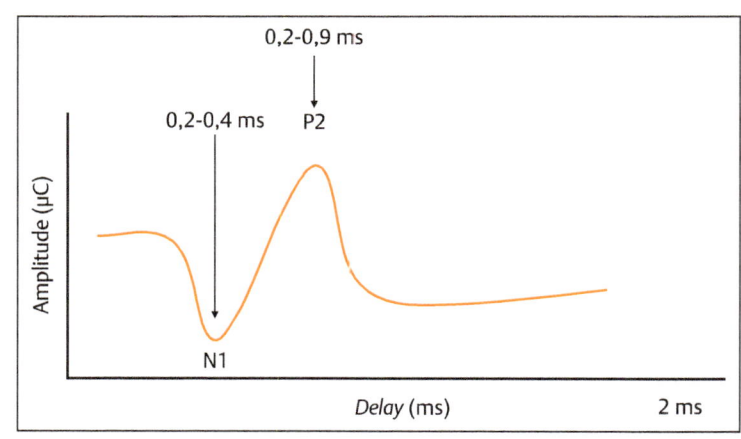

Fig. 15-3-4. Ilustração do potencial de ação composto eletricamente evocado do nervo auditivo. Embora o eCAP seja um potencial trifásico, são registrados pelo *software* os picos N1, de 0,2 a 0,4 ms, e o pico P2, com latências entre 0,4 e 0,9 ms.

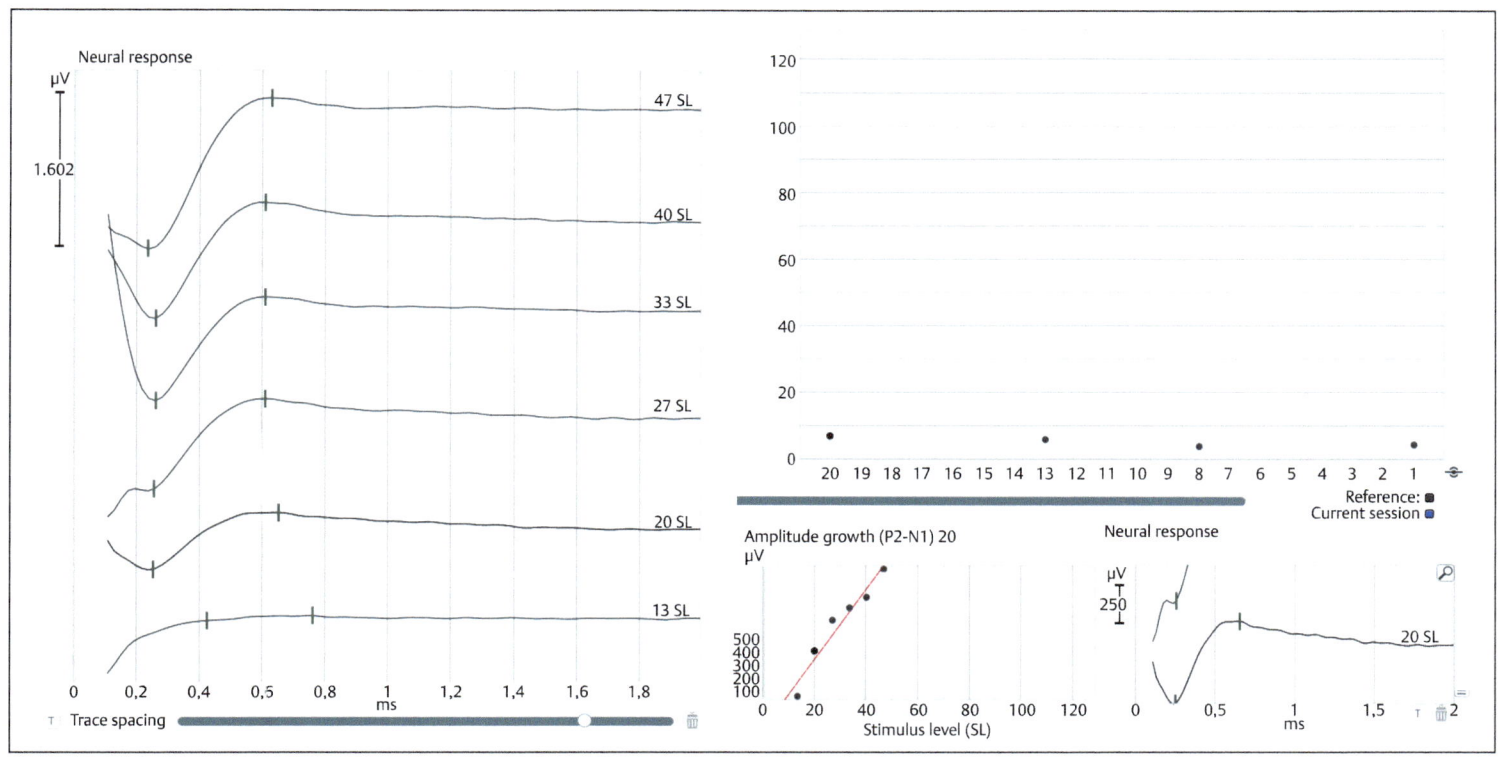

Fig. 15-3-5. Exemplo de registro do Neuro eCAP® no *software Genie Medical CI*, Oticon Medical. Observa-se presença de resposta neural a partir da análise do N1-P2.

A Figura 15-3-5 demonstra um exemplo de registro do Neuro eCAP® com presença de respostas neurais no software GMCI, Oticon Medical.

eABR

Os potenciais de tronco encefálico evocados eletricamente correspondem aos potenciais de ação gerados na região do nervo coclear e do tronco encefálico, a partir de uma estimulação elétrica realizada pelo dispositivo de IC implantado na cóclea, durante ou após o procedimento cirúrgico. O eABR também pode ser registrado no couro cabeludo, como resultado da estimulação elétrica do promontório.[10]

Assim como os potenciais evocados auditivos de tronco encefálico (ABR), o eABR pode ser caracterizado pelo aparecimento das ondas II, III, IV e V, sendo a onda V a mais robusta e frequente no registro, registrada entre 3,5 e 4 ms, aproximadamente.[11-12] A onda I, potencial de ação gerado na região do nervo coclear (também conhecida como eCAP), não pode ser registrada em razão da presença de artefatos gerados pela própria estimulação elétrica até 1 ms.[13] As ondas apresentam suas latências absolutas cerca de 1,5 ms diminuídas em relação ao ABR convencional, em decorrência do estímulo direto das fibras neurais por meio do IC implantado na cóclea. A presença de resposta é determinada pelo aparecimento da onda V, replicada em dois registros sob as mesmas condições de teste (Fig. 15-3-6a).

O Quadro 15-3-1 demonstra um exemplo de valores de latências absolutas das ondas e latências interpicos III-V obtidas por usuários do dispositivo Digisonic DX10.[14] Ainda, estudos em usuários deste dispositivo demonstraram que a latência interpicos III-V corresponde a um forte preditor de desempenho dos pacientes usuários de IC após a cirurgia.[14]

O registro do eABR em usuários do implante coclear Neuro® pode ser efetuado por meio da utilização do *software* GMCI, e interface CI-Link, responsável pela realização do estímulo elétrico e de um equipamento de potencial evocado auditivo convencional para a aquisição da resposta. Neste capítulo serão descritos dados com base na utilização do equipamento Eclipse EP25 (Interacoustics A/S, Middelfart, Dinamarca) e *software* Otoaccess, versão 7.0 (Interacoustics A/S, Middelfart, Dinamarca), recomendados pela empresa Oticon Medical, assim como o protocolo que utiliza tais equipamentos para a pesquisa dos potenciais. Um cabo de sincronização deve ser utilizado para coordenar as informações entre as interfaces de estimulação GMCI e de aquisição da resposta pelo equipamento Eclipse.

No eABR, a estimulação elétrica promovida pelo dispositivo de implante coclear percorre toda a porção auditiva, induzindo potenciais desde a porção neural periférica até o tronco cerebral. Esses potenciais gerados podem ser, então, captados por eletrodos de superfície. Os eletrodos de contato para a aquisição da resposta devem ser posicionados no vértex (positivo), na mastoide contralateral (referência) e bochecha ipsolateral (terra).

Uma adequada preparação do paciente deve ser realizada, como a limpeza da pele nos locais de fixação dos eletrodos, quando são utilizados eletrodos de superfície para aquisição dos potenciais. A limpeza da pele tem o intuito de remover toda a oleosidade, poeira e células mortas presentes, com a finalidade de promover baixos níveis de impedância eletrodo-tecido, necessários à aquisição de um registro de boa qualidade. Os valores de impedância dos eletrodos de contato devem estar entre 0 e 3 Ohms, para assegurar um registro adequado dos potenciais.

O estímulo é composto por uma descarga bifásica passiva, com duração de pulso de 90 µs, amplitude de 90 CU (1,56 mA), entregues a uma taxa de estimulação de 21 Hz, no modo de estimulação *multimode grouding*,[15] selecionados no *software* GMCI. Para a aquisição da resposta, recomenda-se a utilização de um filtro passa-baixo de 1.500 Hz e um filtro passa-alto de 33 Hz/6 Oct, 1.200 *sweeps*, nível de rejeição de artefatos de 40 µV e uma janela de registro de 12 ms, selecionados no *software* Otoaccess.

Para a realização da pesquisa do limiar de detecção do eABR (*eABR detection threshold*), deve-se reduzir a duração do pulso

Quadro 15-3-1. Valores Médios de Latências Absolutas das Ondas II, III e V e Latências Interpicos III-V Obtidas em Estudo Realizado com Usuários do Dispositivo de Implante Coclear Digisonic DX10, Oticon Medical

Potenciais	Latências médias (ms)	Desvio-padrão (ms)
Onda II	1,3	0,17
Onda III	2,0	0,18
Onda V	3,9	0,28
Intervalo III-V	1,8	0,14

ms: milissegundos.

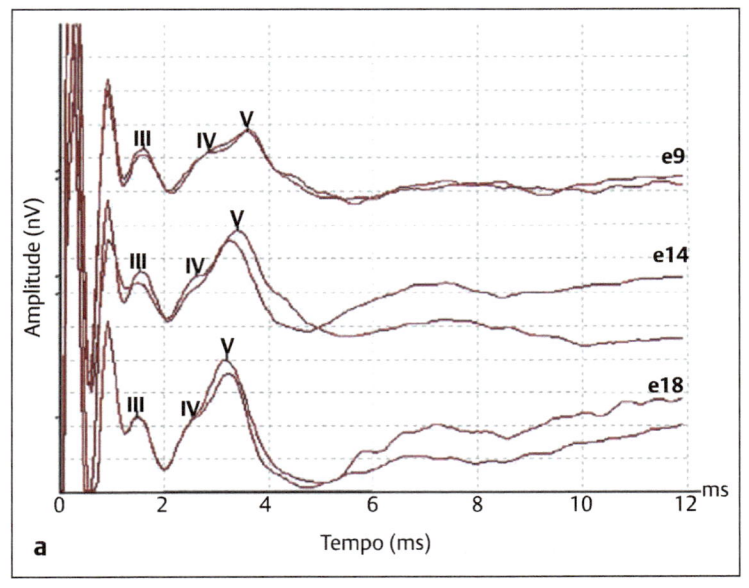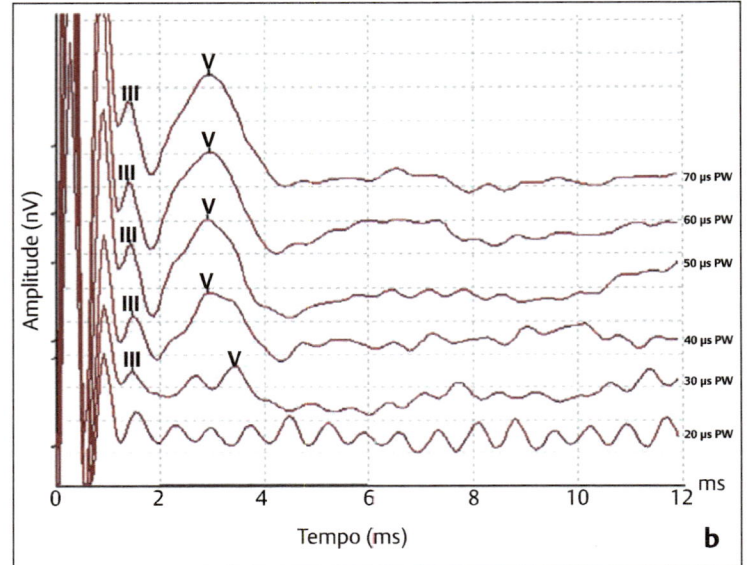

Fig. 15-3-6. (a) Registro típico dos potenciais de tronco cerebral evocados eletricamente obtido durante a cirurgia de implante coclear em um usuário do dispositivo Neuro Zti®, Oticon Medical. Presença das ondas III, IV e V para os eletrodos testados e 9, e14 e e18. (b) Pesquisa do limiar do eABR registrada em um usuário do dispositivo Neuro Zti®, durante o procedimento cirúrgico. O limiar do eABR foi definido como a menor duração de estimulação (SD) capaz de registrar a presença da onda V.

elétrico até que não se observe mais qualquer resposta eletrofisiológica no registro. O limiar de detecção do eABR é definido como o menor valor da duração do pulso elétrico no qual a onda V pôde ser identificada no registro, de acordo com o critério visual descrito na literatura.[16] A Figura 15-3-6b mostra um exemplo da pesquisa do limiar de detecção do eABR obtido durante a cirurgia de implante coclear, em um usuário do sistema de implante coclear Neuro®.

Estudos[4-5] demonstram que o limiar de detecção do eABR obtido durante a cirurgia de implante coclear corresponde a um valor audível para os pacientes após a cirurgia, podendo auxiliar na programação inicial do dispositivo.

eSRT

O reflexo estapediano evocado eletricamente corresponde ao registro da mudança de complacência da orelha média, após a contração do músculo do estapédio (fixação do estribo na janela oval), na presença de um estímulo elétrico suficientemente intenso.[17]

O eSRT pode ser obtido facilmente na prática clínica, usando um equipamento de imitanciometria padrão, ou durante a cirurgia de IC, via observação direta da contração do musculo do estapédio.[18] Ele pode ser registrado na maioria dos pacientes[19-21] e geralmente está em torno do nível de máximo conforto, abaixo do nível desconfortável,[22] sendo uma medida de grande importância para auxílio na criação dos mapas dos usuários após a cirurgia, principalmente no caso de crianças. Para o sistema de implante coclear Neuro®, Oticon Medical, os níveis de conforto (Níveis C) aos usuários podem ser preditos pelo limiar eSRT, conforme a seguinte equação: Nível C = $19,12 + 0,41 \cdot eSRT$, com margem de erro aceitável.[6]

Durante a cirurgia de IC, a visualização do reflexo estapediano fornece informações importantes acerca do comportamento do sistema auditivo frente à estimulação elétrica e confirma o correto posicionamento do feixe de eletrodos, além de confirmar a integridade de todo o componente interno implantado.

No sistema Neuro®, da Oticon Medical, é possível realizar a pesquisa do eSRT por meio do software de programação Genie Medical CI, versão 2019.1, interface de programação IC-Link e processador de fala Neuro 2®. A resposta reflexa é visualizada diretamente, em sincronia com a estimulação, sem que haja a necessidade de equipamentos adicionais para tal. Para a execução do teste, alguns parâmetros como a amplitude e duração do pulso elétrico devem ser modulados no software GMCI, assim como a taxa de estimulação, a fim de aperfeiçoar a visualização do reflexo. Recomenda-se a pesquisa com amplitude de estimulação de 70 SA e duração de estimulação de 70 SD, combinados a uma taxa de estimulação de 250 Hz.

Para a pesquisa do eSRT, a estimulação compreende uma descarga bifásica passiva, sob o modo de estimulação *multimode grounding*, mesmo modo de estimulação utilizado na programação do dispositivo após a cirurgia. A pesquisa pode ser realizada por eletrodos individuais ou por um grupo de eletrodos.

REFERÊNCIAS BIBLIOGRÁFICAS

1. Mason S. Electrophysiological and objective measures. In: McCormick B, Archbold S (ed). Cochlear Implants for young children, 2nd ed. England: Whur Publishers Ltd, 2003:162-216.
2. Gallego S, Frachet B, Micheyl C, et al. Cochlear implant performance and electrically-evoked auditory brain-stem response characteristics. Electroencephalogr Clin Neurophysiol. 1998;108:521-5.
3. Gallego S, Garnier S, Micheyl C, et al. Loudness growth functions and EABR characteristics in Digisonic cochlear implantees. Acta Otolaryngol. 1999;119:234-8.
4. Brown CJ, Abbas PJ, Fryauf-Bertschy H, et al. Intraoperative 9 and postoperative electrically evoked auditory brain stem responses in nucleus cochlear 10 implant users: implications for the fitting process. Ear Hear. 1994;15(2):168-76.
5. Shallop JK, Beiter AL, Goin DW, Mischke RE. Electrically evoked 13 auditory brain stem responses (EABR) and middle latency responses (EMLR) obtained 14 from patients with the nucleus multichannel cochlear implant. Ear Hear. 1990;11:5-15.
6. Bergeron F, Hotton M. Comparison of eSRTs and comfort levels in users of Digisonic SP cochlear implants. Cochlear Implants Int. 2015;16(2):110-4.
7. Finley CC, Holden TA, Holden LK, et al. Role of electrode placement as a contributor to variability in cochlear implant outcomes. Otol Neurotol. 2008;29:920-8.
8. Brown CJ, Abbas, PJ, Gantz B. Electrically evoked whole-nerve action potentials: Data from human cochlear implant users. J Acoust Soc Am. 1990;88(3):1385-91.
9. Hughes ML, Werff KRV, Brown CJ, et al. A longitudinal study of electrode impedance, the electrically evoked compound action potential and behavioral measures in Nucleus 24 cochlear implant users. Ear Hear. 2001;22(6):471-86.
10. Brown CJ. Clinical uses of electrically evoked auditory nerve and brainstem responses. Current Opinion in Otolaryngology & Head and Neck Surgery. 2003;11:383-7.
11. Abbas PJ, Brown CJ. Electrically evoked brainstem potentials in cochlear implant patients with multi-electrode stimulation. Hear Res. 1988;36:153-62.
12. Firszt JB, Chambers RD, Kraus N. Neurophysiology of cochlear implant users II: comparison among speech perception, dynamic range, and physiological measures. Ear Hear. 2002;23(6):516-31.
13. Abbas PJ, Brown CJ. Electrically evoked auditory brainstem response: Growth of response with current level. Hear Res. 1991;51:123-38.

14. Gallego S, Truy K, Morgon A. EABRS and surface potentials with a transcutaneous multielectrode cochlear implant. Acta Otolaryngol. 1997;117:164-8.

15. Marozeau J, Ardoint M, Gnansia D, Lazard D. Acoustic match to electric pulse trains in single-sided deafness cochlear implant recipients. Proceedings of the International Symposium on Auditory and Audiological Research. 2018;6:239-46.

16. Guenser G, Laudanski J, Phillipon B, et al. The relationship between electrical auditory brainstem responses and perceptual thresholds in Digisonic® SP cochlear implant users. Cochlear Implants Int. 2004;16(1):32-8.

17. Jerger J, Jenkins H, Fifer R, Mecklenburg D. Stapedius reflex to electrical stimulation in a patient with a cochlear implant. An Otol Rhinol Laryngol. 1986;95(2 Pt 1):151-7.

18. Pau HW, Ehrt K, Just T, et al. How reliable is visual assessment of the electrically elicited stapedius reflex threshold during cochlear implant surgery, compared with tympanometry? J Laryngol Otol. 2011;125(3):271-3.

19. Van Den Abbeele T, Noel-Petroff N, Akin I, et al. Multicentre investigation on electrically evoked compound action potential and stapedius reflex: how do these objective measures relate to implant programming parameters? Cochlear Implants International. 2012;13(1):26-34.

20. Hodges AV, Butts S, Dolan-Ash S, Balkany TJ. Using electrically evoked auditory reflex thresholds to fit the CLARION cochlear implant. Annals of Otology, Rhinology & Laryngology. Supplement. 1999;177:64-8.

21. Gordon KA, Papsin BC, Harrison RV. Toward a battery of behavioral and objective measures to achieve optimal cochlear implant stimulation levels in children. Ear and Hearing. 2004;25(5):447-63.

22. Jerger J, Oliver TA, Chmiel RA. Prediction of dynamic range from stapedius reflex in cochlear implant patients. Ear and Hearing. 1988;9(1):4-8.

SEÇÃO 15-4

TESTES NEURAIS INTRAOPERATÓRIOS: ADVANCED BIONICS

Laure Arnold ■ Ana Luisa Silva de Amorim Pereira

INTRODUÇÃO

Diversos argumentos, incluindo a possibilidade de avaliar a funcionalidade do dispositivo, a atividade neural e a inserção de eletrodos[1] fundamentam o desempenho de medições objetivas eletrofisiológicas intraoperatórias. Muitas medições estão disponíveis para a equipe de implante coclear (IC); os testes intraoperatórios mais comumente realizados estão descritos no parágrafo a seguir.

Os sistemas de implante coclear da Advanced Bionics CI, CII, HIRES 90K, HIRES 90K Advantage, HIRES ULTRA e HIRES ULTRA 3D são programados pelo *software SoundWave*, que é utilizado pelos profissionais para determinar os parâmetros das medidas intraoperatórias de cada paciente e está na versão 3.2 atualmente (Fig. 15-4-1).

Os componentes internos atuais, HiRes Ultra e HiRes Ultra 3D possuem uma caixa de titânio encapsulada em de silicone com um *link* indutivo bidirecional que permitem a realização das medidas de respostas neurais (NRI), medições de impedâncias, medidas do reflexo estapediano elétrico (ESRT) e testes de integridade do componente interno. O estimulador possui um eletrodo terra e 16 fontes de correntes independentes que estimulam os 16 contatos de platina dos eletrodos intracocleares. Além do eletrodo terra integrado ao

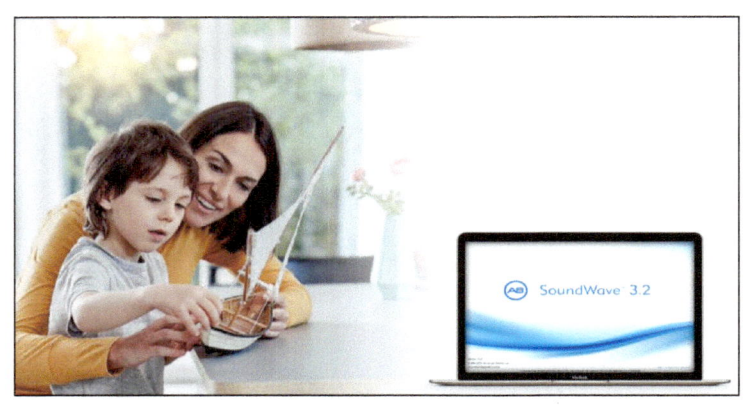

Fig. 15-4-1. *Software* Advanced Bionics – *SoundWave* versão 3.2.

estimulador, há outro eletrodo terra integrado ao feixe de eletrodo, como pode ser visto na Figura 15-4-2.

Para a realização das medidas, o processador de som é conectado a uma interface de programação chamada CPI-3 e esta é conectada a um computador com o *software SoundWave* 3.2, por meio de um cabo USB. A interface de programação CPI-3 permite a medição uni ou bilateral simultaneamente.

IMPEDÂNCIAS DOS ELETRODOS

A impedância está relacionada com a resistência elétrica dos eletrodos frente ao meio em que está inserido. Esta resistência está associada à capacidade do eletrodo em fornecer um estímulo de corrente elétrica para o tecido ou fluido circundante. A medida de impedância fornece informações sobre a integridade de cada eletrodo, assim como circuitos em curto ou circuitos abertos.[2] O *SoundWave* 3.2 mede automaticamente as impedâncias dos 16 eletrodos toda vez que o sistema está conectado à CPI-3 e sobre o implante na cabeça do paciente com antena e o processador de som. Os valores de normalidade são considerados quando as impedâncias medidas estão entre 1 e 30 Kilo ohms, e são vistas com a cor verde pela tela do *software* (Fig. 15-4-3). O *software* indica os eletrodos com circuito aberto, na cor amarela, e eletrodos em curto circuito na cor roxa. O profissional pode avaliar a condição de cada eletrodo e identificar a necessidade de condicionar o eletrodo quando a telemetria de impedância mostrar resultados fora da normalidade e posteriormente desativar eletrodos que não serão utilizados no mapeamento.

O condicionamento dos eletrodos tem como objetivo eliminar substâncias ou bolhas de ar que possam estar presentes nos contatos dos eletrodos que mostram impedâncias alteradas. Para isso o *software* fornece uma corrente de baixo nível em todos os contatos para impedir impedâncias de alto nível.

A medida de impedância deve ser realizada em todos os atendimentos, previamente ao mapeamento. Caso algum eletrodo apresente status alterado, como mencionado anteriormente, o profissional julgará a necessidade de desligar o eletrodo alterado. Para manter a estimulação da região da cóclea correspondente ao eletrodo desligado, o *SoundWave* 3.2 possui o sistema denominado

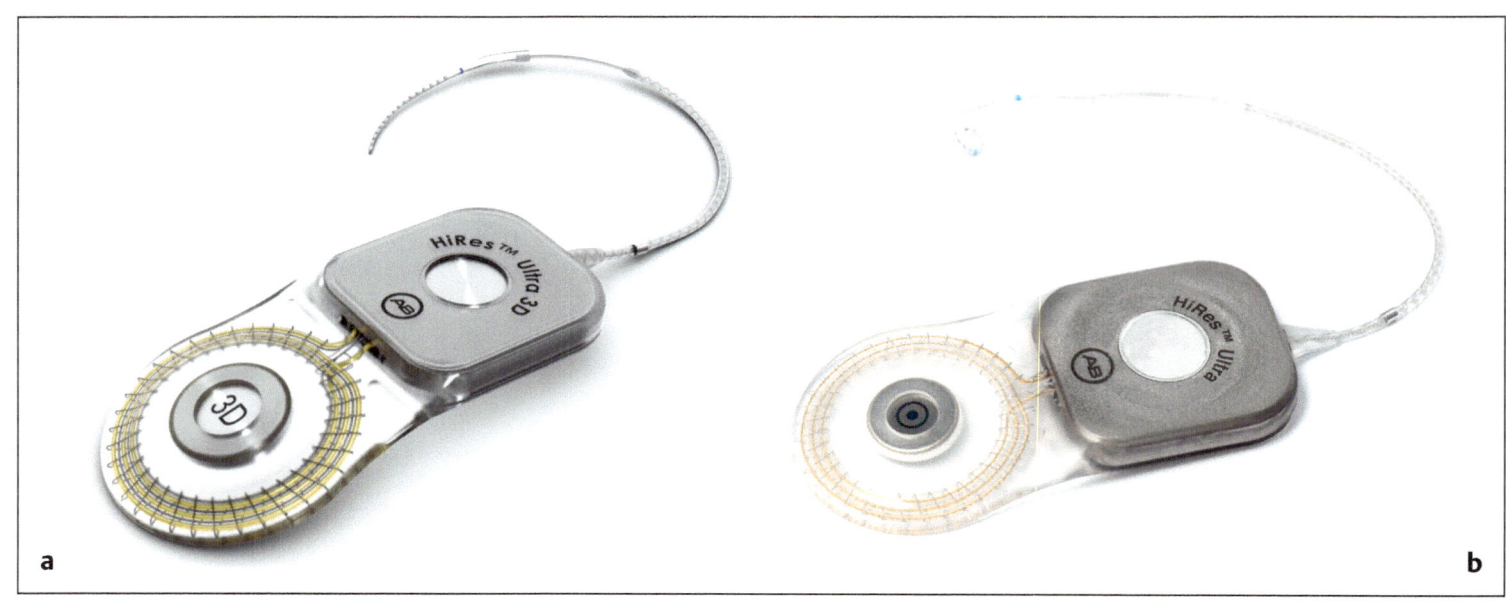

a b

Fig. 15-4-2. (a) HiRes Ultra 3D. (b) HiRes Ultra.

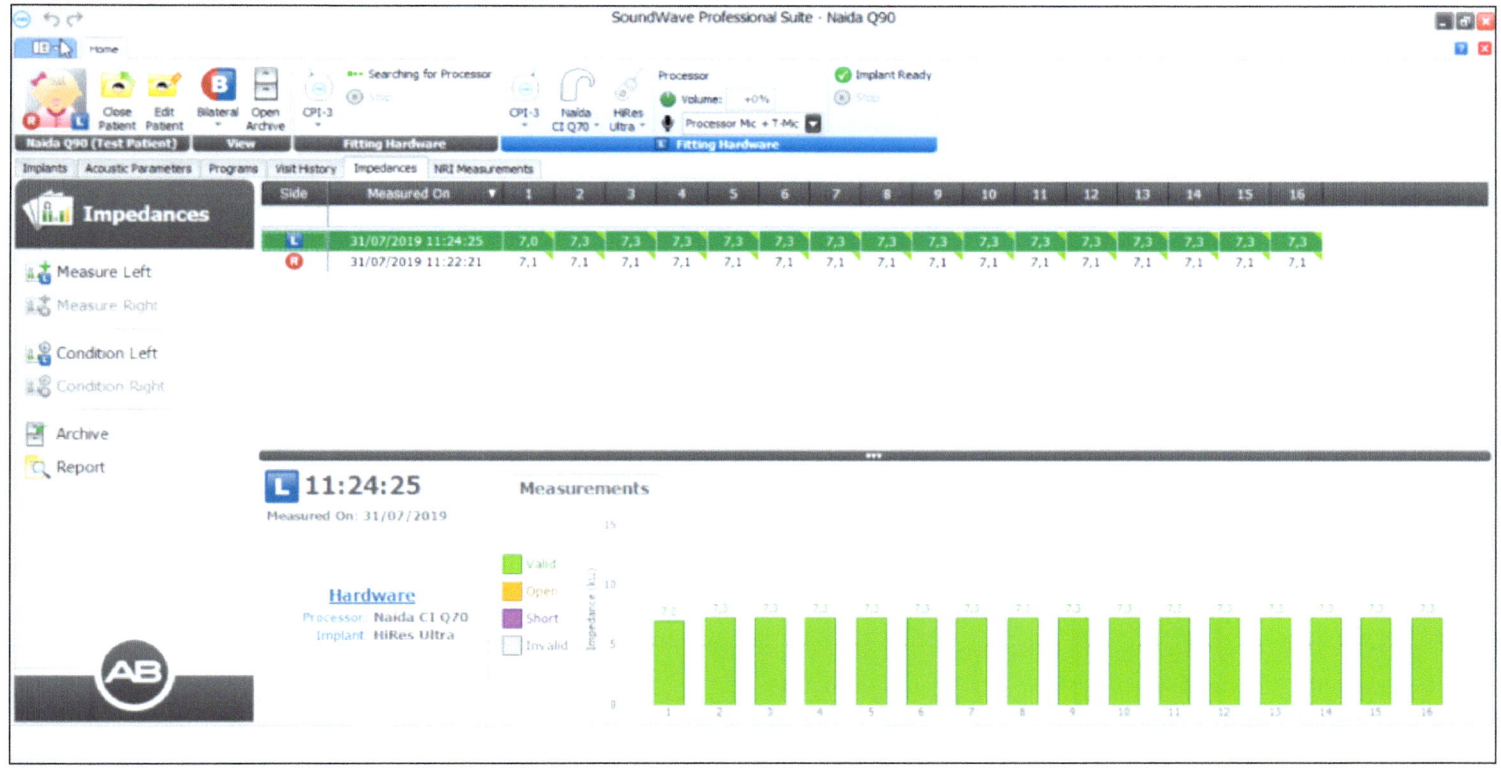

Fig. 15-4-3. Tela da Telemetria de impedâncias do *SoundWave* 3.2 mostrando valores normais.

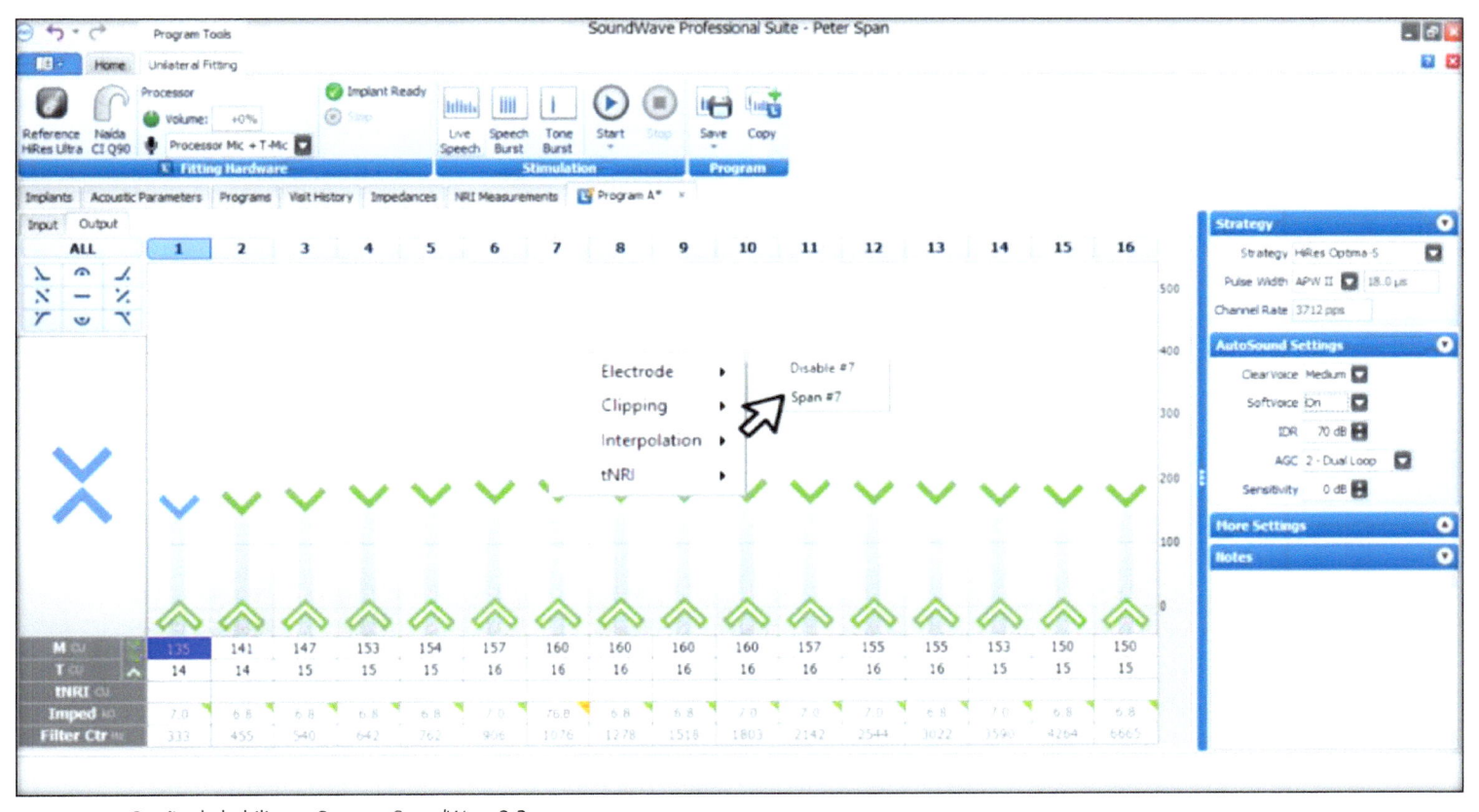

Fig. 15-4-4. Opção de habilitar o *Span* no *SoundWave* 3.2.

Span, que mantém a estimulação elétrica na região, por meio da estimulação virtual dos eletrodos vizinhos. Nesses casos, o profissional deve escolher a opção *Span*, em vez da opção desabilitar. O *Span* está baseado na estratégica de codificação *Fidelity* 120 e fornece resolução espectral ideal para os usuários do processador de som Naída CI e implante coclear CII, HiRes 90K, HiRes 90K Advantage, HiRes Ultra e HiRes Ultra 3D.

O objetivo principal do *Span* é de manter os níveis de percepção de fala ideal para cada paciente, mesmo quando um contato de eletrodo é desativado (Fig. 15-4-4).[3]

POTENCIAL DE AÇÃO COMPOSTO ELETRICAMENTE EVOCADO (eCAP)

O eCAP é um potencial neural de curta duração que reflete o disparo sincrônico de um grande número de fibras nervosas auditivas eletricamente estimuladas. Nos humanos, essa resposta consiste, basicamente, em um pico negativo (conhecido como N1) com uma latência entre 0,2 e 0,5 ms. Em altos níveis de apresentação, o pico negativo inicial é frequentemente seguido por um pico positivo menos robusto (P2). A amplitude do eCAP é definida como a diferença

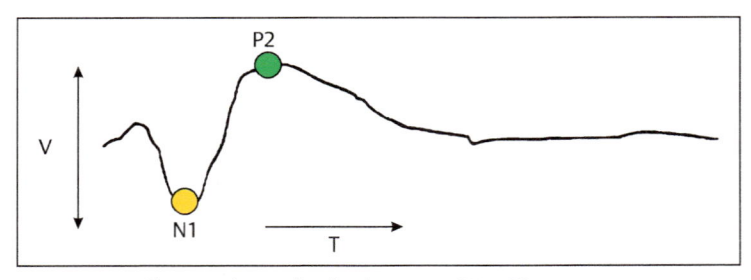

Fig. 15-4-5. Diferença de tensão absoluta entre N1 e P2.

de tensão absoluta entre N1 e P2 e geralmente possui valores entre 20-1.500 uV (Fig. 15-4-5).[4]

De modo geral, o estímulo do eCAP é feito por um eletrodo previamente selecionado pelo profissional ou automaticamente pelo protocolo sugerido pelo *software* e o potencial do eCAP é registrado em um eletrodo vizinho, a fim de evitar artefatos no registro.

É um indicador da resposta neural do nervo auditivo.[5] Na maioria das vezes o registro do eCAP é rápido e não é afetado pelo tipo ou pela profundidade da anestesia, viabilizando a medição na sala cirúrgica.[5,6] Os implantes cocleares atuais suportam a medição do eCAP, e no dispositivo da Advanced Bionics (Califórnia, EUA) o teste denominado Imagem de Resposta Neural (NRI) é a ferramenta incorporada ao *software SoundWave* que permite a medição do eCAP.

A NRI utiliza pulsos bifásicos com a largura de pulso de 32 µs por fase para a estimulação, além de baixas taxas de estimulação, como 30 Hz nos diferentes níveis pesquisados, para maximizar a sincronia da resposta neural.

A pesquisa das medidas objetivas mais utilizada é a função de crescimento, denominada *SmartNRI* no *SoundWave*, a qual avalia como a amplitude do eCAP varia com a intensidade do estímulo. O *SmartNRI* é um procedimento automatizado que determina o limiar de estímulo por meio de uma resposta evocada. A propagação da excitação avalia as propriedades espaciais da interface elétrica neural. Uma função de recuperação mede as características temporais do nervo e documenta o modo como o nervo se

recupera do período refratário.[7] Nenhum eCAP pode levantar dúvidas sobre a capacidade do implante de fornecer uma corrente ou sugerir a colocação incorreta do eletrodo. As medições do eCAP também podem ser usadas para avaliar a resposta do sistema auditivo de um indivíduo ao estímulo elétrico logo após a inserção intracoclear do eletrodo de IC.[5,8,9] O eCAP pode ser usado como uma diretriz para a ativação pós-operatória do IC; há inúmeros relatos sobre o uso dessas medições intraoperatórias na primeira adaptação (Fig. 15-4-6).

O *SoundWave* permite que as medidas de NRI sejam feitas de forma manual, em que o profissional seleciona os parâmetros e os eletrodos a serem utilizados na estimulação e na gravação da resposta, e também de forma automática por meio dos *Templates*. Os *Templates* são protocolos previamente definidos pelo *software* para automatizar a NRI. Os *Templates* definidos pelo *software* com o objetivo de aperfeiçoar e agilizar o teste, inclusive sem causar desconforto para os pacientes no pós-operatório, são:

- **OR** (*Template* para intraoperatório): com nível de estimulação de *High to low* (400-150 cu), média de estimulação por pontos de 16, ganho de 300 e a forma de estimulação *Cathodic First*;
- **Adults** (*Template* pós-operatório para adultos): com nível de estimulação de *Low to High* (100-300 cu), média de estimulação por pontos de 32, ganho de 300 e a forma de estimulação *Cathodic First*;
- **Patiatrics** (*Template* pós-operatótio para crianças): com nível de estimulação de *Low to High* (50-250 cu), média de estimulação por pontos de 32, ganho de 300 e a forma de estimulação *Cathodic First*.

Os *Templates* estão na aba da NRI *Measurements*, clicando com o botão direito do mouse no *New Right* ou *New Left*, aparecerá a opção disponível de *Template*, como mostra a Figura 15-4-7.

Além dos protocolos automáticos previamente estabelecidos pelo *software*, o profissional poderá criar e salvar *Templates* personalizados de acordo com a rotina e experiência clínica.

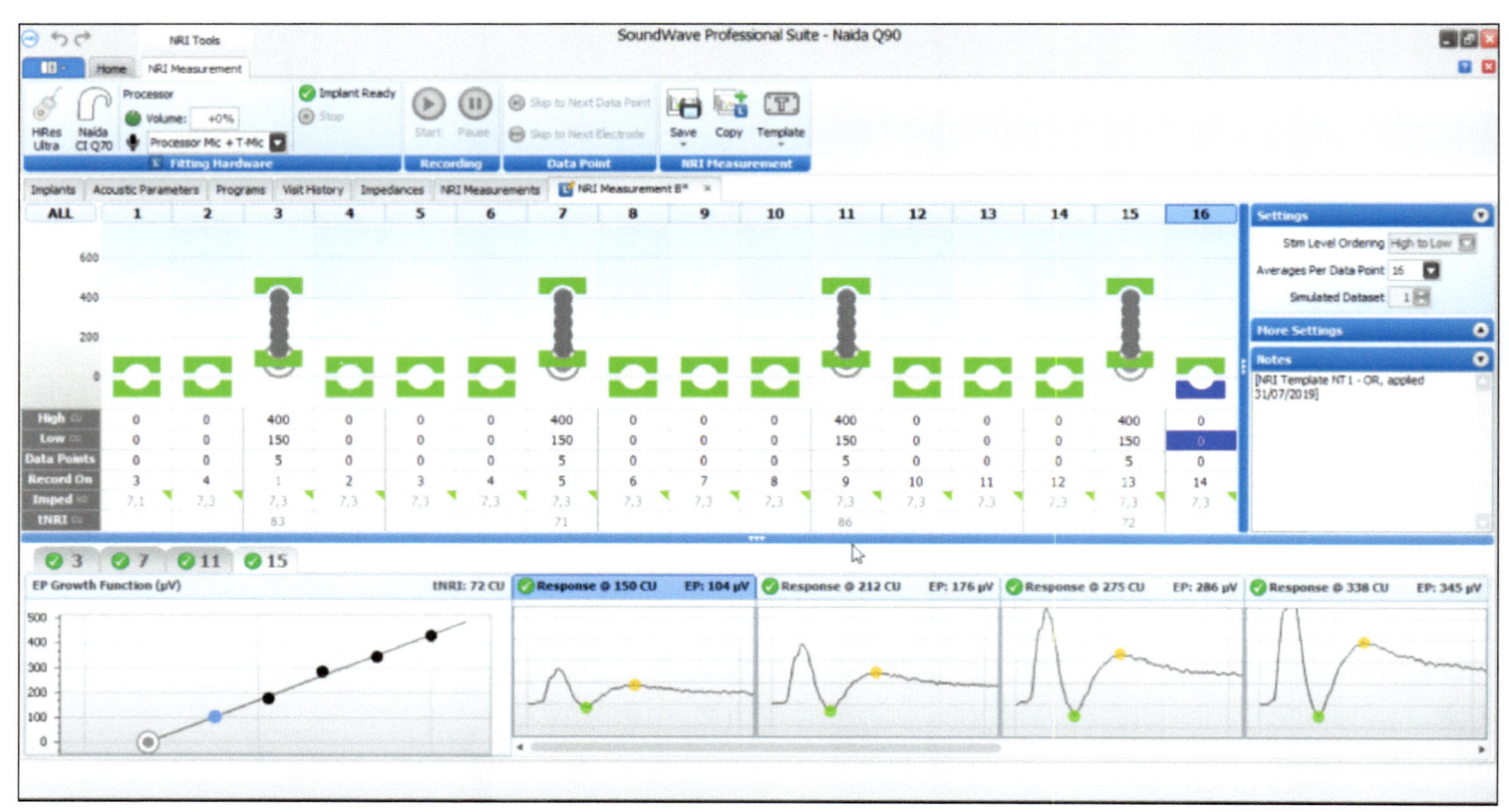

Fig. 15-4-6. Tela da medição da NRI no *SoundWave* 3.2.

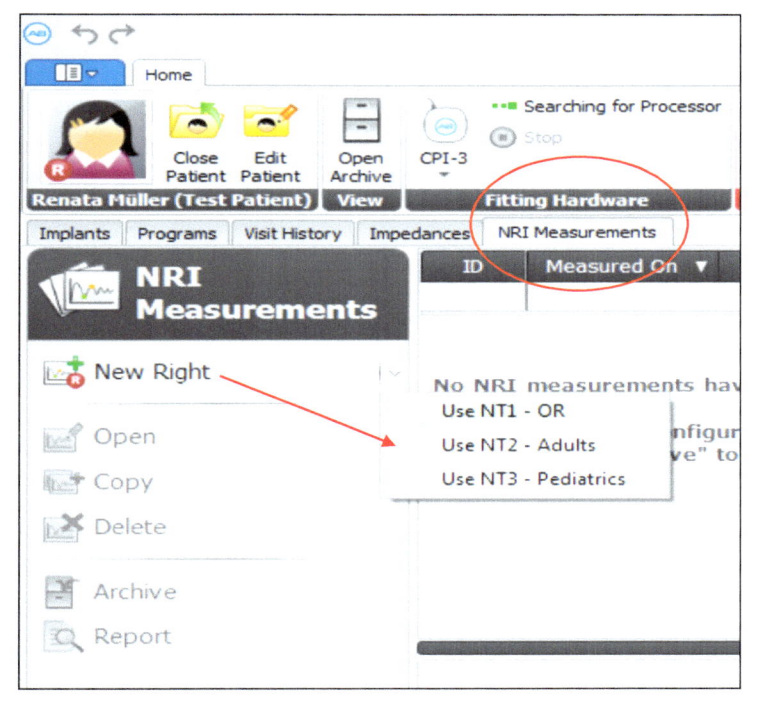

Fig. 15-4-7. Tela da NRI mostrando as opções de *Templates* no *SoundWave* 3.2.

LIMIAR DO REFLEXO ESTAPEDIANO ELETRICAMENTE EVOCADO (ESRT)

O eSRT foi descrito, por exemplo, por Jerger *et al.*[10] O eSRT normalmente é medido após o estímulo dos eletrodos individualmente (diretamente na tela da programação do *software SoundWave* 3.2) e a manipulação da amplitude do estímulo pode determinar o limiar mínimo de contração do estribo. No momento intraoperatório, a contração do músculo do estapédio frente a uma estimulação elétrica pode ser avaliada pela observação direta e visual ao microscópio. A observação visual do movimento do músculo do estapédio também pode confirmar a transmissão do estímulo elétrico para o sistema auditivo. A avaliação visual da contração do músculo do estapédio não é frequentemente utilizada por conta da interferência dos anestésicos na deflagração muscular do reflexo.

A rápida avaliação da resposta do nervo auditivo por meio do eSRT e do eCAP pode ser usada pela equipe cirúrgica para tranquilizar os usuários de IC e familiares quanto ao *status* do implante e ao resultado da cirurgia. Van Den Abbeele *et al.*[11] derivaram um modelo que prevê níveis mais confortáveis com o dispositivo da Advanced Bionics em pessoas com surdez congênita usando uma combinação do eSRT intraoperatório e a NRI na primeira adaptação. Mais recentemente, sugeriu-se[12] que um programa com base em limiares de SmartNRI intraoperatórios fosse uma alternativa realista para uma programação quando o paciente não colabora para um mapeamento baseado em respostas comportamentais como, por exemplo, no caso de crianças pequenas e crianças com outros

comprometimentos. O trabalho de Van Den Abbeele *et al.*[13] também apoia o uso do SmartNRI intraoperatório: descobriu-se alta taxa de resposta do eCAP com o SmartNRI usado de maneira intraoperatória em crianças, com correlações significativas entre os limiares de NRI intraoperatórios e os níveis mais confortáveis durante três meses de uso do implante.

A revisão acima resume rapidamente os testes neurofisiológicos intraoperatórios mais comumente usados de AB e seus potenciais. Outras medições como, por exemplo, potenciais elétricos evocados auditivos do troncoencefálico (PEATE) podem ser medidas pelo sistema da Advanced Bionics e também podem ser consideradas, assim como outras abordagens, como, por exemplo, imagens intraoperatórias (radiografia, fluoroscopia).

REFERÊNCIAS BIBLIOGRÁFICAS

1. Cosetti MK, Troob SH, Latzman JM, et al. An Evidence-based algorithm for intraoperative monitoring during cochlear implantation. Otol Neurotol. 2012;33(2):169-76.
2. Van Wermeskerken GK, van Olphen AF, Smoorenburg GF. Intra-and postoperative electrode impedance of the straight and Contour arrays of the Nucleus 24 cochlear implant: relation to T and C levels. Int J Audiol. 2006;45(9):537-44.
3. Johan HM, Jorien SB, Dirk V, et al. Restoring speech perception with cochlear implants by spanning defective electrode contacts. Acta Oto-Laryngologica. 2012:394-9.
4. Advanced Bionics. Advanced Bionics, Neural Response Imaging, White paper. 2004.
5. Mens LH. Advances in cochlear implant telemetry: evoked neural responses, electrical field imaging, and technical integrity. Trends Amplif. 2007;11:143-59.
6. Crawford MW, White MC, Propst EJ, et al. Dose-dependent suppression of the electrically elicited stapedius reflex by general anesthetics in children undergoing cochlear implant surgery. Anesth Analg. 2009;108:1480-7.
7. Advanced Bionics Research Studies Platform for Objective Measures version 1.2.0 Instructions for use. Advanced Bionics. 2008.
8. van Dijk B, Botros AM, Battmer RD, et al. Clinical results of AutoNRT, a completely automatic ECAP recording system for cochlear implants. Ear Hear. 2007;28:558-70.
9. Cosetti MK, Shapiro WH, Green JE, et al. Intraoperative neural response telemetry as a predictor of performance. Otol Neurotol. 2010;31:1095-9.
10. Jerger J, Jenkins H, Fifer R, Mecklenburg D. Stapedius reflex to electrical stimulation in a patient with a cochlear implant. Ann Otol Rhinol Laryngol. 1986;95(2 Pt 1):151-7.
11. Van Den Abbeele T, Noël-Petroff N, Akin I, et al. Multicentre investigation on electrically evoked Compound Action Potential and Stapedius Reflex: how do these objective measures relate to implant programming parameters? Cochlear Implants Int. 2012;13(1):26-34.
12. Akin I, Götze R, Basta D,Böhnke B, Müller-Deile J, Ormezzano Y, Frachet B, Gérard JM, Deggouj N, Philips B, Dhooge I, Arnold L. Results of the multicentrea multicenter clinical SmartNRI study. evaluating a new Smart algorithm to measure neural response imaging. Results of the multicentre clinical SmartNRI study. Otol Neurotol. 2012 Jul;33(5):736-9.
13. Van Den Abbeele, et al. Comunicação pessoal, 10o ESPCI, Atenas. 2011.

SEÇÃO 15-5

ASSISTÊNCIA COMPUTADORIZADA, ORIENTAÇÃO POR IMAGENS E ROBÓTICA EM CIRURGIA OTOLÓGICA

Gabriela O. Bom Braga ▪ Daniel Schneider ▪ Stefan Weber ▪ Marco Caversaccio

O conteúdo desta seção (págs. 358 a 370), encontra-se disponível on-line.

Para acessá-lo, aponte a câmera do seu smartphone ou tablet para a imagem acima ou acesse a URL abaixo:

https://medone.thieme.com/images/supmat/Bento_Tratado_de_Implante_Coclear_978-65-5572-084-6_Cap_15-5.pdf

CUIDADOS PÓS-OPERATÓRIOS DA CIRURGIA DE IMPLANTE COCLEAR

Fábio de Alencar Rodrigues Júnior ▪ Clara Maria Dias Ferreira Calhau

INTRODUÇÃO

Os cuidados pós-operatórios visam diminuir o risco de complicações pós-operatórias da cirurgia de implante coclear. Cada centro de implante coclear estabelece sua rotina com base na experiência do próprio serviço e de outras referências com volume cirúrgico maior. Porém, os cuidados tendem a seguir a mesma lógica e princípios, variando muito pouco de centro a centro.

São condições imprescindíveis no sucesso pós-operatório a disponibilidade da equipe e a acessibilidade da família aos profissionais envolvidos nesse processo. Diminuir e entender os anseios de pacientes, pais e responsáveis é tão importante quanto à informação técnica a respeito da sutura.

O mais importante é o acolhimento da família, deixando-os o mais seguro possível em relação ao procedimento realizado, explicando e esclarecendo possíveis dúvidas; conversando sobre o ato operatório; se houve alguma intercorrência ou não; se o eletrodo teve introdução total ou parcial e se esse fato trará algum transtorno para o desempenho audiológico do paciente; se houve resposta ou não na neurotelemetria intraoperatória. Sabemos que a ausência de resposta nessa situação não significa insucesso pós-operatório e podem ser justificadas por algumas condições locais como: edema, coágulos que possam estar aumentando a impedância, sendo importante a reavaliação posterior. E, nesse momento, continuamos trabalhando as expectativas dos pais, trazendo-as para um nível real.

Proporcionar bem-estar ao paciente é extremamente importante para a melhor recuperação pós-operatória; com acomodação hospitalar adequada às necessidades do paciente e medicação sintomática sempre que necessário.

Nas últimas décadas, mudanças a respeito do tamanho e formato da incisão retroauricular diminuíram as taxas de complicações maiores.

Atualmente, recomenda-se que a cirurgia seja realizada pela técnica minimamente invasiva que reduz o tempo cirúrgico, diminui o trauma cirúrgico e, consequentemente, as complicações. A infecção da unidade interna pode ser um sério problema. Em casos de infecções graves no pós-operatório, pode haver atraso na ativação, redução do uso do implante, e aumento da frequência de consultas médicas. Em cenários piores, pode haver falha do sistema e explante, o que pode ser extremamente oneroso.

O tempo de internação foi reduzido, sendo recomendado que o paciente fique hospitalizado apenas o tempo necessário para dar continuidade à antibioticoterapia profilática e, nesse período, os cuidados pós-operatórios imediatos devem ser mantidos.

CUIDADOS PÓS-OPERATÓRIOS IMEDIATOS

No pós-operatório imediato o paciente deve permanecer em repouso no leito, com cabeceira elevada 30° com curativo compressivo por 24 horas (em algumas crianças é difícil mantê-lo) e não dormir do lado operado.

Nesse período, a antibioticoterapia deve ser mantida sendo utilizado o mesmo antibiótico que foi aplicado no intraoperatório (cefazolina ou clindamicina ou cefuroxima ou vancomicina ou o antibiótico recomendado pela comissão de infecção hospitalar do serviço – sendo a cefazolina o antibiótico de escolha na maioria dos serviços de implante). A clindamicina ou a vancomicina podem ser usadas em pacientes alérgicos à penicilina. Outros medicamentos sintomáticos também são utilizados: antieméticos (dimenidrinatos, metocloparamida, ondansetrona etc.), analgésicos (dipirona, paracetamol etc.), antivertiginosos (flunarizina etc.), quando necessários. A dieta pode ser geral ou branda e pode ser iniciada tão logo o paciente esteja bem acordado.

Após as primeiras 24 horas, o curativo compressivo é retirado e verificado o aspecto da incisão cirúrgica, observando se ela está seca, se há edema, se há hiperemia. No leito cirúrgico, observa-se a presença ou não de flutuação ou hematoma. Questiona-se se há enjoos, verifica-se a aceitação da dieta e a presença de sinais de complicações menores.

Se a incisão cirúrgica e o leito cirúrgico não apresentarem alterações supracitadas e o paciente estiver com bom estado clínico geral e boa aceitação da dieta via oral, a alta hospitalar pode ser sugerida após as 24 horas de internação ou 48 horas dependendo da rotina de cada serviço.

CUIDADOS DOMICILIARES

Cuidados Gerais

- Após 48 horas do curativo compressivo, o paciente deve ser orientado a retirar o curativo em casa, podendo, a partir de então, ficar sem curativo na região operada. Deve ser orientado a limpar a região da incisão com água e sabão e mantê-la seca e protegida do sol. Não há necessidade de aplicação de qualquer medicamento tópico;
- Retirar os pontos com 10 a 14 dias de pós-operatório (tempo necessário para a cicatrização da incisão), quando não for utilizado o fio absorvível;
- Não dormir do lado do implante durante 30 dias;
- Evitar traumatismos na região da cirurgia – orientação importante para pacientes pediátricos;
- Evitar esforço físico e atividade física por 30 dias;
- Espirrar de boca aberta, se necessário for;
- Assoar o nariz de forma delicada;
- Proteger o ouvido no banho com algodão embebido em óleo até avaliação médica pós-operatória.

Dieta

Em relação à dieta domiciliar, o paciente é orientado a manter sua dieta habitual evitando alimentos de procedência duvidosa que possam aumentar o risco de intercorrências gastrointestinais.

Medicação

A medicação pós-operatória é o principal questionamento dos pacientes e é o tópico com maior divergência entre os centros. Em consenso, medicação sintomática costuma ser prescrita como analgesia – geralmente paracetamol ou dipirona e antieméticos – frequentemente dimenidrato.

Em recentes estudos a respeito de preservação da audição residual, o corticoide sistêmico parece reduzir a perda do resíduo auditivo e diminuir a fibrose intracoclear especialmente na região basal e ápice do eletrodo.

Dessa forma, alguns centros optam pela prescrição de prednisona ou prednisolona até o 5º dia de pós-operatório, especialmente para pacientes submetidos a implante coclear com a técnica de preservação da audição (*soft surgery*).

Com intenção de reduzir as taxas de infecções, cirurgiões optam pela combinação de antibióticos profiláticos e pós-operatórios.

Não há evidência científica que embase o uso de antibióticos no pós-operatório da cirurgia de implante coclear no que diz respeito à diminuição de risco de infecção.

Apesar disso, alguns centros de implante optam pela prescrição de cefalosporinas de primeira geração – cefalexina – até o 7º dia de pós-operatório.

Ativação e Avaliação Médica

Após 30 dias de pós-operatório, retornar a clínica para a ativação do implante. Normalmente, o leito cirúrgico está bem cicatrizado com esse intervalo de tempo.

Quando o paciente retorna para a ativação do implante coclear é feito um exame do leito operatório e a otoscopia. Se não houver contraindicação, o paciente é liberado para a realização da ativação do dispositivo e poderá tomar banho sem que haja a proteção do ouvido.

O principal cuidado a partir dessa fase é evitar lesões em couro cabeludo, principalmente na área da antena, que seria uma porta de entrada para infecções. É recomendado aos pais ou ao paciente que sempre olhe o ímã da antena para que ele não fique muito apertado, evitando a lesão da pele. E novamente é recomendado que sejam evitados traumatismos na região do implante. Outras recomendações devem ser relembradas: o paciente terá para sempre restrições relativas à realização de Ressonância Magnética Nuclear e quando for submetido a qualquer tipo de cirurgia não poderá mais ser utilizado o bisturi monopolar.

No acompanhamento pós-operatório o paciente retorna ao serviço de 2 em 2 meses no primeiro ano; 3 em 3 meses no segundo ano; 4 em 4 meses no terceiro ano; de 6 em 6 meses no quarto ano e a partir do quinto ano apenas 1 vez ao ano ou quando se fizer necessário, obedecendo a rotina de cada centro.

No pós-operatório tardio, devemos observar se existe estimulação do nervo facial, se há queixas de tonturas, se há relato de diminuição do paladar, se ocorreu o rompimento do retalho, a presença de otite média, se houve formação de colesteatoma, se apresenta sinais de mastoidite, se houve falha no dispositivo interno ou se o dispositivo está quebrado.

Além da avaliação das estruturas anatômicas, observa-se aquisição das habilidades auditivas e, progressivamente, a aquisição da linguagem em pacientes pré-linguais. Nesse processo é necessária grande dedicação familiar e uma excelente interação com a fonoaudióloga do paciente, além de terapia adequada para o desenvolvimento dessas habilidades.

REFERÊNCIAS BIBLIOGRÁFICAS

1. Hyde M, Punch R, Komesaroff L. A comparison of the anticipated benefits and received outcomes of pediatric cochlear implantation: parental perspectives. Am Ann Deaf. 2010;155(3):322-38.
2. Yamanaka DAR, et al. Implante coclear em crianças: a visão dos pais. Psicologia: teoria e pesquisa. 2010;26(3):465-73.
3. Ulug T, Teker AM. Minimally invasive cochlear implantation with mastoidal three-layer flap technique. ORL J Otorhinolaryngol Relat Spec. 2009;71(5):292-8.
4. Bayazit YA, Goksu N, Ozbilen S. Mini-incision for pediatric cochlear implantation with a MED-EL device. ORL J Otorhinolaryngol Relat Spec. 2007;69(5):311-5.
5. Cohen NL, Hoffman RA, Stroschein M. Medical or surgical complications related to the nucleus multichannel cochlear implant. Ann Otol Rhinol Laryngol Suppl. 1988;135:8-13. Erratum in: Ann Otol Rhinol Laryngol Suppl. 1989;98:754.
6. Cunningham CD 3rd, Slattery WH 3rd, Luxford WM. Postoperative infection in cochlear implant patients. Otolaryngol Head Neck Surg. 2004;131(1):109-14.
7. Lalani T, Sexton D, Tucci DL. Cochlear implant infections [Internet]. Disponível em: <www.uptodate.com/store>.
8. Lima Júnior LRP, et al. Complicações pós-operatórias em pacientes implantados no programa de implante coclear no Rio Grande do Norte. Rev Bras Otorrinolaringol. 2010;76(4):517-21.
9. Lo J, Campbell L, Sale P, et al. The role of preoperative steroids in atraumatic cochlear implantation surgery. Otol Neurotol. 2017;38(8):1118-24.
10. Almosnino G, Zeitler DM, Schwartz SR. Postoperative antibiotics following cochlear implantation: are they necessary? Ann Otol Rhinol Laryngol. 2018;127(4):266-9.
11. Ottoline ACX, Tomita S, Marques M da PC, et al. Antibiotic prophylaxis in otolaryngologic surgery. Int Arch Otorhinolaryngol. 2013;17(1):85-91.
12. Lin YS, Lee FP, Peng SC. Complications in children with long-term cochlear implants. ORL J Otorhinolaryngol Relat Spec. 2006;68(4):237-42.
13. Kumer S, et al. A sistematic review of the literature on early intervention for children with a permanent hearin loss. Brisbane, Aus: Cahe. 2007;1.

SEÇÃO 15-7

PROCEDIMENTOS MÉDICOS E IMPLANTES AUDITIVOS

Guilherme Coelho Amui ■ Luiz Rodolpho Penna Lima Júnior

INTRODUÇÃO

A evolução exponencial da medicina experimentada nas últimas décadas trouxe novas perspectivas nas diversas áreas. A aplicação de novos conhecimentos e habilidades na área da audiologia e cirurgia otológica, organizados na forma da criação de aparelhos e procedimentos, desenvolvidos para resolver os problemas auditivos, têm representado melhora representativa na qualidade de vida dos pacientes.

Dentro deste contexto, os implantes auditivos (IA) revolucionaram o tratamento da surdez como alternativa ao uso dos clássicos aparelhos de amplificação sonora.

As próteses auditivas implantáveis figuram atualmente como uma solução auditiva viável e acessível, tornando-se um recurso fundamental e, portanto, cada vez mais utilizado.

Em face da expansão dos critérios de indicação, observa-se reflexo direto na incidência da eleição dos dispositivos implantáveis como tratamento de casos de surdez, e não obstante o fato de tratar-se de tecnologia relativamente recente, ganhou notoriedade na mídia e meios de comunicação, fato que se deve, em parte, aos bons resultados, somados à fácil disponibilidade de acesso à informação no mundo contemporâneo.

Em que pese o fato da informação disseminada chegar ao paciente por outros meios, é responsabilidade do cirurgião, durante as consultas pré-operatórias, informar o paciente sobre o procedimento e sobre particularidades do dispositivo que será implantado, explicando sobre o funcionamento, a manutenção, os benefícios e limitações.

De acordo com o código de ética médica, existe a obrigação primordial de informar, e constitui-se um direito do paciente ser informado e esclarecido. Compreende-se, entretanto, o fato de um possível candidato ao IC, voltar-se para as dúvidas que envolvem os benefícios do implante, ou buscar informações que confrontem de forma simples os benefícios e riscos do procedimento cirúrgico. Diante desta situação, passa a configurar como papel do médico, abordar outros aspectos importantes, informar, esclarecer e discutir.

Quando a conversa no consultório atinge o ponto sobre os aspectos negativos, existe uma tendência natural de se evidenciar os possíveis riscos cirúrgicos, e as limitações sobre os resultados auditivos; de forma a adequar as expectativas do paciente ao resultado esperado. Todavia, nesse momento, não pode ser negligenciada a informação importante sobre as restrições do paciente implantado para a realização de exames e terapias atuais.

Desta forma, para as orientações e informações chegarem de forma mais clara ao paciente, convém usar mais de um objeto de comunicação.

A informação por escrito, onde figuram os termos de consentimento é imprescindível, dentro do ponto de vista legal, e também útil para disseminação do conteúdo aos familiares. Devem ser entregues aos pacientes no consultório, seguido de orientações verbais que abram um canal de comunicação para eventuais dúvidas.

O uso de manuais impressos, com ilustrações e linguagem clara e objetiva, tem ajudado os profissionais na orientação de pacientes e familiares, principalmente nas fases pós-ativação, e ainda nos cuidados básicos com o aparelho, além de uniformizar a informação.

Em paralelo à evolução dos dispositivos auditivos implantáveis, estão a modernização e o surgimento de tecnologias terapêuticas e diagnósticas nas diversas áreas da medicina. Muitas tecnologias atuais mais avançadas ainda não são disponíveis ao público em geral, mas o célere desenvolvimento tecnológico na área da saúde pode rapidamente tornar o que era uma realidade distante, em uma nova perspectiva palpável e acessível.

As Próteses Auditivas Ancoradas no Osso (PAAO) utilizam o conceito de transmissão do estímulo auditivo por via óssea até a cóclea, e possuem grande vantagem no que tange à relativa simplicidade do procedimento cirúrgico para inserção, fato que pode, equivocadamente, gerar o comportamento de se menosprezar os esforços em orientar e informar sobre as questões que envolvem os cuidados vitalícios do implantado.

Ainda que tenham poucas restrições à realização de exames e procedimentos médicos, algumas particularidades precisam ser informadas.

Exames de imagem como a ressonância nuclear magnética, tem-se tornado mais disponíveis ao público em geral, todavia observa-se que um número considerável de pacientes candidatos aos implantes auditivos ignora a existência de limitações para a realização de determinados procedimentos.

Neste sentido, torna-se adequado citar, e individualmente abordar por escrito, os principais exames de imagem, terapias, dispositivos hospitalares e cirúrgicos, e procedimentos que são contraindicados, ou que exigem cuidados especiais, no paciente implantado.

RESSONÂNCIA MAGNÉTICA NUCLEAR

O exame de Ressonância Magnética Nuclear (RMN) tem indicações amplas, e todo indivíduo tem grandes chances de se beneficiar do uso da ressonância em algum momento de sua vida. O portador de IC deve ter ciência desde o pré-operatório, de que existem restrições à realização da ressonância.

Desenvolvimentos na área de geração de imagens de alta resolução tem estabelecido o uso frequente de aparelhos com campos de força de 1,5 a 3 T.

No passado se pensava que os implantes cocleares eram incompatíveis com a RMN, em parte pela questão do possível deslocamento da unidade interna pelo torque magnético, em parte pelos artefatos produzidos pelo IC.[1]

Porém, a contraindicação se torna relativa, dependo do modelo do IC e a intensidade dos campos magnéticos do aparelho de RMN. Estas particularidades vão determinar se o exame é totalmente contraindicado ou não.

Antes da realização do exame, cuidados adicionais devem ser tomados. A empresa fabricante do IC deve ser informada, e a devida concessão, nestes casos visa manter a cobertura nos períodos de garantia. A equipe de radiologia deve ser contatada, e os parâmetros e peculiaridades do exame devem ser discutidos previamente. Um cuidadoso posicionamento lateral do campo magnético, evitando a incidência perpendicular deve ser orientado quando possível, no sentido de evitar maiores efeitos do torque de atração magnética.

Experimentos in vitro foram desenvolvidos de forma a determinar a compatibilidade de um implante coclear para a realização de RMN em 0,2 e 1,5 T. Exceto pelo torque em 1,5 T ou mais, todas as interferências eletromagnéticas permaneceram em níveis aceitáveis.[2]

Apesar disso, artefatos são produzidos pelo ímã interno e pelo feixe de eletrodos e podem comprometer o diagnóstico de lesões cerebrais ipsolaterais[1] mesmo em exames com torque abaixo de 1,5 T.

Em alguns casos, para tornar o exame viável, em grande parte dos implantes, o ímã interno pode ser removido previamente. Nos casos em que não se pode remover o ímã, recomenda-se a realização de bandagem compressiva sobre a região, no sentido de evitar a movimentação do ímã. Ressonâncias de até 0,2 T podem ser feitas mediante bandagem compressiva local, e observação de alguns cuidados. Uma compressão maior é necessária para realizar RMN acima de 0,2 T, quando se pode utilizar uma faixa elástica que exerça uma pressão maior sobre o local.

Conforme demonstrado em cadáveres,[3] a fixação do IC com bandagem compressiva, pode ser capaz de evitar a movimentação do ímã interno mesmo em RMN de 1,5 T.

Kim *et al.*[1] desenvolveram trabalho onde 18 pacientes foram submetidos à RMN em 1,5 T e acima. Destes, 13 pacientes completaram o exame sem intercorrências, 5 pacientes com bandas elásticas foram incapazes de terminar o estudo por referirem dor intensa, 1 paciente apresentou movimentação do ímã, e 1 paciente teve seu ímã removido previamente. E, finalmente, somente 1 paciente experimentou reversão da polaridade do ímã. A *performance* auditiva dos pacientes que tiveram as intercorrências maiores não foi afetada.

Quando se verifica a necessidade de remoção do ímã antes da RMN, procede-se à realização de procedimento simples, com anestesia local nos adultos e anestesia geral nas crianças. A incisão cutânea será feita à margem da antena, seguida de divulsão de planos subcutâneos até acessar o ímã, e delicadamente removê-lo (Fig. 15-7-1).

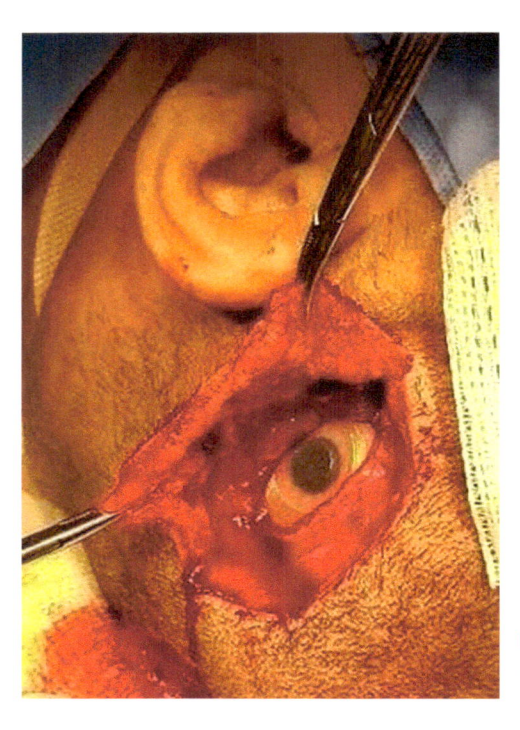

Fig. 15-7-1. Incisão para acesso e remoção do ímã.

A ferida é então coberta para a realização do exame, e um novo ímã de ser reposto após a ressonância. Aproxima-se os bordos da incisão com curativo oclusivo, e indica-se uso de antibióticos profiláticos, com cobertura de germes de pele. A Figura 15-7-2 demonstra alguns modelos de IC com o ímã interno parcialmente removido.

A ressonância nuclear magnética deve ser realizada somente se houver uma forte indicação clínica, por meio da observação dos procedimentos de segurança apropriados.[4,5] De acordo com Teissl *et al.*,[6] exames de até 0,2 T se mostraram seguros, todavia em 1,5 T ou mais, os riscos relativos deverão ser avaliados (Quadro 15-7-1).

INTENSIDADE DE FORÇA E CUIDADOS ESPECIAIS

A partir do surgimento e difusão do uso das próteses de condução óssea, da mesma forma que ocorre para os implantes cocleares, torna-se mister informar e orientar os pacientes ou responsáveis, sobre limitações e cuidados permanentes dos pacientes implantados.

As Próteses Auditivas Ancoradas no Osso (PAAO) distinguem-se em dois tipos básicos: as de sistema percutâneo, onde um parafuso de titânio é implantado através da pele, e sistema transcutâneo, onde a pele permanece intacta.

Dentre as PAAO percutâneas mais utilizadas atualmente, figuram o Ponto da empresa Oticon e o BAHA da Cochlear, e entre as transcutâneas apresentam-se o Bonebridge da Med-El, o Sophono da Medtronic, e o BAHA Attract.

A ressonância magnética nuclear pode ser realizada com segurança nos pacientes implantados com BAHA ou PONTO. De forma diferente do que ocorre com os IC, não existem relatos comuns de complicações nos pacientes submetidos a exame de ressonância magnética. Recomenda-se consultar o Cartão de Referência de IRM.

Apesar de conter um ímã interno, trabalhos sugerem segurança na realização de RMN de até 1,5 T em usuários do Bonebridge (Fig. 15-7-3).

É imprescindível lembrar, entretanto, de se retirar o processador de áudio externo antes de entrar na sala do exame.

As próteses implantáveis de orelha média (OM) transmitem o estímulo sonoro diretamente às estruturas da OM, e podem ser parcial ou totalmente implantáveis. As próteses parcialmente implantáveis

Quadro 15-7-1. Comparativo Entre Potência da RNM e Cuidados Especiais Específicos

Até 0,2 T	▪ Bandagem compressiva leve em todos os tipos de IC
0,2 T a 1,5 T	▪ Permanência do ímã interno: faixa elástica compressiva, analgesia e sedação. Evitar incidência perpendicular do campo magnético ▪ Remoção do ímã interno
Acima de 1,5 T	▪ Remoção obrigatória do ímã interno ▪ Contraindicação relativa, avaliação riscos *vs.* benefícios, forte indicação clínica

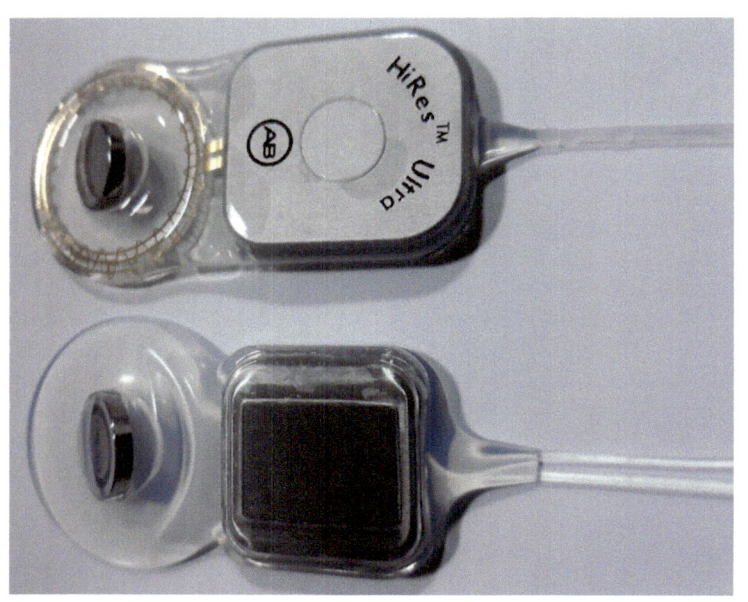

Fig. 15-7-2. Modelos de IC com ímã parcialmente removido.

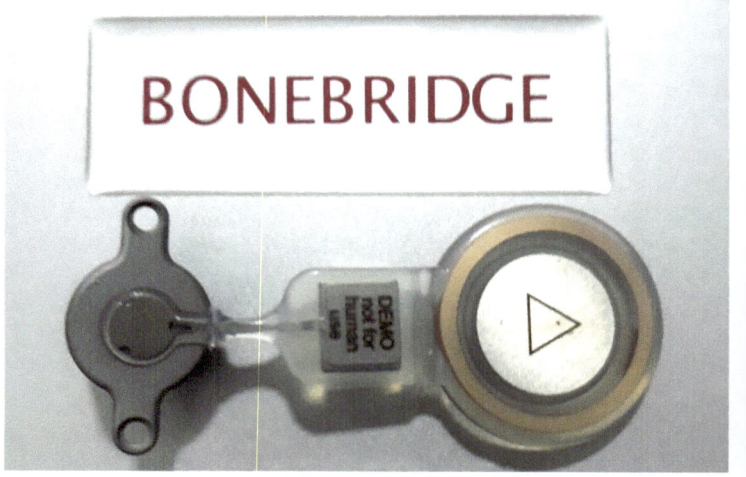

Fig. 15-7-3. *Bonebridge.*

de orelha média incluem o Vibrant Soundbridge (VSB) da empresa Med-El, e o Maxum (SOUNDTEC), e entre as próteses totalmente implantáveis encontramos o Carina da empresa Cochlear e o Esteem da Envoymedical. Precursor nesta modalidade, o VSB trata-se de um dispositivo que inclui uma parte interna, composta de uma bobina acoplada à bigorna e um receptor interno, que se acopla magneticamente ao processador sobre o couro cabeludo, e por conta de sua estrutura, é compatível com exames de RMN de até 1,5 T. O Maxum se mostrou seguro em exames de até 0,3 T. O Carina possui um ímã interno semelhante ao dos implantes cocleares da Cochlear e possui as mesmas recomendações e limitações. Por último, com relação ao Esteem, existe recomendação de se evitar a realização da RMN.

ELETROCIRURGIA

As implicações do uso de instrumentos eletrocirúrgicos em pacientes com implantes cocleares estão se tornando cada vez mais relevantes para os cirurgiões, à medida que o número de dispositivos implantados de IC continua a crescer. A extensão dos protocolos e diretrizes para a indicação de implantes cocleares bilaterais simultâneos ou sequenciais requer atenção redobrada dos cirurgiões e equipes, quanto ao uso dos eletrocautérios.[7]

O corpo de evidências avaliando o uso de instrumentos eletrocirúrgicos em pacientes com IC é severamente limitado em número e qualidade. Assim, surgiram recomendações vagas e inconsistentes que colocam os pacientes em risco de efeitos adversos sérios e dispendiosos.[7] Em vista disso, os autores sugerem o uso das recomendações mais conservadoras disponíveis para o uso de instrumentos eletrocirúrgicos em pacientes com IC.

Alguns tratamentos médicos geram correntes induzidas que podem causar dano tissular ou danificar permanentemente o implante coclear.[8] Instrumentos eletrocirúrgicos são capazes de produzir correntes de radiofrequência de tal magnitude que um acoplamento direto pode ocorrer entre a ponta do cautério e o feixe de eletrodos.

Eletrocautérios monopolares não devem ser usados em pacientes com IC. O bisturi elétrico bipolar pode ser usado em pacientes implantados, inclusive na região de cabeça e pescoço, entretanto, não deve entrar em contato com qualquer estrutura do implante.

RADIOTERAPIA IÔNICA E RADIOCIRURGIA

A radioterapia é um método utilizado no tratamento oncológico, e uma forma comum de tratamento do câncer. De acordo com a American Society of Radiation Oncology, dois em cada três pacientes com câncer são tratados com radioterapia, isoladamente ou em combinação com outros métodos de terapêuticos, como cirurgia e quimioterapia.

Existem vários tipos de radiação, porém, as mais utilizadas são as eletromagnéticas (Raios X ou Raios gama) e os elétrons (disponíveis em aceleradores lineares de alta energia).

Como efeito principal das radiações ionizantes, ocorre destruição ou inibição do crescimento das células anormais que formam um tumor, entretanto, a radioterapia possui efeitos adversos nos tecidos sãos e, portanto, deve ser sempre cuidadosamente planejada de modo a preservar a vitalidade dos tecidos no sítio do implante, e a integridade da unidade interna.[9]

Em virtude do recente desenvolvimento das técnicas de radiocirurgia, estima-se que um considerável número de pacientes terá, em algum momento de suas vidas, alguma indicação de uso da técnica.

Kong et al. publicaram um caso de paciente com implante coclear, que realizou radiocirurgia para tratamento de meningeoma recorrente. Após o procedimento relataram a inexistência de falhas ou alterações no funcionamento do dispositivo, e o ganho funcional auditivo se manteve no mesmo padrão.[10]

Alguns cuidados adicionais são, todavia, recomendados. As radiações ionizantes não devem ser usadas com incidência direta no sítio do IC,[9] pois além das implicações teciduais, também podem danificar o aparelho. Os possíveis danos ao IC não ocorrem, necessariamente, de forma imediata após a exposição à radiação, e futuros defeitos no dispositivo podem ocorrer.

A RT nos portadores de PAAO com pino percutâneo, que receberão radiação incidindo próximo à área do implante, deverão ter o pino removido, para induzir o fechamento do orifício e a cicatrização total da pele e antes da realização da RT.

NEUROESTIMULAÇÃO TRANSCRANIANA

Nas últimas décadas o uso de terapias de estimulação cerebral se renovou na neuropsiquiatria, especialmente em decorrência de seu aspecto não invasivo e aos poucos ou nenhum efeito colateral, em contraposição a muitos medicamentos usados para esses fins. As pesquisas e o uso dessas técnicas de tratamento tendem a aumentar conforme aumentam o entendimento dos mecanismos fisiopatológicos dos transtornos neuropsiquiátricos.

Atualmente, a Estimulação Magnética Transcraniana (EMT) e a Estimulação Transcraniana por Corrente Contínua (ETCC) são as principais representantes dos tratamentos à base de estimulação cerebral. Ambas são técnicas não invasivas e com mínimos ou nenhum efeito colateral.

A estimulação cerebral profunda (ECP) tornou-se uma modalidade de tratamento cada vez mais aceitável para o tratamento da doença de Parkinson (DP), no tremor essencial (ET), e na distonia, entre outras doenças psiquiátricas.[11]

Em virtude do envelhecimento da população, é provável que um neurocirurgião encontre candidatos à ECP portadores de outros dispositivos eletrônicos implantados anteriormente. O implante seguro de ECP em pacientes com marca-passos cardíacos foi descrito na literatura. A colocação de uma derivação ECP unilateral em um paciente com implante coclear também já foi descrita anteriormente, neste caso, usando direcionamento orientado por tomografia computadorizada (TC) devido aos artefatos produzidos na ressonância magnética. Mais recentemente, implante de ECP bilateral guiado por RMN foi descrito em um paciente com implante coclear bilateral, embora com o direcionamento limitado ao núcleo subtalâmico (NST) em decorrência de artefato de sinal significativo.

A presença de um implante coclear preexistente apresenta vários desafios ao considerar a colocação do ECP.[12] O ímã do implante não é compatível com MRI, necessitando de sua remoção cirurgicamente ou, alternativamente, usando imagens não baseadas em ressonância magnética para direcionamento DBS. O ímã pode ser removido para realização da RMN, porém, sem o processador, haverá perda de audição e, a partir daí, a comunicação com o paciente será comprometida durante a cirurgia de ECP.

Eddelman D et al., descrevem a implantação bilateral bem-sucedida de NST DBS utilizando endoscopia baseada em RMN e utilizando de TC intraoperatória num paciente com um implante coclear preexistente. A precisão da segmentação e as nuances que levam a uma função segura e confiável de ambos os dispositivos implantados são discutidas.[11]

ELETROCONVULSOTERAPIA OU TERAPIA ELETROCONVULSIVA

A eletroconvulsoterapia (ECT) foi desenvolvida na década de 1930 e ainda atualmente é um método utilizado como alternativa em tratamentos de patologias psiquiátricas que incluem o transtorno bipolar, a depressão, a epilepsia, a esquizofrenia do tipo catatônica e casos de depressão grave. Os chamados eletrochoques consistem na aplicação de descargas de pequena voltagem na região temporal. A passagem da corrente elétrica provoca alterações na atividade encefálica. Apesar de contestada por muitos profissionais na área da saúde mental disso, a ECT é uma técnica consagrada em muitos países, como sendo um procedimento seguro e eficaz, quando utilizado precisamente.[12]

Geralmente são aplicados sob anestesia geral, associada ao uso de relaxantes musculares.

Por se tratar de descargas elétricas aplicadas próximo a área dos implantes auditivos, a passagem de corrente elétrica poderia danificar os dispositivos, fato pelo qual se evita o uso nos pacientes implantados.[13]

DIATERMIA POR ONDAS CURTAS

A diatermia por ondas curtas (DOC) é a radiação não ionizante da porção de frequência de rádio do espectro eletromagnético, sendo utilizada para produzir calor nos tecidos corporais situados profundamente. A banda de ondas de radiofrequência é de 27,12 MHz.

Uma corrente elétrica é aplicada na pele com finalidade analgésica. Bastante utilizada nas fisioterapias de reabilitação dos doentes com dor crônica, promove analgesia porque melhora a circulação local e exerce, por efeito contrairritativo, ativação do sistema supressor de dor, retarda a amiotrofia, mantém o trofismo muscular e é método de treinamento proprioceptivo e cinestésico.

Durante a aplicação da diatermia, são geradas correntes elétricas diminutas e um campo magnético dentro dos tecidos, que são os responsáveis pelos efeitos fisiológicos do ondas curtas.[14,15]

A difusão da corrente elétrica nos tecidos corporais pode danificar o implante, portanto, a aplicação da DOC deve ser evitada em usuários de implante coclear.

REFERÊNCIAS BIBLIOGRÁFICAS

1. Kim BG, Kim JW, Park JJ, et al. Adverse events and discomfort during magnetic resonance imaging in cochlear implant recipients. JAMA Otolaryngol Head Neck Surg. 2015;141(1):45-52.
2. Teissl C, Kremser C, Hochmair ES, Hochmair-Desoyer IJ. Cochlear implants: in vitro investigation of electromagnetic interference at MR imaging--compatibility and safety aspects. Radiology. 1998;208(3):700-8.
3. Gubbels SP, McMenomey SO. Safety study of the Cochlear Nucleus 24 device with internal magnet in the 1.5 Tesla magnetic resonance imaging scanner. Laryngoscope. 2006;116(6):865-71.
4. Vincent C, Ruzza I, Vaneecloo FM, Dubrulle F. Magnetic resonance imaging with the Digisonic SP Neurelec cochlear implant. Eur Arch Otorhinolaryngol. 2008;265(9):1043-6.
5. Tognola G, Parazzini M, Sibella F, et al. Electromagnetic interference and cochlear implants. Ann Ist Super Sanita. 2007;43(3):241-7.
6. Teissl C, Kremser C, Hochmair ES. Hochmair-Desoyer IJ. Magnetic resonance imaging and cochlear implants: compatibility and safety aspects. J Magn Reson Imaging. 1999;9(1):26-38.
7. Behan J, Higgins S, Wysong A. Safety of Cochlear Implants in Electrosurgery: A Systematic Review of the Literature. Dermatol Surgery. 2017;43(6):775-83.
8. Jeyakumar A, Wilson M, Sorrel JE, et al. Monopolar cautery and adverse effects on cochlear implants. JAMA Otolaryngol Head Neck Surg. 2013;139(7):694-7.
9. Gossman MS, Treaba CG, Kirk JR. Radiation therapy in cochlear implant recipients. Otol Neurotol. 2011;32(4):553-7.
10. Kong SK, Goh EK, Lee IW, Chon KM. The effect of radiosurgery on cochlear implant function. Am J Otolaryngol. 2011;32(1):69-70.
11. Eddelman D, Wewel J, Wiet RM, et al. Deep brain stimulation with a pre-existing cochlear implant: Surgical technique and outcome. Surg Neurol Int. 2017;8:47.
12. De Los Reyes K, Chandrasekhar SS, Tagliati M, Alterman R. Successful Implantation of a Deep Brain Stimulator for Essential Tremor in a Patient With a Preexisting Cochlear Implant: Surgical Technique: techinicla case report. Neurosurgery. 2010;66:372.
13. Mohamed AS, Ionannis P, Ioannis Z, George C. Eletroconvulsoterapia: critérios e recomendações da Associação Mundial de Psiquiatria. Revista de Psiquiatria Clínica. Órgão Oficial do Departamento e Instituto de Psiquiatria. Faculdade de Medicina – Universidade de São Paulo. 2010.
14. Frampton SJ, Ismail-Koch H, Mitchell TE. How safe is diathermy in patients with cochlear implants? Ann R Coll Surg Engl. 2012;94(8):585-7.
15. Frampton SJ, Mitchell TE. Surgical safety issues relating to the use of diathermy in patients with cochlear implants: the patient's perspective. Cochlear Implants Int. 2014;15(1):48-52.

SEÇÃO 15-8

COMPLICAÇÕES

Alejandro Rivas ▪ Gabriela O. Bom Braga ▪ Jose Antonio Rivas
Luiz Rodolpho Penna Lima Júnior ▪ Fábio de Alencar Rodrigues Júnior

INTRODUÇÃO

A cirurgia de implante coclear, assim como qualquer outro procedimento cirúrgico, pode estar associada a complicações, seja porque durante o procedimento acontece uma lesão nas estruturas anatômicas na área operada, seja pelo desenvolvimento de um processo inflamatório e/ou infeccioso nos estágios subsequentes ao procedimento. No entanto, como o implante é um aparelho eletrônico, as complicações mais frequentes estão associadas a falhas no dispositivo.

As complicações do pós-operatório da cirurgia representam uma das mais frustrantes e difíceis ocorrências experimentadas por cirurgiões, e envolvem diversas variáveis intrinsecamente relacionadas com o paciente e a equipe cirúrgica. Tais complicações são um reflexo da complexidade do procedimento cirúrgico, da habilidade do cirurgião e dos riscos inerentes à inserção profunda de um grande corpo estranho abaixo do couro cabeludo. O procedimento cirúrgico vem sofrendo modificações durante os últimos anos, visando diminuir a incidência das complicações médicas intra e pós-operatórias, além dos esforços realizados pelas empresas fabricantes dos dispositivos em evitar as falhas dos sistemas.[1]

A taxa global de complicações flutua entre 5 e 13%, de acordo com diferentes estudos. Essa variação está determinada, em grande medida, pela definição operatória adotada para sua classificação e os grupos de idades analisados. Algumas classificações estabelecem diferenças entre as complicações perioperatórias, que se definem como eventos que acontecem durante a cirurgia e até as 24 horas subsequentes ao procedimento. Entre elas, lesão do seio sigmoide e hemorragia subsequente, lesões no nervo facial, no corda do tímpano, lesões inadvertidas na dura-máter com vazamento de líquido cefalorraquidiano, fístula que, geralmente, está associada a malformações congênitas (como a presença de comunicação com o conduto auditivo interno ou um aqueduto coclear alargado etc.). As complicações precoces são aquelas que surgem dentro da primeira semana do pós-operatório; e complicações tardias são as que se desenvolvem depois da primeira semana. Hoffman e Cohen, em 1995, propõem dividir as complicações em duas categorias: maiores e menores.

As complicações menores não costumam causar disfunção do implante, são resolvidas espontaneamente ou mediante tratamento conservador e sem intervenção cirúrgica. As complicações maiores precisam de assistência intra-hospitalar, geralmente, uma ou mais intervenções cirúrgicas, que podem incluir explantação e posterior reimplantação.[2] Uma vez expostas essas generalidades, e sem pretender adotar uma ou outra maneira de classificar as complicações derivadas da cirurgia de implante coclear, preferimos, na presente seção deste livro, colocar ênfase nas complicações mais frequentes e de maior impacto para o paciente. Portanto, as lesões de ordem neurológica, as infecções locais (leito operatório, otite), a meningite associada ao implante, doença do ouvido médio e mastoidite, biofilme assim como as complicações que podem ser atribuídas ao dispositivo serão expostas a partir da perspectiva do cirurgião, mas também levando em conta as considerações relativas à equipe que intervém na atenção integral do paciente com perda auditiva. De maneira breve, serão sintetizados alguns aspectos relevantes da anatomia que todo cirurgião que se dedica à implantação coclear deve dominar.

COMPLICAÇÕES ANATÔMICAS NERVO FACIAL

O nervo facial, que se estende do tronco cerebral até a musculatura facial, pode ser dividido em três segmentos: intracraniana, intratemporal e extratemporal.[3] A porção intracraniana do nervo facial se estende do cérebro até o *porus acousticus* do conduto auditivo interno (CAI). A porção intratemporal começa no *porus acousticus*, na parte média do CAI, percorre um caminho sinuoso no osso temporal e sai pelo forame estilomastóideo. Esse segmento se subdivide em um segmento meatal, labiríntico, timpânico e mastóideo. A porção meatal encontra-se entre o *porus acousticus* e o *fundus* do CAI, o segmento labiríntico se desloca do *fundus* do CAI até o gânglio geniculado antes de o nervo formar um ângulo agudo (primeiro joelho) para originar o segmento do tímpano, no ouvido médio. Em seguida, forma um segundo ângulo (segundo joelho), que se transforma no segmento mastóideo e se desloca em direção ao forame estilomastóideo. Do segmento mastóideo, emerge o nervo corda do tímpano, que se desloca no sentido anterolateral para se unir ao nervo lingual e proporcionar a sensação gustativa. A parte extratemporal ou periférica do nervo facial fornece as ramificações para enervar a musculatura facial. Inicia-se no forame estilomastóideo para logo entrar na parótida. Durante a cirurgia otológica, os segmentos timpânicos e mastóideo são os que apresentam maior risco de lesão. Especificamente, em um implante coclear, o segmento mastóideo, além da corda do tímpano, merecem especial atenção, já que servem como limites do recesso facial para a timpanotomia posterior. Para poder visualizar adequadamente a cóclea, uma abertura suficientemente ampla deve ser feita. A proximidade dos dois nervos com essa abertura pode favorecer lesões em um ou em ambos os nervos. As variações na anatomia do nervo facial aumentam a probabilidade de uma lesão inadvertida, principalmente quando o nervo facial não é facilmente visualizado ao entrar no recesso. A variação mais comum é um nervo facial anteromedial distal na janela oval, que se localiza na parte inferior ou passa sobre a janela redonda. As lesões traumáticas do nervo facial costumam surgir como um edema neural, especialmente se a paralisia facial acontecer no pós-operatório imediato. A fonte potencial de dano ao nervo facial é por lesão térmica, razão pela qual se utiliza irrigação abundante quando se trabalha ao redor do nervo. A avaliação radiológica pré-operatória com tomografia computadorizada (TC) do osso temporal pode servir para alertar o cirurgião sobre os possíveis desvios no curso do nervo facial e, assim, minimizar o risco de lesões acidentais. É altamente recomendável a monitoração intraoperatória do nervo facial para reduzir o risco de lesão. Outras causas de paresia facial depois do implante coclear incluem a reativação do vírus do herpes, compromisso agudo do nervo e infecção pós-operatória aguda. A reativação do vírus incidência de paralisia facial tardia.[3] Por outro lado, foi demonstrado que a elevação do retalho timpanomeatal interrompe os ramos cutâneos do nervo facial, o que poderia precipitar a reativação viral.[4,5] Como a paralisia facial tardia geralmente apresenta prognóstico favorável, a exploração cirúrgica ou a descompressão não costuma ser indicada. Teoriza-se que o compromisso agudo do nervo pode-se desencadear pelo efeito local que exercem os produtos de degradação do sangue, por isquemia do nervo ou por obstrução venosa; no entanto, os mecanismos ou fatores que contribuem para a lesão facial continuam sendo elusivos e não foi identificado, de maneira conclusiva, um fenômeno etiológico claro. A paralisia facial associada ao implante coclear tende a surgir de

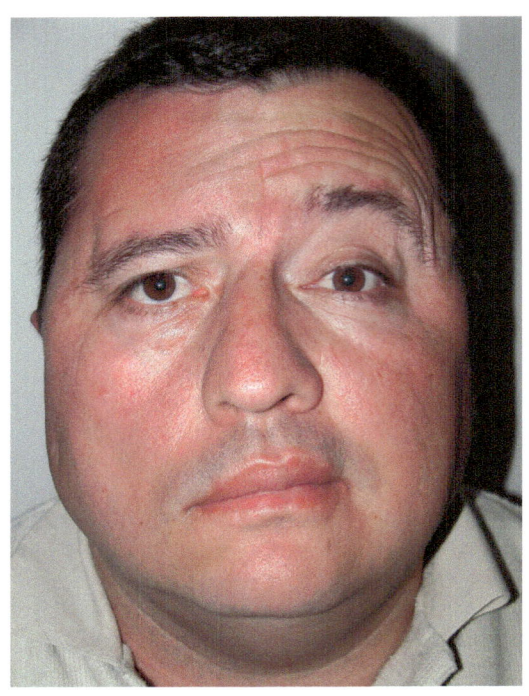

Fig. 15-8-1. Paciente pós-implantação coclear direita, que apresenta uma paralisia facial tardia. Foi tratado como reativação viral com esteroides orais e aciclovir. Apresentou melhora total 2 semanas após o início do tratamento.

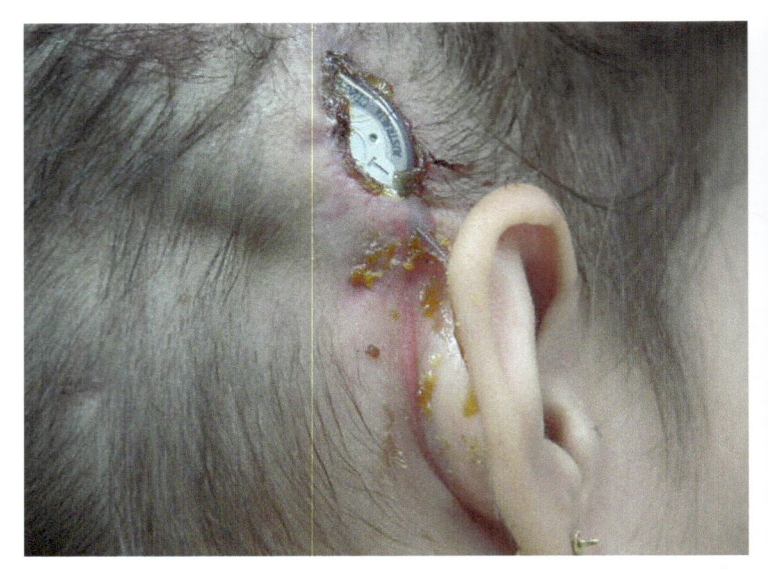

Fig. 15-8-2. Paciente pediátrica que inicialmente apresentou eritema ao redor do implante. Embora tenham sido administrados antibióticos intravenosos, a infecção causou ruptura da pele e extrusão do componente interno. Foi preciso realizar uma explantação do implante para recolocá-lo na sua posição correta. Após receber antibióticos intravenosos durante 6 semanas, o reimplante foi feito no lado ipsolateral. Note a secreção seropurulenta em volta do componente interno.

forma tardia (Fig. 15-8-1). No estudo retrospectivo de Fayad *et al.* com 705 pacientes implantados, entre 1980 e 2002, a incidência foi de 0,71%.[6] O tratamento inclui iniciação oportuna de esteroides em doses altas. Sempre que a paralisia ocasionar um fechamento incompleto do globo ocular, é necessário que se faça lubrificação com lágrimas artificiais/unguento oftálmico. Além disso, o uso de uma máscara protetora é altamente recomendável para reduzir o ressecamento e minimizar lacerações na córnea do herpes simples tipo I (HSV-I) associada a trauma cirúrgico, embora seja rara, é uma causa bem documentada de paralisia facial após a cirurgia otológica, especialmente quando há manipulação direta do nervo.[3] Vrabec, em 1999, mostrou que a manipulação dos ramos sensitivos do nervo facial aumenta.[4]

LESÃO DO NERVO CORDA DO TÍMPANO

A corda do tímpano acompanha, na porção intrapetrosa, o nervo facial e fornece fibras pré-ganglionares secretomotoras que enervam as glândulas submaxilares e sublinguais, fornece fibras para a sensação gustativa nos dois terços anteriores da língua. Essas fibras nervosas se estendem, com o nervo lingual, pela fossa infratemporal e entram na caixa timpânica através da fissura petrotimpânica. Não é raro que a corda do tímpano possa encontrar-se ou interpor-se na região de acesso à janela oval, e será preciso tomar cuidado para não lesioná-la, colocando-a para baixo. Em razão de sua localização, especificamente durante a fresagem do recesso facial, pode ocorrer uma lesão, ocasionando disgeusia. Essa alteração é referida pelos pacientes como uma sensação metálica, salgada ou ligeiramente picante na boca. Lloyd *et al.* compararam os desenlaces entre pacientes submetidos a implante coclear nos quais a corda do tímpano foi preservada com aqueles que tiveram a mesma cortada. Esse estudo demonstrou que cerca da metade dos pacientes com a corda do tímpano intacta apresentaram alteração gustativa com resolução dos sintomas em 42% dos casos. Nos pacientes nos quais o nervo foi seccionado, houve sintomatologia em 86% dos casos, com identificação de resolução em 67% desses casos.[7]

COMPLICAÇÕES INFECCIOSAS

As complicações de tipo infeccioso associadas à cirurgia de implante coclear apresentam uma incidência global variável de 1,7 a 3,3% e sempre representam um desafio.[8,9] Este tipo de complicação inclui infecção da ferida cirúrgica, que, segundo diferentes estudos,

acontece em 1 a 12% dos casos em população pediátrica e as infecções relacionadas com o dispositivo.[10,11] O estudo prospectivo de Luntz *et al.* com 60 crianças com implante coclear classifica os pacientes em dois grupos; aqueles com história de otite prévia ao implante e aqueles sem o antecedente infeccioso. Em uma fase posterior desse mesmo estudo, identificou-se uma incidência de otite média pós-implante em 44% das crianças com antecedentes *versus* 2% em crianças sem otite prévia ao implante.[12] Particularmente, em crianças usuárias de implante coclear, uma otite média pode causar infecção do ouvido interno, infecção do dispositivo, com ou sem extrusão e, eventualmente, progredir para meningite. Como consequência disso, é fundamental a detecção e a intervenção oportuna dos processos otológicos infecciosos, especialmente, em pacientes que receberam implante coclear. Infecção da ferida cirúrgica em geral, clinicamente, surge um eritema e uma hiperalgesia na região cirúrgica; às vezes, pode progredir para a formação de um abscesso ou extrusão do componente interno (Fig. 15-8-2). Sempre que possível, devem-se maximizar os esforços para evitar a necessidade de remoção do implante. Para isso, inicialmente, o tratamento deverá ser conservador, com antibioticoterapia intravenosa de amplo espectro e deverá ser realizado um ajuste do esquema terapêutico com base na identificação do germe causador.

No entanto, esta é uma complicação potencialmente severa, pois, não raro, poderia ser necessário remover o implante, particularmente, em casos de ruptura da pele e extrusão da unidade interna do implante. Frequentemente, depois de o implante ser retirado, não poderá ser substituído de maneira imediata. Durante esse período, existe a possibilidade de que, na escala timpânica, aconteça um processo de cicatrização com formação de fibrose e ossificação que dificulte um reimplante, e seja acompanhado de um pobre desempenho dos resultados desejados. Por tal razão, o feixe de eletrodo deve ser cortado e deixado em posição até o momento do reimplante. Nos processos infecciosos que complicam o implante coclear, a formação do biofilme bacteriano constitui um fator de grande importância. Essa película está constituída de um conglomerado bacteriano com produção de uma matriz polimérica de exopolissacarídeos, com a propriedade de se fixar e se perpetuar na superfície dos biomateriais do dispositivo. A presença desse biofilme impõe a necessidade de manter o tratamento antibiótico por um período não inferior a 6 semanas para erradicar os germes envolvidos. O *Staphylococcus aureus* é o patógeno mais comum nessas infecções

Meningite

Sem dúvida, trata-se de uma séria complicação que pode estar associada ao implante coclear. No entanto, em várias publicações, informa-se que sua causa ainda não foi suficientemente determinada e é motivo de contínuos debates. Na maioria dos casos, surge dentro do primeiro ano pós-implante, conforme indica o estudo de Reefhuis et al., que apontou uma incidência de meningite pós-implante causada por Streptococcus pneumoniae de 138 casos a cada 100 mil pessoas/ano. Essa incidência é 30 vezes superior à identificada em pessoas da mesma idade da população geral dos Estados Unidos.[13]

Vários fatores de risco para o desenvolvimento de meningite foram identificados em usuários de implante coclear:[14,15]

- *Fatores de risco gerais*: incluem idade inferior a 5 anos, comprometimento do estado imunológico, presença concomitante de outras próteses neurológicas, como *shunt*s ventriculares, fístula liquórica e histórico de meningite;[16]
- *Fatores de risco otológicos*: incluem otite média pós-implante e malformação coclear preexistente (com ou sem fístula liquórica), como defeito de Mondini ou cóclea malformada, que predispõe à meningite mesmo na ausência de um implante;[17,18]
- *Fatores de risco relacionados com a cirurgia*: incluem colonização bacteriana latente como resultado de trauma cirúrgico local, selamento inadequado da cocleostomia (permitindo que as bactérias se espalhem do ouvido médio para a cóclea no caso de otite média) e uso de implante coclear com posicionador.[19]

Os pacientes que apresentam meningite dentro dos 30 primeiros dias pós-implante estão associados à otite aguda prévia à cirurgia.

A tese de que o posicionador gera um trauma adicional na lâmina espiral e no modíolo foi avaliada por Reefhuis et al., em um grupo de 4.264 crianças, das quais 19% haviam recebido implantes com a utilização de posicionador, e 71% deles haviam desenvolvido meningite.[13] Junto com outros trabalhos, atribuiu-se o aumento de casos de meningite à relação com o trauma gerado com o posicionador, o que levou à sua eliminação em vários países da Europa e da América, além de enfatizarem a importância da vigilância e o cumprimento dos esquemas de vacinação, que incluam, especificamente, prevenção contra Haemophilus influenzae e Streptococcus pneumoniae.[20] Uma análise multivariada, estudo de caso – controle, ou O R para meningite em pacientes implantados com posicionador foi de 4,5 (IC 95% 1,3-17,9). No entanto, apesar do aumento do risco de que pacientes implantados desenvolvam meningite, não é recomendável removê-lo.[21] Diferentes teorias foram estudadas sobre meningite associada a implante coclear. As duas de maior debate são a via otogênica e a disseminação hematogênica, sendo esta última a mais comumente aceita. Na via otogênica, postula-se a invasão e difusão direta da bactéria do ouvido médio para as meninges. Ao se realizar a cocleostomia e inserir um implante, as barreiras entre o ouvido médio e interno ficam comprometidas, o que cria uma via mais expedita para a invasão bacteriana, especialmente quando a cocleostomia não fica apropriadamente vedada. De forma alternada, as bactérias, suas toxinas e outras substâncias podem chegar ao ouvido interno por meio da membrana da janela redonda, como já foi demonstrado previamente.

A partir do ouvido médio, a bactéria invade a cóclea, seguindo o trajeto do eletrodo dentro dos canais ósseos ou, ainda, pela via perineural ou perivascular, a bactéria chega ao ouvido interno e se dissemina nas meninges e no líquido cefalorraquidiano. Adicionalmente, casos de malformação da cóclea estão frequentemente associados ao alargamento do aqueduto coclear, originando um canal mais aberto entre a cóclea e o sistema nervoso central. Por outro lado, é importante ter presente a relação entre o desenvolvimento de meningite com a duração e severidade da bacteriemia, já que essas variáveis determinam, em grande parte, a concentração dos patógenos e a potencial invasão do espaço subaracnóideo.[22] Embora não haja uma relação causal definitiva, a presença do eletrodo dentro do ouvido interno foi apontada como um fator que aumenta o risco de desenvolver meningite, especialmente dentro do primeiro e segundo meses pós-implante. Por outro lado, a presença do implante está associada a uma diminuição nos limiares de níveis bacterianos necessários ao desenvolvimento de uma infecção meníngea. Dessa forma, argumenta-se que a presença do eletrodo poderia reduzir a resposta imunológica no ouvido interno e no sistema nervoso central, debilitando a barreira hemato-encefálica, o que, consequentemente, favorece a susceptibilidade ao inócuo bacteriano com a posterior disseminação sistêmica. Os germes que estão mais frequentemente envolvidos na meningite associada a implante coclear são o Streptococcus pneumoniae e o Haemophilus influenzae. Consequentemente, os esquemas de vacinação recomendados hoje em dia devem incluir esses agentes. Dentro da avaliação integral pré-implante, deve-se assegurar o cumprimento dessas medidas, e é recomendável que todas as vacinas, de acordo com os grupos de idades e recomendações específicas por condições ou comorbidades associadas, sejam completadas, idealmente, 1 mês antes da cirurgia, já que foi identificado que os níveis de anticorpos, induzidos pela vacina PPV232, aumentam significativamente 4 semanas após sua aplicação.[23]

Princípios da Prevenção

As medidas para prevenir a meningite incluem vacinação, avaliação pré-operatória de anormalidades anatômicas e avaliação e tratamento agressivo da otite média.[24-26]

As seguintes recomendações para a prevenção de meningite em crianças com implante coclear foram feitas pelo Comitê de Doenças Infecciosas da Academia Americana de Pediatria e pela Seção de Cirurgia de Cabeça e Pescoço de Otorrinolaringologia.[27]

- Exame de imagem do osso temporal e da orelha interna deve ser realizado antes da cirurgia de implante coclear em todas as crianças com surdez congênita e em todos os pacientes com deficiência auditiva profunda e história de meningite bacteriana (caso desconhecemos se o paciente tinha audição normal antes da meningite) para identificar aqueles com malformações do ouvido interno;
- A cocleostomia deve ser cuidadosamente selada com tecido fibroso ao redor do eletrodo implantado para reduzir a probabilidade de que bactérias entrem no ouvido interno em caso de uma infecção no ouvido médio. Isso é particularmente importante para pacientes com malformações do ouvido interno que estão associadas a aumento da incidência de fístulas do liquóricas após a colocação do implante coclear (p. ex., síndrome do aqueduto vestibular alargado ou malformação de Mondini);
- A colocação do tubo de timpanotomia deve ser considerada antes da colocação do implante coclear em crianças propensas a otite ou em crianças com derrame persistente na orelha média;
- As crianças devem ser vacinadas contra os organismos que geralmente causam meningite bacteriana antes da cirurgia de implante coclear.

Os pais e, quando adequado, os pacientes devem ser informados sobre os sinais e sintomas de otite média aguda e meningite, bem como a necessidade de procurar atendimento médico imediato, caso tais achados estejam presentes.[27]

Doenças da Mastoide e do Ouvido Médio

As doenças da mastoide e de ouvido médio são comuns não só em crianças, mas também em adultos. À medida que a implantação coclear tornou-se mais popular em crianças com disacusia neurossensorial profunda, o pronto tratamento das infecções do ouvido médio e/ou mastoide é fundamental. Isso é particularmente importante se levarmos em conta que a incidência de otite média aguda é de 60-80%, durante os primeiros 6 anos de vida. Embora não haja aumento na incidência de otite média aguda em crianças com implante coclear, seu tratamento é vital para evitar futuras complicações. História de infecção crônica de ouvido tem sido associada à maior taxa de infecção pós-operatória.[28]

Infecção é uma complicação importante na cirurgia de implantes cocleares, o tipo varia com a idade. As infecções do sítio cirúrgico (infecções de feridas) são mais comuns em adultos, enquanto a meningite e as complicações da otite média aguda em pacientes com implantes (como mastoidite e meningite) são mais comuns em crianças.

Patógenos do trato respiratório superior, como *Streptococcus pneumoniae* e, com menor frequência, *Haemophilus influenzae*, geralmente estão implicados na otite média e meningite em usuários de implante coclear.[13,29]

A otite média é uma preocupação particular, pois pode levar à meningite bacteriana através da disseminação de bactérias do ouvido médio para o ouvido interno ao longo do eletrodo do implante coclear. O diagnóstico precoce e o tratamento imediato da infecção do ouvido médio (otite média) em usuários de implante coclear são cruciais. A conduta expectante não é apropriada para usuários de implante coclear com otite média.[24]

Anteriormente, a implantação coclear era contraindicada para pacientes com otite média, por conta de seu risco aumentado de perfuração da membrana timpânica, colesteatoma recorrente, meningite e extrusão do eletrodo. No entanto, estudos recentes demonstraram que a implantação coclear é segura nesses pacientes. Um estudo prospectivo demonstrou que a reincidência de otite média aguda diminuía após a implantação, desde que fosse feita adequada administração de antibiótico no período pré-operatório.[30] A literatura enfatiza a importância de controlar a otite média aguda antes da implantação, para minimizar a contaminação bacteriana do dispositivo e da meningite.

O manejo adequado da otite média aguda em um paciente usuário de implante coclear depende da apresentação clínica, época do pós-operatório que a otite apareceu, tipo do implante coclear e dos fatores relacionados com o paciente:

- Otite ocorre há mais de 2 meses após a cirurgia de implante coclear;
- Não há histórico de anormalidades anatômicas (Mondini ou malformação do ouvido interno semelhante, fístula liquórica (fístula para orelha média);
- Não parece gravemente doente e não há evidência clínica de mastoidite ou meningite;
- Não use implante coclear que inclua um posicionador/espaçador (Advanced Bionics modelo AB-5100H ou AB-5100H-11). Implantes cocleares contendo posicionador estavam disponíveis de 1999 a 2002 e foram associados a risco aumentado de meningite bacteriana.

Indivíduos com otite média aguda que atendem a todos os critérios a seguir devem receber terapia antimicrobiana empírica com amoxicilina ou amoxicilina-clavulanato na dose de 80 a 90 mg/kg por dia, dividida a cada 12 horas em crianças (e 875 mg a cada 12 horas em adultos).[27]

Em crianças com mastoidite, o tratamento consiste em miringotomia e início imediato de antibióticos intravenosos (p. ex., ceftriaxona associada à vancomicina). A drenagem cirúrgica deve ser realizada em casos onde não há melhora sintomática ou quando há abscesso subperiosteal. A maioria das crianças responde bem a essas medidas e a remoção do implante raramente é necessária.[31,32]

A indicação de intervenção cirúrgica em pacientes portadores de implante coclear com otomastoidite deve ser similar aos pacientes não usuários de implante coclear, ou seja, na presença de abscesso subperiosteal ou complicações intracranianas. Vale ressaltar a importância da realização de tomografia computadorizada de crânio com contraste nos casos de otomastoidite. O receio do comprometimento intracraniano e possibilidade de contaminação do dispositivo sugere a necessidade de tratamentos mais agressivos. Além disso, a ausência de componente ósseo na mastoide está mais associada à maior incidência de envolvimento subcutâneo. Isso pode explicar a maior taxa de drenagem cirúrgica em pacientes com otomastoidite abscedada em portadores de implante coclear. Quando a equipe cirúrgica estiver planejando abordar cirurgica-

mente esses pacientes, devem levar em consideração que a realização de mastoidectomia na presença de implante posicionado pode danificá-lo e, às vezes, requer troca do dispositivo interno. Na maior parte dos casos, por conta da mastoidectomia prévia, a incisão e a drenagem do conteúdo abscedado resolve grande parte dessas complicações sem a necessidade de brocagem com risco de danos ao componente interno.[33]

Os pacientes com perfuração seca podem receber o implante após a realização de uma timpanoplastia bem-sucedida. Alguns profissionais discutem que a timpanoplastia deve ser feita pelo menos 3 meses antes da implantação, para garantir uma cicatrização adequada, e essa é a nossa prática. No cenário de uma perfuração seca, há quem tenha defendido a implantação e o fechamento da perfuração em um tempo cirúrgico. No entanto, nesses casos, se a timpanoplastia não for bem-sucedida, o paciente termina com um eletrodo exposto no exterior por meio da perfuração, o que aumenta o risco de infecção. Outros propõem procedimentos diferentes, como fechamento meatal ou mastoidectomia radical para realizar o implante coclear em cirurgia de um só tempo. No entanto, depois do fechamento meatal, é impossível fazer uma vigilância otoscópica; portanto, o diagnóstico precoce e o pronto tratamento das doenças do ouvido médio são limitados, o que aumenta o risco de meningite.[30] Os pacientes candidatos a implantes cocleares com colesteatomas apresentam elevado risco de complicações intracranianas, como meningite e extrusão do dispositivo. Portanto, a doença deve ser completamente erradicada antes da implantação. A mastoidectomia, conservando o canal e a mastoidectomia radical, são opções apropriadas para remover a doença, dependendo da sua extensão e probabilidade de reincidência. É recomendável que o implante seja colocado de três a seis meses após a erradicação da doença. Em casos em que o paciente tenha sido implantado previamente e desenvolva um colesteatoma do lado ipsolateral, é fundamental tentar remover o colesteatoma sem manipular o feixe de eletrodos. No entanto, em algumas ocasiões, isso não é possível, já que a matriz do colesteatoma envolve os eletrodos. Nesses casos, o autor recomenda realizar uma explantação para prevenir que o epitélio escamoso siga o feixe de eletrodos até o interior da cóclea. Durante a espera do segundo tempo cirúrgico, recomenda-se deixar um posicionador intracoclear, para prevenir que o duto coclear cicatrize e não permita a reimplantação 6 meses depois.

Biofilme

Os biofilmes são uma comunidade de células dentro de uma matriz extracelular autoproduzida, sendo a forma mais comum de vida microbiana.[34] O biofilme criado pelas bactérias promove um ambiente que permite a proteção e a propagação local contínua das espécies de bactérias dentro dele.[35]

A patogênese das infecções nas próteses implantáveis envolve uma interação complexa entre o hospedeiro, o dispositivo e os agentes microbianos que causam a infecção. Em modelos animais, a presença de um corpo estranho subcutâneo reduz o inóculo mínimo de *Staphylococcus aureus* necessário para causar infecção de mais de 100.000 a menos de 100 unidades formadoras de colônias.[36]

Se as bactérias obtiverem acesso ao implante coclear, elas aderem ao dispositivo, se multiplicam e produzem exopolissacarídeos. Eventualmente, as microcolônias de bactérias envolvidas pela matriz de exopolissacarídeos coalescem para formar o biofilme.[35,37]

A matriz aderente, que envolve a bactéria, fornece uma camada protetora, diminuindo a suscetibilidade à antibioticoterapia.[35] Essa matriz está sendo constantemente renovanda e em crescimento, promovendo um mecanismo de expansão de nova colonização ao longo da superfície do implante. A estrutura densamente compactada do biofilme faz com que a fisiologia das bactérias incorporadas mude, tornando-as altamente resistentes à antibioticoterapia, ao contrário das mesmas bactérias em sua forma planctônica flutuante. As bactérias próximas à superfície do biofilme são, geralmente, metabolicamente ativas, com acesso a nutrientes que se difundem através da superfície superior do biofilme. Em comparação, organismos no interior do biofilme são metabolicamente inativos ou em vários estágios de dormência e são protegidos das defesas do hospedeiro, como fagócitos e penetração antimicrobiana. A formação de biofilmes em biomateriais está associada a altas taxas de infecção, extrusão e falha do dispositivo afetado o que, geralmente, resulta na necessidade de remoção cirúrgica do implante. Isso não se aplica apenas aos implantes cocleares.[28,38-41]

Pelo menos dois fatores contribuem para o aumento de risco:

- Corpos estranhos (implante coclear, por exemplo) não têm microcirculação, que é crucial para a defesa do hospedeiro e a administração de antibióticos;[36]
- A interação entre os neutrófilos e o corpo estranho pode induzir um defeito naqueles aumentando a suscetibilidade à infecção.[42]

As espécies de bactérias que causam infecções nos implantes geralmente refletem a flora endógena do local anatômico. A maioria das infecções de feridas do implante coclear é causada pela flora da pele, como *Staphylococcus aureus*, que tem propensão a formar biofilmes.[43] Outros agentes relatados incluem *Staphylococcus* coagulase-negativos, *estreptococos*, *Pseudomonas aeruginosa*, *Escherichia coli*, *Klebsiella pneumoniae*, *Achromobacter xylosoxidans* e por *Candida albicans*.

As infecções secundárias à formação de biofilmes nos dispositivos protéticos são caracterizadas por:

- Aparecer precoce ou tardiamente (alguns anos após cirurgia);
- Evolução lenta;
- Presença de edema e hiperemia, geralmente indolor, localizados sobre a unidade interna do sistema de implante coclear;
- Geralmente limitada aos tecidos em contato imediato com a superfície do implante;
- Resistente à antibioticoterapia;
- Persiste se não há remoção da prótese;
- Pode evoluir com exposição/extrusão da unidade interna do implante coclear.

Embora seja sabido que o tratamento com antibióticos atualmente é a medida mais importante para o controle de infecções microbianas, no entanto, os tratamentos com antibióticos são quase impossíveis de erradicar as infecções por biofilme. Experimentos *in vitro* e *in vivo* demonstraram que a concentração inibitória mínima (CIM) e a concentração bactericida mínima (MBC) para células bacterianas de biofilme geralmente eram muito mais altas (aproximadamente 10 a 1.000 vezes) do que as células bacterianas planctônicas.[44,45]. A concetração bactericida mínima *in vivo* para erradicação do biofilme é, portanto, impossível de ser alcançada pelas administrações antibióticas convencionais em razão da toxicidade e dos efeitos colaterais dos antibióticos.

Atualmente, o tratamento de infecções por biofilme é um desafio difícil e complicado para microbiologistas e clínicos. O tratamento com antibióticos por si só costuma ser inadequado para superar as infecções por biofilme.

Imunização

Os candidatos a implante coclear devem receber todas as doses apropriadas para a idade das vacinas do conjugado de *pneumococcus* e do *Haemophilus influenzae* tipo B e imunização anual apropriada contra a *influenza*. Essas recomendações são orientadas pelo Comitê Consultivo para Práticas de Imunização dos Estados Unidos, Sociedade de Doenças Infecciosas da América e Academia Americana de Pediatria.[27] É particularmente importante que candidatos e usuários pediátricos de implantes cocleares sejam vacinados contra *pneumococcus* e *Haemophilus influenzae* tipo B a fim de prevenir a otite média e a meningite bacteriana. Candidatos e usuários de implantes cocleares adultos devem ser vacinados contra *pneumococcus*. Os candidatos e usuários de implantes cocleares pediátricos e adultos também devem receber todas as vacinas de rotina apropriadas à idade e contra a gripe. A vacinação anual contra *influenza* é recomendada para todos os indivíduos com idade igual ou superior a 6 meses e para todos os adultos, mas é particularmente importante para os usuários de implante coclear e seus contatos domésticos, a fim de reduzir a incidência de otite média.[27]

Idealmente, os candidatos a implante coclear devem receber as vacinas necessárias pelo menos 2 semanas antes da cirurgia.

Crianças com menos de 5 anos de idade devem ser vacinadas contra *Haemophilus influenzae* tipo B (Hib) de acordo com o esquema de rotina.[27] A vacina Hib não é rotineiramente recomendada para candidatos a implante coclear maiores de 5 anos de idade, uma vez que a maioria das crianças e adultos mais velhos já está imune ao Hib, mesmo que não tenha sido vacinada anteriormente.[46]

Candidatos e usuários pediátricos de implante coclear também devem receber todas as vacinas de rotina apropriadas à idade.

Como os usuários de implante coclear não parecem estar em maior risco de doença meningocócica invasiva, esses indivíduos devem ser vacinados contra meningococos de acordo com as recomendações de rotina.

Antibioticoprofilaxia

A infecção do sítio cirúrgico é a complicação mais comum, em alguns serviços, após a cirurgia do implante coclear, que podem ser resolvidas com tratameto ambulatorial ou, em casos graves pode levar à cirurgia revisional, inclusive, chegando à necessidade de haver a explantação do dispositivo.

Ataxas de infecção após cirurgia de IC na última década foram reduzidas de aproximadamente 40 para 3 para 4%.[47]

A técnica cirúrgica padrão comumente usada na cirurgia de implante coclear envolve mastoidectomia cortical, timpanotomia posterior, preparação do leito do implante e cocleostomia com inserção do eletrodo.

Embora vários artigos discutam a profilaxia com antibióticos após o implante coclear, há pouca orientação na literatura para preparar protocolos.

Existem vários fatores que dão suporte ao uso da profilaxia com antibióticos neste procedimento, que incluem:

- Durante a exploração da mastoide, existe o risco de patógenos respiratórios atingirem o local do implante pela tuba auditiva, o que torna a cirurgia potencialmente contaminada;[48]
- A comunicação da cóclea com o líquido cefalorraquidiano (através do aqueduto coclear) é uma das rotas possíveis que podem levar à meningite;[49]
- Uma possível exposição dural durante a criação do leito para acomodar a unidade interna do sistema de implante coclear, especialmente em crianças cuja espessura craniana é delgada, torna essa etapa comparável à craniotomia.

Atualmente, as últimas gerações de implantes cocleares de baixo perfil reduziram o risco de exposição dural durante a confecção do leito para acomodar a unidade interna do sistema de implante coclear, como também o desevolvimento do sistema de fixação da unidade interna através de parafusos (Oticon Medical), evitando assim a necessidade de desgastar a calota craniana para acomodar o dispositivo.

Existem boas evidências na literatura que sugerem que os procedimentos cirúrgicos que envolvem um desses fatores de risco apresentam maior risco de infecção do local cirúrgico no pós-operatório.[50-52]

Na América desde 2002, a Food and Drug Administration dos EUA aconselhou os profissionais de saúde a considerar a profilaxia com antibióticos na cirurgia de implante coclear para reduzir o risco de meningite (Anexo 15-8-1).

FALHA DO DISPOSITIVO

A falha do dispositivo é uma das principais complicações da implantação coclear, o que acarreta a necessidade de explantar e reimplantar o dispositivo. Em 2004, Cohen concluiu que a razão mais comum para a reimplantação coclear é a falha do dispositivo, e que ocorre com mais frequência em crianças que tiveram traumas na cabeça.[30] Outras falhas do dispositivo podem ocorrer imediatamente, em razão de defeitos de fábrica ou dano durante a manipulação cirúrgica. As falhas podem ser divididas em falhas confirmadas (*hard failures*) e falhas inexplicáveis (*soft failures*). As falhas confirmadas do dispositivo correspondem a 42-83% das cirurgias de revisão, enquanto as falhas inexplicáveis correspondem a 15-41,7% dos casos.[20,53] Um implante coclear com uma falha confirmada é aquele que não cumpre as especificações do fabricante no teste de integridade *in vivo*, em que é confirmado um funcionamento anormal do implante. Por outro lado, uma falha inexplicável é um diagnóstico de exclusão, manifestando-se, tipicamente, com deterioração no funcionamento do implante ou pobre progressão da aquisição da linguagem pelo paciente. Nesses casos, o teste de integridade *in vivo* é tipicamente incapaz de confirmar o defeito do dispositivo. Por isso certos passos devem ser dados quando se suspeita de uma falha do implante. O audiologista deve investigar o dispositivo, ajustar os programas e substituir os componentes externos quando for necessário. Deve ser realizada uma avaliação médica, incluindo um exame otológico e por imagem para avaliar a posição do implante. Uma falha inexplicável do dispositivo pode se dever a uma incapacidade do receptor interno se prender ao processador externo, uma perda completa de conectividade entre o receptor e o feixe de eletrodos ou uma desconexão gradual ou curto-circuito dos eletrodos. O paciente pode apresentar alguns sintomas, como dor, vertigem, dor de cabeça, sons incomuns, intensidade aumentada, estimulação do nervo facial, função intermitente do implante coclear ou dificuldades na programação. Apesar de estar classificado como falha inexplicável, encontrou-se que, uma vez explantado o componente interno, 38-86% dos casos apresentam um defeito detectável durante uma análise *ex vivo* do dispositivo.[53] Isso enfatiza a importância de um acompanhamento estrito sobre o desempenho pós-operatório do paciente para se poder realizar diagnósticos rapidamente e poder considerar e oferecer uma cirurgia de revisão eficaz.

ESTIMULAÇÃO DO NERVO FACIAL

Em razão da estreita proximidade do nervo facial com a cóclea, a estimulação não auditiva mais comum relacionada com a cirurgia de implante coclear é a estimulação inadvertida do nervo facial. Isso ocorre em 1-14% dos casos. Várias etiologias foram sugeridas: a estreita proximidade do segmento labiríntico do nervo facial com o giro basal da cóclea, uma mudança na condução elétrica do osso, a proximidade dos eletrodos com o modíolo e o tipo de desenho do eletrodo do implante coclear. A corrente elétrica que passa através do feixe de eletrodos para chegar às células do gânglio espiral estimula o entorno do nervo facial, resultando em uma percepção e apresentação de espasmos faciais. Acredita-se que isso se deva à proximidade da porção labiríntica do nervo facial com o giro basal da cóclea. Mudanças nas propriedades da matriz óssea na remodelação anormal do osso podem mudar a via de condução da corrente elétrica através da cápsula ótica. Isso acontece com frequência em pacientes com displasias ósseas cocleares, tais como otosclerose, labirintite coclear ossificante ou outras com neoformação do osso. Para evitar ou solucionar essa complicação, sugere-se o uso de um feixe de eletrodos perimodiolar, que tende a dirigir a corrente em direção ao gânglio espiral em oposição à margem externa da cóclea, o que pode diminuir a estimulação facial.[54] A estratégia mais conservadora consiste em reprogramar o dispositivo, reduzindo os níveis de estimulação e desativando seletivamente os eletrodos que causem tal estimulação. Embora essas medidas possam reduzir o desconforto causado pela estimulação do nervo facial, ao desativar canais, pode acontecer que o benefício que os pacientes recebam dos implantes cocleares fique reduzido e limitado. A reimplantação é uma opção que deve ser considerada, e pode ser realizada no mesmo lado ou contralateral.

COMPLICAÇÕES RELACIONADAS COM O MAGNETO

Uma potencial complicação que poderia surgir após a implantação coclear é a migração ou o deslocamento do magneto da sua localização central dentro do bolso do receptor-estimulador. Isso acontece mais frequentemente com os implantes de última geração, em que os magnetos estão envolvidos com Silastic, e podem ser removidos ambulatorialmente se for necessário. Embora os pacientes possam fazer imagens de ressonância magnética nuclear (RMN) com os implantes, uma vez que o magneto tenha sido retirado, há maior risco de que o magneto se desloque comparado com os implantes de cerâmica mais antigos, em que o magneto fica completamente dentro da carcaça de cerâmica. Isso pode resultar na necessidade de reimplantação. A causa mais comum de deslocamento do magneto é o trauma sobre a cabeça em crianças, que costumam sofrer mais lesões menores na cabeça do que os adultos. Além de terem o crânio menor, com maior curvatura, as crianças têm a pele mais fina comparada com a dos adultos, o que resulta em menor proteção a traumas. Uma vez que o magneto se desloca, o risco de o retalho de pele suprajacente se romper aumenta, e a bobina magnética não pode se prender adequadamente sobre o receptor. Geralmente, essa complicação requer uma cirurgia ambulatorial para o reposicionamento do magneto. Desde o momento do deslocamento até o dia da cirurgia, é aconselhável que os pacientes não utilizem o dispositivo, para minimizar o risco de uma lesão do retalho de pele. Para reparar isso, realiza-se uma incisão separada posterior ao receptor e eleva-se o retalho de pele sobre a cápsula fibrosa suprajacente ao receptor. Identifica-se o magneto para reposicioná-lo na orientação correta.[55] A fim de reduzir a incidência de deslocamento do magneto, os fabricantes modificaram o retentor do magneto que teve seu diâmetro reduzido de 6 para 5,3 mm. A dificuldade na atração do magneto externo é outra complicação rara depois da implantação coclear. Quando a antena externa não fica presa de forma apropriada no receptor, a estimulação inicial e a programação do dispositivo podem ser difíceis. Os problemas de fixação do magneto podem ser intermitentes, flutuantes ou se apresentar por meio de sinal barulhento do dispositivo ou uma queda no desempenho auditivo. A causa mais comum para a dificuldade de atração do magneto é a presença de um retalho de pele espesso. Quando a espessura é superior a 7 mm, seu acoplamento apropriado e a transmissão do sinal ao receptor-estimulador podem ficar comprometidos. No primeiro ano da implantação coclear, o retalho afina naturalmente pela compressão entre os magnetos externo e interno. Quando há preocupação relacionada com a espessura do retalho, é possível utilizar ultrassom ou punção percutânea para determinar sua espessura. O tratamento conservador consiste em aumentar a força do magneto da antena externa, tricotomia no lugar do magneto ou utilizar uma faixa para fixar a peça externa. No entanto, esses métodos nem sempre apresentam bons resultados, e podem causar irritação ou eritema. Alternativamente, o autor utiliza triancinolona intradérmica e subcutânea para atrofiar tanto a pele quanto o tecido celular subcutâneo e, assim, afinar o retalho; isso é particularmente útil em pacientes obesos. Como última opção, pode ser considerada uma revisão cirúrgica do retalho de pele, levando em conta os riscos envolvidos, como perfuração do retalho, ulceração, necrose e potencial exposição do magneto.

OUTRAS COMPLICAÇÕES E DESAFIOS DA IMPLANTAÇÃO COCLEAR

Quando os implantes cocleares ficaram populares, malformações do ouvido interno eram motivo para que a cirurgia fosse contraindicada. Em 1983, Mangabeira-Albernaz reportou a primeira implantação bem-sucedida em um paciente com Displasia de Mondini.[56] Os desafios da implantação coclear presentes em pacientes com malformações de ouvido incluem dificuldade de acesso à cóclea, nervo facial anormal, fístula perilinfática ou de líquido cefalorraquidiano resultado de um *gusher*, nervo coclear anormal e estimulação indesejada do nervo facial.[57] Em todas as crianças com suspeita de malformação do ouvido médio devem ser feitos exames radiográficos apropriados, incluindo TC de alta resolução de osso temporal e imagens de RMN dos condutos auditivos internos para avaliar a permeabilidade e o desenvolvimento da cóclea, a localização do nervo facial e a presença do nervo coclear, já que isso pode afetar a candidatura para implantação.

Nervo Facial Aberrante

A presença de uma anormalidade no ouvido interno deveria alertar o médico sobre a possibilidade de um nervo facial aberrante.

Em certas malformações, como a cavidade comum e a hipoplasia coclear, o segmento vertical pode estar deslocado de forma anteromedial em direção ao promontório, suprajacente às janelas oval e redonda.[58] Geralmente, os pacientes com hipoplasia coclear também apresentam anomalias no canal semicircular, que estão associadas a um curso aberrante no segundo joelho e segmento mastóideo. Embora, na maioria dos casos, o nervo esteja deslocado anteriormente, foram descritos trajetos aberrantes laterais e posteriores no cenário de um canal semicircular lateral hipoplásico.[59] Nesses casos, uma monitoração intraoperatória do nervo facial durante a cirurgia de implante coclear é fundamental para evitar possíveis lesões no nervo.

Fístula de Líquido Cefalorraquidiano (LCR) e *Gusher*

A fístula de LCR durante a implantação coclear pode-se dever a uma ruptura da dura-máter ou se originar de uma comunicação anormal entre a cóclea e o compartimento do LCR, ocasionando um *gusher*. Enquanto o anterior é considerado um erro técnico e pode ser facilmente evitado com técnicas de fresagem apropriadas e identificação de estruturas anatômicas, a última está relacionada com a anatomia do paciente e com o entendimento dos fatores de risco por parte do cirurgião, que ajuda a identificar e manusear a fístula de forma apropriada. As fístulas de LCR estão associadas a casos com antecedentes de trauma ou a pacientes com desenvolvimento anormal da cápsula ótica. As malformações mais comuns do ouvido interno incluem cavidade comum, hipoplasia coclear, aqueduto coclear permeável e síndrome do aqueduto vestibular alargado.[60] De todos esses, o que mais frequentemente está associado a *gusher* durante a realização da cocleostomia é a deformidade da cavidade comum. No entanto, há instâncias em que um *gusher* de LCR pode estar presente em ouvidos com cóclea normal. Embora a incidência global de *gusher* na cocleostomia seja de 6,7%, um estudo com 298 crianças identificou que a taxa de fístula em pacientes com anatomia cócleo-vestibular anormal era de 50%.[60] No entanto, Wootten *et al.* demonstraram uma anatomia coclear normal na metade dos casos com *gusher,* evidenciando que, enquanto as malformações do ouvido interno podem ser preditivas de fístulas de LCR, a presença de uma cóclea normal não exclui o risco de um *gusher*.[61] Na maioria dos casos, a fístula de LCR pode ser tratada conservadoramente. Ao encontrar o *gusher,* deve-se inserir o eletrodo e vedar a cocleostomia e o ouvido médio com fáscia temporal e/ou músculo, seguido de cola de fibrina. O paciente pode ser colocado na posição Trendelenburg invertida para diminuir o fluxo de LCR. Outras medidas incluem hiperventilação, para diminuir a pCO_2 a 27-29 mmHg, administração de manitol e manter a cabeceira da cama elevada. Ocasionalmente, é necessário usar um dreno lombar se a fístula persistir apesar do envolvimento do ouvido médio. Nos casos em que a fístula não pode ser controlada com o dreno lombar, recomendamos a obliteração do ouvido médio com cera e fechamento do meato auditivo externo.

Disfunção Vestibular

Após o implante coclear, distúrbios do equilíbrio podem ocorrer como uma complicação.[62]

Em metanálise recente, concluiu-se que o implante coclear tem impacto significativo na vertigem subjetiva e na função vestibular. A vertigem após a cirurgia foi observada em 9,3% dos pacientes com incidência maior quanto mais velho for o paciente. Uma comparação entre abordagem pela janela redonda e cocleostomia revelou probabilidade maior de surgimento de sintomas vestibulares em pacientes submetidos à cocleostomia. Concluiu-se,

também, que indivíduos jovens compensam mais rápido a função vestibular na evolução.[63]

Apesar da estreita relação que existe entre a cóclea e o labirinto vestibular, em menos de 10% dos casos, em uma amostra de 74 pacientes com implantes cocleares, observou-se a ocorrência de vertigem transitória.[64,65]

As razões pelas quais os pacientes desenvolvem vertigem após o implante ainda não são claras e continuam sendo uma área de muita controvérsia. As teorias variam entre a possibilidade de:

- Dano traumático do labirinto durante a inserção do eletrodo;
- Perda intraoperatória de líquido perilinfático;
- Fístula perilinfática pós-operatória;
- Reação de corpo estranho ou labirintite;
- Hidropisia endolinfática;
- Propagação do impulso elétrico ao longo da orelha interna.[66,67]

Em alguns casos foi reportado que o eletrodo estimulou o sistema vestibular de forma cruzada.[68] Isso acontece por uma coativação do nervo vestibular inferior ou a mácula sacular, que está relacionado com a presença de potenciais evocados miogênicos vestibulares (VEMP) em alguns pacientes depois da ativação do implante coclear.[69] Por outro lado, a maioria dos pacientes apresenta respostas diminuídas dos VEMPs depois da implantação coclear, o que foi interpretado como uma lesão traumática do ouvido interno secundária à inserção do eletrodo. Outros estudos também demonstraram perda vestibular significativa pós-operatória de 30 a 60% após a implantação.[70,71]

Os fatores de risco para apresentar sintomas vestibulares no período pós-operatório incluem: sintomas vestibulares pré-implantação, especialmente em pacientes com Síndrome de Ménière, idade avançada no momento da implantação (> 59 anos), idade de instauração da perda auditiva (> 26 anos) e posturografia dinâmica anormal pré-implantação. Embora os resultados dos testes calóricos não tenham sido preditivos de vertigem pós-operatória, os pacientes sintomáticos apresentam um maior grau de arreflexia unilateral.[62] No entanto, houve reportes de melhoria na posturografia dinâmica computadorizada depois da implantação coclear. Os pacientes com sintomas vestibulares persistentes, que duram mais de uma semana após a realização da cirurgia de implante coclear, podem se beneficiar de uma reabilitação vestibular. Nossos pacientes foram beneficiados com exercícios que estimulam o reflexo vestíbulo-ocular, o que favorece uma compensação e tempos de recuperação mais rápidos após uma perda vestibular unilateral.

Krause *et al.* mostraram em um estudo prospectivo que cerca de 50% dos candidatos a implante coclear apresentam problemas de equilíbrio. Consequentemente, os distúrbios do equilíbrio pré-operatórios, muitas vezes, não pudem ser claramente diferenciados dos distúrbios do equilíbrio pós-operatório e a prevalência de distúrbios do equilíbrio realmente causados pela cirurgia de implante coclear provavelmente está superestimada.[72,73]

CONCLUSÃO

O implante coclear continua sendo um procedimento confiável e seguro, com baixo percentual de complicações graves quando realizado por cirurgiões experientes. Embora a incidência de complicações seja baixa, a possibilidade de complicações tardias justifica o acompanhamento em longo prazo do paciente.

REFERÊNCIAS BIBLIOGRÁFICAS

1. Lima Júnior LRP, Rodrigues Júnior FA, Calhau CMDF, et al. Complicações pós-cirúrgicas em pacientes implantados no Programa de Implante Coclear do Rio Grande do Norte. Braz J Otorhinolaryngol. 2010;76(4):517-21.
2. Hoffman RA, Cohen NL. Complications of cochlear implant surgery. Ann Otol Rhinol Laryngol Suppl. 1995;166:420-2.
3. Lalwani AK, Butt FY, Jackler RK, et al. Delayed onset facial nerve dysfunction following acoustic neuroma surgery. Am J Otol. 1995;16:758-64.

4. Vrabec JT. Delayed facial palsy after tympanomastoid surgery. Am J Otol. 1999;20:26-30.

5. Shea Jr. JJ, Ge X. Delayed facial palsy after stapedectomy. Otol Neurotol. 2001;22:465-70.

6. Fayad JN, Wanna GB, Micheletto JN, Parisier SC. Facial nerve paralysis following cochlear implant surgery. Laryngoscope. 2003;113:1344-6.

7. Lloyd S, Meerton L, Di Cuff R, et al. Taste change following cochlear implantation. Cochlear Implants Int. 2007;8:203-10.

8. Yu KC, Hegarty JL, Gantz BJ, Lalwani AK. Conservative management of infections in cochlear implant recipients. Otolaryngol Head Neck Surg. 2001;125:66-70.

9. Telian SA, El-Kashlan HK, Arts HA. Minimizing wound complications in cochlear implant surgery. Am J Otol. 1999;20:331-4.

10. Hopfenspirger MT, Levine SC, Rimell FL. Infectious complications in pediatric cochlear implants. Laryngoscope. 2007;117(10):1825-9.

11. Cunningham CD III, Slattery WH III, Luxford WM. Postoperative infection in cochlear implant patients. Otolaryngol Head Neck Surg. 2004;131(1):109-14.

12. Luntz M, Teszler CB, Shpak T, et al. Cochlear implantation in healthy and otitis-prone children: a prospective study. Laryngoscope. 2001;111(9):1614-8.

13. Reefhuis J, Honein MA, Whitney CG, et al. Risk of bacterial meningitis in children with cochlear implants. N Engl J Med. 2003;349:435-45.

14. Arnold W, Bredberg G, Gstöttner W, et al. Meningitis following cochlear implantation: pathomechanisms, clinical symptoms, conservative and surgical treatments. ORL J Otorhinolaryngol Relat Spec. 2002;64:382.

15. Cohen N, Ramos A, Ramsden R, et al. International consensus on meningitis and cochlear implants. Acta Otolaryngol. 2005;125:916.

16. Wilson-Clark SD, Squires S, Deeks S. Centers for Disease Control and Prevention (CDC). Bacterial meningitis among cochlear implant recipients. Canada, 2002. MMWR. 2006;55:20.

17. Phelps PD, King A, Michaels L. Cochlear dysplasia and meningitis. Am J Otol. 1994;15:551.

18. Teo DT, Tan TY, Eng SP, Chan YM. Spontaneous cerebrospinal fluid otorrhoea via oval window: an obscure cause of recurrent meningitis. J Laryngol Otol. 2004;118:717.

19. Rubin LG, Papsin B; Committee on Infectious Diseases and Section on Otolaryngology-Head and Neck Surgery. Cochlear implants in children: surgical site infections and prevention and treatment of acute otitis media and meningitis. Pediatrics. 2010;126(2):381-91.

20. Biernath KR, Reefhuis J, Whitney CG, et al. Bacterial meningitis among children with cochlear implants beyond 24 months after implantation. Pediatrics. 2006;117(2):284-9.

21. Rivas A, Wanna GB, Haynes DS. Revision cochlear implantation in children. Otolaryngol Clin North Am. 2012;45:205-19.

22. Hey C, Rose MA, Kujumdshiev S, et al. Does the 23-valent pneumococcal vaccine protect cochlear implant recipients? Laryngoscope. 2005;115:1586-90.

23. Hellingman CA, Dunnebier EA. Cochlear implantation in patients with acute or chronic middle ear infectious disease: a review of the literature. Eur Arch Otorhinolaryngol. 2009;266:171-6.

24. Rubin LG, Papsin B, Committee on Infectious Diseases and Section on Otolaryngology-Head and Neck Surgery. Cochlear implants in children: surgical site infections and prevention and treatment of acute otitis media and meningitis. Pediatrics. 2010;126:381.

25. Cohen N, Ramos A, Ramsden R, et al. International consensus on meningitis and cochlear implants. Acta Otolaryngol. 2005;125:916.

26. Advice for Patients with Cochlear Implants: New Information on Meningitis Risk (1st advisory http://www.fda.gov/MedicalDevices/Safety/AlertsandNotices/PatientAlerts/ucm064737.htm.

27. Rubin L G, Papsin B, Committee on Infectious Diseases and Section on Otolaryngology-Head and Neck Surgery. Cochlear implants in children: surgical site infections and prevention and treatment of acute otitis media and meningitis. Pediatrics. 2010;126:381.

28. Cunningham CD 3rd, Slattery WH 3rd, Luxford WM. Postoperative infection in cochlear implant patients. Otolaryngol Head Neck Surg. 2004;131:109.

29. Wilson-Clark SD, Squires S, Deeks S, Centers for Disease Control and Prevention (CDC). Bacterial meningitis among cochlear implant recipients--Canada, 2002. MMWR Suppl. 2006;55:20.

30. Cohen NL. Cochlear implant candidacy and surgical considerations. Audiol Neuro-Otol. 2004;9:197-202.

31. Osborn HA, Cushing SL, Gordon KA, et al. The management of acute mastoiditis in children with cochlear implants: saving the device. Cochlear Implants Int. 2013;14:252.

32. Raveh E, Ulanovski D, Attias J, et al. Acute mastoiditis in children with a cochlear implant. Int J Pediatr Otorhinolaryngol. 2016;81:80.

33. Raveh E, Ulanovski D, Attias J, et al. Acute mastoiditis in children with a cochlear implant. Int J Pediatr Otorhinolaryngol. 2016;81:80-3.

34. Cerca N, Martins S, Sillankorva S, et al. Effects of growth in thepresence of subinhibitory concentrations of dicloxacillin on Staphylococcus epidermidis and Staphylococcus haemolyticus biofilms. Appl Environ Microbiol. 2005;71:8677-82.

35. Donlan RM. Biofilm formation: a clinically relevant microbiolog-ical process. Clin Infect Dis. 2001;33:1387-92.

36. Zimmerli W, Waldvogel FA, Vaudaux P, Nydegger UE. Pathogenesis of foreign body infection: description and characteristics of an animal model. J Infect Dis. 1982;146:487.

37. Costerton JW, Stewart PS, Greenberg EP. Bacterial biofilms: a common cause of persistent infections. Science. 1999;284:1318.

38. Darouiche RO. Current concepts: treatment of infections associ-ated with surgical implants. N Engl J Med. 2004;350:1422-9.

39. Filipo R, Barbara M, Monini S, Mancini P. Clarion cochlearimplants: surgical implications. J Laryngol Otol. 1999;113:321-5.

40. McAllister K, Linkhorn H, Gruber M, et al. The effectof soft tissue infections on device performance in adult cochlearimplant recipients. Otol Neurotol. 2017;38:694-700.

41. Pawlowski KS, Wawro D, Roland PS. Bacterial biofilm formationon a human cochlear implant. Otol Neurotol. 2005;26:972-5.

42. Zimmerli W, Lew PD, Waldvogel FA. Pathogenesis of foreign body infection. Evidence for a local granulocyte defect. J Clin Invest. 1984;73:1191.

43. Vuong C, Gerke C, Somerville G A, et al. Quorum-sensing control of biofilm factors in Staphylococcus epidermidis. J Infect Dis. 2003;188:706.

44. Høiby N, Ciofu O, Johansen HK, et al. The clinical impact of bacterial biofilms. Int J Oral Sci. 2011;3(2):55-65.

45. Hengzhuang W, Wu H, Ciofu O, et al. In vivo pharmacokinetics/pharmacodynamics of colistin and imipenem in Pseudomonas aeruginosa biofilm infection. Antimicrob Agents Chemother. 2012;56(5):2683-90.

46. United States Centers for Disease Control and Prevention. Cochlear implants & meningitis vaccination – Q&A for healthcare professionals http://www.cdc.gov/vaccines/vpd-vac/mening/cochlear/dis-cochlear-faq-hcp.htm.

47. Farinetti A, Gharbia DB, Mancini J, et al. Cochlear implant complications in 403 patients: comparative study of adults and children and review of the literature. Eur Ann Otorhinolaryngol Head Neck Dis. 2014;131(3):177-82.

48. Culver DH, Horan TC, Gaynes RP, et al. Surgical wound infection rates by wound class, operative procedure and patient risk index. National Nosocomial infections Surveillance System. Am J Med. 1991;91:152-7.

49. Haines SJ, Walters BC. Antibiotic prophylaxis for cerebrospinal fluid shunts: a meta-analysis. Neurosurgery. 1994;34:87-92.

50. Culver DH, Horan TC, Gaynes RP, et al. Surgical wound infection rates by wound class, operative procedure and patient risk index. National Nosocomial infections Surveillance System. Am J Med. 1991;91:152-7.

51. Barker F G. Efficacy of prophylactic antibiotics for craniotomy:a meta-analysis. Neurosurgery. 1994;35:484-90.

52. Rivas A, Marlowe AL, Chinnici JE, et al. Revision cochlear implantation surgery in adults: indications and results. Otol Neurotol. 2008;29:639-48.

53. Balkany TJ, Hodges AV, Buchman CA, et al. Cochlear implant soft failures consensus development conference statement. Otol Neurotol. 2005;26:815-8.

54. Polak M, Ulubil SA, Hodges AV, Balkany TJ. Revision cochlear implantation for facial nerve stimulation in otosclerosis. Arch Otolaryngol Head Neck Surg. 2006;132:398-404.

55. Nichani JR, Broomfield SJ, Saeed SR. Displacement of the magnet of a cochlear implant receiver stimulator package following minor head trauma. Cochlear Implants Int. 2004;5:105-11.

56. Mangabeira-Albernaz PL. The Mondini dysplasia--from early diagnosis to cochlear implant. Acta Otolaryngol. 1983;95:627-31.

57. Graham JM, Phelps PD, Michaels L. Congenital malformations of the ear and cochlear implantation in children: review and temporal bone report of common cavity. J Laryngol Otol Suppl. 2000;25:1-14.

58. Romo LV, Curtin HD. Anomalous facial nerve canal with cochlear malformations. AJNR Am J Neuroradiol. 2001;22:838-44.

59. Sennaroglu L. Cochlear implantation in inner ear malformations – a review article. Cochlear Implants Int. 2010;11:4-41.

60. Papsin BC. Cochlear implantation in children with anomalous cochleovestibular anatomy. Laryngoscope. 2005;115:1-26.

61. Wootten CT, Backous DD, Haynes DS. Management of cerebrospinal fluid leakage from cochleostomy during cochlear implant surgery. Laryngoscope. 2006;116:2055-9.

62. Enticott JC, Tari S, Koh SM, et al. Cochlear implant and vestibular function. Otol Neurotol. 2006;27:824-30.

63. Hänsel T, Gauger U, Bernhard N, et al. Meta-analysis of subjective complaints of vertigo and vestibular tests after cochlear implantation. Laryngoscope. 2018;128(9):2110-23.

64. Weber BP, Dillo W, Dietrich B, et al. Pediatric cochlear implantation in cochlear malformations. Am J Otol. 1998;19:747-53.

65. Dutt S N, Ray J, Hadjihannas E, et al. Medical and surgical complications of the second 100 adult cochlear implant patients in Birmingham. J Laryngol Otol. 2005;119:759-64.

66. O'Leary MJ, Fayad J, House WF, Linthicum FH Jr. Electrodeinsertion trauma in cochlear implantation. Ann Otol Rhinol Laryngol. 1991;100:695-9.

67. Black FO, Lilly DJ, Peterka RJ, et al. Vesti-buloocular and vestibulospinal function before and after cochlearimplant surgery. Ann Otol Rhinol Laryngol Suppl. 1987;96(1 pt 2):106-8.

68. Steenerson RL, Cronin GW, Gary LB. Vertigo after cochlear implantation. Otol Neurotol. 2001;22:842-3.

69. Bilger RC, Black FO. Auditory prostheses in perspective. Ann Otol Rhinol Laryngol Suppl. 1977;86:3-10.

70. Huygen PL, Hinderink JB, van den Broek P, et al. The risk of vestibular function loss after intracochlear implantation. Acta Otolaryngol Suppl. 1995;520(Pt 2):270-2.

71. Limb CJ, Francis HF, Lustig LR, et al. Benign positional vertigo after cochlear implantation. Otolaryngol Head Neck Surg. 2005;132:741-5.

72. Krause E, Louza JPR, Hempel JM, et al. Prevalence and characteristics of preoperative balance disorders in Cochlear Implant candidates. Ann Otol Rhinol Laryngol. 2008;117:764-8.

73. Lalwani AK, Butt FY, Jackler RK, et al. Delayed onset facial nerve dysfunction following acoustic neuroma surgery. Am J Otol. 1995;16:758-64.

ANEXO

Anexo 15-8-1. Complicações do Implante Coclear Relacionadas com o Dispositivo

Protocolo de Antibioticoprofilaxia em Cirurgia Otorrinolaringologia				Protocolo 31 SCIH		

Objetivo: Prevenção de Infecção do sítio cirúrgico

Procedimento	Antimicrobiano	Dose Indução	Intervalo		Duração
Implante coclear Ressecção de Tu de ângulo pontocerebelar Descompressão do saco endolinfático Neurectomia vestibular	Cerfuroxima (Zinacef® 750 mg/FA)	Criança: 100 mg/Kg na indução anestésica Adulto: 1,5 g IV na indução anestésica	**Intra-Op** Criança: 60 mg/Kg dose, de 3/3 h Adulto: 750 mg IV de 3/3 h	**Pós-Op** Criança: 60 mg/Kg dose, de 8/8 h Adulto: 750 mg IV de 8/8 h	24 h

Protocolo de antibioticoporilaxia na cirurgia de implante coclear utilizado Serviço de implantes auditivos do Hospital do Coração de Natal/Otocentro-RN.

CAPÍTULO 16

CASOS ESPECIAIS

IMPLANTE COCLEAR EM PACIENTES COM SURDEZ PÓS-MENINGITE

Ricardo Ferreira Bento ■ Andréa Felice dos Santos Malerbi

INTRODUÇÃO

Meningite é o processo inflamatório das meninges, as membranas que envolvem o cérebro e a medula espinhal. Sua etiologia pode ser infecciosa ou não infecciosa. Dentre os agentes infecciosos, os vírus e as bactérias são os principais responsáveis, sendo a meningite bacteriana de maior gravidade.

No Brasil, a meningite é considerada uma doença endêmica. De acordo com Boletim Epidemiológico publicado em janeiro de 2019 (Sistema de Vigilância em Saúde), foram notificados 207.494 casos confirmados de meningite no período de 2007 a 2016. Dentre esses, 11% de doença meningocócica, 5,1% de meningite por pneumococo, 0,6% de meningite por *Haemophilus*, 15,2% de meningite por outras bactérias, 45,4% de meningites virais e 16,2% de meningite não especificada.

Os sintomas iniciais da meningite são cefaleia, febre de início súbito e rigidez cervical. O quadro clínico é grave e pode evoluir para convulsões, letargia e coma. O diagnóstico etiológico pode ser realizado por análise quimiocitológica, bacterioscopia e cultura do líquido cefalorraquidiano.

Os agentes etiológicos mais comuns da meningite bacteriana variam conforme a faixa etária (Quadro 16-1-1).

Nos países desenvolvidos, a incidência de meningite bacteriana tem diminuído em virtude da vacinação contra os principais agentes: *Streptococcus pneumoniae*, *Neisseria meningitidis* (sorotipo C) e *Haemophilus influenzae* sorotipo B. Em vista disso, houve um aumento do número de casos de meningite por *Streptococcus* do grupo B.

A meningite bacteriana figura entre as etiologias mais frequentes de perda auditiva neurossensorial adquirida em adultos e crianças submetidos ao implante coclear (8%-28%).

Perda auditiva neurossensorial é uma das sequelas mais frequentes da meningite bacteriana, podendo ser de instalação súbita

ou progressiva, uni ou bilateral e de grau moderado a profundo. Portanto, todas as crianças com meningite bacteriana devem ser submetidas a potencial evocado auditivo de tronco cerebral ou audiometria tonal e vocal antes da alta hospitalar, devendo ser acompanhadas periodicamente. Os adultos que referirem perda auditiva também deverão ser submetidos à audiometria tonal e vocal o mais precocemente possível.

A patogênese da perda auditiva na meningite é complexa e multifatorial. O déficit auditivo pode ser causado por comprometimento coclear, envolvendo as células ciliadas ou retrococleares, acometendo o nervo coclear e as vias auditivas centrais (tronco encefálico ou córtex auditivo).

Estudos histopatológicos identificaram labirintite supurativa em ossos temporais de animais inoculados com *Streptococcus pneumoniae* intratecal e de humanos nos quais a meningite bacteriana foi a *causa mortis*. A disseminação bacteriana das meninges para a orelha interna pode ocorrer via aqueduto coclear, que comunica o espaço subaracnóideo à escala timpânica da cóclea ou através do modíolo da cóclea. Na primeira hipótese, as células ciliadas são as primeiras a serem danificadas, e, na segunda hipótese, o dano neural seria primário.

Alguns fatores preditores de perda auditiva durante um episódio de meningite bacteriana são: internação hospitalar prolongada, convulsões e líquido cefalorraquidiano com nível elevado de proteínas e baixo de glicose.

LABIRINTITE OSSIFICANTE

A meningite pode levar à ossificação da cóclea e impor dificuldades técnicas à cirurgia de implante coclear. Labirintite ossificante está presente em aproximadamente 70% dos pacientes com perda auditiva neurossensorial profunda pós-meningite bacteriana. *S. pneumoniae* é o principal agente associado à perda auditiva neurossensorial profunda e labirintite ossificarte (30%).

A ossificação coclear pode ter início precoce, com instalação em poucos dias até anos após o episódio de meningite, e apresenta quatro estágios evolutivos:

1. Inflamação aguda – lesão do órgão de Corti;
2. Fibrose e angiogênese;
3. Deposição osteoide;
4. Calcificação osteoide.

Segundo a teoria de Paparella e Sigiura, o processo inflamatório agudo na labitintite supurativa ocasiona a transformação de células mesenquimais indiferenciadas existentes ao redor de capilares do modíolo, sob a superfície da membrana basilar e no endósteo da perilinfa, em fibroblastos e, posteriormente, em osteoblastos.

Quadro 16-1-1. Agentes Etiológicos na Meningite Bacteriana de Acordo com a Faixa Etária[1]

Idade	Agentes
Recém-nascidos	*Streptococcus* do grupo B, *Streptococcus pneumoniae*, *Listeria monocytogenes*, *Escherichia coli*
Bebês e crianças	*Streptococcus pneumoniae*, *Neisseria meningitidis*, *Haemophilus influenzae*, *Streptococcus* do grupo B
Adolescentes e adultos jovens	*Neisseria meningitidis*, *Streptococcus pneumoniae*
Idosos	*Streptococcus pneumoniae*, *Neisseria meningitidis*, *Haemophilus influenzae*, *Streptococcus* do grupo B, *Listeria monocytogenes*

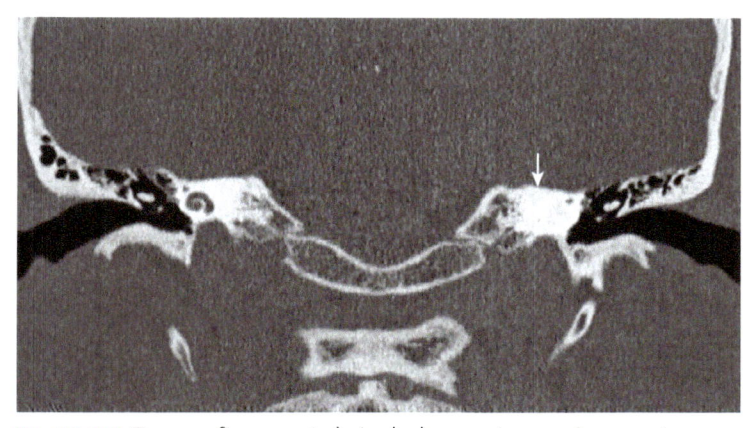

Fig. 16-1-1. Tomografia computadorizada de ossos temporais em corte coronal demonstrando ossificação total da cóclea esquerda (seta). A ressonância magnética de alta resolução com imagens pesadas em T2 e cortes axiais apresenta sensibilidade de 94% e especificidade de 87,5% em detectar ossificação coclear em pacientes com antecedente de meningite bacteriana. A ressonância magnética permite identificar a lesão ainda em estágio de fibrose, o que é mais bem visualizado nas sequências FIESTA. Além disso, pode ser realizada na medida do diâmetro da espira basal da cóclea.

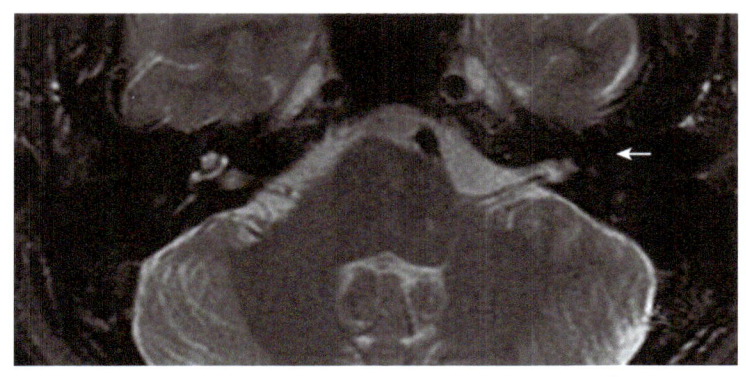

Fig. 16-1-2. Ressonância magnética em T2 do mesmo paciente da Fig. 16-1-1 demonstrando falha no preenchimento com gadolínio em cóclea esquerda ossificada (seta).

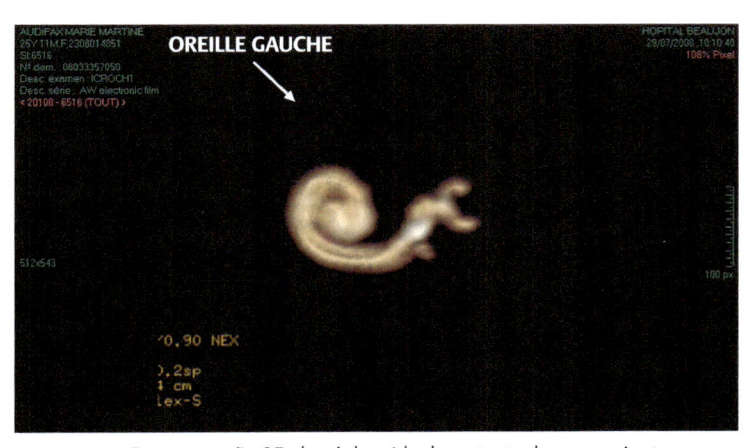

Fig. 16-1-3. Reconstrução 3D da cóclea. Idealmente, todos os pacientes candidatos ao implante coclear devem ser submetidos previamente à tomografia computadorizada de alta resolução e à ressonância magnética com imagens pesadas em T2. No entanto, a ausência de ossificação coclear aos exames de imagem não exclui um possível achado de ossificação no intraoperatório. Além da cóclea, a ossificação pode se estender ao vestíbulo e aos canais semicirculares.

A labirintite ossificante está associada à lesão de células ganglionares, o que pode acarretar um pior prognóstico auditivo, além de impor maior dificuldade cirúrgica.

A escala timpânica da espira basal da cóclea é o local mais comum de ossificação. Em geral, ela é parcial e, raramente, total. Acredita-se que a inflamação se inicie na espiral basal da cóclea, com posterior progressão para o ápice, o que condiz com a progressão da perda auditiva de frequências agudas para frequências graves.

O grau de ossificação coclear pode ser avaliado por meio de exames de imagem. A tomografia computadorizada de ossos temporais de alta resolução é importante para o estudo da anatomia do osso temporal, além de identificar estágio avançado de ossificação coclear. No entanto, apresenta alto índice de falso-negativo para a identificação de ossificação em fase inicial, de fibrose (Figs. 16-1-1 a 16-1-3).

À ressonância magnética com imagens ponderadas em T2 e sequência FIESTA, observa-se hipossinal pela obstrução à passagem do fluido intracoclear. No entanto, ressalte-se que, mesmo em exames de imagem sem alterações, a ossificação coclear pode ser identificada apenas no intraoperatório.

PRINCÍPIOS CIRÚRGICOS

A reabilitação auditiva dos pacientes com perda auditiva pós-meningite deve ser realizada o mais precocemente possível, pelo risco de instalação do processo de ossificação coclear, que pode ocorrer já nas primeiras 72 horas após o quadro infeccioso. Quanto mais precoce for a cirurgia, maiores são as chances de inserção completa dos eletrodos.

Inicialmente, a presença de ossificação coclear era considerada uma contraindicação à cirurgia de implante coclear. No entanto, com a evolução das técnicas cirúrgicas e da tecnologia dos implantes cocleares, a cirurgia nesses casos tornou-se possível. Ainda que os exames de imagem não demonstrem ossificação, o cirurgião deve estar preparado para possível achado de ossificação coclear não prevista no pré-operatório. Idealmente, a inserção dos eletrodos deve ser realizada na escala timpânica da espira basal da cóclea pela maior proximidade ao gânglio espiral. A escolha da técnica cirúrgica dependerá, portanto, do grau de ossificação coclear.

CÓCLEAS PARCIALMENTE OSSIFICADAS

Nos estágios iniciais, em que há fibrose restrita à janela redonda, utiliza-se a técnica habitual de implante coclear, com remoção da fibrose e inserção completa do feixe de eletrodos pela janela redonda ou por meio de cocleostomia. Se a fibrose ou ossificação se estender além da parte ascendente da espira basal, realiza-se o broqueamento da espira basal até o encontro de luz coclear e opta-se pela inserção na escala timpânica, embora, muitas vezes, apenas inserção parcial dos eletrodos seja alcançada. Uma alternativa, quando não se encontra luz na escala timpânica, é a inserção pela escala vestibular. No entanto, muitas vezes, a escala vestibular também se encontra obliterada. Para atingir a escala vestibular, a cocleostomia é realizada em posição mais superior (1-2 mm) em relação à cocleostomia habitual, próximo à janela oval.

Em avaliação retrospectiva, encontraram-se 24 cirurgias de implante coclear em cócleas parcialmente ossificadas (13% do total de procedimento), sendo dez casos em pacientes adultos pós-linguais com inserção do feixe de eletrodos completa, ou quase completa, observando-se resultados auditivos com o implante coclear, sem diferenças significativas com relação aos pacientes sem ossificação coclear. Os resultados encontrados foram: índice de reconhecimento de palavras em formato aberto sem pistas visuais médio de 29% ± 26% (0-70%) e para sentenças de 50% ± 37% (0-96%).

CÓCLEAS TOTALMENTE OSSIFICADAS

Em casos de completa obliteração da cóclea, foi descrita uma técnica mais radical, denominada *Total Drill-Out (circum-modiolar drill out)*. Nessa técnica, a cóclea é brocada em toda a sua circunferência, o feixe de eletrodos é nela fixado com espículas ósseas, e o promontório todo é recoberto por fáscia e músculo. No entanto, é necessária a realização de mastoidectomia radical para aumentar a exposição, e há maior risco de injúria ao modíolo, ao nervo facial e à artéria carótida interna. Pelos riscos inerentes a esse procedimento e em face dos dados insuficientes na literatura sobre os seus benefícios em longo prazo, essa técnica foi abandonada na maioria dos centros de implante coclear.

O implante de dois feixes (ou *double array*) é a alternativa mais viável para esses pacientes com obliteração total da cóclea. A vantagem do implante de dois feixes de eletrodos é a possibilidade de inserção do maior número de eletrodos em relação aos casos de inserção parcial, com baixo risco de lesão do nervo facial. Alguns autores relatam que, em 50% das cócleas consideradas totalmente ossificadas, as espiras médias estão pérvias no momento da cirurgia.

O *double array* é um implante coclear que apresenta dois feixes de eletrodos, mais curtos que o implante convencional. O modelo da Cochlear Corporation (*Nucleus Double Array*) apresenta 11 eletrodos em cada feixe, ao passo que o modelo da Med-El Corporation (*Med-El Split-electrode device*) apresenta cinco pares de eletrodos no feixe inferior e sete pares no feixe superior.

O implante de dois feixes foi inicialmente descrito por Lenarz. Um dos feixes é inserido na espira basal e o outro na espira média da cóclea. Essa técnica é indicada para pacientes com ossificação coclear total ou com ossificação completa da espira basal e parcial da espira média (Fig. 16-1-4).

A primeira cocleostomia é realizada de forma anterossuperior à janela redonda, no giro basal da cóclea, com acesso à escala timpânica. Se a escala timpânica estiver obliterada, deve-se expor a escala vestibular. No caso da escala vestibular também ossificada, o broqueamento da cocleostomia é realizado até a identificação da parede anterior da cóclea. Em geral, o tecido ósseo recém-formado tem cor branca, distinguindo-o do osso da cóclea, que é mais amarelado e mais firme.

O cuidado nessa técnica é evitar lesão iatrogênica da artéria carótida interna, que apresenta íntima relação com a parede anterior da cóclea. A segunda cocleostomia é realizada no giro médio da cóclea, posteriormente ao processo cocleariforme e a 2 mm da janela oval. Para tal, a bigorna deve ser removida. De acordo com um estudo anatômico em 21 ossos temporais, a menor distância entre a cocleostomia na espiral basal e a carótida interna foi de 6,0 mm, e, na espira média, de 6,5 mm. A partir desse estudo, realizado pelo Grupo de Implante Coclear do Hospital das Clínicas da Faculdade de Medicina da Universidade de São Paulo, foi produzido um instrumento específico para a medida da profundidade do túnel

confeccionado nas espiras basal e média, a fim de evitar lesão inadvertida da artéria carótida interna (Figs. 16-1-5 e 16-1-6).

O implante coclear pela técnica de *double array* numa série de seis pacientes adultos pós-linguais resultou num índice de reconhecimento de números na média de 74% ± 17% (92%-52%) e de monossílabos de 21% ± 16% (5%-42%).

Em outra série de três adultos pós-linguais submetidos ao implante coclear pela mesma técnica, nenhum dos pacientes alcançou reconhecimento de palavras ou sentenças em formato aberto. Esses trabalhos mostraram que a habilidade de discriminação é mais bem fornecida pelos eletrodos basais e que o uso em conjunto de eletrodos apicais traz um benefício adicional. Alguns pacientes com surdez pós-meningite e ossificação coclear total bilateral podem ser submetidos ao implante de tronco encefálico.

Inicialmente descrito para casos de neurofibromatose tipo II, passou a ser uma alternativa também nos casos de meningite com ossificação coclear avançada. No Hospital das Clínicas da FMUSP, o implante de tronco encefálico é realizado por via translabiríntica, e os eletrodos estimulam diretamente o núcleo coclear no assoalho do quarto ventrículo. Esse assunto será detalhado em capítulo específico.

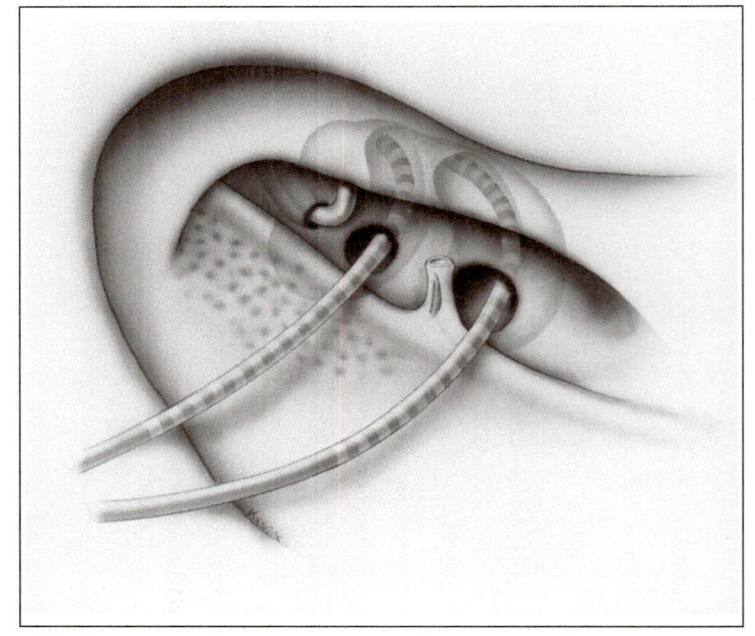

Fig. 16-1-5. Posicionamento dos eletrodos na técnica *Double Array* (Fonte: Lenarz *et al.* 2001).

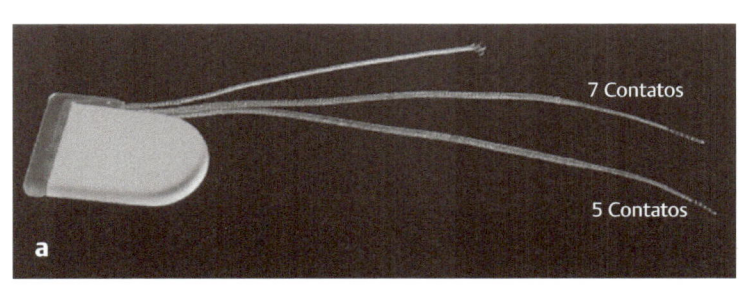

7 Contatos

5 Contatos

a

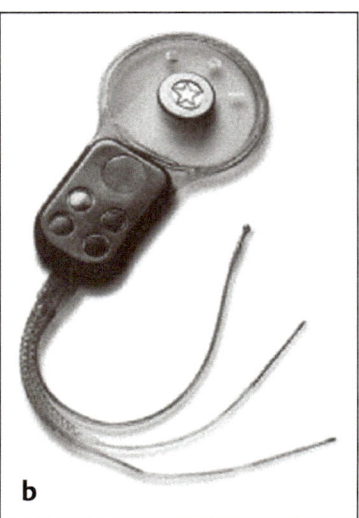

b

Fig. 16-1-4. Modelos de implante de dois feixes de duas marcas distintas (Fonte: Roland *et al.* 2008).

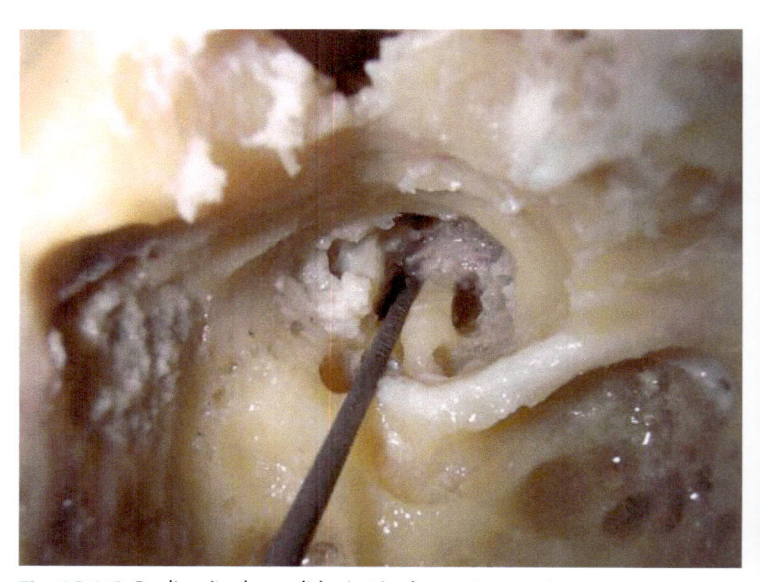

Fig. 16-1-6. Realização de medida do túnel superior com instrumento específico (Fonte: Bogar *et al.* 2008).

RESULTADOS

Os resultados audiológicos nos casos de meningite dependem não somente do tempo de surdez e do grau de ossificação coclear, mas também do comprometimento neurológico central. A sequela neurológica da meningite pode impedir o desenvolvimento de percepção de fala em alguns pacientes implantados.

No grupo de Implante Coclear do HC-FM-USP, a meningite é a segunda etiologia mais frequente (18%) de perda auditiva nos pacientes implantados. Dentre esses, 65,4% são pacientes com surdez pós-lingual, 18,9% com surdez perilingual e 15,7% com surdez pré-lingual. Em 98,4% dos casos, a instalação da perda auditiva foi súbita e, em apenas 1,6%, progressiva. Durante o ato cirúrgico, 18,9% dos pacientes apresentaram ossificação parcial da cóclea e 6,3% ossificação total. Quanto à inserção do feixe de eletrodos, em 55,9% dos casos foi inserção completa e em 37,8% foi parcial.

Em estudo realizado no HCFMUSP, os resultados audiológicos após um ano de implante coclear demonstraram que os pacientes com surdez pós-meningite apresentaram piores resultados em relação aos pacientes implantados por outras etiologias, mesmo nos casos em que não havia ossificação coclear e a inserção do feixe de eletrodos era completa. Acredita-se, portanto, que alguns pacientes, principalmente adultos, apresentem lesão significativa de células do gânglio espiral e de elementos neurais da via auditiva central pela meningite.

Em crianças, diversos estudos revelam que, em longo prazo, os resultados do implante coclear são semelhantes, independentemente da causa, em pacientes sem ossificação coclear, porém os pacientes com surdez pós-meningite requerem acompanhamento mais frequente e níveis de estimulação maiores.

BIBLIOGRAFIA

Balkany T, Bird PA, Hodges AV, et al. Surgical technique for implantation of the totally ossified cochlea. Laryngoscope. 1998;108:988-92.

Bento RF, Brito Neto RV, Castilho AM, et al. Auditory results with multicanal cochlear implant in patients submitted to cochlear implant surgery at University of São Paulo Medical School – Hospital das Clínicas. Braz J Otorhinolaryngol. 2004;70(5):632-7.

Bogar M, Bento RF, Tsuji RK. Cochlear anatomy study used to design surgical instruments for cochlear implants with two bundles of electrodes in ossified cochleas. Braz J Otorhinolaryngol. 2008;74(2):194-9.

Boletim Epidemiológico. Sistema de Vigilância em Saúde/Ministério da Saúde. 2019;50(3).

Brasil. Portal da Saúde. Disponível em: Http://portal.saude.gov.br/portal/saude/profissional/visualizar_texto.cfm?idtxt=37811.

Christie D, Rashid H, El-Bashir H, et al. Impact of meningitis on intelligence and development: A systematic review and meta-analysis. PLoS One. 2017;12(8):1-14.

Coelho DH, Roland Júnior T. Implanting Obstructed and Malformed Cochleae.; Otolaryngol Clin N Am. 2012;45:91-110.

Colletti V, Fiorino FG, Carner M, et al. Auditory brainstem implant as a salvage treatment after unsuccessful coclea implantation. Otol Neurotol. 2004;25:485-96.

Colletti V, Shannon R, Carner M, et al. Outcomes in nontumor adults fitted with the auditory brainstem implant: 10 years' experience. Otol Neurotol. 2009;30:614-8.

Gantz BJ, McCabe BF, Tyler RS. Use of multichannel cochlear implants in obstructed and obliterated cochleas. Otolaryngol Head Neck Surg. 1988;98:72-81.

Goffi-Gomez MV, Abdala CF, Peralta CGO, et al. Neural response telemetry in patients with the double-array cochlear implant. Eur Arch Otorhinolaryngol. 2010;267:515-22.

Goffi-Gomez MVS, Guedes MC, Sant'anna SBG, et al. Medical and audiological selection criteria and evaluation for cochlear implants candidates: HC-FMUSP Protocol. Int Arch Otorhinolaryngol. 2004;8(4):122-9.

Hodges AV, Balkany T J, Gomez-Marin O, et al. Speech recognition after implantation of ossified cochlea. Am J Otol. 1999;20:453-6.

Jackler RK, Luxford WM, Schindler RA, et al. Cochlear patency problems in cochlear implantation. Laryngoscope. 1987;97:801-5.

Lenarz T, Búchner C, Tasche T, et al. The results in patients implanted with nucleus double array cochlear implant: pitch discrimination and auditory performance. Ear & Hearing. 2002;23:90-9.

Lenarz T, Lesinski-Schiedat A, Weber BP, et al. The nucleus double array implant: a new concept for the obliterated cochlea. Otol Neurotol. 2001;22:24-32.

Merchant SN, Gopen Q. A human temporal bone study of acute bacterial meningogenic labyrinthitis. Lesão de células ganglionares foram identificadas em 12% dos ossos temporais analisados e configuram um pior prognóstico com o implante coclear. Am J Otol. 1996;17:375-385).

Ministério da Saúde: portalms.saude.gov.br/saude-de-a-z/meningites. Meningite: causa, sintomas, prevenção e tratamento.

Montandon PB, Boëx C, Pelizzone M. Ineraid cochlear implant in the ossified cochlea: surgical techniques and results. Am J Otol. 1994;15(6):748-51.

Mosnier I, Felice A, Esquia G, et al. New cochlear implant technologies improve performance in post-meningitic deaf patients. Eur Arch Otorhinolaryngol. 2013;270(1):53-9).

Nair SB, Abou-Elhamd KA, Hawthorne M. A retrospective analysis of high resolution computed tomography in the assessment of cochlear implant patients. Clin Otolaryngol Allied Sci. 2000;25:55-61.

Rodenburg-Vlot MBA, Ruytjens L, Oostenbrink R, van der Schroeff MP. Repeated Audiometry After Bacterial Meningitis: Consequences for Future Management. Otology & Neurotology. 2018;39(5):e301-e306).

Roland Júnior T, Coelho DH, Pantelides H, Waltzman S B. Partial and double-array implantation of the ossified cochlea. Otol Neurotol. 2008;29:1068-75.

Rotteveel LJC, Snik ADFM, Vermeulen AM, Mylanus EAM. Three-year follow-up of children with postmeningitic deafness and partial cochlear implant insertion Clinical Otolaryngology. 2005;30(3):242-248.

Sennaroglu L, Colletti V, Manrique M, et al. Auditory brainstem implantation in children and non-neurofibromatosis type 2 patients: a consensus statement. Otol Neurotol. 2011;32:187-91.

Steenerson RL, Gray LB, Wynens MS. Scala vestibule cochlear implantation for labyrinthine ossification. Am J Otol. 1990;11:360-3.

Thomas J, Cheshire IM. Evaluation of cochlear implantation in post-meningitic adults. J Laryngol Otol Suppl. 1999;24:27-33.

SEÇÃO 16-2

IMPLANTE COCLEAR EM OTOSCLEROSE

Anna Carolina de Oliveira Fonseca

INTRODUÇÃO

A cirurgia de implante coclear (IC) é uma intervenção estabelecida para pacientes com perda auditiva profunda, secundária à otosclerose, e que proporciona excelente benefício. Constitui-se em um desafio para a equipe multidisciplinar, na medida em que existem dificuldades cirúrgicas e nas estratégias de programação, maior incidência de estimulação do nervo facial (ENF) e instabilidade dos resultados. Esse tratamento pode beneficiar pacientes considerados não candidatos no passado. Graças aos refinamentos e avanços de técnicas de imagem, *design* dos eletrodos, técnicas cirúrgicas e estratégias de programação, torna-se possível para cirurgiões e audiologistas manejar com sucesso as dificuldades e possíveis complicações do IC em otosclerose, oferecendo ao paciente excelente escolha para reabilitação da audição.

FISIOPATOLOGIA

A otospongiose é uma displasia progressiva do osso temporal responsável por 2% das perdas auditivas em adultos entre 30 e 59 anos. Consiste em áreas de reabsorção únicas ou múltiplas seguidas de cicatrização com neoformação óssea. A lesão histológica da otospongiose caracteriza-se por focos de neoformação óssea, com numerosos espaços vasculares dentro do tecido ósseo da cápsula labiríntica.

A cápsula ótica, no fim de seu crescimento, apresenta três camadas distintas: a mais interna, endosteal, é uma fina lâmina de osso lamelar. A camada média ou encondral contém um espaço cartilaginoso: a *fissula ante fenestram*, anterior à platina, local de predileção dos focos otospongióticos. A camada mais externa, periosteal, que separa a cápsula ótica das cavidades da orelha média, é formada de osso membranoso.

A otosclerose deve ser considerada como uma displasia que afeta caracteristicamente o osso temporal e a cápsula ótica. Apesar de na primeira descrição da doença por Toynbee, em 1860, a origem da hipoacusia tenha sido atribuída à fixação da platina do estribo, hoje é sabido que o foco otosclerótico pode ser mais extenso, afetando a totalidade da cápsula ótica e produzindo hipoacusia sensorioneural. Otosclerose muito avançada é uma condição na qual o envolvimento otosclerótico da cápsula ótica progrediu, resultando em limiares de condução aérea e óssea indetectáveis. Em aproximadamente 10% dos pacientes, o foco otosclerótico afeta também a cápsula ótica (otosclerose retrofenestral), resultando em otosclerose coclear acompanhada por perda auditiva sensorioneural.

O achado histopatológico mais comum em pacientes com otosclerose e perda neurossenssorial profunda é a atrofia e a ruptura de elementos de suporte, como ligamento espiral e membrana basilar e degeneração do órgão de Corti. Afeta basicamente o endósteo e a parede lateral da cóclea, com pouco efeito sobre os neurônios do gânglio espiral. A perda da função coclear começa quando o processo otospongiótico envolve o endósteo da cóclea. A severidade dos efeitos na audição parece estar relacionada à extensão do envolvimento endosteal. Mudanças no metabolismo dos fluidos cocleares ocorrem, sendo observada alguma perda das células ciliadas.

Por estarmos lidando com uma patologia que compromete a parede lateral da cóclea, afetando indiretamente o órgão de Corti através do foco otospongiótico, a estrutura neural que participa na via auditiva permanece intacta. Se essa for realmente a etiologia da otosclerose coclear, existe um bom prognóstico para o sucesso do implante.

Na otospongiose severa, pode haver intensa desmineralização ao redor da cóclea com cavitação do osso petroso. O crescimento ósseo patológico pode invadir e causar obliteração do lúmen coclear, causando problemas na inserção do implante. Os efeitos da desmineralização da cápsula ótica têm implicações na inserção do implante, assim como na ocorrência de ENF após a ativação do implante.

A perda de parte da parede da cóclea pode estabelecer uma conexão entre o lúmen coclear e o meato auditivo interno (MAI), permitindo inserção inadvertida do implante no MAI.

AVALIAÇÃO E PLANEJAMENTO PRÉ-OPERATÓRIO

Otosclerose é uma condição que se desenvolve no período pós-lingual, entre a segunda e a quinta décadas de vida, sem causar qualquer desordem auditiva invalidante até atingir a fase avançada. Shea *et al.*, em 1999, estimaram que 1,6% dos pacientes com otosclerose desenvolvem ao menos uma perda auditiva profunda.

Para o diagnóstico, devem-se considerar a história pessoal, familiar e cirúrgica de otosclerose, além da tomografia computadorizada de alta resolução (TC).

Envolvimento coclear extenso na TC e obliteração coclear iminente constituem indicação para o IC, pois a discriminação da fala e as chances de sucesso no IC irão diminuir com o passar do tempo.

Tomografia Computadorizada

Cortes finos de 0,5 mm, ampliados, centrados nas janelas oval e redonda, paralelos ao canal semicircular lateral, completados pelos cortes frontais. É importante ter contraste dentro da cápsula labiríntica para detectar todos os focos. A TC é um bom preditor da patência do lúmen coclear.

Avaliação da topografia e extensão dos focos otospongióticos, posição do nervo facial – a severidade da doença na TC pode ajudar a predizer quais os pacientes com maior chance de ter ENF. Deve-se identificar a porção labiríntica do nervo facial acima da cóclea (no plano coronal) e observar o foco de otosclerose entre a cóclea e o nervo.

Na otosclerose retrofenestral, a imagem em duplo anel demonstra um foco pericoclear confluente em volta do lúmen coclear.

Achados radiológicos mais comuns: áreas radiolucentes circundando a cóclea (sinal do duplo anel). Essas áreas representam desmineralização durante a fase otospongiótica da doença. O achado de lucências pericocleares é altamente específico para otosclerose coclear.

O estreitamento do giro basal e o envolvimento pericoclear severo têm importância no procedimento de inserção do feixe de eletrodos.

Extensão da otosclerose na TC – segundo Marshall *et al.* (2005):

- Tipo 1: somente fenestral (Fig. 16-2-1);
- Tipo 2: retrofenestral (Fig. 16-2-2):
  - 2a: duplo anel;
  - 2b: giro basal estreito;
  - 2c: duplo anel e giro basal estreito.
- Tipo 3: retrofenestral severa (Fig. 16-2-3).

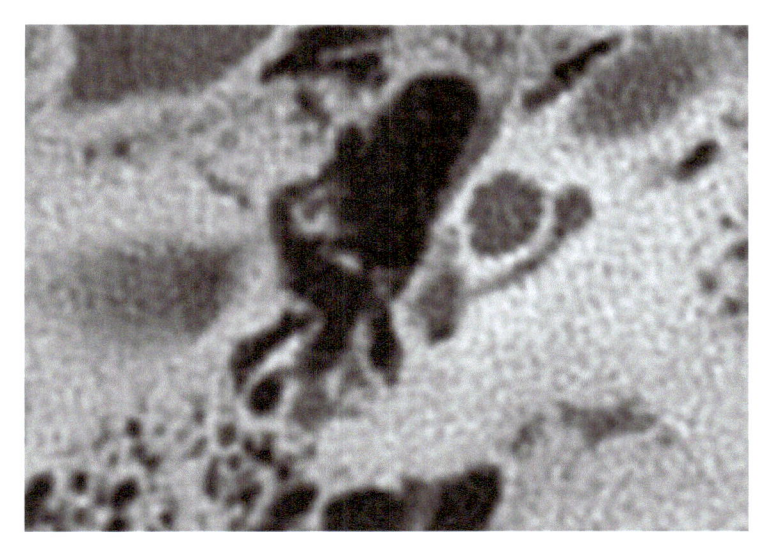

Fig. 16-2-1. Tipo 1 – Fenestral: espessamento da platina ou descalcificação da janela oval ou redonda.

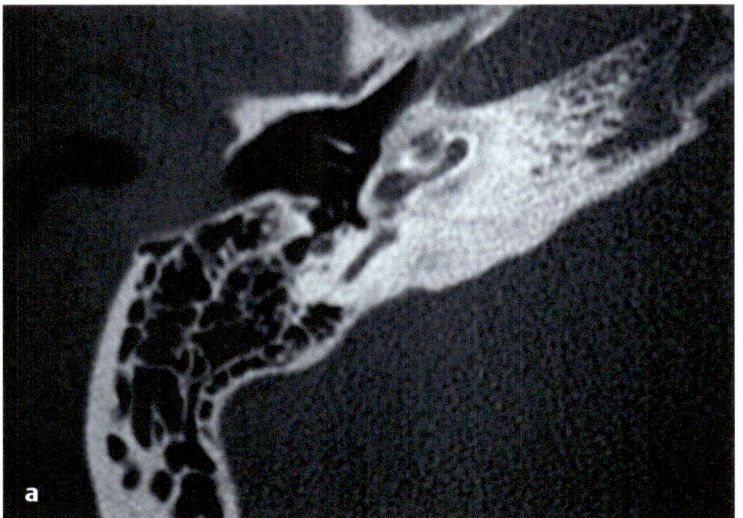

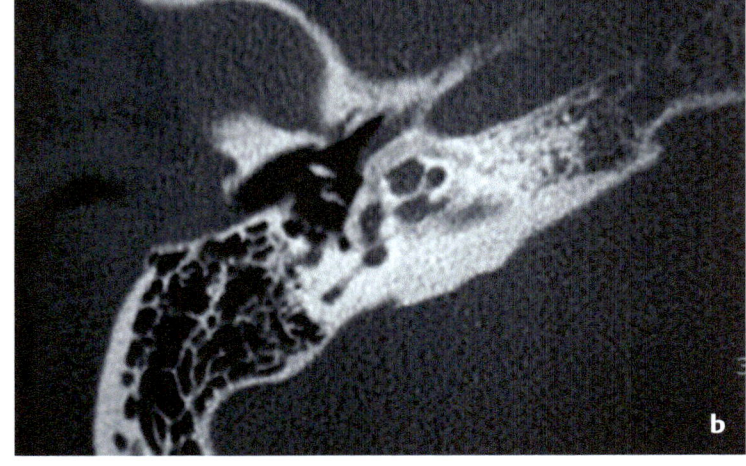

Fig. 16-2-2. (a,b) Tipo 2 – Retrofenestral: duplo anel, giro basal estreito.

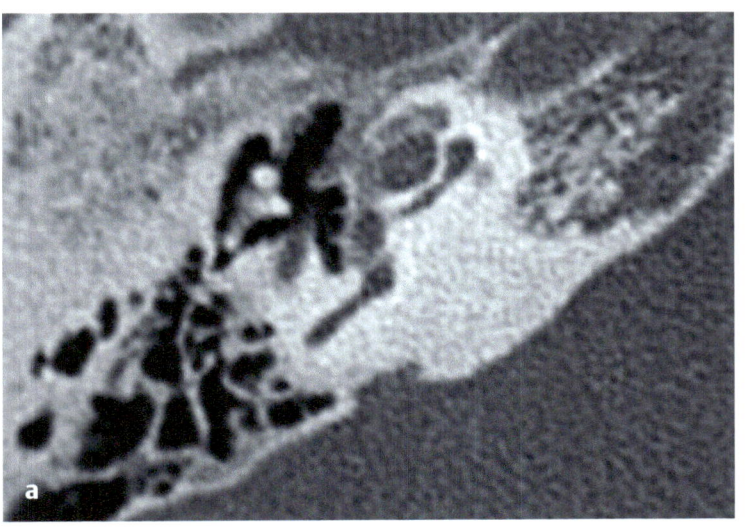

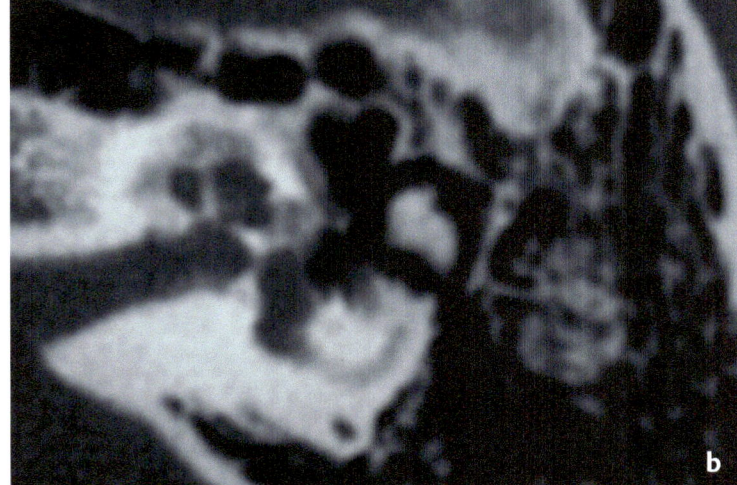

Fig. 16-2-3. (a,b) Tipo 3 – Retrofenestral: difuso, confluente.

Ressonância Magnética

Em T1, anel de sinal intermediário na área pericoclear com realce moderado. Cóclea aumentada e brilhante em T2.

ESTIMULAÇÃO DO NERVO FACIAL

A incidência geral de ENF em adultos implantados é de 2% a 14,6%. Em pacientes com otosclerose após IC, a taxa de ENF é de até 75%. Segundo Bigelow *et al.,* em 1998, a ENF pode começar em média em até 6,8 meses após o implante.

A base anatômica para a ocorrência dessa complicação é a fina lâmina óssea entre a cóclea e o nervo facial. A exata localização da ENF é uma pré-condição necessária para o desenvolvimento de um design de eletrodo que possa prevenir essa complicação.

Na maioria dos pacientes, o segmento labiríntico do nervo facial é a área mais provável de estimulação.

Na otosclerose, a impedância da cápsula ótica está reduzida, aumentando o potencial de difusão da corrente elétrica através do osso. Osso remodelado, com rarefação óssea e menos resistente,

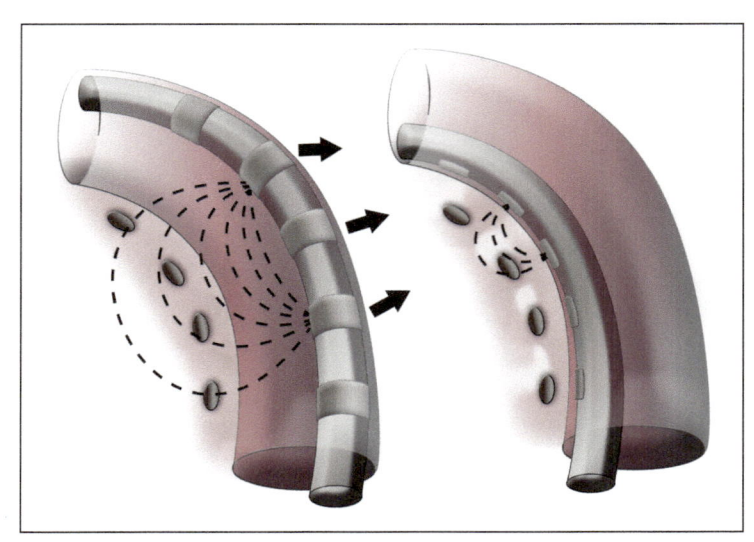

Fig. 16-2-4. Diagrama ilustrando as duas situações de posicionamento de eletrodos. Eletrodo reto com anéis de contato na parede lateral do giro basal, com possível dispersão de corrente através do osso – esquerda. Eletrodo perimodiolar com contato em direção ao modíolo, com menor dispersão de corrente – direita (Adaptada de: Battmer *et al.*).

dispersa a corrente com facilidade. A ativação elétrica do nervo facial é facilitada pela distância entre o giro basal e a porção labiríntica do nervo, que pode ser inferior a 0,5 mm.

O caminho da corrente gerada na cóclea é dependente do posicionamento dos eletrodos e da condutividade dos fluidos e estruturas cocleares (Fig. 16-2-4). Quando não há otosclerose, a corrente percorre a escala timpânica em direção ao modíolo, e não há nenhum fluxo através do osso. Na otosclerose, a corrente pode se propagar pelo fluido e pelo osso e afasta-se do modíolo.

Se o osso que separa a porção superior do giro basal da cóclea do segmento labiríntico do nervo facial for fino ou deiscente, ou se a impedância do osso for mais baixa (otosclerose), é provável que a corrente se espalhe através da perilinfa e estimule o nervo facial nessa área.

A distância da escala timpânica ao nervo facial é bem menor que a distância da escala vestibular ao nervo facial. A inserção do feixe de eletrodos na escala vestibular pode reduzir a incidência de estimulação do segmento labiríntico do nervo facial.

A corrente elétrica gerada pelo IC pode resultar em desgaste do osso entre a cóclea e o NF.

Soluções para a ENF:

- Design de eletrodos que consideram o local de maior contato com o nervo facial: Kelsall *et al.*, em 1997, em estudo anatômico, identificaram que a porção mais fina de osso estava entre a porção labiríntica do NF e o giro basal da cóclea. Eletrodos que aumentem seu contato com o modíolo e aumentem sua distância à porção labiríntica do NF podem evitar ou minimizar a ENF (Fig. 16-2-5);
- *Double-array*: pode prevenir a ENF em casos de otosclerose, pois um segundo feixe pode ser inserido no segundo giro coclear, resultando em maior distância do NF;
- Planejamento pré-operatório: escolha do lado, escolha do tipo de eletrodo, estudo da TC observando o foco de otosclerose entre a cóclea e o nervo. A severidade da doença na TC pode ajudar a predizer quais os pacientes com maior chance de ter ENF;
- Inserção na escala vestibular;
- Reimplante: ipsi ou contralateral. Outra tecnologia pode possibilitar novas estratégias de programação. Ao se remover mecanicamente o osso espongiótico neoformado, pode haver melhora na impedância;
- Estratégias de programação para resolver a ENF: desligar eletrodos que causam a estimulação, ajustar o nível de corrente abaixo do limiar para ENF, usar uma combinação de modos de estimulação (maior, mais larga) para os eletrodos que causam o estímulo, mantendo os eletrodos que não estimulam o facial no modo normal.

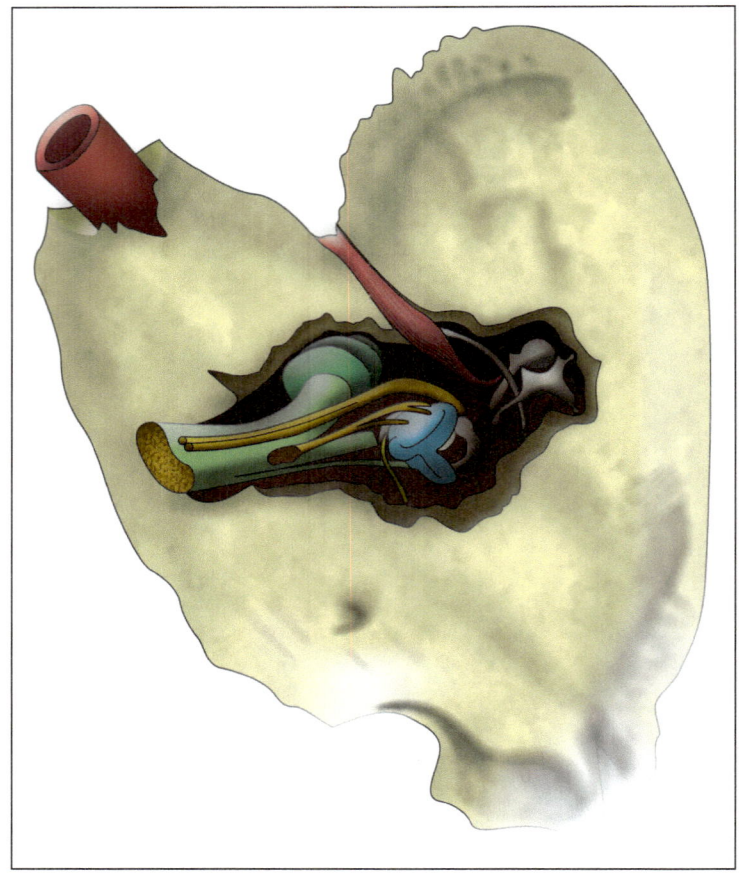

Fig. 16-2-5. A porção labiríntica do nervo facial está muito próxima ao giro basal da cóclea.

CONSIDERAÇÕES CIRÚRGICAS

Dificuldades Cirúrgicas e Complicações

- Necessidade de broqueamento adicional para identificar a escala timpânica;
- Inserção na escala vestibular;
- ENF;
- Obliteração coclear – inserção parcial ou inadequada;
- Inserção em falsa cavidade, possibilidade de livre comunicação com o liquor do conduto auditivo interno;
- Fratura patológica da cápsula ótica durante a manipulação cirúrgica.

Tipo de Eletrodo

É sugerido que eletrodos perimodiolares (Fig. 16-2-6) têm menor chance de causar ENF, pois sua posição próxima ao gânglio espiral

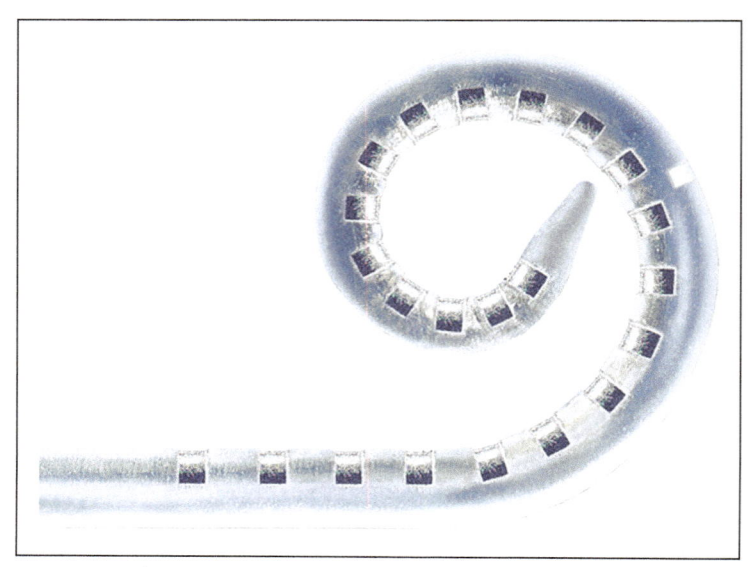

Fig. 16-2-6. Eletrodo perimodiolar.

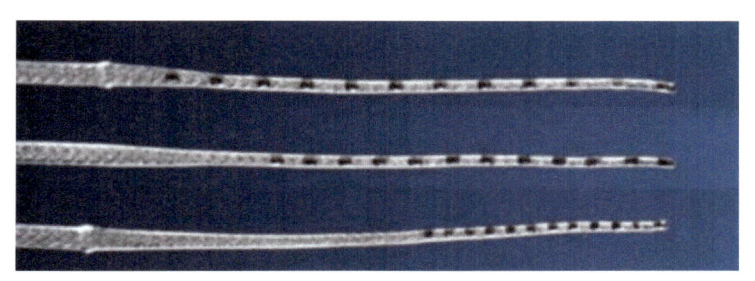

Fig. 16-2-7. Eletrodos retos.

necessita de menos corrente do que um eletrodo posicionado na periferia. Além disso, o eletrodo perimodiolar está a maior distância do NF.

Em pacientes com otosclerose avançada, considerar o uso do eletrodo reto (Fig. 16-2-7), pois tem menor possibilidade de complicações cirúrgicas.

Resultados
Desempenho Audiológico
Mesmo após uma cirurgia de IC bem-sucedida, a reabilitação de pacientes com otosclerose é desafiadora, pois mudanças progressivas do foco otosclerótico na cóclea podem ocorrer e afetar o desempenho do implante. Reprogramação com níveis de estímulos mais altos pode ser necessária para se obter respostas auditivas; entretanto, esses altos níveis de estímulo aumentam o risco de ENF.

Por causa da impedância reduzida da cápsula ótica e do desvio da corrente elétrica através do osso, a corrente elétrica para estimular é maior – altos níveis de estimulação com ampla largura de pulso são necessários para obter resposta.

De acordo com Rotteveel *et al.*, em 2010, o bom desempenho do IC nos pacientes com otosclerose está relacionado com: menor severidade da otosclerose na TC, inserção completa do feixe de eletrodos, pouca ou nenhuma ENF, pouca ou nenhuma necessidade de desligar eletrodos. Porém, o número de eletrodos ativos tem papel determinante no resultado.

ESTAPEDOTOMIA
Revisões sistemáticas da literatura concluíram que a estapedotomia pode ser oferecida antes da consideração de implante coclear para pacientes com otosclerose avançada. Se a estapedotomia não oferecer resultado satisfatório, o implante coclear permanece como opção. Fatores como preferência do paciente, audição contralateral e tempo de duração da perda auditiva podem influenciar a decisão sobre a opção de tratamento.

Van Loon *et al.*, em 2014, num estudo de revisão sistemática, obtiveram os seguintes resultados: média do índice de reconhecimento de fala pré-operatório de 11%, a estapedotomia resultou em média de IRF de 59% no pós-operatório. Os valores médios do PTA pré e pós-operatório foram de 112 dB HL e 80 dB HL, respectivamente. Setenta e dois por cento dos pacientes não obtiveram mais o critério de indicação para IC (< 50% reconhecimento de fala), e 35% dos pacientes atingiram reconhecimento de fala de mais de 80% com prótese auditiva após estapedotomia. Essa revisão concluiu que a estapedotomia combinada com a adaptação de prótese auditiva oferece um bom resultado em grande quantidade de pacientes com otosclerose avançada candidatos ao implante coclear.

Kabbara *et al.*, em 2015, realizaram estudo retrospectivo com o objetivo de comparar os resultados audiológicos das duas modalidades de tratamento (estapedotomia e implante coclear) em pacientes com otosclerose avançada (*far-advanced otosclerosis* – FAO). Os autores acreditam que a estapedotomia com posterior adaptação de prótese auditiva convencional deve ser a primeira linha de tratamento a ser oferecida para pacientes com FAO, exceto para aqueles com otosclerose coclear pura. Segundo os autores, a estapedotomia tem taxa de sucesso de 60% nessa população, ausência de fatores prognósticos que poderiam ser preditivos de falha, menor custo,

melhor qualidade sonora da estimulação acústica, além do fato de que uma estapedotomia prévia não afeta negativamente o resultado no caso de subsequente implante colear.

RESUMO
Mesmo nos casos de otosclerose avançada, é possível a realização de IC e a inserção adequada do feixe de eletrodos. Os resultados de IC em pacientes com otosclerose aproximam-se da média dos pacientes pós-linguais, quando a inserção é completa. A estapedotomia pode ser oferecida antes da consideração de implante coclear para pacientes com otosclerose avançada.

É importante alertar o paciente de que o desempenho audiológico pode degenerar ao longo do tempo, levando à degeneração precoce ou tardia.

Os resultados são variáveis, e pode haver mau resultado, mesmo com inserção completa. A revisão cirúrgica pode ser necessária mais frequentemente do que na população de IC em geral.

Pacientes com perda auditiva profunda secundária à otosclerose obtêm excelente benefício com o implante coclear. A cirurgia pode ser difícil, em virtude da ossificação coclear que pode ser detectada na tomografia pré-operatória. A ativação dos eletrodos pode ser complicada pela estimulação do nervo facial, que pode ser resolvida com estratégias de programação. O implante coclear é uma excelente escolha para a reabilitação nessa população de pacientes.

Sugerimos que os grupos de implante somente realizem cirurgias em casos de otosclerose avançada, com a evolução da experiência da equipe.

BIBLIOGRAFIA
Battmer R, Pesch J, Stover T, et al. Elimination os facial nerve stimulation by reimplantation in cochlear implant subjects. Otol Neurotol. 2006;27:918-22.

Bento RF, Martins GSQ, Pinna MH. Tratado de otologia. 2. ed. São Paulo: Atheneu. 2013.

Bigelow D C, Kay D J, Rafter K O. Facial nerve stimulation from cochlear implants. Am J Otol. 1998;19:163-9.

Calvino M, Sánchez-Cuadrado I, Gavilán J, Lassaletta L: Cochlear Implant Users with Otosclerosis: Are Hearing and Quality of Life Outcomes Worse than in Cochlear Implant Users without Otosclerosis? Audiol Neurotol. 2018;23:345-355.

Heining C, Banga R, Irving R, et al. Audiological outcome of stapes surgery for far advanced cochlear otosclerosis. J Laryngol Otol. 2017;131(11):961-964.

Kabbara, Bilal; Gauche, et al. Decisive Criteria Between Stapedotomy and Cochlear Implantation in Patients with Far Advanced Otosclerosis, Otology & Neurotology. 2015;36(3):e73-e78.

Kelsall DC, Shallop JK, Brammeier TG, Prenger C. Facial nerve stimulation after Nucleus 22-channel cochlear implantation. Am J Otol. 1997;18(3):336-41.

Kruschinski C, Weber BP, Pabst R. Clinical relevance of the distance between the cochlea and the facial nerve in cochlear implantation. Otol Neurotol. 2003;24(5):823-7.

Kruschinski C, Weber BP, Pabst R. Clinical relevance of the distance between the cochlea and the facial nerve in cochlear implantation. Otol Neurotol. 2003;24:823-7.

Marshall AH, Fanning N, Symons S, et al. Cochlear implantation in cochlear otosclerosis. Laryngoscope. 2005;115:1728-33.

Matterson AG, O'Leary S, Pinder D, et al. Otosclerosis: selection of ear for cochlear implantation. Otol Neurotol. 2007;28:438-46.

Merkus P, Loon M C, Smit CF, et al. Decision making in advanced otosclerosis: an evidence-based straregy. Laryngoscope. 2011;121:1935-41.

Mosnier I, Bouccara D, Ambert-Dahan E, et al. Cochlear implantation and far-advanced otosclerosis. Adv Otorhinolaryngol. 2007;65:323-7.

Muckle R P, Levine SC. Facial nerve stimulation produced by cochlear implants in patients with cochlear otosclerosis. Am J Otol. 1994;15(3):394-8.

Nadol J B. Histological considerationsin implant patients. Arch Otolaryngol. 1984;110:160-3.

Phelps PD, Proops DW. Imaging for cochlear implants. J Laryngol Otol Suppl. 1999;113:21-3.

Polak M, Ulubil SA, Hodges AV, et al. Revision cochlear implantation for facial nerve stimulation in itosclerosis. Arch Otolaryngol Head Neck Surg. 2006;132:398-04.

Quaranta N, Bartoli R, Lopriore A, et al. Cochlear implantation in otosclerosis. Otol Neurotol. 2005;26:983-7.

Rama-Lopez J, Cervera_Paz FJ, Marinque M. Cochlear implantation of patients with far-advanced otosclerosis. Otol Neurotol. 2006;27:153-8.

Rayner MG, King T, Djalilian HR, et al. Resolution of facial stimulation in otosclerotic cochlear implants. Otolaryngol Head Neck Surg. 2003;129:475-80.

Rotteveel LJC, Proops DW, Ramsden RT, et al. Cochlear implantation in 53 patients with otosclerosis: demographics, computed tomographic scanning, surgery and complications. Otol Neurotol. 2004;25:943-52.

Rotteveel LJC, Snik FM, Cooper H, et al. Speech perception after cochlear implantation in 53 patients with otosclerosis: multicentre results. Audiol Neurotol. 2010;15:128-36.

Ruckenstein MJ, Rafter KO, Montes M, et al. Management of far advanced otosclerosis in the era of cochlear implantation. Otol Neurotol. 2001;22:471-4.

Shea PF, Ge X, Shea Jr. JJ. Stapedectomy for far-advanced otosclerosis. Am J Otol. 1999;20:425-9.

Toung JS, Zwolan T, Spooner TR, et al. Late failure of cochlear implantation resulting from advanced cochlear otosclerosis: surgical and programming challenges. Otol Neurotol. 2004;25:723-6.

Van Loon MC, Merkus P, Smit CF, et al. Stapedotomy in cochlear implant candidates with far advanced otosclerosis: a systematic review of the literature and meta-analysis. Otol Neurotol. 2014;35:1707-14.

IMPLANTE COCLEAR EM MALFORMAÇÕES DE ORELHA INTERNA

Ricardo Ferreira Bento ■ Liliane Satomi Ikari ■ Ana Adelina Giantomassi Della Torre

INTRODUÇÃO

A reabilitação auditiva dos pacientes com diagnóstico de malformação cocleovestibular é ainda uma situação desafiadora para os otologistas. Inicialmente, não existiam opções cirúrgicas para malformações de ouvido interno, e, antes de 1990, a malformação de orelha interna era considerada uma contraindicação para cirurgia de implante coclear. Após realização de estudos histopatológicos em ossos temporais de cócleas malformadas, foram observadas apenas uma diminuição de células no gânglio espiral e, em raros casos, a ausência das mesmas. A primeira cirurgia de implante coclear em cóclea malformada foi descrita em 1983, por Mangabeira-Albernaz,[1] em um paciente diagnosticado com deformidade de Mondini durante a cirurgia revisional. Esse relato permitiu concluir que a cirurgia de implante coclear, em casos de malformações de orelha interna, era possível. Em 1987, Jackler et al.[2] realizaram a primeira cirurgia de implante coclear em um paciente com cavidade comum.

Atualmente, os resultados de implante coclear em cócleas malformadas são favoráveis, porém é necessário um estudo detalhado de cada caso para melhor indicação de cirurgia, do eletrodo, e estar ciente das complicações e de como manejá-las.[3-6]

As malformações do ouvido interno representam aproximadamente 20% dos casos de perda auditiva congênita, dado esse baseado em estudos de imagem. Outros 80% das perdas auditivas congênitas são malformações membranosas ou microcelulares sem alterações morfológicas, como, por exemplo, deficiência de conexina 26.[7] A maioria dos pacientes com malformações de orelha interna tem perda auditiva bilateral severa a profunda e é candidata a implante coclear (IC). Os casos com malformações graves podem exigir uma abordagem cirúrgica diferente para a colocação do implante coclear ou até mesmo o implante auditivo de tronco encefálico (IT).

A incidência da displasia coclear nos casos de crianças com surdez profunda ou severa é de aproximadamente 20%, segundo Jackler et al.,[3] podendo chegar até 30%, segundo estudos mais recentes, como o de McClay et al.,[8] com o advento da tomografia computadorizada de alta resolução (TC).

Essas malformações são muito variáveis e com apresentações clínicas diversas, por vezes isoladas na cápsula ótica e, por outras, associadas a malformações de orelha média e/ou externa, podendo também estar associadas a síndromes genéticas,[9] como síndrome de Pendred (alargamento do aqueduto vestibular com ou sem hipoplasia coclear e disfunção tireoidiana),[10] síndrome brânquio-otorrenal ou síndrome de Melnick-Fraser (cóclea "desenrolada", anomalias de arco branquial e hipoplasia renal),[11] síndrome CHARGE (anomalias da cóclea e nervo coclear, aplasia ou displasia de canais semicirculares e alterações de aqueduto vestibular)[12] e síndrome de Turner (alterações de orelha externa e coclear).[13] A perda auditiva nas síndromes genéticas, na maioria das vezes, é severa a profunda e pode ser congênita ou progressiva.

A nomenclatura dessas malformações é confusa e necessita de uma revisão adequada e que seja utilizada universalmente. Historicamente, todas essas displasias foram classificadas em uma mesma nomenclatura e denominadas de displasia de Mondini, por Carlo Mondini, que foi o primeiro autor a relatar tais malformações.[14]

No entanto, existe uma grande variedade de malformações, o que torna o diagnóstico e a escolha da reabilitação auditiva difíceis.

Os principais desafios nos pacientes com malformação de orelha interna são:

A) Escolha entre implante coclear ou implante auditivo de tronco cerebral;
B) Definição da via de acesso cirúrgico;
C) Escolha do tipo de eletrodo;
D) Tempo cirúrgico;
E) *Gusher* intraoperatório e risco de meningite;
F) Anormalidades do nervo facial.

CLASSIFICAÇÃO DAS MALFORMAÇÕES DE ORELHA INTERNA

Em 1791, Mondini[14] descreveu uma divisão incompleta do giro apical da cóclea, aqueduto vestibular alargado com 15 mm de largura, dilatação do vestíbulo e o bulbo da artéria carótida interna medializado. Após Mondini, outros autores descreveram malformações de orelha interna, descritas no Quadro 16-3-1.

Em 1987, Jackler et al.[3] classificaram essas malformações em 5 tipos: aplasia labiríntica completa, aplasia coclear, hipoplasia coclear, partição incompleta e cavidade comum.

Em 2002, Sennaroglu e Saatci[15] propuseram o conceito de parada de desenvolvimento da cóclea em diferentes estágios, resultando em displasias específicas (Fig. 16-3-1).[14-21] Para esses autores, a anomalia cocleovestibular cística é considerada uma forma severa de falha na divisão que ocorre antes da diferenciação do bloco labiríntico nos elementos coclear e vestibular. Os autores descreveram dois tipos diferentes de partição incompleta da cóclea, como partição incompleta tipo I (PI I: cóclea com aparência cística, sem septo interescalar ou modíolo) e tipo II (PI II: porção basal do modíolo está presente, ápice da cóclea possui aparência cística). Em 2006, a surdez ligada ao X foi reconhecida como tipo III (PI III: septo interescalar presente com modíolo ausente) (Quadro 16-3-2).[22]

Apesar de avaliarmos que essa é a melhor classificação, muitos estudos devem ser realizados para se criar um sistema de classificação amplamente aceito, baseado no conhecimento genético do desenvolvimento cocleovestibular, antes de entendermos completamente a dismorfologia coclear.

Quadro 16-3-1. História das Malformações de Orelha Interna

1791	Mondini[14]	Partição incompleta da cápsula ótica: um giro e meio
1838	Cock[17]	Cavidade comum da cóclea e fístula líquido cefalorraquidiano
1864	Michel[18]	Aplasia da cápsula ótica oitavo nervo
1882	Scheibe[19]	Cápsula ótica normal
		Displasia da membrana coclear e sáculo
1907	Siebenmann, Bing[20]	Cápsula ótica normal
		Displasia da membrana labiríntica
1985	Bento e Miniti[21]	Perda auditiva mista ligada ao X
2002	Sennaraglu e Saatci[15]	Nova classificação para malformações vestibulococleares
2006	Sennaraglu et al.[16]	PI tipo III

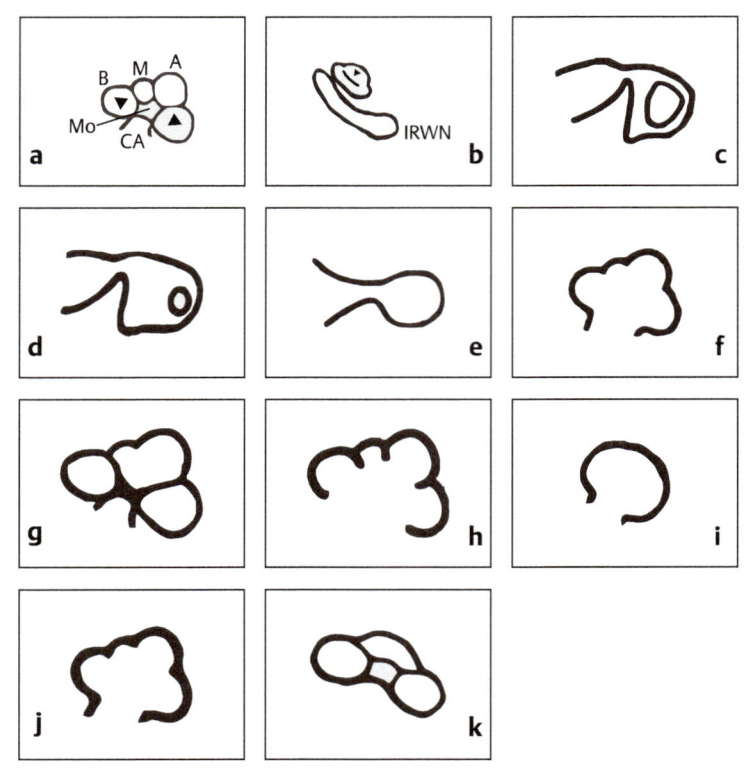

Fig. 16-3-1. Representação esquemática da cóclea normal e das malformações cocleares por Sennaroglu *et al.*[7,15] (**a**) Cóclea normal, secção modiolar; Mo: modíolo, CA: abertura coclear, B: espira basal, M: espira média, A: espira apical, seta: septo interescalar. (**b**) Cóclea normal: corte mostrando RWN o nicho da janela redonda e a seta identificando o septo interescalar entre giro médio e apical. (**c**) Aplasia coclear com vestíbulo normal. (**d**) Aplasia coclear com vestíbulo alargado. (**e**) Cavidade comum. (**f**) Partição incompleta tipo I. (**g**) Partição incompleta tipo II. (**h**) Partição incompleta tipo III. (**i**) Hipoplasia coclear (*Bud-like*, tipo I). (**j**) Hipoplasia coclear (cóclea cística, tipo II). (**k**) Hipoplasia coclear (cóclea com menos de duas voltas, tipo III).

ESTUDO RADIOLÓGICO

A tomografia computadorizada de alta resolução e a ressonância magnética de ossos temporais são exames importantes no diagnóstico das malformações e trazem informações complementares.

A tomografia computadorizada de alta resolução deve ser solicitada nas posições axial e coronal, com cortes finos de 0,5 mm, quando se suspeitar de malformação de orelha interna. Esses exames devem ser feitos, preferencialmente, mediante sedação. Deve-se observar também a posição do nervo facial, do bulbo da veia jugular e da artéria carótida interna, que frequentemente se apresentam em posições anômalas. O corte axial pelo modíolo é o mais importante para avaliar a arquitetura interna da cóclea e diferenciar a cóclea normal das partições incompletas. Esse corte nos permite visualizar o modíolo como uma estrutura quadrangular ou pentagonal no centro do giro basal, entre giro basal e médio da cóclea. O septo interescalar pode ser visto como um espessamento entre a parede da cóclea e o modíolo, que separa a cóclea normal em 2,5 a 2,75 voltas. A abertura coclear (canal ósseo do nervo coclear) é a abertura central na base do modíolo. Em um corte axial inferior que mostre o modíolo, podemos identificar o nicho da janela redonda, os giros basal, médio e apical (Figs. 16-3-2 a 16-3-6).[22]

A ressonância magnética de 1,5 ou 3 Tesla sob sedação também é recomendada (Fig. 16-3-7).

A sequência da ressonância magnética em T2 permite avaliar a patência da cóclea (escala timpânica e vestibular), o modíolo, todo labirinto membranoso, a presença de septações em uma cavidade e o VIII par. Na reconstrução oblíqua sagital são obtidas as imagens no plano perpendicular dos VII e VIII nervos cranianos no conduto auditivo interno e o ângulo pontocerebelar. A RM é também essencial nesses casos, para se verificar a presença ou ausência de nervo coclear através de cortes sagitais do conduto auditivo interno (CAI) de alta qualidade em sequências Ciss (*Construtive interference into steady state*) ou Fiesta (*Fast imaging with steady-state acquisition*).

Raios X em posição de Stenvers ou transorbitária (Fig. 16-3-8) devem ser solicitados no intraoperatório para se certificar do posicionamento do feixe de eletrodos. No pós-operatório pode-se solicitar tomografia computadorizada para verificar melhor o posicionamento dos eletrodos (Fig. 16-3-9).

Quadro 16-3-2. Características das Malformações de Orelha Interna

Tipos de malformações	Alterações radiológicas	Reabilitação auditiva/tratamento	Tipo de eletrodo
Aplasia labiríntica completa	Labirinto ausente	IT	IT
Otocisto rudimentar	Cápsula ótica milimétrica incompleta remanescente	IT	IT
Aplasia coclear (Fig. 16-3-2)	Ausência coclear	IT	IT
Cavidade comum (Fig. 16-3-3)	Estrutura cística da cóclea e vestíbulo	IC/IT	Evitar eletrodo perimodiolar e utilizar eletrodo reto
Hipoplasia coclear (Fig. 16-3-4)	Cóclea pequena (4 tipos)	AASI/Estapedotomia/IC/IT	Eletrodos finos e curtos
Partição incompleta I (Fig. 16-3-5)	Cóclea cística	IC/IT	Eletrodos com *stopper*
Partição incompleta II (Fig. 16-3-6)	Ápice da cóclea cística	AASI/IC	Eletrodos com *stopper*
Partição incompleta III	Modíolo ausente e septo interescalar presente	AASI/IC	Eletrodos com *stopper* e evitar eletrodo perimodiolar
Aqueduto vestibular alargado	Cóclea normal com aqueduto vestibular alargado	AASI/IC	Eletrodos com *stopper*
Anomalia e abertura coclear (Fig. 16-3-7)	Ducto coclear estreito ou ausente	IC (hipoplasia) IT (ausência de nervo)	Eletrodo *standard* ou IT

Adaptado segundo: Sennaroglu e Bajin.[22]

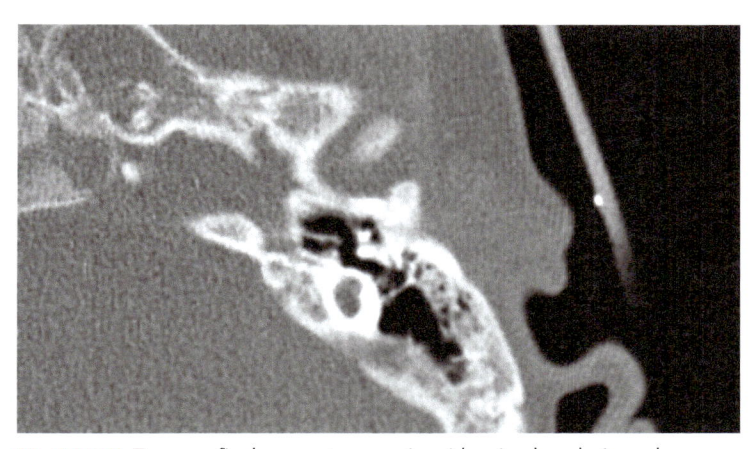

Fig. 16-3-2. Tomografia de ossos temporais evidenciando aplasia coclear.

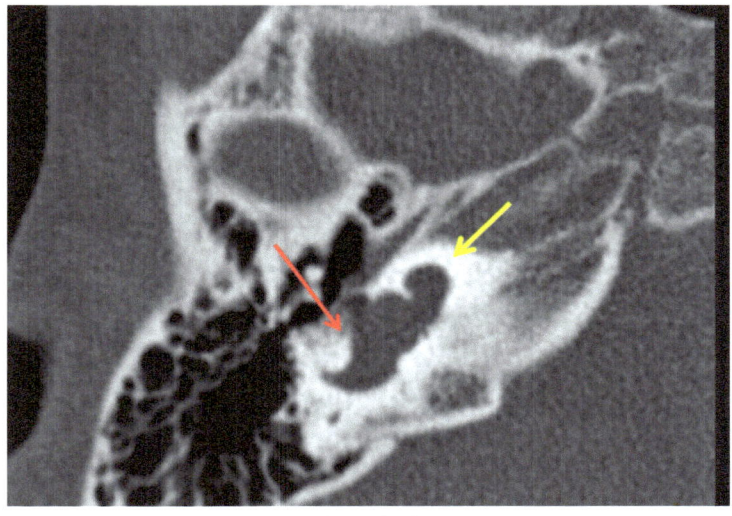

Fig. 16-3-3. Tomografia computadorizada de ossos temporais, as setas apontam para cavidade única.

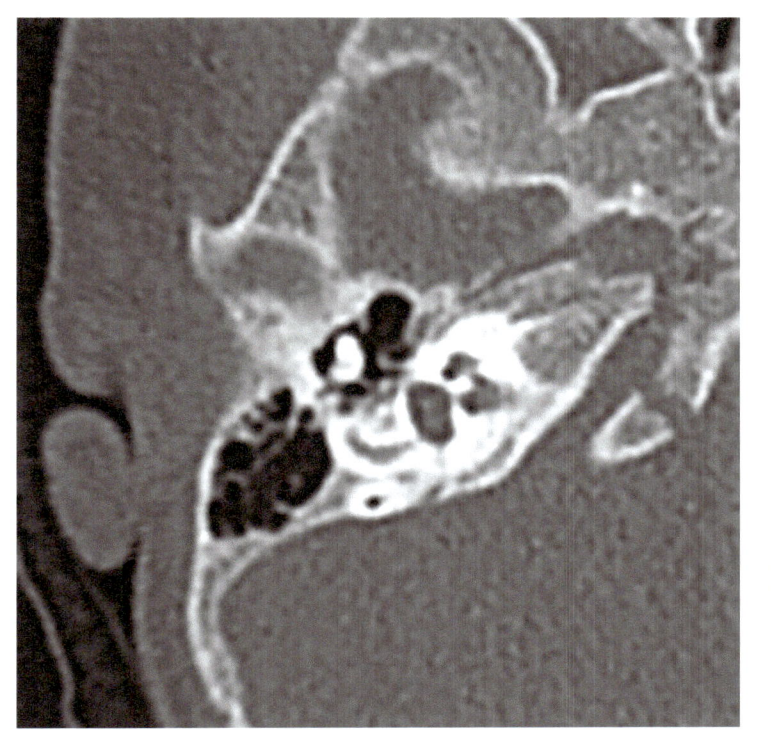

Fig. 16-3-4. Tomografia computadorizada de ossos temporais demonstrando hipoplasia coclear.

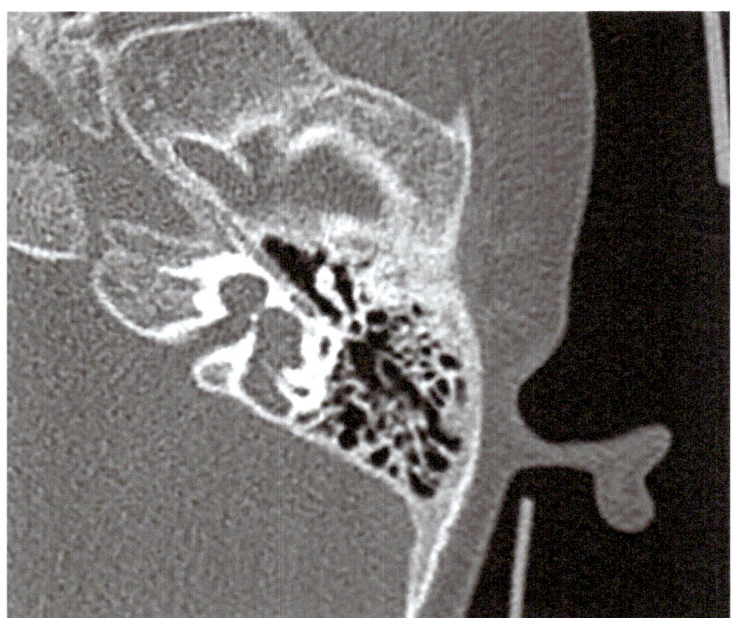

Fig. 16-3-5. Tomografia computadorizada de ossos temporais com malformação partição incompleta tipo I.

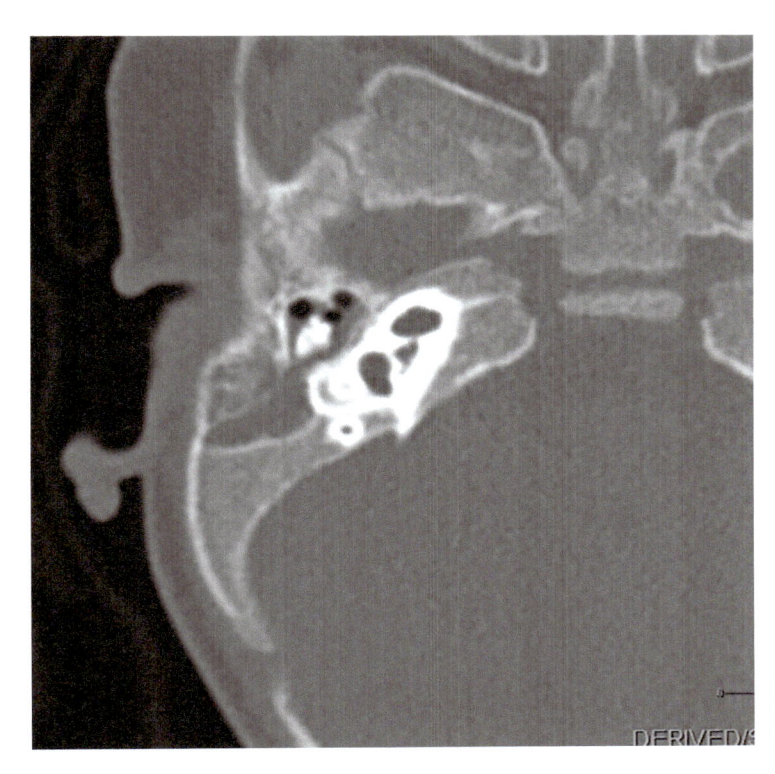

Fig. 16-3-6. Tomografia computadorizada de ossos temporais com malformação partição incompleta tipo II.

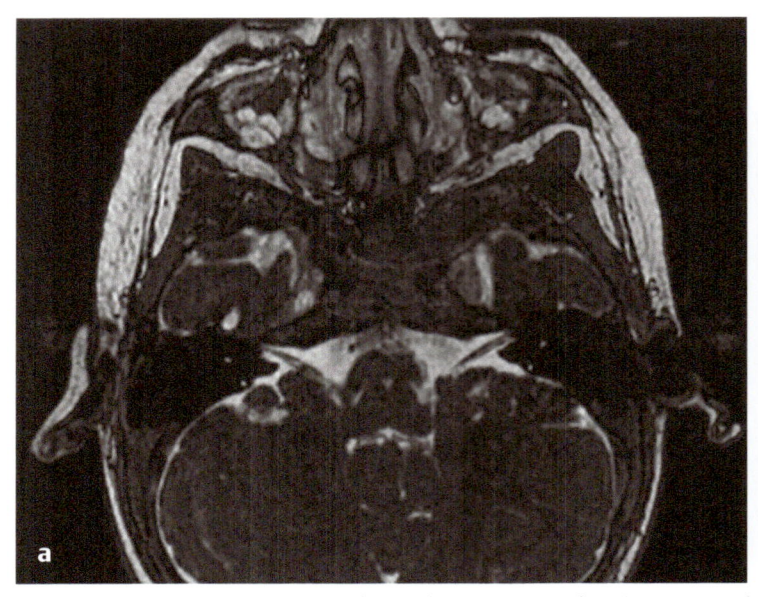

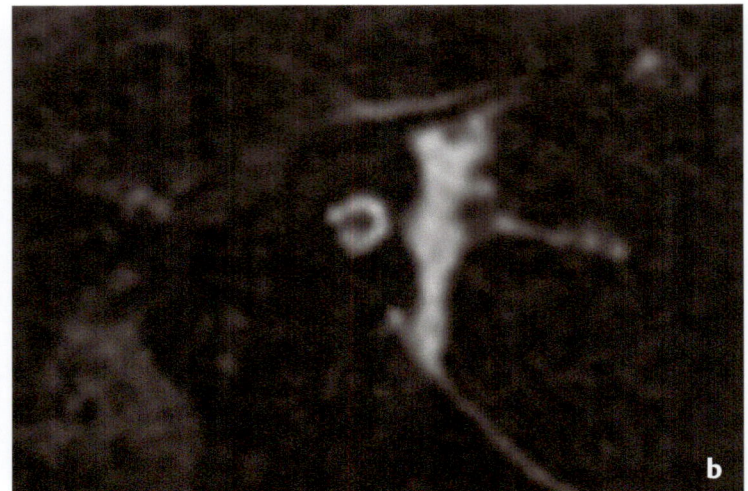

Fig. 16-3-7. Ressonância magnética de ouvido. (a) Corte axial e (b) corte sagital; com agenesia de nervo coclear à esquerda.

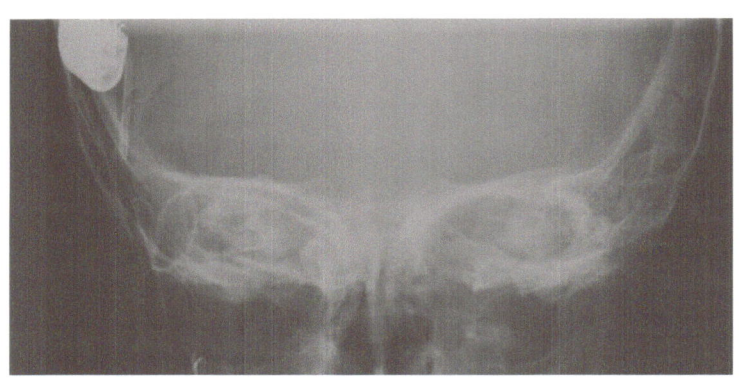

Fig. 16-3-8. Raios X em posição de Stenvers solicitado no pós-operatório.

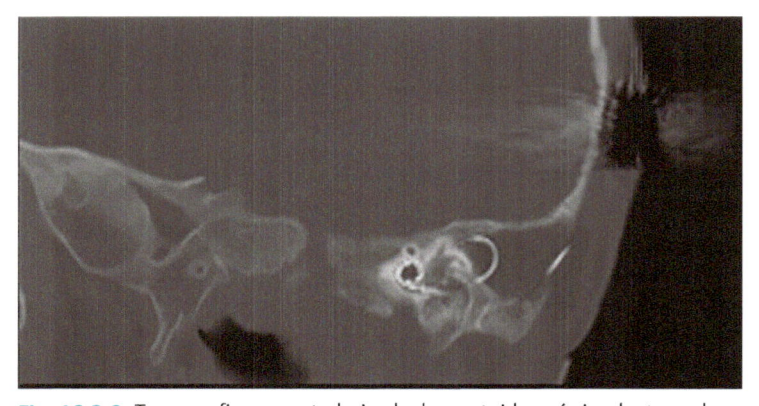

Fig. 16-3-9. Tomografia computadorizada de mastoide após implante coclear em cóclea com malformação à esquerda.

TÉCNICA CIRÚRGICA E ESCOLHA DO ELETRODO

Após indicação clínica audiológica de implante coclear, o cirurgião poderá programar a via de acesso, a inserção dos eletrodos e sua estabilização, além dos riscos de lesões nas estruturas vizinhas (nervo facial, modíolo, artéria carótida interna). Assim como em casos de pacientes com orelha interna normal, a monitorização do nervo facial é imprescindível.

O tipo de malformação coclear orienta a abordagem cirúrgica. Na maioria das malformações, pode-se indicar o implante coclear, com exceção da aplasia completa (aplasia de Michel), de otocisto rudimentar, aplasia coclear e dos casos com ausência de nervo coclear. É importante diferenciar a cavidade comum da aplasia coclear com dilatação de vestíbulo, já que são radiologicamente semelhantes, porém na aplasia coclear é contraindicado o IC.

Na maioria dos casos, a técnica utilizada é a padrão, de implantes cocleares com mastoidectomia simples e timpanotomia posterior através do recesso do facial para a orelha média.

A janela redonda pode ser encontrada em posição mais posterior e superior que o usual, e o nervo facial pode-se apresentar em posição aberrante em 15% a 20% dos casos.

O comprimento da cóclea humana normal varia entre 20 e 30 mm, e as terminações nervosas das células do gânglio espiral são distribuídas ao longo desse comprimento. Como é grande a variabilidade das características em cada caso de malformação, isso acaba afetando a escolha do eletrodo.

Nesses casos de malformação, a tentativa de inserção completa do feixe de eletrodos pode resultar em inserção inadvertida no conduto auditivo externo CAI.[6] Atualmente, muitos tipos de eletrodos estão disponíveis no mercado, com desenhos diferentes, incluindo diferentes disposições, comprimentos, rigidez e flexibilidade.[23]

Quando se trata de uma cóclea levemente malformada, pode ser realizada uma inserção completa do eletrodo, se ele for flexível e a inserção suave. Quando o caso for de malformação severa, como na hipoplasia coclear ou cavidade comum, com risco de *gusher*, eletrodos curtos são preferidos, porque os *standards* têm mais chance de ser direcionados erroneamente para dentro do CAI. Nos casos de cavidades comuns, malformações graves e partição incompleta da partição tipo I, Chadha *et al.*[24] superaram o risco de inserção indevida no canal auditivo interno usando um eletrodo reto delicadamente empurrado contra o promontório antes da inserção na cocleostomia, para criar uma leve curvatura nos primeiros 3 a 5 eletrodos. Esses autores acreditam que esse procedimento permite direcionar o eletrodo para o modíolo e impedir a inserção no CAI.

Nos casos de cavidades comuns, quando se opta por realizar o implante coclear, a técnica de escolha é a labirintotomia transmastóidea, descrita por McElveen *et al.*,[4] em que é realizado o broqueamento da mastoide, removendo todo o osso que envolve a cavidade, para exposição adequada da superfície posterior da cavidade no antro. Alguns autores preferem realizar a cocleostomia lateralmente, na porção inferior da cavidade, enquanto outros preferem abrir através da região correspondente ao remanescente do canal semicircular lateral.

Após diversos estudos histológicos, observou-se que as cavidades comuns possuem um órgão de Corti equivalente e uma vascularização, que pode ser comparada à estria vascular. O dado mais importante é que o tecido neural está presente na periferia, nas paredes da cavidade. Aglomerados de células equivalentes ao gânglio espiral estão presentes na parede juntamente com as células de suporte, por isso não se devem utilizar os eletrodos perimodiolares, pois esses não terão contato com o tecido neural. Sugere-se a utilização de eletrodos retos. Apesar de histologicamente estes

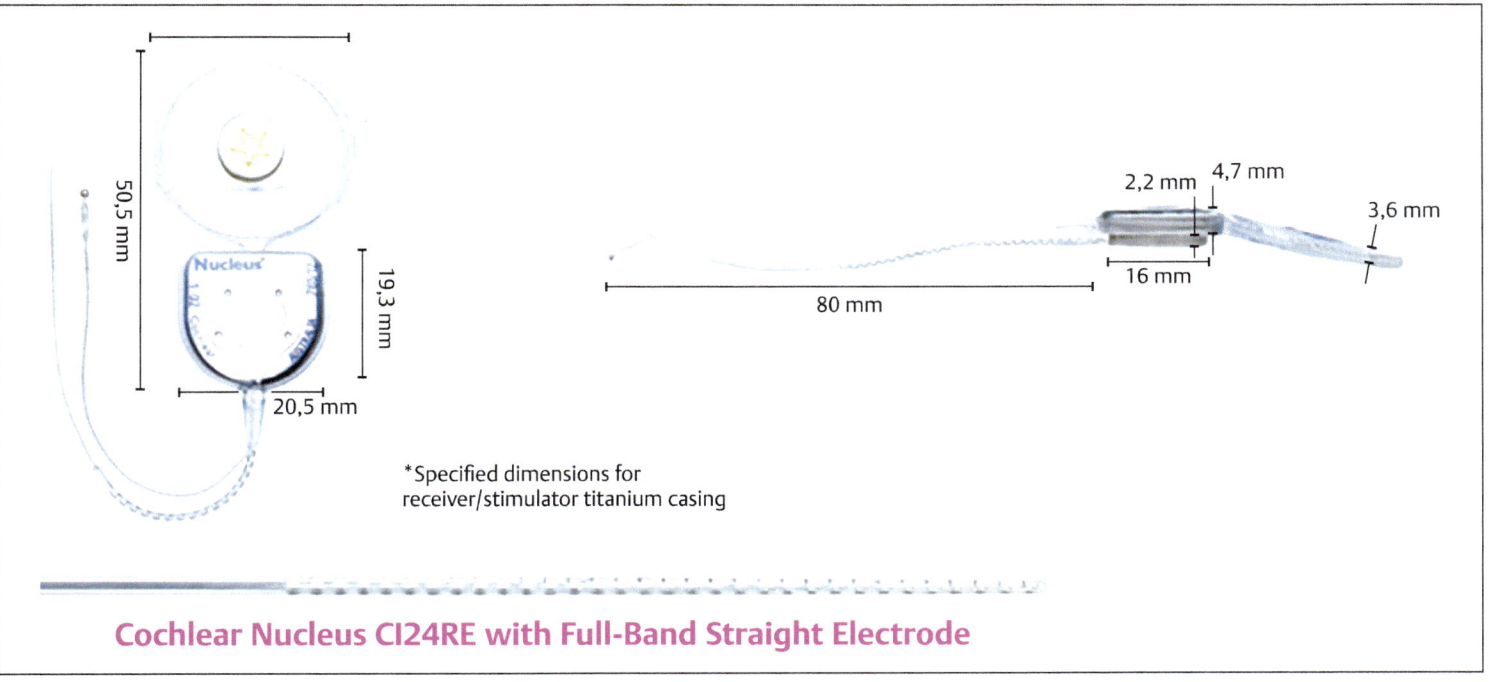

Cochlear Nucleus CI24RE with Full-Band Straight Electrode

Fig. 16-3-10. CI24 R ST da Cochlear® (Imagem cedida pela empresa).

possuírem menos células do gânglio espiral, esse fato não foi correlacionado com diminuição da *performance* do implante coclear, já que muitos autores sugerem que apenas um número mínimo de células do gânglio espiral é necessário para desencadear o estímulo elétrico efetivo do nervo auditivo. Como os eletrodos não ficam inseridos na rampa timpânica, pode ocorrer migração de eletrodos, e os pacientes podem necessitar de reprogramações frequentes. Por causa da variabilidade do tamanho da cavidade comum, o comprimento do eletrodo deve ser medido antes da cirurgia. Utiliza-se a fórmula 2πr, sendo r = raio da cavidade comum, para se calcular o tamanho ideal do eletrodo.

Beltrame *et al.*[25] descreveram um eletrodo especial para os casos de cavidade comum. Esse eletrodo possui uma extremidade inativa inserida por um orifício na cavidade comum, a qual é alcançada por um gancho inserido através de outro orifício. As duas aberturas pelo canal semicircular são confeccionadas com a distância de 3-4 mm de distância. A extremidade inativa do eletrodo possui uma pequena esfera na qual se encaixa o eletrodo. A parte inativa do implante é empurrada para a labirintotomia superior até ser encaixado, passando pela labirintotomia inferior, assim os dois braços são posicionados na parede interna da cavidade.

Manolidis *et al.*[26] modificaram essa abordagem usando um endoscópio para melhor posicionamento do eletrodo. Realizaram uma terceira labirintotomia acima das duas primeiras para inserir um endoscópio fino (2 mm de diâmetro). O eletrodo foi posicionado mediante visualização direta contra o neuroepitélio medial. Eles relataram que o endoscópio era útil no posicionamento do eletrodo, mas não foi possível a visualização completa da cavidade pela restrição do campo de visão dos endoscópios atuais. Além do mais, a produção de três orifícios na cavidade pode ser excessivamente traumática.

Outra técnica utilizada é a mastoidectomia aberta com broqueamento do muro do facial e obliteração do conduto auditivo externo (CAE). Desse modo, o promontório e as janelas oval e redonda são mais bem visualizados. Essa técnica é de escolha nos casos com *gusher* incontrolável e pacientes com meningites recorrentes. As desvantagens dessa técnica são o tempo prolongado de cirurgia, pois se deve remover todo CAE e membrana timpânica, e a possibilidade de permanecer resíduo de epitélio escamoso e evoluir para colesteatoma.

A técnica da cocleostomia com formato de banana foi descrita para casos de cavidade comum, na qual se realiza uma grande cocleostomia curva para inserção de um eletrodo (CI24RE [ST]

Cochlear®) (Fig. 16-3-10) especialmente projetado para garantir melhor posicionamento dos eletrodos dentro do espaço cístico implantável. O formato curvo da cocleostomia facilita a inserção e impede a extrusão do eletrodo, e a inserção em *loop* evita a entrada no CAI.[27]

Nos casos de hipoplasia coclear, com cócleas mais estreitas e com menos voltas, sugere-se o uso de eletrodos finos e curtos. Eletrodos compridos e mais grossos podem não ser inseridos completamente. FORM 19 da Med-El® (Fig. 16-3-11) foi desenvolvido para esses casos. Tem 19 mm de comprimento e faz uma volta completa no giro basal estreito e hipoplásico além de selar a cocleostomia, evitando *gusher*. Outra opção é o CI24 R ST da Cochlear®.

Pacientes com partição incompleta tipo I possuem cóclea de tamanho normal, de 20 mm a 30 mm. No entanto, é preferível utilizar eletrodo reto de 25 mm. Eletrodos perimodiolares não devem ser escolhidos. FORM 24 (Med-El®) (Fig. 16-3-12) foi desenvolvido para esses casos. O comprimento de 24 mm faz uma volta completa no giro basal. O eletrodo é inserido com uma fáscia de 2 mm × 2 mm, e os anéis de pressão ou cone facilitam a vedação da cóclea prevenindo *gusher* e infecções. Também podem ser utilizados os eletrodos Neuro zti Classic (Fig. 16-3-13) e Neuro zti EVO (Fig. 16-3-14) da Oticon®. Outra opção é o *contour*, sem a remoção do estilete.

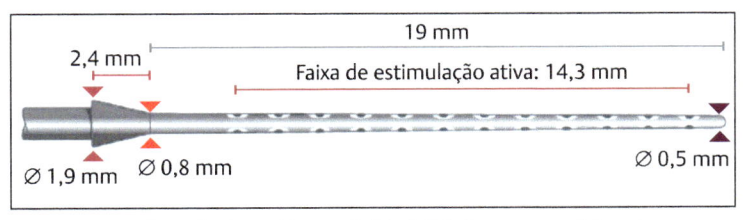

Fig. 16-3-11. Eletrodo Form 19 mm da Med-El® (imagem cedida pela empresa).

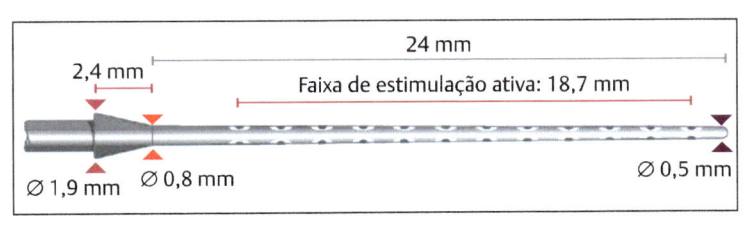

Fig. 16-3-12. Eletrodo Form 24 mm Med-El® (Imagem cedida pela empresa).

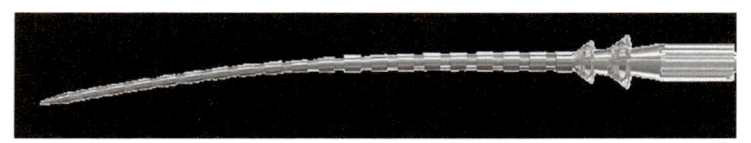

Fig. 16-3-13. Eletrodo Neuro zti Classic Oticon® (Imagem cedida pela empresa).

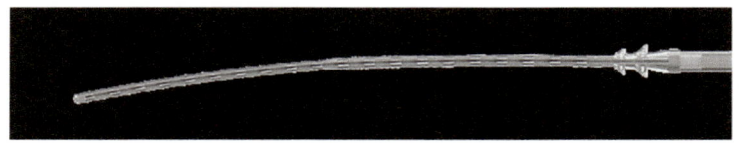

Fig. 16-3-14. Eletrodo Neuro zti EVO Oticon® (Imagem cedida pela empresa).

Nos casos de partição incompleta tipo II, o giro basal da cóclea com modíolo é normal, e podem-se utilizar quaisquer tipos de eletrodos. A chance de *gusher* existe, e por isso recomenda-se escolher um eletrodo com vedação, como, por exemplo, o FORM 24, o Neuro zti Classic ou Neuro zti EVO.

Nos casos de partição incompleta tipo III, como há ausência de modíolo e grande defeito do giro basal da cóclea, todos os pacientes apresentam *gusher*, e há grande chance de o eletrodo ser erroneamente introduzido no CAI. Desse modo, a posição dos eletrodos deve ser checada no intraoperatório. Nesses pacientes, evita-se a escolha de eletrodos perimodiolares. Eletrodos FORM 24 fazem a volta completa no giro basal e evitam *gusher* em volta do eletrodo. O FORM 19 pode ser uma boa opção. Neuro zti Classic e Neuro zti EVO também possuem a vedação para controle do *gusher,* porém são mais compridos e podem resultar em inserção inadvertida no CAI.[27]

RISCOS CIRÚRGICOS

Algumas considerações sobre a cirurgia devem ser destacadas, como a fístula liquórica. Para a maioria das malformações de orelha interna, a lâmina crivosa óssea coclear está ausente ou é substituída por um feixe fibroso. A malformação do modíolo ou defeitos no CAI ou aqueduto vestibular alargado aumenta consideravelmente o risco de *gusher*.[7,28]

Defeitos no modíolo e na lâmina crivosa no fundo do conduto auditivo interno são responsáveis por misturar a perilinfa com o líquido cefalorraquidiano. Em alguns casos de cavidade comum, esses defeitos são grandes o suficiente e podem ser identificados na TC. Porém, geralmente, a fístula é vista apenas durante o intraoperatório na confecção da cocleostomia.

O grau de displasia não pode ser correlacionado com o risco de fístula nem com a pressão de saída de liquor, bem como seu tempo de duração (aproximadamente15 minutos), que também é muito variável. De todas as malformações de orelha interna, a fístula perilinfática é mais frequente na partição incompleta tipo III (100% dos casos).[29,30] Ocorre menos frequentemente na partição incompleta tipo I, em hipoplasia coclear, partição incompleta tipo II, cavidade comum e aqueduto vestibular alargado.

Podem-se utilizar os eletrodos com *stopper* para vedação da fístula juntamente com fáscia (5-6 mm de diâmetro) e cola de fibrina, lembrando que, quanto maior a cocleostomia, maior é a quantidade de tecido necessária, seja de fáscia ou periósteo, para realizar a oclusão entre o feixe de eletrodos e a cocleostomia[31] e recomenda-se pequena cocleostomia para que seja bloqueada parcialmente com o eletrodo, fragmentos de músculo e cola de fibrina.

Ao contrário, Graham *et al.*[32] sugeriram uma grande cocleostomia, o que permite maior facilidade de inserção do eletrodo e de colocação do músculo ao redor, sendo também verificado que menor número de pacientes necessitou de drenagem lombar.

Papsin[33] também relatou a importância de uma cocleostomia um pouco maior para facilitar o fechamento da cocleostomia. Aconselha a manter dois terços do volume de tecido dentro da cocleostomia e um terço do lado de fora, para que no aumento de pressão do liquor o tecido enxertado pressione a parede interna da cocleostomia.

Para diminuição do fluxo, pode ser realizada elevação da cabeceira da mesa cirúrgica, administração de Manitol ou punção lombar com drenagem contínua de liquor por 4 a 5 dias. É importante salientar sobre a vacinação contra pneumococo, pois o risco de meningite é grande nesses casos.

Além disso, pode-se optar por petrossectomia subtotal, obliteração da cavidade com gordura, fechamento do CAE e obliteração da tuba auditiva, evitando passagem entre orelha média e rinofaringe, minimizando o risco de meningite.

A ausência da lâmina crivosa também pode predispor à inserção inadvertida do eletrodo no conduto auditivo interno. Se esse posicionamento errôneo não for reconhecido durante a cirurgia, o paciente poderá apresentar fístula com piora progressiva, vertigem, estimulação do nervo facial e não funcionamento do implante coclear. O uso da radioscopia intraoperatória e fluoroscopia assistida pode evitar essa complicação.[34]

Como dito anteriormente, em aproximadamente15% dos pacientes o trajeto do nervo facial é aberrante, podendo estar anteriorizado ou bifurcado, sendo um ramo em posição normal. O trajeto clássico do nervo facial aberrante se dá em posição inferior ao processo cocleariforme. As alterações de nervo facial são mais comuns em casos de aplasia coclear, otocisto rudimentar, aplasia coclear, cavidade comum, hipoplasia coclear, partição incompleta tipo III e em pacientes com anomalias craniofaciais associadas. Raramente, pode-se apresentar anômalo em casos de partição incompleta tipo I. Nos outros casos, a anomalia do nervo facial é incomum.[33]

O nervo facial também pode obstruir o local da cocleostomia e obrigar o cirurgião a realizar a cocleostomia mais anterior, resultando em menos espaço útil na cóclea para implantação. Nos casos em que o nervo facial está mais anteriorizado e em trajeto anômalo, alguns autores sugerem brocar o tégmen mastóideo até o antro, localizando a bigorna, que pode ser removida para localizar o nervo facial em sua porção horizontal (porção timpânica). O recesso do facial pode ser aberto no sentido de superior para inferior.

Molter *et al.*[35] descreveram um paciente com cavidade comum em quem o nervo facial se situava abaixo da janela oval, no local habitual de cocleostomia. Eles então inseriram o eletrodo através do canal semicircular (CSC) lateral via labirintotomia transmastóidea.

Em 2002, Sennaroglu e Aydin[36] relataram dois casos de partição incompleta tipo I em que a abordagem pelo recesso facial não foi possível, sendo realizado o IC via transcanal.

Kim et al.[37] também relataram uma experiência semelhante, em que um nervo facial estava deslocado anteriormente. Eles levantaram um retalho timpanomeatal, realizaram a cocleostomia através do canal auditivo e inseriram o eletrodo através do recesso facial.

Khalessi et al.[38] relataram um caso de uma criança com cavidade comum em que o nervo facial se situava anteriormente aos ossículos, e as *crura* do estribo eram alinhadas verticalmente com a artéria estapedial persistente.

Todos os casos descritos alertam para a importância da monitorização do nervo facial intraoperatoriamente, principalmente para os casos em que o trajeto anômalo não tenha sido reconhecido.

PROGRAMAÇÃO DO IMPLANTE COCLEAR

A boa comunicação entre o cirurgião e a fonoaudióloga é essencial. O conhecimento sobre a escolha do eletrodo e o local onde este foi alocado é importante para o sucesso da programação e o uso do implante. Como a tonotopia é anormal, a representação das frequências pode estar alterada, e o sucesso do implante coclear está diretamente relacionado à programação e à configuração dos mapas. Em pacientes com cócleas malformadas, os limiares e os níveis de desconforto podem flutuar, por isso as programações devem ser feitas com maior frequência. Elas podem ser mais trabalhosas, difíceis e demorar mais tempo.

A estimulação do nervo facial é muito comum, sendo necessária, em muitos casos, a desativação de alguns eletrodos, e isso pode fazer com que haja diminuição do sinal para os elementos neurais.

DESEMPENHO AUDIOLÓGICO

Desde 1983, já se observa o benefício do implante coclear em orelha malformada. Existe uma vasta gama de desempenho que não se correlaciona diretamente com o grau de displasia. Além disso, os pacientes com malformação coclear e implantados podem ter padrões diferentes de perda auditiva, que vão desde perda auditiva profunda congênita a adultos com excelente discurso com perda auditiva progressiva pós-lingual.

Miyamoto et al.[5] foram os primeiros a descrever um único paciente com partição incompleta da cóclea e implante coclear que obteve resultados semelhantes aos de pacientes implantados sem malformação, abrindo, assim, o caminho para futura implantação dos pacientes com partição incompleta.

Em seu estudo, Blamey et al.[39] demonstraram que, pelo menos, 5.000 células ganglionares são necessárias para o paciente atingir percepção de fala após ser submetido a IC. Esse estudo suscitou muita esperança, quando Schmidt[40] encontrou 7.677 neurônios cocleares em um paciente com displasia de Mondini. Do estudo histológico até o resultado clínico, vários estudos demonstram que pacientes com malformações de orelha interna que receberam IC podem atingir resultados audiológicos comparáveis àqueles de pacientes que têm cóclea normal.[41,42]

Jackler et al.[2] observaram quatro crianças com malformação e implante coclear. Apenas um paciente não demonstrou qualquer resposta à estimulação elétrica; curiosamente, foi o único a ter partição incompleta. Também concluíram que os resultados foram semelhantes aos das crianças sem malformação. Em outro estudo, Munro et al.[43] relataram que as quatro crianças e um adulto com displasia de Mondini apresentaram benefício mensurável com IC. Os limiares auditivos anteriores com aparelho de amplificação sonora (AAS), com média de 60 dB, chegaram a 30-40 dB após IC.

A mesma conclusão foi relatada por Tucci et al.,[6] que estudaram cinco crianças e um adulto, confirmando que todos os pacientes, exceto um – com limitações de competência linguística e excluído do ensaio –, apresentaram melhora na percepção de fala após o implante.

Mais recentemente, em uma revisão sistemática na qual foram selecionados 59 artigos em que se analisam os achados intraoperatórios e testes de percepção de fala em pacientes com malformação de orelha interna, observou-se que houve melhora significativa no desempenho de palavras tanto em contexto fechado como aberto após 12 e 24 meses de cirurgia, para todas as malformações. O grupo de pacientes com partição incompleta tipo II apresentou melhores resultados, principalmente de palavras em contexto aberto.[44]

Alguns estudos demonstraram resultados diferentes, como o de Mylanus et al.,[45] cuja conclusão é que malformações graves levam a pior desempenho em testes de percepção de fala. No entanto, o resultado dos estudos depende do período de acompanhamento dos pacientes e é variável, quando se comparam os tipos de malformações. Lee et al.[46] também afirmam que a deficiência intelectual é uma desvantagem adicional e pode ter um impacto negativo no desenvolvimento da linguagem.

Em contraste com os resultados do desenvolvimento da fala, alcançar resultados comparáveis em testes de desenvolvimento de linguagem entre os grupos pode indicar que não é um problema substancial para os implantados com malformação de orelha interna executar habilidades linguísticas com IC. Malformações como as partições incompletas ou cavidades comuns que possuem estruturas cocleares desordenadas podem ter excitabilidade neuronal coclear ou audição periférica diminuída; no entanto, habilidade como o desenvolvimento de linguagem poderia ser possível pelo fato de o processo de desenvolvimento ser tão complexo. Dessa forma, acredita-se que a assistência após o IC, tanto audiológica e de reabilitação linguística pela fonoaudióloga quanto o apoio de toda a equipe e da família, pode resultar em habilidades linguísticas satisfatórias.

IMPLANTE DE TRONCO CEREBRAL

O implante de tronco tem sido considerado como modo de estimulação auditiva em crianças com malformações graves do ouvido interno, sem qualquer conexão neural entre o ouvido interno e o tronco cerebral. Após introdução por Colletti et al.,[47,48] nos últimos anos, cada vez mais crianças estão sendo implantadas com IT em todo o mundo. Os resultados audiológicos em longo prazo indicam que as crianças se beneficiam do IT na audição e no desenvolvimento da linguagem, mas, em geral, os resultados do IT em crianças não atingem o nível obtido pelas crianças que usam IC. As crianças com deficiência de nervo coclear submetidas a IC como tentativa e que se beneficiam muito pouco deste, devem ser indicadas a realizar o IT logo que possível, para maximizar o benefício do IT. A realização dessa cirurgia em uma criança envolve sérios riscos, mas, em centros experientes, as complicações são muito raras. Também se deve lembrar que a cirurgia revisional pode ser muito difícil, e todo esforço deve ser feito para se evitar reoperar esses pacientes. Os casos desses pacientes devem ser discutidos, e protocolos pré-operatórios de imagem e de testes audiológicos devem ser aplicados. Além de verificar a presença de nervo coclear, é necessário testar sua funcionalidade através da avaliação audiológica.[49]

Segundo o consenso de implante de tronco em crianças com malformação coclear de 2016, as indicações radiológicas são:

A) Aplasia labiríntica completa (aplasia de Michel);
B) Aplasia coclear;
C) Aplasia de nervo coclear;
D) Aplasia de abertura coclear.

Possíveis indicações:

A) Hipoplasia coclear com hipoplasia de abertura coclear;
B) Cavidade comum e partição incompleta tipo I e presença ou ausência de nervo coclear;
C) Pacientes nos quais não se identificam os ramos do nervo cocleovestibular;
D) Nervo coclear hipoplásico.[49]

Colletti et al.[48] apresentaram resultados animadores obtidos em crianças com IT, e, sendo assim, esse implante passou a ser uma opção nos casos de malformações maiores ou naquelas em que se percebe que o risco de complicações é maior, principalmente o de *gusher* de líquido cefalorraquidiano (nas hipoplasias ou agenesias de nervo cocleovestibular associadas). Como dito anteriormente, essa opção pode também ser aventada nos casos em que o implante coclear apresenta desempenho fraco ou sem resposta. Em casos como esses, a via retrolabiríntica inferior, descrita por Bento et al.,[50] ou a via retrossigmóidea também são opções para a abordagem cirúrgica.

Crianças com outras deficiências associadas, porém, geralmente apresentam um desempenho pior com o IT. Nos casos com deficiências menores, a decisão deve ser a favor da cirurgia para melhorar as habilidades de comunicação da criança e a qualidade de vida. Os casos devem ser sempre avaliados em conjunto com outras subespecialidades, como pediatria, psiquiatria, neurologia, fonoaudiologia, genética, e a indicação deve ser avaliada por toda a equipe. A cirurgia deve ser realizada em centros experientes em IC, cirurgias neurotológicas e neurocirurgia, para minimizar o risco de complicações. Dentre as causas de cirurgias revisionais estão o mau funcionamento do dispositivo e a migração de eletrodos.[49]

Nos últimos anos, cada vez mais crianças estão sendo implantadas com IT. O resultado audiológico em longo prazo indica que as crianças se beneficiam do IT, mas não atingem o nível obtido pelas crianças que usam IC. É importante realizar o estudo de cada caso para que os pacientes com indicação de IT sejam implantados até 18 meses de idade, para que obtenham o máximo benefício do IT.[49,51]

No entanto, alguns autores indicam a cirurgia de implante coclear antes do implante de tronco, mesmo nos casos de hipoplasia e/ou aplasia coclear. Birman et al., em seu estudo, mostraram que, após IC, quase 50% das pessoas com aplasia do nervo coclear e 90% das pessoas com hipoplasia do nervo coclear obtiveram alguma compreensão da fala (*Categories of Auditory Performance* [CAP] pontuação 5-7).[52]

No capítulo de implante de tronco, a técnica cirúrgica será mais detalhada.

REFERÊNCIAS BIBLIOGRÁFICAS

1. Mangabeira-Albernaz PL. The Mondini dysplasia--from early diagnosis to cochlear implant. Acta Otolaryngol. 1983;95(5-6):627-31.

2. Jackler RK, Luxford WM, House WF. Sound detection with the cochlear implant in five ears of four children with congenital malformations of the cochlea. Laryngoscope. 1987;97(3 Pt 2 Suppl 40):15-7.

3. Jackler RK, Luxford WM, House WF. Congenital malformations of the inner ear: a classification based on embryogenesis. Laryngoscope. 1987;97(3 Pt 2 Suppl 40):2-14.

4. McElveen JT, Carrasco VN, Miyamoto RT, Linthicum FH. Cochlear implantation in common cavity malformations using a transmastoid labyrinthotomy approach. Laryngoscope. 1997;107(8):1032-6.

5. Miyamoto RT, Robbins AJ, Myres WA, Pope ML. Cochlear implantation in the Mondini inner ear malformation. Am J Otol. 1986;7(4):258-61.

6. Tucci DL, Telian SA, Zimmerman-Phillips S, et al. Cochlear implantation in patients with cochlear malformations. Arch Otolaryngol Head Neck Surg. 1995;121(8):833-8.

7. Sennaroglu L. Cochlear implantation in inner ear malformations--a review article. Cochlear Implants Int. 2010;11(1):4-41.

8. McClay JE, Tandy R, Grundfast K, et al. Major and minor temporal bone abnormalities in children with and without congenital sensorineural hearing loss. Arch Otolaryngol Head Neck Surg. 2002;128(6):664-71.

9. Ginat DT. Imaging findings in syndromes with temporal bone abnormalities. Neuroimaging Clin N Am. 2019;29(1):117-28.

10. Wémeau JL, Kopp P. Pendred syndrome. Best Pract Res Clin Endocrinol Metab. 2017;31(2):213-24.

11. Hsu A, Desai N, Paldino MJ. The unwound cochlea: a specific imaging marker of branchio-oto-renal syndrome. AJNR Am J Neuroradiol. 2018;39(12):2345-9.

12. Choo DI, Tawfik KO, Martin DM, Raphael Y. Inner ear manifestations in CHARGE: Abnormalities, treatments, animal models, and progress toward treatments in auditory and vestibular structures. Am J Med Genet C Semin Med Genet. 2017;175(4):439-49.

13. Bois E, Nassar M, Zenaty D, et al. Otologic disorders in Turner syndrome. Eur Ann Otorhinolaryngol Head Neck Dis. 2018;135(1):21-4.

14. Carlos M. Bononiensi scientarium et artium instituto ateu academia comentario Bononiae. Anatomica surdi nati sectio. 1791:419-28.

15. Sennaroglu L, Saatci I. A new classification for cochleovestibular malformations. Laryngoscope. 2002;112(12):2230-41.

16. Sennaroglu L, Sarac S, Ergin T. Surgical results of cochlear implantation in malformed cochlea. Otol Neurotol. 2006;27(5):615-23.

17. E C. The pathology of congenital deafness. Guy's Hospital Reports. 1938:289-7.

18. M. ME. Memoirs sue less anomalies congenital de l oriole interne. Gas Med Strasburg. 1863:3-55.

19. A S. Ein fall von Taubstummheit mit Acusticusatrophie un Bildungsanomalien im heutigen Labyrinth beiderseits. Z Ohrenheilkd. 1892:11.

20. F.C. O. The Pathology of congenital deafness. J Laryngol Otol. 1960:919-50.

21. Bento RF, Miniti A. X-linked mixed hearing loss: four case studies. Laryngoscope. 1985;95(4):462-8.

22. Sennaroğlu L, Bajin MD. Classification and current management of inner ear malformations. Balkan Med J. 2017;34(5):397-411.

23. Kabatova Z, Profant M, Simkova L, Groma M, Nechojdomova D. Cochlear implantation in malformed inner ear. Bratisl Lek Listy. 2009;110(10):609-13.

24. Chadha NK, James AL, Gordon KA, et al. Bilateral cochlear implantation in children with anomalous cochleovestibular anatomy. Arch Otolaryngol Head Neck Surg. 2009;135(9):903-9.

25. Beltrame MA, Frau GN, Shanks M, et al. Double posterior labyrinthotomy technique: results in three Med-El patients with common cavity. Otol Neurotol. 2005;26(2):177-82.

26. Manolidis S, Tonini R, Spitzer J. Endoscopically guided placement of prefabricated cochlear implant electrodes in a common cavity malformation. Int J Pediatr Otorhinolaryngol. 2006;70(4):591-6.

27. Mierzwiński J, Van Den Heuvel E, Fishman A J, et al. Application of "banana cochleostomy" and looped electrode insertion for cochlear implantation in children with common cavity malformation and

28. Au G, Gibson W. Cochlear implantation in children with large vestibular aqueduct syndrome. Am J Otol. 1999;20(2):183-6.

29. Wootten CT, Backous DD, Haynes DS. Management of cerebrospinal fluid leakage from cochleostomy during cochlear implant surgery. Laryngoscope. 2006;116(11):2055-9.

30. Incesulu A, Adapinar B, Kecik C. Cochlear implantation in cases with incomplete partition type II (X-linked anomaly). Eur Arch Otorhinolaryngol. 2008;265(11):1425-30.

31. Weber BP, Lenarz T, Dillo W, et al. Malformations in cochlear implant patients. Am J Otol. 1997;18(6):S64-5.

32. Graham JM, Phelps P D, Michaels L. Congenital malformations of the ear and cochlear implantation in children: review and temporal bone report of common cavity. J Laryngol Otol Suppl. 2000;25:1-14.

33. Papsin BC. Cochlear implantation in children with anomalous cochleovestibular anatomy. Laryngoscope. 2005;115(1 Pt 2 Suppl 106):1-26.

34. Fishman AJ, Roland JT, Alexiades G, et al. Fluoroscopically assisted cochlear implantation. Otol Neurotol. 2003;24(6):882-6.

35. Molter DW, Pate BR, McElveen JT. Cochlear implantation in the congenitally malformed ear. Otolaryngol Head Neck Surg. 1993;108(2):174-7.

36. Sennaroglu L, Aydin E. Anteroposterior approach with split ear canal for cochlear implantation in severe malformations. Otol Neurotol. 2002;23(1):39-42; discussion-3.

37. Kim LS, Jeong SW, Huh MJ, Park YD. Cochlear implantation in children with inner ear malformations. Ann Otol Rhinol Laryngol. 2006;115(3):205-14.

38. MM K, M MZ, P B, S A. Cochleas Implantation in patient with inner ear malformation. Acta Medica Iranica. 2004:188-97.

39. Blamey P. Are spiral ganglion cell numbers important for speech perception with a cochlear implant? Am J Otol. 1997;18(6):S11-2.

40. Schmidt JM. Cochlear neuronal populations in developmental defects of the inner ear. Implications for cochlear implantation. Acta Otolaryngol. 1985;99(1-2):14-20.

41. Eisenman DJ, Ashbaugh C, Zwolan TA, et al. Implantation of the malformed cochlea. Otol Neurotol. 2001;22(6):834-41.

42. Luntz M, Balkany T, Hodges AV, Telischi FF. Cochlear implants in children with congenital inner ear malformations. Arch Otolaryngol Head Neck Surg. 1997;123(9):974-7.

43. Munro KJ, George CR, Haacke NP. Audiological findings after multichannel cochlear implantation in patients with Mondini dysplasia. Br J Audiol. 1996;30(6):369-79.

44. Farhood Z, Nguyen SA, Miller SC, et al. Cochlear implantation in inner ear malformations: systematic review of speech perception outcomes and intraoperative findings. Otolaryngol Head Neck Surg. 2017;156(5):783-93.

45. Mylanus EA, Rotteveel LJ, Leeuw RL. Congenital malformation of the inner ear and pediatric cochlear implantation. Otol Neurotol. 2004;25(3):308-17.

46. Lee YM, Kim LS, Jeong SW, et al. Performance of children with mental retardation after cochlear implantation: speech perception, speech intelligibility, and language development. Acta Otolaryngol. 2010;130(8):924-34.

47. Colletti V, Carner M, Miorelli V, et al. Auditory brainstem implant (ABI): new frontiers in adults and children. Otolaryngol Head Neck Surg. 2005;133(1):126-38.

48. Colletti V, Shannon RV. Open set speech perception with auditory brainstem implant? Laryngoscope. 2005;115(11):1974-8.

49. Sennaroğlu L, Colletti V, Lenarz T, et al. Consensus statement: Long-term results of ABI in children with complex inner ear malformations and decision making between CI and ABI. Cochlear Implants Int. 2016;17(4):163-71.

50. Bento RF, De Brito RV, Sanchez TG, Miniti A. The transmastoid retrolabyrinthine approach in vestibular schwannoma surgery. Otolaryngol Head Neck Surg. 2002;127(5):437-41.

51. Colletti L, Colletti G, Mandalà M, Colletti V. The therapeutic dilemma of cochlear nerve deficiency: cochlear or brainstem implantation? Otolaryngol Head Neck Surg. 2014;151(2):308-14.

52. Birman CS, Powell HR, Gibson WP, Elliott EJ. Cochlear implant outcomes in cochlea nerve aplasia and hypoplasia. Otol Neurotol. 2016;37(5):438-45.

cystic forms of cochlear hypoplasia. Int J Pediatr Otorhinolaryngol. 2018;112:16-23.

BENEFÍCIOS DO IMPLANTE COCLEAR EM CRIANÇAS COM MÚLTIPLAS DEFICIÊNCIAS

Heloisa Romeiro Nasralla

INTRODUÇÃO

Os implantes cocleares (ICs) em crianças surdas com múltiplas deficiências têm sido objeto de estudo nos principais centros de implantes,[1-11] tanto pela demanda, pois representam de 30%-40% dos casos,[3,7,8] como pela sua heterogeneidade e/ou complexidade, responsáveis pelos resultados variáveis. Estes, muitas vezes, limitados para a percepção de fala e habilidades de linguagem, mas com benefícios na vida diária.

Originalmente, essas crianças não eram candidatas aos ICs; nas últimas décadas, elas foram incluídas,[12,13] o que resultou num crescente número de crianças, nesse subgrupo, recebendo o IC. Como resultado, há necessidade urgente de se desenvolverem instrumentos adequados para avaliar o impacto dos ICs nessa população,[7,8,14] orientar futuras indicações e suas reais expectativas.

No nosso Centro de Implante Coclear do Hospital das Clínicas da Faculdade de Medicina da Universidade de São Paulo (HC/FMUSP), recebemos pacientes de todo o Brasil, como de outros países, em especial Bolívia e Paraguai, nossos vizinhos, e até mesmo da Angola. O objetivo é que sejam avaliados com a perspectiva de receberem o implante e recuperarem, ou adquirirem, a possibilidade de ouvir; no caso dos pré-verbais, há o desejo dos pais de que desenvolvam a fala.

Crianças com outros problemas associados são afetadas por consequências da prematuridade, por doenças maternas adquiridas durante a gestação, como citomegalovírus (CMV) ou rubéola, ou são crianças sindrômicas, evoluindo para cegueira como na síndrome de Usher, ou têm problemas motores, cognitivos, efeitos colaterais da meningite ou outras infecções. Além disso os problemas emocionais, relacionais, ou de comunicação social, como os casos identificados dentro do transtorno do espectro autista (TEA), são cada vez mais frequentes nos nossos pacientes. Jure *et al.* relataram que 4% das crianças surdas têm TEA, em comparação com 1% da população ouvinte.[15]

Segundo Herz, em 2020, "o TEA seria uma deficiência de desenvolvimento cada vez mais prevalente". O Centers for Disease Control and Prevention (CDC)'s Autism and Developmental Disabilities Monitoring (ADDM) "indica que, a partir de 2016, a prevalência era de 1 em 54 crianças de 8 anos nos Estados Unidos, sendo 4,3 vezes maior em meninos do que meninas."[16]

De acordo com Szymanski *et al.*, em 2012, em pesquisa realizada no Gallaudet Research Institute em 2010, nos EUA, era encontrada 1/59 crianças surdas com TEA.[17]

Algumas condições médicas são associadas ao autismo: síndrome de CHARGE, CMV congênito, extrema prematuridade, síndrome do X frágil, o que indica a necessidade de monitorizar e intervir nesses casos com mais cuidado. Também nos diz Szarkowski[18] serem os autistas mais propensos a apresentar atraso intelectual (50% a 70%), convulsões (25% a 30%), problemas de sono, gastrointestinais (16% a 85%), como também podem se alimentar de itens não comestíveis, questões que impactam seus resultados. Muitas patologias podem se sobrepor ao autismo, ou se assemelhar a este, causando confusões diagnósticas, como: a disfunção da integração sensorial tanto pode ocorrer no TEA, como no transtorno do déficit de atenção e hiperatividade (TDAH) e no transtorno de ansiedade (por exemplo, o mutismo seletivo). Também as crianças com TDAH podem não ser sociáveis pela sua impulsividade e pela dificuldade de processar a fala dos amigos, provocando comportamentos invasivos, com pouco contato visual, déficits de comunicação pré-verbal e jogos simbólicos, com interesses restritos. O próprio estresse pós-traumático, provocado por negligência extrema ou abusos, pode mimetizar traços de autismo.

Crianças com esses quadros melhoram com tratamentos, que não devem ser menosprezados. Mesmo os adolescentes com síndrome de Usher, com visão periférica, podem-se mostrar indiferentes e apresentar dificuldade na atenção conjunta, com pouco contato ocular e má interação social. Outra dificuldade vem do fato de a surdez trazer atrasos de linguagem, para responder ao próprio nome, na linguagem pragmática, e das habilidades concernentes à teoria da mente, essa menos persistente que nos casos de TEA. Os surdos autistas podem apresentar ecolalia sem intenção comunicativa, ausência de pronome, neologismos e tendência de inverter a palma da mão, quando imitando ou produzindo gestos, e falta de reciprocidade emocional, o que não ocorre nos surdos sem autismo. Eles têm pouca expressão facial, pouco contato visual, pouca imitação do comportamento do outro, atrasos nos jogos simbólicos, são rígidos e pouco imaginativos nas brincadeiras, não mantendo relações próprias de sua idade, mesmo que já não tenham dificuldade de comunicação. No entanto, muitos surdos sem autismo podem apresentar movimentos repetitivos e mesmo autoagressões, antes que tenham possibilidades de se comunicar. Podem manifestar respostas sensoriais atípicas, que, no entanto, são mais comuns nos surdos autistas, como também resistir ao uso dos dispositivos de amplificação sonora. Szarkowski, em 2014, também faz referência às dificuldades que os instrumentos para avaliar o TEA trazem nessa população, pois tanto o *M-Chat* como o *Social Communication Questionnaire* (SCQ) podem não os identificar. Também o ADOS-2 (*Autism Diagnostic Observation Schedule*, 2ª edição) afirma, nas suas normas, que não é indicado para ser usado em crianças portadoras de privação sensorial, como os surdos, a menos que sejam usados por profissional treinado no atendimento tanto de surdos como de autistas, podendo, nesse caso, dar algumas informações. A dificuldade é pontuar itens relacionados à comunicação. Como última recomendação, a autora enfatiza a intervenção precoce, tanto numa como noutra patologia, e a necessidade de haver psicólogos, pediatras e neurologistas para avaliar as habilidades de comunicação social e comportamento dessas crianças.[18]

E as abordagens são múltiplas, desde as comportamentais às psicanalíticas.[19-22]

No trabalho de Mulla *et al.*,[23] também sobre os benefícios qualitativos que os pais desses pacientes referem no pós-implante, há interessante observação sobre a demora na decisão da equipe em implantar seus filhos, percebida por eles como discriminação em função das inabilidades adicionais. Aqui no Centro de Implante Coclear do HC/FMUSP isso não acontece, o que não quer dizer que não existam casos nos quais o IC não seja indicado, em função de nulas possibilidades de processamento das habilidades auditivas, por graves comprometimentos neurológicos, ou outras questões impeditivas.

Devemos também acentuar que, como dizem Berrettini *et al.*,[8] 1/3 das crianças implantadas muito precocemente podem manifestar outros comprometimentos, o que levará à frustração das expectativas, levando-nos a observar indícios dessas possibilidades, principalmente em relação ao autismo, e seguir mais de perto esses casos. Isso não impede que muitos tenham o diagnóstico muito tempo após o implante. Isso prejudica em muito seu aproveitamento e a harmonia entre pais e filhos, em função de expectativas pouco trabalhadas, além de dificuldades em aceitar outros tratamentos, retardando benefícios. Sempre que o progresso com o IC não for o esperado, essa criança deve ser avaliada.[13,18,24,25] Os psicólogos também devem identificar esses e outros casos com distúrbios de aprendizagem, dislexias, dispraxias, disgrafias, TDAH, déficits cognitivos que têm implicação para a reabilitação, ou habilidades cognitivas não verbais, preditoras da evolução de linguagem da criança. Importante observar os estilos de aprendizagem da criança, os comprometimentos emocionais e comportamentais tanto do paciente como de seus pais, que afetam enormemente seu progresso, e suas habilidades de ajustamento social e de solução de problemas.

Reabilitações individuais pós-IC são necessárias, dependendo dessas funções cognitivas, pois os benefícios auditivos, o desenvolvimento de linguagem e a percepção de fala estão correlacionados a elas.[26]

Kronenberg et al.[27] nos dizem que são de duas a cinco vezes maiores os riscos de as crianças implantadas, quando estiverem na idade escolar, terem déficits nas funções executivas (FE), relacionados a memória de trabalho, processamento sequencial, atenção e solução de novos problemas. As habilidades de FE parecem ser particularmente vulneráveis aos efeitos da privação auditiva. Isso porque dependem fortemente de processos elementares fundamentais, tais como processamento sequencial sustentado (ou seja, planejamento), fluência e eficiência mental e robustez de representações, que são altamente dependentes da precoce experiência auditiva, fonológica ou lexical para se desenvolverem. Embora não exista uma definição universalmente aceita de FE, foi adotada pelos autores uma visão ampla, definindo-a como habilidades necessárias para organizar, controlar e sustentar o processamento de informações de maneira planejada e direcionada a objetivos. Elas abrangem um conjunto de habilidades diversas, mas relacionadas, incluindo formação de conceitos, memória de trabalho, atenção controlada, resolução de novos problemas, processamento sequencial sustentado, organização, eficiência e velocidade mental.[27]. Beer J,[28] avaliando crianças em idades pré-escolares, encontrou déficits em memória de trabalho e controle inibitório em crianças implantadas antes dos 36 meses, preconizando sua reabilitação, pois essas habilidades têm estreita correlação com o desenvolvimento de linguagem.[29] Também exalta a importância das interações familiares e da organização do ambiente familiar na construção dessas FEs, pois a família é fonte de aprendizagem e apoio para as crianças com IC, diminuindo os riscos de problemas escolares e promovendo o desenvolvimento da linguagem.[30]

Sarant & Garrard, em 2014,[31] acrescentam que o estresse familiar prejudica o desenvolvimento de linguagem das crianças implantadas, e que este é menor nos implantados bilateralmente, devendo a família ser atendida para mudar o ambiente doméstico.

No caso da criança surda com problemas visuais, é muito importante que sejam pesquisadas suas possibilidades, seu desenvolvimento geral, além de problemas de motricidade fina, clareando a extensão de algum atraso, como também identificando habilidades que devem ser usadas na sua reabilitação. Edwards (2007)[13] trabalhou essas questões numa criança surda cega, implantada aos 4 anos, observando no pré-IC suas possibilidades de adaptação a novas situações, a motivação para aprender, a capacidade e o estilo de aprendizagem. Saiu-se muito bem em tudo. Foi avaliada também por Reynell (1979) (exploração do ½, compreensão sensório-motora, adaptação social), apresentando boa interação. Pós-IC desenvolveu expressivo vocabulário oral (25 palavras) e começava unir duas. Entendia muitas palavras e também desenvolveu vocabulário em sinais, tanto receptivo como expressivo.

Muitas dessas questões podem estar relacionadas à surdez ou não. Özdemir et al., em 2013,[32] citados por Herz,[16] ressaltam que, nas múltiplas deficiências, o IC não é contraindicado, no entanto seus piores resultados são para os portadores de TEA e para os surdos-cegos congênitos, especialmente pela falta de reabilitações específicas que esses casos necessitam. Ressaltam, ainda, a importância do aconselhamento familiar, prevenindo futuras decepções sobre os riscos, inclusive de rejeitarem o implante.

Hoshino et al., em 2017, avaliando pacientes implantados com síndrome de Usher, observaram que, quando há uma progressão da perda da visão, os que são implantados tardiamente têm bons resultados para percepção de sons, mas não para percepção de fala, exceto nos casos em que tiveram estimulação auditiva anterior, em função da maturação das vias corticais.[33]

Por outro lado, temos outros pacientes com comprometimentos que se manifestam mais claramente, existindo em nosso grupo a preocupação de objetivamente dar aos pais as possibilidades, adequando expectativas, facilitando tanto a aceitação do implante como de seus resultados.

Donaldson et al. avaliaram sete crianças surdas com autismo que receberam ICs e concluíram não ser a oralidade um objetivo a ser alcançado, pois somente um deles adquiriu fala, esse com autismo leve, mas todos os pais referiram benefícios no pós-IC, e cinco deles o recomendariam a outros na mesma situação.[9] Donaldson et al., Wiley et al. e Berrettini et al., em seus estudos, tiveram a preocupação de avaliar os benefícios qualitativos, trabalhando as duas últimas com múltiplas deficiências.[7-9] Wiley et al.[7] usaram questionário próprio e entrevistaram pais de 16 crianças, que tiveram percepção positiva e tomariam a mesma decisão quanto ao implante, além de perceberem que seus filhos adquiriram maior atenção ao meio, com progressos na comunicação. Berrettini et al.[8] adaptaram para a Itália o questionário criado por Wiley et al.[7] e encontraram resultados semelhantes, além de observarem que crianças com pobres resultados no pós-IC em percepção de fala pontuaram bem na percepção de benefícios, como também não houve correlação entre etiologia e resultados, nem entre grau de retardo mental e percepção de fala, modo de comunicação ou percepção de benefícios pós-IC.

Herz, em 2020, pontua que as medidas subjetivas para avaliar os benefícios do IC nas crianças com TEA mostram resultados positivos na maioria dos casos, pois este melhora a qualidade de vida dos pacientes e de suas famílias.[16] Cita a frustração dos pais em muitos deles, pelo desconhecimento das possibilidades de seus filhos, antes do implante, como visto em Nasralla et al. em 2018.[34] Apesar de os pais desejarem que seus filhos alcancem a oralidade, muitos fazem uso, pós-IC, da língua de sinais, de gestos, comportamentos, modos alternativos e combinações deles, alguns com total impossibilidade e mesmo sem intenção comunicativa, como mostra o Quadro 16-4-1. Herz conclui que "...muitos dos estudos feitos em crianças com TEA e ICs incluem participantes nos quais outros diagnósticos estão presentes... essas crianças tiveram resultados variáveis... as crianças com TEA tiveram pior desempenho nos resultados de linguagem, tiveram problemas comportamentais adicionais ou fizeram a menor quantidade de progresso ao longo do tempo. O TEA, na presença de outra deficiência, ou por conta própria, parece impactar drasticamente a maioria das medidas de resultado de IC..."

O Quadro 16-4-2 mostra os principais resultados encontrados nos estudos, especificamente para os casos de TEA.

Em 2018, Lachowska et al.,[35] citados por Herz,[16] conduziram um estudo retrospectivo analisando seis crianças com TEA que usaram IC, a fim de avaliar a reação à música e ao som, a fala da criança, as respostas ao próprio nome e às solicitações. Havia seis perguntas no questionário administrado aos pais, incluindo:

- A criança responde ao seu nome em silêncio com audição apenas, sem pistas?
- O comportamento da criança é afetado ao usar seu processador?
- As interações da família com a criança foram beneficiadas pelo implante?

As respostas à pesquisa parental lançam uma visão positiva sobre o uso de IC nesta população. As melhorias foram mais comumente vistas em relação às respostas ao nome e aos sons ambientais. Revelaram que a maioria das crianças apresentou redução da ansiedade ao usar o processador de som. Quantidade de contato visual foi o fator que menos melhorou nesse estudo. Em dois casos, o comportamento não mudou, apesar do processador ligado, mas ao mesmo tempo sem aumento da hiperatividade. O mais importante, talvez, é que todas as famílias relataram benefícios na interação pessoal de seus filhos. Portanto, os resultados desse estudo apoiam a conclusão de que, embora ICs definitivamente não permitam que crianças com TEA desenvolvam a fala e a linguagem, eles podem melhorar a qualidade de vida dessa população. Resultado semelhante ocorreu no estudo citado de Eshraghi et al. Em 2015,[36] uma pesquisa parental de 39 perguntas subjetivas, avaliando os

Quadro 16-4-1. Modo de Comunicação

MODO DE COMUNICAÇÃO

Estudo	Linguagem oral	Linguagem de sinais	Comportamento/ não verbal/gestual	Comunicação alternativa	Combinação	Outros
	N	N	N	N	N	N
Cruz et al.[a]	8 (26%)	7 (23%)	N/A	N/A	7 (23%)	9 (29%)
Cupples et al.[b]	35 (47,3%)	–	N/A	N/A	39 (52,7%)	N/A
Eshraghi et al.[c]	9 (60%)	(8 [61,5%])	–	N/A	N/A	5 (33,3%)
Lachowska et al.	1 (16,7%)	–	–	N/A	N/A	5 (83,3%)
Meinzen-Derr et al.[d]	2 (14,3%)	–	2 (14,3%)	(8 [57,1%])	7 (50%)	N/A
Nasralla et al.	1 (25%)	1 (25%)	2 (25%)	N/A	N/A	N/A
Robertson	1 (10%)	1 (10%)	N/A	5 (50%)	3 (30%)	N/A
Rodriguez-Valero et al.[e]	5 (22,7%)	2 (9,1%)	–	1 (4,5%)	12 (54,5%)	2 (9,1%)
Yamazaki et al.	–	2 (100%)	–	N/A	–	N/A
Total = 182[f]	62 (34,1%)	13 (7,1%)	4 (2,2%)	14 (7,7%)	68 (37,4%)	21 (11,5%)

Modo de comunicação por número de crianças e porcentagem da respectiva população total relatada pelo estudo. As categorias, exceto **Combinação**, indicam que a criança usa apenas essa modalidade de comunicação. A categoria **Outros** representa modos não especificados de comunicação ou total falta de comunicação.
PC: paralisia cerebral; DD: Deficiências de desenvolvimento.
[a]Resultados combinados para todas as crianças com deficiência, e não separam TEA; 8/31 têm TEA.
[b]Resultados combinados para TEA, PC e DD; 9/74 têm TEA. Só perguntado oralmente vs. Língua de sinais, ou combinados.
[c]As crianças usam a linguagem de sinais de **às vezes** a **sempre**. Combinação de modalidades não relatadas.
[d]Rodriguez-Valero et al. relataram que 2/22 crianças têm um déficit completo de linguagem.
[e]A Comunicação Alternativa não foi incluída na categoria Combinação em Meinzen-Derr et al.
[f]Apenas 94/182 participantes dos estudos incluídos são diagnosticados com TEA. No entanto, como estão incluídos em grupos com crianças com outras comorbidades e seu modo específico de comunicação não é detalhado em seus respectivos estudos, os resultados de seus grupos inteiros são incluídos aqui.
*NOTA: No trabalho de Nasralla et al., Herz está se referindo apenas aos quatro autistas, e os que usavam linguagem oral também usavam Libras.

Quadro 16-4-2. Principais Conclusões dos Estudos

Autor	Data	Design de pesquisa	Tamanho da amostra	Medidas de resultado	Conclusões
Beers et al.	2014	Revisão da literatura	N/A	N/A	Melhorias na comunicação social e no contato com o ambiente; aumento de vocalizações, contato visual, reação à música pós-IC
Cejas et al.	2015	Revisão da literatura	N/A	N/A	Melhorias nas medidas de fala e linguagem, algumas respostas comportamentais a sons, interação social pós-IC
Cosetti & Waltzman	2012	Revisão da literatura	N/A	N/A	Variabilidade significativa nos resultados; algumas pesquisas mostram benefícios mínimos de fala e linguagem; melhorias geralmente observadas na qualidade de vida: maior capacidade de resposta ao som, contato visual, tentativas de vocalização, melhor contato com o ambiente
Cruz et al.	2012	Estudo de Coorte	188 crianças com IC; 8 com TEA	RDLS; CBCL	Crianças com TEA tiveram progresso mais lento na linguagem; problemas de comportamento aumentaram significativamente
Cupples et al.	2013	Estudo de Coorte	119 crianças com PA; 9 com TEA	PLS-4; PPVT-4 DEAP; CDI; PEACH; SIR	Crianças com TEA eram menos propensas a participar integralmente de testes formais; pontuação média mais baixa nas escalas de linguagem receptiva/expressiva; avaliações piores do cuidador no PEACH e CDI
Eshraghi et al.	2015	Estudo de Coorte; Pesquisa	30 crianças com IC; 15 com TEA	ESP; MLNT; PBK; Pesquisa com os pais	Melhorias na fala; no questionário, as três principais melhorias: reconhecimento de nome, resposta a solicitações verbais e prazer com a música; menos melhorias: contato visual
Fitzpatrick et al.	2014	Estudo de Coorte	17 crianças com PA e TEA; 6 com IC	Idade do diagnóstico da PA e do TEA; etiologia/severidade/ tipo de PA; outras deficiencias; resultados audiológicos/ recomendações; tipo/ consistência para o uso da amplificação;	Apresentação audiológica altamente variável, etiologia de PA altamente variável, desempenho variável no teste, uso variável de amplificação; benefícios comportamentais do IC: reação a música e sons, vocalizações e contato visual
Johnson et al.	2008	Estudo de 2 casos	2 crianças com IC; 1 com TEA	RDLS; CDI; Tarefa de Atenção Conjunta; Tarefa de Jogos Simbólicos	Os escores de linguagem expressiva e receptiva aumentaram; melhorias no jogo simbólico; comportamentos típicos de TEA aumentaram pós-implantação: falta de atenção conjunta

(Continua)

Quadro 16-4-2. *(Cont.)* Principais Conclusões dos Estudos.

Autor	Data	Design de pesquisa	Tamanho da amostra	Medidas de resultado	Conclusões
Lachowska *et al.*	2018	Estudo de Coorte; Pesquisa	6 crianças com IC e TEA	Reação a Música e Som; teste de seis sons de Ling; teste de palavra onomatopaica; reação ao próprio nome; resposta a perguntas; pesquisa com os pais	Desenvolvimento da linguagem receptiva/expressiva muito atrasado; a maioria das crianças apresentou redução da ansiedade com o IC; sem mudança de comportamento, sem hiperatividade aumentada com uso diário em 2 casos; benefícios na interação pessoal com membros da família
Meinzen-Derr *et al.*	2014	Estudo de Coorte	24 crianças com PA e TEA; 14 com IC	ADOS; GARS; RGDS; CELF; PLS-4; VABS;	Os resultados para crianças com TEA e IC são tão variáveis quanto para crianças com TEA e audição normal; a gravidade do autismo contribui para os resultados da comunicação
Mikic *et al.*	2016	Estudo de Coorte	14 crianças com IC, 4 com TEA	CAP; SIR	Progresso significativamente mais lento no CAP visto no grupo de TEA, pouco progresso visto no SIR
Motegi *et al.*	2018	Estudo de Coorte	13 crianças com IC; 4 com TEA e DI, 4 com DI, 5 somente com IC	Enjoji Scale	Atrasos significativos no desenvolvimento da linguagem, inteligência, comportamento emocional e social que persistem com o tempo, vistos no grupo de TEA e DI
Nasralla *et al.*	2018	Pesquisa	14 famílias de crianças com IC; 4 com TEA	Pesquisa com os Pais; CAP, CL	Os pais ficaram descontentes do diagnóstico de TEA/ficam frustrados com a falta de progresso/resultados desejados; algumas melhorias comportamentais observadas: adaptação às rotinas; 3/4 crianças pontuaram na categoria 1 no CAP e CL no pós-operatório, a 4ª pontuou na categoria 5 e 4, respectivamente.
Robertson	2013	Estudo de Coorte; Pesquisa	10 crianças com IC e TEA	CAP; SIR	4 crianças desenvolveram alguma linguagem funcional falada, as restantes utilizam métodos não verbais e estão satisfeitas com os seus implantes; 2 tornaram-se não usuários; Resultados 'relacionados à gravidade do TEA; O paciente no estudo de caso apresentou melhora lenta e limitada no SIR e CAP
Rodriguez Valero *et al.*	2016	Estudo de Coorte; Pesquisa	22 crianças com IC e TEA	Conformidade do dispositivo	16/22 (72,7%) usam o implante coclear; 13/22 (59%) tiveram períodos de uso intermitente de IC; 6 não usuários; os pesquisadores consideraram a conformidade aceitável com o IC em crianças com TEA, mas os resultados variam com o grau de sintomas
Yamazaki *et al.*	2011	Estudo de Coorte	25 crianças com IC; 11 com CMV; 2 com TEA e CMV	Limiar auditivo; discriminação de palavras infantis em conjunto fechado; discriminação de palavras monossilábicas de conjunto aberto; Teste K	Crianças com CMV e TEA tiveram pontuações mais baixas/ fizeram menos progresso em todas as medidas; não conseguiam entender palavras/frases faladas; as mães acharam o IC eficaz: comportamentos/interações familiares melhoraram; a idade de desenvolvimento aumentou; o desenvolvimento da linguagem permaneceu severamente atrasado

Estudos categorizados por autor, ano de publicação, tipo de pesquisa, população, medidas de resultado e conclusões principais.
RDLS, Reynell Developmental Language Scales; CBCL, Childhood Behavior Checklist; PLS-4, Preschool Language Scale Fourth Edition; PPVT-4, Peabody Picture Vocabulary Test Fourth Edition; DEAP, Diagnostic Evaluation of Articulation and Phonology; CDI, Child Development Inventory; PEACH, Parent Evaluation of Aural/Oral Performance of Children; SIR, Speech Intelligibility Rating; ESP, Early Speech Perception; MLNT, Multisyllabic Lexical Neighborhood Test; PBK, Phonetically Balanced Kindergarten Test; PA, Perda Auditiva; ADOS, Autism Diagnostic Observation Schedule; GARS, Gilliam Autism Rating Scale; RGDS, Revised Gesell Developmental Schedules; CELF, Clinical Evaluation of Language Fundamentals; VABS, Vineland Adaptive Behavior Scales; CAP, Categories of Auditory Performance; DI, Deficiência Intelectual; The Enjoji Scale, The Enjoji Scale of Infant Analytical Development; CL, Categories of Language; CMV, Cytomegalovirus; K-test, Kyoto Scale of Psychological Development

benefícios do IC, foi administrada aos pais de crianças no grupo TEA. A entrevista foi feita por telefone, com foco em três características principais do transtorno:

1. Habilidades de comunicação;
2. Comportamento;
3. Interação com outras pessoas, bem como perguntas sobre a satisfação geral com o dispositivo.

Dessa pesquisa, 13 famílias concordaram em participar. Suas respostas revelaram que as três principais melhorias após o IC foram o reconhecimento do nome, a resposta a pedidos verbais e o prazer de ouvir música; o contato visual foi o menos beneficiado. Iriam recomendar IC a outro membro da família em situação semelhante. No geral, enquanto as crianças com TEA podem não fazer os mesmos avanços nas habilidades de linguagem e comunicação, como crianças com desenvolvimento normal que usam ICs, ainda podem receber benefícios em várias outras áreas. Nasralla *et al.*, em 2018,[34] criaram um questionário abrangente para os pais de crianças implantadas com outras comorbidades.

Nosso questionário é o primeiro instrumento construído no Brasil apropriado para essa população, e o desenvolvemos utilizando os resultados apresentados por Donaldson *et al.*,[9] Willey *et al.*[7] e Berrrettini *et al.*[8] O Questionário Nasralla de benefícios do IC em múltiplas deficiências (Anexo 16-4-1) abrange questões relacionadas a tipo de deficiência, tempo do implante e ativação, se unilateral ou bilateral, sequencial ou simultâneo, horas de uso diário, suporte interparental e familiar e suporte profissional. Incluímos questões abertas sobre vantagens do IC e as habilidades de comunicação (se tinham intenção comunicativa e o status pré e pós-implante da comunicação não verbal e verbal ou gestual). Posteriormente, estas foram classificadas por legenda para definição do tipo de comunicação, conforme mostrado no Quadro 16-4-3. Também constam a escolaridade dos pacientes e se estes fizeram outras terapias, se encontraram dificuldade em acessá-las, além de comentários gerais. Nas perguntas fechadas, focamos as habilidades socioemocionais, investigando suas reações, comportamento, interesses, temperamento, interações familiares e sociais, independência durante as atividades da vida diária (AVD), potencial adaptativo, autocontrole, abertura para experiências e estilos de aprendizagem. Para finalizar, perguntamos sobre as expectativas dos pais em relação ao IC e se elas foram realizadas, e se o recomendariam para outra criança nas mesmas condições. O questionário foi publicado em inglês na *Inter-*

national Archives of Otorhinolaryngology,[34] aqui o publicaremos somente em português. Os dados foram analisados qualitativamente.

Entrevistamos 14 famílias de crianças com múltiplas deficiências que participaram de programas de rotina de IC durante o período de coleta do estudo.

Nas categorias de audição e linguagem, os dados foram coletados durante a avaliação do ajuste do IC e classificados utilizando-se as categorias de percepção auditiva propostas por Geers,[37] bem como a categoria 7 de Garrido e Flores,[38] e as categorias de linguagem de Bevilacqua *et al.*, em 1996[39] (Quadro 16-4-4), no Centro de Implante Coclear do HC/FMUSP, onde são atendidas.

NOSSOS RESULTADOS

A idade média dos pacientes no momento do estudo era de 6 anos e 5 meses (mínimo: 2 anos, 5 meses; máximo: 13 anos, 6 meses) e o uso médio do implante era de 3 anos e 6 meses (mínimo: 9 meses; máximo: 11 anos, 1 mês).

Na classificação da categoria de audição e linguagem, observamos diferentes respostas entre os sujeitos. Nove dos 14 pacientes não conseguiram desenvolver a fala e apenas conseguiram detectar os sons sem discriminação. No entanto, aqueles pacientes que conseguiram evoluir nas categorias auditivas também observaram uma evolução em sua linguagem falada (Quadro 16-4-5).

Dos 14 pacientes, metade foi implantada unilateralmente pelo sistema público de saúde brasileiro, que, na época, oferecia apenas um implante para cada paciente. O IC bilateral foi realizado pelo sistema de saúde privado.

Quanto à etiologia da surdez e patologias associadas, mais da metade dos pacientes apresentou prematuridade e CMV, além de atraso no desenvolvimento neuropsicomotor (ADPM) e TEA, que são mais frequentes nos casos de deficiência associada (Quadro 16-4-6).

Todas, exceto duas das crianças incluídas nesse estudo, usaram seus implantes além de 75% do tempo. Desses dois, um foi identificado com autismo, com severos atrasos cognitivos e motores; essa

Quadro 16-4-3. Comunicação Pré e Pós-Implante Coclear (IC)

Habilidades de comunicação

Legenda para definição do tipo de comunicação:
- Sem intenção comunicativa (SIC);
- Reação comportamental (RC): choro, grito, expressão facial, vocalizações e gestos;
- Reações comportamentais/sinais (RCS): choro, grito, expressão facial, vocalizações e gestos + sinais;
- Reações comportamentais + algumas palavras claras (RCP);
- Usa comunicação alternativa (CA), como desenhos;
- Oral/Sinal (OS): combinação de Língua Brasileira de Sinais (Libras) e palavras claramente faladas;
- Oral (O): apenas palavras, sem gestos ou sinais.

Habilidades de comunicação	Pré-IC		Pós-IC	
	N	%	N	%
SIC	3	21,4%	0	0%
RC	11	78,6%	5 (*2 com RC + CA)	35,7%
RCS	0	0%	2	14,3%
RCP	0	0%	1	7,1%
OS	0	0%	2	14,3%
LIBRAS	0	0%	2	14,3%
O	0	0%	2	14,3%

Quadro 16-4-4. Categorias de Percepção Auditiva e Linguagem

Categorias de percepção auditiva[37]

Categoria 0 — Não detecta fala

Categoria 1 — Detecção de fala sem diferenciar o estímulo

Categoria 2 — Padrão de percepção (diferencia palavras por traços suprassegmentais)

Categoria 3 — Iniciando a identificação de palavras. Esta criança diferencia palavras em conjuntos fechados com base em informações fonéticas

Categoria 4 — Identificação de palavras por meio do reconhecimento de vogais. Essa criança diferencia palavras em conjuntos fechados que diferem principalmente no som da vogal

Categoria 5 — Identificação de palavras através do reconhecimento da consoante

Categoria 6 — Reconhecimento de palavras em conjunto aberto. Esta criança é capaz de ouvir palavras fora do contexto, extrair informações fonêmicas suficientes e reconhecer a palavra exclusivamente por meio da audição

Categoria 7 — Reconhecimento de palavras em aberto. Esta criança é capaz de ouvir palavras fora do contexto, extrair informações fonêmicas suficientes e reconhecer a palavra exclusivamente por meio da audição. Principalmente nas situações do dia a dia (na sala de aula, ao telefone, ao ouvir um som do alfabeto, ao assistir a um programa de TV), a criança sempre entende, somente pela audição[38]

Categorias de linguagem[39]

Categoria 1 — Essa criança não fala e pode apresentar vocalizações indiferenciadas

Categoria 2 — Esta criança fala apenas palavras isoladas

Categoria 3 — Esta criança constrói frases de duas ou três palavras

Categoria 4 — Essa criança constrói frases de quatro ou cinco palavras e começa a usar elementos conectivos (pronomes, artigos, preposições)

Categoria 5 — Esta criança constrói frases com mais de cinco palavras, usando elementos conectivos, conjugando verbos, usando plurais etc. Ela é fluente na linguagem oral

Quadro 16-4-5. Categorias Auditivas e de Linguagem da Amostra

Pacientes	Período de uso de CI	Categorias auditivas[37,38]	Categorias de linguagem[39]
1. MRMC	4 anos 11 meses	1	1
2. RRM	9 meses	1	1
3. RSM	1 ano 5 meses	1	1
4. ALS	9 anos 8 meses	5	4
5. IMM	1 ano 2 meses	1	1
6. MPM	3 anos 2 meses	3	3
7. GML	11 anos 1 mês	7	5
8. KLSB	2 anos 3 meses	1	1
9. CAS	1 ano	2	2
10. LCR	3 anos	4	3
11. FSA	4 anos 4 meses	1	1
12. ABCA	3 anos 7 meses	1	1
13. ESV	1 ano 2 meses	1	1
14. LGFA	2 anos 4 meses	1	1
Média	3 anos 6 meses		

Quadro 16-4-6. Distribuição da Amostra sobre o Lado do Implante Coclear, Etiologia e Deficiências Associadas

Lado do implante coclear	N	%
Unilateral	7	50%
Bilateral simultâneo	5	35,7%
Bilateral sequential	2	14,3%
Etiologia	**N**	**%**
Prematuridade	5	35,7%
Desconhecido	4	28,6%
CMV	3	21,4%
Rubéola	1	7,1%
Sepse e eventos perinatais	1	7,1%
Deficiência associada	**N**	**%**
Atraso de desenvolvimento neuropsicomotor (ADPM)	5	35,7%
Transtorno do espectro do autismo (TEA)	4	28,6%
Atraso global do desenvolvimento (AGD)	2	14,3%
Transtorno de déficit de atenção e hiperatividade (TDAH)/emocional	1	7,1%
Paralisia cerebral (PC)	1	7,1%
Problemas visuais/cognitivos e emocionais	1	7,1%

criança ficou incomodada com o som, um problema que na ocasião foi tratado na terapia. A outra criança foi identificada com problemas visuais e emocionais, além de dificuldades relacionais com a mãe.

Todos os pais entrevistados referiram ter recebido suporte e apoio tanto do casal entre si como da família mais ampla e dos profissionais que os assistiram. Além das sessões regulares de adaptação do processador de fala no grupo IC, aproximadamente uma vez a cada três meses, ou de acordo com a necessidade individual, os pacientes recebiam outras terapias, incluindo terapia da fala, equoterapia, fisioterapia, terapia ocupacional, emocional e psicopedagógica. Quando perguntados se era difícil levar os filhos a essas terapias, três mães relataram problemas devidos ao comportamento dos filhos. E, sobre as habilidades de comunicação, muitos pais disseram que seus filhos se tornaram parte de seu mundo após o IC, sugerindo uma melhora significativa.

Entre aqueles com implante bilateral (Quadro 16-4-7), observamos melhor desenvolvimento da fala e comprometimentos adicionais menos impactantes na maioria deles. Em particular, quatro crianças desenvolveram fala após o implante, sendo duas delas sem problemas, estes com 3 anos e 2 meses e 11 anos e 1 mês de esti-

mulação. A primeira entre esses pacientes, hipercinética e repetitiva na fala e no comportamento, adquiriu a fala após aprender a Língua Brasileira de Sinais (Libras). E a outra, o segundo implante foi realizado 4 anos após o primeiro, ao qual a mãe atribuiu seu desenvolvimento de língua oral. Essas duas pacientes foram precisamente as que apresentaram comprometimentos mais graves e exibiram a melhor recuperação motora após o IC. Contribuiu para isso o acesso ao som, conforme já relatado por Azema e Virole.[40] Desses quatro, outros dois tinham problemas emocionais. Um deles falava insuficientemente, articulando apenas algumas palavras e usando gestos para se comunicar. Essa criança preferia se expressar através das emoções e era bastante regredida em seu desenvolvimento psíquico. O outro expressava certa recusa para falar. Nesse caso, a linguagem oral subdesenvolvida foi causada tanto pela negação da surdez, como pela superproteção materna, fazendo com que não realizasse todo o seu potencial. O quinto paciente utilizava gestos aos 5 anos, foi diagnosticado com TEA, falava em terapia, mas não em casa, portanto mutismo seletivo. Esse paciente tornou-se mais

Quadro 16-4-7. Pacientes com Implante Coclear Bilateral (IC)

Pacientes	Imparidade	Idade	Tempo IC	Pré-IC	Pós-IC
CAS	Transtorno de déficit de atenção e hiperatividade (TDAH)/emocional	5 anos	1 ano	Gestos	Fala palavras/uma frase/pouca compreensão (O)
LCR	Atraso no desenvolvimento neuropsicomotor (ADPM)/fenda labiopalatina/emocional	4 anos e 4 meses	3 anos	Gestos	Poucas palavras/gestos/+ interessado/ expressa emoções (RCP)
MPM	ADPM/TDAH	4 anos e 9 meses	3 anos e 2 meses	Gritos/ecolalia	Libras depois falando (OS)
GML	ADPM/visão parcial/equilíbrio	13 anos e 6 meses	11 anos e 1 mês/7 anos	Sem intenção comunicativa	Fala após 2º implante (O)
RSM	Transtorno do espectro autista (TEA)/TDAH + mutismo seletivo	5 anos e 3 meses	1 ano e 5 meses	Falou até 1 ano e 6 meses	Vocalizações e gestos (RC)
IMM	ADPM/leve atraso cognitivo/ lesão cerebelar	2 anos e 5 meses	1 ano e 2 meses	Gestos	Vocalizações/+ ativo (RC)
ESV	Atraso global de desenvolvimento (AGD)	4 anos e 9 meses	1 ano e 2 meses	Gestos	Sinais/Libras na escola/vocalizações imitando fala (RCS)

RC, reação comportamental; RCS, reação comportamental/sinais; RCP, reação comportamental + poucas palavras; O, oral; OS, oral/sinal.

atento ao ambiente após o IC, mas ainda não conseguia fazer contato visual, reconhecer seu nome ou reagir a sons. A família não o estimulava e reagiu mal ao diagnóstico, em parte porque os pais se sentiam culpados pelos problemas de seu filho, por serem primos. A sexta paciente, apesar de apenas vocalizar e ser uma criança com histórico de prematuridade extrema, comprometimentos cognitivos leves e lesão cerebelar, mostrou maior interesse em tudo e atualmente está aprendendo Libras por iniciativa da mãe. A última criança desse grupo teve um significativo Atraso Global de Desenvolvimento (AGD), mas começou a sinalizar e vocalizar – imitando a fala – após apenas 1 ano e 2 meses de estimulação e aprendizado de Libras na escola.

Entre os pacientes com implantes unilaterais (Quadro 16-4-8), estavam sete crianças com deficiências adicionais mais graves. Seis delas receberam estimulação por um período que variou de 9 meses a 4 anos e 11 meses, e uma com mais tempo de estimulação, 9 anos e 8 meses. Essa, uma menina muito isolada, diagnosticada com TEA (leve), com leves atrasos cognitivos e motores, falou após 5 anos de estímulo e usa Libras. Curiosamente, a família dessa paciente possuía poucos contatos sociais, mesmo entre si. Sua mãe não a considerava como falante, esperava que ela aprendesse mais a língua de sinais e demonstrava óbvia negação dos progressos de sua filha. Outro paciente com TEA, que usava Libras e gritos para se fazer notar, foi diagnosticado três anos após o implante, o que afetou bastante seu progresso e perturbou sua mãe, que ainda não aceitava seu diagnóstico e apresentava expectativas muito frustradas. O paciente passou a manter contato visual 4 anos após o implante e, na mesma ocasião, iniciou Libras; ele tinha 4 anos e 11 meses de estimulação. O terceiro autista foi um caso mais grave, uma criança mais nova (4 anos, 7 meses), com apenas 9 meses de estimulação. Esse paciente interagiu e balbuciou mais, exibiu melhor contato visual, reconheceu seu próprio nome e não reagiu ao som (melhorando). O paciente, que tinha problemas visuais, cognitivos e emocionais, por se sentir rejeitado pela mãe, veio com o pai. Ele reagia muito mal à mãe. Pai e filho usavam Libras para se comunicar, uma língua que a mãe não conhecia ou aceitava porque queria que seu filho falasse, provavelmente para amenizar seus sentimentos de culpa pela surdez do filho. Outros dois casos, um com paralisia cerebral (PC) e outro com ADPM acentuado e comprometimentos cognitivos, não tinham intenção comunicativa, mas passaram a se comunicar. A paciente com PC apresentou compreensão da fala, vocalizando e utilizando comunicação alternativa. O outro paciente (implantado há 4 anos e 4 meses) estava balbuciando, mais atencioso e ágil, e usava gritos. Um paciente com AGD com 2 anos e 4 meses de estimulação fazia alguns sinais, gritos e imitava os movimentos dos lábios.

Dos quatro casos autistas (unilaterais e bilaterais), um falou e usou Libras 5 anos após o implante; um usava Libras após 4 anos e 6 meses de IC, e os outros dois estavam interagindo mais após 9 meses e 1 ano e 5 meses de IC.

Apesar dos pesares, das expectativas não atendidas e de todos os problemas relatados, que, sem dúvida, afetaram os resultados e os benefícios, a principal e mais emocionante revelação veio de casos que envolviam condições mais graves, quando as mães espontaneamente disseram que o implante fez seus filhos mais felizes. De fato, Steven *et al.*[41] já apontaram que pequenos benefícios audiológicos têm grandes repercussões nos casos mais graves, impactando positivamente a qualidade de vida. Eles trabalharam especificamente com surdos implantados com PC. Outros pais enfatizaram que seus filhos estavam mais independentes e com melhores habilidades motoras.

Em geral, os pais relataram que seus filhos se tornaram mais comunicativos e sociáveis, com melhor adaptação ao meio.

As melhores habilidades socioemocionais apareceram em virtude da reação ao som ter beneficiado 84% delas, do reconhecimento do próprio nome ter-se incrementado em 56% (de 21% a 77%) e do aumento do contato visual em 28% das crianças (de 56% a 84%).

A reação ao som e o autorreconhecimento proporcionaram benefícios emocionais, permitindo-lhes ter prazeres como os proporcionados pela música (de 7% a 63%), mais adesão e atenção às terapias (de 21% a 63%) e atividades escolares (100%). Também observamos melhora no contato interpessoal, pois 70% deles passaram a responder às perguntas verbais, tornando-os mais comunicativos. Sua capacidade de comunicar desejos e necessidades passou de 49% antes do IC para 84% após o IC. Houve maior facilidade na compreensão que expressão verbal.

O contato ocular, que foi relatado em 84% das crianças após IC, de 56% iniciais, trouxe muitos benefícios sociais, como se interessarem por objetos (de 21% a 70%), facilitando o brincar com outras crianças (de 56% a 91%), mostrando iniciativa nos jogos (de 49% a 84%), adaptando-se à rotina familiar (de 28% a 84%), promovendo o aprendizado da língua oral (35%) e sinalizada (14%). Também os ajudou a ser mais adaptados socialmente, com reações positivas a situações novas (de 35% a 56%).

O maior interesse na escola (100%) que em casa (70%) atribuímos às questões emocionais e comportamentais já relatadas.

As habilidades que se mostraram menos permeáveis às mudanças disseram respeito aos estilos de aprendizagem, mantendo-os pouco criativos e pouco curiosos (de 21% a 38%), como também observamos poucas mudanças no temperamento, tais como traços de amabilidade, extroversão ou instabilidade emocional (de 14% a 28%).

Dos 14 pais que responderam ao questionário, oito disseram que seus filhos haviam se saído melhor do que o esperado, e até os

Quadro 16-4-8. Pacientes com Implantes Cocleares Unilaterais (IC)

Pacientes	Imparidade	Idade	Tempo IC	Pré-IC	Pós-IC
MRMC	Transtorno do espectro autista (TEA) (leve), diagnosticado após 3 anos de IC/transtorno de déficit de atenção e hiperatividade (TDAH)	6 anos e 7 meses	4 anos e 11 meses	Gestos	Língua Brasileira de Sinais/gritos/som alto o perturba (Libras)
RRM	TEA (com atrasos motores e cognitivos graves)	4 anos e 7 meses	9 meses	Usa mão da mãe	Balbucia/olha/interage +/tira o processador (RC)
ALS	TEA (leve) com atrasos motores e cognitivos leves	12 anos e 8 meses	9 anos e 8 meses	Gestos/gritos	Fala/Libras/não gosta de barulho (OS)
KLSB	Problema visual/emocional/cognitivo	5 anos e 6 meses	2 anos e 3 meses	Gestos/toques/desconectados	Libras/gestos/vocalização/+ atento (Libras)
FSA	Atraso no desenvolvimento neuropsicomotor (ADPM) e problemas cognitivos/neurológicos	6 anos e 2 meses	4 anos e 4 meses	Sem intenção comunicativa	Balbucia/grita/+ atento e ágil (RC)
ABCA	Paralisia cerebral (PC)	8 anos e 8 meses	3 anos e 7 meses	Sem intenção comunicativa	Vocalização/gestos/desenhos (RC)
LGFA	Atraso de desenvolvimento global (AGD)	6 anos e 3 meses	2 anos e 4 meses	Apontamentos/vocalizações	Sinaliza/grita/imita movimentos labiais (RCS)

RC, reação comportamental; RCS, reações comportamentais/sinais; O, oral; OS, oral/sinal, Libras, Língua Brasileira de Sinais.

seis restantes, frustrados com os resultados, viram benefícios. De fato, todos os 14 pais disseram que recomendariam o IC. Interessante notar quais são esses que se frustraram: uma foi a mãe com dificuldade de se comunicar com seu filho, pois não aceitava a Língua de Sinais e desejava que este oralizasse, culpando-se pela surdez, sendo que a aquisição da fala a redimiria. As demais eram todas mães de crianças com TEA: uma era mãe de uma criança diagnosticada três anos após o implante coclear, enquanto duas não aceitavam o diagnóstico de seus filhos e esperavam mais fluência verbal. Tanto os pais de crianças com problemas emocionais quanto os de autistas ficaram frustrados com os resultados.

Os comentários feitos pelos pais cujas expectativas foram atendidas ou superadas indicaram claramente a importância de se aceitar os resultados e sentir satisfação. Exemplos de tais comentários incluem: "O doutor disse que ia ouvir, mas falar..., e falou! Talvez não fosse ouvir, aí ouviu com os dois ouvidos... e falou!" Também como aqueles que estavam cientes das dificuldades e viam benefícios: "Ninguém dava esperança, sabia que não falaria. Mas ajudou bastante."

A sexta mãe, frustrada com o resultado do implante coclear, foi a do paciente com AGD, que mais me parece um desapontamento, em função do estímulo, esforço e da sua ambição; ela desejava mais, porém ainda vê benefícios, além de ainda não compreender a gravidade do atraso do filho.

A aplicação do questionário ajudou alguns pais a se conscientizarem sobre o progresso de seus filhos e também a refletirem sobre questões da dinâmica familiar que comprometia o melhor aproveitamento do implante. É o caso do casal que pôde perceber o quanto reforçavam os gestos e as manifestações emocionais da criança em detrimento da fala. Aliás, as questões emocionais interferiram grandemente no progresso das crianças, muitas vezes reforçadas pelo comportamento materno. Vemos muitas mães tentando compensar o que não podem reparar sem perceber o quanto isso contribui para o não desenvolvimento do filho. Essas crianças, e todas as outras, precisam ser monitorizadas frequentemente para que sejam avaliadas em suas necessidades terapêuticas e nossos profissionais possam desenvolver sensibilidade para atender e identificar essas questões. As respostas extremamente positivas dos pais ao convite para serem entrevistados e a alegria com que forneceram informações revelaram sua satisfação com o IC. Simplesmente entrevistar os pais deu muito prazer ao entrevistador; e deu a eles a oportunidade de falar sobre suas alegrias e compartilhar grandes emoções.

Muitas crianças com deficiência progridem após o implante coclear, como relatado anteriormente,[7,9] e alguns referem menor evolução que o encontrado em crianças sem outras inabilidades,[13] principalmente na área de desenvolvimento da fala, o que é consistente com nossos achados atuais. O que ficou claro em nosso estudo é que o IC levou à melhor qualidade de vida para toda a família, apesar do lento desenvolvimento da linguagem oral, que foi melhor em crianças implantadas bilateralmente. Observamos que a percepção dos pais acerca dos benefícios qualitativos independia do desenvolvimento da linguagem oral ou gestual das crianças; isso confirma os achados de Berrettini et al.[8] Todas as disjunções relacionais foram percebidas pelas crianças, que reagiram a elas com sintomas comportamentais.

Duas das crianças usaram seu IC menos de 75% do tempo, uma delas porque tinha autismo e foi perturbada pelo processador. De fato, Robertson[21] e Beers et al., em 2014,[42] também se referiram a essa questão, argumentando que é necessário considerar a intolerância auditiva e medir estímulos sensoriais nesses casos. O outro paciente era uma criança muito agitada, que tinha problemas de relacionamento com a mãe. Zaidman-Zait[43] descreveu um caso semelhante de dificuldades interpessoais com a mãe, causadas por comunicação insuficiente, o que causou estresse na família. Schoepflin et al.[44] associaram essas situações ao mau uso do IC, que atrasava a recuperação da criança.

No geral, os resultados foram melhores que o esperado; os pais que lidam com os sérios problemas de seus filhos ficaram felizes com a decisão de realizar o implante coclear. Eles até recomendaram o procedimento a outros pais cujos filhos apresentavam as mesmas condições, conforme relatado em Wiley et al.[7]

CONCLUSÃO

O aumento na comunicação e nas habilidades socioemocionais pode proporcionar às crianças com múltiplas deficiências que usam o IC uma melhor qualidade de vida, que se estende a toda a família. Verificou-se que o desenvolvimento da língua oral é mais rápido em crianças com implantes bilaterais, dependendo da gravidade de seus comprometimentos. Pequenos benefícios criaram impactos positivos, a reação ao som provoca grande felicidade. Apesar das melhoras observadas nas habilidades motoras, na agilidade e no tônus muscular, os problemas emocionais e/ou relacionais devem ser observados. Os indivíduos afetados (sejam pais ou filhos) devem ser encaminhados para atendimento psicológico, pois essas dificuldades impedem que a criança realize todo seu potencial. É importante trabalhar para a aceitação do diagnóstico e expectativas adequadas, mas os resultados nem sempre são previsíveis, dada a idade precoce em que as crianças recebem IC – e os pais devem estar cientes disso. Em conclusão, propomos o questionário que desenvolvemos neste estudo como adequado para esses propósitos.

REFERÊNCIAS BIBLIOGRÁFICAS

1. Van Naarden K, Decouflé P, Caldwell K. Prevalence and characteristics of children with serious hearing impairment in metropolitan Atlanta, 1991-1993. Pediatrics. 1999;103(03):570-575.
2. Filipo R, Bosco E, Mancini P, Ballantyne D. Cochlear implants in special cases: deafness in the presence of disabilities and/or associated problems. Acta Otolaryngol Suppl. 2004;(552):74-80.
3. Fortnum HM, Marshall DH, Summerfield AQ. Epidemiology of the UK population of hearing-impaired children, including characteristics of those with and without cochlear implants--audiology, aetiology, comorbidity and affluence. Int J Audiol. 2002;41(03):170-179.
4. Hamzavi J, Baumgartner WD, Egelierler B, et al. Follow up of cochlear implanted handicapped children. Int J Pediatr Otorhinolaryngol. 2000;56(03):169-174.
5. Waltzman SB, Scalchunes V, Cohen NL. Performance of multiply handicapped children using cochlear implants. Am J Otol. 2000;21(03):329-335.
6. Fukuda S, Fukushima K, Maeda Y, et al.Language development of a multiply handicapped child after cochlear implantation. Int J Pediatr Otorhinolaryngol. 2003;67(06):627-633.
7. Wiley S, Jahnke M, Meinzen-Derr J, Choo D. Perceived qualitative benefits of cochlear implants in children with multi-handicaps. Int J Pediatr Otorhinolaryngol. 2005;69(06):791-798.
8. Berrettini S, Forli F, Genovese E, et al.Cochlear implantation in deaf children with associated disabilities: challenges and outcomes. Int J Audiol. 2008;47(04):199-208.
9. Donaldson A I, Heavner K S, Zwolan T A. Measuring progress in children with autism spectrum disorder who have cochlear implants. Arch Otolaryngol Head Neck Surg. 2004;130(05):666-671.
10. Institute G R. Regional and National Summary Report of Data from the 2009–10 Washington, DC: Gallaudet University. 2011.
11. Boulet S L, Boyle C A, Schieve L A. Health care use and health and functional impact of developmental disabilities among US children, 1997-2005. Arch Pediatr Adolesc Med. 2009;163(01):19-26.
12. Lenarz T. Cochlear implants: selection criteria and shifting borders. Acta Otorhinolaryngol Belg. 1998;52(03):183-199.
13. Edwards L C. Children with cochlear implants and complex needs: a review of outcome research and psychological practice. J Deaf Stud Deaf Educ. 2007;12(03):258-268.
14. Meinzen-Derr J, Wiley S, Grether S, Choo D I. Functional performance among children with cochlear implants and additional disabilities. Cochlear Implants Int. 2013;14(04):181-189.
15. Jure R, Rapin I, Tuchman R F. Hearing-impaired autistic children. Dev Med Child Neurol. 1991;33(12):1062-1072.
16. Herz P K. Behavioral Outcomes in Children with Autism Spectrum Disorder and Cochlear Implants [thesis PhD]. The Graduate Center, City University of New York; 2020.
17. Szymanski C A, Brice P J, Lam K H, Hotto S A. Deaf children with autism spectrum disorders. J Autism Dev Disord 2012;42(10):2027-2037.

18. Szarkowski A, Mood D, Shield A, et al. A summary of current understanding regarding children with autism spectrum disorder who are deaf or hard of hearing. Semin Speech Lang. 2014;35(4):241-59.
19. Bosa C A. Autismo: intervenções psicoeducacionais [Autism: psychoeducational intervention]. Braz J Psychiatry. 2006;28(1):S47-53.
20. Howlin P. The effectiveness of interventions for children with autism. In: Fleischhacker W.W., Brooks D.J. (eds) Neurodevelopmental disorders. Springer, Vienna. 2005.
21. Pozzi ME. The use of observation in the psychoanalytic treatment of a 12-year-old boy with Asperger's syndrome. Int J Psychoanal. 2003 Oct;84(Pt 5):1333-49.
22. Vasilyeva, N. Significant factors in the development of elective mutism. Br J Psychother. 2013;29:373-388.
23. Mulla I, Harrigan S, Gregory S, Archbold S. Children with complex needs and cochlear implants: The parent's perspective. Cochlear Implants Int. 2013;14(S3):S38-S41.
24. Barker R, Bathgate F. The challenges in providing rehabilitation for children with complex needs. Cochlear Implants Int. 201314(S3):S29-S30.
25. Robertson J. Children with cochlear implants and autism – challenges and outcomes: The experience of the National Cochlear Implant Programme, Ireland. Cochlear Implants Int. 201314(S3):S11-S4.
26. Udholm N, Jørgensen AW, Ovesen T. Cognitive skills affect outcome of CI in children: A systematic review. Cochlear Implants Int. 2017;18(2):63-75.
27. Kronenberger WG, Beer J, Castellanos I, et al. Neurocognitive risk in children with cochlear implants. JAMA Otolaryngol Head Neck Surg. 2014;140(7):608-15.
28. Beer J, Kronenberger W G, Castellanos I, et al. Executive functioning skills in preschool-age children with cochlear implants. J Speech Lang Hear Res. 2014;57(4):1521-34.
29. Montgomery JW, Magimairaj BM, Finney MC. Working memory and specific language impairment: an update on the relation and perspectives on assessment and treatment. Am J Speech Lang Pathol. 2010;19(1):78-94.
30. Holt RF, Beer J, Kronenberger WG, et al. Contribution of family environment to pediatric cochlear implant users' speech and language outcomes: some preliminary findings. J Speech Lang Hear Res. 2012;55(3):848-64.
31. Sarant J, Garrard P. Parenting stress in parents of children with cochlear implants: relationships among parent stress, child language, and unilateral versus bilateral implants. J Deaf Stud Deaf Educ. 2014;19(1):85-106.
32. Özdemir S, Tuncer Ü, Tarkan Ö, et al. Factors contributing to limited or non-use in the cochlear implant systems in children: 11 years experience. Int J Pediatr Otorhinolaryngol. 2013;77(3):407-9.
33. Hoshino AC, Echegoyen A, Goffi-Gomez MV, et al. Outcomes of late implantation in Usher syndrome patients. Int Arch Otorhinolaryngol. 2017;21(2):140-143.
34. Nasralla HR, Montefusco AM, Hoshino ACH, et al. Benefit of cochlear implantation in children with multiple-handicaps: parent's perspective. Int Arch Otorhinolaryngol. 2018;22(4):415-427.
35. Lachowska M, Pastuszka A, Łukaszewicz-Moszyńska Z, et al. Cochlear implantation in autistic children with profound sensorineural hearing loss. Braz J Otorhinolaryngol. 2016:S1808-8694(16)30231-2.
36. Eshraghi AA, Nazarian R, Telischi FF, et al. Cochlear implantation in children with autism spectrum disorder. Otol Neurotol. 2015;36(8):e121-8.
37. Geers AE. Techniques for assessing auditory speech perception and lipreading enhancement in young deaf children. In Geers AE, Moog JS. Volta Rewiew. 1994;96:85-96.
38. Garrido M, Flores L. Categoría 7 de percepción del habla: Evalución de la comprensión del habla en ambientes naturales (2010). Integración. 2014;72:23-29.
39. Bevilacqua MC, Delgado EMC, Moret ALM. Estudo de casos clínicos e crianças do Centro Educacional do Deficiente Auditivo (CEDAU) do Hospital de Pesquisa e Reabilitação de Lesões Lábios-Palatais- USP Encontro Internacional de Audiologia; Bauru (SP). 1996.
40. Azema B, Virole B. [Hearing aid for and clinical picture of deaf children with multiple handicaps] Rev Laryngol Otol Rhinol (Bord). 1993;114(04):293-295.
41. Steven RA, Green KM, Broomfield SJ, et al. Cochlear implantation in children with cerebral palsy. Int J Pediatr Otorhinolaryngol. 2011;75(11):1427-1430.
42. Beers AN, McBoyle M, Kakande E, et al. Autism and peripheral hearing loss: a systematic review. Int J Pediatr Otorhinolaryngol. 2014;78(1):96-101.
43. Zaidman-Zait A, Young RA. Parental involvement in the habilitation process following children's cochlear implantation: an action theory perspective. J Deaf Stud Deaf Educ. 2008;13(02):193-214.
44. Schoepflin J, Silverman CA, Linstrom CJ, et al. Parental restriction of children's access to cochlear implants: case studies. Cochlear Implants Int. 2015;16(02):115-120.

ANEXO 1

Anexo 16-4-1. Questionário Nasralla de Benefícios do IC em Múltiplas Deficiências

Nome: _____ Data de nascimento: _____

Data de hoje: _____ Tempo de uso do IC: _____ Bilateral: _____ Sequencial: _____

Nome da mãe: _____ Data da cirurgia IC: _____

Deficiência(s) associada(s):

Tempo de uso diário
> 75% ( )   50%a 75% ( )   25% a 50% ( )   < 25% ( )

Houve suporte de outros membros da família antes da decisão do IC? Sim ( )   Não ( )

Houve suporte da própria família antes da decisão do IC? Sim ( )   Não ( )

E dos profissionais que atenderam o paciente? Sim ( )   Não ( )

Escolaridade:_____

Outras terapias: _____
_____

Qual a dificuldade de levar a criança a todas as terapias (condições econômicas, transporte, pessoa responsável por levar a criança, cuidador, trabalho, instabilidade do comportamento da criança):
_____
_____
_____

Quais as vantagens que vocês, pais, viram no implante coclear?
_____
_____
_____

Habilidades de comunicação (Definição dos tipos de comunicação descritos pelos pais)

De que maneira seu filho se comunicava antes do IC?
_____
_____
_____

(Continua)

Anexo 16-4-1. *(Cont.)* Questionário Nasralla de Benefícios do IC em Múltiplas Deficiências

Habilidades de comunicação (Definição dos tipos de comunicação descritos pelos pais)

De que maneira seu filho se comunica agora, após o IC?

_____

_____

_____

Habilidades de comunicação (Classificação feita por nós pelas legendas).

- Não tem intenção comunicativa (SIC).
- Reações comportamentais (RC): choro, gritos, expressão facial, vocalizações e gestos para se comunicar.
- Reações comportamentais/sinais (RCS): mesmos descritos acima + sinais.
- Reações comportamentais + poucas palavras claras (RCP).
- Usa comunicação alternativa (pranchas) (CA).
- Sinais (LIBRAS): criança usa um sistema formal de sinais, como LIBRAS.
- Sinais + vocalizações com intenção comunicativa, mesmo palavras ininteligíveis (SVC).
- Sinal/oral (SO): combinação de LIBRAS e fala palavras claras.
- Oral (O): somente palavras, sem gestos ou sinais.

	No pré-IC	No pós-IC
Tipo de comunicação (definição)		
Habilidades socioemocionais	**No pré-IC**	**No pós-IC**
Reage ao som		
Faz contato ocular		
Reconhece o próprio nome		
Gosta de música		
Responde a perguntas verbais		
Responde às pessoas, como?		
Comunica desejos e necessidades		
Irmãos brincam com a criança		
Outras crianças brincam com ela/ele		
Procura-as?		
Tem iniciativa para brincar		
Coopera com os demais		
Outros estão interessados no progresso da criança?		
Adaptação:	**No pré-IC**	**No pós-IC**
A criança se amolda à rotina familiar		
É confortável levá-la a lugares públicos		
Autocontrole:	**No pré-IC**	**No pós-IC**
A criança reage positivamente a situações novas?		
Tem medo de enfrentar o desconhecido?		
Fica bem em qualquer lugar?		
Abertura a experiências/estilos de aprendizagem:	**No pré-IC**	**No pós-IC**
Tem curiosidade		
Tem criatividade		
Explora novas possibilidades?		
Capaz de solucionar problemas		
Atento e interessado na escola		
Atento e interessado em casa		
Atento e interessado nas outras terapias em geral		
Interessa-se pelos objetos		
Temperamento:	**No pré-IC**	**No pós-IC**
Amável		
Extrovertido		
Contente		
Triste		
Ficou mais feliz.		
Instável emocionalmente.		

(Continua)

Anexo 16-4-1. *(Cont.)* Questionário Nasralla de Benefícios do IC em Múltiplas Deficiências

Para suas atividades de vida diária:	No pré-IC	No pós-IC
Comer	Dependente ( ) Independente ( )	Dependente ( ) Independente ( )
Vestir	Dependente ( ) Independente ( )	Dependente ( ) Independente ( )
Ir ao banheiro	Dependente ( ) Independente ( )	Dependente ( ) Independente ( )
Tomar banho	Dependente ( ) Independente ( )	Dependente ( ) Independente ( )
Conscienciosidade:	**No pré-IC**	**No pós-IC**
	Organizado ( )	Organizado ( )
	Persistente ( )	Persistente ( )
	Resiliente ( )	Resiliente ( )

De maneira geral, qual é o nível de sucesso que você atribui ao implante coclear segundo as suas expectativas:
- Como o esperado ( )
- Pior do que o esperado ( )
- Melhor do que o esperado ( )
- Não havia expectativa ( )
- Não sabia o que esperar ( )

Você recomendaria o IC para outra criança nas mesmas condições?
SIM ( )   NÃO ( )

COMENTÁRIOS:
_____
_____

MUITO OBRIGADO POR SUA PARTICIPAÇÃO!
Esperamos com este questionário entender a contribuição do implante coclear para crianças que tenham surdez e outras alterações no desenvolvimento e assim auxiliar seu filho e outras crianças.

IMPLANTE COCLEAR EM PACIENTES COM ESPECTRO DA NEUROPATIA AUDITIVA

Orozimbo Alves Costa Filho ■ Ana Claudia Martinho-Carvalho
Fernão Bevilacqua Alves da Costa ■ Kátia de Freitas Alvarenga ■ Elisabete Honda Yamaguti

INTRODUÇÃO

A expressão neuropatia auditiva foi descrita, inicialmente, em meados da década de 1990, para designar uma alteração auditiva na qual a função das células ciliadas externas (CCE) mostra-se preservada, ao mesmo tempo em que a transmissão neural aferente encontra-se alterada.[1]

Desde então, diferentes nomenclaturas foram propostas pelos pesquisadores da área para designar essa entidade nosológica,[2,3] e Neuropatia Auditiva e/ou Dessincronia Auditiva foram substituídas por espectro da neuropatia auditiva (ENA), termo mais amplo, como forma de contemplar os possíveis locais de alteração que justifiquem o conjunto de características audiológicas e eletrofisiológicas relacionadas a esse grupo heterogêneo.[4]

Nas últimas décadas, diversos aspectos relacionados ao ENA vêm sendo investigados pela comunidade científica. Nesse sentido, é consenso que se trata de um grupo clínico diversificado, com distintos achados audiológicos e neurológicos; que o diagnóstico realizado a partir de critérios fisiológicos é apenas o início dos desafios a serem transpostos; e a habilidade auditiva relacionada ao processamento temporal está comprometida, ou seja, há dificuldade em processar modificações rápidas do sinal acústico.

Na perspectiva dos desafios científicos atuais na área, destacam-se os aspectos genéticos relacionados ao ENA, bem como a conduta a ser adotada na habilitação e reabilitação desse grupo, considerando que uma estratégia clínica de intervenção comum a todos os pacientes ainda não pode ser definida e adotada.

Este capítulo tem como objetivo abordar os aspectos atuais relacionados ao ENA, no sentido de descrever a trajetória científica para alcançar a compreensão existente, desde o processo de diagnóstico à intervenção dessa patologia auditiva.

BREVE RETROSPECTIVA HISTÓRICA E PANORAMA ATUAL

O diagnóstico do ENA só se fez possível frente à possibilidade de verificar a funcionalidade das células ciliadas externas isoladamente, por meio do registro das emissões otoacústicas evocadas (EOE), consideradas até então as estruturas que estariam primeiramente lesadas na perda auditiva coclear. Para a melhor compreensão da importância das EOE no diagnóstico audiológico é importante rever que, anteriormente à descoberta de que a cóclea não era um órgão passivo, mas que produz um som, a ausência de resposta neural na criança com perda auditiva de graus severo ou profundo, invariavelmente, era justificada pelas limitações do procedimento, em virtude da intensidade máxima dos equipamentos utilizados para a pesquisa dos potenciais evocados auditivos de tronco encefálico (PEATE), de 90 a 100 dBNA para o estímulo clique. Por conseguinte, na prática clínica, o diagnóstico de alteração neural só era definido nas perdas auditivas de grau leve ou moderado.

Por outro lado, a associação entre os resultados obtidos nas EOE (demonstrando a funcionalidade das CCE) e nos PEATE (resposta neural ausente ou muito comprometido) colocou o profissional frente a um tipo de alteração auditiva que divergia do conhecimento da época, na qual a funcionalidade das células ciliadas externas poderia existir mesmo havendo ausência de resposta neural, independente do grau da perda auditiva.

Desde então, o ENA passou a ser uma realidade clínica. Com as Políticas Públicas de Saúde Auditiva, que prevê a implementação da triagem auditiva neonatal, o diagnóstico dessa alteração auditiva nos primeiros anos de vida passou a ser um fato, o que tem permitido a intervenção mais precoce e adequada.

Inicialmente julgada como uma alteração rara, os conhecimentos científicos acumulados na área sugerem prevalência do ENA variando entre 0,5% a 15% dos casos definidos como deficiência auditiva sensorioneural. Em crianças inicialmente diagnosticadas com deficiência auditiva sensorioneural de graus severo ou profundo, estima-se que a prevalência de ENA seja de 7% a 15%.[5-9]

Em relação à etiologia, múltiplos fatores parecem constituir as possíveis causas dessa patologia, incluindo condições genéticas, congênitas ou adquiridas. Os sintomas auditivos podem apresentar-se de maneira isolada ou concomitantemente a outras anormalidades de nervos periféricos, como nos casos de doença de Charcot-Marie-Tooth, neuropatia ótica hereditária de Leber's, ataxia de Fredreich's, entre outras.[1,10,11]

Especialmente na população infantil, complicações durante e/ou após o nascimento frequentemente integram os fatores relacionados ao ENA.[12-14] De acordo com a literatura científica, 42% das crianças desse grupo apresentam outras alterações neurológicas associadas, e, em 10% dos casos, as causas podem estar associadas a fatores metabólicos, tóxicos, imunológicos ou infecciosos (anoxia, hiperbilirrubinemia, reação a drogas, desmielinização, infecção viral) e 48% dos casos ainda apresentam causa desconhecida.[15]

De acordo com o descrito anteriormente, o diagnóstico de ENA só é possível quando procedimentos eletroacústicos e eletrofisiológicos são inseridos no protocolo de avaliação audiológica convencional. A audiometria tonal pode apresentar uma variabilidade nos resultados, desde limiares audiométricos próximos da normalidade até perdas auditivas de grau profundo, de diferentes configurações, com valores de discriminação de fala incompatíveis com os limiares tonais, bem como ausência de reflexos do músculo do estapédio.[1,16] Contudo, as evidências da integridade das células ciliadas externas (CCE) demonstrada pelo registro das emissões otoacústicas (EOA) e/ou do microfonismo coclear (MC), em associação com a alteração na transmissão neural, indicada pela ausência ou alteração severa da atividade neural evocada na via auditiva, registrada por meio do potencial evocado auditivo do tronco encefálico (PEATE), são os achados clássicos de ENA.

Entretanto, os achados audiológicos e eletrofisiológicos encontrados a partir dos procedimentos usualmente utilizados na prática clínica não são capazes de definir a localização exata da alteração, podendo sugerir tanto uma falha na função das células ciliadas internas (CCI) e/ou na junção sináptica entre essas células e as fibras do VIII par craniano, bem como uma alteração nas próprias fibras do VIII par craniano (vestíbulo coclear) e/ou na base bioquímica e liberação dos neurotransmissores, ou ainda ser uma combinação das estruturas citadas.[2,14,17] Nesse contexto, o registro do potencial de somação (PS) na eletrococleografia passa a ser um achado importante para auxiliar na compreensão da fisiopatologia, visto que o PS reflete a atividade elétrica coclear, com preponderância das células ciliadas internas. Contudo, a eletrococleografia não está inserida no protocolo de avaliação audiológica da maioria dos Centros, provavelmente pelo fato de o posicionamento do eletrodo extratimpânico ser considerado invasivo, o que determina a presença de um profissional médico de acordo com as recomendações nacionais, o que dificulta a organização de um fluxo de atendimento. Outro aspecto importante é que o componente PS não é de fácil registro e visualização nos indivíduos com ENA, uma vez que a ausência do componente PA não permite a análise comparativa da amplitude PS/PA.

Assim, torna-se de fundamental importância a realização de um diagnóstico diferencial por meio dos estudos de imagem, na medida em que alterações auditivas decorrentes de tumor do VIII par craniano, e/ou alterações auditivas centrais, podem compartilhar algumas das características audiológicas apresentadas nos casos de ENA.[16]

As manifestações clínicas de ENA podem variar entre crianças e adultos, considerando o caráter adquirido dessa alteração na maioria da população adulta diagnosticada com ENA.

Na população pediátrica, o ENA frequentemente apresenta-se como congênito ou em decorrência de intercorrências peri ou pós-natais. As características clínicas podem variar desde flutuação no desempenho das habilidades auditivas, com dificuldades de obtenção de limiares audiométricos fidedignos, até indivíduos com comportamento auditivo semelhante àquele encontrado em crianças com perdas sensorioneurais de grau profundo.[18]

Em adultos, a principal queixa encontrada na população com ENA refere-se à dificuldade de perceber os sons de fala, especialmente nas situações de ruído competitivo. O sistema auditivo não é capaz de produzir respostas sincronizadas aos estímulos acústicos, gerando, portanto, prejuízos no processamento temporal da fala.[17,19-22]

ATUALIDADES EM GENÉTICA RELACIONADA AO ESPECTRO DA NEUROPATIA AUDITIVA

Um número crescente de pesquisadores vem se dedicando ao estudo das mutações genéticas associadas à perda auditiva congênita. Os dados demonstram que 50% das perdas auditivas congênitas são de origem genética, sendo 75%-80% não sindrômicas de herança mendeliana recessiva; cerca de 20% autossômicas dominantes; ligadas ao X (2%-5%) e mitocondriais (cerca de 1%).[20] Paralelamente a isso, alguns casos de causa desconhecida, potencialmente, podem apresentar uma base genética como fator etiológico[5,10,23].

Nesse contexto, dentre as causas genéticas do ENA de caráter não sindrômico, diversos marcadores genéticos vêm sendo identificados e descritos pela literatura científica. No que se refere à herança do tipo autossômico dominante, destacam-se os marcadores genéticos *AUNA1* e *PCDH9*. Dentre os marcadores genéticos de herança autossômica recessiva, são descritos *OTOF/DFNB9* e *Pejvakin/DFNB59* e *GJB2*. Para herança ligada ao cromossomo X, o marcador genético AUNX1 foi identificado.[10,23,24]

Especificamente, o gene *OTOF*, primeiro a ser identificado como etiologia de ENA não sindrômico recessivo,[25] tem sido descrito como a causa mais frequente de ENA congênito em diferentes populações.[24,26]

Recente estudo multicêntrico propôs analisar a mutação de 68 genes, incluindo o gene *OTOF*, em 2.265 japoneses com perda auditiva sensorioneural compatível com herança autossômica recessiva. Como resultado, obteve-se a frequência de 1,72% de mutações no gene *OTOF* associadas à perda auditiva congênita, não progressiva e de graus profundo para severo, com apenas um paciente de grau moderado. Dentre esses pacientes, 28% apresentavam diagnóstico prévio de ENA.[27]

Para as causas genéticas de caráter sindrômico, o ENA pode estar relacionado a diversas síndromes com diferentes tipos de herança genética. Entre as síndromes de caráter autossômico dominante destacam-se a doença de Charcot-Marie-Tooth e a atrofia óptica autossômica dominante, com os respectivos marcadores genéticos: *PMP22, MPZ, NF-L* e *OPA1*. Para as síndromes de herança autossômica recessiva relacionadas ao ENA, são descritos os marcadores genéticos *NDRG1*, presentes na doença de Charcot-Marie-Tooth, bem como o marcador *TMEM126A* encontrado na atrofia óptica autossômica recessiva. A ataxia de Fredreich's e a doença de Refsum's também

se caracterizam como síndromes de herança autossômica recessiva, porém com marcadores genéticos desconhecidos.

A herança genética do tipo mitocondrial está descrita na neuropatia óptica hereditária de Leber's, com mutação no DNA 11778 mt. Causas genéticas isoladas, relacionadas à herança do tipo mitocondrial, também podem ser encontradas, como, por exemplo, a mutação 12SrRNA.

Diante da diversidade de achados e após um extenso levantamento sobre as variedades genéticas encontradas no ENA, Starr (2008)[28] organizou uma classificação das mutações genéticas descritas na literatura, levando em consideração o local anatômico afetado (células ciliadas internas, nervo auditivo e suas respectivas sinapses), o envolvimento de nervos periféricos ou do nervo óptico; o tipo de função afetada (atividade neural, ação dos receptores, entre outras) e o local de ação do gene afetado (mitocondrial ou não). Nesse cenário, o autor propôs quatro diferentes grupos, a saber:

1. Tipo I pós-sináptica, somada a neuropatias vestibulares e periféricas;
2. Ou somada a alterações do nervo óptico e acompanhadas de mutações mitocondriais e nucleares que afetam a mitocôndria;
3. Tipo II pré-sináptica, com alteração nas células ciliadas internas e transmissores;
4. Não especificada: local afetado desconhecido.

A existência ainda de inúmeros questionamentos referentes aos mecanismos envolvidos e o local relacionado à lesão reflete o panorama atual de produção científica da área, pois se constata significativo aumento de descrições de casos clínicos com o intuito de relatar novas mutações genéticas associadas ao ENA não sindrômico recessivo, assim como em síndromes, por meio de procedimentos e exames laboratoriais adequados.

É sabido que a definição da etiologia da perda auditiva possibilita uma intervenção mais segura e adequada. Especificamente no ENA, conhecer o diagnóstico genético é altamente positivo para que possa ser indicada a melhor intervenção, especialmente no que se refere a candidatos ao implante coclear.

ASPECTOS DA INTERVENÇÃO NO ESPECTRO DA NEUROPATIA AUDITIVA

Diante das dificuldades encontradas na definição do fator etiológico, bem como na determinação do local exato da alteração relacionada ao ENA, a conduta a ser adotada na habilitação e reabilitação deste grupo clínico de casos ainda hoje é discutida pelos profissionais da área, já que a diversidade dos achados clínicos pode representar diferentes graus de comprometimento relacionados a essa patologia, ou ainda alterações diversas ao longo da via auditiva.

Considerando que o ENA é capaz de afetar de maneira significativa a compreensão e a produção da fala, uma conduta adequada e precisa deve ser considerada, especialmente em crianças que se encontram no período crítico para o desenvolvimento das habilidades de audição e linguagem.

A utilização de um protocolo de avaliação detalhado deve ser preconizada na definição da conduta a ser indicada para a intervenção. Como descrito anteriormente, faz-se importante uma avaliação clínica precisa, associada à bateria de testes audiológicos e eletrofisiológicos, bem como estudos por imagem, com o objetivo de avaliar alterações anatômicas no nervo coclear. Adicionalmente, a avaliação precisa das habilidades auditivas também se faz necessária, no sentido de ponderar os aspectos relacionados com a percepção auditiva da fala e o impacto na comunicação oral do indivíduo.

No que se refere à intervenção adotada, diversas são as possibilidades, de acordo com os sintomas clínicos apresentados por cada indivíduo. Na prática clínica, observam-se indivíduos que não utilizam qualquer tipo de dispositivo eletrônico, outros que utilizam aparelho de amplificação sonora individual (AASI) uni ou bilateralmente, indivíduos que obtêm benefícios com a utilização da estimulação elétrica via Implante Coclear (IC) uni ou bilateralmente, ou ainda indivíduos que se beneficiam da audição bimodal, por meio do uso combinado do IC e do AASI na orelha contralateral.[18]

Importa ressaltar que a experiência clínica tem demonstrado que a amplificação convencional é capaz de beneficiar apenas um número reduzido de indivíduos, especialmente no que se refere às habilidades auditivas mais complexas, tais como reconhecimento e compreensão dos sons da fala.[22,29]

Algumas recomendações são sugeridas em relação à amplificação sonora na população pediátrica, ou seja, todas as crianças que apresentam limiares audiométricos capazes de possibilitar a percepção da fala em níveis de conversação normais devem passar por um período de experiência com o AASI. As evidências científicas e clínicas atuais demonstram a possibilidade de benefícios com a amplificação para crianças com perdas de grau até severo.[30,31]

Além disso, a experiência com o AASI deve contemplar uma prescrição clínica adequada e com uso efetivo desses dispositivos eletrônicos. Em crianças nas quais ainda não é possível a obtenção de limiares audiométricos consistentes, a Academia Americana de Audiologia sugeriu que deve ser realizado um teste de amplificação sonora com base na observação do comportamento auditivo, até que a determinação dos limiares auditivos possa ser estabelecida.[32]

Considerando a limitação da avaliação auditiva comportamental para a definição dos limiares audiométricos e/ou dos níveis mínimos de respostas, bem como a inexistência de protocolos clínicos baseados em evidências capazes de determinar os ajustes de programação do AASI a partir deste tipo de resposta, é de fundamental importância que a criança esteja inserida em um processo fonoaudiológico terapêutico imediatamente após a definição do diagnóstico para orientação familiar e acompanhamento e monitorização do desenvolvimento das habilidades auditivas e de linguagem, as quais auxiliarão na condução da intervenção, assim como os resultados do teste com a amplificação.[31,33,34]

Outras estratégias de comunicação, entre elas a comunicação gestual, a leitura orofacial e os sistemas FM, vêm sendo discutidas como possibilidades a serem utilizadas no processo de habilitação e reabilitação desse grupo clínico de casos.[22]

No que se refere ao uso do sistema de FM, alguns estudos sugerem que esse auxiliar auditivo pode beneficiar os indivíduos com ENA, uma vez que, diante das dificuldades encontradas para a percepção de fala em situação de ruído de fundo, esse dispositivo poderá melhorar a relação sinal/ruído existente e, consequentemente, a percepção de fala.[21]

Os estudos sugerem que 50% das crianças diagnosticadas como portadoras de ENA não apresentam habilidade de compreensão de fala, mesmo quando o sinal de fala é apresentado em níveis audíveis.[35] Paralelamente a isso, grande parte dos indivíduos apresenta perda auditiva de grau severo a profundo e assim estes podem ser candidatos ao uso do IC.[36]

Os questionamentos e controvérsias oriundos da indicação do implante coclear (IC) no ENA estão sendo superados com os resultados clínicos descritos pela literatura científica no que diz respeito aos benefícios obtidos para o desenvolvimento das habilidades de audição e linguagem após a implantação.

O uso do IC em indivíduos com ENA fundamenta-se no fato de que esse dispositivo eletrônico, capaz de substituir parcialmente as funções das células sensoriais auditivas e estimular diretamente o nervo coclear, pode beneficiar a sincronia neural e contribuir, portanto, para o desenvolvimento ou (re)estabelecimento das habilidades de audição e linguagem.[37-39]

Inicialmente, nos casos de ENA associados a uma alteração neural como desmielinização e/ou perda axonal, a indicação do IC era controversa. No decorrer dos anos, estudos têm demonstrado que o IC nesses casos pode propiciar uma atividade neural mais sincronizada,[40] com melhora na percepção auditiva da fala. Assim, o IC tem sido indicado nesses casos, porém é fundamental a orientação sobre as expectativas da família, visto que os benefícios obtidos são invariavelmente inferiores àqueles observados em indivíduos com ENA na presença de nervo coclear normal.

Quadro 16-5-1. Classificação dos Subtipos de ENA[16]

Tipo I: mudanças de desenvolvimento para a normalidade da audição

- I-a: normalidade a partir da ausência anterior do PEATE
- I-b: normalidade das ondas I e III de PEATE

Tipo II: mudanças de desenvolvimento para perda auditiva profunda

- Desaparecimento das EOEPD e mudança para perda auditiva profunda
- Candidato ao implante coclear

Tipo III: neuropatia auditiva congênita

- III-a: Neuropatia auditiva verdadeira
  - Percepção auditiva limitada
    - Candidato ao implante coclear
- III-b: Pseudoneuropatia auditiva.
  - Não há indicação para o implante coclear

Recentemente, Kaga *et al.*, em 2016,[16] apresentaram uma classificação interessante dos subtipos de ENA, ao fazerem uma correlação entre os achados clínicos e audiológicos com a conduta a ser assumida com relação ao IC (Quadro 16-5-1).

Com os recursos tecnológicos voltados aos sistemas de registro dos potenciais, tem sido possível constatar que o registro do potencial de ação composto do nervo auditivo eletricamente evocado (ECAP) ou a resposta neural em usuários de IC é capaz de demonstrar, de maneira objetiva, modificações na função auditiva após a estimulação elétrica do sistema auditivo de indivíduos com ENA.[41] Adicionalmente, a pesquisa dos potenciais evocados auditivos corticais (PEAC) tem contribuído para aprimorar o critério de indicação do IC nessa população. Nesse contexto, foi desenvolvido um estudo pelo nosso grupo, com 14 usuários de IC na faixa etária entre 4-11 anos de idade, com perda auditiva pré-lingual profunda relacionada ao diagnóstico de ENA com nervo coclear normal. Na pesquisa dos PEAC, o componente P1 foi registrado em 12/14 (85,7%) crianças com ENA, com correlação significativa entre a latência e a duração da privação auditiva sensorial (* p = 0,007, r = 0,7278), e com o desempenho na percepção auditiva da fala, ou seja, menor latência foi observada nos pacientes com maior desempenho no teste de percepção de fala (p = 0,022). Os resultados obtidos confirmaram que a falta de sincronia auditiva observada nessas crianças pode também levar a um padrão anormal de maturação no sistema auditivo, aspecto que deve ser considerado na definição do tempo de uso do AASI prévio à indicação do implante coclear. Outro aspecto importante foi que o componente P1 é um preditor do desempenho da percepção de fala da criança implantada, o que contribui significativamente para a qualidade da orientação que será dada à família e ao paciente no decorrer do processo de reabilitação.[42]

Vale ressaltar que esses pacientes devem estar inseridos no grupo de casos especiais para a indicação do IC, necessitando, portanto, de uma avaliação criteriosa e precisa em um centro de IC com vasta experiência clínica.

CONSIDERAÇÕES PRÉ-CIRÚRGICAS

A relevância de se conhecer a anatomia do nervo coclear por meio do estudo de imagem para o diagnóstico diferencial das deficiências auditivas sensorioneurais tem sido discutida na literatura da área específica,[43,44] discussão esta que se torna ainda mais pertinente, quando considerados os candidatos ao implante coclear.

Como referido anteriormente, a compreensão da fisiopatologia do ENA ainda não é precisa, o que proporciona desafios na prática médica, principalmente com relação à conduta mais adequada a ser assumida frente ao conjunto de sintomas apresentado pelo paciente, sem uma causa aparente em seu histórico clínico.[45] Soma-se a isso a grande variabilidade dos resultados obtidos em pacientes com ENA usuários de implante coclear, que podem alcançar apenas habilidades auditivas simples, como detecção e discriminação, como também apresentar desempenho similar ao paciente com perda auditiva sensorioneural nos testes mais complexos de percepção auditiva da fala.

A experiência vivida em décadas no programa de implante coclear demonstra que a doença atualmente conhecida como ENA não é passível de ser compreendida apenas por meio dos resultados dos exames eletrofisiológicos, clínicos e audiológicos, sendo necessário o exame por imagem, mais especificamente tomografia computadorizada (TC) e ressonância magnética (RM).

Estudos na área têm demonstrado que o quadro audiológico característico de ENA pode ser observado em indivíduos com nervo coclear normal, na hipoplasia e agenesia. Assim, surge outra terminologia que representa melhor o quadro clínico do paciente, ou seja, deficiência do nervo coclear (DNC), para os casos com hipoplasia ou agenesia. Por outro lado, o termo ENA seria utilizado para os pacientes em que os exames por imagem demonstram nervo coclear normal.

Essa diferenciação tem sido descrita como importante,[44] e o protocolo para realizar este diagnóstico diferencial entre ENA e DNC deve incluir tomografia computadorizada (TC) e ressonância magnética (RM) com ótima qualidade e profissionais experientes para sua análise.

A RM é o exame considerado padrão ouro, uma vez que permite verificar diretamente as condições do nervo coclear, sendo necessários os cortes nos planos axial, coronal e sagital. Este último plano permite a comparação entre direita e esquerda, estabelecendo o diâmetro dos nervos coclear, facial e vestibular superior e inferior no CAI, parâmetro de análise utilizado para definir a normalidade ou não. Por outro lado, a análise do diâmetro do conduto auditivo interno pela tomografia pode auxiliar na definição de alteração no nervo coclear, visto que a ausência ou hipoplasia do nervo coclear tem reflexo na formação dessa estrutura.[45] Entretanto, o inverso não é verdadeiro, pois CAI com dimensões normais não significa necessariamente normalidade do NC.

Concluindo, nos pacientes com ENA é possível encontrar alterações do osso temporal, do nervo ou de ambos. Sendo assim, para que o protocolo de avaliação da ENA seja completo, devem ser realizados ambos os exames, TC e RM. É importante ressaltar que a condição do nervo coclear, a princípio e não de forma isolada, pode ser um preditor do benefício que será obtido com o implante coclear.

Outras recomendações são sugeridas pelos pesquisadores da área no que se refere à indicação do IC nesta população clínica. Entre elas, destacam-se:

▪ A avaliação dos candidatos ao IC deve ser realizada após a estabilidade nos resultados obtidos por meio da bateria de testes audiológicos e eletrofisiológicos;[4]
▪ Período de experiência prévia com AASI, no sentido de avaliar os resultados da amplificação convencional para as habilidades de audição e linguagem;[4]
▪ Orientação aos pacientes, pais e familiares em relação às expectativas e à variabilidade de resultados encontrados após o IC. Indivíduos com sinais de neuropatia periférica e/ou alguma alteração no nervo auditivo podem sugerir resultados mais variáveis e limitados;[43]
▪ Os critérios de indicação do IC nesta população devem ser os mesmos utilizados na população em geral candidata ao IC, destacando-se a realização de alguns exames específicos para a análise mais precisa dos aspectos que possam indicar ou contraindicar o procedimento cirúrgico. Alguns pesquisadores da área recomendam a utilização de testes de função pré-neural na bateria de exames dos candidatos ao IC, com diagnóstico de ENA;[18,46-48]
▪ Os limiares audiométricos não devem ser considerados como fator primordial a ser analisado no momento da indicação cirúrgica do IC em crianças, já que o comprometimento observado na percepção dos sons da fala muitas vezes mostra-se incompatível com os limiares tonais obtidos. A avaliação detalhada do desenvolvimento das habilidades auditivas caracteriza-se como aspecto fundamental a ser observado.[35] Para os casos de perdas leves e moderadas, a monitoração precisa deve ser realizada após a adaptação do AASI de alto desempenho;

▪ De acordo com recomendação internacional, a intervenção cirúrgica não deve ser realizada antes dos 18 meses em virtude das características clínicas dessa alteração auditiva relacionadas à fisiopatologia de acordo com o local da lesão e consequente variabilidade nos resultados obtidos, possibilidade de benefício com o aparelho auditivo, dentre outros. Contudo, a confirmação da causa genética de ENA possibilita que a definição do momento da intervenção cirúrgica tenha como base aspectos relacionados às condições clínicas da criança e ao preparo da família, sempre com a compreensão de que essa alteração auditiva leva a um padrão anormal de estimulação neural independente do limiar psicoacústico, com impacto negativo na maturação do córtex auditivo e consequente comprometimento na aquisição das habilidades auditivas pela criança.[42] Outro aspecto relevante refere-se à orientação familiar, pois, no ENA associado ao gene *OTOF*, a alteração está relacionada às sinapses, com preservação dos neurônios pós-sinápticos e das fibras do nervo para a estimulação elétrica, condição favorável para alcançar ótimos resultados com o IC.[49,50]

RESULTADOS COM IMPLANTE COCLEAR

Mesmo diante das dificuldades clínicas em determinar o fator etiológico e o local exato da lesão relacionado a ENA, os benefícios obtidos em indivíduos com esse tipo de alteração e que receberam o IC, no que se refere à percepção dos sons da fala, bem como a possibilidade de registro do potencial de ação composto do nervo auditivo (ECAP) e dos potenciais evocados auditivos por meio da utilização do estímulo elétrico, justificam a maneira pela qual o IC é capaz de permitir a sincronização dos elementos neurais existentes e, com isso, contribuir no processo de habilitação e reabilitação dos indivíduos com ENA.

Para os pacientes com lesão das células ciliadas internas ou alteração na junção sináptica entre essas células e os dendritos, o IC pode ser uma opção válida para a recuperação da sincronia neural. A literatura científica demonstrou uma satisfatória evolução clínica observada nos indivíduos com ENA e em usuários de IC que têm como fator etiológico a mutação no gene *OTOF*, considerando que a alteração presente nessa mutação refere-se às células ciliadas internas e que o IC possibilitará uma estimulação adequada das fibras do nervo auditivo.[49]

Para os casos em que a alteração está associada aos neurônios auditivos, a indicação do IC ainda é controversa. No entanto, já existem na literatura científica relatos de casos de neuropatia auditiva periférica nos quais foi observada significativa melhora na percepção dos sons de fala após o IC. Mesmo diante de um número reduzido de células ganglionares a serem estimuladas, a estimulação elétrica fornecida pelo IC pôde trazer benefícios.[40]

Na população infantil com ENA, o IC deve ser considerado em crianças que apresentem pouco progresso no desenvolvimento das habilidades auditivas e de linguagem após um período de uso de AASI sem benefícios significativos, independentemente dos limiares auditivos comportamentais.[4]

Um questionamento muito presente na prática clínica diz respeito à possibilidade das crianças com ENA que receberam o IC se desenvolverem de maneira semelhante àquelas crianças implantadas com deficiência auditiva neurossensorial. Alguns autores sugeriram em seus estudos que as expectativas de resultados do IC no grupo de crianças com ENA devem ser menores do que as existentes no grupo de crianças com DANS.[35]

Por outro lado, diversos estudos com resultados encorajadores do IC nos casos de ENA vêm sendo descritos pelos pesquisadores da área. De uma maneira geral, os dados apontam que crianças com ENA podem se beneficiar do IC de modo a perceberem a fala por meio da utilização apenas da via auditiva, sendo os resultados encontrados nessa população clínica semelhantes àqueles encontrados na população pediátrica com DANS e usuária de IC.[17,18,22,51,52]

No que se refere às características do ECAP, a presença de ENA parece não influenciar a possibilidade do registro desse potencial, uma vez que não são observadas modificações significativas na morfologia do registro que possam ser atribuídas a essa população específica.[41]

Entretanto, considerando que as medidas de ECAP refletem o funcionamento da via auditiva ao nível do tronco encefálico, a presença desse potencial não garante o sucesso com o IC.

Nesse cenário, os potenciais auditivos evocados de longa latência vêm sendo aplicados na população portadora de deficiência auditiva com o objetivo de monitorizar as modificações neurofisiológicas ocorridas no sistema nervoso auditivo central (SNAC) após a intervenção terapêutica.[53,54]

O componente P1, presente nos potenciais evocados auditivos de longa latência, gerado pelo tálamo auditivo e fontes corticais, tem sido utilizado como um biomarcador capaz de inferir o processo maturacional das estruturas auditivas em crianças.[54]

Os estudos sugerem que a análise do componente P1 também pode ser utilizada como um marcador de desenvolvimento do sistema auditivo central em crianças com ENA, uma vez que a análise desse componente parece estar relacionada aos resultados de percepção de fala obtidos após o IC, bem como ao tempo de privação sensorial.[42,55,56]

Além disso, o registro e a análise do componente P1 parecem ser um indicador dos resultados comportamentais em relação ao desenvolvimento das habilidades auditivas em crianças e jovens com ENA, caracterizando-se como importante ferramenta clínica a ser utilizada na determinação da conduta de habilitação e reabilitação e no monitoramento da efetividade da intervenção.[42,55,56]

Na Seção de Implante Coclear do Hospital de Reabilitação de Anomalias Craniofaciais, Centro de Pesquisas Audiológicas, Universidade de São Paulo – *Campus* Bauru, instituição de origem de dois dos autores, até o ano de 2019, 98 crianças com ENA receberam o IC, correspondendo a 6,5% do total de pacientes submetidos ao implante coclear. Com relação à idade na cirurgia, 73% estavam na faixa etária de 1 a 3 anos e 11 meses; 23% entre 4 e 8 anos; 2% entre 10 e 12 anos e 3% são adultos.

A experiência clínica adquirida por esse grupo tem demonstrado uma grande heterogeneidade em relação ao desenvolvimento das habilidades auditivas e de linguagem após a implantação, levando-se em consideração a idade cirúrgica e o tempo de uso do dispositivo. Apesar da variabilidade de resultados encontrados entre os indivíduos, um número significativo de crianças, a partir do segundo ano de uso de IC, apresenta a habilidade de reconhecer sons de fala em conjunto aberto, bem como desenvolvimento de linguagem compatível com a construção de frases de três a quatro elementos.

Por fim, vale ressaltar que já estão disponíveis na literatura científica estudos longitudinais e com maior casuística em relação aos resultados do IC nos casos de ENA. Os dados continuam encorajadores, demonstrando que, após o IC, as habilidades de percepção de fala dos indivíduos com ENA são semelhantes àquelas encontradas em seus pares implantados com DANS.[51,57,58]

No entanto, não há como negar a heterogeneidade desse grupo clínico de casos no que se refere à fisiopatologia, à idade do diagnóstico, ao local da lesão, à idade de implantação, bem como à existência de outros comprometimentos associados à alteração auditiva. Nesse sentido, uma avaliação criteriosa e específica deve ser proposta para cada caso.[51]

CONCLUSÃO

Os avanços científicos e tecnológicos ocorridos nos últimos anos proporcionaram o aprendizado de diferentes aspectos relacionados a ENA. Entretanto, diversas lacunas de conhecimento ainda compõem o cenário clínico atual, especialmente no que se refere à fisiopatologia e às manifestações clínicas do ENA, bem como à melhor conduta de intervenção para cada indivíduo. Assim, uma conduta de intervenção única, comum a todos os indivíduos com ENA, ainda não pode ser estabelecida.

Torna-se de fundamental importância que o conhecimento obtido em diferentes áreas, entre elas a Psicoacústica, a Eletrofisiologia da Audição, a Genética, a Biologia Molecular, bem como os estudos experimentais com animais, esteja associado aos achados encontrados na prática clínica.

Estudos futuros, capazes de avaliar o desenvolvimento de habilidades outras além das auditivas e de linguagem oral, proporcionarão uma visão mais precisa dos resultados em longo prazo da intervenção adotada.

Agradecimento: à Profa Dra Maria Cecília (*in memoriam*) pela sua importante contribuição neste capítulo da 1ª edição do Tratado de Implante Coclear, que reflete sua atuação na área de audiologia educacional.

REFERÊNCIAS BIBLIOGRÁFICAS

1. Sininger YS, Hood LJ, Starr A, et al. Hearing loss due to auditory neuropathy. Audiology. 1995;7(1):10-3.
2. Berlin CI. Managing patients with auditory neuropathy dys-synchrony [Site na Internet]. Disponível em http://www.medschool.lsumc.edu/otor/dys.html.
3. Rapin I, Gravel J. Auditory neuropathy physiologic and pathologic evidence calls for more diagnostic specificity. Int J Pediatr. Otorhinolaryngol. 2003;67:707-728.
4. Northern J, ed. Guidelines for Identification and Management of Infants and Young Children with Auditory Neuropathy Spectrum Disorder. Bill Daniels Center for Children's Hearing; 2008.
5. Sininger Y S. Identification of auditory neuropathy in infants and children. Sem Hear. 2002;23:193-2002.
6. Madden C, Hilbert L, Rutter M, et al. Pediatric cochlear implantation in auditory neuropathy. Otol Neurotol. 2002;23(2):163-8.
7. Tang TP, McPherson B, Yuen KC, et al. Auditory neuropathy/auditory dys-synchrony in school children with hearing loss: Frequency of occurrence. Int J Ped Otorhinolaryngol. 2004;68:175-183.
8. Rance G. Auditory neuropathy/dys-synchrony and its perceptual consequences. Trends in Amplification. 2005;9:1-43.
9. Vlastarakos P, Mikopoulous T, Tavoulari E, et al. Auditory neuropathy: Endocochlear lesion or temporal processing impairment? Implications for diagnosis and management. International J Ped Otorhinolaryngol. 2008;72:1135-1150.
10. Manchaiah VK, Zhao F, Danesh AA, Duprey R. The genetic basis of auditory neuropathy spectrum disorder (ANSD). Int J Pediatr Otorhinolaryngol. 2010;75(2):151-8.
11. Huang T, Santarelli R, Starr A. Mutation of OPA1 gene causes deafness by affecting function of auditory nerve terminals. Brain Res. 20091300: 97-104.
12. Deltenre P, Mansbach AL, Bozet C, et al. Auditory neuropathy: A report on three cases with early onsets and major neonatal illnesses. Electroencephalog and Clin Neurophysiol. 1997;104:17-22.
13. Foerst A, Beutner D, Lang-Roth R, et al. Prevalence of auditory neuropathy/synaptopathy in a population of children with profound hearing loss. Int J Ped. Otorhinolaryngol. 2006;70(8):1415-22.
14. Ngo RYS, Tan HKK, Balakrishnan A, et al. Auditory neuropathy/auditory dys-synchrony detected by universal newborn hearing screening. Int J Pediatr Otorhinolaryngol. 2006;70(7):1299-306.
15. Starr A. The neurology of auditory neuropathy. In: Sininger Y, Starr A (ed). Auditory neuropathy: a new perspective on hearing disorders. 1st.ed. San Diego: Singular. 2001:37-50.
16. Kaga K. Auditory nerve disease and auditory neuropathy spectrum disorders. Auris Nasus Larynx. 2016;43(1):10-20.
17. Teagle H, Roush P, Woodard J S, et al. Cochlear implantation in children with auditory neuropathy spectrum disorder. Ear Hear. 2010;31:325-335.
18. Berlin C I, Hood L J, Morlet T, et al. Multi-site diagnosis and management of 260 patients with auditory neuropathy/dys-synchrony (auditory neuropathy spectrum disorder). Int J Audiol. 2010;49(1):30-43.
19. Zeng FG, Oba S, Garde S, et al. Temporal and speech processing deficits inauditory neuropathy. Neuroreport. 199;10:3429-3435.
20. Smith RJ, Bale JF, White KR. Sensorineural hearing loss in children. Lancet. 2005;365(9462):879-90.
21. Rance G, McKay C, Grayden D. Perceptual characterization of children with auditory neuropathy. Ear Hear. 2004;25:34-46.
22. Hood L J. Variation in Auditory Neuropathy Spectrum Disorder: Implications for Evaluation and Management. Sem Hear. 2011;32(2):117-22.
23. Varga R, Kelley PM, Keats B J, et al. Non- syndromic recessive auditory neuropathy is the result of mutations in the otoferlin (OTOF) gene. J Med Genet. 2003;40(1):45-50.
24. Matsunaga T. Trends in Genetic Research on Auditory Neuropathy. In: Neuropathies of the Auditory and Vestibular Eight Cranial Nerves. Kaga K, Starr A. (Ed) Springer. 2009:43-50.

25. Yasunaga S, Grati M, Cohen-Salmon M, et al. A mutation in OTOF, encoding otoferlin, a FER-1-like protein, causes DFNB9, a nonsyndromic form of deafness. Nat Genet. 1999;21 (4):363-369.

26. Zhang QJ, Han B, Lan L, et al. High frequency of OTOF mutations in Chinese infants with congenital auditory neuropathy spectrum disorder. Clin Genet. 2016;90(3):238-46.

27. Iwasa YI, Nishio SY, Sugaya A, et al. OTOF mutation analysis with massively parallel DNA sequencing in 2,265 Japanese sensorineural hearing loss patients. PLoS One. 2019;16:14(5).

28. Starr A. "Hearing" and Auditory Neuropathy: Lessons from Patients, Physiology, and Genetics. In: Neuropathies of the Auditory and Vestibular Eight Cranial Nerves. Kaga K, Starr A. (Ed) Springer. 2008:3-9.

29. Berlin CI, Hood LJ, Morlet T, et al. Multi-site diagnosis and management of 260 patients with auditory neuropathy/dys-synchrony (auditory neuropathy spectrum disorder). Int J Audiol. 2010;49(1):30-43.

30. Fernandes NF, Yamaguti EH, Morettin M, Costa O A. Percepção de fala em deficientes auditivos pré-linguais com desordem do espectro da neuropatia auditiva usuários de aparelho auditivo de amplificação sonora. CODAS. 2016;28(1):22-6.

31. Walker EA; McCrerry RY; Spratford M; Roush P A. Children with ANSD fitted with hearing aids applying the AAA Pediatric Amplification Guideline: Current Practice and Outcomes. J Am Acad Audiol. 2016;27(3):204-218.

32. American Academy of Audiology. Clinical Practice Guidelines on Pediatric Amplification; 2013

33. Gardner-Berry K, Purdy SC, Ching TYC, Dillon H. The audiological journey and early outcomes of twelve infants with auditory neuropathy spectrum disorder from birth to two years of age. Int J Audiol. 2015;54(8):524-535.

34. Uhler K, Heringer A, Thompson N, Yoshinaga-Itano C. A Tutorial on Auditory Neuropathy/Dyssynchrony for the Speech-Language Pathologist and Audiologist. Sem Speech Language. 2012;33 (4):355-366.

35. Rance G, Barker EJ. Speech and language outcomes in children with auditory neuropathy/dys-synchrony managed with either cochlear implants or hearing aids. Int J Audiol. 2009;48(6):313-20.

36. Roush P, Frymark T, Venediktov R, Wang B. Audiologic Management of Auditory Neuropathy Spectrum Disorder in Children: A Systematic Review of the Literature. Am J Audiol. 2011;20:159-170.

37. Buss E, Labadie R F, Brown CJ, et al. Outcome of cochlear implantation in pediatric auditory neuropathy. Otol Neurotol. 2002;23(3):328-32.

38. Mason JC, De Micheli A, Stevens C, et al. Cochlear implantation in patients with auditory neuropathy of varied etiologies. Laryngoscope. 2003;113(1):45-9.

39. Vermeire K, Brokx JP, Van de Heyning PH, et al. Bilateral cochlear implantation in children. Int J Ped Otorhinolaryngol. 200367: 67-70.

40. Postelmans JTF, Stokroos RJ. Cochlear implantation in a patient with deafness induced by Charcot-Marie Tooth disease (hereditary motor and sensor neuropathies). J Laryngol Otol. 2006;120(6):508-10.

41. Martinho-Carvalho AC, Sameshima K, Costa Filho OA. Auditory Neuropathy/Auditory Dyssynchrony in children with Cochlear Implants. Braz J Otorhinolaryngol. 2011;77(4):481-7.

42. Alvarenga KF, Amorin RB, Agostinho RQ, et al. Speech perception and cortical auditory evoked potentials in cochlear implant users with auditory neuropathy spectrum disorders. Int. J Ped Otorhinolaryngol. 2012;76:1332-38.

43. Kim LS, Jeong SW. Pediatric cochlear implantation in auditory neuropathy. In: Neuropathies of the auditory and vestibular eight cranial nerves. Kaga K, Starr A. (Ed) Springer. 2009:61-69.

44. Huang BY, Roche JP, Buchman CA, Castillo M. Brain stem and inner ear abnormalities in children with auditory neuropathy spectrum disorder and cochlear nerve deficiency. AJNR Am J Neuroradiol. 2010;31:1972-1979.

45. Declau F, Boudewyns A, Van den Ende J, van de Heyning P. Auditory neuropathy: a challenge for diagnosis and treatment. B-ENT. 2013;9 (21):65-79.

46. Glastonbury CM, Davidson HC, Harnsberger HR, et al. Imaging findings of cochlear nerve deficiency. AJNR Am J Neuroradiol. 2002;23(4):635-43.

47. Santarelli R, Cama P, Scimemi E D, et al. Audiological and electrocochleography findings in hearing-impaired children with connexin 26 mutations and otoscoustic emissions, Eur. Arch. Otorhinolaryngol. 2008;265(1):43-51.

48. Anastasio ART, Alvarenga KF, Costa Filho OA. Eletrococleografia extratimpânica na neuropatia/dessincronia auditiva. Rev Bras Otorrino (Online). 2008;74:132-136.

49. Rouillon I, Marcolla A, Roux I, et al. Results of cochlear implantation in two children with mutations in the OTOF gene. Int J Ped Otorhinolaryngol. 2006;70:689-696.

50. Wu CC, Hsu CJ, Huang FL, et al. Timing of cochlear implantation in auditory neuropathy patients with OTOF mutations: Our experience with 10 patients. Clin Otolaryngol. 2018;43(1):352-7.

51. Breneman AI, Gifford RH, DeJong MD. Cochlear Implantation in Children with Auditory Neuropathy Spectrum Disorder: Long-term Outcomes. J Am Acad Audiol. 2012;23:5-17.

52. Humphriss R, Hall A, Maddocks J, et al. Does cochlear implantation improve speech recognition in children with auditory neuropathy spectrum. 2013.

53. Sharma A, Dorman MF, Kral A. The influence of a sensitive period on central auditory development in children with unilateral and bilateral cochlear implants. Hear Res. 2005;203:134-143.

54. Eggermont JJ, Ponton CW. Auditory-evoked potential studies of cortical maturation in normal hearing and implanted children: correlations with changes in structure and speech perception. Acta Otolaryngol. 2003;123(2):249-252.

55. Sharma A, Gordon G, Henion K, Roland P. Cortical maturation and behavioral outcomes in children with auditory neuropathy spectrum disorder. Int. J Audiol. 2011;50(2):98-101.

56. Cardom G. Sharma A. Central auditory maturation and behavioral outcome in children with auditory neuropathy spectrum disorder who use cochlear implants. Int J Audiol. 2013;52:577-586.

57. Daneshi A, Mirsalehi M, Hashemi SB, et al. Cochlear implantation in children with auditory neuropathy spectrum disorder:A multicenterstudy on auditory performance and speech production outcomes. Int J Pediatr Otorhinolaryngol. 2018;108:12-16.

58. Alzhrani F, Yousef M, Almuhawas F, Almutawa H. Auditory and speech performance in cochlear implanted ANSD children. Acta Otolaryngol. 2019.39(3):279-283.

IMPLANTE COCLEAR COMO OPÇÃO DE TRATAMENTO PARA SURDEZ UNILATERAL: CUSTO-BENEFÍCIO DA PERCEPÇÃO EM AMBIENTES SILENCIOSO E RUIDOSO

Nicholas L. Deep ■ William B. Shapiro

INTRODUÇÃO

A surdez unilateral (SSD) é um tipo de perda auditiva unilateral em que os indivíduos têm perda auditiva neurossensorial (SNHL) severa a profunda em uma orelha e audição normal na orelha contralateral. Afeta de 12 a 27 adultos em 100.000 entre a população geral.[1] Pode ser decorrente de várias etiologias, incluindo SNHL súbita idiopática, condições infecciosas ou inflamatórias, como labirintite, trauma no osso temporal, doença de Ménière, schwannoma vestibular, entre outras causas.[2]

A surdez unilateral impede o acesso a muitas vantagens acústicas propiciadas por meio da audição binaural, que pode facilitar a compreensão da fala em ambientes ruidosos e a localização do som. As três medidas da audição espacial que explicam o benefício de ouvir com as duas orelhas incluem "efeito da sombra da cabeça" (capacidade de prestar atenção à orelha com melhor relação sinal-ruído [SNR]), o "efeito *squelch*" (fenômeno de processamento central que separa som e ruído por meio de diferenças de tempo, nível, espectro, sinais de fase entre as orelhas) e "somação binaural" (informação redundante que pode aumentar o volume de percepção de um sinal).[3-8] Portanto, ter duas orelhas funcionais permite a um indivíduo prestar atenção ao que é ouvido usando a orelha com melhor SNR. Além disso, obtém-se potencialização da localização do som, que depende da capacidade de detectar diferenças no nível e no ritmo dos sons que chegam às duas orelhas.[9,10] A capacidade de localizar apropriadamente o som confere benefícios de segurança para situações do dia a dia (p. ex., saber de onde está vindo o som de uma sirene) e para selecionar profissões em que a direcionalidade do som seja significativa (p. ex., policiais).

As opções tradicionais de reabilitação para SSD — como os aparelhos auditivos CROS e os aparelhos auditivos por condução óssea (BCD – *bone conduction devices*) — simplesmente direcionam o sinal para a orelha com melhor audição e, desse modo, não oferecem acesso a elementos sugestivos binaurais. Embora situacionalmente benéficas, nenhuma dessas alterações restaura a audição binaural e, na realidade, podem piorar a relação sinal-ruído (SNR) em situações nas quais o ruído seja incidente na orelha mais fraca.[11,12] Além disso, não se observa supressão do zumbido com essas modalidades.

Em 2008, pela primeira vez, publicou-se sobre o implante coclear em pacientes com SSD com a intenção de tratar zumbido muito incômodo.[13] Conquanto se obtivesse redução do zumbido, fizeram-se observações adicionais, incluindo melhora da compreensão da fala na audição em meio a ruídos e na direcional.[13] Desde então, o implante coclear (IC) demonstra melhorar a localização do som, a compreensão da fala em meio a ruído e a qualidade de vida nos pacientes adultos com SSD, inclusive em comparação com os sistemas CROS e BCD.[14-22]

Continua a ser um desafio a previsão de quem se beneficiará do IC como tratamento para SSD. A decisão de buscar um IC para tal indicação exige garantia de que os objetivos do paciente estejam alinhados com expectativas realistas.[23,24] Muitos pacientes com SSD se abstêm de intervenções porque não percebem um déficit significativo que justifique considerar o procedimento.[25,26] Para alguns, a única queixa é sua "mancha cega" auditiva, para a qual os aparelhos CROS/BCD podem oferecer benefício situacional.[27-29] Se a orelha contralateral correr o risco de futura perda auditiva (grande aqueduto vestibular, doença de Ménière, schwannoma vestibular

etc.), então um IC se torna opção atraente para proteger contra a perda auditiva em potencial na orelha melhor. Outros indivíduos com SSD não podem postergar a decisão de um IC. Por exemplo, pacientes submetidos a uma labirintectomia para doença de Ménière ou uma microcirurgia para schwannoma vestibular (com preservação do nervo coclear) têm aumento do risco de desenvolver ossificação coclear com o passar do tempo, o que pode impedir a colocação de eletrodo.[21,30]

Aqueles que percebem um déficit específico podem chegar às clínicas desejando explorar opções de tratamento. Esse grupo autosselecionado de pacientes pode exprimir um desejo de melhorar a audição em ambientes ruidosos, de restaurar a localização do som, de suprimir o zumbido, entre outras razões.[31,32] O implante coclear na SSD do adulto pode levar à melhora nesses domínios, bem como na qualidade de vida relacionada com a saúde, em comparação com os sistemas CROS/BCD.[14-22,33] No entanto, o grau de benefício é substancialmente variável na literatura, em parte por questões metodológicas, como a natureza retrospectiva, as experiências em instituição única, os pequenos tamanhos de amostras, os diferentes critérios de elegibilidade de candidatos, o seguimento limitado e as diferenças nos desfechos medidos.[33-35] Neste capítulo, discutimos os desfechos do IC em adultos com SSD nos domínios audiológico e não audiológico, incluindo o uso de aparelho, em um esforço para melhor subsidiar as decisões dos candidatos e para aconselhar sobre os resultados.[17] Adicionalmente, discutiremos as considerações especiais de SSD para IC em crianças.

CONSIDERAÇÕES SOBRE ELEGIBILIDADE

Para determinar a elegibilidade para pacientes com SSD, é necessário conhecimento da etiologia da perda auditiva, das condições da audição na orelha contralateral e de reconhecimento de haver ou não alguma ameaça à orelha contralateral (com melhor audição). Essas considerações devem ser avaliadas no contexto dos objetivos e das expectativas do paciente, a fim de se estabelecer uma recomendação individualizada. Os pacientes também devem ser aconselhados sobre o manejo tradicional da perda auditiva unilateral, inclusive sobre as tecnologias CROS e BCD.

Para orientar a decisão sobre elegibilidade, os pacientes com SSD considerados para um ICI podem ser agrupados em três categorias:

1. Aqueles com uma orelha contralateral "de risco";
2. Aqueles sem a orelha contralateral "de risco";
3. Aqueles com doença de Ménière unilateral em estágio avançado.

A antecipação de futura perda auditiva na orelha contralateral (melhor audição) do paciente está entre as indicações mais persuasivas para implante coclear em pacientes com SSD.

Os pacientes com perda auditiva bilateral assimétrica progressiva representam outro subgrupo de pacientes "de risco" que são bons candidatos ao implante coclear. Os exemplos incluem doença de Ménière bilateral, otosclerose coclear bilateral, malformações da orelha interna (aumento de volume dos aquedutos vestibulares), necessidade de medicações ototóxicas (quimioterapia), perda auditiva autoimune, várias patologias genéticas e certas doenças metabólicas. Quer o paciente tenha audição normal, quer já sofra de perda auditiva leve progressiva na orelha melhor, o medo pela possibilidade de acordar subitamente surdo e não preparado para lidar com os desafios de comunicação que se originam no mundo moderno pode ser assustador. Quando ambas as orelhas estão em risco, o implante coclear pode ser benéfico assim que o primeiro lado se tornar não funcional, mesmo se no lado contralateral os escores forem melhores do que o ponto de corte especificado para elegibilidade audiométrica. Restaurar a audição na orelha pior evita as desafortunadas sequelas de uma longa duração de surdez e de privação auditiva total. Essas indicações são particularmente relevantes para crianças e adolescentes, que provavelmente viverão mais e, portanto, estarão expostos a um maior risco cumulativo.

Os pacientes com SSD sem orelha contralateral ameaçada representam uma indicação mais leve de implante coclear. Exemplos clínicos incluem os pacientes com SNHL súbita idiopática, labirintite, trauma do osso temporal, tratamento para Schwannoma vestibular, no qual o nervo coclear tenha sido anatomicamente preservado, ou causas iatrogênicas de perda auditiva unilateral. Uma discussão minuciosa sobre os objetivos e as expectativas acerca do implante ajudará a orientar a tomada de decisão para se determinar a elegibilidade. Os pacientes devem compreender que os resultados do IC são piores com o aumento da duração da surdez.

Por fim, os pacientes com doença de Ménière unilateral avançada e SSD representam outro subgrupo que pode-se beneficiar tremendamente de um IC. Esses pacientes sofrem de vertigem intratável debilitante e de audição não funcional. Realizar implante coclear unilateral na ocasião da labirintectomia resolverá as crises de vertigem e restaurará a função auditiva da orelha surda.[21] Como esses pacientes já estarão sendo submetidos a uma cirurgia, haverá mínimo acréscimo de risco e benefícios potencialmente significativos ao se realizar um implante coclear. Vale observar que pode ocorrer ossificação coclear depois da labirintectomia, o que torna o implante mais difícil, se for realizado em data posterior.

RESULTADOS DO IC NA SURDEZ UNILATERAL DO ADULTO

O implante coclear visa a restaurar a audição binaural, o que facilita o uso de elementos sugestivos espaciais para se prestar atenção seletivamente a um interlocutor em meio a um ruído intenso de fundo, além de melhorar a capacidade de localizar o som e de suprimir o zumbido.[14-22] No entanto, o grau de benefício na literatura publicada varia amplamente, sendo limitado por pequenos tamanhos das amostras, seguimento curto, dados demográficos/histórico auditivo heterogêneos dos pacientes e variabilidade do material de fala. Um tema comum, contudo, é que a restauração da audição binaural com um IC pode ser limitada: a fusão binaural pode ser impedida pela degradação dos elementos sugestivos pelo processador da fala ou por assimetrias inerentes entre a orelha acústica e a elétrica, entre outras possibilidades.[36-38]

Supressão do Zumbido

Talvez o benefício mais evidente de um IC para SSD seja a supressão do zumbido. Em um resumo da literatura publicada sobre IC como tratamento para zumbido na SSD, Arts *et al.* verificaram que, de fato, ocorre supressão do zumbido em aproximadamente 80% dos pacientes quando o processador da fala é colocado em *on*.[15,39] Ainda não se compreendeu inteiramente o mecanismo que propicia ao IC melhorar o zumbido. A maioria das teorias sugere que o zumbido tenha uma origem central e seja desencadeado pela privação auditiva. Portanto, é plausível que a estimulação elétrica providenciada pelo IC aumente a estimulação aferente e suprima o zumbido.[39-41] Independentemente disso, os pacientes motivados para obter um IC para zumbido podem ser incentivados por esses achados clínicos.

Percepção da Fala em Ambiente Silencioso

Outra evidente vantagem do ICI na SSD é restaurar a capacidade de ter duas orelhas funcionais. Isso serve como vantagem crítica para aqueles pacientes com orelha contralateral "de risco", que tenham

no IC uma espécie de "seguro" em caso de futura perda auditiva. Os escores para palavras monossilábicas melhoram significativamente de virtualmente 0 para 40%-70% na maioria das séries após 6 meses a 1 ano.[22,42,43] Esses resultados são comparáveis aos desfechos do IC em pacientes com perda auditiva bilateral.[44] Esse achado contrasta com outras publicações que verificaram piores escores de reconhecimento de palavras para adultos com SSD *versus* aqueles com perda auditiva bilateral.[45]

Muitos usuários com SSD levam mais tempo para se adaptarem ao sinal elétrico, em comparação com o intervalo de adaptação de 3-6 meses visto com os pacientes convencionais submetidos a IC que tenham perda auditiva bilateral.[42,46-49] Acredita-se que uma razão para o período de aclimatização mais rápido em usuários de IC com perda auditiva bilateral se deva ao maior uso do aparelho, dada a dependência deste para ouvir. Os pacientes com SSD, por outro lado, têm mais probabilidade de usar seu aparelho seletivamente e talvez o removam quando este estiver contribuindo para uma SNR desfavorável. Em nosso centro de implantes cocleares, uma revisão do uso de aparelhos entre nossos pacientes adultos com SSD verificou que o paciente médio usa seu aparelho 8,7 horas por dia (SD de 3,7). Isso é compatível também com a literatura prévia.[33,50] No entanto, os usuários de IC com perda auditiva bilateral usam seu aparelho por 10-12 horas por dia, em média, em virtude de dependerem deste.[51] Outro fator que pode contribuir para o tempo de aclimatização mais lento para os usuários com SSD se relaciona com as limitações do processamento central de integrar sinal elétrico e acústico em usuários com SSD.[52] São necessárias mais pesquisas para verificar tais alegações.

A duração da surdez e a idade em que foi feito o implante são fatores significativos que têm impacto sobre os desfechos em pacientes com IC e perda auditiva bilateral, embora a capacidade preditiva nos pacientes com SSD seja menos clara. Em nosso centro, essas variáveis não demonstraram impacto significativo sobre o desempenho da fala com IC. Outra grande série também deixou de encontrar efeito significativo da duração da surdez sobre os escores de percepção de fala em pacientes adultos com SSD.[33] De fato, há publicações de resultados bem-sucedidos de IC em pacientes adultos com surdez unilateral de longo prazo, variando de 25 a 40 anos.[53]

Há várias razões para ser esse o caso. Em primeiro lugar, os pacientes com SSD com início na idade adulta têm desenvolvimento bilateral normal do córtex auditivo, inclusive desenvolvimento normal dos elementos sugestivos da fala binaural. Em segundo lugar, a convergência binaural na via auditiva pode permitir estimulação auditiva monaural para manter a integridade das vias auditivas bilaterais até certo ponto.[53,54] Por fim, diferentemente das crianças, os adultos têm um grau mais baixo de neuroplasticidade, o que é benéfico nesse cenário, porque pode evitar reorganização cortical mal adaptada. Embora as neuroimagens funcionais e os estudos eletrofisiológicos venham demonstrando alterações corticais no cérebro de pacientes com SSD com início na idade adulta, ainda não foi estabelecida a significância clínica desses achados.[55-57]

Percepção da Fala em Ambiente Ruidoso

Os benefícios do IC para usuários com SSD no que diz respeito à inteligibilidade da fala em ambientes ruidosos são modestos, em comparação com os benefícios do aparelho no que se relaciona com a supressão do zumbido ou a compreensão da fala em ambiente silencioso. De modo geral, alguns pacientes parecem ter melhora em condições especiais selecionadas, enquanto outros, não. É obrigatório, ao se discutir as expectativas com os pacientes, abordar que há um benefício reservado com respeito à compreensão da fala em ambiente ruidoso.

A literatura que testa a compreensão da fala em ambiente ruidoso usando um IC exibe vasta gama de diferença com respeito às técnicas metodológicas. Isso resulta em grande dificuldade para comparar os resultados entre os trabalhos. Em geral, a maioria das configurações de testes inclui apresentar fala e ruído de alto-falantes espacialmente separados. A fala-alvo é sempre apresentada vinda do da frente. O mascaramento (como um balbucio de múltiplas pessoas falando) é apresentado do mesmo alto-falante que o do alvo (0° de azimute) ou de um alto-falante em um dos lados (± 90° de azimute). Outros centros de implantes cocleares separam o alvo e o mascaramento por 180°, e, muitas vezes, essas configurações produzem resultados mais favoráveis com respeito ao IC. De um modo geral, avaliam-se três configurações espaciais:

1. Fala e ruído apresentados à frente (S0N0);
2. Fala à frente e ruído vindo do lado da orelha com audição normal (S0N$_{NH}$);
3. Fala à frente e ruído apresentado a partir da orelha com SSD (S0N$_{SSD}$).

O efeito da sobra da cabeça, da somação e de *squelch* pode ser determinado por análise das configurações espaciais S0N$_{NH}$, S0N0 e S0N$_{SSD}$, respectivamente, calculando-se, para cada indivíduo, a diferença de seus escores de reconhecimento de fala (SRT) entre a condição binaural com IC e orelha com audição normal (NH) isoladamente.

Outra técnica usada por muitos centros para testar a audição em ambiente ruidoso é tocar o ruído de múltiplas direções simultaneamente e depois variar a fonte de sinal.[34,58] Essa última técnica pode ser mais aplicável aos complexos ambientes de escuta do mundo real, como em um restaurante, já que, nessas situações, o ruído tipicamente está inteiramente ao redor do ouvinte. No entanto, essa configuração é muito intensiva e nem sempre pode ser conduzida nos serviços clínicos.

Observando os benefícios do IC em cada uma das várias configurações espaciais: em um cenário no qual a fala e o ruído estão colocalizados (S0N0), muitos estudos não têm encontrado benefício significativo com o IC, em comparação a sem o IC.[16,19,34,59-61] Essa configuração espacial testa a somação binaural; portanto, a falta de melhora com o IC sugere que este seja limitado em sua capacidade de restaurar a somação binaural.

O cenário mais difícil para ouvintes com SSD é quando o ruído se apresenta à orelha com audição normal (NH), levando a uma SNR desfavorável (S0N$_{NH}$). O acréscimo de um IC na configuração espacial S0N$_{NH}$ demonstra melhora significativa da audição em uma SNR de até 2 a 3 dB.[22,61] Embora isso não pareça uma melhora significativa, pode ser clinicamente relevante, dado que melhora de 1 dB para a SNR demonstra ser igual a aproximadamente 10% de melhora na inteligibilidade da fala em ambiente ruidoso.[62,63]

Acredita-se que a condição em que a fala é apresentada a partir da frente e o ruído ao lado da orelha com IC/SSD (S0N$_{SSD}$) reflita o processamento binaural verdadeiro, e dominada por elementos sugestivos com diferenças de tempo interaurais com baixa frequência.[43,61] Os estudos são mistos com relação ao grau de benefício do *squelch* que um IC é capaz de produzir, sendo que alguns mostram benefício para os usuários de IC com SSD,[61] e outros não demonstram benefício.[19,46] Em nosso centro, não detectamos diferenças significativas nos escores ao testar com ou sem IC. Especificamente, metade dos pacientes mostrou benefício, enquanto a outra metade demonstrou escores piores com o IC, sugerindo algum elemento de interferência. Vale enfatizar que os estudos que acompanharam os pacientes no longo prazo verificaram que os benefícios do efeito *squelch* evoluíram ao longo de vários anos de uso do aparelho. Portanto, é necessário seguimento de longo prazo para revelar tal fato.[46,64]

De modo geral, a maior parte da literatura sugere que o IC não interfere com o desempenho da orelha normal quando o ruído se apresenta no lado do aparelho. Diferentemente, o aparelho CROS resultou em decréscimo sigo do desempenho da audição na condição S0N$_{SSD}$, destacando como as tecnologias CROS/BCD são benéficas em algumas configurações espaciais, mas desvantajosas em outras.

Deve-se ter cautela em aplicar esses resultados a cenários do mundo real, contudo, porque ambientes com escuta verdadeiramente complexa — como em um restaurante com muitas pessoas falando — envolve ruído de todas as direções, o que efetivamente cancela um efeito de sombra da cabeça. No entanto, a inteligibilidade da fala em ambiente ruidoso foi impulsionada primariamente pelo efeito da sombra da cabeça, como evidenciado pelas melhoras na configuração S0N$_{NH}$, mas falta um benefício claro nas configurações S0N0 e S0N$_{SSD}$. Alguns pacientes demonstraram verdadeira integração binaural, evidenciando melhora do *squelch* binaural, embora igualmente outros tantos pacientes tenham exibido interferência, sem um fator pré-operatório claro que previsse o desempenho final. Portanto, os pacientes motivados primariamente pela perspectiva de ouvir melhor em ambientes ruidosos devem ser aconselhados sobre as expectativas realistas nessa questão.

Qualidade de Vida

Embora o benefício do IC em indivíduos com SSD seja claro em alguns domínios e menos claro em outros, os registros de dados oferecem uma medida objetiva do uso do aparelho, o que pode servir como substituto para a satisfação do paciente, particularmente em indivíduos com SSD não dependentes de seu IC para ouvir em ambientes silenciosos. Vários estudos, inclusive a nossa experiência, demonstram que a maioria dos pacientes usa seu aparelho regularmente. Apesar de não o usarem tanto quanto os pacientes com perda auditiva bilateral (como previamente discutido), a taxa global de falta de uso é mais baixa do que a taxa de falta de uso publicada em pacientes com aparelhos auditivos de condução óssea, que fica em torno de 14%-19%.[65,66] De modo geral, a taxa alta de usuários regulares entre a coorte com SSD é animadora e sugere altos níveis de satisfação dos pacientes. Isso não é surpreendente, dados os benefícios com percepção da fala em ambientes ruidosos, com audição espacial, com o esforço para escutar e com a supressão do zumbido que o IC oferece. Segue-se que a qualidade de vida global melhora, o que tem sido publicado com questionários validados.[18]

IC NA SURDEZ UNILATERAL PEDIÁTRICA

Devem-se considerar especialmente os pacientes pediátricos com SSD antes de submetê-los a um IC. A incidência de SSD congênita é de aproximadamente 0,4-3,4 por 1.000 nascidos, com uma prevalência de 3%-6% nas crianças em idade escolar. Em algumas publicações, a estimativa chega a 15% para aqueles com 6-19 anos de idade.[67-70] As crianças com SSD podem ter dificuldade para compreender a fala, particularmente em ambientes com escuta complexa, pois não possuem acesso a três elementos sugestivos binaurais (*previamente discutidos*): sombra da cabeça, *squelch* binaural e somação binaural. Isso não é apenas questão de inconveniência, mas potencialmente de segurança, particularmente em crianças. Costuma ser relatado um maior esforço para escutar nos indivíduos com SSD, que se pensa ser causado pelo maior esforço auditivo para compreender a fala, o que resulta em fadiga cognitiva.[71-73] Em consequência das deficiências, as crianças com perda auditiva unilateral correm o risco de problemas acadêmicos, cognitivos, sociais, emocionais, de fala e de linguagem relativamente aos seus pares com audição normal em ambas as orelhas.[74,75] Estima-se que 22%-35% das crianças com perda auditiva unilateral repitam pelo menos uma série, que 12%-41% recebam assistência educacional adicional e que 33% demonstrem problemas comportamentais na sala de aula.[74-76]

As atuais opções de conduta para crianças com SSD incluem:

A) Apenas observação;
B) Uso de assentos preferenciais e sistemas de FM na escola;
C) Redirecionamento do som para a orelha boa usando um aparelho CROS ou aparelho de condução óssea (BCD), como se usa nos adultos.

Apenas recentemente o implante coclear foi oferecido a crianças com SSD como um modo de restaurar algumas das vantagens da audição binaural, especialmente nos casos de apenas uma orelha com a audição ameaçada. Nesta seção, vamos rever alguns dos desfechos e discutir as ramificações clínicas.

Desfechos com IC em Crianças com SSD

A maioria das publicações sobre IC em crianças com SSD vem de relatos de casos ou pequenas séries de casos.[1,9,10,17,77-83] Eles têm demonstrado melhora na compreensão da fala, da localização e da qualidade de vida global.[1,9,79,80,83] A maioria das crianças demonstra melhora substancial da percepção da fala em conjunto aberto na condição apenas com IC e escore no teto (85%-100%) das medidas clínicas de compreensão da palavras e sentenças. Também demonstram melhora na compreensão da fala com ruído ao fundo com o IC. É importante observar que não há evidências de interferência entre o IC e a orelha boa na maioria dos estudos, significando que os escores da fala na condição binaural (orelha normal mais orelha com IC) não pioraram o desempenho da orelha boa isoladamente.[84]

Etiologia da Surdez

Sabe-se que a etiologia da surdez tem impacto sobre o desempenho com um IC. Por exemplo, CMV congênito, em geral, associa-se a piores resultados com IC, embora isso dependa do grau de envolvimento do sistema nervoso central.[85-88] Os pacientes com aumento do aqueduto vestibular, por outro lado, em geral, se saem tão bem quanto aqueles sem a anomalia cocleovestibular.[89-91] Os pacientes com deficiência do nervo coclear têm menos probabilidade de responder à estimulação elétrica e, em geral, são desestimulados de buscar um IC para indicação de SSD. Como se estima que a deficiência do nervo coclear ocorra em até 50% dos casos de perda auditiva congênita unilateral grave a profunda, é crítica a revisão cuidadosa por RM pré-operatória.[9,92] Pedir uma RM precocemente na investigação de crianças com SSD é útil para orientar a conduta e discutir as opções de tratamento com a família. Imagens precoces também permitem avaliação da orelha contralateral para identificar se uma orelha contralateral **de risco** torna mais atraente a busca por um IC.[88,93] Tanto o CMV congênito como o aumento do aqueduto vestibular são causas comuns de SSD pediátrico, e ambos podem progredir e resultar em envolvimento bilateral.[87,90,91] Esperar que a orelha contralateral chegue à elegibilidade antes de considerar o primeiro implante prolonga a duração da surdez e, portanto, tem impacto negativo sobre os resultados.

Idade e Duração da Surdez

O efeito da idade de início da perda auditiva e da idade na idade de implante é mais uma peça crítica ainda sem resolução nos conhecimentos sobre os desfechos do desempenho do IC em crianças. Enquanto isso, nos adultos candidatos a implante coclear, a duração da surdez isoladamente pode ser a variável mais significativa com resultados impactantes, sendo a idade absoluta de perda auditiva e a idade em que se fez o implante relevantes, assim como o ponto no tempo em que causem impacto no desenvolvimento neurocognitivo e no grau em que se façam conexões adaptativas ou mal adaptativas.[94] Por exemplo, os adultos com SSD adquirida desenvolvem vias auditivas normais bilateralmente e, em seguida, desenvolvem elementos sugestivos de processamento binaural normais ao nível do sistema nervoso central, enquanto que as crianças com SSD congênita deixam de desenvolver o processamento binaural normal em virtude da audição assimétrica desde o nascimento.

Estudos prévios mostram que crianças com surdez congênita que foram implantadas depois da idade de 4 anos se saem pior nos testes de percepção da fala e exibem menor uso do aparelho em comparação com aquelas com uma duração de surdez mais curta e aquelas com início adquirido pós-lingual da surdez.[9,79,80] Em uma série de crianças de nosso centro, as melhoras da percepção da fala ocorreram tanto nos pacientes com SSD congênita como na SSD adquirida.[84] Notavelmente (dentre os pacientes com seguimento por longo prazo), 4 de 5 das crianças com surdez congênita foram implantadas antes dos 4 anos de idade, o que está alinhado com a literatura prévia.[9,79,80]

Isso levanta a questão se existe um período sensível para crianças com SSD congênita. A literatura prévia sobre pacientes com surdez congênita bilateral tem documentado bem o risco de plasticidade transmodal depois do período sensível de desenvolvimento neurocognitivo.[95-98] No entanto, no caso de SSD, não está claro se a audição normal contralateral dá proteção ao córtex auditivo em decorrência do cruzamento da inervação bilateral das vias auditivas, o que pode prolongar o período sensível e dar mais tempo para a intervenção. Estudos recentes têm demonstrado que períodos sustentados de audição assimétrica resultam em um fenômeno conhecido como "síndrome da preferência aural", na qual o cérebro em desenvolvimento se reorganiza para reagir preferencialmente à orelha com melhor audição, o que impede o processamento binaural.[99-102] Tal ativação assimétrica do córtex auditivo tem sido demonstrada nos pacientes com SSD congênita; verificou-se que o implante antes dos 4 anos de idade reverte essa "preferência aural".[101] Infelizmente, não há casos publicados usando medidas eletrofisiológicas em crianças com mais de 4 anos de idade com SSD congênita para verificar se esse período sensível é limitado pelo tempo.

São necessárias pesquisas mais recentes que corroborem a teoria do implante precoce, particularmente nas crianças com SSD congênita, levando a melhores resultados por potencialmente limitarem a duração da estimulação monaural durante o período sensível do desenvolvimento neurocognitivo e por restauração do desenvolvimento binaural das vias auditivas, o que pode facilitar a formação de elementos sugestivos binaurais.

Uso de Aparelhos em Crianças

Sabe-se que o uso de aparelhos tem impacto sobre os resultados finais do desempenho do IC. Como o uso de aparelhos é crítico para o desempenho, a equipe de implante e os pais precisam decidir sobre a implantação sem certeza de que a criança aceitará o IC. Enquanto as crianças com perda auditiva bilateral permanente dependem de seu IC e, portanto, exibem bom nível de uso, as crianças com SSD têm uma orelha com audição normal da qual podem depender. Essas crianças podem não perceber um déficit e escolher não usar o aparelho. Dadas as questões psicossociais em potencial que uma criança com IC possa sofrer, não é compreensível rastrear de perto o uso do aparelho em crianças com SSD para assegurar que o benefício seja maior do que o prejuízo em potencial.

Polonenko *et al.* apresentaram dados objetivos sobre o uso do aparelho em 7 crianças com SSD, os quais foram obtidos por meio da extração de registros de dados do processador de fala. Eles verificaram que as crianças usavam consistentemente seu IC por 7,4 horas diariamente e que o uso diário do aparelho aumentava com a idade.[103] Deve-se observar que os critérios de inclusão em sua série foi mais rígido, pois todos os pacientes tinham SSD congênita e foram implantados antes dos 4 anos. Thomas *et al.* publicaram que 4 de 21 sujeitos (19%) eram usuários limitados ou não usuários.[83] Sentimentos de estigmatização e falta de benefício subjetivo foram citados como a razão para se declinar o uso do IC. É interessante observar que esses pacientes tinham mais de 10 anos de idade e estavam em transição do ensino fundamental para o ensino médio. O aconselhamento e o incentivo nessa faixa etária são críticos, já que a pressão social é alta, e o medo de ser rotulado como "anormal" pode resultar no uso limitado do aparelho. Outros estudos verificaram que o uso parcial ou integral do IC foi mais provável se implantado no prazo de 4 anos depois da instalação da perda auditiva, enquanto que há um risco mais alto de uso limitado ou da falta de uso se a duração da surdez exceder 4 anos.[9,17,81] Esses achados são compatíveis com os dados objetivos de percepção da fala (e podem resultar deles), dados esses que demonstram escores mais baixos em pacientes implantados depois de 4 anos de surdez.

Em uma série de nosso centro, aproximadamente 70% das crianças eram usuárias regulares (> 7 horas/dia) de seu IC e os pacientes mais velhos usavam mais seu aparelho. Além disso, os escores de fala entre os usuários regulares ficaram acima ou foram iguais a 70%, enquanto que os pacientes com uso menos frequente do aparelho tiveram escores abaixo de 40%.[84] Portanto, o seguimento contínuo e o incentivo ao uso do aparelho são essenciais para maximizar o desempenho e o benefício com o IC. Para crianças que exibem uso limitado do aparelho, temos esperança de que, à medida que cresçam e amadureçam — e à medida que avanços tecnológicos facilitem desenhos de aparelhos menores e mais discretos (e potencialmente inteiramente implantáveis) —, sua percepção do papel dessa tecnologia para a habilitação auditiva evolua em direção a favorecer maior aceitação.

Considerações de Elegibilidade em Crianças com SSD

A decisão de implantar uma criança com SSD levanta um conjunto peculiar de questões e apresenta vários desafios óbvios, além de obstáculos regulatórios significativos e de considerações financeiras. Em primeiro lugar, não se sabe quais crianças realmente desenvolvem problemas cognitivos e comportamentais relacionados com a perda auditiva unilateral. Muitos indivíduos com SSD desenvolvem fala e linguagem normais, são excelentes na vida acadêmica e levam vidas produtivas. No entanto, não há uma medida para a identificação precoce do grupo "de risco" que se beneficiaria de um IC. Aguardar para determinar a necessidade prolongará a duração da surdez, o que pode ter impacto sobre os resultados com o IC. Esse paradoxo está no centro do debate sobre implantar ou não uma criança com SSD. Enquanto que os pacientes adultos com SSD são um grupo autosselecionado, que escolhe se quer ou não um IC, as crianças, por outro lado, não estão tomando suas próprias decisões. É crítico considerar a consequência não pretendida de transformar uma incapacidade "invisível" em um rótulo que pode se tornar estigmatizado, levando a implicações psicossociais e a aumento do risco do não uso.

Finalmente, são necessárias mais pesquisas sobre os resultados de um IC em crianças com SSD porque a literatura atual é limitada pelo número relativamente pequeno de casos relatados e pela vasta heterogeneidade nesses sujeitos pediátricos com SSD — a saber, diferenças de etiologia, do início da surdez, da duração da surdez e da idade de IC.

CONCLUSÃO

O implante coclear tem a capacidade de melhorar vários aspectos da audição e da qualidade de vida em indivíduos com SSD. Há muitos fatores de motivação em potencial para se buscar um IC na SSD. A seleção cuidadosa dos pacientes e o aconselhamento com referência ao benefício desejado para o IC são importantes para fazer as expectativas corresponderem aos resultados na realidade. As considerações sobre elegibilidade e crianças exigem atenção extra, sendo importante descartar a deficiência do nervo coclear na SSD congênita. O maior sucesso foi encontrado na supressão do zumbido, e a capacidade de restaurar a audição na orelha não funcional tem tremendo valor, especialmente em pacientes com orelha contralateral **de risco**. O IC pode levar a benefícios modestos com a audição em ambientes ruidosos em certas configurações espaciais, provavelmente atribuíveis ao efeito da sombra da cabeça. No entanto, são necessárias mais pesquisas em ambientes de escuta no mundo real para testar isso mais inteiramente. Vale observar que não parece haver interferência significativa do IC sobre o desempenho da audição em testes de compreensão da fala em ambientes ruidosos, sugerindo que haja pouco risco de desvantagem com o aparelho. A maioria dos pacientes com IC em SSD exibe uso regular do aparelho apesar de estes terem orelha contralateral normal, sugerindo satisfação global.

REFERÊNCIAS BIBLIOGRÁFICAS

1. Zeitler DM, Sladen DP, DeJong MD, et al. Cochlear implantation for single-sided deafness in children and adolescents. Int J Pediatr Otorhinolaryngol. 2019;118:128-33.
2. Usami SI, Kitoh R, Moteki H, et al. Etiology of single-sided deafness and asymmetrical hearing loss. Acta Otolaryngol. 2017;137:S2-S7.
3. Corbin NE, Buss E, Leibold LJ. Spatial release from masking in children: effects of simulated unilateral hearing loss. Ear Hear. 2017;38:223-35.
4. Reeder RM, Cadieux J, Firszt JB. Quantification of speech-in-noise and sound localisation abilities in children with unilateral hearing loss and comparison to normal hearing peers. Audiol Neuro-otol. 2015;20(1):31-7.
5. Dunn CC, Tyler RS, Oakley S, et al. Comparison of speech recognition and localization performance in bilateral and unilateral cochlear implant users matched on duration of deafness and age at implantation. Ear Hear. 2008;29:352-9.
6. Akeroyd MA. The psychoacoustics of binaural hearing. Int J Audiol. 2006;45(1):S25-33.
7. Van Wanrooij MM, Van Opstal AJ. Contribution of head shadow and pinna cues to chronic monaural sound localization. J Neurosci. 2004;24:4163-71.
8. Bronkhorst AW. The cocktail-party problem revisited: early processing and selection of multi-talker speech. Atten Percept Psychophys. 2015;77:1465-87.
9. Arndt S, Prosse S, Laszig R, et al. Cochlear implantation in children with single-sided deafness: does aetiology and duration of deafness matter? Audiol Neuro-otol. 2015;20(1):21-30.
10. Hassepass F, Aschendorff A, Wesarg T, et al. Unilateral deafness in children: audiologic and subjective assessment of hearing ability after cochlear implantation. Otol Neurotol. 2013;34:53-60.
11. Lin LM, Bowditch S, Anderson MJ, et al. Amplification in the rehabilitation of unilateral deafness: speech in noise and directional hearing effects with bone-anchored hearing and contralateral routing of signal amplification. Otol Neurotol. 2006;27:172-182.
12. Niparko JK, Cox KM, Lustig LR. Comparison of the bone anchored hearing aid and implantable hearing device with contralateral routing of offside signal amplification in the rehabilitation of unilateral deafness. Otology & Neurotology. 2003;24:73-8.
13. Van de Heyning P, Vermeire K, Diebl M, et al. Incapacitating unilateral tinnitus in single-sided deafness treated by cochlear implantation. Ann Otol Rhinol Laryngol. 2008;117:645-652.
14. Vermeire K, Van de Heyning P. Binaural hearing after cochlear implantation in subjects with unilateral sensorineural deafness and tinnitus. Audiol Neuro-otol. 2009;14:163-171.
15. Arts RA, George E L, Stokroos RJ, Vermeire K. Review: cochlear implants as a treatment of tinnitus in single-sided deafness. Curr Opin Otolaryngol Head Neck Surg. 2012;20:398-403.
16. Mertens G, Kleine Punte A, De Bodt M, Van de Heyning P. Binaural auditory outcomes in patients with postlingual profound unilateral hearing loss: 3 years after cochlear implantation. Audiol Neuro-otol. 2015;20(1):67-72.
17. Friedmann DR, Ahmed OH, McMenomey SO, et al. Single-sided deafness cochlear implantation: candidacy, evaluation, and outcomes in children and adults. Otol Neurotol. 2016;37:e154-160.
18. Dillon MT, Buss E, Rooth MA, et al. Effect of cochlear implantation on quality of life in adults with unilateral hearing loss. Audiol Neuro-otol. 2017;22:259-71.
19. Arndt S, Aschendorff A, Laszig R, et al. Comparison of pseudobinaural hearing to real binaural hearing rehabilitation after cochlear implantation in patients with unilateral deafness and tinnitus. Otol Neurotol. 2011;32:39-47.
20. Sladen DP, Frisch CD, Carlson ML, et al. Cochlear implantation for single-sided deafness: A multicenter study. Laryngoscope. 2017;127:223-8.
21. Hansen MR, Gantz BJ, Dunn C. Outcomes after cochlear implantation for patients with single-sided deafness, including those with recalcitrant Meniere's disease. Otol Neurotol. 2013;34:1681-7.
22. Galvin JJ, Fu QJ, Wilkinson EP, et al. Benefits of cochlear implantation for single-sided deafness: data from the House Clinic-University of Southern California-University of California, Los Angeles Clinical Trial. Ear Hear. 2019;40:766-81.
23. Gatehouse S, Noble W. The Speech, Spatial and Qualities of Hearing Scale (SSQ). Int J Audiol. 2004;43:85-99.
24. Noble W, Gatehouse S. Interaural asymmetry of hearing loss, Speech, Spatial and Qualities of Hearing Scale (SSQ) disabilities, and handicap. Int J Audiol. 2004;43:100-114.
25. Andersen HT, Schroder SA, Bonding P. Unilateral deafness after acoustic neuroma surgery: subjective hearing handicap and the effect of the bone-anchored hearing aid. Otol Neurotol. 2006;27:809-14.
26. Bishop CE, Eby TL. The current status of audiologic rehabilitation for profound unilateral sensorineural hearing loss. Laryngoscope. 2010;120:552-6.
27. Hol MK, Kunst SJ, Snik AF, et al. Bone-anchored hearing aids in patients with acquired and congenital unilateral inner ear deafness (Baha CROS): clinical evaluation of 56 cases. Ann Otol Rhinol Laryngol. 2010;119:447-54.
28. Hol MK, Kunst SJ, Snik AF, Cremers C W. Pilot study on the effectiveness of the conventional CROS, the transcranial CROS and the BAHA transcranial CROS in adults with unilateral inner ear deafness. Eur Arch Otorhinolaryngol. 2010;267:889-96.
29. Linstrom CJ, Silverman CA, Yu GP. Efficacy of the bone-anchored hearing aid for single-sided deafness. Laryngoscope. 2009;119:713-20.
30. Feng Y, Lane JI, Lohse CM, Carlson ML. Pattern of cochlear obliteration after vestibular Schwannoma resection according to surgical approach. Laryngoscope. 2020;130:474-81.
31. Tokita J, Dunn C, Hansen MR. Cochlear implantation and single-sided deafness. Curr Opin Otolaryngol Head Neck Surg. 2014;22:353-8.

32. Kitterick PT, O'Donoghue GM, Edmondson-Jones M, et al. Comparison of the benefits of cochlear implantation versus contralateral routing of signal hearing aids in adult patients with single-sided deafness: study protocol for a prospective within-subject longitudinal trial. BMC Ear Nose Throat Disord. 2014;14:7.

33. Arndt S, Laszig R, Aschendorff A, et al. Cochlear implant treatment of patients with single-sided deafness or asymmetric hearing loss. HNO. 2017;65:98-108.

34. Zeitler DM, Dorman MF, Natale SJ, et al. Sound source localization and speech understanding in complex listening environments by single-sided deaf listeners after cochlear implantation. Otol Neurotol. 2015;36:1467-71.

35. van Zon A, Peters JPM, Stegeman I, et al. Cochlear Implantation for patients with single-sided deafness or asymmetrical hearing loss: a systematic review of the evidence. Otology & Neurotology. 2015;36:209-19.

36. Ihlefeld A, Litovsky RY. Interaural level differences do not suffice for restoring spatial release from masking in simulated cochlear implant listening. PLoS One. 2012;7:e45296.

37. Schoof T, Green T, Faulkner A, Rosen S. Advantages from bilateral hearing in speech perception in noise with simulated cochlear implants and residual acoustic hearing. J Acoust Soc Am. 2013;133:1017-30.

38. Kan A, Stoelb C, Litovsky RY, Goupell MJ. Effect of mismatched place-of-stimulation on binaural fusion and lateralization in bilateral cochlear-implant users. J Acoust Soc Am. 2013;134:2923-36.

39. Arts RA, George EL, Janssen M, et al. Tinnitus suppression by intracochlear electrical stimulation in single sided deafness – a prospective clinical trial: follow-up. PLoS One. 2016;11:e0153131.

40. Arts R, George ELJ, Stokroos RJ, Vermeire K. Review: cochlear implants as a treatment of tinnitus in single-sided deafness. Curr Opin Otolaryngol Head Neck Surg. 2012;20:398-403.

41. Schaette R, McAlpine D. Tinnitus with a normal audiogram: physiological evidence for hidden hearing loss and computational model. J Neurosci. 2011;31:13452-7.

42. Sladen DP, Carlson ML, Dowling BP, et al. Early outcomes after cochlear implantation for adults and children with unilateral hearing loss. Laryngoscope. 2017;127:1683-8.

43. Buss E, Dillon MT, Rooth MA, et al. Effects of cochlear implantation on binaural hearing in adults with unilateral hearing loss. Trends in Hearing. 2018;22.

44. Buchman CA, Dillon MT, King ER, et al. Influence of cochlear implant insertion depth on performance: a prospective randomized trial. Otol Neurotol. 2014;35:1773-9.

45. Sladen DP, Frisch CD, Carlson ML, et al. Cochlear implantation for single-sided deafness: a multicenter study. Laryngoscope. 2017;127:223-8.

46. Mertens G, De Bodt M, Van de Heyning P. Evaluation of long-term cochlear implant use in subjects with acquired unilateral profound hearing loss: focus on binaural auditory outcomes. Ear Hear. 2017;38:117-25.

47. Holden LK, Finley CC, Firszt JB, et al. Factors affecting open-set word recognition in adults with cochlear implants. Ear Hear. 2013;34:342-60.

48. Sladen DP, Gifford RH, Haynes D, et al. Evaluation of a revised indication for determining adult cochlear implant candidacy. Laryngoscope. 2017;127:2368-74.

49. Sladen DP, Zappler A. Older and younger adult cochlear implant users: speech recognition in quiet and noise, quality of life, and music perception. Am J Audiol. 2015;24:31-9.

50. Finke M, Bonitz H, Lyxell B, Illg A. Cochlear implant effectiveness in postlingual single-sided deaf individuals: what's the point? Int J Audiol. 2017;56:417-23.

51. Cristofari E, Cuda D, Martini A, et al. A multicenter clinical evaluation of data logging in cochlear implant recipients using automated scene classification technologies. Audiol Neuro-otol. 2017;22:226-35.

52. Rothpletz AM, Tharpe A M, Grantham DW. The effect of asymmetrical signal degradation on binaural speech recognition in children and adults. J Speech Lang Hear Res. 2004;47:269-80.

53. Tavora-Vieira D, Boisvert I, McMahon C M, et al. Successful outcomes of cochlear implantation in long-term unilateral deafness: brain plasticity? Neuroreport. 2013;24:724-9.

54. O'Neil J N, Limb CJ, Baker CA, Ryugo DK. Bilateral effects of unilateral cochlear implantation in congenitally deaf cats. J Comp Neurol. 2010;518:2382-404.

55. Maslin MR, Munro KJ, El-Deredy W. Source analysis reveals plasticity in the auditory cortex: evidence for reduced hemispheric asymmetries following unilateral deafness. Clin Neurophysiol. 2013;124:391-9.

56. Ponton CW, Vasama JP, Tremblay K, et al. Plasticity in the adult human central auditory system: evidence from late-onset profound unilateral deafness. Hear Res. 2001;154:32-44.

57. Pross SE, Chang JL, Mizuiri D, et al. Temporal cortical plasticity in single-sided deafness: a functional imaging study. Otol Neurotol. 2015;36:1443-9.

58. Doge J, Baumann U, Weissgerber T, Rader T. Single-sided deafness: impact of cochlear implantation on speech perception in complex noise and on auditory localization accuracy. Otology & Neurotology. 2017;38:E563-E569.

59. Williges B, Wesarg T, Jung L, et al. Spatial speech-in-noise performance in bimodal and single-sided deaf cochlear implant users. Trends in Hearing. 2019;23.

60. Dorbeau C, Galvin J, Fu QJ, et al. Binaural perception in single-sided deaf cochlear implant users with unrestricted or restricted acoustic hearing in the non-implanted ear. Audiol Neuro-otol. 2018;23:187-97.

61. Grossmann W, Brill S, Moeltner A, et al. Cochlear implantation improves spatial release from masking and restores localization abilities in single-sided deaf patients. Otology & Neurotology. 2016;37:658-64.

62. Soli SD, Wong LL. Assessment of speech intelligibility in noise with the Hearing in Noise Test. Int J Audiol. 2008;47:356-61.

63. Litovsky R, Parkinson A, Arcaroli J, Sammeth C. Simultaneous bilateral cochlear implantation in adults: a multicenter clinical study. Ear Hear. 2006;27:714-31.

64. Eapen RJ, Buss E, Adunka M C, et al. Hearing-in-noise benefits after bilateral simultaneous cochlear implantation continue to improve 4 years after implantation. Otol Neurotol. 2009;30:153-9.

65. Desmet J, Wouters K, De Bodt M, Van de Heyning P. Long-term subjective benefit with a bone conduction implant sound processor in 44 patients with single-sided deafness. Otol Neurotol. 2014;35:1017-25.

66. Gluth MB, Eager KM, Eikelboom RH, Atlas MD. Long-term benefit perception, complications, and device malfunction rate of bone-anchored hearing aid implantation for profound unilateral sensorineural hearing loss. Otol Neurotol. 2010;31:1427-34.

67. Eiserman WD, Hartel DM, Shisler L, et al. Using otoacoustic emissions to screen for hearing loss in early childhood care settings. Int J Pediatr Otorhinolaryngol. 2008;72:475-82.

68. Niskar AS, Kieszak SM, Holmes A, et al. Prevalence of hearing loss among children 6 to 19 years of age – The Third National Health and Nutrition Examination Survey. Jama-J Am Med Assoc. 1998;279:1071-5.

69. Watkin P, Baldwin M. The longitudinal follow up of a universal neonatal hearing screen: The implications for confirming deafness in childhood. Int J Audiol. 2012;51:519-28.

70. Widen JE, Folsom RC, Cone-Wesson B, et al. Identification of neonatal hearing impairment: Hearing status at 8 to 12 months corrected age using a visual reinforcement audiometry protocol. Ear Hear. 2000;21:471-87.

71. Sharma A, Glick H, Campbell J, et al. Cortical plasticity and reorganization in pediatric single-sided deafness pre- and postcochlear implantation: a case study. Otol Neurotol. 2016;37:e26-34.

72. Kane MJ, Engle RW. The role of prefrontal cortex in working-memory capacity, executive attention, and general fluid intelligence: an individual-differences perspective. Psychon Bull Rev. 2002;9:637-71.

73. Kuppler K, Lewis M, Evans AK. A review of unilateral hearing loss and academic performance: is it time to reassess traditional dogmata? Int J Pediatr Otorhinolaryngol. 2013;77:617-22.

74. Bess FH, Tharpe AM. Unilateral hearing impairment in children. Pediatrics. 1984;74:206-16.

75. Lieu JEC, Tye-Murray N, Karzon RK, Piccirillo JF. Unilateral hearing loss is associated with worse speech-language scores in children. Pediatrics. 2010;125:E1348-E1355.

76. Lieu JE. Speech-language and educational consequences of unilateral hearing loss in children. Arch Otolaryngol Head Neck Surg. 2004;130:524-30.

77. Greaver L, Eskridge H, Teagle HFB. Considerations for pediatric cochlear implant recipients with unilateral or asymmetric hearing loss: assessment, device fitting, and habilitation. Am J Audiol. 2017;26:91-8.

78. Park LR, Eskridge H, Dillon MT, Brown KDJCE. A white paper in support of insurance coverage for cochlear implantation in cases of pediatric unilateral hearing loss. American Cochlear Implant Alliance. 2019.

79. Beck RL, Aschendorff A, Hassepass F, et al. Cochlear Implantation in Children With Congenital Unilateral Deafness: A Case Series. Otol Neurotol. 2017;38:e570-e576.

80. Tavora-Vieira D, Rajan GP. Cochlear implantation in children with congenital unilateral deafness: Mid-term follow-up outcomes. Eur Ann Otorhinolaryngol Head Neck Dis. 2016;133(1):S12-14.

81. Tavora-Vieira D, Rajan GP. Cochlear implantation in children with congenital and noncongenital unilateral deafness: a case series. Otol Neurotol. 2015;36:235-9.

82. Rahne T, Plontke SK. Functional result after cochlear implantation in children and adults with single-sided deafness. Otol Neurotol. 2016;37:e332-340.

83. Thomas JP, Neumann K, Dazert S, Voelter C. Cochlear implantation in children with congenital single-sided deafness. Otol Neurotol. 2017;38:496-503.

84. Deep NL, Gordon SA, Shapiro WH, et al. Cochlear implantation in children with single-sided deafness. Laryngoscope. 2020.

85. Ramirez Inscoe JM, Nikolopoulos TP. Cochlear implantation in children deafened by cytomegalovirus: speech perception and speech intelligibility outcomes. Otol Neurotol. 2004;25:479-82.

86. Malik V, Bruce IA, Broomfield SJ, et al. Outcome of cochlear implantation in asymptomatic congenital cytomegalovirus deafened children. Laryngoscope. 2011;121:1780-4.

87. Kim BJ, Han JJ, Shin SH, et al. Characterization of detailed audiological features of cytomegalovirus infection: a composite cohort study from groups with distinct demographics. Biomed Res Int. 2018;2018:7087586.

88. Lanzieri TM, Chung W, Flores M, et al. Hearing loss in children with asymptomatic congenital cytomegalovirus infection. Pediatrics. 2017;139.

89. Miyamoto RT, Bichey BG, Wynne MK, Kirk KI. Cochlear implantation with large vestibular aqueduct syndrome. Laryngoscope. 2002;112:1178-82.

90. Lee KH, Lee J, Isaacson B, et al. Cochlear implantation in children with enlarged vestibular aqueduct. Laryngoscope. 2010;120:1675-81.

91. Greinwald J, DeAlarcon A, Cohen, A et al. Significance of unilateral enlarged vestibular aqueduct. Laryngoscope. 2013;123:1537-46.

92. Clemmens CS, Guidi J, Caroff A, et al. Unilateral cochlear nerve deficiency in children. Otolaryngol Head Neck Surg. 2013;149:318-25.

93. Gopen Q, Zhou G, Whittemore K, Kenna M. Enlarged vestibular aqueduct: review of controversial aspects. Laryngoscope. 2011;121:1971-8.

94. Jung ME, Colletta M, Coalson R, et al. Differences in interregional brain connectivity in children with unilateral hearing loss. Laryngoscope. 2017;127:2636-45.

95. Sharma A, Dorman MF, Kral A. The influence of a sensitive period on central auditory development in children with unilateral and bilateral cochlear implants. Hear Res. 2005;203:134-43.

96. Sharma A, Dorman MF. Central auditory development in children with cochlear implants: clinical implications. Adv Otorhinolaryngol. 2006;64:66-88.

97. Gilley PM, Sharma A, Dorman MF. Cortical reorganization in children with cochlear implants. Brain Res. 2008;1239:56-65.

98. Lee DS, Lee JS, Oh SH, et al. Cross-modal plasticity and cochlear implants. Nature. 2001;409:149-50.

99. Gordon KA, Wong DD, Papsin BC. Bilateral input protects the cortex from unilaterally-driven reorganization in children who are deaf. Brain. 2013;136:1609-25.

100. Kral A, Hubka P, Heid S, Tillein J. Single-sided deafness leads to unilateral aural preference within an early sensitive period. Brain. 2013;136:180-93.

101. Polonenko MJ, Gordon KA, Cushing SL, Papsin BC. Cortical organization restored by cochlear implantation in young children with single sided deafness. Sci Rep. 2017;7:16900.

102. Polonenko MJ, Papsin BC, Gordon KA. Delayed access to bilateral input alters cortical organization in children with asymmetric hearing. Neuroimage Clin. 2018;17:415-25.

103. Polonenko MJ, Papsin BC, Gordon KA. Children with single-sided deafness use their cochlear implant. Ear Hear. 2017;38:681-9.

SEÇÃO 16-7

ESTIMULAÇÃO ELETROACÚSTICA (EAS)
E PRESERVAÇÃO DA AUDIÇÃO

Mario Emilio Zernotti ■ Maria Fernanda Di Gregorio

INTRODUÇÃO

Por mais de 30 anos, o implante coclear tem sido o procedimento de escolha para restauração da audição em pacientes com surdez severa e profunda. Entretanto, as indicações para o implante coclear expandiram ao longo dos anos, incluindo também as perdas auditivas parcial e unilateral e, para isso, a evolução da técnica cirúrgica foi fundamental, sendo capaz de conservar o resíduo auditivo de muitos pacientes. Von Ilberg, em 1999,[1] foi o primeiro cirurgião a descrever a cirurgia de preservação auditiva, e desde então muitos progressos foram desenvolvidos na técnica cirúrgica, no uso de medicamentos para a preservação e, por fim, no desenvolvimento de novos equipamentos, especialmente eletrodos que permitem uma cirurgia atraumática da cóclea, respeitando o resíduo auditivo do paciente. O novo tratamento da perda parcial de audição com audição residual em baixas frequências levou ao desenvolvimento da estimulação eletroacústica (EAS). Estudos mostraram que essa estimulação bimodal, amplificação acústica dos resíduos em frequências baixas e médias e a estimulação elétrica das frequências altas, permite aos pacientes melhor desempenho em ambientes ruidosos e melhora na percepção musical.[1-4]

Vários autores, entre eles Skarzynski *et al.*,[5] Bento *et al.*[6] e Guimarães *et al.*[7], autores desse texto, demonstraram que é possível preservar os resíduos auditivos de pacientes submetidos ao implante coclear. O desenvolvimento de implantes que estimulam frequências específicas usando a tonotopia coclear (distribuição de frequências no giro basal e baixas frequências na porção apical) foi estimulado, e assim foi possível desenvolver implantes eletroacústicos que contêm aparelho auditivo e implante coclear no mesmo dispositivo ou em dispositivos diferentes.

As próteses eletroacústicas representam uma grande oportunidade para pacientes que precisam de estimulação elétrica em altas frequências (por meio de um implante coclear) e estimulação de suas frequências residuais baixas presentes por meio de um aparelho auditivo convencional.[3,4,8,9] Por essa razão, a combinação de ambos os sistemas de estimulação auditiva é chamada genericamente de sistema eletroacústico ou híbrido.

Já foram descritos dispositivos eletroacústicos com eletrodos longos e curtos.[8,9] Os eletrodos curtos têm a vantagem de minimizar o dano das estruturas cocleares apicais com boa estimulação integral das estruturas neurais.[2-4,8,9] Indivíduos com frequências baixas estimuláveis com aparelhos auditivos (250 a 1.000 Hz) e que apresentam perdas severa e profunda em altas frequências são candidatos excelentes às próteses eletroacústicas.[10,11]

No entanto, as técnicas de preservação hoje são a regra não só para aqueles pacientes pediátricos com alguma audição residual, mas para todos os pacientes. A possibilidade não tão distante de novas terapias, como o uso de medicamentos neurotróficos que podem regenerar células ciliadas danificadas, a produção e o tratamento genético de células ciliares ou de células ganglionares e até mesmo substituições dos implantes atuais por outros de tecnologia mais avançada, força-nos a respeitar ao máximo as estruturas cocleares, independentemente da existência ou não de resíduos auditivos utilizáveis. Infelizmente, apesar do estágio de desenvolvimento das próteses implantáveis, ainda sejam discutidos os benefícios de um implante coclear atraumático. A grande literatura atual, estabelece claramente que implantes retos e finos, flexíveis e de parede lateral são os menos traumáticos para a cóclea.[12-14] Dessa forma, com uma técnica adequada e eletrodos desenhados para a preservação da audição, estaremos assegurando a audição futura para essas crianças.

Por isso, é importante distinguir, dos pontos de vista clínico e audiológico, quais pacientes são candidatos à preservação **funcional** e quais os candidatos à preservação **estrutural**. Damos o nome de preservação funcional para a preservação do resíduo auditivo em frequências graves e médias que possam fornecer ao paciente uma audição residual útil ou passível de amplificação por meio de uma prótese auditiva, com o objetivo de tentar fornecer o melhor desempenho auditivo possível. Já a **preservação estrutural**, dá-se a preservação de estruturas, onde não há resíduo auditivo prévio. Em ambos os casos, a técnica cirúrgica é similar, com grande respeito pelas estruturas da orelha interna, mudando o eletrodo que escolheremos para essa finalidade. É muito importante determinar o comprimento da cóclea para individualizar a necessidade de estimulação de cada paciente. Na preservação funcional, o uso de eletrodos curtos, flexíveis e de parede lateral será mais apropriado, enquanto na preservação estrutural são usados eletrodos flexíveis, retos e de parede lateral com comprimento total da cóclea, para fornecer a melhor estimulação de todas as áreas tonotópicas. Para tal, é fundamental a extensão do ducto coclear antes da cirurgia e escolher o comprimento do feixe de eletrodos mais apropriado para cada paciente.

Os primeiros estudos para o desenvolvimento dos implantes cocleares híbridos começaram em 1996, na Universidade de Iowa, em conjunto com a Cochlear Corporation,® e foram aprovados pelo Food and Drug Administration dos EUA,[9] enquanto, na Europa, a MED-EL produziu o primeiro eletrodo flexível. Com o princípio de aumentar a preservação da audição na região apical da cóclea, foram desenvolvidos eletrodos especiais para reduzir o trauma da inserção durante a cirurgia e aumentar a chance de preservação auditiva.

Algum tempo depois, foram desenvolvidos eletrodos mais curtos. Gantz *et al.* [15] propuseram um eletrodo mais curto, com apenas 10 mm de comprimento e seis eletrodos de contato. Embora esse eletrodo mais curto possa fornecer a preservação da audição, existe um limite de benefício para o número reduzido de eletrodos de contato, especialmente nos casos em que a audição residual não foi preservada ou em casos de perda progressiva da audição. Em contrapartida, a Med-EL projetou um eletrodo com 24 mm e 12 eletrodos de contato para melhorar a percepção de fala. Como alternativa e com o objetivo de preservar o resíduo auditivo por um eletrodo curto e com maior número de eletrodos de contato, Lenarz *et al.* [16] conduziram um estudo com um eletrodo de 16 mm e mais eletrodos ativos.

CRITÉRIOS CLÍNICOS, AUDIOLÓGICOS E DE INVESTIGAÇÃO POR IMAGENS – PACIENTES PARA PRESERVAÇÃO FUNCIONAL

A seleção de pacientes candidatos aos sistemas eletroacústicos não é diferente da seleção dos candidatos ao implante coclear, sendo utilizada a mesma bateria de testes. A avaliação audiológica básica, potencias evocados auditivos, emissões otoacústicas, tomografia computadorizada, ressonância magnética em alguns casos (para confirmar a permeabilidade da cóclea), avaliação fonoaudiológica para avaliar o desempenho com aparelhos auditivos, incluindo reconhecimento de fala, e a avaliação psicológica são os pilares da avaliação. Porém, pacientes que apresentam resíduos auditivos úteis em frequências baixas, necessitam de uma análise mais exaustiva.

Os sistemas eletroacústicos (EAS) são indicados para pacientes com audição normal ou perda auditiva de grau leve a moderado nas frequências baixas, até 1.000 Hz (geralmente até 65 dB), e queda severa a profunda a partir de 2.000 Hz. Esses pacientes não se beneficiam da amplificação fornecida por um aparelho auditivo convencional por não existir aporte auditivo após 1.000 Hz, sendo o aparelho auditivo incapaz de reestabelecer a audição.

Com relação à discriminação auditiva, os resultados dos testes com monossílabos ou dissílabos, realizado em espanhol, do paciente com aparelhos auditivos em audiometria de campo livre deve ser igual ou inferior a 50%.[17] Esse critério é muito importante porque, se a audição residual for perdida após a cirurgia, a discriminação usando somente o implante coclear não poderá ser inferior àquela existente antes da cirurgia de implante.[18]

Critérios Clínicos e Audiológicos

Um critério de seleção importante é o paciente não ter perda auditiva progressiva. Pacientes com doenças como hidropsia endolinfática (doença de Ménière), perda auditiva autoimune ou paciente com provável ossificação coclear, tal como pós-meningite ou otosclerose, não são bons candidatos, pois eles poderão perder seus resíduos após a cirurgia, não se beneficiando da estimulação acústica da EAS. Por fim, o paciente não pode apresentar um intervalo aéreo-ósseo superior a 15 dB e qualquer contraindicação ao uso de aparelhos auditivos convencionais.

A seleção de pacientes para estimulação eletroacústica (EAS) segue o mesmo protocolo da seleção para o implante coclear convencional. A avaliação audiológica e os testes de percepção da fala são conduzidos com aparelhos auditivos convencionais. Essa etapa é muito importante porque a perda auditiva sensório-neural descendente é um desafio para a seleção e adaptação da prótese auditiva, que deverá ser a melhor possível para garantir a avaliação audiológica.

Assim como a avaliação do implante coclear, a investigação da etiologia com exames audiológicos, tais como o *brain stem evoked potential* (potencial evocado do tronco cerebral), emissões otoacústicas, tomografia computadorizada, ressonância magnética para confirmar a permeabilidade da cóclea, bem como a avaliação psicológica, são fundamentais no processo do candidato para a estimulação eletroacústica.

A EAS é indicada para maiores de 18 anos (com raras exceções) com a seguinte configuração audiométrica sem aparelhos auditivos: perda auditiva sensório-neural descendente com limiares auditivos superiores de 60 dB nas frequências baixas até 500 Hz e limiares auditivos superiores a 80 dB em frequências a partir de 1.500 Hz (Fig. 16-7-1).

Os critérios audiológicos com aparelhos de audição adequados continuam a se expandir e variam um pouco com relação a cada centro de implante coclear. Por exemplo, Gantz *et al.*[19] expandiram o critério na orelha a ser implantada entre 10% e 60% e na orelha melhor em até 80% de monossílabos. Lenarz *et al.*[20] selecionaram pacientes entre 10% e 50% de reconhecimento de monossílabos em silêncio em 65 dB SPL na orelha a ser implantada e até 60% na melhor orelha. Analisando os resultados após a cirurgia, acreditamos que os critérios de Lenarz *et al.*[20] sejam mais apropriados e que pacientes com essas características possam se beneficiar do implante.

Critérios por Imagens

Quanto ao uso de imagens nos critérios de seleção, é importante o uso da varredura de multifatias da tomografia computadorizada (TC). Isso nos permite alongar a cóclea, possibilitando a medição de seu comprimento ou o uso de algum sistema de medição radiológica. Essas imagens nos permitem escolher o tamanho do feixe de eletrodos e de acordo com os resíduos auditivos que o paciente ainda tem. Por outro lado, a investigação por imagem de ressonância magnética (RMN) é a melhor opção para pesquisar o lúmen da cóclea e descobrir processos de ossificação ou malformações. Isso é crucial para se eleger corretamente o eletrodo e evitar problemas em sua inserção. Nas crianças, ele deve ser o primeiro estudo indicado para evitar o excesso de radiação produzido pela tomografia computadorizada.

COMPONENTES ELETROACÚSTICOS

Existem, atualmente, apenas dois modelos aprovados de implantes cocleares com estimulação eletroacústica. O primeiro, totalmente integrado no mesmo dispositivo, é o SONNET EAS ou DUET 2® (Fig. 16-7-2) da MED-EL® (Áustria), e o outro é o Hybrid Hearing® da Cochlear Corporation® (Austrália) (Fig. 16-7-3). O feixe de eletrodos é especialmente projetado para ser flexível e evitar danos às estruturas internas da cóclea. Os processadores de fala possuem duas partes principais: elétrica e acústica. Em pacientes com audição residual após cirurgia de implante, é possível estimular ambas as frequências: as baixas com a prótese auditiva convencional e as altas, com a estimulação elétrica do dispositivo.

Isso é possível porque, no *software* de programação do processador da fala, o audiologista selecionará o início da faixa de frequência e fará estimulação pela parte elétrica, para complementar a estimulação acústica da audição residual. Por exemplo, se a audição residual estiver entre 125 Hz-750 Hz, a estimulação elétrica deverá estar entre 750-8.000 Hz.

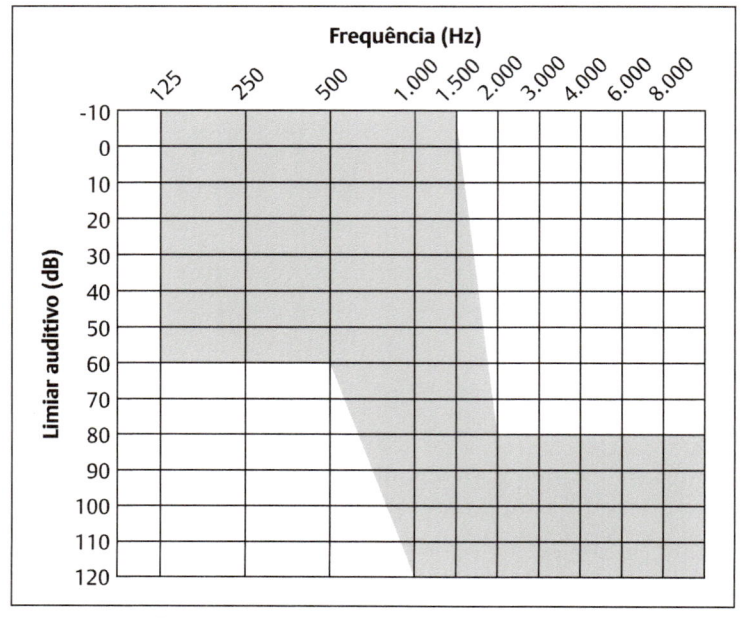

Fig. 16-7-1. Audiograma com o critério de indicação para o implante coclear híbrido.

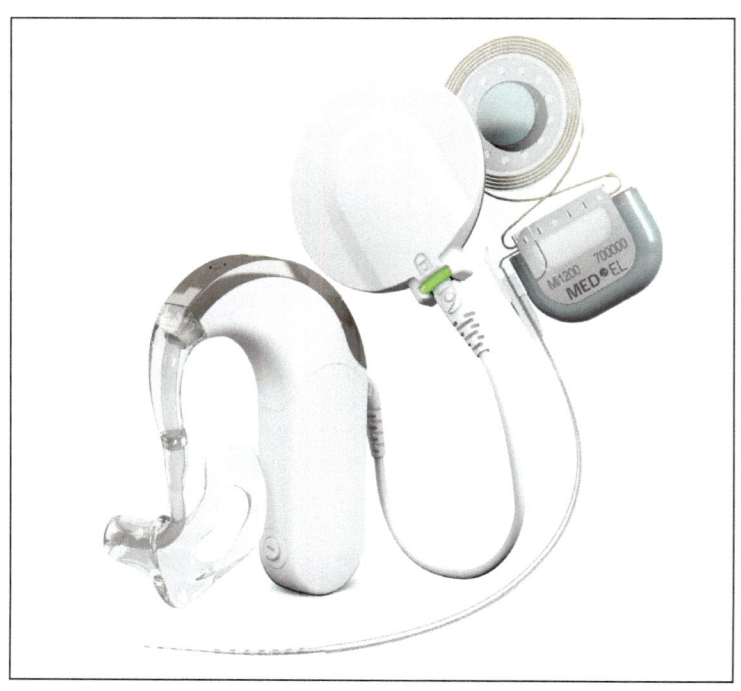

Fig. 16-7-2. Processador de fala Sonnet 2® da MED-EL®.

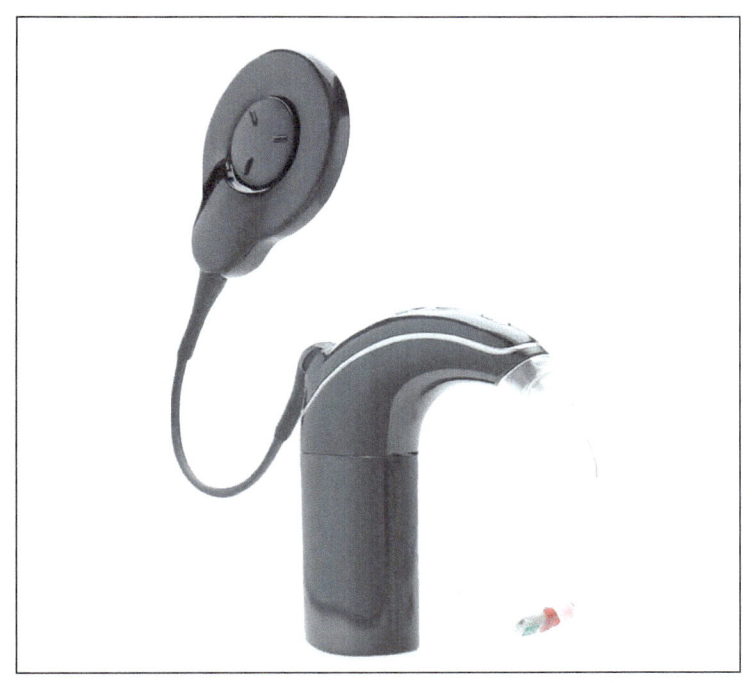

Fig. 16-7-3. Processador de fala sistema Nucleus Hybrid® da Cochlear Corporation®.

A escolha se baseia na audiometria realizada após a cirurgia. A estimativa elétrica deverá ter início na frequência na qual o limiar auditivo for superior a 70 dB. Por isso, a parte acústica será capaz de amplificar melhor as frequências inferiores a esse limiar.

TÉCNICA CIRÚRGICA

Na cirurgia de próteses eletroacústicas, a técnica cirúrgica deverá ser aplicada para permitir a preservação de resíduos auditivos. São poucas as técnicas descritas; a primeira foi descrita por Lehnhardt, que criou o termo *soft surgery* (cirurgia suave) em 1993.[10,11] No entanto, C. Von Ilberg, em 1999,[1] e mais tarde J. Kiefer, em 2004,[21] descreveram a técnica de preservação, a mesma atualmente usada com algumas pequenas modificações, de acordo com os autores.

Técnica Clássica

Será descrita aqui a técnica usada em nosso grupo.[7] Antes do início da cirurgia, é administrado um antibiótico (Cefalosporina, 1 gr, EV). A incisão retroauricular é mínima em todos os pacientes, com elevação de dois retalhos: o de pele externa e subcutâneo, e outro retalho de músculo de base superior. Realiza-se então a mastoidectomia parcial e a abordagem da orelha média por timpanotomia posterior (recesso facial). A partir desse momento, a irrigação com soro fisiológico é substituída por Lactato de Ringer (mais equilíbrio iônico com a composição da endolinfa, pela presença de potássio). O lábio que cobre parcialmente a janela redonda é perfurado até que a membrana dessa janela seja identificada. Isso pode ser corroborado tocando a cadeia ossicular de maneira suave e verificando o movimento da janela. Uma vez identificada, é preciso preservá-la intacta até o momento da inserção do eletrodo. Usamos brocas de diamante de 1 mm até 0,8 mm. Administra-se dexametasona (alta concentração de 40 mg por mL) no nicho da janela de modo que a passagem através dela possa ter início. São vários os estudos que mostram que a concentração em endolinfa é muito mais alta dessa forma, se a compararmos aos níveis atingidos após uma injeção intravenosa de dexametasona.[22]

Nossa tendência atual é aplicar o corticosteroide no início da cirurgia de modo intratimpânico, de acordo com o trabalho de Rajan et al.,[23] de modo que este penetre enquanto executamos a abordagem e a mastoidectomia. Toda a cavidade mastóidea e timpânica é lavada intensamente para remover quaisquer traços de poeira óssea ou de sangue que possam penetrar na orelha interna quando a janela redonda for aberta. O nicho é feito para colocação do receptor-estimulador e canal para os eletrodos. São feitos orifícios para a fixação final com sutura. O receptor-estimulador é fixado com fio não absorvível. Uma vez identificada, a janela redonda é incisada com uma microlanceta, de acordo com a técnica de Lehnhardt. Tem início, então, a inserção do eletrodo, que deve obrigatoriamente ser lenta e suave dentro da rampa timpânica até que a inserção de todo feixe de eletrodo esteja completa. Simultaneamente ao acesso à rampa timpânica, aplica-se 8 mg de dexametasona via parenteral, somente em adultos.

Por fim, a entrada da janela redonda é vedada com fáscia, periósteo ou músculo ao redor do eletrodo. Este pode ser fixado a aba de suporte ou na cavidade mastóidea para evitar seu deslocamento, mas isso fica a critério do cirurgião, de acordo com o tamanho da mastoide e as características do eletrodo. O fechamento é feito em dois planos.

Técnicas Alternativas

São muitas as técnicas alternativas, tais como a abordagem superior ao meato[24] ou a abordagem transatical. Mas a abordagem endomeatal (EMA) é a melhor alternativa conforme nossos critérios, por ser muito útil quando o paciente tem problemas na mastoide ou em caso de seio sigmoide sobre a mastoide. Inclusive, atualmente, com o incremento do uso de endoscópios em cirurgia da orelha, essa é a alternativa mais válida. Essa técnica, descrita por Victor Slavutsky e Luis Nicenboim,[25] consiste no uso de orifícios naturais para acessar a orelha interna, reduzindo assim o tempo de cirurgia e o dano às estruturas da orelha, como o sistema de ar pneumático do mastoide, além de prevenir o acesso à caixa timpânica pela timpanotomia subsequente, o que elimina o risco de lesão ao nervo facial. Portanto, o uso do conduto auditivo externo e a janela redonda são os pontos anatômicos para essa abordagem, ou seja, o meato natural. A técnica consiste na incisão endomeatal com elevação de um grande retalho meato-timpânico. Um sulco profundo é fresado através do osso timpânico e o CAE que aloja o eletrodo. O sulco deve ser suficientemente profundo para evitar extrusões; essa é a chave dessa abordagem. Dessa forma, o CAE permite acesso em melhor angulação à janela redonda, que também é acessada com mais facilidade do que pela timpanotomia subsequente. Então, o procedimento clássico na mastoide é realizado com a colocação do receptor-estimulador e sem a necessidade de mastoidectomia ou timpanotomia posterior. O eletrodo é passado do mastoide para o CAE por meio de um trocarte que facilita a inserção. Uma vez o feixe do eletrodo colocado através da janela redonda, ele é inserido no sulco feito no CAE e coberto com pó de osso. Como mencionado, essa técnica evita o risco de paralisia facial, que em cirurgia de IC atinge cerca de 1%, conforme Fayad.[26]

RESULTADOS

A literatura mostra vantagens no uso da EAS para discriminação da fala tanto em silêncio quanto mediante ruído.[2] Um estudo europeu multicêntrico mostra os resultados em um grupo de 66 adultos com perda auditiva severa a profunda em frequências agudas: em 60% dos pacientes, o reconhecimento da fala em silêncio melhorou, 20% na média; e 73% obtiveram melhora de reconhecimento da fala no ruído, 20% na média ou 2 dB na relação sinal-ruído. Além disso, o desempenho dos pacientes foi comparado somente com o uso de estimulação elétrica e com o uso da estimulação eletroacústica. Os resultados mostraram que o uso combinado aumentou a percepção da fala de 22% para 26%.

Em outro estudo, a média de reconhecimento no teste de palavras no silêncio no momento pré-operatório foi de 35% nos candidatos ao implante híbrido. Após 1 ano de uso da estimulação eletroacústica, a média aumentou para 74% e, após 2 anos de uso, ela permaneceu constante com 73%. Um aspecto importante a considerar é a perda de resíduos auditivos após o implante. Vários estudos mostraram que uma porcentagem de pacientes submetidos à cirurgia de implante coclear híbrido pode perder o resíduo auditivo logo após 1 mês da cirurgia ou com o tempo.[8,15,19,20,27]

No estudo de Lenarz et al.,[20] após 1 mês da cirurgia, 89% dos pacientes apresentaram perda inferior a ou igual a 30 dB nas frequências de 125 Hz, 250 Hz e 500 Hz. Depois de 1 ano, essa porcentagem baixou para 74%. Em outro estudo com os primeiros pacientes que receberam o implante coclear *Hybrid*-L, Lenarz et al.[28] mostraram perda auditiva média de 10 dB.

No estudo de Gantz et al.,[15] 98% dos pacientes (n = 87 adultos) conservaram o resíduo auditivo após 1 mês do implante, somente seis sujeitos perderam totalmente a audição entre 3 e 60 meses de uso do implante, e outro grupo de 25% (n = 18/72) perdeu mais de 30 dB entre os 3 e 12 meses após o implante.

Woodson et al.[29] também demonstram boa preservação da audição em 91% (n = 79/87) dos pacientes nas frequências de 125 Hz a 750 Hz após 1 mês de ativação. Com o tempo, 73% dos pacientes mantiveram a média dos limiares de frequências graves em 30 dB e 10% dos pacientes perderam todo o resíduo auditivo.

Em 2017, Lenarz et al.[30] compararam 91 adultos com algum grau de audição residual após implante de eletrodo FLEX20, FLEX24 ou FLEX28 da empresa MED-EL. Alguns sujeitos eram usuários da estimulação eletroacústica (EAS) pós-operatória; os outros só estavam em grupos de somente estimulação elétrica (ES). Os usuários de EAS mostraram resultados significativamente melhores em compreensão da fala quando comparados aos usuários somente de ES com os mesmos eletrodos curtos.

Baskent D. et al.[31] publicaram recentemente uma tese na qual afirmaram que: "Usuários de implante coclear mostram percepção ruins de pistas acústicas. Entretanto, usuários de implantes híbrido com audição residual em baixas frequências, a estimulação bimodal, eletroacústica, pode fornecer sinais complementares relacionados à voz, tais como harmônicos e formantes baixos, que poderá melhorar a relação F0/VTL (frequência fundamental/ comprimento do trato vocal)."

CONCLUSÕES

Várias publicações destacam o óbvio benefício existente na estimulação acústica de resíduos auditivos de pacientes e fornecem a solução de um implante coclear para frequências completamente perdidas. Por isso, a estimulação eletroacústica abre um desafio tremendo no presente e no futuro da reabilitação da surdez profunda. Para isso, os pontos fortes são a técnica cirúrgica usada e a preservação da audição residual. A técnica clássica de timpanotomia posterior e a abordagem endomeatal alternativa são excelentes para executar a preservação auditiva. O conhecimento da microanatomia e da fisiologia coclear, a escolha da técnica cirúrgica menos traumática, o uso de eletrodos retos e de parede lateral e o uso correto de medicamentos intracirúrgicos (esteroides) são fundamentais e a chave para se alcançar a preservação da audição.

REFERÊNCIAS BIBLIOGRÁFICAS

1. Von Ilberg C, Kiefer J, Tillein J, et al. Electric-acoustic stimulation of the auditory system. New technology for severe hearing loss. ORL J Otorhinolaryngol Relat Spec. 1999;61(6):334-40.
2. Kiefer J, Pok M, Adunka O, et al. Combined electric and acoustic stimulation of the auditory system: results of a clinical study. Audiol Neuro-otol. 2005;10(3):134-44.
3. Turner CW, Reiss L A, Gantz BJ. Combined acoustic and electric hearing: preserving residual acoustic hearing. Hear Res. Hear Res. 2008;242(1-2):164-71.
4. Gantz BJ, Turner CW. Combining acoustic and electrical hearing. Laryngoscope. 2003;113(10):1726-30.
5. Skarzyński H1, Lorens A, D'Haese P, et al. Preservation of residual hearing in children and post-lingually deafened adults after cochlear implantation: an initial study. ORL J Otorhinolaryngol Relat Spec. 2002;64(4):247-53.
6. Bento RF, Brito Neto RV, Castilho AM, et al. Resultados auditivos com implante coclear multicanal em pacientes submetidos à cirurgia no Hospital das Clínicas da FMUSP. Rev Bras Otorrinolaringol. 2004;70(5):632-4;15.
7. Guimarães AC, Carvalho GM, Duarte AS, etal. Hearing preservation and cochlear implants according to inner ear approach: multicentric evaluation. Braz J Otorhinolaryngol. 2015;81(2):190-6.
8. Luetje CM, Thedinger BS, Buckler LR, et al. Hybrid cochlear implantation: clinical results and critical review in 13 cases. Otol Neurotol. 2007;28(4):473-8.
9. Wilson D, Lawson D, Muller J. Cochlear implants: some likely next steps. Annu Rev Biomed Eng. 2003:5;209-12.
10. Lehnhardt E. Intracochlear placement of cochlear implants electrodes in soft surgery technique. HNO. 1993;41:356-9.
11. Lehnhardt E, Laszig R. Specific surgical aspects of cochlear implant - soft surgery. In: Hochmair-Desoyer IJ, Hochmair E., editors. Advances in cochlear implants. Vienna: Manz; 1994. p. 387-92.
12. Wanna GB, O'Connell BP, Francis DO, et al. Predictive factors for short- and long-term hearing preservation in cochlear implantation with conventional-length electrodes. Laryngoscope. 2018;128(2):482-9.
13. O'Connell BP, Hunter JB, Haynes DS, et al. Insertion depth impacts speech perception and hearing preservation for lateral wall electrodes. Laryngoscope. 2017;127(10):2352-7.
14. Wanna GB, Noble JH, Gifford RH. et al. Impact of intrascalar electrode location, electrode type, and angular insertion depth on residual hearing in cochlear implant patients: preliminary results. Otol Neurotol. 2015;36(8):1343-8.
15. Gantz BJ, Hansen MR, Turner CW, et al. Hybrid 10 clinic trial. Audiol Neurotol. 2009;14(1):32-8.
16. Lenarz T, Stover T, Buechner A, et al. Temporal bone results and hearing preservation with a new straight electrode. Audiol Neurotol. 2006;11(1):34-41.
17. Gstoettner W, Helbig S, Settevendemie C, et al. A new electrode for residual hearing preservation in cochlear implantation: first clinical results. Acta Otolaryngol. 2009;129(4):372-9.
18. Van de Heyning P, Punte AK. Electric Acoustic Stimulation: A new era in prosthetic hearing rehabilitation. Adv Otorhinolaryngol. 2010;67:1-5.
19. Gantz BJ, Turner CW, Gfeller KE. Acoustic plus electric speech processing: preliminary results of a Multicenter Clinical Trial of the Iowa/Nucleus Hybrid Implant. Audiol Neurotol. 2006;11(1):63-8.
20. Lenarz T, James C, Cuda D, et al. European multi-centre study of the Nucleus Hybrid L24 cochlear implant. Int J Audiol. 2013;52(12):838-48.
21. Kiefer J, Gstoettner W, Baumgartner W, et al. Conservation of low-frequency hearing in cochlear implantation. Acta Otolaryngol. 2004;124:272-80.
22. Bird PA, Murray DP, Zhang M, Begg EJ. Intratympanic versus intravenous delivery of dexamethasone and dexamethasone sodium phosphate to cochlear perilymph. Otol Neurotol. 2011;32(6):933-6.
23. Rajan GP, Kuthubutheen J, Hedne N, Krishnaswamy J. The role of preoperative, intratympanic glucocorticoids for hearing preservation in cochlear implantation: a prospective clinical study. Laryngoscope. 2012;122(1):190-5.
24. Kronenberg J, Migirov L. The suprameatal approach: an alternative surgical technique for cochlear implantation. Cochlear Implants Int. 2006;7(3):142-7.
25. Slavutsky V, Nicenboim L. Preliminary results in cochlear implant surgery without antromastoidectomy and with atraumatic electrode insertion: the endomeatal approach. Eur Arch Otorhinolaryngol. 2009;266(4):481-8.
26. Fayad JN, Wanna GB, Micheletto JN, Parisier SC. Facial nerve paralysis following cochlear implant surgery. Laryngoscope. 2003;113(8):1344-6.
27. Szyfter W, Wro'bel M, Karlik M, et al. Observations on hearing preservation in patients with hybrid-L electrode implanted at Poznan University of Medical Sciencesin Poland. Eur Arch Otorhinolaryngol. 2013;270(10):2637-40.
28. Lenarz T, Stöver T, Buechner A, et al. Hearing Conservation Surgery Using the Hybrid-L Electrode. Audiol Neurotol. 2009;14(1):22-31.
29. Woodson EA, Reiss LAJ, Turner CW, et al. The hybrid cochlear implant: a review. Adv Otorhinolaryngol. 2010;67:125-34.
30. Büchner A, Illg A, Majdani O, Lenarz T. Investigation of the effect of cochlear implant electrode length on speech comprehension in quiet and noise compared with the results with users of electro-acoustic-stimulation, a retrospective analysis. PLoS One. 2017;12(5):e0174900.
31. Başkent D, Luckmann A, Ceha J, et al. The discrimination of voice cues in simulations of bimodal electro-acoustic cochlear-implant hearing. J Acoust Soc Am. 2018;143(4):EL292.

CIRURGIA REVISIONAL, REIMPLANTAÇÃO COCLEAR E COMPLICAÇÕES

Lucas Bevilacqua Alves da Costa ■ Orozimbo Alves Costa Filho ■ Rubens de Brito

INTRODUÇÃO

Em casos de perdas auditivas neurossensoriais, de graus severo a profundo, o implante coclear (IC) possui grande impacto na reabilitação, na habilitação auditiva e na qualidade de vida de crianças e adultos.

Trata-se de um procedimento cirúrgico com baixos índices de complicações graves, quando realizado por cirurgiões experientes.[1] Espera-se, ainda, que o dispositivo mantenha um bom funcionamento por determinado período, de modo que a necessidade de um reimplante ao longo da vida do usuário seja a mínima possível.

A primeira revisão cirúrgica de IC relatada na literatura ocorreu em 1985,[2] e desde então tanto o número de relatos como de usuários do dispositivo vem aumentando no mundo. Estima-se que a taxa de revisão cirúrgica entre as instituições varie de 5% a 10%,[3,4] sendo que, para cada ano de implantação, o risco de necessidade desse procedimento pode aumentar em torno de 1%.[5]

Em 2005, foi formado um grupo internacional cujo objetivo era determinar parâmetros de confiabilidade dos implantes cocleares, independentemente da marca dos dispositivos. Foi então estabelecida como adequada a porcentagem de, no mínimo, 95% de confiabilidade.[6] Para todos os principais fabricantes de implante coclear (Advanced Bionics, Cochlear, MED-EL e Oticon), a confiabilidade do dispositivo para cinco anos está acima de 95% (esses dados podem ser encontrados nos sites das empresas).[7-10]

A revisão cirúrgica do IC consiste em verificar as condições do componente interno, da orelha média e interna, podendo levar à remoção ou ao reposicionamento do dispositivo. As razões que levam a esse tipo de revisão são relacionadas às condições clínicas do usuário e/ou a falhas do próprio dispositivo, que, por vezes, necessita somente de ser reposicionado, não precisando ser removido ou substituído.

No entanto, estudos demonstram que a principal causa de revisões cirúrgicas de implante coclear relaciona-se, de fato, à falha do dispositivo, sendo então necessário o reimplante.[4,11,12] Porém, no momento da revisão cirúrgica, o reimplante nem sempre é viável, pois as estruturas podem estar infeccionadas, ou, em alguns casos, em virtude da ossificação, não é possível remover completamente o feixe de eletrodos intracoclear, impossibilitando o procedimento mesmo após o tratamento da condição clínica que levou à remoção do dispositivo.[13]

CAUSAS DE REVISÃO CIRÚRGICA

Os motivos que levam à falha do dispositivo interno do implante coclear podem ser classificados em *Hard Failure*, *Soft Failure* e questões médicas.

Hard faluire consiste na parada abrupta do funcionamento do componente interno, de modo que o indivíduo deixa de apresentar benefício audiológico, sendo, portanto, mais fácil de diagnosticar. O grande desafio está na instalação lenta e progressiva da diminuição do desempenho do usuário do IC, caracterizada como *Soft faluire*.

Muitas vezes, a *Soft faluire* é confundida com outras questões referentes ao desenvolvimento de crianças em idade de aquisição de linguagem oral ou de patologias associadas que comprometem não só a via auditiva, mas também a cognição. A difícil detecção desse tipo de falha e de seu diagnóstico foi descrita na literatura.[14]

Sendo assim, é importante que a equipe que acompanha o implantado[15,16] se mantenha alerta e tenha uma boa comunicação, já que não raramente é possível verificar alterações por meio dos exames de telemetria de impedância e neurotelemetria, além, é claro, do desempenho audiológico do paciente. É, pois, aconselhável investigar quais fatores podem estar colaborando para uma queda de desempenho. Em alguns casos, é possível verificar mudanças significativas nas impedâncias dos pacientes devidas a alterações de ordem fisiológica, como mudanças hormonais na puberdade ou menopausa, por exemplo. Nesses casos, geralmente, tais alterações são transitórias.[17]

Por fim, outra causa possível está relacionada a razões médicas, como infecção do *flap* cirúrgico, hematoma, colesteatoma, mastoidite, dentre outros.

CONSIDERAÇÕES CIRÚRGICAS DO REIMPLANTE

A avaliação por meio de exames de imagens, principalmente a tomografia computadorizada (TC), auxilia a programação da estratégia cirúrgica e o diagnóstico da causa do mau funcionamento ou da patologia responsável pela necessidade da intervenção, sendo este então o primeiro passo para a revisão cirúrgica. Embora a migração do feixe de eletrodos intracoclear seja rara, quando esta ocorre, pode alterar o desempenho audiológico do paciente e causar sensação extra-auditiva, podendo ainda ser confundida com a falha do dispositivo interno. Essa condição pode ser visualizada por meio da TC.[18]

Na revisão cirúrgica, aconselha-se a utilização do componente interno do mesmo fabricante, de modo que o eletrodo tenha características similares ao anterior; caso isso não seja possível, é preferível que o eletrodo seja mais fino que o anterior, pela possibilidade de neoformação óssea no ducto coclear, o que dificulta a inserção de um eletrodo de espessura maior.[19]

No caso de falha do componente interno, sua remoção deve ser realizada de forma cuidadosa, a fim de preservar o dispositivo para uma futura investigação da causa do mau funcionamento. Sugere-se, então, que não seja utilizado o eletrocautério monopolar no procedimento, pois este pode danificar o dispositivo a ser removido. Ressalte-se, entretanto, que o objetivo da revisão cirúrgica e do explante é o posicionamento de um novo dispositivo funcionante. Sendo assim, em alguns casos, serão necessárias a secção do feixe de eletrodos na porção da mastoide e a posterior retirada do corpo do componente interno, para, em um segundo momento, posicionar um novo dispositivo; o feixe de eletrodos seccionado será utilizado como guia para a inserção do novo feixe de eletrodos funcionante. Essa manobra deve ser realizada, principalmente, em quadros infecciosos nos quais tenham ocorrido: biofilme, extrusão do corpo do IC por necrose do *flap* cirúrgico, colesteatoma, infecção da cavidade cirúrgica, entre outros.[20]

RESULTADOS APÓS O REIMPLANTE

De acordo com a literatura, a maioria dos pacientes submetidos a reimplante apresenta bons resultados.[15,21-23]

Em estudo avaliativo acerca do desempenho de 12 pacientes reimplantados no que se refere à detecção auditiva, observou-se que nem todos recuperaram os limiares auditivos tonais apresentados na primeira cirurgia no momento da ativação. Entretanto, ao longo de 5 a 10 anos, todos recuperaram os limiares auditivos iniciais, atingindo um platô após esse período – isso considerando que a detecção é uma habilidade auditiva cujo nível máximo de limiar a ser alcançado, no caso do implante coclear, é em torno de 25 dB. Essa habilidade se manteve estável até 10 anos; ou seja, todos os pacientes reimplantados retomaram a habilidade auditiva de detecção.[15]

Embora a detecção auditiva possa ser recuperada por meio do reimplante coclear, o principal objetivo a ser alcançado com esse procedimento é a percepção auditiva da fala.

Em estudo, observou-se que, de 68 pacientes analisados, 61 (89,7%) recuperaram seu escore de referência na percepção auditiva da fala – ou seja, atingiram o melhor desempenho observado antes do reimplante coclear – e sete (10,3%) não alcançaram o escore de referência. Sendo assim, pacientes que são reimplantados podem apresentar um prejuízo após essa intervenção cirúrgica, e essa possibilidade deve ser avaliada e discutida com o paciente e/ou familiar.

Outro fator importante no acompanhamento desses pacientes diz respeito ao fato de que três deles apresentaram regressão das habilidades auditivas após alguns anos do reimplante. Faz-se importante registrar, porém, que, de dez pacientes que apresentaram resultado ruim com o IC, cinco eram casos de meningite, um de trauma com fratura da cóclea e os demais, casos idiopáticos. Portanto, a etiologia é um fator a ser considerado no prognóstico do paciente após o reimplante coclear.

Vale ressaltar ainda que, de acordo com as evidências do estudo citado, a recuperação da percepção auditiva da fala adquirida com o primeiro implante coclear pode variar bastante após o reimplante, podendo chegar a até três anos da ativação do segundo implante coclear. Trata-se de um dado que deve ser considerado na orientação aos pacientes e seus familiares.[15] Uma das possíveis causas de piora no desempenho auditivo após o reimplante refere-se a inserções incompletas dos eletrodos – fato que pode ocorrer em 7% a 18% dos pacientes.[24]

COMPLICAÇÕES

As complicações relacionadas ao implante coclear podem ser classificadas em complicações menores, que requerem um tratamento conservador e cirurgias mínimas, e maiores, que requerem cirurgia revisional ou hospitalização. Como exemplo de complicações menores, temos: zumbido, vertigem, paralisia transitória do nervo facial, infecções no local do ímã. E de maiores: presença de colesteatoma, bolsa de retração, perfuração timpânica, falha do dispositivo, extrusão do implante coclear e/ou feixe de eletrodos.[25]

MANEJO CLÍNICO DAS COMPLICAÇÕES MENORES

Infecções no Local do Ímã

Considerando que é cada vez maior o número de crianças sendo implantadas, é importante salientar que, no caso dessa população, o componente interno está sob uma fina camada de partes moles. Sendo assim, o aumento inadvertido da intensidade do ímã da antena externa do implante coclear pode causar escoriações e necrose do tecido.

Em quadros mais leves, como hiperemia e pequenos edemas, a suspensão temporária da utilização do dispositivo pode ser suficiente para o tratamento. Além disso, o médico poderá indicar tratamento tópico,[26] ou, caso esses quadros tenham sido em decorrência da intensidade do ímã, esta deve ser diminuída. Entretanto, quando a lesão tecidual é mais profunda, o quadro evolui para uma complicação maior, podendo necessitar de internação hospitalar.

Otite Média

A otite média aguda é um quadro recorrente em crianças, tendo boa evolução quando tratada por meio de antibioticoterapia por via oral. Já a otite média mucoide ou secretora é extremamente prevalente nessa população e deve ser encarada de forma mais enérgica em casos de pacientes implantados, uma vez que o dispositivo interno pode vir a ser comprometido. Nesses casos, pode ser necessária a intervenção por meio da inserção de tubo de ventilação .[27]

Deiscência da Ferida Operatória no Pós-Operatório Imediato

Trata-se de uma situação que deve ser encarada com cuidado, pois sua evolução pode levar ao agravamento do quadro, sendo necessárias medidas proativas e enfáticas. O tratamento desse quadro pode ser realizado por meio de antibioticoterapia, desbridamento e sutura da ferida primária; em geral, o tratamento conservador é eficaz.[28,29]

Hematoma e/ou Seroma

No pós-operatório imediato, quando há deslocamento da faixa do curativo compressivo – muito comum em crianças – , pode ocorrer, principalmente, o hematoma, o qual pode evoluir para edema importante e formação de coleção subcutânea. Nesse caso, o procedimento deve ser aspiração do conteúdo através de punção para evitar deslocamento do dispositivo ou até mesmo necrose do *flap* cirúrgico.

Já a formação de seroma é mais comum em pós-operatório tardio, mesmo após anos da cirurgia. O *flap* cirúrgico apresenta-se edemaciado com sinal de flutuação, e o tratamento consiste em drenagem imediata, curativo compressivo, antibioticoterapia e administração de corticoides. A regressão desse quadro é rápida, porém tende a persistir após a finalização da administração dos medicamentos.[30,31] Nesses casos, são necessários cuidados clínicos gerais, suspensão temporária da utilização do IC e ciclos recorrentes da antibioticoterapia. Caso a regressão não ocorra de forma consistente e duradoura, aconselha-se a punção de material para cultura e antibiograma.

Vertigem

A vertigem se apresenta como um quadro raro na população pediátrica. Porém, trata-se de uma ocorrência comum entre adultos no pós-operatório imediato, em virtude da manipulação cirúrgica. No tratamento, devem ser utilizados depressores labirínticos em altas doses e realizada reabilitação labiríntica precoce, sendo muitas vezes reversível já nas primeiras semanas do pós-operatório.[25,30]

Lesão da Corda do Tímpano

A lesão da corda do tímpano é um quadro comum e recorrente, mesmo entre cirurgiões experientes; mas, muitas vezes, passa despercebida por sua difícil identificação entre as crianças. Entre os adultos, esse achado clínico muitas vezes é subestimado por sua apresentação pouco evidente. A conduta é expectante, pois a alteração do paladar pode regredir entre três a seis meses do pós-operatório.[30,32]

MANEJO CLÍNICO DAS COMPLICAÇÕES MAIORES

Otite Média Crônica Colesteatomatosa

A formação de um colesteatoma pode ser ocasionada de forma iatrogênica nos casos em que a membrana timpânica é perfurada durante o acesso cirúrgico na técnica de timpanotomia posterior. Pode ocorrer, ainda, em pacientes implantados que apresentem disfunção tubária. De todo modo, a intervenção cirúrgica precoce é essencial em todos os casos.[30,33]

Paralisia Facial

A paralisia facial em decorrência de lesão térmica do nervo facial no momento intraoperatório, geralmente, é transitória e ocasionada pelo calor da broca; por esse motivo, aconselha-se a irrigação copiosa no momento da timpanotomia posterior. Tal condição clínica deve ser conduzida de forma expectante, uma vez que se considera conduta básica o uso do monitoramento do nervo facial, de modo a auxiliar sua identificação e preservação, reduzindo de maneira considerável lesões importantes nessa estrutura.[34] Indica-se a utilização de corticoide em dose anti-inflamatória e aguarda-se a regressão da paralisia. Quando esta é transitória, considera-se uma complicação menor.[30] Entretanto, caso ocorra a exposição, lesão mecânica ou laceração do nervo facial durante o ato cirúrgico, admite-se a possibilidade de efetuar a descompressão ainda durante o procedimento. Sugere-se fortemente a utilização do monitoramento do nervo facial em todas as cirurgias, inclusive as revisionais.

Extrusão do Implante da Cóclea e/ou Eletrodos

É considerada uma complicação maior, causada geralmente por infecção do *flap* cirúrgico, sendo que o tratamento consiste em administração de antibióticos e anti-inflamatórios, além do desbridamento do tecido infectado. É muito importante realizar um exame bacteriológico para definir a melhor opção terapêutica, prevenindo a necrose do tecido. Dentre os organismos mais recorrentes nas infecções, destaca-se o *Staphylococcus aureus*.[35] Em alguns casos, o explante será inevitável.

Além da antibioticoterapia, a utilização da oxigenoterapia hiperbárica (OHB) pode ser uma opção adjuvante ao tratamento. Porém, ainda há poucos relatos na literatura a respeito desse procedimento no tratamento de infecções relacionadas ao implante coclear.[35]

Na experiência clínica dos autores deste capítulo, foi possível realizar tratamento semelhante em um caso ainda não publicado. Trata-se de paciente do sexo feminino, que teve complicações da ferida operatória; como adjuvantes no tratamento de antibioticoterapia intravenosa, foram então ministradas sessões de OHB com bom resultado. Os autores constataram que o tratamento foi eficaz, não sendo necessárias outras intervenções.

REFERÊNCIAS BIBLIOGRÁFICAS

1. Terry B, Kelt RE, Jeyakumar A. Delayed complications after cochlear implantation. JAMA Otolaryngol Neck Surg. 2015;141(11):1012-7.
2. Hochmair-Desoyer IJ, Burian K. Reimplantation of a molded scala tympani electrode: impact on psychophysical and speech discrimination abilities [Internet]. The Annals of otology, rhinology, and laryngology. 1985.
3. Lee J, Eddington DK, Nadol JB. The histopathology of revision cochlear implantation. Audiol Neurotol. 2011;16(5):336-46.
4. Sy K, Mb K, Wh C, et al. Evaluating reasons for revision surgery and device failure rates in patients who underwent cochlear implantation surgery [Internet]. JAMA Otolaryngology-- Head & Neck Surgery. 2020.
5. Wang JT, Wang AY, Psarros C, Da Cruz M. Rates of revision and device failure in cochlear implant surgery: a 30-year experience. Laryngoscope. 2014;124(10):2393-9.
6. European Consensus Statement on Cochlear Implant Failures and Explantations. Otol Neurotol. 2005;26(6):1097-9.
7. Cochlear Implant Reliability [Internet]. 2020. Available from: https://www.medel.com/en-us/hearing-solutions/cochlear-implants/reliability
8. Cochlear Nucleus® Reliability [Internet]. Cochlear. 2020. Available from: us/en/professionals/research-and-clinical-studies/nucleus-reliability
9. Find the latest reliability report | Oticon Medical [Internet]. 2020. Available from: https://www.oticonmedical.com/portuguese/for-professionals/cochlear-implant/reliability-report
10. Advanced Bionics – AB. Technical Reports | Advanced Bionics [Internet]. 2020. Available from: https://advancedbionics.com/us/en/home/professionals/document-library/ab-technical-reports.html
11. R K, M D, H T, Fc E, Ak T, Me Z, et al. Assessment of cochlear implant revision surgeries in a cohort of 802 patients [Internet]. Otology & neurotology : official publication of the American Otological Society, American Neurotology Society [and] European Academy of Otology and Neurotology. 2019.
12. B G, As Ì, E K, M KG, M OP. Analysis of cochlear implant revision surgeries [Internet]. European archives of oto-rhino-laryngology : official journal of the European Federation of Oto-Rhino-Laryngological Societies (EUFOS) : affiliated with the German Society for Oto-Rhino-Laryngology – Head and Neck Surgery. 2020.
13. Kang SY, Zwolan TA, Kileny PR, et al. Incomplete electrode extraction during cochlear implant revision. Otol Neurotol Off Publ Am Otol Soc Am Neurotol Soc Eur Acad Otol Neurotol. 2009;30(2):160-4.
14. Balkany TJ, Hodges AV, Buchman CA, et al. Cochlear implant soft failures consensus development conference statement. Cochlear Implants Int. 2005 Sep;6(3):105-22.
15. Costa LBA. Avaliação da percepção auditiva da fala em pacientes submetidos ao reimplante coclear [Internet] [text]. Universidade de São Paulo. 2018.
16. Durisin M, Krause C, Arnoldner C, et al. Electron microscopy changes of cochlear implant electrodes with permanently high impedances. Cochlear Implants Int. 2011;12(4):228-33.
17. Flint PW, Haughey BH, Robbins KT, et al. Cummings otolaryngology – head and neck surgery e-book: head and neck surgery, 3-Volume Set. Elsevier Health Sciences. 2010:3675.
18. Rader T, Baumann U, Stöver T, et al. Management of cochlear implant electrode migration. Otol Neurotol. 2016;37(9):e341.
19. Shin S-H, Park S, Lee WS, et al. Revision cochlear implantation with different electrodes can cause incomplete electrode insertion and poor performance. Otol Neurotol Off Publ Am Otol Soc Am Neurotol Soc Eur Acad Otol Neurotol. 2013;34(3):549-53.
20. Cochlear Implant Reliability and Reimplantation. In: Cochlear Implants and Other Implantable Hearing Devices. Michael J. Ruckenstein. 2020:271-82.
21. Mahtani S, Glynn F, Mawman DJ, et al. Outcomes of cochlear reimplantation in adults. Otol Neurotol Off Publ Am Otol Soc Am Neurotol Soc Eur Acad Otol Neurotol. 2014;35(8):1366-72.
22. Kim C-S, Kim D-K, Suh M-W, et al. Clinical outcomes of cochlear reimplantation due to device failure. Clin Exp Otorhinolaryngol. 2008;1(1):10-4.
23. Sterkers F, Merklen F, Piron J P, et al. Outcomes after cochlear reimplantation in children. Int J Pediatr Otorhinolaryngol. 2015;79(6):840-3.
24. Reis M, Boisvert I, Looi V, da Cruz M. Speech Recognition Outcomes After Cochlear Reimplantation Surgery. Trends Hear [Internet]. 2017.
25. A F, D BG, J M, S R, R N, Jm T. Cochlear implant complications in 403 patients: comparative study of adults and children and review of the literature [Internet]. European annals of otorhinolaryngology, head and neck diseases. 2014.
26. James A, Daniel S, Richmond L, Papsin B. Skin Breakdown over Cochlear Implants: Prevention of a Magnet Site Complication. J Otolaryngol. 2004;33:151-4.
27. Rubin LG, Papsin B. Surgery C on ID and S on O-H and N. Cochlear implants in children: surgical site infections and prevention and treatment of acute otitis media and meningitis. Pediatrics. 2010;126(2):381-91.
28. Yu K C Y, Hegarty JL, Gantz BJ, Lalwani AK. Conservative management of infections in cochlear implant recipients. Otolaryngol Neck Surg. 2001;125(1):66-70.
29. Gawęcki W, Karlik M, Borucki Ł, et al. Skin flap complications after cochlear implantations. Eur Arch Oto-Rhino-Laryngol Off J Eur Fed Oto-Rhino-Laryngol Soc EUFOS Affil Ger Soc Oto-Rhino-Laryngol – Head Neck Surg. 2016;273(12):4175-83.
30. Dağkıran M, Tarkan Ö, Sürmelioğlu Ö, et al. Management of complications in 1452 pediatric and adult cochlear implantations. Turk Arch Otorhinolaryngol. 2020;58(1):16-23.
31. Qin F, Li W, Qiu J, et al. After cochlear implantation: Complications related to flap around implants. J Otol. 2016;11(4):198-201.
32. Jeppesen J, Faber CE. Surgical complications following cochlear implantation in adults based on a proposed reporting consensus. Acta Otolaryngol (Stockh). 2013;133(10):1012-21.
33. Brito R, Monteiro TA, Leal AF, et al. Surgical complications in 550 consecutive cochlear implantation. Braz J Otorhinolaryngol. 2012;78(3):80-5.
34. Thom JJ, Carlson ML, Olson MD, et al. The prevalence and clinical course of facial nerve paresis following cochlear implant surgery. The Laryngoscope. 2013;123(4):1000-4.
35. Clarós P, Końska N, Clarós-Pujol A, et al. Hyperbaric oxygen therapy as a therapeutic option in cochlear implants extrusion treatment in infected wounds. Acta Otolaryngol (Stockh). 2020;140(7):544-7.

OTITE MÉDIA E IMPLANTE COCLEAR

Ricardo Ferreira Bento ▪ Paula Tardim Lopes

INTRODUÇÃO

Pacientes com otite média aguda ou crônica podem apresentar como sequela algum grau de perda auditiva de caráter condutivo ou neurossensorial secundário ao efeito da labirintite infecciosa, ou mesmo pela invasão de colesteatoma no labirinto, fístula de CSS, podendo causar perda permanente da audição e da função vestibular. A maioria dos trabalhos mostra correlação com perda neurossensorial, principalmente nas frequências agudas, por lesão das células ciliadas internas e externas na área da estria vascular do giro basal da cóclea, e uma inflamação crônica com passagem de mediadores inflamatórios como a histamina, que se liga aos receptores de acetilcolina, reduzindo a efetividade da referência coclear.[1-5]

Consequentemente, esses pacientes podem ser também candidatos à cirurgia de implante coclear em casos de surdez neurossensorial de graus severo a profundo. Diante do quadro de labirintite supurativa que resulta em fibrose e ossificação da cóclea, a cirurgia do implante coclear pode ser ainda mais complicada,[6] com dificuldade para inserção do feixe de eletrodos, além da presença de um corpo estranho na cavidade infectada aumentar a criação de biofilme sobre o feixe de eletrodos, as complicações infecciosas intracranianas e as chances de extrusão do implante.

Pacientes com OMC podem igualmente apresentar surdez neurossensorial de outras causas com indicação de IC.

As infecções podem ser difíceis de controlar, e, em alguns casos, o explante torna-se necessário tempos depois, uma vez que infecções mal controladas podem ser até fatais.[7,8]

DIFERENTES QUADROS DE OTITES

Até há pouco tempo, os pacientes com otite média crônica supurativa ou colesteatomatosa eram excluídos da cirurgia do implante e deixados com opções limitadas de tratamento. Hoje já são várias as alternativas propostas para o tratamento cirúrgico da infecção e indicação de cirurgia de implante coclear no mesmo tempo cirúrgico ou após a resolução de processo infeccioso. Além disso, anteriormente, as crianças com otite média recorrente e secretora também tinham postergadas as indicações para o implante coclear por ser um fator de risco para complicações infecciosas, o que repercutia significativamente no desenvolvimento educacional e da linguagem desses pacientes.[9]

Sabemos que à **otite média aguda (OMA)** é a infecção mais comum nas crianças, com uma incidência de 60%-80% nos primeiros 6 anos da vida e apresenta um alto risco de recorrência. Além disso, infecções recorrentes podem atingir de 10% a 20% das crianças até um ano de idade.[10,11]

Estudos recentes demonstraram que o implante coclear (IC) pode ser realizado com segurança em pacientes com história de otite média recorrente,[12] e os episódios subsequentes de otite média em pacientes implantados podem ser tratados com antibioticoterapia convencional, sem necessidade de postergar a indicação de reabilitação auditiva cirúrgica.

É sabido que a anatomia da tuba auditiva difere na infância por apresentar um ângulo horizontal e um suporte cartilaginoso imaturo, que pode resultar em drenagem inadequada do ouvido médio, e a presença dos folículos linfoides ao redor do tórus tubário ou hipertrofia de tecido adenoideano na nasofaringe capaz de bloquear mecanicamente a abertura da tuba. Além disso, a colonização bacteriana da nasofaringe no contexto de um sistema imune em formação pode aumentar a incidência de otites em crianças.

Na **otite média serosa**, a miringotomia para a colocação de tubos de ventilação antes ou no momento da cirurgia de implante coclear parece prevenir adequadamente as doenças infecciosas e as complicações relacionadas, como demonstrado em alguns trabalhos.[13,14] Portanto, uma história de **otite média recorrente** em uma criança menor de 4 anos de idade não deve atrasar a cirurgia do implante coclear e, a depender de cada caso clínico, estará ou não indicada a colocação de tubinho de ventilação antes da cirurgia do implante coclear, ou no mesmo tempo cirúrgico.

Na persistência de **otite média crônica**, a mucosa da orelha média e da mastoide podem-se tornar exuberantes. Nesses casos, o exame de tomografia computadorizada (TC) revela alterações nos tecidos com atenuação de partes moles, obliterando o *aditus ad antrum* e a aeração da orelha média. Após a cirurgia de mastoidectomia simples para a colocação do implante coclear, trabalhos mostram até 78% de redução na incidência de otite média, 19% de ausência de alteração na incidência de novas infecções, e 3% tiveram um aumento na frequência de otites médias após a implantação,[15] resultados estes que variam relacionados à limpeza dessa mucosa hipertrófica.

Nos casos de **otite média crônica simples,** a perfuração da membrana timpânica seca pode ser reparada com uma miringoplastia simultaneamente à cirurgia do implante coclear. Porém, o reparo dessa perfuração na membrana timpânica, com o não sucesso cirúrgico do seu fechamento, deixaria o eletrodo implantado vulnerável ao ambiente externo contaminado, sendo prudente a realização da miringoplastia e do implante coclear em tempos diferentes.

Nos casos de **otites médias crônicas colesteatomatosas**, Rambo *et al.* foram os primeiros autores a descrever a técnica de obliteração da cavidade mastóidea em 1958,[16] utilizando um retalho pediculado de músculo temporal, e propuseram o fechamento do conduto auditivo externo para controlar a infecção recorrente em pacientes com otite média crônica supurativa. Em sua técnica, ele não ocluía a tuba auditiva, a menos que ela já estivesse bloqueada pela doença.

Ao longo dos anos foram propostas algumas modificações desta técnica,[17] que sugerem o fechamento da cavidade mastóidea com diferentes materiais, sejam eles fragmento da gordura abdominal, enxerto sintético de hidroxiapatita,[18] cimento ósseo de tricalcio fosfato[19] ou outros materiais como iômero de vidro e osso particulado de banco de ossos[20] com a obliteração do ouvido médio, da tuba auditiva e da cavidade mastóidea. Diferentes técnicas foram usadas para fechar o canal auditivo externo e obter uma vedação visando prevenir a recorrência de infecção, com cada técnica apresentando seu risco de recorrência da infecção.

Como terapia de *second look*, existem cinco técnicas cirurgicas diferentes descritas no literatura:

1. Técnica de Rambo modificada usando a obliteração da cavidade com fragmento de gordura abdominal, retalho pediculado de músculo temporal ou hidroxiapatita. Essa obliteração da cavidade mastóidea pode ser total ou parcial, e o implante coclear ocorre após 3 a 6 meses;[21]
2. Mastoidectomia de revisão e remoção da doença da mastoide com o fechamento do conduto auditivo externo (sem obliteração) e a cirurgia do implante coclear após 6 meses, como segunda etapa do procedimento;[22]
3. Mastoidectomia radical com reconstrução da parede posterior do canal ósseo e obliteração da mastoide com fragmentos de osso e placas são realizadas como um procedimento em

primeira etapa, e em seguida o implante coclear é realizado após 1 a 3 anos;[23]

4. Mastoidectomia simples com remoção do epitélio da cavidade mastóidea com a criação de um retalho periosteal na cavidade mastóidea para estabilizar o enxerto e o feixe de eletrodos do implante coclear;[24]

5. Na cirurgia de implante coclear, este é colocado através da abordagem pela fossa média, na qual o feixe de eletrodos é inserido no giro basal da cóclea, evitando assim locais com infecção. No entanto, esta abordagem envolve riscos inerentes à craniotomia e não corrige os problemas subjacentes associados à otite média crônica colesteatomatosa.[25-27]

Trabalho realizado de dissecção do osso temporal demonstra uma técnica que acessa o giro basal da cóclea pelo plano meatal, possibilitando a visualização adequada das escalas timpânica e vestibular e inserção do feixe de eletrodos, sem dificuldade.[28] Porém, é importante destacar que o implante coclear através da fossa craniana média, apesar de viável, apresenta alto risco de trauma às estruturas intracocleares e, assim, não deve ser considerado nos casos em que a preservação auditiva é desejada. É indicado apenas para cirurgiões experientes.

Outra técnica cirúrgica mais radical para a limpeza da cavidade mastóidea antes da cirurgia do implante coclear é a realização da petrossectomia subtotal, que consiste na obliteração da tuba auditiva, o fechamento do conduto auditivo externo em fundo cego, e posteriormente a inserção do implante coclear com a fixação do implante e a obliteração da cavidade utilizando enxerto de gordura ou outros tipos de enxerto, como músculo pediculado, hidroxiapatita ou cartilagem e osso de banco de ossos.

O uso de fragmento de gordura abdominal mostra-se de fácil manipulação porque não evolui com necrose e é de fácil remoção para posterior cirurgia de implante coclear, caso esses procedimentos sejam realizados em dois tempos cirúrgicos.

Apesar de alguns cirurgiões optarem por procedimentos sequenciais, a cura permanente da infecção ou a erradicação de todo o colesteatoma pode não ser possível. Nesses casos, a doença pode ser controlada com a limpeza repetida da cavidade, e posteriormente pode ser realizada a cirurgia para o implante coclear. O paciente deve ser informado sobre o risco aumentado de infecção e deve ser acompanhado de forma vigilante pela chance elevada de recorrência do colesteatoma.

Qualquer que seja a técnica cirúrgica escolhida, o epitélio de revestimento da mastoide pode ser preservado ou descartado, mas o cirurgião deve ter certeza de que nenhum epitélio estratificado escamoso é deixado para trás dentro da mastoide. A ressonância magnética com sequência de difusão mostra-se como um método útil para avaliar casos de otite média crônica recorrentes com ou sem colesteatoma, mas esse exame pode não ser adequado para todos os usuários de implante coclear. Caso seja necessária a sua realização, deverão ser observados cuidados específicos indicados por cada marca de implante coclear, como remover previamente o ímã da unidade interna, quantificar a intensidade máxima de radiação até 3 Tesla e realizar um curativo tipo enfaixamento no local da unidade interna. Em alguns casos, estará contraindicada a realização deste exame nos pacientes implantados.

A sensibilidade dos exames de tomografia computadorizada de alta resolução (TCAR), para distinguir entre tecido adiposo e recorrência do colesteatoma, é muito baixa.[29] Se houver alta suspeita clínica de recorrência do colesteatoma, a TCAR deverá ser feita de forma seriada ou estará indicada a cirurgia de *second look,* como uma mastoidectomia revisional, para explorar a possibilidade de limpeza da cavidade. Há ainda a possibilidade de se realizar o exame de ressonância magnética com difusão, mas em razão da presença da unidade interna do implante e da sombra por ela gerada, muitas vezes a análise detalhada da mastoide fica prejudicada.

CONCLUSÃO

Em uma metanálise realizada em 2016, 42 artigos que descreviam a cirurgia de implante coclear em cavidades mastóideas foram analisados. Concluiu-se que a petrossectomia subtotal resulta em menor taxa de complicação (12,5%) em comparação com a mastoidectomia radical (30%). Os autores não puderam detectar diferenças significativas em relação às complicações entre as cirurgias realizadas em dois tempos ou com aquelas realizadas em um único tempo: mastoidectomia e implante coclear concomitantes.[23]

Todas as técnicas cirúrgicas propostas na literatura têm seus prós e contras, e o manejo de cada paciente deve ser adaptado aos seus achados clínicos e à experiência do cirurgião com as técnicas variadas. Independentemente da sua técnica preferida, duas regras devem ser respeitadas: assegurar uma orelha livre de infecção antes da implantação e criar uma camada protetora saudável para cobrir e proteger o implante, isolando-o e reduzindo o risco de extrusão do seu feixe.

REFERÊNCIAS BIBLIOGRÁFICAS

1. Engel F, Blatz R, Kellner J, et al. Breakdown of the round window membrane permeability barrier evoked by streptolysin O: possible etiologic role in development of sensorineural hearing loss in acute otitis media. Infect Immun. 1995;63:1305-1310.
2. da Costa SS, Rosito LPS, Dornelles C. Sensorineural hearing loss in patients with chronic otitis media. Eur Arch Otorhinolaryngol. 2009;266:221-4.
3. Jesic SD, Jotic AD, Babic BB. Predictors for sensorineural hearing loss in patients with tubotympanic otitis, cholesteatoma, and tympanic membrane retractions. Otol Neurotol. 2012;33: 934-40.
4. de Azevedo AF, Pinto DCG, de Souza NJA, et al. Sensorineural hearing loss in chronic suppurative otitis media with and without cholesteatoma. Braz J Otorhinolaryngol. 2007;73:671-4.
5. Amali A, Hosseinzadeh N, Samadi S, et al. Sensorineural hearing loss in patients with chronic suppurative otitis media: Is there a significant correlation? Electron Physician. 2017;9:3823-3827.
6. Hashisaki GT. Complications of chronic otitis media. In: Canalis RF, Lambert PR, editors. The ear: comprehensive otology. Lippincott Williams & Wilkins; 2000. p.433-45.
7. Vaghela HM, Capper R, Gibbin KP. Infections following cochlear implantation. Cochlear Implants Int. 2003;4:148-55.
8. Summerfield AQ, Cirstea SE, Roberts KL, et al. Incidence of meningitis and of death from all causes among users of cochlear implants in the United Kingdom. J Public Health. 2005;27:55-61.
9. Rovers MM, Schilder AGM, Zielhuis GA, Rosenfeld RM. Otitis media. Lancet. 2004;363:465-73.
10. Luntz M, Khalaila J, Brodsky A, Shpak T. [Cochlear implantation in children with otitis media: third stage of a long-term prospective study]. Harefuah. 2007;146:106-10,166.
11. Luntz M, Teszler CB, Shpak T. Cochlear implantation in children with otitis media: second stage of a long-term prospective study. Int J Pediatr Otorhinolaryngol. 2004;68:273-80.
12. Fayad JN, Tabaee A, Micheletto JN, Parisier SC. Cochlear implantation in children with otitis media. Laryngoscope. 2003;113:1224-7.
13. Syms MJ, Luxford WM. Management of cholesteatoma: status of the canal wall. Laryngoscope. 2003;113:443-8.
14. Hellingman CA, Dunnebier EA. Cochlear implantation in patients with acute or chronic middle ear infectious disease: a review of the literature. Eur Arch Otorhinolaryngol. 2009;266:171-6.
15. Casselbrant ML, Doyle WJ, Honjo I, et al. Recent advances in otitis media. Eustachian tube and middle ear physiology and pathophysiology. Ann Otol Rhinol Laryngol Suppl. 1989;139:14-18.
16. Rambo JHT. Primary closure of the radical mastoidectomy wound: a technique to eliminate postoperative care. Laryngoscope. 1958;68:1216-27.
17. Gacek RR. Mastoid and middle ear cavity obliteration for control of otitis media. Ann Otol Rhinol Laryngol. 1976;85:305-9.
18. Yung MW. The use of hydroxyapatite granules in mastoid obliteration. Clin Otolaryngol Allied Sci. 1996;21:480-4.
19. Tsuji RK. Uso do cimento de osso alfa-tricálcio-fosfato no tratamento cirúrgico da cavidade mastóidea. Faculdade de Medicina da Universidade de São Paulo. 2008.
20. Fonseca ACO. Obliteração de cavidades mastoideas com aloenxerto ósseo particulado congelado em cirurgias revisionais de otite média crônica colesteatomatosa. Faculdade de Medicina da Universidade de São Paulo. 2016.

21. Meyerhoff WL, Stringer SP, Roland PS. Rambo procedure: modification and application. Laryngoscope. 1988;98:795-6.

22. El-Kashlan HK, Arts HA, Telian SA. Cochlear implantation in chronic suppurative otitis media. Otol Neurotol. 2002;23:53-5.

23. Hunter JB, O'Connell BP, Wanna GB. Systematic review and meta-analysis of surgical complications following cochlear implantation in canal wall down mastoid cavities. Otolaryngol Head Neck Surg. 2016;155:555-63.

24. Manrique M, Cervera-Paz FJ, Espinosa JM, et al. Cochlear implantation in radical cavities of mastoidectomy. Laryngoscope. 1996;106:1562-5.

25. Bento RF, Bittencourt AG, Goffi-Gomez MVS, et al. Cochlear implantation via the middle fossa approach: surgical and programming considerations. Otol Neurotol. 2012;33:1516-24.

26. Brito R de, Bittencourt AG, Tsuji RK, et al. Cochlear implantation through the middle fossa: an anatomic study for a novel technique. Acta Otolaryngol. 2013;133:905-9.

27. Colletti V, Fiorino FG, Carner M, Pacini L. Basal turn cochleostomy via the middle fossa route for cochlear implant insertion. Am J Otol. 1998;19:778-84.

28. Cisneros Lesser JC, de Brito R, Queiroz Martins G de S, et al. Evaluating intracochlear trauma after cochlear implant electrode insertion through middle fossa approach in temporal bones. Otolaryngol Head Neck Surg. 2018;158:350-7.

29. Gray RF, Ray J, McFerran DJ. Further experience with fat graft obliteration of mastoid cavities for cochlear implants. J Laryngol Otol. 1999;113:881-4.

SEÇÃO 16-10

IMPLANTE COCLEAR POR FOSSA MÉDIA

Juan Carlos Cisneros Lesser

INTRODUÇÃO

O implante coclear é um método efetivo de reabilitação para pacientes com perda auditiva neurossensorial severa e profunda. O avanço tecnológico dos aparelhos e os bons resultados obtidos têm incentivado a ampliação dos critérios de seleção.

A técnica clássica para a cirurgia do implante coclear envolve a mastoidectomia simples associada à timpanotomia posterior para acessar a janela redonda e, através dela, acessar o giro basal da cóclea para inserir o feixe de eletrodos. Muitas técnicas complementares têm sido desenvolvidas com a finalidade de evitar trauma quando essa via é utilizada. Porém, a via clássica é contraindicada em alguns pacientes, como, por exemplo, pacientes com otite média crônica supurativa, com cavidades de mastoidectomia instáveis, com cócleas parcialmente ossificadas e alguns casos de displasia de orelha interna. O acesso via fossa craniana média é descrito como uma alternativa valiosa para esses pacientes, e alguns já foram implantados por essa via cirúrgica. Ao contrário da inserção via mastoidectomia, sobre a qual existem inúmeros trabalhos, até o momento, poucos estudos que descrevam a inserção do feixe de eletrodos pela via fossa craniana média têm sido reportados.[1-3]

DESENVOLVIMENTO DA VIA DA FOSSA CRANIANA MÉDIA COMO ACESSO CIRÚRGICO

A utilização da via da fossa craniana média para acesso cirúrgico começou em 1904, com Robert Parry, cirurgião escocês que foi o primeiro a descrever a via da FCM para acessar o meato acústico interno (MAI) e seccionar o nervo vestibular em um paciente com vertigem incapacitante e perda auditiva. Durante o procedimento, o NF foi também lesado. Nos próximos anos, outros cirurgiões continuaram utilizando essa via, porém com resultados cirúrgicos pobres e alto índice de complicações.

Em 1959 foi a primeira aproximação do otorrinolaringologista William House à via da FCM, que, junto ao neurocirurgião Theodore Kurze, revisou a via para realizar a neurectomia vestibular de uma paciente com otosclerose e vertigem intratável.[4] Em 1961, House começou a trabalhar com o neurocirurgião John B. Doyle para o desenvolvimento de uma nova via cirúrgica para remover schwannomas vestibulares com menor morbidade e mortalidade. A proposta inicial foi o uso da via da FCM para identificar o nervo facial e remover o tumor encontrado embaixo dele no MAI e remover o restante do tumor pela via suboccipital. A primeira microcirurgia para remoção de schwannoma vestibular foi realizada no dia 15 de fevereiro de 1961, por meio de uma craniectomia na fossa média com o uso do microscópio cirúrgico Zeiss. Após esse primeiro procedimento e com a maior disponibilidade de microscópios cirúrgicos, a via da FCM ganhou importância de novo.[5]

Na atualidade, as razões para a realização de uma abordagem pela FCM incluem, entre outras, a cirurgia para remoção de schwannomas, meningiomas e outros tumores petroclivais, reconstrução ou obliteração do canal semicircular superior para a síndrome de deiscência do canal semicircular superior, neurectomia vestibular seletiva, descompressão do segmento labiríntico do nervo facial e correção de fístulas liquóricas e encefaloceles do lobo temporal.[6,7]

ESTUDOS ANATÔMICOS SOBRE A IDENTIFICAÇÃO DA CÓCLEA NA FOSSA CEREBRAL MÉDIA

Um grande número de estudos tem focado a identificação de pontos de referência para realizar uma abordagem segura da fossa média, uma vez que, pelas diferenças de pneumatização entre os ossos temporais, existem importantes variações na anatomia da fossa cerebral média. Em 1998, Wysocki e Skarzynski estudaram 100 ossos temporais humanos, com idades entre 1 mês e 71 anos, para identificar pontos anatômicos relacionados ao implante coclear. Eles realizaram uma dissecção microscópica para expor os giros cocleares e suas estruturas vizinhas (artéria carótida interna, bulbo de a veia jugular, nervo facial e meato acústico interno) e mediram as distâncias mínimas entre estes. Eles descobriram que somente as crianças com menos de 4 anos de idade tinham distâncias significativamente menores entre as diferentes estruturas e a cóclea do que as crianças mais velhas e adultos, e que só antes dos 4 anos as distâncias são constantes, sugerindo que a pneumatização pós-natal do ápice petroso tem uma implicação importante na posição das diferentes estruturas.[8] Em 2002, Bento *et al.* descreveram uma técnica segura para expor o gânglio geniculado e a porção labiríntica do nervo facial através da FCM sem danificar a cóclea. Isso é feito através da exploração do teto do ouvido médio e abrindo o *tégmen tympani* como um meio para identificar pontos de referência constantes, tais como o processo cocleariforme. Eles descreveram pontos importantes para identificar não só o giro basal da cóclea, mas também a posição do giro apical.[6] Em 2004, Jung *et al.* relataram uma análise morfométrica da cóclea e sua relação com outros pontos de referência na fossa média de 16 cabeças de cadáveres humanos (32 ossos temporais). O objetivo desse estudo foi mostrar pontos de referência para minimizar lesões cocleares e preservar a audição durante a abordagem na fossa média. Suas medidas mostraram uma distância média cóclea – gânglio geniculado de 3,0 mm, variando de 1,2 a 4,1 mm. A distância média cóclea – joelho da carótida petrosa, a distância cóclea – meato acústico interno e a distância cóclea – nervo mandibular foram 2,9 mm, 9,0 mm e 9,4 mm, respectivamente.[9]

Os diversos estudos que facilitaram a identificação da cóclea na fossa cerebral média geraram a possibilidade de se considerar a colocação do implante coclear por essa via. Autores propuseram a identificação do giro basal da cóclea através da fossa média e das suas relações com estruturas adjacentes como meio para inserir o feixe de eletrodos de implante coclear. Por exemplo, em 2004, Anagnostopoulou e Diamantopoulou realizaram um estudo em 116 ossos temporais com o objetivo de mostrar as relações anatômicas da face superior da cóclea e as estruturas superficiais adjacentes na superfície anterior da pirâmide petrosa. O objetivo deles foi sugerir as bases para uma abordagem alternativa das espiras da cóclea através da FCM, considerando a possibilidade de implante coclear. Utilizaram o sulco para o NPSM e o hiato do facial como pontos de referência para expor a face superior da cóclea. Descreveram como parâmetro que a posição da cóclea na fossa média é de forma confiável uma área medial ao primeiro joelho do nervo facial e posterior ao NPSM. De acordo com suas medições, o ponto mais alto do giro basal da cóclea pode se projetar no assoalho da FCM, no ponto de intersecção de duas linhas desenhadas na superfície anterior do osso petroso, sendo uma delas uma linha paralela e posterior ao curso do NPSM, numa distância anteroposterior de 3,73 mm, e outra linha paralela e medial ao plano sagital, que corresponde à parede medial do primeiro joelho do canal do facial, a uma distância média de 2,60 mm. Paralelamente a essas observações, eles descreveram que a quantidade de osso que recobre a cóclea é dependente do grau de pneumatização do ápice petroso.[10]

Em 2007, Todd relatou um estudo em 82 ossos temporais nos quais foram inseridos, através da fossa média, implantes MED-EL® (Medical Electronics, Innsbruck, Áustria) de cabo duplo de

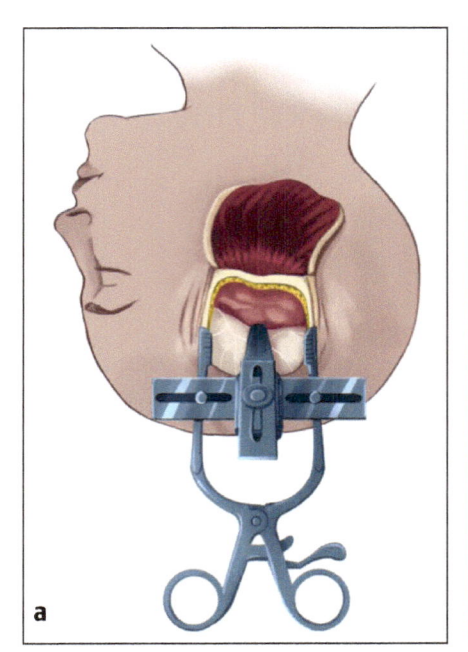 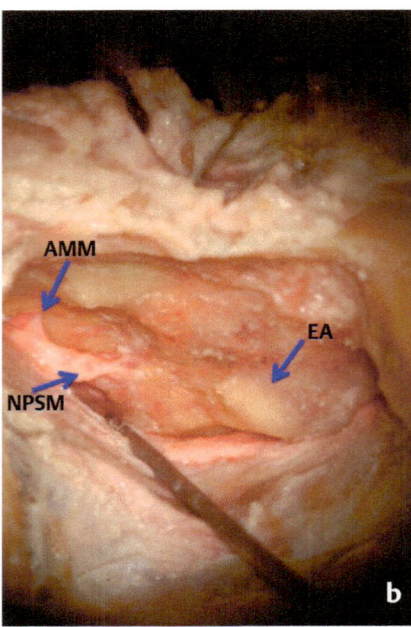 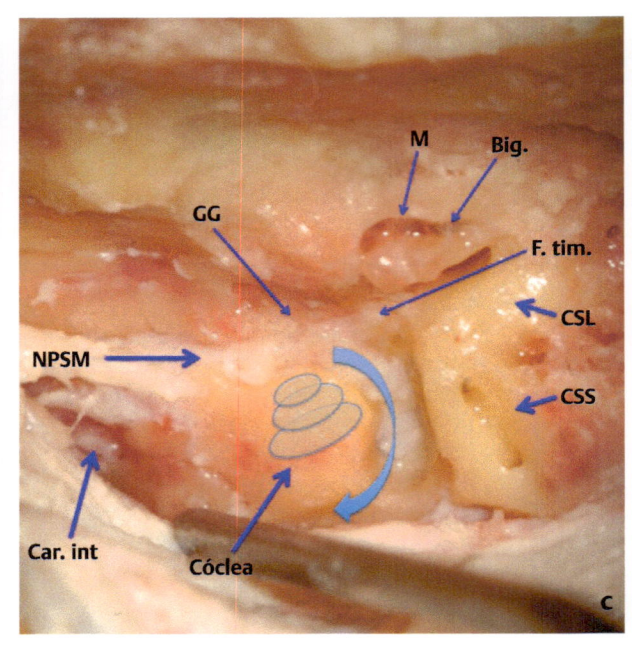

Fig. 16-10-1. (a) Colocação do afastador de fossa média tipo House-Urban. (b) Descolamento da dura e identificação dos principais pontos de reparo no assoalho da fossa média. AMM, artéria meníngea média; NPSM, nervo petroso superficial maior; EA, eminência arquata. (c) Localização da cóclea na fossa média. A seta curva identifica o direcionamento do meato acústico interno rodeando parcialmente a cóclea. GG, gânglio geniculado; NPSM, nervo petroso superficial maior; Car. Int., artéria carótida interna; M, martelo; Big, bigorna; F. tim., nervo facial na porção timpânica; CSL, canal semicircular lateral; CSS, canal semicircular superior.

eletrodos. Com radiografias simples, avaliou o tamanho da mastoide, a profundidade de inserção e a colocação do eletrodo. Em todos os ossos, a inserção de 1 cabo de eletrodos foi no sentido anteromedial, em direção à janela redonda, e o outro cabo no sentido posterolateral, em direção ao ápice coclear. Em seu estudo, mais de 75% dos eletrodos inseridos na direção da janela redonda chegaram até o vestíbulo, enquanto as inserções em direção ao ápice coclear tinham uma profundidade de inserção média de 12 mm (gama de 6 mm a 18 mm) que permite o acesso dos eletrodos em quase todo o comprimento da cóclea.[11]

Brito *et al.* publicaram um estudo com 50 ossos temporais, visando descrever uma nova abordagem para expor o giro basal da cóclea através da fossa média para colocação do implante coclear. Usaram o seio petroso superior, a superfície lateral do plano meatal na sua porção mais proximal e o NPSM como pontos de referência para realizar cocleostomias na espira basal da cóclea e testar a colocação de falsos feixes de eletrodo de 25 mm na direção do ápice da cóclea. Mediram a distância média entre as cocleostomias ideais no giro basal e janela redonda (8,38 ± 1,96 mm), bem como a distância entre as cocleostomias e outros pontos de referência (9,19 ± 1,59 mm até o seio petroso superior e uma distância média menor de 6,63 ± 1,38 mm e maior que 8,29 ± 1,43 mm até a porção mais proximal do eixo longo do meato acústico interno no plano meatal). Testaram as inserções de eletrodos com um eletrodo falso e observaram que o conjunto de eletrodos acessou quase o comprimento total da cóclea. Sugeriram que a técnica proposta pode ser efetivamente usada para a cirurgia de implante coclear, pois permite que o feixe de eletrodos seja introduzido por meio do giro basal da cóclea, através da escala timpânica.[12]

Em 2018, Cisneros *et al.* desenvolveram um instrumento cirúrgico que ajuda a identificar o sítio apropriado para realizar a cocleostomia no giro basal da cóclea, considerando as medições feitas por Britto *et al.* e Bittencourt *et al.* em 2013. Um esquema do instrumento com a correta colocação e as medidas deste é mostrado na Figura 16-10-1, assim como a cocleostomia já feita. A ponta do instrumento com forma de F deve ser colocada no poro acústico, embaixo do seio petroso superior, seguindo o eixo longo do meato acústico interno. A F é formada por duas linhas a 90° do eixo longo do instrumento, a primeira a 6,63 mm da ponta do instrumento e a segunda a 1,66 mm da primeira linha, que representam as distâncias médias, maior e menor, para abrir a cocleostomia no lugar certo e correspondem

também às bordas proximal e distal da cocleostomia.[13,14] Após praticada a cocleostomia, um feixe de eletrodos falso foi introduzido na cóclea, procurando orientar o mesmo em direção à eminência arqueada (Fig. 16-10-2). Nesse estudo, em 20 ossos temporais que receberam um implante de escala média ou um de parede lateral (Advanced Bionics Hi Focus 1J straight electrode® e Hi Focus Mid--Scala®), foram avaliados a posição do feixe de eletrodos, o número de eletrodos inseridos e o trauma das estruturas dentro da cóclea pela inserção do feixe de eletrodos, considerando a classificação de Eshraghi *et al.* em 2003, permeio de estudos de tomografia e análise histológica com micropolimento. Os autores concluíram que a técnica cirúrgica utilizada é efetiva para a cirurgia de implante coclear, pois permitiu a inserção do feixe de eletrodos na cóclea em todas as peças. A utilização do instrumento em forma de F, para identificar o lugar da cocleostomia, permitiu a adequada identificação do giro basal da cóclea a partir da exposição do plano meatal em todos os casos, porém sem garantir uma inserção na escala timpânica. O estudo sugere também que a inserção do implante coclear pela via da fossa média mostrou ser uma técnica de implantação com alto risco de trauma nas microestruturas da cóclea em peças anatômicas. Portanto, em casos reais, não deve ser considerada, se o objetivo for realizar uma inserção com preservação da audição residual.[15]

RESULTADOS COM O IMPLANTE COCLEAR QUANDO FEITO ATRAVÉS DA ABORDAGEM PELA FOSSA CEREBRAL MÉDIA

Em 1998, Colleti *et al.* publicaram o primeiro de uma série de quatro trabalhos referindo-se a implante coclear através da fossa média. Eles descreveram a técnica cirúrgica e os primeiros resultados obtidos em dois pacientes com perda auditiva neurossensorial bilateral secundária a otite média, implantados através de uma cocleostomia pela fossa média. O primeiro paciente teve uma mastoidectomia radical bilateral, e o segundo, uma otite média adesiva. Depois de expor o assoalho da fossa média, eles identificaram o aspecto superior da espira basal da cóclea através de uma área posicionada no ângulo entre o NPSM e o nervo facial. Uma cocleostomia de até 1,5 mm foi feita sobre a parte mais superficial da espira basal da cóclea, e os implantes cocleares foram inseridos na direção do giro apical da cóclea. O receptor estimulador foi posicionado num nicho previamente brocado na porção escamosa do osso temporal. O primeiro paciente recebeu um Nucleus CI24M® (Cochlear Corporation,

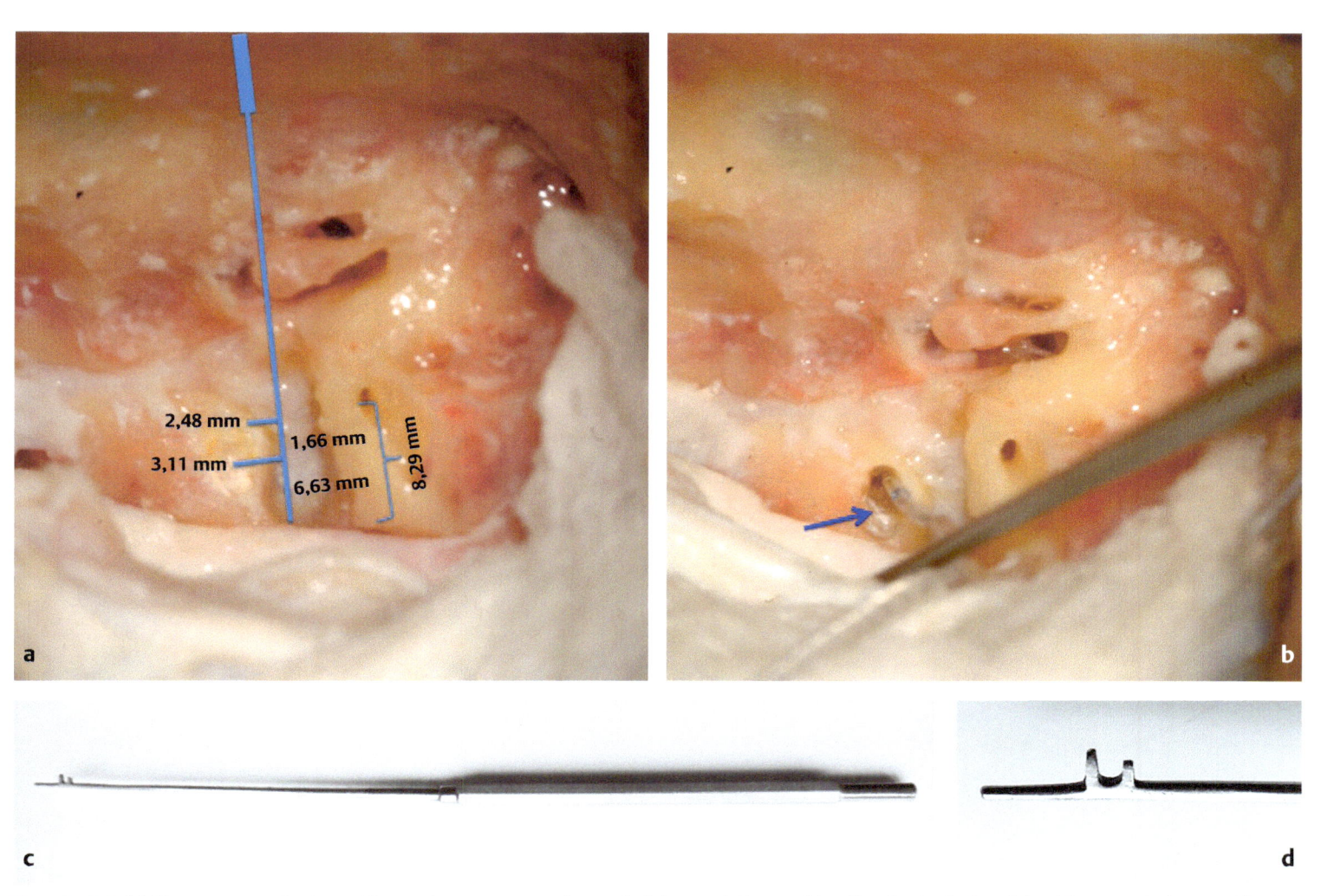

Fig. 16-10-2. (a) Observe a maneira de posicionar o instrumento em forma de F desenvolvido para identificação do giro basal da cóclea a partir da exposição do plano meatal. As diferentes medidas do instrumento são mostradas. **(b)** A seta aponta a cocleostomia com abertura do giro basal, de acordo com as medições aferidas previamente, com o implante coclear inserido no giro basal. **(c)** Instrumento para identificação do sítio da cocleostomia. **(d)** Aumento para observar a ponta do instrumento.

Sydney, Australia), e o segundo, um implante LAURA-Flex® (Philips Heering Implants, Antwerp, Belgium). A posição dos implantes cocleares em direção ao ápice coclear foi documentada por TC em ambos os pacientes. Após 30 dias de ativação, uma notável melhora no resultado dos escores de percepção de fala foi observada em relação aos valores pré-operatórios.[16]

Em 1999, o mesmo grupo relatou os resultados obtidos num total de nove adultos implantados pela via da fossa média (que incluiu os dois relatados anteriormente, mas com um maior tempo de acompanhamento). Todos os pacientes apresentaram perda auditiva bilateral profunda com as seguintes etiologias: cavidades de mastoidectomia radical bilaterais e perda sensorial profunda, otite média adesiva, doença autoimune da orelha interna, traumatismo cranioencefálico, surdez pré-lingual genética e otosclerose. Em todos os sete novos casos, a cirurgia foi realizada da mesma forma como as duas primeiras foram relatadas. Um modelo de implante Nucleus 24M® (Cochlear Corporation) foi inserido em mais três pacientes; outro modelo de implante LAURA-Flex® (Philips Heering Implants) foi utilizado em mais dois pacientes e um Combi 40+® com duplo cabo de eletrodos (Med-El) nos últimos dois. Todos os cabos de eletrodos simples foram inseridos em direção ao giro apical, e os de duplo cabo foram inseridos com um dos cabos de eletrodos em direção ao ápice e outro em direção à janela redonda. Telemetria de resposta neural e potenciais evocados auditivos de tronco cerebral (PEATC) mostraram respostas satisfatórias no intraoperatório em todos os pacientes. Testes de reconhecimento da fala foram obtidos num período de tempo que variou entre 1 e 6 meses após a ativação, e verificou-se que apresentaram resultados ainda melhores do que os de pacientes surdos pós-linguais operados pela via transmastóidea tradicional. Os autores colocaram especial atenção na possibilidade

de estimular todo o comprimento da cóclea com os implantes de duplo cabo de eletrodos.[17] No ano 2000, a quarta publicação de Colleti *et al.* mostrou os resultados dos nove pacientes mencionados anteriormente, mas com maior tempo de seguimento, e de mais dois pacientes que tiveram surdez pré-lingual bilateral de origem genética, para um total de 11 pacientes. Os resultados obtidos, tipos de implantes utilizados, causa da surdez e acompanhamento estão resumidos no Quadro 16-10-1. Nessa série não foram observadas complicações pós-cirúrgicas relevantes.[3]

Em 2012, Bento *et al.* realizaram um estudo retrospectivo de relato de casos no qual expuseram os resultados obtidos com o implante coclear colocado através da abordagem fossa média em quatro pacientes com perda auditiva profunda bilateral. Discutiram as complicações encontradas, bem como fizeram uma descrição das considerações relevantes para a programação dos implantes nesses quatro casos. A abordagem pela fossa média foi indicada em três pacientes com cavidades de mastoidectomia radical bilateral "instáveis" e em um paciente com perfuração da membrana timpânica, os quais tiveram resultados considerados ruins após a timpanoplastia. Como parte da técnica cirúrgica, após a exposição adequada do assoalho da fossa média, uma área triangular óssea foi brocada entre o NPSM, a projeção da porção labiríntica do NF e o GG. Cuidadosamente foi feito o broqueamento, evitando-se danificar o fundo do conduto auditivo interno.[1] Diferente do que foi proposto por Colleti *et al.* em 1998, 1999 e 2000, a cóclea foi aberta com uma broca de 1 mm na parte mais superior do giro apical, assim o conjunto de eletrodos foi inserido numa direção inversa, começando no ápice e passando pelo giro médio até chegar no giro basal da cóclea. Os autores sugeriram que, quanto mais próximo for feita a cocleostomia do GG, maior a chance de uma inserção apical correta. As medições de impedância

Quadro 16-10-1. Descrição dos Pacientes e dos Resultados Obtidos com o Implante Coclear quando Colocado através da Fossa Média por Dois Grupos Cirúrgicos

#	Autor	Sexo	Idade em anos	Origem da perda auditiva	Duração em anos	Implante/lado	Seguimento após IC	Limiar auditivo em campo livre	Rec. de frases em contexto aberto (%)
1		M	58	Otite média adesiva	3 D 6 E	Laura-Flex/E	9 meses	N/A**	90%
2		M	39	Traumatismo cranioencefálico	18 D 10 E	Laura-Flex/E	6 meses	N/A**	75%
3		M	20	Genética (pré-lingual)	20 D 20 E	Laura-Flex/D	6 meses	N/A**	50%
4		M	66	Otite média crônica	12 D 40 E	Nucleus CI24M/D	9 meses	N/A**	85%
5		F	19	Síndrome de Cogan	2 D 2 E	Nucleus CI24M/D	6 meses	N/A**	75%
6	Colleti et al.[3,16,17]	M	18	Genética (pré-lingual)	18 D 18 E	Nucleus CI24M/E	6 meses	N/A**	70%
7		M	23	Genética (pré-lingual)	23 D 23 E	Nucleus CI24M/D	1 mês	N/A**	40%
8		M	57	Otosclerose	4 D 4 E	Nucleus CI24M/E	3 meses	N/A**	60%
9		M	24	Síndrome de Cogan	0,5 D 0,5 E	Combi 40+ double array/D	6 meses	N/A**	75%
10		F	9	Genética (pré-lingual)	9 D 9 E	Combi 40+ double array/E	3 meses	N/A**	30%
11		M	13	Genética (pré-lingual)	13 D 13 E	Combi 40+ double array/E	1 mês	N/A**	35%
12		M	38	Otite média crônica	4 D 4 E	Nucleus 24 straight/E	*média 23 meses	36.25 dB	100%
13		F	61	Otite média crônica	6 D 5 E	Nucleus 24 straight/E	*média 23 meses	37.5 dB	30%
14	Bento et al.[1]	F	46	Ototoxicidade e otite média crônica após radioterapia	6 D 6 E	Nucleus 24 straight/D	*média 23 meses	38.3 dB	90%
15		F	46	Otite média crônica	26 D 26 E	Med-El Sonata Medium/E	*média 23 meses	47.5 dB	50%

A etiologia da surdez bem como o tempo de surdez antes da implantação, o modelo de implante e o lado implantado são descritos.
* No artigo de Bento et al., em 2012, não há descrição específica do tempo de seguimento, apenas a média para os quatro pacientes.[1]
** Colleti et al., em 1998; 1999 e 2000, não descrevem limiares auditivos em campo livre.[3,16,17]
Aud, auditivo; F, feminino; M, masculino; Dur, tempo de surdez antes da implantação; E, orelha esquerda; D, orelha direita; Seg após IC, seguimento após implante coclear; Rec, reconhecimento; N/A, não avaliado.

intraoperatórias foram normais em três pacientes, e, em um deles, ficaram dois eletrodos abertos. A telemetria de resposta neural foi realizada satisfatoriamente em dois pacientes. Um deles apresentou estimulação do nervo facial. A TC verificou a correta inserção dos eletrodos em todos os pacientes. Três dos pacientes receberam implante coclear Nucleus 24® (Cochlear Corporation), e um recebeu um dispositivo Sonata Medium® (Med-El). Um nicho na escama do osso temporal foi brocado para colocar o receptor estimulador da mesma forma como é feito na abordagem transmastóidea convencional. Nessa série, a inserção completa foi alcançada em apenas um paciente que recebeu um dos implantes cocleares Nucleus 24®. Considerando-se o desenho dos eletrodos e também a tonotopia coclear, as tabelas de atribuição de frequências foram invertidas. Todos os pacientes testaram os mapas com a programação reversa e convencional, e depois de um tempo de experiência, relataram qual foi melhor para eles. No final, dois pacientes acabaram utilizando o mapa reverso, e dois pacientes, os mapas convencionais. Os limiares auditivos em campo livre mostraram que os quatro pacientes ganharam um bom acesso aos sons da fala após um seguimento médio de 23 meses.[3,15,16] Em 2017, Cisneros et al. publicaram um trabalho no qual é feito um resumo dos achados e a evolução dos pacientes operados por Bento e Colleti pela via da fossa média, respetivamente. Os dados desse estudo estão resumidos no Quadro 16-10-1.[1-3]

CONCLUSÕES

O implante coclear pela via da fossa cranial média é uma alternativa aceitável para pacientes com cavidades de mastoidectomia aberta e surdez profunda, e o IC consegue, em casos selecionados, resultados comparáveis aos obtidos pela via tradicional de inserção.

As referências anatômicas na fossa média permitem a adequada identificação do giro basal da cóclea para se fazer uma cocleostomia, porém sem garantir uma inserção na escala timpânica.

A inserção do implante coclear pela via da fossa média parece ser uma técnica de implantação com alto risco de trauma nas microestruturas da cóclea em peças anatômicas. Portanto, em casos reais, não deve ser considerada, se o objetivo for realizar uma inserção com preservação da audição residual.

Mais estudos anatômicos devem ser realizados com o objetivo de produzir um feixe de eletrodos com as caraterísticas necessárias para melhorar as possibilidades de uma inserção menos traumática por essa via.

Finalmente, é importante considerar que a cirurgia da fossa média tem seus próprios riscos e que só deveria ser praticada por equipes cirúrgicas experientes. Não deve ser considerada a primeira escolha para pacientes que podem ser implantados pela via transmastóidea-recesso facial tradicional.

REFERÊNCIAS BIBLIOGRÁFICAS

1. Bento RF, Bittencourt AG, Goffi-Gomez MV, et al. Cochlear implantation via the middle fossa approach: surgical and programming considerations. Otology & Neurotology. 2012;33(9):1516-24.

2. Cisneros JC, De Brito RV, Queiroz GS, Bento RF. Cochlear implantation through the middle fossa approach: a review of related temporal bone studies and reported cases. Int Arch Otorhinolaryngol. 2017;21:102-8.

3. Colletti V, Fiorino FG, Carner M, et al. New approach for cochlear implantation: cochleostomy through the middle fossa. Otolaryngol Head Neck Surg. 2000;123(4):467-74.

4. Monfared A, Mudry A, Jackler R. The history of middle cranial fossa approach to the cerebellopontine angle. Otology & Neurotology. 2010;31(4):691-6.

5. Brackmann D. Vestibular schwannoma (acoustic neuroma). Otolaryngol Clin North Am. 2012;42(5): xiii-xv.

6. Bento RF, De Brito RV, Sanchez TG. A rapid and safe middle fossa approach to the geniculate ganglion and labyrinthine segment of the facial nerve. Ear Nose Throat J. 2002;81(5):320-6.

7. Brackmann DE, Shelton C, Arriaga MA. Middle fossa approach. In: Otologic surgery. 3rd ed. Philadelphia: Saunders/Elsevier; 2010. p. 581-9.

8. Wysocki J, Skarzyñski H. Distances between the cochlea and adjacent structures related to cochlear implant surgery. Surgical and Radiologic Anatomy. 1998;20(4):267-71.

9. Jung SM, Jang JS, Ahn TH. Microanatomical study of the extradural middle fossa approach for preventing cochlear damage. J Korean Neurosurg Soc. 2004;36(5):353-7.

10. Anagnostopoulou S, Diamantopoulou P. Topographic relationship between the cochlea and the middle fossa floor: the anatomical basis for an alternative approach to the cochlear turns. Surgical and Radiologic Anatomy. 2004;26(2):82-5.

11. Todd NW. Cochlear implantation via the middle fossa: surgical and electrode array considerations. Cochlear Implants International. 2007;8(1):12-28.

12. Brito RV, Bittencourt AG, Tsuji RK, et al. Cochlear implantation through the middle fossa: an anatomic study for a novel technique. Acta Oto-Laryngologica. 2013;133(9):905-9.

13. Cisneros JC, De Brito RV, Queiroz GS, et al. Evaluating intracochlear trauma after cochlear implant electrode insertion through middle fossa approach in temporal bones. Otolaryngol Head Neck Surg. 2018;158(2):350-7.

14. Bittencourt AG, Tsuji RK, Ratto Tempestini JP, et al. Cochlear implantation through the middle cranial fossa: a novel approach to access the basal turn of the cochlea. Braz J Otorhinolaryngol. 2013;79(2):158-62.

15. Eshraghi AA, Yang NW, Balkany TJ. Comparative study of cochlear damage with three perimodiolar electrode designs. Laryngoscope. 2003;113(3):415-19.

16. Colletti V, Fiorino FG, Carner M, Pacini L. Basal turn cochleostomy via the middle fossa route for cochlear implant insertion. Am J Otol. 1998;19(6):778-84.

17. Colletti V, Fiorino FG, Saccetto L, et al. Improved auditory performance of cochlear implant patients using the middle fossa approach. Int J Audiol. 1999;38(4):225-34.

SEÇÃO 16-11

FUNÇÃO VESTIBULAR E IMPLANTE COCLEAR

Renato Valério Rodrigues Cal ▪ André dos Santos Brandão ▪ Ana Larisse Gondim Barbosa
Felipe Xavier de Souza ▪ Jocyane de Souza Andrade

INTRODUÇÃO E ASPECTOS HISTÓRICOS

A perda auditiva é a redução da audição em qualquer grau que diminua a inteligibilidade da mensagem falada para a interpretação apurada ou para o aprendizado, sendo considerado o déficit sensorial mais comum de todos. Mais de 5% da população mundial possui perdas auditivas incapacitantes, e estima-se que, até 2050, mais de 900 milhões de pessoas – ou uma em cada dez pessoas – terão perda auditiva clinicamente aparente.[1] Nos casos em que os aparelhos auditivos de amplificação sonora individuais não são mais capazes de fornecer ganho ao paciente, o implante coclear (IC) representa o mais importante avanço no tratamento de pessoas com perda auditiva de grau severo e profundo.[2]

O primeiro relato da utilização da estimulação elétrica para induzir a sensação auditiva foi fornecido por Alessandro Volta, no início de 1800,[3] criando assim a base teórica para o desenvolvimento dos implantes cocleares. A tecnologia dos implantes evoluiu acentuadamente nas últimas décadas, fornecendo aparelhos mais modernos, ampliando assim o seu arsenal de indicações. O número de candidatos para IC vem aumentando, principalmente pelo envelhecimento da população, pelas elevadas taxas de crianças nascidas com perda auditiva grave[4] e pelo crescimento da implantação em pacientes com audição residual.[5] O sucesso do programa tem suscitado novos desafios tanto na seleção como na elaboração do prognóstico auditivo dos sujeitos submetidos à cirurgia.[6]

O princípio dessa metodologia reside na transformação de sons e ruídos ambientais em energia elétrica que atuam nas vias aferentes do nervo coclear,[7] podendo estar danificadas ou não presentes, transformando a energia sonora em baixos níveis de corrente elétrica, estimulando as fibras remanescentes do nervo auditivo,[8] a fim de garantir uma sensação auditiva mais adequada e proporcionar melhor compreensão da fala.

Enquanto os efeitos da cirurgia de IC sobre a função coclear residual são bem estudados, menos atenção tem sido dada aos seus efeitos sobre a função vestibular, especialmente se houver lesão prévia.[9] Apesar de ser considerado um procedimento seguro, o IC não é isento de riscos, podendo comprometer ou suprimir a função vestibular, que está em proximidade e vínculo anatômicos ao aparato auditivo, fato já confirmado por análises na literatura.

Os relatos de déficit vestibular são bastante variáveis, ficando aproximadamente entre 39%-74% dos casos na literatura.[10] Complicações cocleovestibulares são mais frequentes na população adulta e idosa, e os sintomas mais associados são o zumbido, a vertigem e o desequilíbrio. Entretanto, aproximadamente 50% dos receptores de IC que apresentam esses sintomas no pós-operatório já possuíam função vestibular anormal antes da realização do procedimento.[11,12]

O adequado conhecimento da funcionalidade do sistema vestibular, aliado a uma boa avaliação pré-operatória da cirurgia de implante coclear, fornecem dados importantes para a condução satisfatória de cada caso. Fora isso, o desenvolvimento de aparelhos de IC mais modernos e o advento de técnicas cirúrgicas menos traumáticas à orelha interna, aliado ao conhecimento prévio das condições vestibulares, elevam o índice diagnóstico e auxiliam na condução das possíveis complicações vestibulares no pós-operatório.

ANATOMIA E FISIOLOGIA DO SISTEMA VESTIBULAR

A orelha interna é um órgão formado por ductos e canais interligados. Em razão dessas particularidades, recebeu a denominação de labirinto pelos primeiros a estudarem-na, fazendo referência ao labirinto da mitologia.

O labirinto ósseo é uma cavidade localizada no osso temporal, que pode ser dividido em labirinto anterior, formado pela cóclea, representante do sistema auditivo periférico, e labirinto posterior, constituído pelo ventrículo e pelos canais semicirculares, formadores do sistema vestibular. Dentro dessas cavidades ósseas, existe uma série de ductos e vesículas membranosas interligadas, denominados de labirinto membranoso, composto anteriormente pelo ducto coclear e posteriormente pelo sáculo, utrículo e pelos ductos semicirculares. O espaço entre o labirinto membranoso e o ósseo é preenchido com perilinfa, líquido com características semelhantes às do líquido cefalorraquidiano; já as estruturas no interior do labirinto membranoso são banhadas pela endolinfa, um líquido rico em K+ e pobre em Na+ e Ca++.

Os órgãos sensoriais do sistema vestibular podem ser divididos em duas unidades anatômicas e funcionais: as cristas ampulares, presentes na ampola dos ductos semicirculares; e as máculas, presentes nos órgãos otolíticos, representados pelo utrículo e pelo sáculo. A função primordial do sistema vestibular é a transformação das forças provocadas pela aceleração da cabeça e da gravidade em um sinal biológico, possível pelas células ciliadas presentes nos órgãos receptores, e a partir deste informar os centros nervosos sobre a velocidade da cabeça e sua posição no espaço. Mediante esta aferência vestibular, é possível a promoção da estabilização da imagem na retina, a realização de ajuste postural e a orientação gravitacional, reflexos estes praticáveis somente em virtude da conjugação do sistema vestibular a outros sistemas sensoriais.

IMPACTO DO IMPLANTE COCLEAR SOBRE O SISTEMA VESTIBULAR

Como já descrito anteriormente, a orelha interna é um órgão singular, que convenientemente dividimos em labirinto anterior e posterior, espelhando os sistemas auditivo e vestibular, havendo mesma origem embriológica e comunicação anatômica entre estes. Essa íntima relação permite o comprometimento do aparato vestibular durante e após a inserção dos eletrodos do implante na orelha interna.[13]

Alguns estudos apontam que os principais mecanismos que podem levar à avaria do sistema são: as alterações na homeostase dos fluidos normais da orelha interna, o trauma direto nas estruturas sensoriais vestibulares ou a inflamação induzida pela cirurgia (labirintite serosa aguda), resultando em fibrose, ossificação ou perda de células ciliadas. Juntamente com tudo isso, a estimulação elétrica do implante coclear pode causar alterações patológicas na orelha interna, com subsequente disfunção de suas unidades funcionais.[14]

Handzel et al., numa tentativa de justificar tal correlação, realizaram análise histopatológica do sistema vestibular de ossos temporais que haviam sido submetidos ao procedimento cirúrgico para inserção do implante coclear. No estudo dos elementos neurais do complexo, não houve diferença significativa na contagem de neurônios ao se comparar a orelha implantada à não implantada, nem quando se comparava as divisões superiores e inferiores do nervo vestibular de forma isolada ou quando se considerava o próprio gânglio de Scarpa. Quando comparada a densidade de células ciliares dos cincos órgãos sensoriais do sistema vestibular, as três cristas ampulares e as duas máculas, não houve diferença significativa entre estes, nem mesmo quando analisaram a quantidade de células ciliadas tipo I e tipo II. Sendo assim, não houve dano evidente do implante coclear aos órgãos sensoriais do sistema vestibular ou de seus respectivos neurônios aferentes.[15]

Já na investigação do labirinto membranoso, Handzel *et al.* detectaram a hidropisia coclear de 10 dos 17 ossos temporais estudados, e, dentre estes, oito apresentaram o colabamento concomitante dos sáculos, sendo um de ambos o sáculo e utrículo. Tal ocorrido poderia ser justificado pelo bloqueio do fluxo endolinfático, seja pela obstrução do *ductus reuniens*, quanto pela obstrução do ducto endolinfático, evento aquele já obtido em análise experimental de cobaias.[15] Tien HC e Linthicum FH obtiveram achados mais significativos, com distorções da membrana sacular, substituição de conteúdo do sistema vestibular por fibrose, calcificações ou mesmo por ossificação, tanto nos órgãos maculares como nos canais semicirculares, além de neuromas reacionais, resultados também descritos por O'Leary *et al.*, com alguns deles mais bem detalhados na Figura 16-11-1. Apesar desses achados, pouco se pôde correlacionar dos dados histopatológicos com as informações clínicas dos pacientes, seja pela falta de dados da história dos sintomas vestibulares no prontuário de cada indivíduo, como do estado funcional do sistema vestibular antes e após realização do procedimento cirúrgico, além da escassez de espécimes analisados.[16,17]

Por fim, apesar de alguns dados conflitantes e variações quanto à real prevalência, com os fatos apresentados até o momento, pode-se afirmar que o sáculo é o sítio mais danificado do sistema vestibular durante a inserção dos eletrodos, por sua maior proximidade

e relação anatômica com o sistema auditivo, seguido do utrículo e dos ductos semicirculares. Danos a membrana basilar, ducto endolinfático, lâmina espiral óssea ou mesmo a inserção do eletrodo pela escala vestibular estariam mais associados a danos ao sistema vestibular, sendo assim a manutenção do eletrodo na escala timpânica, com sua inserção lenta e através da janela redonda, minimizaria as chances de prováveis danos ao sistema. O mesmo não pode ser dito quanto ao tipo de eletrodo inserido, pois a literatura não mostra diferença estatística entre estes. Outro dado importante é que sintomas vestibulares podem estar presentes no pós-operatório mesmo na ausência de disfunção vestibular detectada, e o inverso também é verdadeiro.[18,19]

AFECÇÕES VESTIBULARES RELACIONADAS AO IMPLANTE COCLEAR

Vertigem Posicional Paroxística Benigna (VPPB)

O desenvolvimento de VPPB é incomum após IC, embora apresente maior frequência que na população geral. Viccaro *et al.* descrevem uma taxa de 10%, e Limb *et al.*, de 2,2% em seus estudos, taxas maiores que o triplo e o dobro da incidência mundial relatada (11 a 64 por 100.000 pessoas/ano).[20,21]

Presume-se que a vulnerabilidade do labirinto após IC ocorra por: introdução intraoperatória da poeira óssea durante cocleostomia ou diante de cocleostomia malfeita com ruptura da membrana basilar, em que há deslocamento de detritos ósseos para o compartimento endolinfático, mimetizando o deslocamento das otocônias. Além disso, trauma direto durante introdução dos

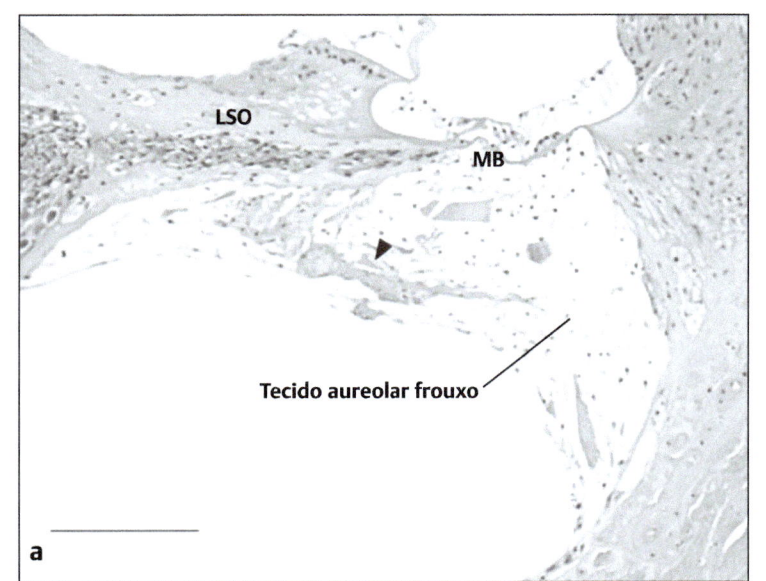

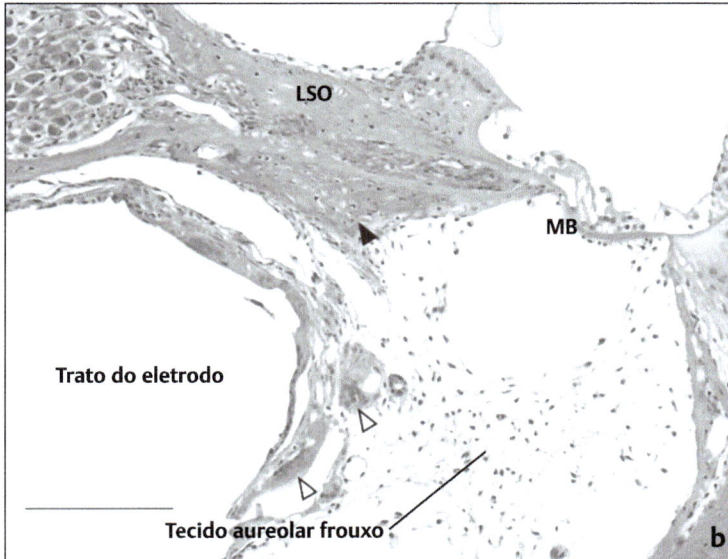

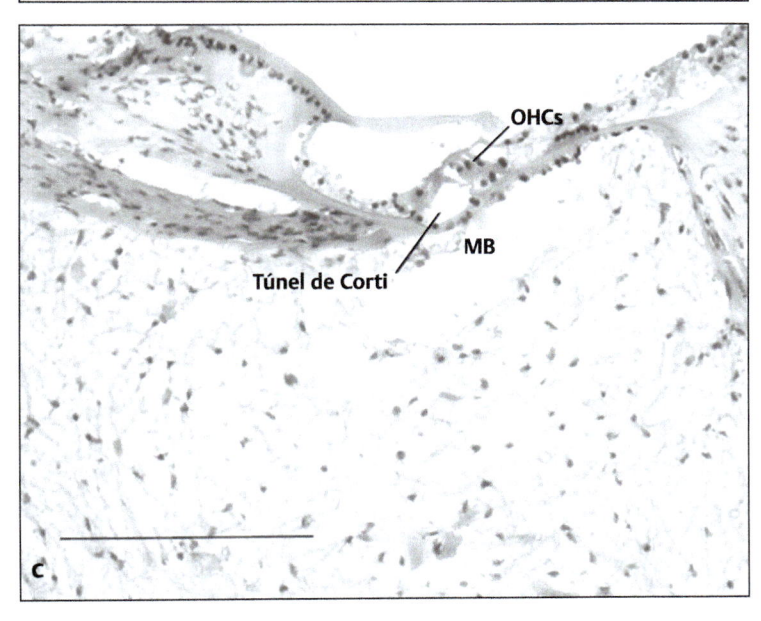

Fig. 16-11-1. Barra: 200 µm. (a) Tecido conjuntivo areolar frouxo estendendo-se da lâmina espiral óssea (LSO) e da parede lateral, com pontos de osteogênese (pontas de setas pretas). As células ciliadas externas estão presentes. (b) Há uma densa reação fibrótica ao redor do eletrodo, associado a algumas células gigantes de corpo estranho (pontas de setas brancas). Significante osteogênese estendendo-se da lâmina espiral óssea (pontas de setas pretas). Há tecido conjuntivo areolar frouxo estendendo-se da LSO e da parede lateral, poupando a região abaixo da membrana basilar (MB). (c) Extensa presença de tecido conjuntivo areolar frouxo se estendendo a todas as paredes da escala. Notam-se a conservação de todas as células ciliadas externas e a preservação do túnel de Corti. (Fonte: O'Leary SJ *et al.*)[16]

eletrodos na escala timpânica ou indireto por vibração durante a cocleostomia geram sintomas de canalitíase por deslocamento das otocônias.[21,22]

Há relatos de desenvolvimento de VPPB no lado contralateral, não implantado. Especula-se que a posição da cabeça, com o ouvido contralateral à cirurgia para baixo, e o curativo compressivo no pós-operatório e no repouso são facilitadores da migração das otocônias no canal semicircular dependente da gravidade, além do descolamento das otocônias bilateralmente durante o trauma vibratório.[23,24]

Estudos mostram que não há relação cronológica entre inserção ou ativação do eletrodo e o desencadeamento dos sintomas, com os pacientes podendo apresentar sintomas de 1 mês até 2 anos após procedimento cirúrgico.[25]

O reconhecimento dos sintomas como uma possível sequela do IC é importante, todavia o diagnóstico, o tratamento e o prognóstico da VPPB após o IC não diferem dos da VPPB não associada ao IC. É importante tranquilizar esses pacientes e orientá-los no sentido de que o quadro não trará comprometimento no desempenho do implante.

Doença de Ménière

Pacientes portadores de doença de Ménière (DM) podem apresentar perda da função vestibular associada à perda auditiva neurossensorial profunda, constituindo o IC uma alternativa terapêutica.

Na literatura, são raros e diversos os dados comparativos do desempenho do IC de pacientes com DM em comparação com pacientes não portadores de DM. Isso se deve à condição relativamente incomum de DM bilateral com perda auditiva severa a profunda em ambas as orelhas ou DM unilateral e surdez de uma patologia alternativa do outro lado. Samy *et al.* descrevem não haver diferença entre os grupos ao se comparar o desempenho audiológico pós-implante.[26,27]

Flutuações do desempenho do IC podem estar relacionadas a mudanças anatômicas na orelha interna com a introdução do eletrodo ou a mudanças nos neurônios do gânglio espiral devidas ao estado hidrópico, aumentando a rampa timpânica e alterando a conexão entre os eletrodos e o gânglio espiral, coincidindo com a hidropisia endolinfática na deterioração auditiva.[28,29]

O IC estimula diretamente o oitavo par craniano por corrente elétrica, ultrapassando as estruturas sensoriais, não sendo esperada, dessa forma, flutuação auditiva.

Entretanto, esses pacientes são tratados da mesma forma que os pacientes com IC não portadores de DM, muitas vezes necessitando de maior frequência nos ajustes de programação por causa das flutuações de desempenho.[29]

AVALIAÇÃO DA FUNÇÃO VESTIBULAR NO IMPLANTE COCLEAR

Com o exposto até o momento, a avaliação do sistema vestibular, antes e após a cirurgia de IC, torna-se um dado importante para a condução satisfatória de cada paciente, por meio da documentação da função vestibular e do *status* prévio da existência de eventuais assimetrias entre as duas orelhas. Essas informações podem ser úteis na escolha da orelha a ser implantada, considerando que há igual chance de sucesso do IC nas duas orelhas, levando a uma condução mais adequada de eventuais sintomas vestibulares pós-operatórios. Evita-se, também, uma das piores situações no pós-operatório, a arreflexia vestibular bilateral (AVB), em que, apesar de rara, a reabilitação vestibular mostra-se limitada, com melhora do equilíbrio em menos de 50% dos casos.[30]

Vários testes vestibulares podem ser utilizados na avaliação dos pacientes candidatos ao IC, variando em sensibilidade e especificidade da identificação do comprometimento da função vestibular e do órgão sensorial a ser estudado. Sua escolha dependerá de diversos fatores além de sua disponibilidade no momento da avaliação.

O teste de impulso cefálico por vídeo (vHIT) é um excelente teste para avaliar a função vestibular, pois não só nos permite avaliar os canais semicirculares laterais, mas também os canais semicirculares verticais, difíceis de ser analisados em outros testes.[31] De fato, pode ser mais sensível do que outros para detectar uma função vestibular insuficiente.[31] O vHIT registra o movimento dos olhos, quando se realiza o teste de impulso cefálico. O teste de impulso cefálico é uma manobra clínica simples em que se observa a resposta ocular que ocorre após um rápido movimento da cabeça para identificar o comprometimento do reflexo vestíbulo-ocular, que possui aferência no sistema vestibular da orelha testada. De frente para o examinador, o paciente fixa um alvo em seu rosto. O examinador segura o rosto do paciente entre as mãos e gira repentinamente sua cabeça, observando a resposta ocular. Um indivíduo normal mantém os olhos fixos no alvo, mas, quando há comprometimento do reflexo vestíbulo-ocular (RVO), os olhos acompanham o movimento da cabeça. O paciente faz então uma sacada corretiva na direção oposta ao movimento da cabeça para refixar o alvo.[32]

Batuecas-Caletrio *et al.*, em uma tentativa de abordagem diferente, correlacionaram não só dados da prova calórica e teste de impulso cefálico com vídeo (vHIT) referente à função vestibular antes e após o IC, como a pontuação do questionário DHI. Pôde-se concluir que, mesmo a cirurgia do IC sendo segura, com poucas complicações, é um procedimento em que o surgimento de tonturas e instabilidade no pós-operatório já é bem estabelecido. O vHIT revelou que 30% dos pacientes no pós-operatório demonstram mudança na função vestibular, mesmo que temporária, juntamente com um pior escore na pontuação do DHI, sendo testes de grande relevância na prática clínica.[33] Estudo de Jutila *et al.* mostrou resultados semelhantes, porém em menores proporções, com relatos de até 10% de risco de comprometimento.[34]

Contradizendo em parte o que já foi dito, também já foram levantadas hipóteses de que o implante coclear poderia ter ação positiva sobre a hipofunção vestibular. Abdelghaffara e Elshazlyb realizaram um estudo de 45 crianças (21 do sexo masculino e 24 do sexo feminino) entre 5 e 6 anos de idade, em que todos os pacientes foram diagnosticados com perda auditiva neurossensorial severa ou profunda e hipofunção bilateral ou unilateral do sistema vestibular periférico, e todas receberam implante multicanal. Dessas crianças, aproximadamente 22% a 42% dos indivíduos obtiveram melhora funcional na avaliação de seus sistemas vestibulares, evento teorizado como devido à estimulação elétrica por parte dos eletrodos inseridos na cóclea, porém nem todas as crianças apresentaram melhora clínica associada.[35]

A prova calórica é o teste mais frequentemente realizado e de maior acessibilidade na prática clínica para avaliação de assimetrias na função vestibular. Em uma metanálise de Abouzayd, tal prova mostrou ser o teste menos eficaz, com uma sensibilidade de apenas 21%, em que apenas dois estudos concluíram que havia uma boa correlação entre os resultados das provas calóricas e os sintomas subjetivos de tontura pós-IC.[36] Fisiologicamente, a prova calórica estimula a ampola lateral em frequências mais baixas que o fisiológico, o que pode explicar o porquê de os sintomas não espelharem os resultados da prova calórica.[37] O teste é realizado na posição supina e a cabeça fletida em 30°. O estímulo usado é feito com água em temperaturas de 30° e 44°, ou ar nas temperaturas de 24° e 50°. São feitas irrigações em ambas as orelhas, com intervalo de 5 minutos entre elas. Os nistagmos resultantes são registrados em equipamento de nistagmografia. As velocidades angulares dos nistagmos são medidas, e posteriormente é avaliada a assimetria entre as respostas vestibulares.

Outro teste útil na avaliação é o potencial evocado miogênico vestibular (VEMP), mais precisamente o c-VEMP. É um teste que avalia a função do sáculo, que é o sensor vestibular mais próximo da cóclea e também o sensor mais frequentemente danificado em estudos histológicos após o implante, como já mencionado. Em estudo de metanálise, foi o teste mais frequentemente alterado, com mais de 60% dos pacientes apresentando mudança em seus padrões com 1 mês de pós-operatório.[36] Ibrahim *et al.* também mostraram comprometimento significativo da função vestibular pós-IC na análise do c-VEMP.[13]

Krause *et al.* e Katsiari *et al.* avaliaram a função vestibular de pacientes que receberam IC unilateral, com testes de prova calórica, eletronistagmografia (ENG), gravações e potencial evocado miogênico vestibular (VEMP), para correlação desses dados com possíveis sintomas relatados pelos pacientes. Apesar de o IC representar um fator estatisticamente significativo para deficiência funcional do canal semicircular horizontal e sáculo, resultado este obtido por outros autores, não houve correção desses dados com sintomas de tontura/vertigem após o procedimento cirúrgico.[38,39] Achados conflitantes foram identificados por Cushing *et al.,* em que não houve correlação do achado de hipofunção vestibular com implante coclear.[40]

Em um estudo prospectivo realizado por Meli *et al.,* avaliaram-se as respostas vestíbulo-ocular e vestíbulo-espinhal antes e dois meses após a cirurgia de IC por meio de testes como vHIT, prova calórica, c-VEMP e estabilometria estática. Constataram-se danos vestibulares após a cirurgia de IC em 12% dos pacientes. A função sacular estava prejudicada em 84% dos pacientes, o canal semicircular horizontal evidenciou déficit funcional em 44%, todos esses valores acima dos expostos na literatura, enquanto a função vestíbulo-espinhal não apresentou piora significativa após a cirurgia.[41]

Conclui-se que, de fato, não há consenso na literatura sobre qual é o melhor método de avaliação vestibular antes ou após a implantação, porém os dados compilados anteriormente com certeza justificam a importância de sua realização. Cabe ao médico, durante a avaliação desses pacientes, individualizar cada um e solicitar os exames de acordo com suas necessidades.

MANEJO DOS SINTOMAS VESTIBULARES NO IMPLANTE COCLEAR

Na possibilidade de realização do implante coclear, é importante que fiquem claras para o paciente as possíveis complicações, dentre estas o desequilíbrio ou a vertigem no pós-operatório, sejam esses sintomas agudos ou com aparecimento tardio.

Navarro *et al.,* por meio da análise de prontuários de pacientes submetidos à implantação, além do questionamento extensivo destes, expõem que a maioria dos sintomas relacionados à tontura são raros e passageiros, melhorando nas primeiras semanas após o procedimento, com alguns poucos casos se tornando persistentes. Mesmo naqueles em que se demonstrou déficit funcional do sistema vestibular, houve adequada compensação e consequente melhora dos sintomas.[42]

Reafirmando esses dados, Birman *et al.* acompanharam 61 crianças que foram submetidas à cirurgia para implante coclear, entre as idades de 0 e 16 anos. Apenas 8% destas apresentaram sintomas de tontura, sem queixa de desequilíbrio, sendo todos os casos de sintomas passageiros. Como estes sintomas são mais raros na população pediátrica, quando na presença de desequilíbrio ou vertigem importante, geralmente estão associados a outras complicações cirúrgicas, devendo todos esses pacientes ser propriamente investigados e tratados.[43]

Assim sendo, mesmo que raros, no caso de surgimento de sintomas vestibulares consequentes à implantação, é mandatória a investigação diagnóstica e, quando possível, o tratamento da afecção de base, pois muitas vezes o uso de sintomáticos sem a apropriada vistoria pode acabar por mascarar complicações mais graves. Cabe ressaltar que o melhor tratamento é a prevenção dessas complicações, com uso de técnicas minimamente agressivas, com o intuito de preservação da audição residual e do não detrimento do sistema vestibular.

REFERÊNCIAS BIBLIOGRÁFICAS

1. WHO Deafness and hearing lost (internete). 2019.
2. Bevilacqua MC, Moret ALM, Costa OA. Conceituação e indicação do implante coclear. In: Bevilacqua MC, Martinez MAN, Balen AS, Pupo AC, Reis ACMB, Frota S (Orgs.). Tratado de Audiologia. São Paulo: Santos. 2011:404-25.
3. Chen F, Ni W, Li W, Li H. Cochlear implantation and rehabilitation. In: Li H, Chai R, editors. Hearing loss: mechanisms, prevention and cure. Advances in experimental medicine and biology. Singapore: Springer; 2019. p. 1130.
4. Vohr B. Overview: Infants and children with hearing loss-part I. Ment Retard Dev Disabil Res Rev. *2003*;9(2):62-4.
5. Sampaio ALL, Araújo MFS, Oliveira CACP. New criteria of indication and selection of patients to cochlear implant. Internat J Otolaryngol. 2011;2011:1-13.
6. Buttar RSM, Sato ES, Ribeiro DJS, Tsuji RK. Preoperative vestibular assessment protocol of cochlear implant surgery:ananalytical descriptive study. Braz J Otorhinolaryngol. 2017;83(5):530-5.
7. Manrique M, Ramos A, Vernetta CP et al. Guideline on cochlear implants. Acta Otorrinolaringol Esp. 2019;70(1):47-54.
8. Costa OA, BevilAcqua MC, Amantini RCB. Considerações sobre o implante coclear em crianças. In: Bevilacqua MC, Moret ALM (Orgs.). Deficiência auditiva: conversando com familiares e profissionais da saúde. São José dos Campos: Pulso. 2005:123-38.
9. El-Karasay AARM, Kouzo HS, Attallah MB, Talaat MA. Vestibular function assessment in cochlear implant patients. Egypt J Otolaryngol. 2019;35:63-70.
10. Buchman CA, Joy J, Hodges A et al. Vestibular effects of cochlear implantation. Laryngoscope. 2004;114(103):1-22.
11. Abramides PA, Bittar RS, Tsuji RK, Bento RF. Caloric test as a predictor tool of postural control in CI users. Acta Otolaryngol. 2015;135(7):685-91.
12. Rah YC, Park JH, Park JH et al. Dizziness and vestibular function before and after cochlear implantation. Eur Arch Otorhinolaryngol. 2016;273(11):3615-21.
13. Ibrahim I, Silva S D, Segal B, Zeitouni B. Effect of cochlear implant surgery on vestibular function: meta-analysis study. J Otolaryngol. 2017;46:44.
14. Hempel JM, Jager L, Baumann U et al. Labyrinth dysfunction 8 months after cochlear implantations: a case report. Otol Neurotol. 2004;25(5):727-9.
15. Handzel O, Burgess BJ, Nadol B. Histopathology of the peripheral vestibular system after cochlear implantation in human. Otology & Neurotology. 2006;27(1):57-64.
16. Tien H-C, Linthicum FH. Histopathologic changes in the vestibule after cochlear implantation. Otolaryngol Head Neck Surg. 2002;127:260-264.
17. O'Leary SJ, Monksfield G, Kel G et al. Relations between cochlear histopathology and hearing loss in experimental cochlear implantation. Hearing Research. 2013;298:27-35.
18. Hänsel T, Gauger U, Bernhard N et al. Meta-analysis of subjective complaints of vertigo and vestibular tests after cochlear implantation. Laryngoscope. 2018;128(9):2110-23.
19. Chakravorti S, Noble JH, Gifford RH et al. Further evidence of the relationship between cochlear implant electrode positioning and hearing outcomes. Otol Neurotol. 2019;40(5): 617-24.
20. Viccaro M, Mancini P, La Gamma R et al. Positional vertigo and cochlear implantation. Otol Neurotol. 2007;28(6):764-7.
21. Limb CJ, Francis HF, Lustig LR et al. Benign positional vertigo after cochlear implantation. Otolaryngol Head Neck Surg. 2005;132(5):741-5.
22. Hughes AC, Proctor L. Benign paroxysmal positional vertigo. Laryngoscope. 1997;107(5):607-13.
23. Park SK, Kim SY, Han KH et al. Benign paroxysmal positional vertigo after surgical drilling of the temporal bone. Otol Neurotol. 2013;34(8):1448-55.
24. Rah YC, Park JH, Park JH et al. Dizziness and vestibular function before and after cochlear implantation. Our Arch Otorhinolaryngol. 2016;273(11):3615-21.
25. Zanetti D, Campovecchi CB, Balzanelli C, Pasini S. Paroxysmal positional vertigo after cochlear implantation. Acta Otolaryngol. 2007;127(5):452-8.
26. Samy RN, Houston L, Scott M et al. Cochlear implantation in patients with Meniere's disease, Cochlear Impants Int. 2015;16(4):208-12.
27. Ravi M, Paramesh V, Kaviya SR, et al. 3D cell culture systems: advantages and applications. 2015;230(1):16-26.
28. Kubo T, Yamamoto K, Iwaki T et al. Different forms of dizziness occurring after cochlear implant. Our Arch Otorhinolaryngol. 2001;258(1):9-12.
29. McNeill C, Eykamp K. Cochlear implant impedance fluctuation in Ménière's Disease. Otol Neurotol. 2016;37(7):873–7.
30. Abramides PA, Bento RF, Bitar RS M et al. How can the cochlear implant interfere with the vestibular function? Int Arch Otorhinolaryngol. 2009;13(2):195-200.

31. Macdougall HG, McGarvie LA, Halmagyi GM et al. The video Head Impulse Test (vHIT) detects vertical semicircular canal dysfunction. PLoS One. 2013;8:e61488.

32. Halmagyi GM, Curthois IS. A clinical signal of canal paresis. Arch Neurol. 1988;45:737-9.

33. Batuecas Caletrio A, Klumpp M, Santacruz-Ruiz S et al. Vestibular function in cochlear implantation: correlating objectiveness and subjectiveness. vLaryngoscope. 2015;125:2371-5.

34. Jutila T, Aalto H, Hirvonen TP. Cochlear implantation rarely alters horizontal vestibulo-ocular reflex in motorized head impulse test. Otol Neurotol. 2013;34:48-52.

35. Abdelghaffara H, Elshazlyb M. Implantes cocleares em crianças com hipofunção vestibular. Jornal Egípcio de Ciências do Ouvido, do Nariz, da Garganta e Aliadas. 2011;12(1):49-52.

36. Abouzayd M, Smith PF, Moreau S, Hitier M. what vestibular tests to choose in symptomatic patients after a cochlear implant? A systematic review and meta-analysis. Eur Arch Otorhinolaryngol. 2016.

37. Hamid M, Hughes B, Kinney S. Criteria for diagnosing bilateral vestibular dysfunction. In: Graham M, Kemink J, editors. The vestibular system: neurophysiological and clinical research. New York: Raven Press; 1987. p.115-18.

38. Katsiari E, Balatsouras DG, Sengas J et al. Influence of cochlear implantation on the vestibular function. Eur Arch Otorhinolaryngol. 2013;270(2):489-95.

39. Krause E, Louza JP, Wechtenbruch J, Gurkov R. Influência do implante coclear na função do receptor vestibular periférico. Otolaryngol Head Neck Surg. 2010;142(6):809-13.

40. Cushing SL, Gordon KA, Rutka JA et al. Disfunção de órgão-alvo vestibular em crianças com perda auditiva neurossensorial e implante coclear: uma coorte ampliada e avaliação etiológica. Otol Neurotol. 2013;34(3):422-8.

41. Meli A, Musumeci B, Tognocchi S et al. Vestibular function after cochlear implant surgery. Cochlear Implants International. 2015.

42. Navarro AG, Huarteb RM, Rodríguez MM et al. Long-term follow-up of late onset vestibular complaints in patients with cochlear implant. Acta Oto-Laryngologica. 2015;1(8):1245-52.

43. Birman CS, Gibson WPR, Elliott EJ. Pediatric cochlear implantation: associated with minimal postoperative pain and dizziness. Otol Neurotol. 2015;36:220-2.

ZUMBIDO E IMPLANTE COCLEAR

Tatiane Vacaro Campos

INTRODUÇÃO

O conceito de zumbido tem passado por modificações progressivas decorrentes dos avanços tecnológicos em seu diagnóstico e tratamento. Anteriormente, o zumbido era considerado um sintoma simplesmente relacionado a uma alteração do componente coclear. Atualmente, tem-se uma visão mais ampla, integradora e sistêmica sobre o seu processo de geração e percepção. Essa nova visão implica nas distintas vias auditivas centrais e áreas relacionadas dentro do sistema nervoso, como sistema nervoso autonômico, sistema límbico e sistema somatossensorial. O zumbido seria uma atividade aberrante produzida em uma ou em várias localizações da via auditiva, desde a cóclea até o córtex, sendo erroneamente interpretada pelos centros superiores como som.

A privação sonora periférica parece ser uma das causas mais comuns para o desencadeamento destas modificações centrais que levariam a uma hiperatividade da via auditiva, gerando o zumbido. Sendo assim, é fácil entender por que esse é um sintoma tão comum nos pacientes candidatos ao implante coclear.[1]

Pelo mesmo motivo, podemos imaginar que o retorno do *input* auditivo gerado pelo implante poderia melhorar o zumbido.

O efeito terapêutico da estimulação elétrica sobre o zumbido já tem sido observado mesmo antes do início da história do implante coclear,[2,3] porém House, em 1976,[4] foi o primeiro a reportar que pacientes com zumbido referiam melhora do sintoma após a cirurgia de implante. Desde então, vários estudos parecem confirmar a observação clínica de que o implante coclear tem um significativo efeito supressor no zumbido, na maioria dos seus usuários.[5-7]

PREVALÊNCIA DO ZUMBIDO NOS CANDIDATOS AO IMPLANTE COCLEAR

A prevalência do zumbido nos pacientes candidatos ao implante coclear costuma ser alta, principalmente pelo fato da sua associação com a perda auditiva, porém as publicações não são consistentes, variando de 67% a 100%.[8-10] Em média, a prevalência do zumbido nos pacientes candidatos ao implante coclear é de 80%, sendo considerado severo em torno de 20% a 30% dos casos.[2]

Um estudo publicado em 2002, realizado no Grupo de Implante Coclear do Hospital das Clínicas da Faculdade de Medicina da USP (FMUSP), com o objetivo de avaliar a frequência e a evolução do zumbido nos pacientes com surdez profunda bilateral submetidos a implante coclear multicanal unilateral, evidenciou a presença de zumbido previamente ao implante em 13 pacientes (61,9%). Após 2 meses de uso constante do implante, o zumbido apresentou melhora importante em 61,5% dos casos, permaneceu inalterado em 23,1% e piorou em 15,4% dos casos. Nenhum dos 8 pacientes sem zumbido pré-implante passou a apresentar o sintoma após o seu uso.[11]

EFEITOS DO IMPLANTE COCLEAR UNILATERAL SOBRE O ZUMBIDO EM PERDAS AUDITIVAS BILATERAIS

Desde as publicações de House, muitos estudos têm evidenciado a melhora do zumbido nos casos de implante coclear unilateral em perdas auditivas bilaterais. A melhora mais evidente costuma ser no lado ipsilateral ao implante e com o aparelho ligado, apesar de serem descritos casos de melhora contralateral e também de manutenção de melhora com implante coclear desligado.[12-14]

Remakers *et al.,* em 2015, fizeram uma revisão sistemática acerca dos efeitos do implante coclear sobre o zumbido. Na análise de 18 artigos, quando considerados todos os tipos de questionários utilizados para a avaliação do zumbido (*Tinnitus Handicap Inventory, Tinnitus Questionnaire* e Escala Visual Analógica), observou-se que: a supressão total do zumbido variou de 8% a 45%, a diminuição variou de 25% a 72%, o zumbido ficou estável entre 0% e 36%, houve aumento entre 0% e 25% dos casos, e o surgimento de um novo zumbido variou de 0% a 10%.[10]

EFEITOS DA CIRURGIA DO IMPLANTE COCLEAR SOBRE O ZUMBIDO

Os efeitos do implante coclear sobre o zumbido após sua ativação são bem conhecidos, porém há casos em que as mudanças ocorrem logo após a cirurgia, mesmo antes de o implante ser ativado.

Em torno de 10% dos pacientes com zumbido antes da cirurgia referem piora do sintoma, e em torno de 4% dos que não apresentam queixa pré-operatória referem surgimento de zumbido logo nos primeiros dias de pós-operatório. Existem poucos artigos na literatura que versam sobre a piora ou o desenvolvimento do zumbido após a cirurgia de implante coclear.[15,16]

Apesar de mais raros, existem casos de melhora e até supressão completa do zumbido logo após a cirurgia e antes da ativação. Imagina-se que isso possa ocorrer pela expectativa positiva dos pacientes em relação à sua evolução.[7] Um efeito placebo é bem conhecido no tratamento do zumbido, e um procedimento tão significativo como o implante coclear, associado a uma expectativa positiva em relação ao zumbido, poderia contribuir para esse efeito.[17]

EFEITO DO IMPLANTE COCLEAR SOBRE O ZUMBIDO DA ORELHA CONTRALATERAL

A redução do zumbido contralateral tem sido descrita por vários autores, variando de 20% a 86%.

Bovo *et al.,* em 2011, observaram que 45% dos pacientes com perda auditiva e zumbido bilateral submetidos a implante coclear unilateral apresentaram melhora contralateral.[7] Varela *et al.,* em 2013, avaliaram 20 pacientes com zumbido pré-operatório, por meio do *Tinnitus Handicap Inventory* (THI) e da Escala Visual Analógica (EVA), e identificaram melhora do zumbido na orelha contralateral em 50% dos casos com o implante ligado e em 40% dos casos com o implante coclear desligado.[2]

A piora ou o desenvolvimento de zumbido na orelha contralateral ao implante são queixas raras, e não há estudos publicados sobre o assunto até o momento.

FISIOPATOLOGIA DA MELHORA DO ZUMBIDO APÓS A ATIVAÇÃO DO IMPLANTE COCLEAR

House e Brackmann, em 1981, observaram que a ressecção do nervo auditivo ou a labirintectomia produziam melhora do zumbido em apenas 40% dos pacientes, com manutenção ou piora nos outros 60%. Isso indica que os efeitos obtidos após o implante coclear não podem ser atribuídos à destruição do labirinto.[5]

Sendo assim, diferentes mecanismos provavelmente estão envolvidos no efeito benéfico do implante coclear sobre o zumbido. O mascaramento acústico, o efeito direto da eletroestimulação sobre o nervo coclear[18] e a reorganização das vias auditivas centrais e das áreas cerebrais associativas são os mais estudados.[19]

Imagina-se que o mecanismo de reorganização plástica cerebral seja prevalente nos pacientes que referem uma redução significativa na intensidade do zumbido tanto com o implante coclear ligado como desligado. Seis meses de uso de implante coclear devem ser suficientes para produzir uma remodelação plástica cerebral hábil o bastante para reduzir a intensidade do zumbido. A persistência da melhora do zumbido com o implante coclear desligado poderia ser explicada não só como um efeito de inibição residual, mas como consequência de uma reorganização estável e permanente do sistema nervoso central e periférico.[2] O mascaramento acústico e a estimulação elétrica do nervo auditivo parecem ser os mecanismos envolvidos nos pacientes que referem melhora imediata ou num curto período de tempo após a ativação do implante coclear.[7]

Os resultados obtidos na orelha contralateral podem ser explicados pela decussação das fibras da via auditiva. Um estudo de Basta *et al.*, em animais com surdez unilateral, demonstrou que a estimulação elétrica intracoclear prolongada modificou as propriedades neurais eletrofisiológicas bilateralmente em algumas das estruturas investigadas da via auditiva central.[20] Estudos prévios já haviam demonstrado que a estimulação elétrica unilateral do VIII par craniano levava à ativação bilateral do núcleo coclear dorsal.[21,22]

FISIOPATOLOGIA DO DESENVOLVIMENTO DO ZUMBIDO E DA PIORA DO ZUMBIDO PRÉVIO APÓS CIRURGIA DE IMPLANTE COCLEAR

Como citado anteriormente, quase não existem pesquisas direcionadas para avaliar a piora ou o desenvolvimento do zumbido após a cirurgia de implante coclear. Geralmente, os estudos apenas citam que pode ocorrer piora da intensidade do zumbido (0% a 25%) ou geração de novo zumbido (0% a 10%).

Sabe-se que a inserção dos eletrodos é potencialmente traumática às estruturas cocleares funcionais remanescentes, envolvendo mecanismos necróticos e apoptóticos de morte celular,[23] mas não está claro se essas alterações são responsáveis pelas modificações relacionadas ao zumbido. Uma das suposições para explicar a deterioração do zumbido que ocorre após a cirurgia, mas antes da ativação do implante, seria o trauma de inserção dos eletrodos. Todt *et al.* compararam três grupos de pacientes implantados: implantes inseridos pela escala timpânica, implantes propositalmente inseridos pela rampa vestibular e um terceiro grupo de pacientes em que os eletrodos foram inseridos pela escala timpânica, mas, inadvertidamente, transpassaram para a escala vestibular.[24] Em todos os grupos, a maioria dos pacientes que apresentava zumbido no pré-operatório evoluiu com melhora, porém somente no grupo em que houve mudança de escala é que houve surgimento de zumbido em pacientes previamente sem o sintoma.

Bovo *et al.* (2011) sugerem que os casos dos pacientes que referem piora do zumbido, ou uma nova forma de zumbido, após a ativação do implante coclear, possam ser explicados pelo fato de alguns pacientes serem incapazes de diferenciar os sons ou ruídos ambientais captados pelo implante de um zumbido propriamente dito, e, portanto, suas queixas devem ser acompanhadas por período adequado.[7]

Há muito a ser estudado sobre o desenvolvimento de zumbido após o implante coclear. Conforme as observações indicam, nem sempre a causa de um novo zumbido ou da deterioração de um zumbido prévio está relacionada à inserção dos eletrodos na cóclea. Casos sugestivos de zumbido somatossensorial por posicionamento cervical durante a cirurgia, descompensação metabólica ou piora de estado depressivo já foram observados em nosso serviço. Esses casos, quando corretamente diagnosticados e tratados com rapidez, tendem a ter resolução completa.

Não existem artigos específicos sobre a piora do zumbido na orelha contralateral após cirurgia de implante coclear. Segundo Kloostra *et al.* (2014), em virtude do processamento central dos sons, o zumbido poderia ser percebido como unilateral simplesmente por ser mais intenso em um lado,[25] o que explicaria a sensação de piora na orelha contralateral após a melhora na orelha operada.

EFEITOS DO IMPLANTE COCLEAR BILATERAL SOBRE O ZUMBIDO

Apesar do aumento do número de casos de implante coclear bilateral, ainda não há consenso sobre se o implante bilateral deveria ser padrão para os casos de surdez bilateral.

Ao contrário dos casos de implante coclear unilateral, existem poucos estudos que avaliem o efeito do implante bilateral sobre o zumbido, e os resultados encontrados são divergentes. Olze *et al.* encontraram efeito positivo do segundo implante coclear sobre o zumbido: uma nova diminuição dos escores de zumbido foram encontrados nos pacientes com zumbido pré-operatório (n = 28) submetidos ao implante sequencial.[26] Por outro lado, Summerfield *et al.* encontraram efeito negativo relacionado ao segundo implante: aumento dos escores de zumbido em todo o grupo estudado (n = 24), sendo aumento do zumbido em 7 de 16 pacientes com zumbido pré-operatório e surgimento de zumbido em 4 de 8 pacientes sem zumbido antes do segundo procedimento.[27] Uma possível razão para a discrepância entre os dois estudos poderia ser a diferença nas medidas de desfecho do zumbido, uma vez que um autor utilizou o *Tinnitus Questionaire*, e o outro, um questionário sobre o incômodo do zumbido. Remakers *et al.* avaliaram a evolução do zumbido após implante bilateral, simultâneo ou sequencial, encontrando melhora geral do zumbido nos dois grupos. No grupo de pacientes submetidos ao implante simultâneo ocorreu surgimento de zumbido em 26% dos casos. No grupo submetido ao implante sequencial, houve surgimento de zumbido em 2 dos 19 pacientes após o primeiro implante e não houve surgimento de novo zumbido após o segundo implante. Em ambos os pacientes que desenvolveram zumbido após o primeiro implante, houve desaparecimento dos sintomas após o segundo procedimento.[28] Van Zon *et al.* compararam a evolução do zumbido entre pacientes submetidos a implante coclear unilateral e bilateral simultâneo, encontrando melhora nos escores de zumbido nos dois grupos após 1 ano de implante. Houve maior número de casos de surgimento de zumbido após o implante coclear no grupo bilateral (5 *versus* 1 paciente), porém sem diferença estatisticamente significativa, o que pode ter ocorrido pelo tamanho reduzido da amostra.[29]

IMPLANTE COCLEAR EM PERDA AUDITIVA UNILATERAL COMO TRATAMENTO DO ZUMBIDO INCAPACITANTE

Os estudos mostram que em torno de 60% dos casos de surdez súbita unilateral não ocorre melhora auditiva, podendo a perda vir acompanhada de zumbido severo ou incapacitante.[23] Aparelhos auditivos como o CROS (*contralateral routing of signal*) e BAHA (*bone-anchored hearing aids*) podem ser utilizados para reabilitação auditiva, com graus variáveis de sucesso, mas oferecem pouco alívio para o zumbido.[9]

O primeiro estudo que utilizou o implante coclear em casos de perda auditiva unilateral para o tratamento de zumbido incapacitante foi conduzido por Van de Heyning *et al.* em 2008. Os autores encontraram uma redução significativa e consistente na intensidade do zumbido e sugeriram o implante coclear como um novo tratamento para o zumbido incapacitante associado à perda auditiva unilateral.[30] Desde então, vários outros autores já encontraram resultados semelhantes.[31,32] Recentemente, Mertens *et al.* publicaram um estudo com seguimento de 10 anos, evidenciando que a redução encontrada nos escores de zumbido se manteve estável com o passar dos anos e que todos os pacientes faziam uso do implante diariamente, demonstrando a importância do dispositivo em suas vidas.[33]

Uma preocupação existente é que os indivíduos com audição contralateral normal teriam dificuldade de integrar os sinais acústicos e elétricos. Contudo, estudos com seguimentos de longo prazo têm demonstrado que, nos casos de surdez unilateral com audição contralateral normal, os pacientes fazem uso efetivo do implante, sugerindo que eles sejam capazes de combinar os diferentes estímulos auditivos. Nesses casos, a realização de treinamento acústico parece ser útil para facilitar a adaptação ao implante coclear.[32,34]

OTIMIZAÇÃO DA PROGRAMAÇÃO DO IMPLANTE COCLEAR PARA A MELHORA DO ZUMBIDO

Já é conhecido há mais de 200 anos que a estimulação elétrica do sistema auditivo não só evoca sensação auditiva como também pode causar supressão do zumbido.[35]

A estimulação elétrica via implante coclear tem se mostrado segura e efetiva para restauração auditiva. Contudo, apesar dos estudos mostrarem altos índices de melhora do zumbido após o implante, ainda não existem protocolos específicos ou produtos aprovados pela Food & Drug Administration (FDA) para utilizá-lo como tratamento para o zumbido.[35] O mesmo ocorre no Brasil, e, portanto, a melhora do zumbido é esperada como um benefício secundário da estimulação elétrica da cóclea em pacientes surdos, não sendo a principal indicação para o implante.

O tipo de corrente (direta ou alternada) utilizada na estimulação elétrica do sistema auditivo é variável, a depender, por exemplo, de onde os eletrodos estão alocados: canal auditivo externo, membrana timpânica, promontório ou dentro da cóclea. De qualquer forma, ajustes finos da amplitude de corrente seriam necessários para promover níveis ótimos que sejam suficientemente intensos para promover supressão do zumbido, porém nem tanto que possam causar um som excessivamente alto, dor ou outras sensações desconfortáveis.

O desafio é atender às demandas, muitas vezes contraditórias, na estimulação elétrica entre a supressão eficaz do zumbido e o reconhecimento ideal da fala. Atualmente, apenas a programação padrão, desenvolvida para o reconhecimento de fala, tem sido usada no manejo do zumbido via implante coclear. Considerando objetivos opostos entre o reconhecimento de fala e a supressão do zumbido, com o primeiro restaurando o som e o segundo restaurando o silêncio, é possível que a utilização do implante coclear para o reconhecimento de fala e a supressão do zumbido necessitem de diferentes padrões e parâmetros de estimulação.[35] Estudos já mostraram supressão do zumbido tanto com altas como baixas velocidades de estimulação.[36,37] Zeng *et al.*, em 2011, observaram que as altas velocidades de estimulação (> 2.000 Hz) têm demonstrado a capacidade de restaurar a atividade neural pseudoespontânea na periferia, suprimindo o zumbido, mas não se mostram efetivas na indução de uma atividade central robusta. Por outro lado, baixas velocidades de estimulação (abaixo de 100 Hz) parecem induzir atividades talamocorticais altamente sincronizadas, fortes e robustas. Os processadores de fala são confeccionados para gerar altas velocidades de estimulação, porém, para alcançar máxima eficácia e conveniência, seria ideal que eles pudessem ser personalizados para oferecer ambos os tipos de estimulação, de forma individualizada, o que beneficiaria o manejo do zumbido nos pacientes usuários de implante coclear. Atualmente, essas estratégias talvez possam ser mais úteis nos casos de implante coclear para perdas auditivas unilaterais, em que o tratamento do zumbido incapacitante, e não a reabilitação auditiva, seja o principal indicador do procedimento.[37]

Uma vez que o zumbido pode causar grande interferência no sono, alguns autores sugerem considerar programações específicas do implante coclear para serem utilizadas na hora de dormir, como: utilização de sons de chuva, vento ou oceano através de geradores de som ou configurar o implante coclear para que dê apenas um estímulo supraliminar durante a noite no intuito de reduzir o desconforto do zumbido.[23,38]

TERAPIA SONORA COM IMPLANTE COCLEAR

A efetividade da estimulação acústica para reduzir o zumbido de pacientes sem perda auditiva é conhecido há décadas, porém o aconselhamento e a terapia sonora não têm sido difundidos como tratamento do zumbido em usuários de implante coclear.

Vernon, em 2000, descreveu o caso de um soldado que desenvolveu uma perda auditiva profunda na orelha esquerda e leve na orelha direita após um quadro de desidratação extrema, posteriormente evoluindo para perda profunda na orelha direita, após episódio de exposição a som de alta intensidade em um *show* de música.

O paciente que já apresentava zumbido intenso na orelha esquerda também desenvolveu zumbido na orelha direita após a piora da perda auditiva. Nessa ocasião, ele foi submetido a implante coclear na orelha esquerda. Como não houve melhora do zumbido, permanecendo bilateral e incômodo após a cirurgia, ele foi orientado a mascarar o zumbido utilizando sons específicos de um CD, através do seu implante coclear (Moses/Lang CD). O paciente apresentou mascaramento total do zumbido da orelha implantada e mascaramento parcial do zumbido da orelha contralateral durante o uso da terapia. Ocorreu inibição residual, apesar de breve; com o tempo, houve diminuição progressiva da intensidade do zumbido mesmo quando estava sem o implante coclear.[39]

Recentemente, Tyler *et al.*, em 2018, publicaram um estudo que procurou avaliar se a terapia sonora desenvolvida para o tratamento de zumbido sem perda auditiva também poderia beneficiar os usuários de implante coclear. Os sons foram transmitidos de um iPod Apple® (6ª geração) para o implante coclear, usando um minimicrofone sem fio da Cochlear®. Os autores encontraram melhora nos escores de zumbido de todos os pacientes implantados submetidos à terapia sonora domiciliar, e, em 30% dos casos, a efetividade da terapia foi de 70% ou mais.[40]

CONCLUSÃO

Em torno de 80% dos candidatos ao implante coclear apresentam zumbido.

Ocorre melhora do zumbido na maioria dos casos de perdas auditivas bilaterais tratadas com implante coclear unilateral. Os efeitos costumam ser mais evidentes na orelha ipsilateral e com o aparelho ligado, mas também podem ocorrer na orelha contralateral e com o aparelho desligado. Os mecanismos provavelmente envolvidos no processo de melhora são o mascaramento acústico, o efeito direto da eletroestimulação sobre o nervo coclear e a reorganização plástica das vias auditivas.

A prevalência de piora ou desenvolvimento de zumbido após cirurgia de implante coclear é baixa, porém não desprezível e os pacientes devem sempre ser orientados sobre esse risco. O trauma de estruturas cocleares funcionais remanescentes, ocasionado pela inserção dos eletrodos, parece ser uma das causas da geração de zumbido após a cirurgia de implante, porém mais estudos precisam ser desenvolvidos para elucidar tal questão.

Ainda existem poucos estudos e com resultados controversos sobre a evolução do zumbido em implantes bilaterais, simultâneos ou sequenciais.

Estudos de custo-benefício deveriam ser feitos para incluir o tratamento do zumbido como indicação de implante coclear.

Sempre que possível, o lado com zumbido de maior incômodo deve ser indicado para o implante.

O implante coclear como tratamento de zumbido incapacitante, em casos de perdas auditivas unilaterais ou assimétricas, tem apresentado excelentes resultados, sendo a melhora mantida em longo prazo. Nos casos de perda unilateral com audição contralateral normal, parece não haver dificuldade na integração dos sinais acústicos e elétricos, podendo a realização de treinamento acústico facilitar o processo de adaptação ao implante.

O desafio da utilização do implante coclear como tratamento de zumbido é equilibrar a necessidade da estimulação elétrica para a supressão do zumbido preservando a compreensão de fala.

Estudos recentes sugerem que a terapia sonora desenvolvida como tratamento de zumbido para pacientes sem perda auditiva pode ser utilizada em usuários de implante coclear.

REFERÊNCIAS BIBLIOGRÁFICAS

1. Palau EM, Gil JLM, Vidal CM, González JCF, Cabrera AO, Macías AR. Acúfeno e implante coclear. Experiencia preliminar. Acta Otorrinolaringol Esp 2010;61(6):405-11.
2. Varela HV, López JR, Sampériz LC, et al. The cochlear implant as a tinnitus treatment. Acta Otorrinolaringol Esp. 2013;64(4):253-7.
3. Brea B, Fidalgo AR. Acta Otorrinolaringol. Share. Imaging Diagnosis of Benign Lesions of the External Auditory Canal. Esp. 2013;64:1-5.

4. House WF. Cochlear implants. Ann Otol Rhinol Laryngol. 1976;85:185-93.
5. House JW, Brackmann DE. Tinnitus: surgical treatment. Ciba Found Symp. 1981;85:204-16.
6. Fukuda Y, Albernaz PLM. International Tinnitus Journal. 1998;4(2):159-61.
7. Bovo R, Cioba A, Martini A. Tinnitus and cochlear implantation. Auris Nasus Larynx. 2011;38:14-20.
8. Quaranta N, Wagtaff S, Baguley DM. Tinnitus and cochlear implantation. Int J Audiol. 2004;43:245-51.
9. Baguley DM. What progress have we made with tinnitus? Acta Otolaringol. 2006;(556):4-8.
10. Remakers GGJ, van Zon A, Stegeman I, Grolman W. The effect of cochlear implantation on tinnitus in patients with bilateral hearing loss: A systematic review. Laryngoscpe. 2015;125(11):2584-92.
11. Nita LM, Lorenzetti FTM, Sanchez TG, et al. Zumbido em pacientes submetidos a implante coclear: Frequência de ocorrência e evolução. Int Arch of Otorhinolaringol. 2002;6(3).
12. Quaranta N, Fernandez-Veja S, D'elia C, et al. The effect of unilateral multichannel cochlear implanto on bilaterally perceived tinnitus. Acta Otolaryngol. 2008;128:159-3.
13. Amoodi HA, Mick PT, Shipp D B, et al. The effects of unilateral cochlear implantation on the tinnitus handicap inventory and the influence on quality of life. Laryngoscope. 2011;121(7):1536-40.
14. Kim DK, Bae SC, Park KH. et al. Tinnitus in patients with profound hearing loss and the effect of cochlear implantation. Eur Arch Otorhinolayngol. 2013;270(6):1803-8.
15. Gibson WPR. The effect of electrical stimulation and cochlear implantation on tinnitus. In: Aran JM, Dauman R, editors. Proceedings of the Fourth International Seminar, Bordeaux. Amsterdam/New York: Kugler; 1991. p. 403-8.
16. Tyler RS. Advantages and disavantages expected and reported by cochlear implant patients. Am J Otol. 1994;15:523-31.
17. Dobei RA, Sakai CS, Sullivan MD, et al. Antidepressant treatment of tinnitus patients: reporto of a randomized clinical trial and clinical predction of benefit. Am J Otol. 1993;14:18-23.
18. Zenner HP, Ernst A. Cochlear-motor, transduction and signal-transfer tinnitus: models of three types of cochlear tinnitus. Eur Arch Otorhinolaryngol. 1993;249:447-54.
19. Vermiere K, Nobbe A, Schleich P, et al. Neural tonotopy in cochlear implants: an evolution in unilateral cochlear implant patients with unilateral deafness and tinnitus. Hear Res. 2008;245:98-106.
20. Basta D, Götze R, Gröschel M, et al. Bilateral changes of spontaneous activity within the central auditory pathway upon chronic unilateral intracoclear electrical stimulation. Otol Neurotol. 2015;36:1759-65.
21. Nakamura M, Rosahl SK, Alkahlout E, et al. C-Fos immunoreactivity mapping of auditory system after electrical stimulation of the cochlear nerve in rats. Hear Res. 2003;184(1-2):75-81.
22. Babalian AL, Ryugo DK, Rouiller EM. Discharge properties of identified cochlear nucleus neurons and auditory nerve fibers in response to repetitive electrical stimulation of the auditory nerve. Exp Brain Res. 2003;153:452-60.
23. Baguley DM, Atlas MD. Cochlear implants and tinnitus. Progress in Brain Research. 2007;166:347-55.
24. Todt I, Rademacher G, Mutze S, et al. Relationship between intracochlear electrode position and tinnitus in cochlear implantes. Acta Oto-Laryngologica. 2015;135(8):781-5.
25. Kloostra F JJ, Arnold R, Hofman R, van Dijk P. Changes in tinnitus after cochlear implantation and its relation with psychological functioning. Audiol Neurotol. 2015;20:81-9.
26. Olze H, Gräbel S, Haupt H, et al. Extra benefit of a second cochlear implant with respect to health-related quality of life and tinnitus. Otol Neurotol. 2012;33:1169-75.
27. Summerfield AQ, Barton GR, Torner J, et al. Self-reported benefits from successive bilateral cochlear implantation in post-lingually deafened adults: randomised controlled trial. Int J Audiol. 2006;45(1):S99-107.
28. Remakers GGJ, Kraaijenga VJC, Smulders Y E, et al. Tinnitus after simultaneous and sequential bilateral cochlear implantation. Fron Surg. 2017;4:65.
29. Van Zon A, Smulders YE, Remakers GGJ, et al. Effect of unilateral and simultaneous bilateral cochlear implantation on tinnitus: a prospective study. Laryngoscope, 2016;126:956-61.
30. Van de Heyning P, Vermeire K, Diebl M, et al. Incapacitating unilateral tinnitus in sigle-sided deafness treated by cochlear implantation. Ann Otol Rhinol Laryngol. 2008 Sep;117(9):645-52.
31. Punte AK, Vermeire K, Hofkens A, et al. Cochlear implantation as a durable tinnitus treatmente in single-sided deafness. Coclear Implants Int. 2011;12(1):S26-29.
32. Távora-Vieira D, Marino R, Acharva A, Raian GP. The impact of cochlear implantation on speech undertanding, subjective hearing performance and tinnitus perception in patients with unilateral severe to profound hearing loss. Otol Neurotol. 2015;36(3):430-6.
33. Mertens Griet, De Bodt M, Van de Heyning P. Cochlear implantation as a long-term treatment for ipsilateral incapacitating tinnitus in subjectives with unilateral hearing loss up to 10 years. Hear Res. 2016;331:1-6.
34. Buchner A, Brendel M, Lesinsk-Shiedat A, et al. Cochlear implantation in unilateral deaf subjects associated with ispilateral tinnitus. Otol Neurotol. 2010;31:1381-5.
35. Zeng FG, Djalilian H, Lin Harrison. Tinnitus treatment with precise and optimal electric stimulation: opportunities and challenges. Cur Opin Otolaryngol Head Neck Surg. 2015;23(5):382-7.
36. Rubinstein JT, Tyler RS, Johnson A, Brown CJ. Electrical supression of tinnitus with high-rate pulse trains. Otol Neurotol. 2003;24(3):478-85.
37. Zeng FG, Tang Q, Dimitrijevic A, et al. Tinnitus supression by low-rate and its electrophysiological mechanisms. Hear Res. 2011;277(1-2):61-6.
38. Handscomb L. Use of bedside sound generators by patients with tinnitus-related sleeping difficulty: which sounds are preferred and why? Acta Otolaryngol. 2006(556):59-63.
39. Vernon J A. Masking tinnitus through a cochlear implant. J Am Acad Audiol. 2000;(11):293-4.
40. Tyler RS, Owen RL, Bridges J, et al. Tinnitus suppression in cochlear implant patients using a sound therapy App. Am J Audiol. 2018;12;27(3):316-23.

PROGRAMAÇÃO, AVALIAÇÃO DA EVOLUÇÃO E VALIDAÇÃO

ATIVAÇÃO E PROGRAMAÇÃO DO IMPLANTE COCLEAR

Maria Valéria Schmidt Goffi-Gomez ▪ Ana Tereza de Matos Magalhães

INTRODUÇÃO

O mapeamento do implante coclear consiste em estabelecer parâmetros de estimulação ideais que levem o paciente a ter audibilidade com qualidade sonora e máximo aproveitamento das pistas acústicas. Se por um lado o resultado do implante coclear dependerá, em grande parte, do sistema nervoso auditivo central, por outro lado a programação deve garantir que o máximo de informações alcance as áreas auditivas superiores. A programação é realizada com *software* da marca do implante coclear e uma interface de *hardware* ligado ao processador de fala e depende das respostas comportamentais do paciente.[1,2]

O processador de fala em usuários de implante coclear deve ser devidamente programado de forma individual para cada paciente, não só pelas condições da cóclea, do aporte neural, mas pela experiência e demanda auditivas. Para isso, é necessário definir um certo número de parâmetros para garantir que o padrão da estimulação elétrica gerada pelo dispositivo em resposta ao som ofereça acesso ao máximo de informações acústicas para a inteligibilidade de fala.

Este capítulo mostrará que existem parâmetros a serem escolhidos pelo audiologista, em cada *software*, parâmetros medidos pela resposta de cada paciente. A escolha dos parâmetros é uma etapa importante no mapeamento, estando disponíveis parâmetros-padrão (*default*), recomendados pelos *softwares* de cada empresa para a maioria dos usuários de implante coclear ou, dependendo do caso, podem ser escolhidos outros parâmetros para responder às necessidades individuais de cada paciente.

Para que essas necessidades individuais sejam conhecidas e possam ser direcionadas na programação ou mapeamento, a avaliação das habilidades auditivas oferecidas pelo implante em cada mapa e a posterior validação dessas escolhas torna-se imprescindível.[3]

A avaliação psicoacústica, incluindo o reconhecimento de fala deve ser realizada em todos os retornos dos ajustes do processador, tanto para analisar a evolução do paciente nas habilidades auditivas como também verificar se há necessidade de mudança nos parâmetros do mapeamento do paciente.

Este capítulo abrangerá os conceitos básicos envolvidos nos procedimentos e o protocolo de atendimento para o mapeamento, da ativação às sessões de acompanhamento periódico do processador de fala.

CONCEITOS E TERMINOLOGIA ENVOLVIDA NO MAPEAMENTO DO PROCESSADOR DE FALA

Atualmente, existem quatro marcas de implantes cocleares disponíveis comercialmente no Brasil. Advanced Bionics® (EUA), Cochlear® (Austrália), Med-El® (Áustria), e Oticon Medical® (França/Dinamarca). Cada marca de implante coclear tem um *software* específico para a programação de seus processadores de fala, nomenclaturas e opções de parâmetros diferentes (Fig. 17-1-1).

A nomenclatura e quais parâmetros estão disponíveis para a escolha na programação dependerá do *software* fornecido pelo fabricante do implante coclear, mas para entender o funcionamento é importante conhecer os conceitos básicos que apesar das diferentes nomenclaturas utilizadas, o objetivo será semelhante. A seguir serão descritos os seguintes conceitos básicos:

- Corrente elétrica e pulso;
- Medida de impedâncias e limites de compliância;
- Modo de estimulação;
- Estratégia de codificação;
- Velocidade ou taxa de estimulação;
- Níveis de estimulação;
- Faixa de frequências alcançada em cada canal;
- Características da entrada do sinal acústico: volume, sensibilidade, ganho, estratégias de pré-processamento do sinal acústico.

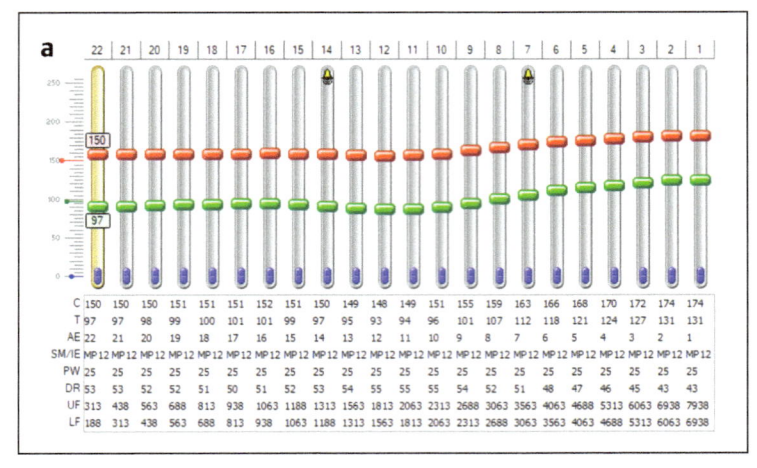
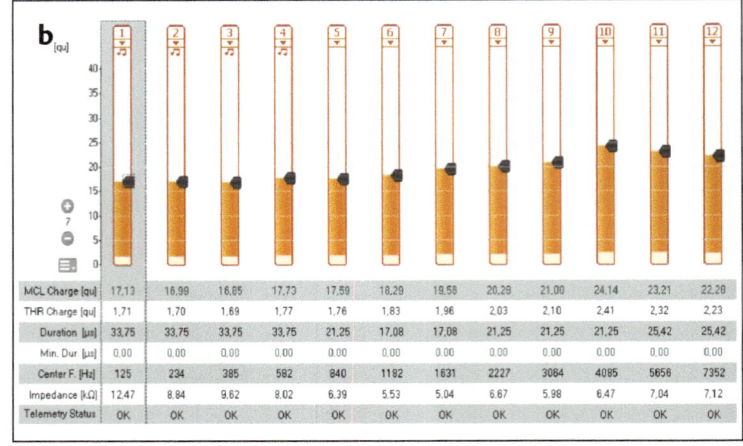
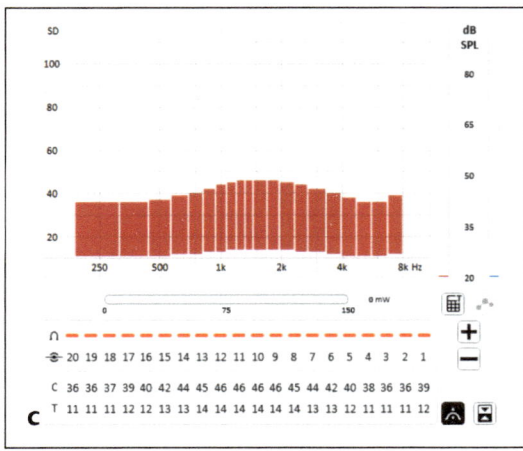
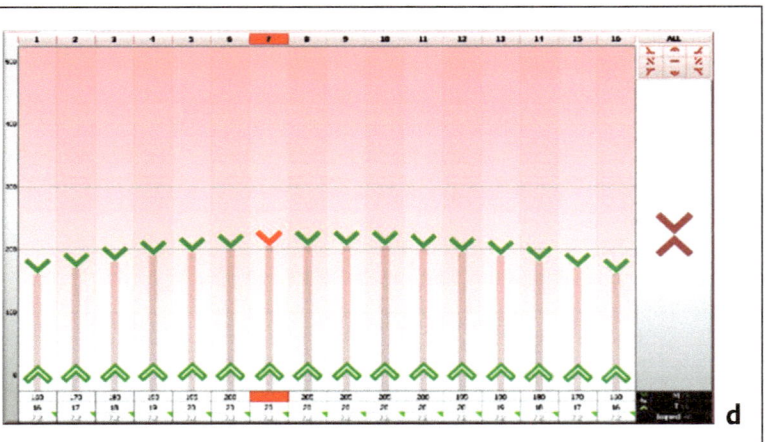

Fig. 17-1-1. *Softwares* de programação do processador de fala do implante coclear: (**a**) Cochlear®. (**b**) Med-El®. (**c**) Oticon Medical®. (**d**) Advanced Bionics®. C, nível mínimo de conforto medido de corrente elétrica; T, nível mínimo audível medido de corrente elétrica; AE, eletrodo ativo; SM/IE, modo de estimulação (stimulation mode)/eletrodo indiferente (indifferent electrode); PW, largura de pulso (pulse width); DR, campo dinâmico (dynamic range); UF, frequência superior da banda assignada ao canal (upper frequency); LF, frequência inferior da banda assignada ao canal (lower frequency); MLC, nível mínimo de conforto medido de corrente elétrica; THR = nível mínimo pré-estabelecido de corrente elétrica; Duration = duração da fase do pulso de estimulação; Min. Dur., mínimo da duração da fase do pulso de estimulação (minimum duration); Center F., frequência central da banda de frequência representada pelo canal (center frequency); Impedance, impedância da última medição de telemetria; Telemetry Status, status da última medição de telemetria.

Pulso, Corrente e Carga Elétrica

A estimulação do implante é dada por um pulso de carga balanceada de corrente bifásica, em que a fase positiva e a negativa são equivalentes, de forma a não gerar cargas remanescentes. Esta forma de estimulação é segura para sistemas biológicos. O parâmetro do estímulo responsável pela excitação neuronal é a carga elétrica, e isso pode ser controlado variando-se tanto a amplitude quanto a largura do pulso.[4]

A Advanced Bionics® e a Cochlear® trabalham com pulsos bifásicos, (Fig. 17-1-2a) atualmente a Med-El® introduziu a possibilidade de uso do pulso trifásico que consiste em que uma das fases é dividida (Fig. 17-1-2b), e *Oticon Medical*® trabalha com pulso multiaterrado (Fig. 17-1-2c).[5]

Por meio de uma interface e *software* específicos fornecidos pelos fabricantes de implante coclear, o computador gera a corrente de pulsos bifásicos com unidades de medida diferentes a depender do *software*. Cada *software* tem a sua unidade, arbitrária ou em carga ou microamperes, para facilitar a visualização do nível da corrente na tela do mapeamento. Por exemplo, no Custom Sound®, *software* da Cochlear® que programa os implantes *Nucleus*®, a unidade de corrente varia desde 10 microA (μA) (1 unidade clínica de corrente) com aumentos logarítmicos até 1.750 microA (μA) correspondentes a 255 unidades de corrente. Outro exemplo, no *software* Maestro (Med-El®) a visualização é feita em unidades de carga ([qu] sendo 1 qu = 1 nC (nanoCoulombs) (Fig. 17-1-3).[6]

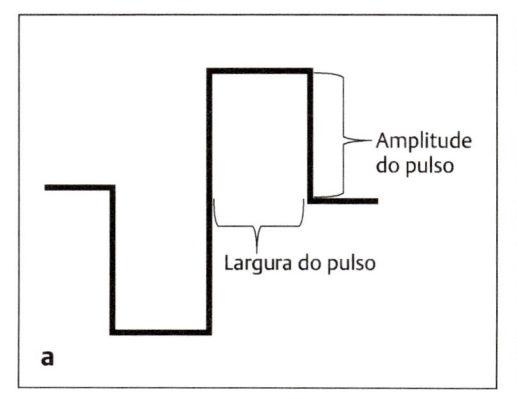
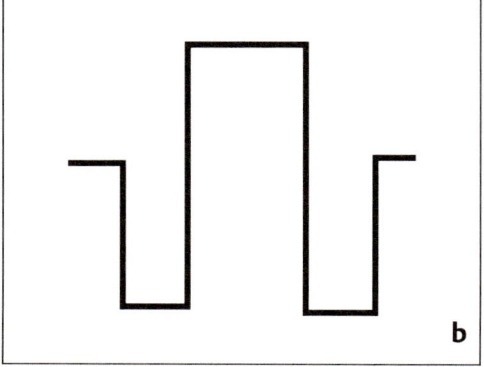
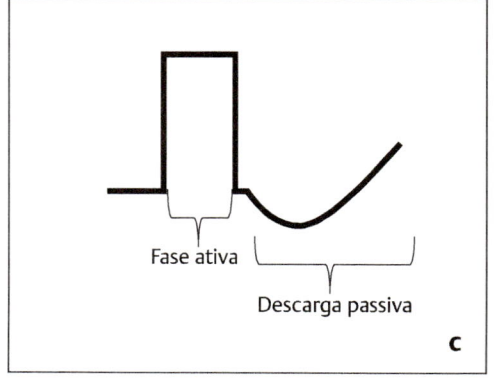

Fig. 17-1-2. Amplitude e largura do pulso. A unidade da largura do pulso é dada em microssegundos (μs) e a unidade da amplitude da corrente pode ser apresentada em unidade de corrente (unidade arbitrária) ou em microampere (mA). (**a**) Pulso bifásico, (**b**) trifásico e (**c**) multiaterrado.

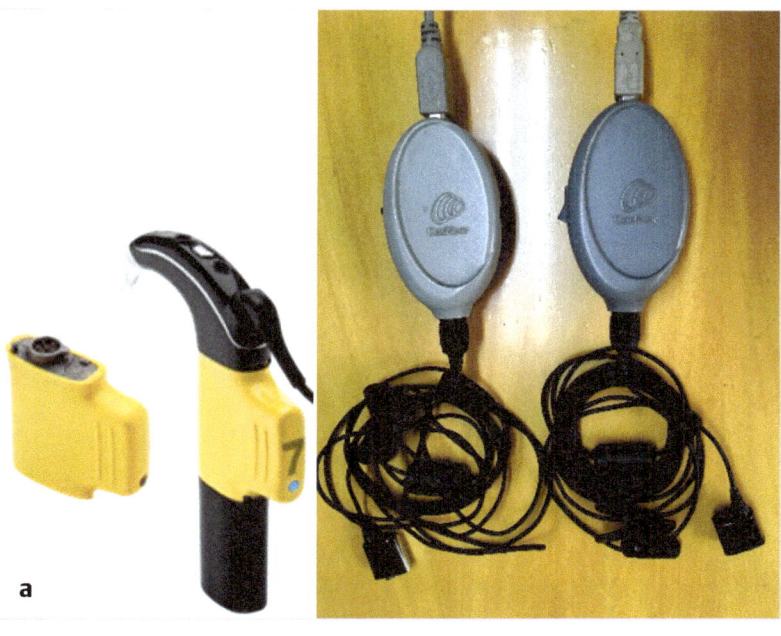
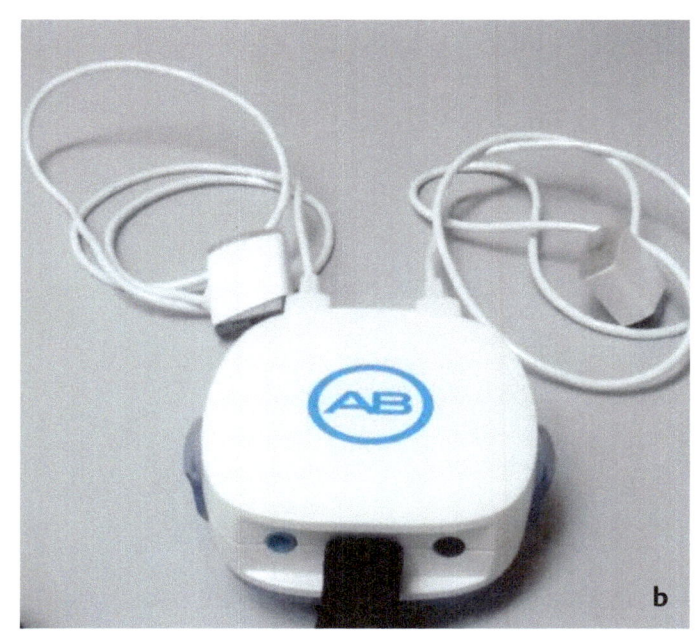
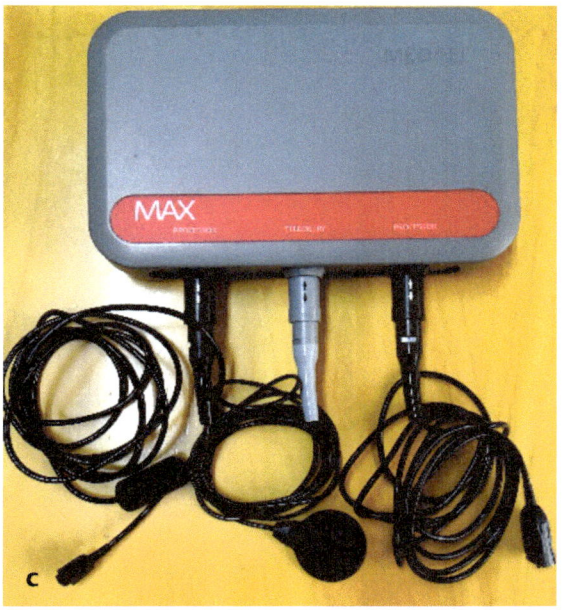
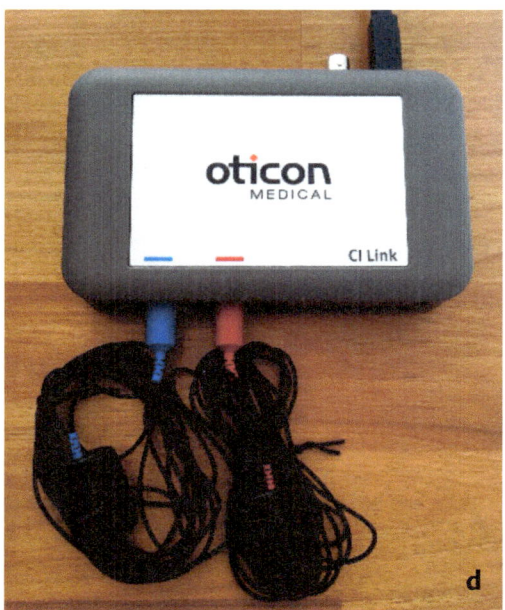

Fig. 17-1-3. Interfaces de programação. (a) Cochlear® com cabo e *wireless*. (b) Advanced Bionics®. (c) Med-El®. (d) Oticon Medical ®.

Medida de Impedâncias

A medida das impedâncias representa a oposição ao fluxo de corrente dada pelas características eletrônicas do sistema (condutibilidade) e pelo meio no qual estão envolvidos os eletrodos (perilinfa). É expressa em quilo-ohms (kΩ). Para a medida das impedâncias por meio da telemetria, o *software* envia uma corrente elétrica, não audível para o paciente na maioria dos casos, por exemplo no *software* Maestro (Med-El®) é enviada corrente de 6 qu, no Custom Sound (Cochlear®) é enviada uma corrente de 80 unidades clínicas.

A medida das impedâncias de cada eletrodo indica quais eletrodos poderão ser ativados e tem relação direta com a corrente e o consumo de energia (limites de compliância) dos processadores de fala.

Limites de Compliância

Segundo a espessura da pele entre a antena e o receptor-estimulador, as impedâncias e as características de condutibilidade da perilinfa, o aporte neural e os parâmetros de programação, todo implante coclear tem um limite para gerar os níveis necessários de corrente. Esse limite se denomina limite de compliância. Se as necessidades de corrente (carga) excederem os limites de compliância, o *software* indica níveis "fora de compliância", ou seja, a voltagem máxima disponível no implante não é suficiente para gerar a corrente desejada no eletrodo e nas células ganglionares. Quando isso ocorre, o paciente não percebe o crescimento de *loudness* à medida que se aumenta a corrente, ou seja, o crescimento de intensidade atinge a saturação.

Modo de Estimulação

O envio de corrente de pulso (bifásico, trifásico ou multiaterrados) por um eletrodo na verdade supõe um circuito formando um canal de corrente. O modo de estimulação determina quais eletrodos farão parte desse canal; significa escolher o posicionamento do eletrodo ativo e do eletrodo indiferente desse canal.

- *Eletrodo ativo*: metade do par de eletrodos que faz a estimulação;
- *Eletrodo indiferente*: metade do par de eletrodos que atua como terra ou referência para a passagem da corrente elétrica.

Os modos de estimulação nos sistemas de implante coclear atuais podem ser monopolares (MP), bipolares (BP), terra-comum (*common ground*), mas há estudos experimentando a estimulação tripolar (Fig. 17-1-4).[7-9]

A estimulação monopolar usa eletrodos ativos intracocleares e os eletrodos terra extracocleares, enquanto as estimulações terra-comum, bipolar e tripolar usam eletrodos ativos e terra intracocleares. Tanto a estimulação tripolar como a bipolar podem gerar campos elétricos mais focados, mas exigem correntes mais altas para alcançar o limiar de estimulação.

A vantagem da estimulação monopolar, pela maior abrangência do campo elétrico exige correntes mais baixas para a estimulação das células ganglionares, e gera menor consumo de energia (pilhas e baterias). Esse modo é o mais usado, pois além de prolongar o nível da bateria, oferece uma estimulação mais homogênea,

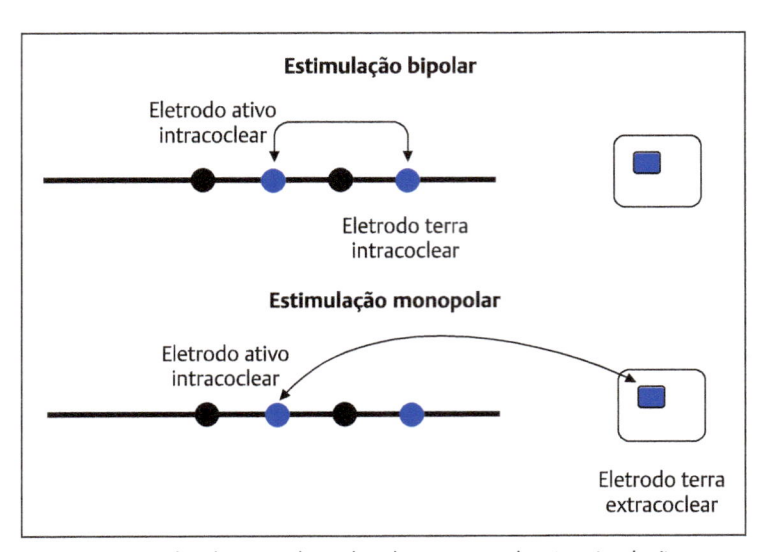

Fig. 17-1-4. Modos de estimulação bipolar e monopolar. A estimulação bipolar usa eletrodos ativos e terra intracocleares. A estimulação monopolar usa eletrodos ativos intracocleares e eletrodos terra extracocleares.

permitindo a interpolação dos valores dos níveis de corrente de eletrodos adjacentes, além de velocidades (taxas) de estimulação mais rápidas.[2]

Os modos de estimulação disponíveis nos implantes da família Nucleus™ da Cochlear® são:

- Common ground *(terra comum):* todos os eletrodos são intracocleares, sendo usado um eletrodo ativo e todos os demais como terra;
- *Bipolar (BP):* os eletrodos ativos e indiferentes são intracocleares e estão adjacentes (um ao lado do outro). Podem ser feitas variações da estimulação:
  - *Bipolar + 1 (BP + 1):* um eletrodo entre o ativo e o indiferente;
  - *Bipolar + 2 (BP + 2):* dois eletrodos entre o ativo e o indiferente;
  - *Bipolar + 3 (BP + 3):* três eletrodos entre o ativo e o indiferente.
- *Monopolar (MP):* a corrente flui entre um eletrodo ativo intraclear e um eletrodo referência fora da cóclea. Se existirem dois eletrodos terra extracocleares (ECE1 ou MP1 e ECE2 ou MP2), o modo de estimulação pode ser MP1+2.

Na *Oticon Medical*®, o modo de estimulação pré-estabelecido é de aterramento múltiplo, numa combinação monopolar e *common ground*. A *Advanced Bionics*® e a *Med-El*® usam o modo monopolar, utilizando o eletrodo referência fora da cóclea, no receptor-estimulador.

O modo de estimulação pré-estabelecido pelos *softwares* das empresas raramente deverá ser alterado. Eventualmente, pode-se pensar em modificar o modo de estimulação em casos nos quais o eletrodo terra for danificado ou houver a intenção de diminuir o campo elétrico para evitar efeitos extra-auditivos.

Estratégias de Codificação de Fala

As estratégias de codificação de fala usam um determinado algoritmo para transformar o sinal acústico em sinais codificados que possam ser enviados por radiofrequência para o receptor estimulador implantado. Quanto menor a perda de informação temporal e espectral nessa codificação, melhor será a estratégia. Cada fabricante desenvolve o seu algoritmo para processar os sinais acústicos, desenvolvendo diferentes estratégias de codificação de fala.

No *software* SoundWave®, da Advanced Bionics®, estão disponíveis as estratégias HiRes-S® (HiResolution Sound Processing-Sequential), HiRes-P® (HiResolution Sound Processing-Paired), e HiRes Fidelity 120® usadas nos processadores atuais e de gerações anteriores com as unidades internas disponíveis atualmente. As estratégias em sua versão mais recente dispõem do recurso Optima, que ajusta automaticamente o consumo de baterias.

Os implantes da Advanced Bionics® dispõem de:

- 16 contatos físicos com 16 filtros independentes de bandas de frequências;
- Taxa/velocidade de estimulação entre 2.900 Hz e 5.156 pps (Hz) (ou pulsos por segundo – pps) por canal;
- Largura de pulso: padronizada em 10,7 µs podendo chegar a 229 µs;
- A estratégia HiRes *Fidelity* 120® atua com: 120 bandas virtuais de frequências.

No *software* Custom Sound®, da Cochlear®, estão disponíveis as estratégias ACE® (*Advanced Combination Encoders),* usada nos processadores atuais com as unidades internas da família Nucleus® abrangem:

- 22 contatos físicos com 22 filtros de bandas de frequências;
- Seleção das oito a 12 bandas de maior energia (oito a 12 máximas);
- Taxa/velocidade de estimulação por canal: entre 250 e 3.500 Hz (pps);
- Largura de pulso: varia entre 25 µs e 37 µs, podendo ser manualmente programada até 400 µs, conforme as necessidades do paciente, entretanto impacta na velocidade de estimulação, ou seja, da taxa de repetição dos pulsos.

As estratégias SPEAK e ACE dos implantes *Nucleus*® usam as 22 bandas de frequências correspondentes aos 22 sítios de eletrodos para transmitir a energia dos componentes espectrais de maior energia de uma amostra. Estas estratégias denominam-se como codificação N de M, sendo N o número de componentes de máxima energia (M) a ser transferido aos eletrodos. Essas estratégias priorizam a transferência das pistas acústicas mais proeminentes da fala, assumindo que é suficiente transmitir os picos de maior amplitude do espectro acústico. As estratégias SPEAK e ACE baseiam-se na seleção de 8 a 12 componentes espectrais de maior energia.

No *software* Maestro®, da Med-El®, estão disponíveis as estratégias HDCIS® (*high definition continuous interleaved sampling*), e variantes das estratégias de processamento da estrutura fina como a FSP® (*fine structure processing*), FS4 ou FS4-p, que oferecem a informação da estrutura fina em quatro canais apicais (FS4), podendo ser estimulados em forma paralela (FS4-p). Estas podem ser usadas para a programação dos processadores atuais, com as unidades internas em uso na Med-El®, e abrangem:

- Até 12 contatos físicos com 12 filtros de bandas de frequências;
- Taxa/velocidade de estimulação: até 4.225 Hz (pps, pulsos por segundo por canal) e varia automaticamente com a carga necessária (largura de pulso), para manter o limite de compliância do sistema. Para estratégia HDCIS, a velocidade mínima recomendada pela empresa é de 800 Hz (pps), havendo a recomendação de desativação de eletrodos para manter a velocidade mínima;
- Largura de pulso: a partir de 8 a 10 µs é ajustada automaticamente pelo *software*, de acordo com a necessidade de aumento da carga para a estimulação (proporcional à amplitude necessária);
- Número de canais de estrutura fina (*channel specific stimulation sequence* CSSS®). O processamento de estrutura fina somente é aplicado aos canais das frequências baixas (apicais). Os demais canais são codificados com HDCIS.

No *software* Genie® da Oticon Medical®, estão disponíveis as estratégias de codificação MPIS® (*main peak interleaved sampling*) e Crystalis®, ambas trabalhando com N of M estímulos, usadas nos processadores atuais da empresa, com os recentes implantes e abrangem:

- Até 20 eletrodos ativos;
- Estimulação de até 20.000 pps, com velocidade de estimulação entre 1.000 Hz e 8.333 Hz por canal, com opção de programação de diferentes números de máximas, conforme o número de eletrodos ativos (mínimo de oito máximas);
- Ambas as estratégias de codificação MPIS e Crystalis® têm duas variações a XDP®, que difere por funcionar com pontos de joelho ajustáveis na compressão dos sons em quatro diferentes grupos de frequências. Já a variante CAP® da estratégia usada apenas nos processadores Neuro 2® com a unidade interna Neuro Zti®

oferece um sistema de detecção de ambiente que gerencia os recursos de direcionalidade, redução de ruído do vento e *Voice Guard*.

Taxa ou Velocidade de Estimulação Total/Canal

Corresponde à velocidade de estimulação/taxa de repetição dos pulsos enviada a um canal e é expressa em Hertz (Hz) ou pulsos por segundo (pps). Essa velocidade de estimulação pode referir-se à estimulação total dada por todos os canais ou pode ser relativa a um só canal. A taxa de estimulação total é o produto da estimulação de cada canal pelo número de eletrodos ativos ou pelo número de máximas (estratégias SPEAK, ACE, MPIS ou *Crystalis*). Por exemplo, 1.200 Hz de taxa de estimulação × 12 máximas = 14.400 Hz de taxa total de estimulação; 1.800 Hz de taxa de estimulação × 12 canais = 21.600 Hz de taxa total de estimulação.

Largura (ou Duração) e Amplitude do Pulso

A largura e amplitude do pulso pode ser modificada dependendo da marca do implante coclear e tem o objetivo de aumentar a carga enviada ao nervo auditivo caso seja necessária mais corrente elétrica para ser estimulado e o paciente consiga detectar o estímulo. Como descrito anteriormente, o pulso bifásico do implante coclear tem como característica a largura e a amplitude, sendo a carga que o nervo auditivo recebe de estimulação o resultado da amplitude *versus* a largura. Dependendo do *software* e da marca do IC é possível modificar esses parâmetros, por exemplo, nos implantes da Oticon Medical® a amplitude é fixa e a largura do pulso é modificada, já na Advanced Bionics® e na Cochlear® é ao contrário, a largura é fixa e a amplitude, variável. Já nos implantes da Med-El®, a largura e a amplitude do pulso são variáveis para manter o sistema dentro da compliância, porém é possível estabelecer um valor mínimo ou máximo da duração do pulso.

A largura do pulso, expressa em microssegundos (µs) equivale à quantidade de tempo que o estimulador envia corrente em cada fase. A largura do pulso interferirá de forma inversamente proporcional na taxa de estimulação, quanto maior a largura do pulso, menor será a taxa de estimulação, pois quanto mais longo o pulso, menos pulsos podem ser enviados em 1 segundo.

A largura de pulso pode ser manualmente ajustada na programação em alguns *softwares*, quando o limite máximo da amplitude permitido pelo equipamento for atingido ou em casos em que o aumento de amplitude gerar efeitos extra-auditivos, como estimulação do nervo facial.

Faixa de Frequência

Nos implantes da Med-El®, os eletrodos são numerados de 1 a 12, sendo o eletrodo 12 o mais basal (sons agudos) e o eletrodo 1 o mais apical (sons graves), nos implantes da Advanced Bionics®, o eletrodo 1 é o mais apical e o eletrodo 16 o mais basal, enquanto nos implantes da Cochlear® o eletrodo 22 é o mais apical e o eletrodo 1 é o mais basal, assim como nos implantes da Oticon Medical®, no qual o eletrodo 20 é o mais apical e o 1 é o mais basal.

O mais importante é conhecer a faixa de frequência para cada eletrodo e marca do implante coclear, como mostra a Quadro 17-1-1. Conhecer a faixa que o paciente será estimulado é importante para verificar o acesso aos sons da fala e avaliar os limiares auditivos em campo livre em cada canal. No caso da Oticon Medical® dependerá do modelo do processador de fala, o mais recente Neuro 2® possui a faixa de frequência diferente dos modelos anteriores.

Quando houver a desativação de eletrodos, é necessário configurar a faixa de frequência que será estimulada, pois dependendo do número de eletrodos desativados a distribuição de frequência pode ser reduzida. Essa distribuição pode ser feita manualmente pelo audiologista ou automaticamente pelo *software*, o que deve ser analisado de forma cautelosa e sensata para ao mesmo tempo manter o máximo de frequências possível dentro do canal dos eletrodos ativos.

Campo Dinâmico de Entrada Elétrica

O mínimo de corrente elétrica em que o paciente consegue perceber o estímulo é chamado de nível T ou THR (*threshold*), e o máximo de corrente, sem que cause desconforto ao paciente e ativado antes da compressão AGC (*automatic gain control*), é chamado de nível C (*Comfort*), M (*Maximum*) ou MCL (*most comfortable level*). O campo dinâmico elétrico é a diferença entre esses dois níveis, e define a área de estimulação para os sons captados (Quadro 17-1-2).

Além da definição do campo dinâmico elétrico pelos níveis de estimulação elétrica medido para cada paciente individualmente, na programação é possível modificar os parâmetros que controlam o nível da intensidade mínima e máxima (expresso em decibéis – dB), que resulta na estimulação elétrica. Por exemplo, na Cochlear essa medida é chamada de campo dinâmico elétrico instantâneo. Esse parâmetro é definido no *software* de programação a depender da estratégia de codificação, e recomenda-se alterá-lo somente em casos especiais, como quando a sensação de *loudness* para diferentes intensidades de sons estiver comprometida (Quadro 17-1-3 e Fig. 17-1-5).

Ajustes da Entrada e Codificação do Som no Processador de Fala

São parâmetros que podem modificar a entrada do som acústico antes da codificação em som elétrico, como, por exemplo, os microfones direcionais. Como também são parâmetros ou características que podemos alterar a configuração dos níveis de estimulação elétrica para conforto rápido ao paciente em diferentes ambientes.

Quadro 17-1-1. Faixa de Frequência nas Diferentes Marcas de IC

Marca de IC	Número total de eletrodos	Frequência mínima (eletrodo correspondente)	Frequência máxima (eletrodo correspondente)
Advanced Bionics®	16	250 Hz (1)	8.700 Hz (16)
Med-El®	12	70 Hz (1)	8.500 Hz (12)
Cochlear®	22	188 Hz (22)	7.838 Hz (1)
Oticon Medical®	20	195 Hz ou 188 Hz (20)	8.008 Hz ou 7.938 Hz (1)

Quadro 17-1-2. Diferenças nas Nomenclaturas nas Marcas de IC

	Tipo de pulso	Medida dos níveis de estimulação	Unidade de medida dos níveis de estimulação	Nível mínimo	Nível máximo
Advanced Bionics®	Bifásico	Amplitude do pulso	Unidade de corrente (uc)	T (*threshold*)	M (*maximum*)
Cochlear®	Bifásico	Amplitude do pulso	Unidade clínica (ul)	T (*threshold*)	C (*confort*)
Med-El®	Bifásico ou trifásico	Amplitude e largura do pulso	Unidade de carga = qu	THR (*threshold*)	MCL (*maximum confort level*)
Oticon Medical®	Bifásico exponencial	Largura do pulso	Microssegundos (µs)	T (*threshold*)	C (*comfort*)

Quadro 17-1-3. Campo Dinâmico Elétrica nas Diferentes Marcas de IC

	Advanced Bionics®	Cochlear®	MED-EL®	Oticon Medical®
Nível mínimo – nível máximo	O ajuste é variável conforme a entrada do som	25-65 dB	O ajuste é variável conforme a entrada do som	25-105 dB
Campo dinâmico elétrico	60 ou 80 dB	40 dB	75 dB	80 dB

dB, decibel.

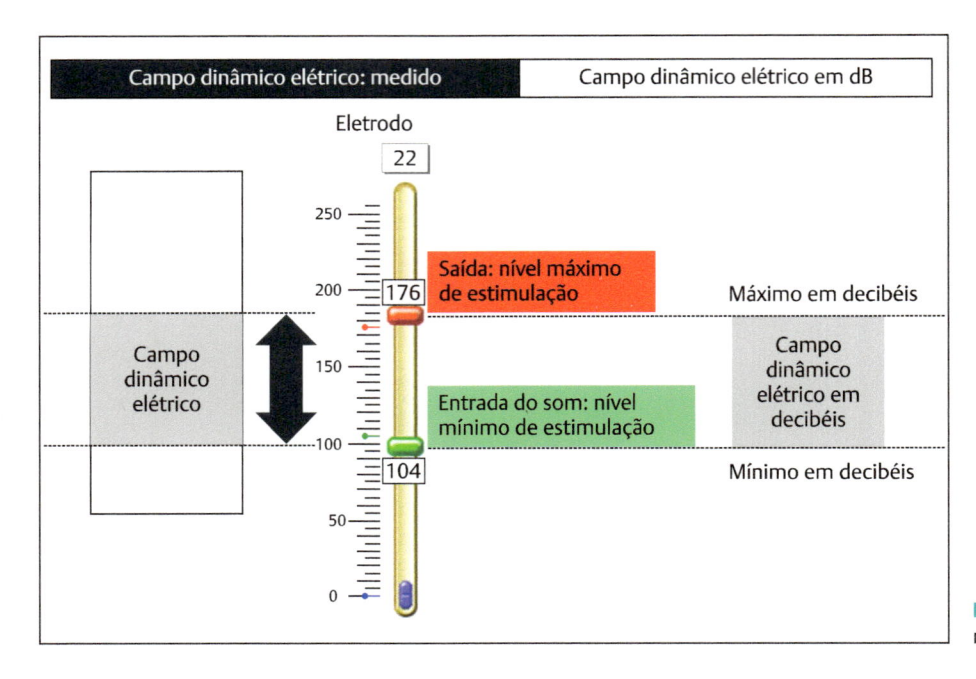

Fig. 17-1-5. Campo dinâmico elétrico no implante coclear.

Sensibilidade do Microfone

O controle de sensibilidade do microfone determina o nível mínimo do sinal de entrada necessário para a estimulação. Em valores altos de sensibilidade, menor energia acústica será necessária para gerar estimulação, ou seja, menores níveis de pressão sonora. Inversamente, em valores baixos de sensibilidade do microfone, maior energia acústica, ou seja, maior nível de pressão sonora será necessário para gerar estimulação.

Na maioria das marcas de IC, a sensibilidade é fixa em um valor-padrão para o mapa, porém podemos alterar caso seja necessário adequar o nível mínimo de entrada em ambientes específicos para o paciente. A autossensibilidade ou ASC (*autosensitivity control*) pode ser selecionada para o mapa ou já definida nos padrões automáticos do processador de fala, dependendo da marca do IC; quando ativada permite ajustar o nível de sensibilidade baseado no ruído ambiental. Assim, se o ruído de fundo estiver acima do nível estabelecido, o ASC reduz a sensibilidade e vice-versa se o ruído de fundo estiver muito baixo.[4]

Dessa forma o objetivo do ASC é permitir que o sinal de fala desejável seja capturado, evitando a compressão infinita na presença de ruído de fundo moderado a alto.

Volume

Em alguns *softwares*, o controle de volume pode ser habilitado pelo audiologista na programação do processador de fala. Os valores máximos e mínimos do volume variam conforme o modelo do processador de fala. O efeito de ajustar o controle de volume pode ser aumentar ou reduzir globalmente os níveis máximos de conforto na programação (nível C, M ou MCL) em certa porcentagem do campo dinâmico. A variação global entre o valor mínimo e o máximo do volume pode ser ajustada na programação. O máximo não ultrapassa os níveis máximos de estimulação elétrica estabelecidos pelo mapa em uso e, com exceção dos implantes cocleares da Advanced Bionics®, o ajuste de volume pode ultrapassar o nível máximo. Em alguns casos é necessário estar atento para esses limites.

Ganhos

Além do controle de sensibilidade que determina o ganho global aplicado ao sinal de entrada, cada canal no mapa pode receber um ganho adicional. Esse controle individual de ganho pode ser programado pelo audiologista para a otimização da qualidade. O ganho aplicado à saída de um canal afeta o nível de estimulação enviado ao implante. Mudar o ganho dos canais é análogo a ajustar o equalizador de um sistema de áudio.

Nível de Energia do Processador

Conhecido como *power level* nos processadores da Cochlear®, *transmission power* na Oticon Medical®, *power estimator* (PoEM) nos processadores da Advanced Bionics® e como *compliance limits* nos processadores da Med-El®, refere-se à propriedade do processador em otimizar a energia gerada para garantir a transferência dos sinais por radiofrequência para a unidade interna.

Otimizar a energia dos processadores de som assegura que todos os canais estejam enviando corrente em níveis reais (em compliância) e maximizar o consumo de bateria do processador. A otimização deve ser feita quando for programado um novo mapa, quando o paciente referir vida curta da bateria ou mudanças na qualidade do som, e quando houver perda ou ganho de peso ou cabelo.

Estratégia de Pré-Processamento

As estratégias de pré-processamento do som são modificações ou filtros que ocorrem na entrada do sinal acústico no microfone do processador de fala e podem ser úteis para melhorar a qualidade do som em determinados ambientes. Tentam mimetizar o papel das estruturas do sistema auditivo relativas ao efeito "pinna" (do pavilhão auricular), dos músculos da orelha média e do sistema eferente.

Um exemplo seria o uso dos microfones direcionais para situações em ambientes ruidosos em que o falante esteja posicionado de frente para o paciente implantado. Outro exemplo, no caso da Advanced Bionics® *nos* implantes cocleares bilaterais em que os processadores de fala se comunicam entre si, permitindo ouvir o som de fala mais nítido em uma das orelhas quando o ruído do ambiente está mais alto do outro lado.

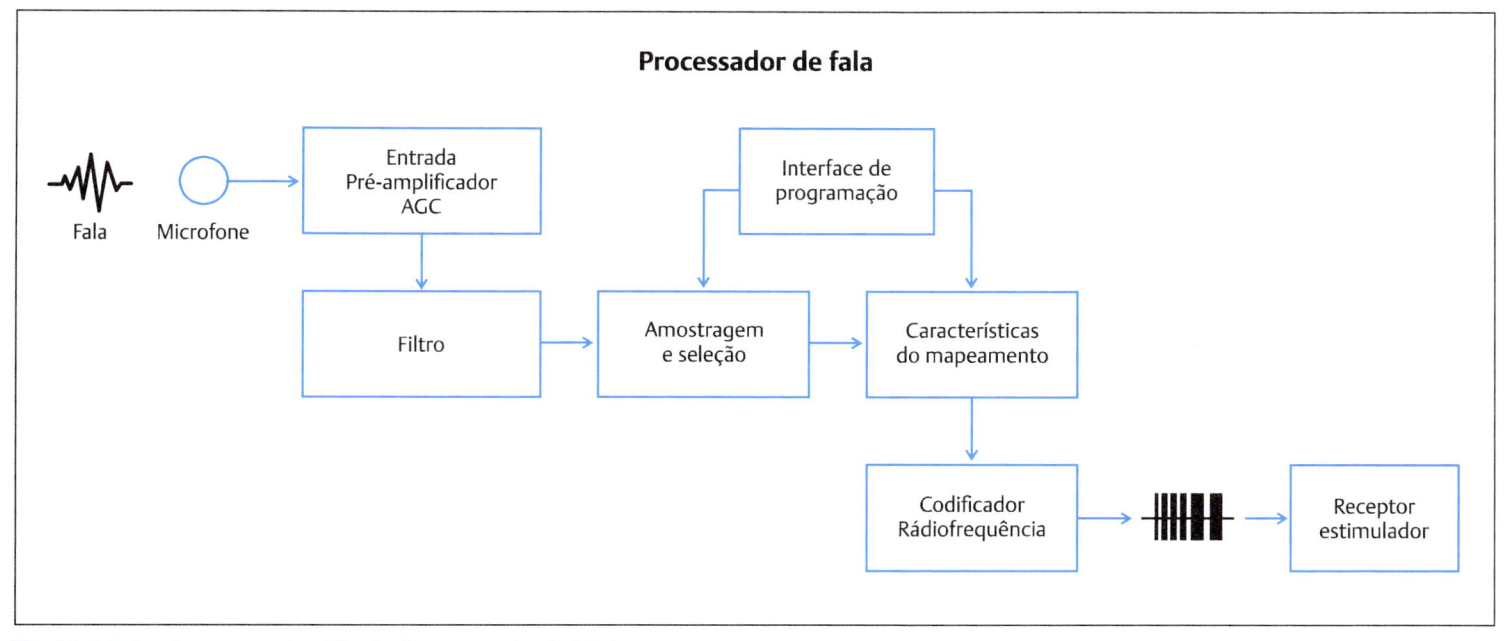

Fig. 17-1-6. Funcionamento simplificado do processador de fala.[9]

Em vários *softwares*, as estratégias de pré-processamento podem ser usadas de forma combinada. Todos esses recursos podem ser configurados pelo audiologista que deve ser cauteloso na escolha para a idade e o perfil do paciente.

PROTOCOLO DE ATENDIMENTO NAS SESSÕES PERIÓDICAS DO MAPEAMENTO DO IMPLANTE COCLEAR

O principal objetivo do mapeamento é transformar ou codificar o sinal acústico captado pelo microfone do processador de fala em um sinal elétrico da forma mais fiel possível para a melhor correspondência com o sinal acústico original. De forma simplificada podemos observar na Figura 17-1-6 a influência da programação nas etapas do processamento do sinal acústico até que chegue aos eletrodos do implante coclear.

A medida dos níveis mínimos e máximos de corrente necessários para gerar sensação auditiva para cada canal (eletrodo e seu referência) é influenciada pelas características do implante (posição do eletrodo na escala timpânica ou vestibular, posição em relação às células ganglionares, impedância de cada eletrodo e número de células ganglionares disponíveis), pelos parâmetros escolhidos do mapa (modo de estimulação, estratégia de codificação, velocidade ou taxa de estimulação), e pelas características individuais do usuário de implante (aporte neural e experiência auditiva). Justamente por esse motivo, cada paciente tem uma programação personalizada e específica que deve ser continuamente atualizada. A primeira programação do processador de fala é conhecida como ativação do implante.

Ativação do Processador de Fala

Aproximadamente 30 dias após a cirurgia, com a cicatrização e regressão do edema, pode ser realizada a ativação do processador de fala.

A ativação do processador de fala pode ser realizada em 1 ou 2 dias, a depender da rotina de atendimento, pois, além da realização dos primeiros ajustes no mapa, também envolve acolhimento, as orientações quanto aos cuidados e manutenção do processador de som e entrega dos acessórios. Os principais pontos na ativação são:

- Acolhimento e revisão das orientações dadas no processo pré--operatório quando às expectativas de percepção auditiva neste momento;
- Montagem do processador de fala, antena e confirmação da força do imã;
- Medida de impedâncias;
- Medida dos níveis mínimos e máximos;
- Entrega do *kit* de acessórios e orientações quanto a manuseio, cuidados e manutenção.

É importante ponderar com o paciente e sua família que na ativação o objetivo é oferecer audibilidade sem desconforto. Não há pretensão de que a criança recém-ativada entenda a fala, embora algumas pessoas com surdez pós-lingual refiram o reconhecimento de palavras logo na ativação. As crianças e as pessoas com surdez pré--lingual iniciarão o processo de desenvolvimento de habilidades auditivas a partir da ativação, e isso pode começar da simples detecção de sons ambientais. O objetivo é fornecer ao nervo auditivo o primeiro contato com a estimulação elétrica do implante coclear, sem desconforto, ao mesmo tempo em que o sistema nervoso auditivo central começará a identificar e dar sentido às pistas acústicas disponíveis.

Na ativação, é importante a observação e a escolha da força do ímã para cada pessoa de acordo com a espessura do retalho de pele e do couro cabeludo. Qualquer força exagerada pode levar à perda do implante, pela interferência na vascularização e irrigação da pele por baixo da antena. O paciente e a família devem ser orientados a observar a região do ímã por um tempo pois, em alguns casos, a irritação pode acontecer após semanas, meses ou anos.

Na ativação, o fonoaudiólogo precisa ter acesso às informações das imagens da radiografia simples (raios X) com incidência transorbitária, assim como às informações do médico otorrinolaringologista sobre eventuais eletrodos que possam estar fora da cóclea para a identificação dos eletrodos que necessitem ser desativados desde a ativação (Fig. 17-1-7).

O primeiro teste a cada programação é a medida das impedâncias dos eletrodos. Da mesma forma que os eletrodos que estiverem fora da cóclea, os eletrodos com impedâncias inadequadas deverão ser desativados e não utilizados na programação do processador de fala.

Se o computador usado na cirurgia não foi o mesmo que será usado na programação, recomenda-se exportar os dados intraoperatórios para o computador que será usado na ativação e demais programações. Esse arquivo contém os dados intraoperatórios do paciente (telemetria de impedâncias, telemetria neural ou potencial auditivo evocado eletricamente), as informações sobre o modelo da unidade interna, modelo do feixe de eletrodos e o número de série da unidade interna, importantes para o registro da garantia e documentação do dispositivo com o fabricante.

Na ativação, serão escolhidos os parâmetros iniciais do processador de fala, que poderão ser modificados ao longo do tempo, considerando-se variações de impedâncias, experiência auditiva e eventuais variações hormonais e sistêmicas que envolvam o ambiente bioquímico da perilinfa ao longo da vida.[10,11]

Cada *software* de programação oferece opções iniciais de estratégias de codificação, velocidade de estimulação e modo de estimulação com base em experiência e evidência clínicas, que geralmente

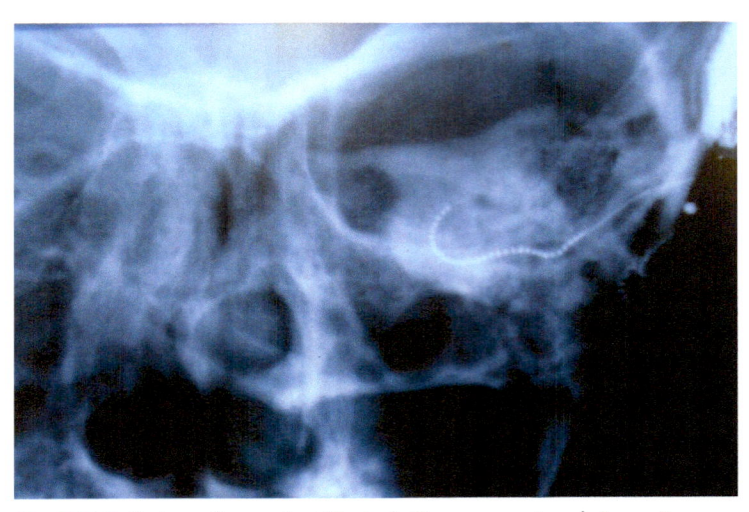

Fig. 17-1-7. Radiografia com incidência de Stenvers mostrando inserção parcial dos eletrodos, com informação importante a respeito de quais eletrodos podem ser ativados na programação do paciente.

são seguidas na ativação. Após a escolha desses parâmetros, serão medidos os níveis de estimulação mínimos e máximos, como descritos a seguir em métodos comportamentais e métodos objetivos, e testados a viva voz.

Em todas as programações, desde a ativação, o paciente deverá responder, para cada canal, qual é a menor intensidade de corrente elétrica que causa uma sensação auditiva, que vamos chamar de nível mínimo de estimulação elétrica (nível T – *Threshold*), e qual é o nível máximo de corrente elétrica confortável (nível M, MCL ou C – *comfort*), que o paciente tenha a sensação de *loudness* alta porém confortável. Com essas duas medidas se estabelece o campo dinâmico elétrico de estimulação para cada eletrodo, o que permitirá distribuição da amplitude da entrada dos sons acústicos codificados (Fig. 17-1-8).

Após a medida dos níveis mínimos e máximos em todos ou em alguns canais e as devidas interpolações, está construído um mapa que deve ser experimentado e testado a viva voz para observar a

reação à voz, a outros sons ambientais e garantir que a somação da estimulação em todos os canais seja ainda confortável.

Além disso, é entregue o *kit* de acessórios do processador de fala e o paciente e/ou a família devem sair da sessão com todas as informações sobre os cuidados, o manuseio dos controles e a identificação de problemas no dispositivo.

Programação/Mapeamento do Processador de Fala

O audiologista conhecendo e identificando todos os parâmetros de como o sistema do implante coclear codifica e envia a corrente elétrica a partir da avaliação auditiva e psicoacústica consegue entender o que está sendo ajustado e mapear de forma mais segura quando visualiza a tela de programação do *software*. Lembrar que na ativação, antes de definir os níveis de estimulação elétrica, é necessário escolher o modo, a estratégia de estimulação e a taxa de estimulação para a largura do pulso, pois estes interferirão na carga necessária para oferecer a audibilidade e o conforto. O Quadro 17-1-4 mostra a diferença entre as marcas de implante coclear para os parâmetros mais usuais.

Após a ativação do processador de fala, a rotina de cada sessão de programação envolve:

- *Troubleshooting* do processador de fala;
- Avaliação dos limiares auditivos em campo livre em cada orelha, avaliação psicoacústica, e avaliação do reconhecimento de fala no silêncio e na avaliação do reconhecimento de fala no ruído;
- Programação personalizada com métodos comportamentais ou objetivos;
- Validação do mapa;
- Relatórios para o paciente, os profissionais envolvidos e escola quando se aplique.

Programação Personalizada com Métodos Comportamentais ou Objetivos

As medidas dos níveis de estimulação podem ser realizadas de forma subjetiva (comportamental) ou objetiva como abordaremos adiante.

A medida dos níveis de estimulação é a etapa mais subjetiva da programação do implante coclear. É possível medir a corrente necessária para a estimulação em todos os eletrodos individualmente,

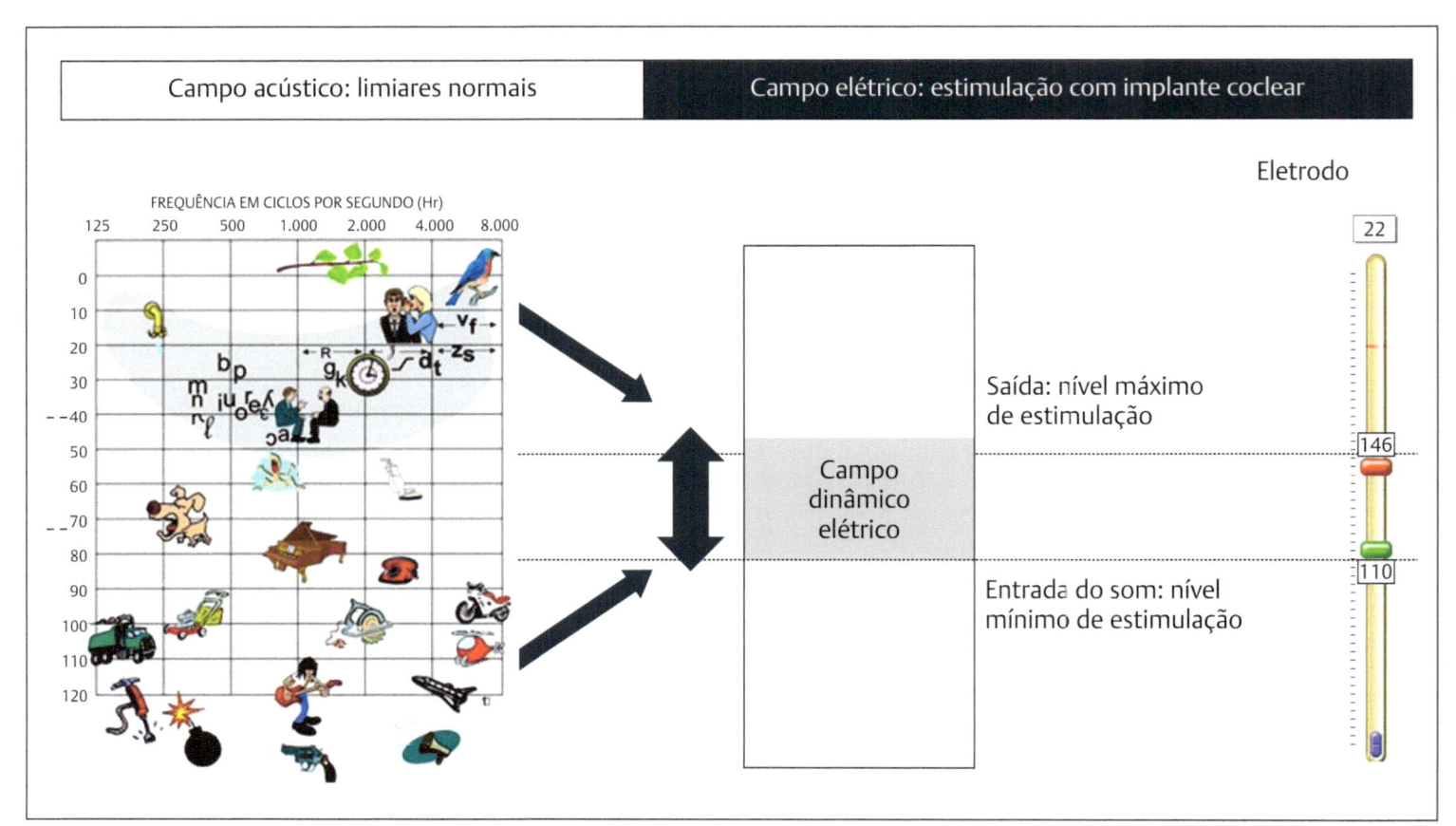

Fig. 17-1-8. Campo acústico do som em campo elétrico.

Quadro 17-1-4. Diferentes Parâmetros entre as Marcas do IC

Parâmetros	Advanced Bionics®	Cochlear®	MED-EL®	Oticon Medical®
Taxa total (pps)	83.000	32.000	50.700	20.000
Faixa de frequência	250 Hz a 8.700 Hz	188 Hz a 7.938 Hz	70 Hz a 8.500 Hz	195 Hz a 8.008 Hz ou 188 a 7.938 Hz
Resolução espectral	Fidelity 120*canais virtuais	6 a 12 máximas	Estrutura fina	8 a 12 máximas
Nível mínimo	T (threshold) 10% do M	T (threshold) medido	THR (threshold) 10% do MCL	Mínimo medido/estimado
Nível máximo	M	C (confort)	MCL	Máximo
Largura de pulso	Fixa: 10,7 µs podendo chegar a 229 µs	Faixa: 25 µs podendo variar de 10 µs a 400 µs	Variável	Variável (1 a 120 µs) Amplitude (30 a 120 u.c) fixa: 70
Campo dinâmico	80 dB (ajuste do campo conforme a entrada de som)	25 dB a 75 dB	75 dB (ajuste do campo conforme a entrada de som)	25 dB a 105 dB
Modo de estimulação	Monopolar	Monopolar; Common Ground; bipolar	Monopolar	Monopolar + Common Ground

ou de forma interpolada, em que são pesquisados alguns eletrodos e o próprio *software* calcula o valor dos eletrodos adjacentes.

Os níveis mínimos e máximos da programação são necessários em todas as marcas. Nos implantes da Cochlear® e da Oticon Medical®, os níveis mínimos ou níveis T (*thresholds*) são medidos e correspondem à menor corrente de estimulação que gera uma sensação audível em 100% das apresentações. Nos implantes da Med-El® e da Advanced Bionics®, o limiar (THR) pode ser determinado como sendo uma medida proporcional ao nível mais confortável (MCL – *most comfortable loudness*), por exemplo, THR corresponder automaticamente a 10% de MCL. Ou pode ainda ser determinado como sendo zero.[12]

Um estudo com usuários da marca Advanced Bionics® mostra que quando os níveis T foram medidos manualmente, os limiares audiométricos em campo livre e a discriminação dos sons do *Ling* foram melhores, o que podemos medir nos adultos e crianças mais velhas.[13]

Porém, deve-se manter a recomendação do fabricante na programação de crianças que ainda não conseguem responder bem para os níveis de estimulação.[14]

O nível mínimo "real" deve ser aquele no qual o paciente identifica 100% das apresentações. Na ativação, é muito difícil para o paciente ter certeza da estimulação por ser um estímulo novo. Em vários casos, aceitar a primeira resposta (confirmada) de presença de som pode ser considerado como o nível mínimo.

O nível máximo de conforto, referido como M nos implantes da Advanced Bionics®, como MCL na Med-El®, como nível C nos implantes da Cochlear® e como Max na Oticon Medical®, corresponde à corrente que gera uma estimulação em nível forte, porém confortável.

A determinação desses níveis pode implicar na colaboração do paciente para identificar os níveis mínimos e máximos para todos os eletrodos (método comportamental) ou, ainda, podem ser usados marcadores objetivos para a construção dos primeiros mapas (métodos objetivos) ou para casos em que as respostas comportamentais são mais difíceis de obter. Ambos os métodos devem ser interpretados com cautela e usados em conjunto, quando possível; um método completa o outro.

Método Comportamental

Para estabelecer os níveis de estimulação mínimos de forma comportamental é necessária a colaboração do paciente, informando quando o som é percebido para cada som gerado pelo computador através do *software*.

Em técnica ascendente (iniciando de níveis inaudíveis para níveis audíveis) pode ser solicitada a resposta em forma condicionada com jogos de encaixe ou simplesmente avisando sim/não. As primeiras gerações de implantes exigiam a medida dos níveis de estimulação em todos os eletrodos. Com o avanço da tecnologia e a maior estabilidade dos componentes, é possível a "interpolação" (calcular os níveis de estimulação intermediários entre eletrodos medidos) diminuindo o tempo no processo de programação. Ou seja, com a medida dos níveis de estimulação de somente alguns eletrodos, o *software* pode fornecer os níveis dos eletrodos adjacentes.[15]

Plant *et al.*, em 2005, investigaram a possibilidade de programar mapas de forma rápida, somente medindo os níveis de estimulação de um número limitado de eletrodos, validando a hipótese de que os valores dos níveis de estimulação dos eletrodos entre os eletrodos medidos fossem intermediários (interpolados). Compararam os valores dos níveis de estimulação medidos um a um em 103 pacientes com os valores dos níveis de estimulação interpolados a partir da medida de apenas um, três e cinco eletrodos. Concluíram que a percepção de fala é semelhante entre três e cinco eletrodos medidos, entretanto com um eletrodo há desempenho inferior e com cinco eletrodos o desempenho é melhor.[15]

Para os níveis mínimos de estimulação é dada a ordem de que o paciente avise quando perceber a presença do som ainda que bem fraco e distante. Essa resposta é confirmada e somente é considerado o nível T ou Min quando houver confirmação em 100% das apresentações. Para ter certeza que o paciente está respondendo de forma consistente é sugerido que ele conte o número de estímulos dados no mesmo nível de corrente, o que é chamado "T contado".[2]

Em todas as empresas de implante coclear são medidos os níveis máximos de conforto, e somente os processadores da Cochlear® e Oticon Medical® exigem a medida também dos níveis mínimos de estimulação.

Para os níveis máximos de conforto, a ordem é dada para que o paciente avise quando o som estiver forte, porém agradável – não deve haver desconforto. O audiologista aumenta o nível de corrente gradativamente enquanto solicita a identificação do paciente sobre a sensação de intensidade (*loudness*). Pode ser usada uma escala de crescimento de *loudness* para facilitar a identificação desse nível, solicitando-se ao paciente que aponte o nível que está sentindo à corrente e que solicite a interrupção da elevação da corrente quando a sensação alcançar níveis fortes e confortáveis (Fig. 17-1-9).

A sensação de intensidade depende do número de neurônios excitados, assim como de outros parâmetros, tais como a taxa/velocidade de estimulação, intervalo de pulso, número de pulsos e duração. Se houver regiões na cóclea com número reduzido de células ganglionares, uma corrente maior será necessária para a estimulação naquele eletrodo. Da mesma forma, será necessária maior corrente quando o eletrodo estiver mais distante do modíolo ou a patologia levar à dispersão da corrente na direção contrária às células do gânglio espiral.[4]

Os números de unidades entre os níveis mínimos e máximos caracterizam o campo dinâmico elétrico. Não há regras para um campo dinâmico ser considerado aceitável, entretanto a prática clínica mostra que indivíduos com experiência auditiva têm entre 40 e 50 unidades de campo dinâmico.[16]

Após a medida comportamental dos níveis mínimos e máximos, é ligada a opção viva-voz e o microfone é acionado permitindo que o paciente escute o ambiente. Recomenda-se diminuir consideravelmente o volume e/ou os níveis mínimos e/ou máximos em forma global antes de acionar o processador a viva-voz, considerando-se que a soma de todos os eletrodos acionados ao mesmo tempo aumenta a sensação de intensidade.[4]

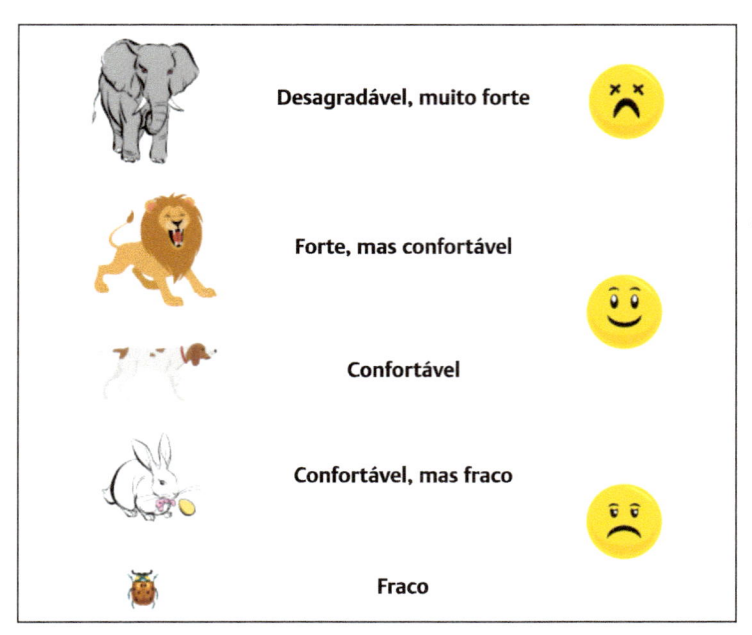

Fig. 17-1-9. Escala de crescimento de sensação de intensidade para ser usada como auxiliar na determinação dos níveis máximos de conforto.

Enquanto são feitos alguns testes formais e informais, é possível promover modificações de acordo com as queixas e referências do paciente, fazendo com que o mapa final não necessariamente coincida com aquele.[12,17]

Métodos Objetivos

A literatura tem estudado, exaustivamente, a possibilidade e a contribuição dos limiares da resposta neural ou dos limiares do reflexo estapediano como indicadores dos níveis de mínimos e máximos da programação do processador de fala como uma forma objetiva de programação, sem haver um consenso nas conclusões.[18]

De fato, embora os limiares da resposta neural intraoperatória ocorram em níveis audíveis e sejam úteis na determinação dos níveis iniciais da programação nos bebês e crianças muito pequenas,[19] recomenda-se que a programação seja feita com base em respostas comportamentais condicionadas assim que a criança obtiver experiência auditiva suficiente.[20,21]

Franck em 2002, recomenda que seja medido de um (no meio do feixe dos eletrodos) a três eletrodos (base, meio e ápice ao longo dos eletrodos) de forma comportamental para completar com os dados objetivos na programação.[22] Sabendo-se que a resposta neural pode estar ausente em 15% a 18% dos casos, as medidas dos limiares do reflexo estapediano podem ser complementares (Fig. 17-1-10).[23]

Polak *et al.*, em 2006, estudaram a correlação entre as medidas da resposta neural e também do reflexo estapediano eletricamente evocado com os níveis mínimos (T) e máximos (C) da programação do processador de fala. Observaram que ambas as medidas objetivas estão altamente correlacionadas com os níveis de estimulação, entretanto, a medida do limiar do reflexo estapediano é mais estável.[24]

A medida do limiar do reflexo estapediano é realizada usando-se um imitanciômetro para a captação da contração do músculo e a interface de programação para a estimulação. O estímulo deve ser dado em incrementos ascendentes a um eletrodo até a visualização da movimentação da agulha do balance no imitanciômetro. Usando-se o *software* de programação, sugere-se o uso de estímulos de duração de pelo menos 1.000 ms (1 segundo) para a melhor visualização da resposta (Fig. 17-1-11).

No caso dos processadores da Advanced Bionics®, pode-se utilizar a estimulação *speech bursts*, que é possível estimular uma banda de quatro eletrodos adjacentes ao mesmo tempo. O estudo multicêntrico de Van Den Abbeele *et al.* em 2012, mostrou que o reflexo estapediano foi significativamente maior na estimulação *speech bursts* comparado em um único eletrodo.[25]

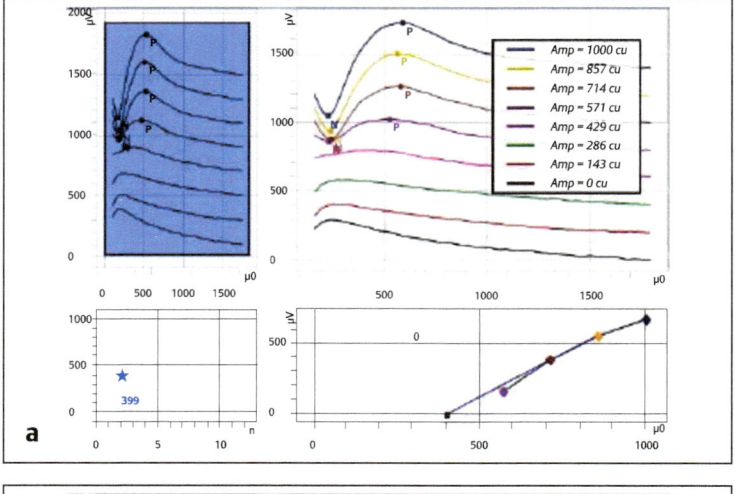

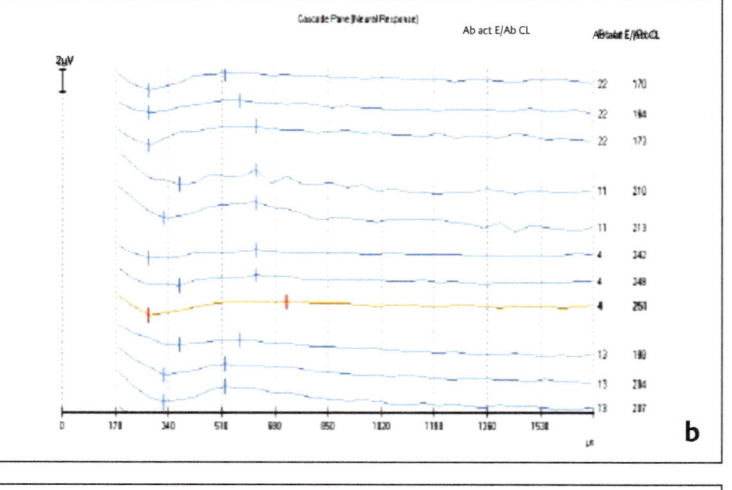

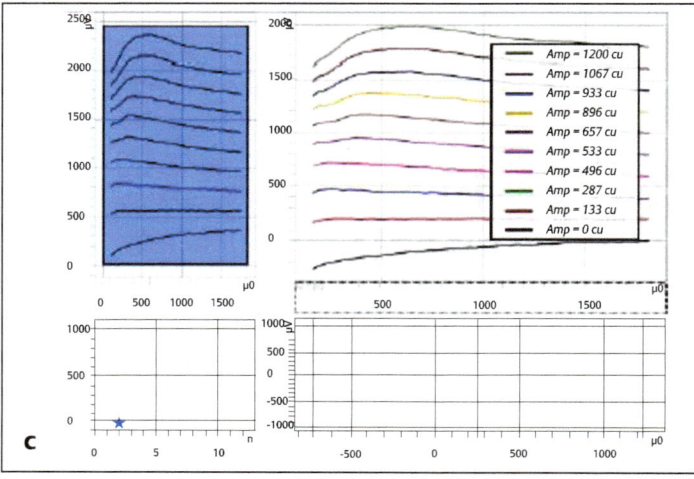

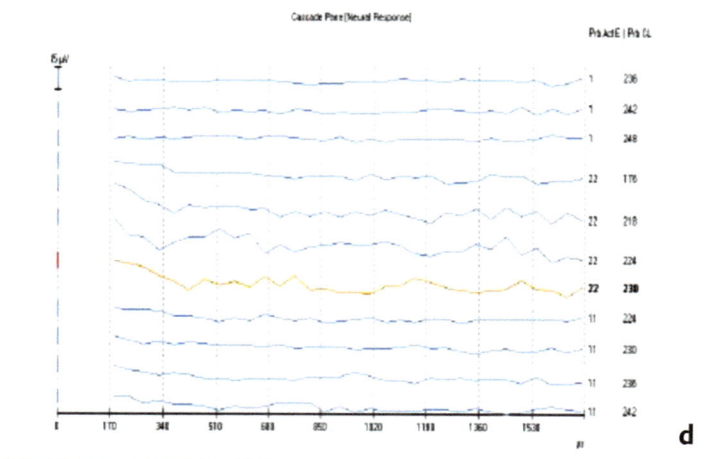

Fig. 17-1-10. Exemplo de potencial evocado presente. (**a**) Pela ART no software Maestro® da Med-El®. (**c**) Pela NRT no *software Custom Sound*® da Cochlear®. (**b** e **d**) Ausente.

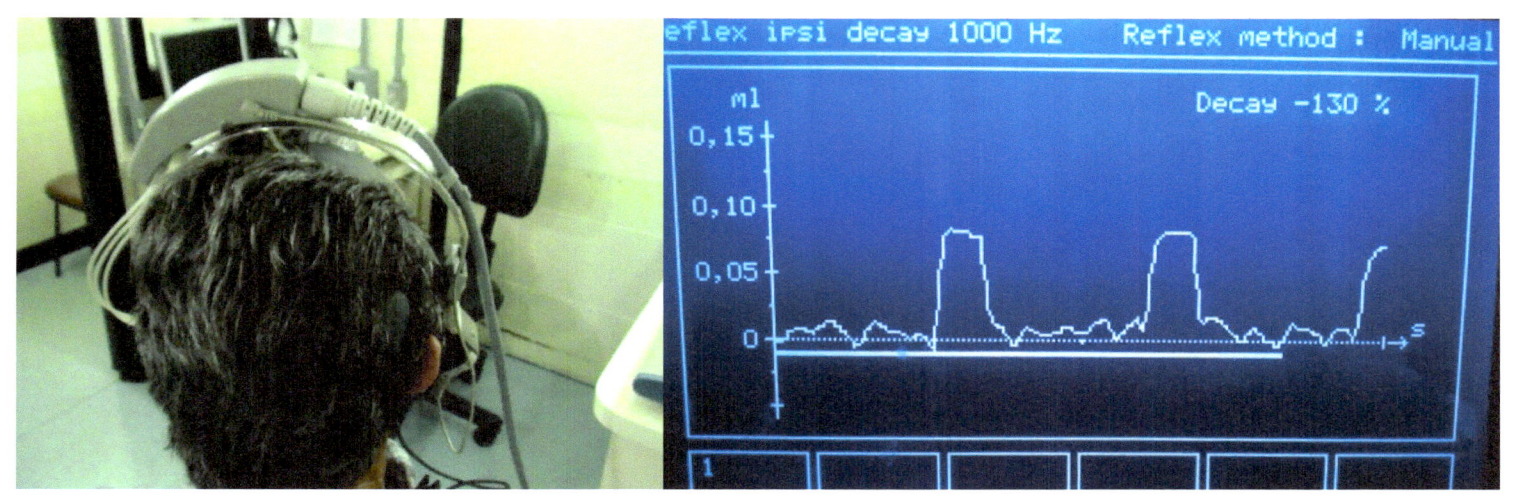

Fig. 17-1-11. Situação clínica para a pesquisa do reflexo estapediano eletricamente evocado, na qual estímulo é enviado pela antena do implante sendo emitido pelo *software* de programação, e a sonda é colocada contralateral ao lado do implante para a captação da contração do músculo.

Avaliação e Validação do Mapeamento do Implante Coclear

Uma das etapas mais importantes no mapeamento é a avaliação prévia das necessidades auditivas do paciente e a validação após os ajustes e parâmetros escolhidos, sem essa avaliação não é possível definir e escolher o que é melhor para cada paciente.

A avaliação auditiva e de fala deve ser realizada no mapa em que o paciente teve a impressão de melhor desempenho e conforto ou em vários mapas para comparar os resultados e consiste em testes para identificação do acesso às pistas acústicas (audibilidade) e do reconhecimento de fala.

Além disso, o paciente deverá usar o processador de fala de forma efetiva, ou seja, em torno de 12 horas por dia, para que as habilidades auditivas possam ser avaliadas. Os processadores de fala mais recentes já possuem a tecnologia de leitura do tempo de uso, o que facilita para o audiologista comparar a rotina do usuário de IC com as informações do processador de fala. Porém, é possível observar algumas características no mapa que sugerem o uso não efetivo, por exemplo, os valores das impedâncias dos eletrodos tendem a aumentar quando não há o uso constante, mais um motivo para comparar as telemetrias de impedância em todos os retornos. Ou aspectos como a duração das baterias recarregáveis ou pilhas descartáveis, ou a utilização dos diferentes mapas, mostra o quanto o paciente conhece da sua rotina com o dispositivo auditivo.

Avaliação Audiológica

O principal objetivo é verificar o acesso à fala por meio da audiometria ou outros instrumentos sempre correlacionando com a faixa de frequências estimuladas para cada paciente. Por exemplo, se o paciente tem alguns eletrodos da base desativados por inserção incompleta, pode ser que ele não tenha acesso à frequência de 6.000 Hz ou 8.000 Hz.

Antes de iniciar a avaliação audiológica, é necessário confirmar o mapa em uso do paciente, volume ou ajustes que foram necessários com a experiência do mapa. Além disso, nas crianças checar o funcionamento do processador de fala, como microfone e cabo, para garantir que os limiares auditivos são reais e não por alguma falha no dispositivo.

A avaliação audiológica é realizada em cabine acústica em campo livre a 0° azimute do paciente devidamente calibrada para obter os reais limiares auditivos. É importante ressaltar que devemos sempre realizar a audiometria com orelhas separadas para melhor análise dos níveis mínimos de estimulação elétrica em cada lado.

Na criança, às vezes, não é possível a realização da audiometria condicionada. Então, sugere-se a audiometria com reforço visual ou a varredura em 30 ou 35 dB para detecção dos sons do *Ling* em cabine. Assim, temos uma ideia das respostas ao som da fala em cada fonema.

Quando não é possível nenhum dos testes audiométricos, a avaliação instrumental pode nos mostrar algum acesso a sons em fraca, média ou forte intensidade, como também algumas bandas de frequência, lembrando que o instrumento percutido em fraca intensidade gira em torno de 50 dBNPS.[26]

Avaliação do Reconhecimento da Fala e Habilidades Auditivas

O protocolo de avaliação do reconhecimento de fala deve ser selecionado conforme a idade do usuário de implante coclear, o tempo de uso do processador de fala e o objetivo da validação do mapa.

A padronização do protocolo e o conhecimento prévio tanto das habilidades auditivas ou reconhecimento de fala no momento pré-operatório é importante tanto para comparar o desempenho do usuário de IC ao longo do tempo, quanto para obter dados para iniciar a avaliação.

Avaliação da Percepção de Fala e Habilidades Auditivas em Crianças

Nas crianças pequenas a avaliação será das habilidades auditivas iniciais, e a seleção do protocolo será pela idade da criança e o seu desenvolvimento de fala. A utilização de questionários para avaliar as primeiras habilidades auditivas será aplicada com os pais/familiares ou cuidadores da criança, por isso é importante que eles saibam observar as repostas no dia a dia da criança para que as respostas sejam fidedignas. Os principais objetivos na avaliação em crianças pequenas e maiores (já com desenvolvimento de fala) são:

- Avaliar as habilidades auditivas (categoria de audição);
- Avaliar as habilidades de fala/linguagem (categoria de linguagem);
- Avaliar o envolvimento da família.

A categoria de audição[27] é categorizada por meio do teste TACAM (até 5 anos de idade)[28] e GASP (maiores que 5 anos),[29] e a categoria 7 por meio de perguntas e questionário, o que será importante para observar a evolução das habilidades auditivas iniciais.[30]

A categoria de linguagem pode ser classificada observando a conversa espontânea da criança ou informações no relatório fonoaudiológico avaliado pelo terapeuta que a acompanha.[31]

O envolvimento da família é um dos pilares para o desenvolvimento da linguagem e da fala, e podemos classificar por meio da escala de Moeller, assim observar se há evolução no comportamento dos pais ou cuidadores para que o ambiente seja o mais estimulador possível.[32]

A avaliação na criança é muito mais complexa do que apenas protocolos e questionários para definir as categorias, a avaliação multidisciplinar com psicólogos, psicopedagogos e reabilitador é fundamental para uma avaliação mais completa do desenvolvimento da criança e além de observações de outros comprometimentos associados à surdez.

Avaliação do Reconhecimento de Fala em Adolescentes/Adultos/Idosos

A escolha do protocolo para usuários que já desenvolveram a linguagem oral também será pela idade do paciente, habilidades auditivas no pré-operatório, tempo de surdez e tempo de uso do processador de fala. O objetivo da avaliação é observar a evolução nos testes de reconhecimento de fala ao longo do tempo. Por exemplo, caso o adulto implantado seja uma surdez pré-lingual, iremos avaliar habilidades auditivas mais iniciais, como a percepção de traços suprassegmentais ou vogais. Mas, se o paciente implantado tiver uma surdez pós-lingual podemos iniciar a avaliação com reconhecimento de fala em contexto fechado ou aberto.

Na avaliação no adolescente/adulto/idoso é importante investigar o reconhecimento de fala no silêncio e no ruído, dependendo do desempenho do usuário, se atingir o máximo de pontuação em um dos testes devemos aumentar a dificuldade para que a contribuição seja pontuada. A dificuldade pode ser aumentada mudando a apresentação do material, contexto fechado para aberto, como também o material utilizado, sentenças ou monossílabos ou dissílabos, além da intensidade em decibéis da apresentação, como também a relação sinal/ruído.

Formas de Avaliação

A cabine acústica com as caixas acústicas é imprescindível para a realização da audiometria em campo livre, por isso deve estar sempre bem calibrada para que o som em decibéis correspondente no audiômetro esteja

Além da cabine acústica com as caixas acústicas para a realização dos testes em campo livre, existem no mercado duas opções interessantes como alternativas para o uso da cabine acústica, que, além da praticidade da realização dos testes na própria sala de atendimento e com o mesmo computador em que é realizada a programação do processador, possuem outros testes psicoacústicos que auxiliam na interpretação do mapa em uso pelo paciente.

Um dos equipamentos é o Otocube (Fig. 17-1-12) é uma caixa portátil, calibrada e acusticamente tratada, que, acoplada ao computador, permite uma gama enorme de avaliações psicoacústicas em condições de teste ideais para usuários de implante coclear.[33]

Essas avaliações psicoacústicas estão disponíveis no *software* chamado *Auditory Speech Sounds Evaluation* (A§E®, © PJ Govaerts, Antuérpia, Bélgica), que é uma ferramenta de avaliação audiológica que utiliza estritamente fonemas ou estímulo de fala para a detecção, discriminação e testes de identificação.

O A§E® foi concebido como uma linguagem independente produzindo informações supralimiares na função auditiva com tão pouco viés cognitivo possível. O principal objetivo do teste é avaliar o poder de discriminação da cóclea.[34]

Uma outra opção disponível no mercado também do grupo Otoconsult® em associação com a Cochlear® desenvolveram uma ferramenta que permite avaliar o desempenho com o A§E® com o

cabo externo, chamado Coala link®. Assim, em vez da caixa acústica Otocube, o processador é conectado a um cabo de áudio diretamente no processador de fala que é calibrado para a realização dos testes disponíveis no *software* A§E® e os testes são realizados no computador (Fig. 17-1-13).

Relatórios de Outros Profissionais Envolvidos

O objetivo do implante coclear é garantir a audibilidade e o reconhecimento de fala, e a avaliação do audiologista durante a sessão da programação do implante coclear pode ser insuficiente para agrupar todos os dados. Assim, os relatórios de outros profissionais que acompanham o paciente é fundamental para uma visão mais específica e detalhada da evolução.

A troca de informações dos profissionais com o audiologista será o que fará diferença para os ajustes no processador de fala. As informações sobre em qual mapa o paciente consegue detectar/discriminar os sons do *Ling*, ou melhor reconhecimento de fala em contexto aberto, ou dificuldades em reconhecer auditivamente alguns fonemas específicos, são dados que ajudarão o audiologista para fazer ajustes específicos no mapeamento.

Assim como o audiologista deverá enviar informações sobre o mapeamento, a diferença entre os mapas naquela sessão, dados sobre a audiometria com o implante coclear e a avaliação das habilidades auditivas e fala, para que o profissional consiga acompanhar a evolução do caso.

PROGRAMAÇÃO DE PACIENTES COM IMPLANTE BILATERAL

Nos pacientes implantados simultaneamente, os dois lados podem ser ativados no mesmo dia, ou em dias consecutivos. Para pacientes com implantes sequenciais, o protocolo é um pouco diferente. Antes da ativação do segundo lado, é necessário que o primeiro lado esteja bem programado para assegurar o melhor desempenho, pois durante os 3 meses após a ativação o foco será o novo lado. Após este período, a programação torna-se bilateral e deve-se reservar mais tempo durante a sessão do mapeamento.[2]

A combinação de medidas comportamentais e objetivas tem ajudado na programação de crianças implantadas e estas técnicas também podem ser aplicadas para programar os implantes cocleares bilaterais.

No estudo de Gordon *et al.,* em 2012, com 12 crianças implantadas sequencialmente com diferentes tecnologias, foram encontradas diferenças estatisticamente significantes em todas as medidas comportamentais (níveis T e C) e objetivas (telemetria neural, reflexo estapediano evocado eletricamente) entre as orelhas. Em média, essas medidas são mais altas no primeiro lado implantado do que no segundo. As diferenças entre os níveis de telemetria neural podem ajudar a prever as diferenças entre os níveis T, e os níveis do reflexo estapediano evocado eletricamente podem ajudar

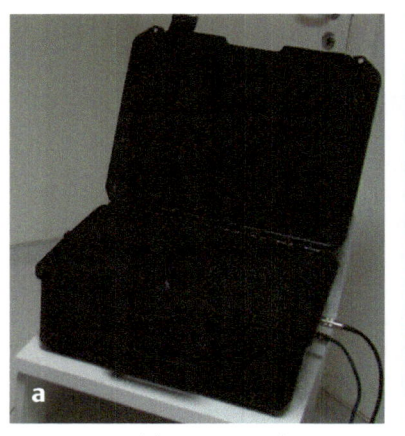
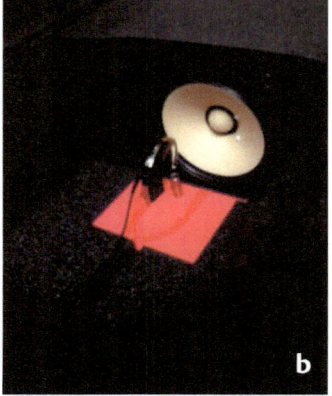

Fig. 17-1-12. (a) Caixa Otocube vista externamente e **(b)** caixa vista internamente com o processador de fala.

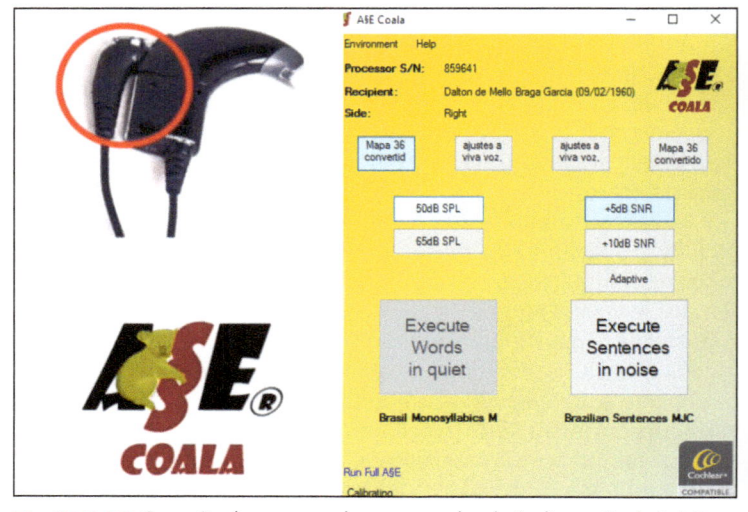

Fig. 17-1-13. Conexão do processador com o cabo de áudio no Coala link®.

a prever as diferenças entre os níveis C entre as orelhas. Os autores concluem que essas diferenças entre os limiares, principalmente da telemetria neural, podem ser úteis para incorporar nos protocolos para programação do implante bilateral em crianças.[35]

Portanto, na programação do implante bilateral deve-se considerar as diferenças individuais de cada orelha, tanto nas respostas objetivas como nas comportamentais. Além disso, o balanceamento dos dois dispositivos é um fator importante para as habilidades interaurais. Sem o correto balanceamento, os usuários de implantes bilaterais têm o risco de receber *inputs* que podem tender para um dos lados. Assim, comprometer as habilidades auditivas de localização sonora e percepção de fala no ruído.[35]

Ainda não existe um protocolo específico para o balanceamento, mas durante a programação dos dois lados, o paciente sendo capaz de referir se o som está vindo no meio da cabeça ou de um dos lados, será importante para o audiologista fazer ajustes necessários para equilibrar a entrada dos sons e para isso é necessário que os dois processadores de fala estejam conectados ao *software* de programação para o ajuste bilateralmente simultâneo.

Além dos ajustes de forma comportamental, o protocolo de validação dos mapas bilaterais deve incluir uma bateria de testes de reconhecimento de fala realizada somente com uma das orelhas e com ambas, a fim de verificar a contribuição da estimulação bilateral.

PROTOCOLO DE REPROGRAMAÇÕES

Os retornos para reprogramações seguem um protocolo de intervalos frequentes, geralmente bimensais, até a estabilização dos níveis de estimulação e mapa com audibilidade adequada. Após esse período, os adultos devem ser programados anualmente; as crianças, semestralmente ou mediante mudança na qualidade do som. A programação periódica é necessária para a monitorização dos mesmos, do funcionamento do processador de fala, das impedâncias e do desempenho auditivo, principalmente porque os níveis de estimulação variam com a experiência auditiva, com as impedâncias dos eletrodos e com as diferentes demandas auditivas.

O cronograma seguido no Hospital das Clínicas Faculdade de Medicina de Universidade de São Paulo é: ativação, 1º mês, 3º mês, 6º mês, 9º mês, 12º mês, 18º mês, 24º mês de uso do processador de fala. Após esse período, semestralmente as crianças e anualmente os adultos.

FATORES QUE INFLUENCIAM O DESEMPENHO AUDITIVO COM O IMPLANTE COCLEAR

A programação do processador de fala é um processo muito importante para que o paciente alcance a audibilidade, percepção e reconhecimento de fala. O audiologista deve ter cuidado nas modificações que podem influenciar no desempenho, pois o paciente pode não receber todo o sinal acústico necessário.

Além disso, outros fatores também influenciam no desempenho auditivo com o implante coclear, são eles:

- Aspectos médicos e cirúrgicos: inserção dos eletrodos e etiologia;
- Tempo transcorrido entre o aparecimento da surdez e a colocação do implante coclear: memória auditiva/experiência auditiva e código linguístico;
- Quantidade de fibras nervosas funcionantes;
- Habilidades de processamento auditivo central;
- Plasticidade neural;
- Reabilitação fonoaudiológica;
- Participação da família e ambiente estimulador.

A parceria do audiologista com o fonoaudiólogo reabilitador é fundamental para o sucesso da programação. A troca de informações sobre o processo terapêutico irá ajudar nos ajustes do processador de fala.

Além disso, a família é parte fundamental do processo terapêutico. Bevilacqua *et al.*, em 2012,[36] reforçam que os pais e/ou responsáveis são o modelo linguístico da criança e devem estar preparados e orientados a enriquecer a rotina da criança com situações que privilegiam a atitude de escuta, melodias prazerosas e uso de linguagem apropriada.[37,38]

CONSIDERAÇÕES GERAIS DA PROGRAMAÇÃO DO IMPLANTE COCLEAR

A corrente elétrica que gera uma sensação auditiva varia com a impedância de cada eletrodo, com o aporte neural de cada região da cóclea, e com a distância de cada eletrodo às células neurais do gânglio espiral e com experiência auditiva (por isso, na ativação, o som **não** é definitivo).

As programações implicam a construção de um mapa que ofereça audibilidade (com limiares esperados entre 20 e 30 dBNA em todas as frequências entre 250 Hz e 6.000 ou 8.000 Hz). Progressivamente será alcançada melhor a qualidade do som com a mudança dos parâmetros de programação, a experiência auditiva e a plasticidade do sistema nervoso auditivo central que contribuirão para a melhora do desempenho e da percepção auditiva.

Eventualmente, nas programações subsequentes pode haver necessidade de desativar eletrodos quando houver impedâncias alteradas (mudanças bioquímicas na perilinfa, curto circuito ou circuito aberto); estimulação do facial, ou aparecimento de sensação extra-auditiva. A desativação de eletrodos ao longo do tempo pode representar um indicador precoce de falha do dispositivo interno. Porém, um estudo recente demonstrou que falha no eletrodo não necessariamente pode prever a falha do dispositivo. E mapas contendo eletrodos desativados são bastante comuns e controláveis com a programação.[39]

As programações subsequentes têm diferentes objetivos:

- Continuar buscando a audibilidade (acesso a todos os sons de fala, e limiares em campo livre entre 25 e 30 dB);
- Buscar a qualidade oferecendo informações espectrais e temporais de acordo com as necessidades e possibilidades de cada paciente (oferecendo diferentes velocidades para priorizar informações temporais e aumentar as máximas significa priorizar informações espectrais (de frequência);

Quando os mapas já tiverem alcançado o potencial ideal do paciente, as programações subsequentes têm o objetivo de documentar a estabilização e a manutenção dos níveis de estimulação, ou seja, documentar o perfeito funcionamento fisiológico do sistema auditivo e eletrônico do implante.

Nessas programações frequentes, primeiramente, devem-se levantar as impressões e observações do paciente em cada mapa e iniciar a programação abrindo o mapa que o paciente identificou como melhor. Além disso, os testes de reconhecimento de fala são muito importantes, pois permitem acompanhar a evolução ou podem revelar novas necessidades auditivas ou um eventual decréscimo do desempenho. Um teste de fala informal que pode ser realizado é a detecção ou discriminação dos sons de Ling, assim o audiologista pode assegurar que o paciente tem acesso a várias frequências dos sons da fala.[2]

O protocolo do Hospital das Clínicas da Faculdade de Medicina da Universidade de São Paulo abrange tanto testes de reconhecimento de fala como questionários para os pais responderem sobre o desenvolvimento auditivo e de linguagem.[40]

As programações periódicas iniciam-se com o teste de impedâncais, *troubleshooting*, e retomando as medidas subjetivas dos níveis mínimos e máximos. Quando o paciente já tiver noção de **crescimento de *loudness*** (pode ser após o primeiro mês após a ativação), fazer o primeiro balanceamento. Solicita-se ao paciente que identifique se os três ou quatro tons apresentados têm a mesma altura (*loudness*), se estão na mesma intensidade. Se na comparação houver diferenças, preferir abaixar os eletrodos que causem a sensação de um estímulo forte até encontrar o equilíbrio entre os tons apresentados, lembrando-se de usar sempre bom senso.

As mudanças nos parâmetros de taxa/velocidade de estimulação, aumento de máximas, estratégias de codificação, ajustes no ganho, sensibilidade, volume, largura de pulso devem ser realizadas conforme a necessidade ou demanda auditiva, a queixa do paciente e a experiência auditiva. Cada empresa recomenda mudanças nestes parâmetros para diferentes queixas, ou para melhorar o desempenho de percepção de fala.

No próprio *software* Custom Sound® da Cochlear® existe a opção do *Hearing Mentor* para personalizar os mapas de acordo com a queixa ou o desempenho do paciente.

Em cada mapeamento, o audiologista tem a opção de criar novos mapas que serão salvos nos programas do processador de fala. Para cada tipo de processador de fala existem diferentes opções de programa. Na prática clínica, recomenda-se sempre manter um mapa que o paciente já tinha em uso e salvar os outros mapas com novas modificações.

No caso dos processadores Cochlear®, podem-se experimentar as estratégias de pré-processamento do sinal (*SmartSound*®), mas somente depois que o paciente tiver experiência auditiva suficiente e mostrar níveis de estimulação estáveis, ou seja, quando houver garantia de audibilidade (limiares em campo livre em torno de 25 a 30 dB em todas as frequências).

REFERÊNCIAS BIBLIOGRÁFICAS

1. Goffi-Gomez MVS, Magalhães ATM. Ativação e programação do implante coclear. In: Bento R F, Brito Neto R, Lima Junior LRP et al., editores. Tratado de implante coclear e prótese auditivas implantáveis. São Paulo: Thieme; 2014. p. 335-345.
2. Shapiro WH, Bradham TS. Cochlear implant programming. Otolaryngol Clin North Am. 2012;45(1):111-27.
3. Vaerenberg B, Smits C, De Ceulaer G, et al. Cochlear implant programming: a global survey on the state of the art. The Scientific World Journal. Article ID 501738. 2014:12.
4. Clark G. Cochlear Implants: Fundamentals & Applications. New York: Springer Verlag. 2003.
5. Bahmer A, Adel Y, Baumann U. Preventing Facial Nerve Stimulation by Triphasic Pulse Stimulation in Cochlear Implant sers: Intraoperative Recordings. Otol Neurotol. 2017;38(10):e438-e444.
6. Fielden CA, Kluk K, Boyle PJ, McKay CM. The perception of complex pitch in cochlear implants: A comparison of monopolar and tripolar stimulation. J Acoust Soc Am. 2015;138(4):2524-36.
7. Goldwyn JH, Bierer SM, Bierer JA. Modeling the electrode-neuron interface of cochlear implants: effects of neural survival, electrode placement, and the partial tripolar configuration. Hear Res. 2010;268(1-2):93-104.
8. Vellinga D, Briaire JJ, van Meenen DMP, Frijns JHM. Comparison of multipole Stimulus Configurations with Respect to Loudness and Spread of Excitation. Ear Hear. 2017;38(4):487-496.
9. Magalhães ATM, Contribuição do avanço tecnológico do processador de fala para usuários de implante coclear Nucleus 22. [tese]. Faculdade de medicina da Universidade de São Paulo. 2013.
10. Choi J, Payne MR, Campbell LJ et al. Electrode Impedance Fluctuations as a Biomarker for Inner Ear Pathology After Cochlear Implantation. Otol Neurotol. 2017;38(10):1433-1439.
11. Hughes ML, Vander Werff KR, Brown CJ et al. A longitudinal study of electrode impedance, the electrically evoked compound action potential, and behavioral measures in nucleus 24 cochlear implant users. Ear Hear. 2001;22(6):471-86.
12. Boyd P, Euthymiades A. Comparison of loudness adjustments by MCL and maplaw in users of the MED-EL COMBI. Cochlear Implants Int. 2009;10(4):03-17.
13. Baudhuin J, Cadieux J, Firszt JB et al. Optimization of programming parameters in children with the advanced bionics cochlear implant. J Am Acad Audiol. 2012;23(5):302-12.
14. Holden LK, Reeder RM, Firszt JB, Finley CC. Optimizing the perception of soft speech and speech in noise with the Advanced Bionics cochlear implant system. Int J Audiol. 2011;50(4):255-69.
15. Plant K, Law MA, Whitford L et al. Evaluation of streamlined programming procedures for the Nucleus cochlear implant. Ear Hear. 2005;26(6):651-68.
16. Bento RF, De Brito Neto RV, Castilho AM et al. Psychoacoustic dynamic range and cochlear implant speech-perception performance. Cochlear Implants Int. 2005;6(1):31-4.
17. Potts LG, Skinner MW, Litovsky RA et al. Recognition and localization of speech by adult cochlear implant recipients. J Am Acad Audiol. 2009;20(6):353-73.
18. Potts LG, Skinner MW, Gotter BD et al. Relation between neural response telemetry thresholds, Tand C-levels, and. Ear Hear. 2007;28(4):495-511.
19. Lai WK, Dillier N, Weber BP et al. TNRT profiles with the nucleus research platform 8 system. Int J Audiol. 2009;48(9):645-54.
20. Firszt JB, Reeder RM. How we do it: tuning up a young child. Cochlear Implants Int. 2005;6(4):178-82.
21. Holstad BA, Sonneveldt VG, Fears BT et al. Relation of electrically evoked compound action potential thresholds to. Ear Hear. 2009;30(1):115-27.
22. Franck KH. A model of a nucleus 24 cochlear implant fitting protocol based on the. Ear Hear. 2002;23(1):67s-71s.
23. Guedes MC, Weber R, Gomez MV et al. Influence of evoked compound action potential on speech perception in cochlear. Braz J Otorhinolaryngol. 2007;73(4):439-45.
24. Polak M, Hodges AV, King JE et al. Objective methods in postlingually and prelingually deafened adults for. Cochlear Implants Int. 2006;7(3):125-41.
25. Van Den Abbeele T, Noel-Petroff N, Akin I et al. Multicentre investigation on electrically evoked compound action potential and stapedius reflex: how do these objective measures relate to implant programming parameters? Cochlear Implants Int. 2012;13(1):26-34.
26. Russo ICP, Santos MTM. Audiologia Infantil. São Paulo: Cortez. 1994;4.
27. Geers AE. Techniques for assessing auditory speech perception and lipreading enhancement in young deaf children. The Volta Review. 1994;96(5):85-96.
28. Orlandi A, Bevilacqua M. Deficiência auditiva profunda nos primeiros anos de vida: procedimento para a avaliação da percepção de fala. Pró-Fono. 1998;10(2):87-91.
29. Bevilacqua MC, Delgado EMC, Moret ALM. Estudo de casos clínicos e crianças do Centro Educacional do Deficiente Auditivo (CEDAU) do Hospital de Pesquisa e Reabilitação de Lesões Lábios-Palatais-USP. Encontro Internacional de Audiologia. Bauru (SP). 1996.
30. Garrido M, Flores L. Categoría 7 de percepción del habla: Evalución de la comprensión del habla en ambientes naturales. Integración. 2014;72:23-29.
31. Bevilacqua MC, Tech EA. Elaboração de um procedimento de avaliação de percepção de fala em crianças deficientes auditivas profundas a partir de cinco anos de idade. In: Marchesan I, Zorzi J, Gomes I, editores. Tópicos em Fonoaudiologia. São Paulo: Lovise. 1996:411-33.
32. Moeller MP. Early intervention and language development in children who are deaf and hard of hearing. Pediatrics. 2000;106(43):1-9.
33. Govaerts PJ, Vaerenberg B, De Ceulaer G et al. Development of a software tool using deterministic logic for the optimization of cochlear implant processor programming. Otol Neurotol. 2010;31(6):908-18.
34. Govaerts PJ, Daemers K, Yperman M et al. Auditory speech sounds evaluation (A§E®): a new test to assess detection, discrimination and identification in hearing impairment. Cochlear Implants Int. 2006;7(2):92-106.
35. Gordon KA, Chaikof MH, Salloum C et al. Toward a method for programming balanced bilateral cochlear implant stimulation levels in children. Cochlear Implants Int. 2012;13(4):220-7.
36. Alves A, Lemes V. O poder da audição na construção da linguagem. In: Bevilacqua M, Moret A, editores. Deficiência auditiva: conversando com familiares e profissionais da saúde. São José dos Campos: Pulso. 2005:161-78.
37. Bevilacqua M, Moret A, Costa O. Conceituação e Indicação do Implante Coclear. In: Bevilacqua M, Martinez M, Balen S, Pupo A, Reis A, Frota S, editores. Tratado de Audiologia. São Paulo: Santos. 2012:407-25.
38. Bevilacqua M, GMPF. O desenvolvimento das habilidades auditivas. In: Bevilacqua M, Moret A, editores. Deficiência auditiva: conversando com familiares e profissionais da saúde. São José dos Campos: Pulso. 2005:179-201.
39. Schow B, Friedland DR, Jensen J et al. Electrode failure and device failure in adult cochlear implantation. Cochlear Implants Int. 2012;13(1):35-40.
40. Goffi-Gomez M, Guedes M, Sant.Anna S et al. Critérios de Seleção e Avaliação Médica e Audiológica dos Candidatos ao Implante Coclear: Protocolo HCFMUSP. Arquivos Int Otorrinolaring. 2004;8(4):303-13.

SEÇÃO 17-2

PARTICULARIDADES DA PROGRAMAÇÃO DOS PROCESSADORES DE FALA EM CASOS DE ESTIMULAÇÃO ELÉTRICA BILATERAL E BIMODAL

Lilian Ferreira Muniz ▪ Ana Cristina Hoshino ▪ Gislaine Richter Minhoto Wiemes

INTRODUÇÃO

O implante coclear é uma ferramenta de eficiência comprovada para a reabilitação auditiva de pessoas com perdas auditivas sensorioneurais severas e profundas. O procedimento possui, nesses casos, critérios de indicação já bem determinados. Em dezembro de 2014 a Portaria GM/MS Nº 2.776 incluiu o implante bilateral, simultâneo e sequencial, dentre os procedimentos realizados pelo Sistema Único de Saúde (SUS), no entanto as cirurgias bilaterais já vêm sendo realizadas pelas instituições reguladas pela Agência Nacional de Saúde complementar (ANS) há mais tempo.[1]

A estimulação auditiva bilateral visa promover ou resgatar a audição binaural, composta por habilidades importantes para que a pessoa possa ter acesso à tridimensionalidade do som fazendo uso das pistas fornecidas pela diferença de tempo e intensidade oriundas do som que chega às duas orelhas, assim como melhorar a localização sonora e o desempenho na escuta em ambientes ruidosos, bem como auxiliar o desenvolvimento de linguagem em crianças implantadas ainda muito pequenas. Há de se considerar que após a entrega ao córtex auditivo do estímulo elétrico fornecido pelos implantes cocleares ou pelo implante associado ao aparelho de amplificação sonora individual (AASI), em casos de estimulação bimodal, ainda exista um árduo trabalho do sistema auditivo central, das áreas corticais e de associação para que a análise e a integração da informação recebida sejam efetuadas. Nesse contexto, a programação do processador é extremante importante.[2]

Sabe-se que o ideal é que o implante coclear bilateral simultâneo seja realizado o mais cedo possível, já que o tempo, quando se fala em desenvolvimento, é um fator muito importante e quando se pensa em promover a binauralidade ou estimulá-la, mesmo que de maneira mais limitada pela natureza do aporte sensorial definido pela programação dos dispositivos, sendo a idade no momento da implantação um fator importante.[3]

Já nos casos em que os implantes são realizados em tempos cirúrgicos diferentes, sequenciais, observa-se o relato de melhor reorganização neural e desenvolvimento do processamento auditivo central quando o intervalo de tempo entre os procedimentos é menor, muito embora se possa extrair algum benefício da implantação senquencial com maiores intervalos.[4]

Com o objetivo de promover um desenvolvimento simétrico das vias auditivas centrais e oferecer o maior benefício da audição binaural, propõe-se a indicação do implante coclear simultâneo em crianças com perda auditiva severa a profunda bilateral,[5] porém a decisão entre as abordagens é influenciada por múltiplos fatores, dos quais a etiologia da a perda auditiva e a quantidade de audição residual são as mais importantes.[6]

O córtex humano apresenta uma extraordinária capacidade de adaptação à mudanças ao longo da vida e a neuroplasticidade *cross-modal* (*cross-modal neuroplasticity*) é uma das modalidades dessa capacidade de se reorganizar.

A plasticidade *cross-modal* pode acontecer como resultado de uma entrada sensorial diminuída ou anormal prejudicando o funcionando das regiões corticais envolvidas no recebimento do sinal sensorial em questão. Isso pode ocorrer tanto em função do aumento ou como da diminuição do sinal de entrada. Esse processo pode ocorrer quando nos deparamos com casos de perdas auditivas.

As recomendações para se proporcionar estimulação bilateral com implante coclear em casos de surdez profunda bilateral em crianças muito pequenas são baseadas na plasticidade *cross-modal* do córtex auditivo no desenvolvimento de preferencias de canal auditivo no desenvolvimento da dominância de canal auditivo em casos de perdas auditivas assimétricas.[7] O que se almeja é restabelecer o aporte sensorial auditivo de maneira que se possa auxiliar a promover o desenvolvimento do processamento auditivo binaural o mais próximo possível da função original.

Bons resultados com o uso do implante coclear bilateral simultâneo vêm sendo registrados na literatura e mostram o desenvolvimento cortical auditivo, das habilidades auditivas e de linguagem oral, além da caracterização do desenvolvimento como em um grupo de crianças usuárias de implante coclear bilateral, com ativação simultânea dos dispositivos.[8]

Há de se considerar que mesmo se respeitando o período ideal para a implantação bilateral, seja ela simultânea ou sequencial, existem limitações ocasionadas pela maneira como os dispositivos, sejam implantes cocleares ou AASI, extraem e transformam o sinal auditivo que, por si só, já não permitem a reprodução do sinal original da mesma maneira. Por outro lado, essas limitações vêm sendo superadas ao longo do tempo com o desenvolvimento de recursos tecnológicos avançados incorporados aos processadores de fala melhorando a cada dia a qualidade do som percebido pelo usuário dos implantes cocleares.

Os processadores de fala e os AASI têm um papel fundamental para que o som enviado ao córtex chegue com boa qualidade e faz-se necessária a manipulação correta dessas ferramentas para o sucesso de seu funcionamento. Assim sendo, esse capítulo irá abordar as particularidades da programação dos processadores de fala em casos de estimulação elétrica bilateral e bimodal.

PROGRAMAÇÃO DO PROCESSADOR DE FALA APÓS A IMPLANTAÇÃO

Independente da modalidade de implantação, bilateral simultâneo, bilateral sequencial ou bimodal, no momento da ativação o paciente (adulto ou criança) e seus familiares devem estar bem trabalhados com relação à expectativa deste novo som que será escutado, às dificuldades e à necessidade da reabilitação auditiva para que aprenda a escutar com o(s) processador(es).

Há sempre muitas funções a serem aprendidas e muitos componentes a serem descobertos, assim sendo sugerimos, principalmente quando se trata de crianças, que a ativação seja realizada em dois tempos. No primeiro momento será feita a entrega do *kit*, a explicação de cada um de seus componentes, além de se ensinar a manusear o(s) processador(es) de fala. O segundo momento será dedicado à ativação dos processadores a dar início ao funcionamento dos dispositivos, ou seja, será a primeira vez que serão programados e ligados para a estimulação.

Programando um Implante Coclear Simultâneo

Será apresentado o passo a passo para a programação do implante coclear bilateral simultâneo que, mais tarde o leitor verá, guarda muita similaridade com a programação do implante sequencial.

Recomenda-se:

▪ Inserir os dois implantes no mesmo registro no banco de dados, no *software* da empresa de implante coclear;

- Conectar os dois processadores a interface de programação no computador;
- Realizar a programação/ativação visualizando na tela do *software* os dois processadores (orelhas direita e esquerda) ao mesmo tempo. Para isso é necessário ter uma interface de programação/*software* que aceite o acesso para as duas orelhas. Caso isso não seja possível, realiza-se o ajuste em uma orelha e depois na outra;
- Na ativação e em todas as programações, realizar medidas objetivas de telemetria de impedâncias e resposta neural devem ser realizadas para cada lado individualmente e sequenciais, antes de dar início a mensuração dos níveis. Lembrando que ao realizar a telemetria de resposta neural em um lado o outro não deverá estar com a antena do processador na cabeça;
- Iniciar com uma das orelhas a mensuração dos níveis de estimulação (mínimo e máximo) a fim de estabelecer o campo dinâmico elétrico, com os parâmetros, estratégia, volume e sensibilidade recomendados pelo fabricante e caso haja necessidade de alteração de alguns parâmetros por necessidade particular ou preferência o faça. Vários parâmetros podem influenciar as estratégias e serem ajustados, visando que o usuário de IC perceba o som grave ou agudo, alto ou baixo da mesma forma nas duas orelhas e como um ouvinte normal;
- Procurar acatar a sugestão particular de cada empresa para mensurar os canais. Pode-se usar o modo de programação simplificada e neste caso escolhe-se 4 a 5 canais dependendo do fabricante e depois interpola-se aos outros canais ou faça a mensuração em todos os canais. Para tal, uma sugestão é que esta seja feita de forma randomizada entre os eletrodos e alternando o número de *beeps*, entre dois e cinco *beeps*, sendo solicitado ao paciente que conte e informe quantos *beeps* escutou. Esta forma de avaliar é possível com adultos e crianças maiores. No caso de adultos que apresentem zumbido e dificuldade em distinguir entre o zumbido e o limiar, é importante orientar a focar-se no estímulo pulsátil (com números de *beeps*) em vez do contínuo (zumbido).[9]

Em adultos e crianças é possível medir o nível máximo de estimulação, limite de conforto para a estimulação elétrica, sendo a quantidade de estimulação considerada alta, mas confortável, podendo ser obtido por observação comportamental ou como sugerido por alguns pesquisadores através da pesquisa do limiar do reflexo estapediano evocado eletricamente.[10] Para medir o limiar de estimulação, mínimo de corrente elétrica que é percebido como som, em cada canal é possível fazer como se faz ao medir o limiar psicoacústico, levantando a mão ou sinalizando ao perceber o estímulo. No início do uso do IC é mais difícil ser mensurado, pois é mais difícil obter resposta a uma estimulação em uma área do SNA que estava com maior tempo de privação auditiva, depois de algumas semanas passa haver reconhecimento à estimulação e é possível obter melhores respostas:[9]

- Após confeccionar o mapa para a primeira orelha, teste canal por canal para obter equilíbrio de conforto e volume, verificando se todos estão dentro do nível de conforto e com o mesmo volume, isso é possível em usuários que tenham condição de identificar e referir discrepâncias;
- Reduza o volume geral dos níveis de estimulação e inicie a testagem do mapa à viva voz. Gradativamente, retorne ao volume inicial de quando foram medidos os níveis ao mesmo tempo que conversa com o usuário. Da mesma forma poderá ir aumentando os níveis máximos, em alguns incrementos, desde que durante a conversa a viva voz o som esteja confortável tanto para o som que escuta quanto para a percepção de sua própria voz;
- Faça o mesmo para a outra orelha, estabelecendo os níveis mínimo e máximo, da mesma maneira que foi realizado na primeira orelha, com as disponibilidades de programação do fabricante, usando as mesmas configurações nos dois processadores. Somente alterar os parâmetros em relação a outra orelha se houver necessidade por alguma particularidade técnica ou individual. Caso receba uma mensagem de erro, interferência ao programar

um processador bilateral, remova a bobina da orelha contralateral e ajuste um processador de cada vez;
- Depois de obter os mapas confortáveis para as duas orelhas, vá para a tela de balanço bilateral e ligue os dois processadores usando as configurações recomendadas de volume e sensibilidade;
- Faça o balanceamento entre as duas orelhas com os mapas já salvos no primeiro processador programado e com os mapas ainda ligados ao *software* para o segundo processador;
- Se necessário, manipule os níveis de conforto e mínimo de estimulação, conforme disponibilidade do fabricante, para otimizar a programação;
- Confirme se o som está equilibrado entre as duas orelhas. A sensação sonora deve estar na cabeça e não só para uma orelha ou outra;
- Realize testes de percepção auditiva e fala individualmente com cada orelha e com as duas juntas. Depois, com o tempo de uso dos processadores, aumente as dificuldades de fala e linguagem para que possa avaliar o desempenho individual de cada orelha, das duas juntas e fazer os ajustes necessários;
- Se receber a mensagem de erro, interferência bilateral, verifique o equilíbrio bilateral no modo de fala ao vivo com os processadores não conectados ao computador. Se necessário, faça os ajustes no *software*;
- Salve as programações nos processadores.

Devem ser realizados testes de percepção de fala e linguagem, e audiometria em campo livre com as orelhas individuais e juntas na melhor programação para acompanhar o desempenho auditivo.

É de fundamental importância o uso bilateral contínuo diariário, bem como o treinamento auditivo com os processadores e que a cada retorno para programação se tenha um relatório da reabilitadora com as particularidades da evolução auditiva com os processadores.

Programando um Implante Coclear Sequencial

A literatura mostra-se dividida quando o foco é a demonstração da relação do tempo entre implantes e dos resultados obtidos,[11] isso ocorre porque o intervalo entre implantes não é o único fator prognóstico para um bom desempenho, principalmente quando se fala em desenvolvimento de linguagem e habilidades auditivas centrais.

Em alguns pacientes com intervalo mais longo entre implantes existem uma dependência mais prolongada do primeiro implante, uma diminuição na plasticidade neural auditiva central e falha na maturação e sobrevivência do núcleo e do gânglio espiral lateral oposto à primeira orelha implantada em decorrência de ausência direta de atividade neural aferente da primeira cóclea implantada, além de resistência emocional e diminuição da motivação para uso do segundo implante.[11,12]

A implantação sequencial traz a necessidade de uma nova adaptação em casos que já passaram por uma experiência inicial e que nem sempre ocorreram de maneira fácil. Ainda traz consigo uma carga afetiva que também deve ser considerada, pois até mesmo os casos de ativações iniciais extremamente bem-sucedidas podem acarretar em um nível elevado de expectativas que precisarão ser ajustadas. Assim sendo, o histórico do primeiro implante e a preparação para o segundo poderão ter um papel fundamental no processo de programação.

Com a finalidade de se obter uma melhor adaptação à estimulação sensorial bilateral realizada em tempos diferentes, alguns autores também propõem tempo de uso específico diário apenas com o segundo dispositivo, além da realização de treinamento auditivo com ênfase nesse lado como estratégias a serem utilizadas.[13]

Diferente da implantação simultânea, no momento da ativação do segundo dispositivo é possível contar com a experiência da programação do primeiro lado e extrair dela informações sobre dificuldades vivenciadas, preferências auditivas, estratégias que foram positivas, parâmetros acústicos utilizados e esses devem ser tomados como base já que o objetivo é a integração binaural das informações eletricamente enviadas aos sistema auditivo central.

A cada encontro deve ser checado também o primeiro dispositivo, além do mais novo, e a integração da informação recebida de maneira bilateral. A utilização de dois programadores (Fig. 17-2-1) ou de programadores com entrada para os dois implantes (Fig. 17-2-2) poderá facilitar a vida do profissional do ponto de vista operacional, uma vez que não precisará conectar e desconectar dispositivos ao mudar de lado durante a programação, como já mencionado.

A visualização das duas telas de programação simultaneamente (Fig. 17-2-3) é outro fator facilitador principalmente na etapa de balanceamento dos dispositivos, pois permite a verificação e modificação em observação direta dos parâmetros acústicos em uso nos dois implantes.

Recomenda-se:

- Na cirurgia do lado sequencial, é importante ter o cadastro da primeira orelha implantada. Dessa forma, criar um único arquivo do paciente, facilitará na programação bilateral e no pareamento de acessórios. Então, acessar o arquivo dos dados pessoais já existentes para que os dados dos dispositivos sejam guardados em um só local;
- Realizar a checagem e os ajustes do primeiro dispositivo:
  - Fazer a telemetria de impedâncias e telemetria neural (quando se fizer necessário);
  - Verificar o mapa em uso;
  - Reajustar quando necessário;

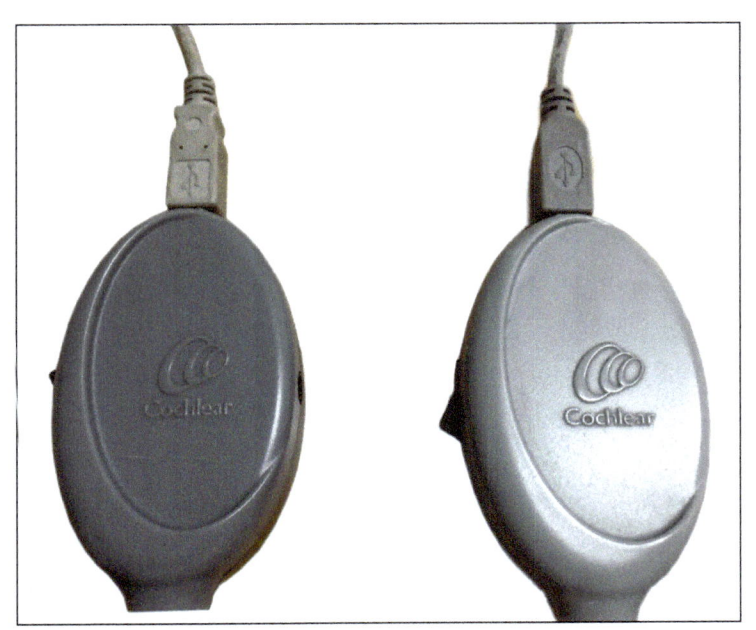

Fig. 17-2-1. Duas interfaces de programação/*software*, empresa Cochlear, cada uma com uma entrada para conectar o cabo ligado ao processador.

- Fazer uma nova verificação do mapa a ser utilizado quando forem realizadas modificações.
- Ao iniciar a ativação/**programação do segundo dispositivo**, todas as instruções sobre manuseio e cuidados, antes da conexão do segundo implante, devem ser reforçadas apesar de se tratar de um usuário experiente. Durante essas orientações é primordial que o usuário de implante esteja com o seu dispositivo número um em uso no modo viva voz e com bateria carregadas a fim de permitir a melhor compreensão do que será realizado. Mesmo se tratando de crianças, já que os pais irão ter participação ativa no processo informativo, essa recomendação é importante para que se possa extrair dados comportamentais eliciados por estímulos auditivos:
  - Remova a antena do primeiro implante e realize a telemetria de impedância do segundo;
  - Inicie com os parâmetros e estratégia recomendados pelo fabricante. Caso o paciente já esteja usando outros parâmetros no primeiro dispositivo por necessidade particular ou preferência pode se considerar o uso dos mesmos parâmetros para o segundo implante;
  - Recomenda-se o estabelecimento dos níveis de estimulação (mínimo e máximo) que podem ser obtidos de maneira comportamental ou com o auxílio de medidas eletrofisiológicas, em um grupo de canais ou separadamente, estabelecendo assim o campo dinâmico elétrico;
  - Reduza o volume geral dos níveis de estimulação e inicie a testagem do mapa confeccionado à viva voz. Gradativamente, retorne aos níveis obtidos durante a medição inicial ao mesmo tempo que conversa com o usuário. Finalize deixando em um volume alto, mas confortável. Esse procedimento pode ser usado para a realização do primeiro mapa durante a ativação ou para estabelecer novos mapas de uso diário nos retornos para a programação;
  - Faça uma varredura (*sweep*) ou estimulação rápida por todos os canais usando os níveis máximos estabelecidos para checar se há algum canal trazendo desconforto e para realizar balanceamento de intensidade (*loudness)* em usuários de tenham condição de identificar e referir discrepâncias.
- Após a programação do segundo implante faz-se necessário **realizar balanceamento dos dois dispositivos** funcionando em conjunto:
  - Sempre que possível, use a tela de programação bilateral, como mencionado anteriormente e use os parâmetros recomendados ou estabelecidos anteriormente;
  - Caso seja necessário, manipule os níveis mínimos e/ou máximos de estimulação de maneira simultânea (bilateral) ou individual, de acordo com a necessidade para a juste de *loudness*;
  - Confirme se o som está sendo percebido de maneira balanceada entre as orelhas. A sensação sonora deve ser percebida no centro e não mais intensa em um lado com relação ao outro. Faça essa checagem também a viva voz e com os dispositivos desconectados do

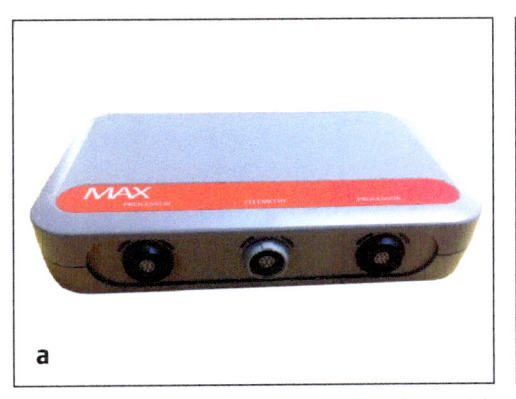 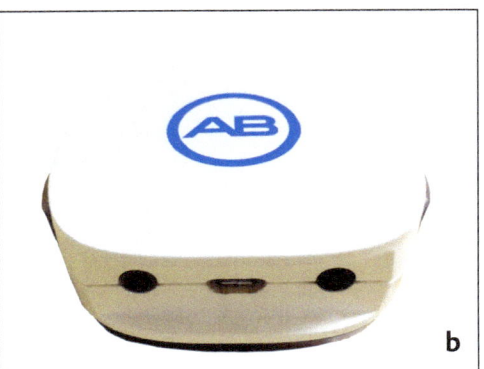 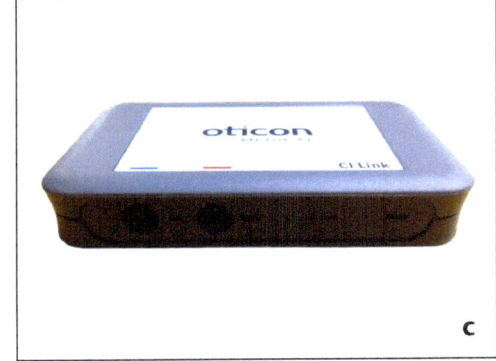

a   b   c

Fig. 17-2-2. Interface de programação/*software*. (a) Empresa MED-EL, com duas entradas laterais para conectar dois cabos ligados aos processadores, ao mesmo tempo, possibilitando programá-los juntos. Entrada central utilizada para ligar o cabo de telemetrias. (b) Empresa Advanced Bionics com duas entradas para conectar dois cabos ligados aos processadores, ao mesmo tempo, possibilitando programá-los juntos. (c) Empresa Oticon com duas entradas para conectar dois cabos ligados aos processadores, ao mesmo tempo, possibilitando programá-los juntos.

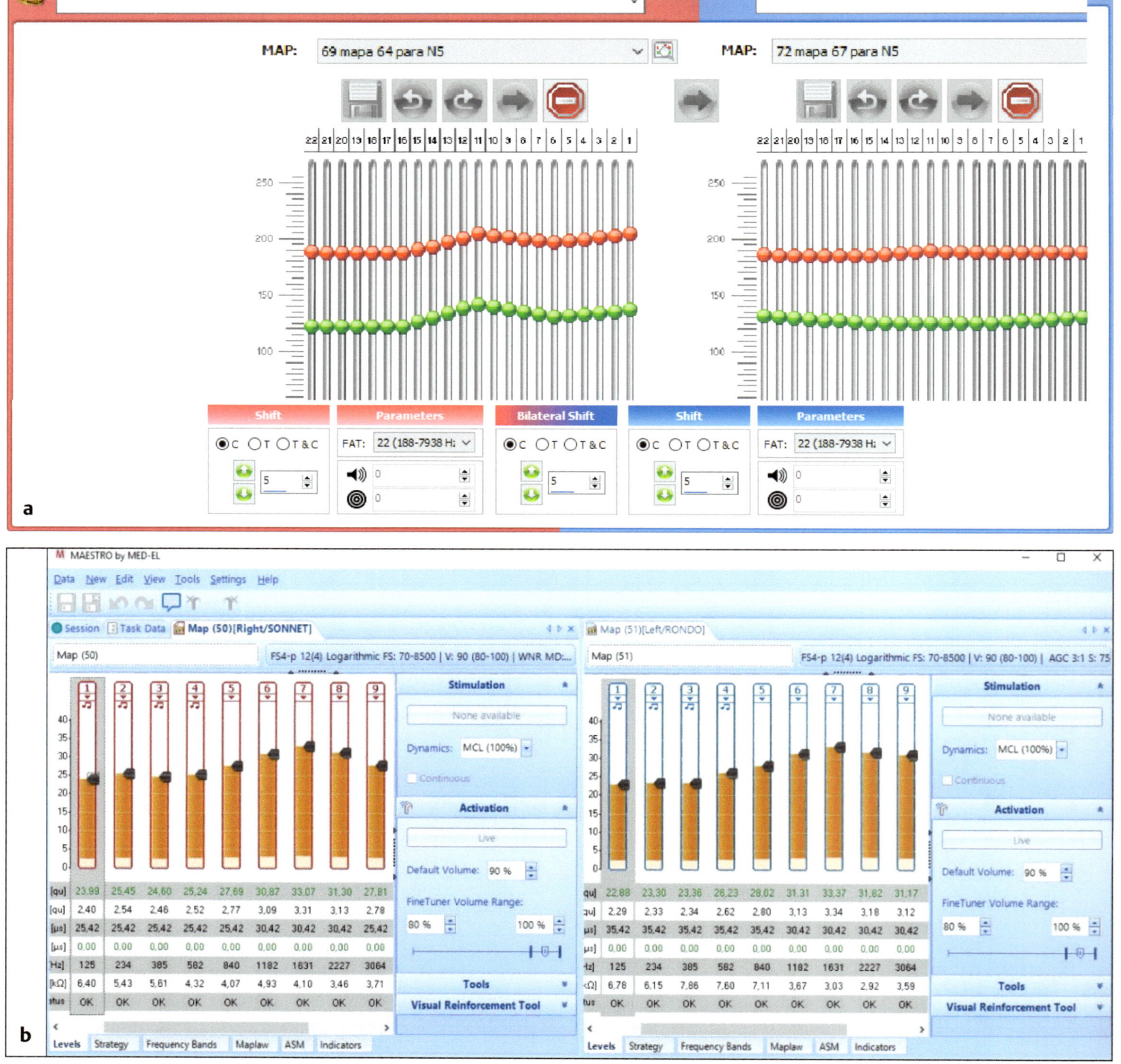

Fig. 17-2.3. (a, b) Tela do *software* de programação permitindo a visualização das duas orelhas ao mesmo tempo e o balanceamento binaural.

programador. Se preciso, conecte novamente e realize os justes necessários usando o *software* específico do dispositivo;

- Cheque, sempre que possível, o volume de cada dispositivo separadamente também para garantir que em caso de necessidade de uso temporário em unilateral seja possível a escuta com qualidade e se necessário ajuste o volume;

- O ideal é que o processador de som usado seja o mesmo nas duas orelhas, porém em casos de implantes sequenciais, com longo tempo entre os procedimentos, pode não ser possível. De qualquer forma, deixe os algoritmos disponíveis em cada programa o mais similares possível, ao menos incialmente. Mudanças podem ser sempre realizadas, de acordo com a necessidade de cada paciente ou de cada orelha;

- Algumas marcas permitem o uso do processador da direita na orelha esquerda, por exemplo, mas para isso os processadores devem ser iguais e as configurações devem ser similares em termos de alocação de programas e configurações. Isso poderá facilitar a vida do usuário por não ter mais a preocupação em saber qual é o processador da direita ou da esquerda;

- Finalize passando os mapas para os processadores e deixando ativos os sinais de alerta adequados para cada caso e, ainda, escolhendo a melhor relação sinal ruído para os acessórios como microfone externo via *bluetooth*, sistema de frequência modulada ou outro tipo de conectividade disponível nessa etapa. Verifique se há ainda algo a ser selecionado para o seu paciente, pois para cada fabricante há particularidades na finalização do processo de configuração do processador.

Serão trabalhados para os dois dispositivos os parâmetros que afetam a codificação do sinal no domínio da intensidade (níveis de estimulação, amplitude e pulso da corrente, campo dinâmico, sensitividade, compressão, ganho por canal e controle de volume), fatores que afetam a codificação do sinal no domínio da frequência (pontos de contato/canais e alocação de frequência), além do domínio do tempo (taxa de estimulação).

Como já mencionado, cada fabricante irá disponibilizar algoritmos específicos para o melhor aproveitamento da estimulação binaural e faz-se necessário conhecer as particularidades de cada um. A exemplo do foi dito, menciona-se a possibilidade de ajustes de volume, alterações de programa, transmissão de fala e telefonemas simultaneamente para ambas as orelhas. Há também a possibilidade de modificação da direcionalidade dos microfones de ambos os dispositivos para que privilegiem um lado em detrimento do outro, o que seria útil em situações como a conversação dentro de um carro, por exemplo, ou mesmo da situação dos microfones dos dois processadores trabalhando juntos para focar no falante, diretamente à frente do usuário, para melhorar a compreensão da fala em ruídos extremos.

Considerações Finais

De maneira geral, sugere-se inicialmente seguir o que os fabricantes recomendam, uma vez que para que tenham chegado à etapa de comercialização dos dispositivos vários estudos foram realizados e, muitas vezes, estão disponíveis para os profissionais que atuam na área.

Com o passar do tempo e a experiência de cada profissional, os ajustes na maneira de proceder vão naturalmente acontecendo, no entanto lembramos a necessidade da validação desses procedimentos. Assim sendo, as autoras ao escrever esse capítulo também trouxeram associado às recomendações das empresas a experiência clínica de cada uma delas.

O aconselhamento (cuidados, instruções de manuseio, respostas à questionamentos, identificação da necessidade de encaminhamentos e outros), independente da modalidade de implantação, é sempre uma etapa muito importante, de certa forma uma maneira de prevenir danos, e que deve ser reforçado a cada encontro em qualquer fase que se encontre o usuário para que se possa promover o melhor aproveitamento dessa intervenção.

PROGRAMANDO DISPOSITIVOS PARA UMA ESTIMULAÇÃO BIMODAL

Conceito da Audição Bimodal

Audição bimodal significa que o paciente usa duas soluções auditivas diferentes: de um lado um implante coclear (estimulação elétrica) e do outro lado, possui resíduo auditivo suficiente para ter benefícios com o uso da prótese auditiva (estimulação acústica).

A audição bimodal sugere melhora na qualidade sonora, localização do som, reconhecimento de fala no ruído e sonoridade musical.[14-19]

É importante lembrar que habilidades auditivas binaurais como somação binaural (que acontece quando ambas as orelhas escutam os mesmos sons e, dessa forma informações redundantes do espectro sonoro ao sistema nervoso auditivo central – SNAC); efeito sombra da cabeça e o efeito *squelch* (o SNAC recebe sons de ambas as orelhas e isso ajuda a filtrar o som) necessitam da integração das informações de ambas as orelhas para que haja o benefício bimodal.[20] Para tanto, é muito importante ajustar os parâmetros acústicos e elétricos para equilibrar as entradas auditivas de forma a contribuir para a integração dessas informações no SNAC, e assim otimizar a *performance* do paciente.

Pacientes em uso da estimulação bimodal podem ter benefícios, tanto quanto os implantados bilaterais ou até mais pois possuem uma audição residual que pode dar uma qualidade sonora mais natural,[21] considerando que o cérebro pode se beneficiar da combinação das frequências altas amplificadas pelo implante coclear com a amplificação das frequências baixas vindas da prótese auditiva.[22]

Candidatos

Em caso de perda auditiva bilateral, recomendamos fortemente o uso de dispositivos de ambas as orelhas. Sejam implantes cocleares ou próteses auditivas. Essa é a nossa conduta sempre. O implante coclear bilateral é o padrão-ouro para perdas auditivas neurossensoriais severas/profundas bilaterais. Porém, não são todos os pacientes que possuem indicação para o implante coclear bilateral. Com a expansão dos critérios de indicação para a cirurgia de implante coclear, pacientes com resíduo auditivo são bons candidatos para a cirurgia unilateral e manutenção do uso de aparelho auditivo convencional na orelha contralateral.[23,24]

Em um estudo realizado em 2015 no Reino Unido com 164 crianças implantadas nas quais 33% receberam apenas um implante, os autores sugeriram cinco razões para a criança ter recebido apenas um implante coclear:

1. Complexidade médica/cirúrgica e condições sociais;
2. Benefícios com a prótese auditiva em uma das orelhas;
3. Perda auditiva unilateral;
4. Monitoramento do desenvolvimento da comunicação com o primeiro lado – se melhorar, poderá realizar a cirurgia sequencialmente;
5. Perda progressiva contralateral, com posterior implante coclear.[25]

Em nossa vivência clínica além dos fatores citados pelos autores, podemos lembrar que o SUS ainda tem como critério de indicação para adultos a cirurgia unilateral, mesmo em perdas neurossensoriais profundas. Com exceção nos casos de ossificação coclear.

Portanto, podemos descrever a perda auditiva dos candidatos à estimulação bimodal em:

- Perda auditiva neurossensorial profunda bilateral em ambas as orelhas que por alguma razão não pode ser implantado bilateralmente;
- Perda auditiva assimétrica, na qual a melhor orelha apresenta benefícios consistentes de desempenho de fala com prótese auditiva.

Avaliação

A avaliação do candidato irá determinar qual será o melhor tratamento.

Inicialmente a seleção e a boa adaptação de uma prótese, adequada ao grau de sua perda é essencial. É importante que o avaliador padronize os testes na forma de apresentação (contexto fechado, contexto aberto, a viva voz, com gravação e em qual intensidade) de forma que esta seja sempre comparativa ao longo do tempo do paciente e entre eles, uma vez que sua condição audiológica pode progredir e exigir novas intervenções ou adaptações.[26]

Uma vez determinada a indicação unilateral do implante coclear, é pressuposto que na orelha contralateral será mantido o uso da prótese auditiva.

Atualmente, a maioria das empresas de implante coclear possui parceria com empresas de aparelho auditivo, facilitando a integração das diferentes informações no córtex auditivo. Dessa forma, alguns parâmetros de programação, microfones e direcionalidade de ambos os dispositivos podem ser parecidas e o paciente se beneficiar de uma maior integração do estímulo. Outro fator importante é a conectividade que será única para ambos os dispositivos, facilitando o manuseio para o paciente. No caso dos pacientes que foram indicados apenas um lado para a cirurgia, sugerimos a adaptação de uma prótese auditiva compatível com a marca de implante escolhida (Fig. 17-2-4).

Programação

Programar o processador do implante coclear é definir quais e como serão transmitidos os parâmetros do estímulo elétrico gerado pelo dispositivo em resposta ao som. Vários parâmetros elétricos estão disponíveis e o gerenciamento desses, juntamente com as respostas comportamentais, resulta em um som audível, confortável e que possibilitará o paciente a desenvolver as habilidades auditivas e consequentemente de comunicação. Por isso a programação é personalizada para cada paciente, os resultados de desempenho do

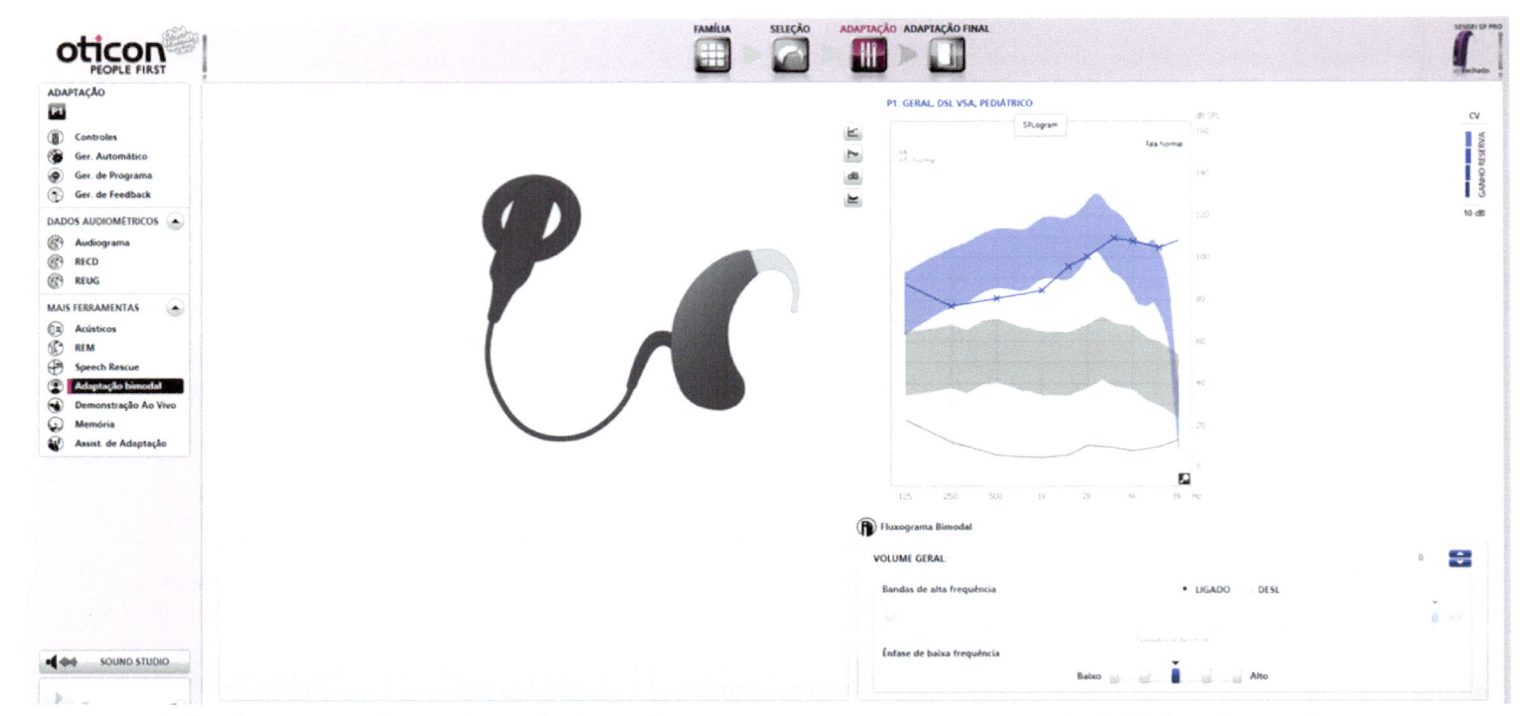

Fig. 17-2-4. Tela do *software* permitindo a visualização das duas orelhas ao mesmo tempo, uma com o processador de fala do implante coclear e outra com o aparelho de amplificação sonora, permitindo o balanceamento bimodal.

implante coclear variam bastante e é necessário entender quais fatores da programação estão diretamente relacionados com o desempenho. Normalmente, são necessárias várias sessões de programação até os níveis permanecem relativamente estáveis.[28] É importante o conhecimento teórico do fonoaudiólogo sobre os métodos de programação, sobre os parâmetros elétricos e conhecer os *softwares* de programação para poder dar o melhor do processador de fala para o paciente desde a ativação.

Uma vez que estamos falando de duas tecnologias diferentes (acústica e elétrica), é necessário balancear o *input* auditivo ajudando o córtex a integrar as informações. Conhecer a condição auditiva do paciente no último retorno e o que esperar de evolução após esse período com relação à audição e comunicação são cruciais para planejar a programação. Quais testes auditivos e de reconhecimento de fala serão importantes para avaliar o desempenho do paciente e validar a programação realizada.

Em uma revisão sistemática sobre o tema Vroegop *et al.* (2018) encontraram 1.665 artigos relacionados com o tema, porém apenas 17 foram selecionados para análise. A revisão sistemática demonstrou que ainda os resultados clínicos quanto à melhor forma de programar os pacientes bimodais[29] são variadas e que muitos clínicos ainda fazem programação do IC e do AASI separadamente. Apesar dos esforços, o estudo observou que há uma grande variedade de escolha das fórmulas de programação da prótese (como NAL, DSL ou proprietárias) sem uma preocupação de oferecer estratégias similares ou concordantes. Embora seja recomendado, poucas reprogramações em conjunto com os novos ajustes de mapeamento do implante e 60% dos clínicos usam mensurações do ganho de inserção para realizar a verificação do aparelho auditivo.

A programação e ajustes da prótese auditiva podem basear-se em alguns parâmetros como resposta de frequências, transposição ou compressão de frequências, compressão dinâmica, volume ou *loudness*.

Resposta de Frequência

Alguns estudos investigaram o efeito de maior ou menor ênfase nas altas frequências comparadas com a programação prescrita da regra escolhida.[19,28,30-33] Outros estudos investigaram o efeito da amplificação restrita das frequências altas.[34-36] Os estudos demonstraram que não houve diferença estatística no desempenho de reconhecimento de fala comparando bimodal X somente implante coclear.

Transposição ou Compressão de Frequências

O princípio básico da transposição de frequência envolve a transferência de frequências altas para uma frequência mais baixa, adicionando o sinal processado (transposto) ao sinal não processado na frequência mais baixa.[37] A técnica de compressão de frequência envolve diminuir a largura de banda para os sinais de saída. Uma prótese auditiva com transposição ou compressão de frequência aumentará a faixa de frequências acústicas que podem ser percebidas. A maioria dos estudos[34,36-40] não encontrou relação estatística significante quando comparada com o desempenho de reconhecimento de fala. Schultz *et al.*, em 2019, observaram regiões mortas em perdas menores que 70 dB em pacientes em tratamento quimioterápico. Esses pacientes preferiram ativar a compressão de frequência, embora não tenha sido identificada diferença no desempenho com e sem a compressão de frequências.[41,42]

Compressão Dinâmica

Somente um estudo foi encontrado sobre o tema.[43] Os autores combinaram o controle de ganho automático (AGC) da prótese auditiva com o AGC do implante. Não foi encontrado nenhum efeito para a compressão de fala no silêncio, mas encontraram para fala no ruído quando a compressão de ambos os dispositivos era igual. Atualmente, somente a Advanced Bionics (Fig. 17-2-5) possui a tecnologia de pareamento do sistema de AGC entre a prótese auditiva e o processador de fala. Entretanto, é possível nos processadores da MED-EL modificar manualmente os limiares e a razão de compressão do processador de fala. Já para os processadores da Cochlear essa mudança é mais complicada, porém existe uma parceria com a GN Resound cujas pesquisas na área se esforçam para buscar alternativas.[44]

Volume ou Loudness

Com base na percepção de igualdade de *loudness* nas frequências de 500, 1.000 e 2.000 Hz do paciente. Alguns estudos investigaram o efeito do balanceamento de volume entre a prótese auditiva e o implante coclear sendo que a maioria dos estudos encontraram uma melhora de desempenho auditivo.[28,30-32,43,45] É possível realizar o balanceamento do volume testando os dispositivos separadamente ou em conjunto. Não existe uma regra ou guia para realizar o procedimento. Vroegop *et al.* (2018), em sua revisão sistemática, sugeriu iniciar o balanceamento com a fórmula prescrita da prótese

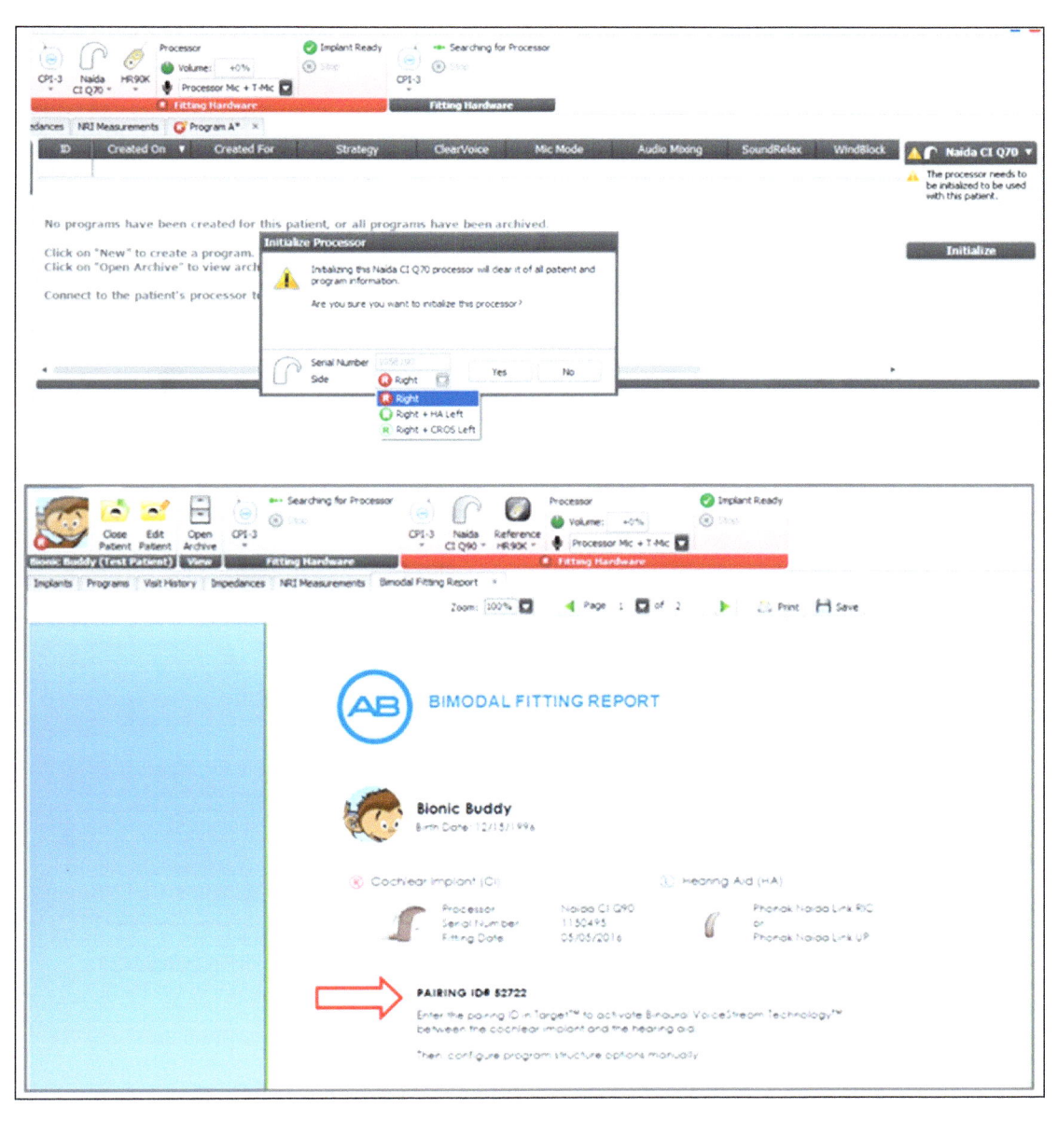

Fig. 17-2-5. Tela do *software* permitindo a visualização do pareamento do processador de fala com o aparelho auditivo NAIDA link.

auditiva, realizar medidas de verificação e somente depois ajustar o volume conforme a referência do paciente.

Em nosso serviço realizamos o balanceamento de *loudness*[30] nos pacientes bimodais. Antes de iniciar o balanceamento é importante o conhecimento de alguns parâmetros:

A) Tabela de frequência tanto do processador de fala quanto da prótese auditiva;
B) Direcionalidade do microfone;
C) Audiometria em campo livre;
D) Desempenho de reconhecimento de fala;
E) Verificação *in situ*.

O teste é aplicado em sala acusticamente tratada com a caixa de som a 0º azimute a 70 dBNPS. O estímulo é um som filtrado gravado (sistema sonar) nas frequências de 500, 700, 1 k, 2 k,3 k, 4 k e 8 kHz.[46] Solicitamos ao paciente, que está usando os dois dispositivos ligados (processador de fala no mapa em uso e prótese auditiva), que informe se o som é mais forte no lado do implante ou no lado da prótese auditiva ou igual. Normalmente usamos a prescrição de NAL-NL1 (*National Acoustics Laboratories*),[17] ou DSL (nível de sensação desejada),[47] de acordo com a preferência do paciente ou melhor adaptação. Inicialmente apresentamos o estímulo na configuração inicial da prótese e, conforme o paciente vai nos referindo o *loudness*, identificamos as frequências desequilibradas e realizamos os ajustes no ganho ou saída máxima do aparelho.[48]

Realizamos, antes do balanceamento, a audiometria em campo livre do aparelho auditivo e do processador de fala separadamente; teste de reconhecimento de fala em orelhas separadas e juntas.[26]

Realizamos depois do balanceamento a audiometria em campo livre do aparelho auditivo e do processador de fala separadamente; teste de reconhecimento de fala em orelhas separadas e juntas e a verificação *in situ* da prótese auditiva.

A programação e ajustes do implante coclear pode basear-se em alguns parâmetros:

Programar os parâmetros do processador de fala é um processo personalizado e requer algumas sessões para alcançarmos um mapa audível, confortável, estável e com bom desempenho de reconhecimento de fala. Portanto não recomendamos que alguns parâmetros sejam modificados para alcançar um bom desempenho bimodal, pois, afinal, alguns parâmetros não serão iguais e, portanto, não conseguiremos equalizar o som. Nos parâmetros como estratégia de codificação do som, velocidade e máximas não são recomendados mudanças. Já outros parâmetros como níveis mínimos e máximos de conforto são os mais utilizados para balancear ambos os dispositivos. A mudança será realizada de acordo com a necessidade e/ou sensação referida pelo paciente.

Com relação à direcionalidade dos microfones e estratégias de pré-processamento, deverão necessariamente estar combinados com a prótese auditiva.

COMENTÁRIOS

Como podemos observar, existem várias técnicas e parâmetros que podem ser modificados de acordo com a necessidade do paciente. As técnicas são subjetivas e dependem da *expertise* do audiologista e da experiência auditiva do paciente. Primeiramente o paciente deve ter mapas estáveis – para tanto, a audibilidade deve ser boa.

A percepção dos níveis mínimos e máximos deve ser uma tarefa simples para o paciente. Como visto, o julgamento de *loudness* é importantíssimo. Selecionar o que modificar, significa saber o que o seu paciente é ou não capaz de compreender e responder, pois caso contrário poderemos confundir mais o paciente e piorar a qualidade sonora dele. Como sempre, a preferência do paciente e seu desempenho em reconhecimento de fala serão os principais parâmetros para uma boa adaptação bimodal.[44]

Ching *et al.,* em 2015, acreditam que a adaptação bimodal é a melhor opção para pacientes que receberam o IC somente em uma das orelhas, desde que ambos os dispositivos sejam devidamente balanceados com protocolos definidos e validados.[21,30]

RESULTADOS

Vroegop *et al., em* 2018, em sua revisão sistemática, concluíram que, na maioria dos estudos, houve um benefício da adaptação bimodal, porém eles não conseguiram concluir qual os melhores parâmetros de programação da prótese auditiva que beneficiaram a equalização da entrada sonora do bimodal.[49] Warren e Dunbar, em 2018, ressaltam a importância da *expertise* do audiologista e principalmente a comparação dos resultados de ganho com o reconhecimento de fala para a tomada de decisão de qual foi a melhor tecnologia indicada para cada caso.[50] Blamey *et al.,* em 2015, observaram uma pequena vantagem de desempenho dos pacientes bilaterais comparados com os pacientes bimodais. Mas ressaltam que é um estudo global, com muitas diferenças entre os centros de pesquisa e sugerem que a indicação seja caso a caso.[14] Illg, em 2014, sugere que o benefício bimodal pode ocorrer se o paciente apresentar um resíduo do lado da prótese igual ou menor que 80 dB nas frequências graves.[18]

Em nosso serviço, temos uma sala acusticamente tratada composta por oito caixas dispostas circularmente e o paciente fica sentado no meio delas. Dessa forma, podemos analisar diversas habilidades auditivas como *squelch*, efeito sombra da cabeça e somação binaural (redundância). Realizando uma pesquisa comparando paciente bimodais com pacientes implantados unilateral podemos observar que no silêncio eles são iguais nessas habilidades (47% unilateral e 48% bimodal). No teste de redundância tiveram desempenhos iguais também mas avaliando o efeito de redundância e *squelch*, observamos que houve uma diferença significante de desempenho dos pacientes bimodais (36% e 49%; 31% e 36% respectivamente) relatados pelos próprios pacientes que referem uma melhor qualidade sonora e menor esforço auditivo.[51]

COMENTÁRIOS FINAIS

Acreditamos que os pacientes com grandes resíduos são os que terão maior benefício da estimulação bimodal, porém, é necessário conversar com o paciente sobre as dificuldades de integração das informações e que no primeiro momento essa adaptação é um pouco difícil. Em contrapartida, temos pacientes que mesmo com resíduo restrito, gostam da prótese e observamos uma melhora de desempenho de reconhecimento de monossílabos maior que 12%.[52]

Novamente, a experiência do audiologista em manusear *software* de programação do processador de fala e da prótese auditiva são importantes para a programação do estímulo e integração da informação elétrica e acústica. Uma vez que a maioria dos testes são subjetivos, a experiência auditiva do paciente também é importante. No caso de crianças, sugerimos a verificação *in situ*.

Em nossa experiência clínica recomendamos o uso da prótese auditiva contralateral ao implante nos casos em que essa orelha não é elegível para a cirurgia.

REFERÊNCIAS BIBLIOGRÁFICAS

1. Brasil. Gabinete do Ministério da Saúde. Portaria Nº 2.776 de 18 de dezembro de 2014.
2. Chiossone J; Chiossone E; Gonçalves S. Implante Coclear Bilateral. In: Tratado de Implante Coclear e Próteses Auditivas. Rio de Janeiro: Thieme Publicações; 2014. p. 325-328.
3. Lopez-Torrijo M, Mengual-Andres S, Estelles-Ferrer R. Clinical and logopaedic results of simultaneous and sequential bilateral implants in children with severe and/or profound bilateral sensorineural hearing loss: a literature review. Int J Pediatr Otorhinolaringol. 2015;79(6):786-792.
4. Smulders YE, Rinia AB, Rovers MM, et al. What is the effect of time between sequential cochlear implantations on hearing in adults and children? A systematic review of the literature. Laryngoscope. 2011;121:1942-1949.
5. Easwar V, Yamazaki H, Deighton M, et al. Simultaneous bilateral cochlear implants: developmental advances do not yet achieve normal cortical processing. Brain Behav. 2017;e00638(7):1-15.
6. Dhondt CMC, Swinnen FKR, Dhooge IJM. Bilateral cochlear implantation or bimodal listening in the paediatric population: Retrospective analysis of decisive criteria. Int J Pediatr Otorhinolaryngol. 2018;(104):170-177.
7. Smieja D, Dunkley BT, Papsin BC, et al. Interhemispheric auditory connectivity requires normal access to sound in both ears during development. NeuroImage. 2020.
8. Regaçone SF. Implante coclear bilateral simultâneo em crianças pré-linguais: um estudo eletrofisiológico das funções corticais e percepção auditiva da fala. Bauru: Faculdade de Odontologia de Bauru. 2019.
9. Wolfe J, Schafer EC. Basic terminology of cochlear implant programming. In: Programmming cochlear implants. San Diego. Plural Publishing. 2015:61-91.
10. Andrade KC, Leal MC, Muniz LF, et al. The importance of electrically evoked stapedial reflex in cochlear implant. Braz J Otorhinolaryngol. 2014;80(1):68-77.
11. Bianchin G, Tribi L, Formigoni P, et al. Sequential pediatric bilateral cochlear implantation: The effect of time interval between implants. Int J Pediat Otorhinolaryngol. 2017;102:10-14.
12. Graham J, Vickers D. Evidence of a critical age for sequential implantation of the second ear in congenitally deaf children. Cochlear Implants 2011:Int.12(S1):121-123.
13. Peters BR, Litovsky R, Parkinson A, Lake J. Importance of age and postimplantation experience on speech perception measures in children with sequential bilateral cochlear implants. Otol Neurotol. 2007;28(5):649-657.
14. Blamey PJ, Maat B, Baskent D, et al. A Retrospective Multicenter Study Comparing speech Perception Outcomes for Bilateral Implantation and Bimodal Rehabilitation. Ear Hear. 2015;36:408-416.
15. Dorman MF, Cook S, Spahr A, et al. Factors constraining the benefit to speech understanding of combining information from low-frequency hearing and a cochlear implant. Hear Res. 2015;322:107-111.
16. Ching TY, van Wanrooy E, Dillon H. Binaural-bimodal fitting or bilateral implantation for managing severe to profound deafness: A review. Trends Amplif. 2007;11:161-192.
17. Byrne D, Dillon H, Ching T, Katsch R, Keidser G. NAL-NL1 Procudere for fitting nonlinear hearing aids: characteristics and comparisons with other procedures. J Am Acad Audiolo. 2001, 12: 37:51.
18. Illg A, Bojanowicz M, Lesinski-Schiedat A, et al. Evaluation of the bimodal benefit in a large cohort of cochlear implant subjects using a contralateral hearing aid. Otol Neurotol. 2014;35:e240-e244.
19. Morera C, Cavalle L, Manrique M, et al. Contralateral hearing aid use in cochlear implanted patients: Multicenter study of bimodal benefit. Acta Otolaryngol. 2012;132:1084-1094.
20. Yoon YS, Shin YR, Gho JS, Fu QJ. Bimodal benefit depends on the performance difference between a cochlear implant and a hearing aid. Cochlear Implants Int. 2015;16(3):159-67.
21. Ching TYC, Incerti P, Plant K. Electric-acoustic stimulation: For whom, in which ear, and how. Cochlear Implants Int. 2015;16(1):S12-5.
22. Yoon YS, Shin YR, Gho JS, Fu QJ. Bimodal benefit depends on the performance difference between a cochlear implant and a hearing aid. Cochlear Implants Int. 2015.
23. Dowell R, Galvin K, Cowan R. Cochlear implantation: Optimizing outcomes through evidence-based clinical decisions. Int J Audiol. 2016;55(2):S1-S2.
24. Leigh JR, Moran M, Hollow R, et al. Evidence-based guidelines for recommending cochlear implantation for postlingually deafened adults. Int J Audiol. 2016;55(2):S3-S8.
25. Hanvey K. Paediatric unilateral implantation in an era of routine simultaneous bilateral implantation. Cochlear Implants Int. 2015;16(1):S23-5.
26. Goffi-Gomez M, Guedes M, Sant.Anna S, et al. Critérios de Seleção e Avaliação Médica e Audiológica dos Candidatos ao Implante Coclear: Protocolo HCFMUSP. Arquivos Int Otorrinolaring. 2004;8(4):303-13.

27. Vaerenberg B, Cas Smits, De Ceulaer G, et al. Cochlear Implant Programming: A Global Survey on the State of the Art. Hindawi Publishing Corporation Scientific World Journal Volume. 2014;Article ID 501738:12 pages.

28. Ching TY, Psarros C, Hill M, et al. Should children who use cochlear implants wear hearing aids in the opposite ear? Ear Hear. 2001;22, 365–380.

29. Oticon. Bimodal hearing aid fitting guidelines. Retrieved from. 2016.

30. Ching TY, Incerti P, Hill M. Binaural benefits for adults who use hearing aids and cochlear implants in opposite ears. Ear Hear. 2004;25:9-21.

31. Ching TY, Hill M, Brew J, et al. The effect of auditory experience on speech perception, localization, and functional performance of children who use a cochlear implant and a hearing aid in opposite ears. Int J Audiol. 2005;44:677-690.

32. English R, Plant K, Maciejczyk M, et al. Fitting recommendations and clinical benefit associated with use of the NAL-NL2 hearing-aid prescription in Nucleus cochlear implant recipients. Int J Audiol. 2016;55(2):S45-S50.

33. Ullauri A, Crofts H, Wilson K, et al. Bimodal benefits of cochlear implant and hearing aid (on the non-implanted ear): A pilot study to develop a protocol and a test battery. Cochlear Implants Int. 2007;8:29-37.

34. Davidson LS, Firszt JB, Brenner C, et al. Evaluation of hearing aid frequency response fittings in pediatric and young adult bimodal recipients. J Am Acad Audiol. 2015;26, 393-407.

35. Messersmith JJ, Jorgensen LE, Hagg JA. Reduction in high-frequency hearing aid gain can improve performance in patients with contralateral cochlear implant: a pilot study. Am J Audiol. 2015;24(4):462-468.

36. Neuman AC, Svirsky MA. Effect of hearing aid bandwidth on speech recognition performance of listeners using a cochlear implant and contralateral hearing aid bimodal hearing. Ear Hear. 2013;34(5):553-561.

37. Hua H, Johansson B, Jonsson R, et al. Cochlear implant combined with a linear frequency transposing hearing aid. J Am Acad Audiol. 2012;23:722-732.

38. McDermott H, Henshall K. The use of frequency compression by cochlear implant recipients with postoperative acoustic hearing. J Am Acad Audiol. 2010;21:380-389.

39. Park R, Teagle HF, Buss E, et al. Effects of frequency compression hearing aids for unilaterally implanted children with acoustically amplified residual hearing in the nonimplanted ear. Ear Hear. 2012;33:e1-e12.

40. Perreau AE, Bentler RA, Tyler RS. The contribution of a frequency-compression hearing aid to contralateral cochlear implant performance. J Am Acad Audiol. 2013;24:105-120.

41. Schultz C, Liberman PHP, Goffi-Gomez MVS. Are There Cochlear Dead Regions Involved in Hearing Loss after Cisplatin Ototoxicity? Audiol Neurotol. 2019;24:253-257.

42. Schultz C. Condições da cóclea em pacientes oncológicos:opções na reabilitação auditiva. São Paulo. Banco de teses da Universidade de São Paulo. 2019.

43. Veugen LC, Chalupper J, Snik AF, et al. Frequency-dependent loudness balancing in bimodal cochlear implant users. Acta Otolaryngol. 2016;136:775-781.

44. Gifford R H. Bimodal Hearing: How to Optimize Bimodal Fitting. Journal Club. 2019.

45. Keilmann, AM, Bohnert, AM, Gosepath, J, et al. Cochlear implant and hearing aid: A new approach to optimizing the fitting in this bimodal situation. Eur Arch Otorhinolaryngol. 2009; 266, 1879-1884.

46. Lima MCMP, Araujo AML, Araujo FCRS. Sistema Sonar: sons normalizados para avaliação audiológicas. Carapicuíba: Pro fono. 2011.

47. Scollie S, Seewald R, Cornelisse L, et al. The Desire Sensation Level multistage input/output algorithm. Trend in Amplification. 2005;9(4):159-197.

48. Magalhães ATM, Carvalho AM, Goffi-Gomez MVS, et al. Balancing loudness between the speech processor and the contralateral hearing aid in unilateral cochlear implant users (submitted). Int Arch Otorhinolaryngol. 2019.

49. Vroegop JL, Godegebure A, van der Schroeff MP. How to Optimally Fit a Hearing Aid for Bimodal Cochlear Implant Users: A Systematic Review. Ear Hear. 2018;39(6):1039-1045.

50. Warren SE, Dunbar MN. Bimodal Hearing in individuals with severe to profound hearing loss: benefits, challenges and management. Semin Hear. 2018;39(4):405-413

51. Generoso GF, Magalhães ATM, Goffi-Gomez MVS, etal. Self-reported perception of unilateral cochlear implantees on the contralateral use of hearing aid. Distúrb Comun, São Paulo. 2019;31(3):369-379.

52. Ministério da Saúde. Portaria N° 2.776, de 18 de dezembro de 2014.

SEÇÃO 17-3

O DESENVOLVIMENTO DAS HABILIDADES AUDITIVAS E LINGUÍSTICAS NA CRIANÇA IMPLANTADA

Lilian Flores-Beltrán

O conteúdo desta seção (págs. 474 a 493), encontra-se disponível on-line.

Para acessá-lo, aponte a câmera do seu smartphone ou tablet para a imagem acima ou acesse a URL abaixo:

https://medone.thieme.com/images/supmat/Bento_Tratado_de_Implante_Coclear_978-65-5572-084-6_Cap_17-3.pdf

SEÇÃO 17-3

SEÇÃO 17-4

ORIENTAÇÕES QUANTO AO USO E MANUSEIO AOS USUÁRIOS DE PRÓTESES AUDITIVAS IMPLANTÁVEIS

Danielle do Vale Penna Lima ▪ Scheila Farias de Paiva

INTRODUÇÃO

As próteses auditivas implantáveis são soluções auditivas realizadas cirurgicamente a fim de possibilitar o acesso à audição. Dentre as próteses implantáveis podemos citar o implante coclear, implantes de orelha média e próteses auditivas de condução óssea. Por tratar-se de equipamentos eletrônicos, muitos são os cuidados quanto ao uso e manuseio das próteses auditivas implantáveis. Diante disso, é necessário minimizar as consequências decorrentes de fatores ambientais pela exposição desses equipamentos ao longo da vida cotidiana do usuário, assim como orientar e desenvolver a habilidade correta de manipulação e cuidados com os processadores de áudio e todos seus acessórios. Destaca-se que todos os equipamentos possuem orientações específicas dispostas em seus respectivos manuais de instrução, e estas devem ser repassadas ao paciente e/ou familiares desde o primeiro dia de uso na entrega do material e ativação dos pacientes, de preferência com treino *hands on,* para que todo material fique mais familiar ao usuário e seus familiares (Figs. 17-4-1 a 17-4-4).

TIPOS, COMPONENTES E FUNCIONAMENTO EM GERAL

As próteses auditivas implantáveis possuem uma unidade externa do equipamento que tem como função captar o som e transmiti-lo para a unidade interna do dispositivo. No entanto, como algumas especificidades não são compartilhadas, organizamos as informações em tópicos por tipos de funcionamento dos dispositivos em duas categorias, sendo a primeira Implantes Cocleares e a última Implantes Auditivos por Condução Óssea (próteses ósseas, de orelha média ou osteoancoradas) a fim de possibilitar uma abordagem mais didática.

Implantes Cocleares
Processadores de Áudio

Essa unidade externa é composta por peças essenciais tais como: microfone, que tem a função de captar o som; processador de áudio, cuja a função é analisar e digitalizar o sinal acústico de entrada; cabo, que leva o sinal acústico do processador à antena transmissora; e antena externa, que envia os sinais para o componente interno por meio de radiofrequência e já codificados (composta por um magneto que se acopla a unidade interna favorecendo a transmissão) (Figs. 17-4-1 a 17-4-3) Destaca-se que todos os processadores de áudio das próteses implantáveis, antes de mais nada, necessitam ser ativados e programados de forma personalizada de acordo com o tempo previsto para cada tipo, ou seja, obedecendo as necessidades de cada usuário e as orientações específicas para cada tipo de

prótese. O usuário deve ser orientado quanto aos botões de acesso, tais como: ligar e desligar, troca de memórias/programações, volume e sensibilidade. Na atualidade, alguns modelos de equipamentos possibilitam o uso de controladores remotos associados ao dispositivo, outros disponibilizam ainda algumas formas de conectividade que permite o acesso através de APP (aplicativo móvel) que pode ser configurado junto aos *smartphones* tipo Androide e de plataforma IOS (sistema operacional da Apple) (Fig. 17-4-5).

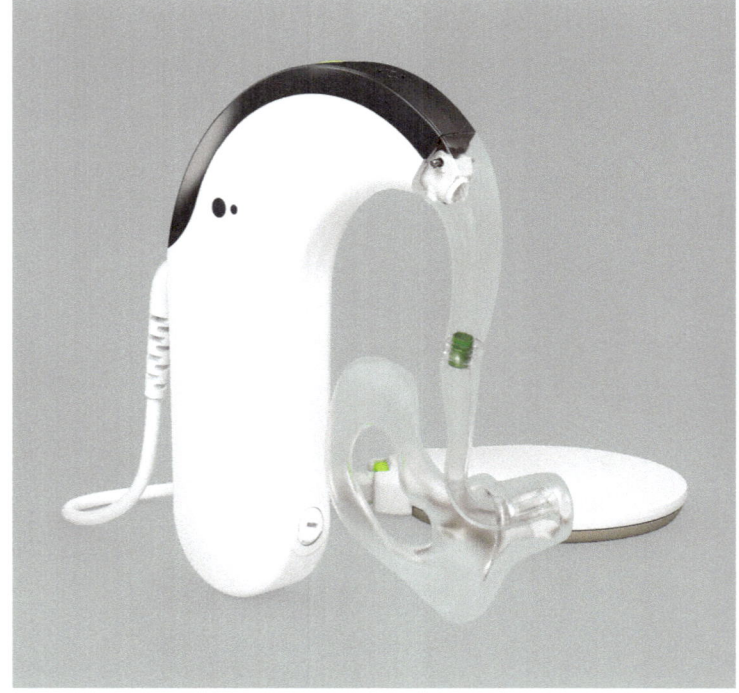

Fig. 17-4-2. Processador de fala Sonnet 2 (MED-EL).

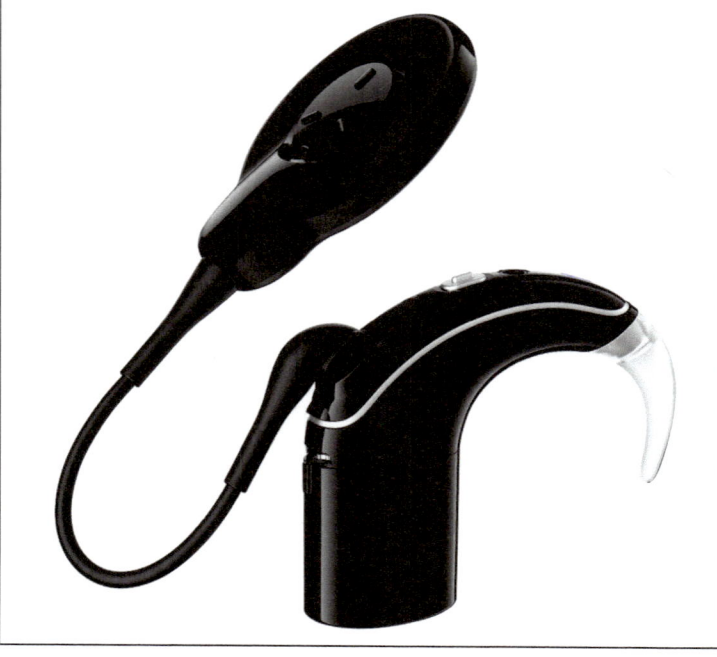

Fig. 17-4-3. Processador de fala N7 (Cochlear).

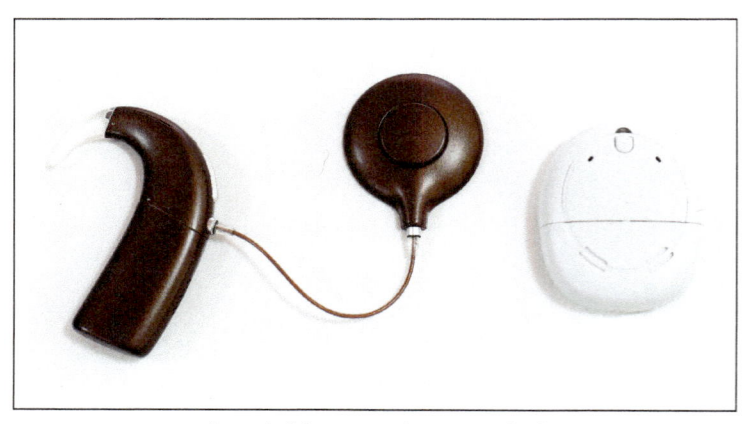

Fig. 17-4-1. Processadores de fala Neuro 2 (Oticon Medical) e Kanso (Cochlear).

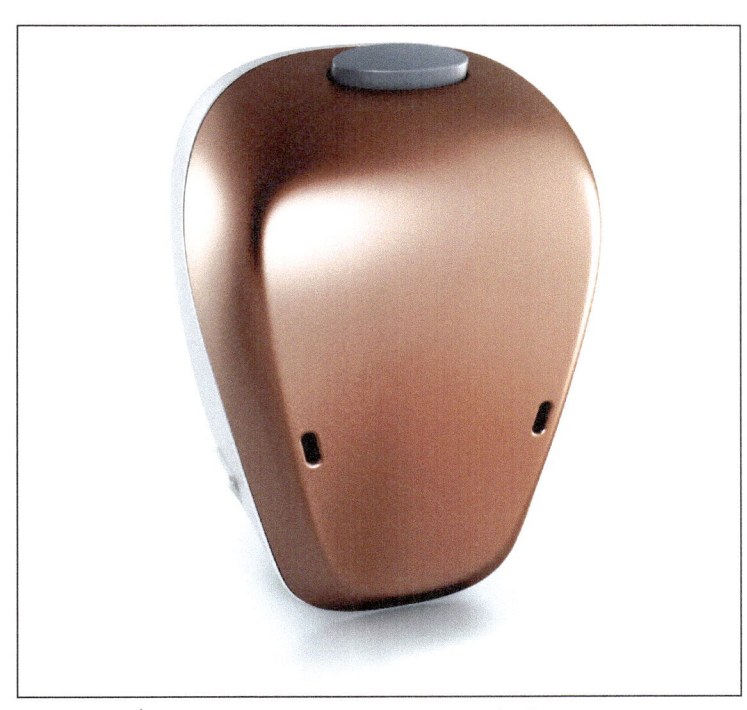

Fig. 17-4-4. Áudio processador Ponto 3 (Oticon Medical).

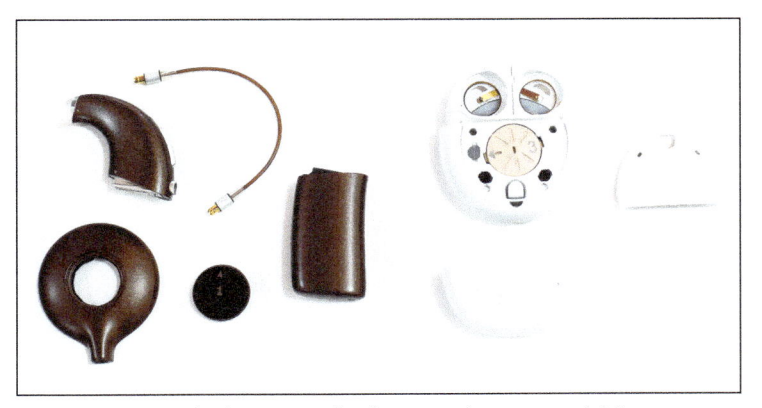

Fig. 17-4-5. Exemplo do processador desmontado e as peças básicas que o compõem.

Cuidado com Fios, Cabos e Antena

Sabemos que fios, cabos e antenas, na maioria dos processadores de áudio são os itens de maior complexidade que se desgastam mais facilmente devido ao mau uso e, em consequência disso, podem apresentar funcionamento intermitente, pequenos desconfortos e frequentes encaminhamentos dos processadores para manutenção. A necessidade de cuidado com esses acessórios é fundamental, visto que o bom funcionamento depende da conexão desse conjunto de itens que contempla desde o processador de áudio até o funcionamento do componente interno. Destaca-se que uma das principais recomendações dos fabricantes é em relação aos cuidados com os cabos como evitar torcer, girar, clipar, enrolar com fitas e usar proteções não recomendadas pelo fabricante. Outra recomendação refere-se ao imã e antena externa, pois estes também carecem de limpeza adequada e contínua para evitar, ao longo do tempo, o acúmulo de partículas que impedem a remoção do magneto de forma natural e por muitas vezes necessitando de força inadequada e contundente que gera a quebra do equipamento.

Principais Cuidados

Todos os processadores de áudio, por via de regra, ficam expostos a água, suor, temperaturas diversas, poeira e consequentemente estão sujeitos a eventuais quedas. Tais elementos são alvos de nossa principal preocupação, que consiste na instalação de componentes avariados nos dispositivos, tipo: cabo, antena, imã, compartimento de pilha e bateria recarregável. A primeira recomendação destacada

refere-se à forma de armazenamento. Toda e qualquer situação em que o paciente não esteja fazendo uso do processador, o mesmo deve ser guardado imediatamente em local próprio (nas caixas fornecidas pelos fabricantes), evitando o contato desnecessário, principalmente com poeira e água, assim como resguardá-lo de quedas e pancadas eventuais. Recomenda-se como item indispensável de higienização frequente o desumidificador elétrico, o qual minimiza a ação de elementos que causam a oxidação do equipamento. Deve-se recomendar o uso diário deste, assim como a limpeza de alguns elementos de metal que podem ser realizada com o uso do álcool isopropílico, apropriado para limpeza de materiais eletrônicos (Fig. 17-4-6).

Força do Imã

O imã é um componente que merece atenção especial, pois sua força magnética junto à cabeça do usuário pode variar de acordo com a espessura do couro cabeludo, o retalho realizado e considerando sempre a idade do paciente (Fig. 17-4-7). Alguns fabricantes sugerem antenas e imãs específicos para crianças e esse é um detalhe que deve ser visto de forma muito particular. O imã demasiadamente apertado pode prejudicar o local em que o equipamento ficará acoplado causando vermelhidão, dor e chegando até mesmo a ocasionar ferimento. Por este motivo, a atenção de familiares e pacientes adultos nos primeiros dias de uso é extremamente importante e deve ser bem conduzido. Em contrapartida, se o imã ficar muito folgado, o paciente perde a liberdade de movimento, já que poderá cair e perder intensidade do estímulo podendo até mesmo se desconectar facilmente. Outra questão importante que devemos nos atentar para orientação é com relação aos implantes que necessitam de remoção para a realização do procedimento de ressonância nuclear magnética. Orientar a respeito da necessidade de realização do exame e contatar o cirurgião para a orientação dos cuidados necessários.

Monitoramento e Funcionamento do Processador de Áudio

A observação diária do componente externo é totalmente recomendada para todos os pacientes, porém muito mais contundente para crianças pequenas. É por meio da verificação diária que podem ser detectados os maus funcionamentos que podem interromper a transmissão sonora. Nossa primeira recomendação para pacientes e familiares é a leitura do manual de instrução, pois é nele que as informações sobre os sinais de alerta se encontram de forma explícita e ajudam muito na vida diária. Dentre os mais comuns em todos os dispositivos encontram-se os alertas luminosos e sinais sonoros, os quais serão devidamente programados pelo audiologista e de acordo com a necessidade de cada usuário.

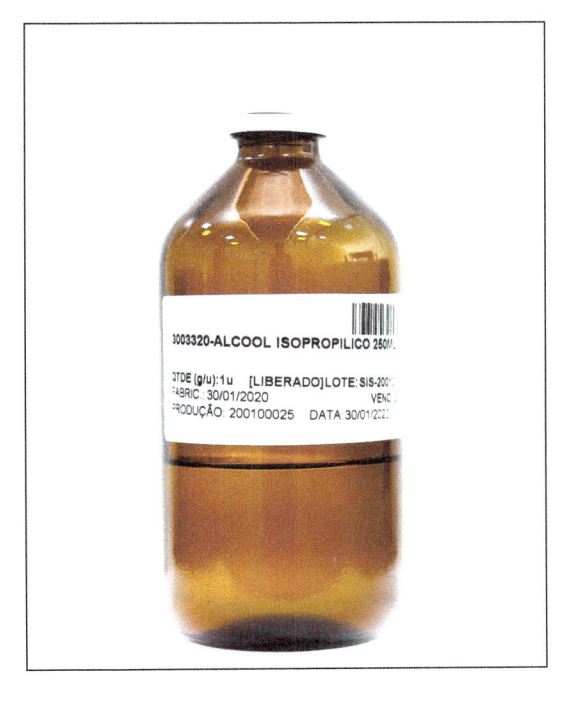

Fig. 17-4-6. Álcool isopropílico.

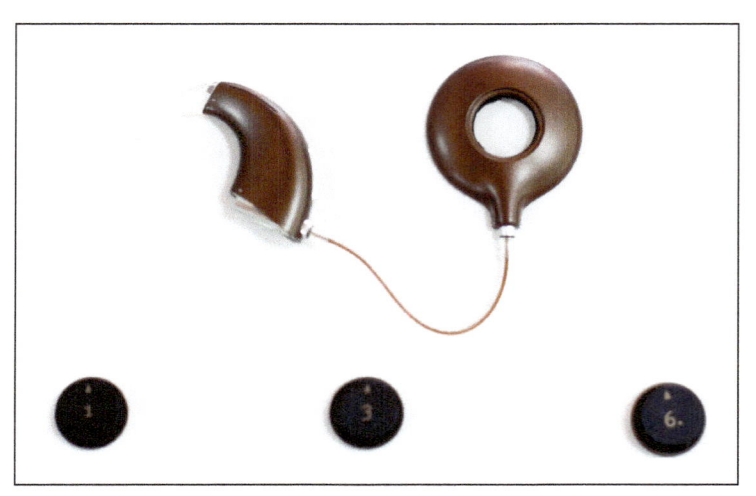

Fig. 17-4-7. Diferentes forças do ímã.

Os fones de monitoramento também devem ser utilizados por familiares, terapeutas e professores, visto que podem sinalizar sobre queixas como sons desconfortáveis, interferências, chiados e possibilita verificar se o som está nítido e adequado para o uso e a compreensão auditiva necessária.

Na atualidade temos os equipamentos com conectividade que podem ser monitorados pelo próprio celular do usuário e/ou familiares, mais um recurso que pode nos garantir que o funcionamento do dispositivo irá proporcionar para o paciente as informações necessárias (Fig. 17-4-8).

Baterias

Todos os processadores de áudio, assim como qualquer equipamento eletrônico, necessitam de uma fonte de energia. Usualmente, as próteses auditivas funcionam muito bem com pilhas 675 que são descartáveis e/ou com baterias recarregáveis fornecidas pelo próprio fabricante, as quais já vêm acompanhadas de seus carregadores específicos.

Quanto ao funcionamento do equipamento e do tempo de duração das pilhas e baterias em horas, esta é uma questão variável que envolve o tipo do equipamento, os parâmetros das programações, o uso contínuo de conectividade e acessórios extras e o tempo de uso diário bem particular para cada indivíduo. Outra informação relevante, para segurança dos equipamentos, é adquirir pilhas exclusivas para implantes cocleares (Implante *Plus*) e certificar-se da origem das mesmas. Também deve-se ter absoluto cuidado em não as deixar dentro do compartimento de pilhas quando suspender o uso por tempo prolongado. Deve-se mantê-las longe de materiais metálicos e umidade excessiva, pois podem diminuir o tempo de duração e, consequentemente o seu desempenho. Em relação à limpeza do compartimento de baterias deve-se manter o compartimento sempre desconectado do processador de fala ou de fonte de energia utilizando apenas uma escova macia, uma borracha ou um pano seco para sua higienização.

Quanto aos sinais de alerta sobre a necessidade da troca de pilhas e baterias, estes variam entre sinais luminosos e sinais sonoros, porém se encontram presentes em todas as marcas de processadores, sendo os sinais luminosos são mais utilizados nos processadores da população infantil, que normalmente é monitorada pela família (Fig. 17-4-9).

Uso do Desumidificador

O desumidificador é um acessório imprescindível que geralmente acompanha todos os *kits*. Em sua maioria são elétricos e funcionam juntamente com pastilhas de sílica gel, embora em alguns não se faça necessário o uso em conjunto. O objetivo desse acessório é desumidificar o componente externo, o qual habitualmente está em contato com a pele e consequentemente ao suor, exposto também a gotículas de água, umidade relativa do ar (dependendo de cada região), salinidade e, por fim, eventuais acidentes com água, que podem acontecer durante o uso. A orientação da maioria das empresas de implantes cocleares é a utilização diária do desumidificador, minimizando os prejuízos vistos corriqueiramente, tais como: mau funcionamento dos microfones, oxidação em algumas peças fundamentais do equipamento, principalmente nas conexões de metal e nos compartimentos de bateria e pilhas. Para garantir uma vida útil bem maior do que a prevista, é necessário que sejam

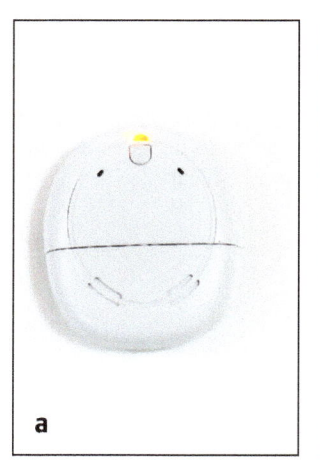

a

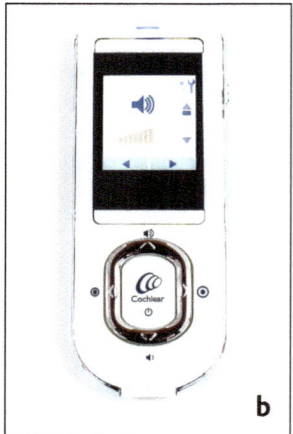

b

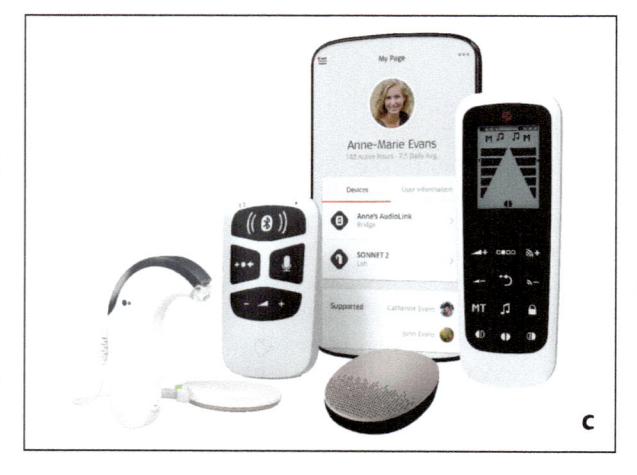

c

Fig. 17-4-8. (a) Exemplo de aviso luminoso. (b) Controlador que pode monitorar diversas funções. (c) Conectividade com *smartphone* e várias funções a mão.

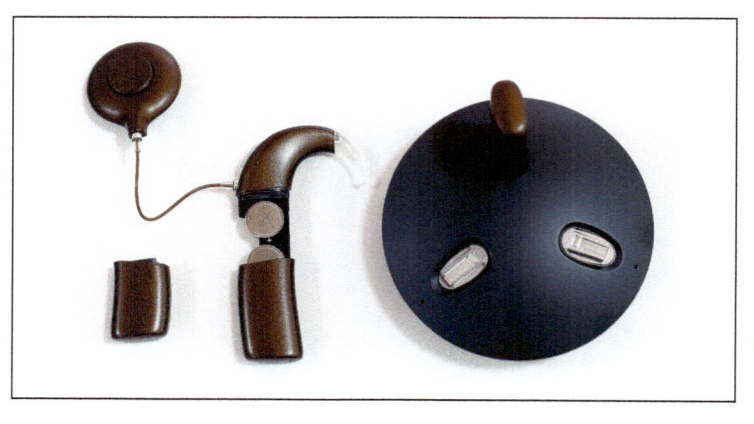

Fig. 17-4-9. Exemplo de compartimento de pilhas, baterias e respectivo carregador.

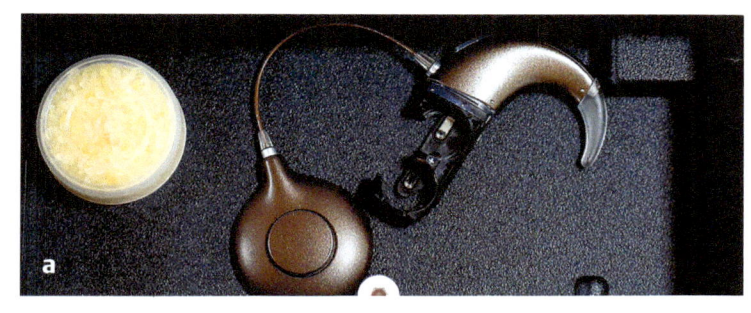

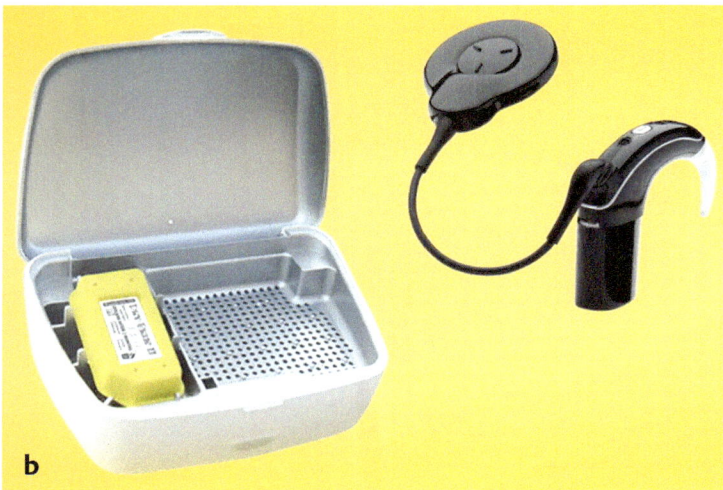

Fig. 17-4-10. (a) Desumidificador elétrico Oticon Medical. (b) Desumidificador elétrico Cochlear.

realizadas limpezas e manutenções preventivas, garantindo a extensão de uso do produto (Fig. 17-4-10).

Equipamentos à Prova D'Água

O mercado de implantes cocleares já dispõe de produtos resistentes à água, assim como algumas empresas já disponibilizam também acessórios que permitem o uso dos processadores em banhos de imersão, seja no lazer, esporte ou trabalho, porém é bastante recomendado que todas as instruções dos fabricantes sejam seguidas, pois em muitos casos há necessidade do uso específico do processador correspondente a essa proteção disponibilizada (Fig. 17-4-11).

Descarga Eletrostática

A eletricidade estática é o fenômeno de acumulação de cargas elétricas que pode manifestar-se em qualquer material. Ela acontece normalmente pelo atrito entre dois elementos, sendo que o ar-condicionado e ar seco favorecem ao acúmulo desse tipo de energia. Na primeira oportunidade, essa descarga será transferida para algum elemento. Em se tratando dos pacientes usuários de implantes cocleares, esses não correm riscos a mais, mas, embora os componentes de implante tenham recursos de proteção, ressaltamos que pode acontecer uma desprogramação nos processadores de áudio. Algumas recomendações são necessárias tais como:

A) Realizar a troca de roupa somente após a retirada do equipamento;

B) Evitar o contato do processador de áudio com equipamentos eletrônicos (tela de TVs e computadores, micro-ondas e demais eletrônicos não aterrados);

C) Retirar o processador de áudio antes do contato com brinquedos de plástico.

Sugere-se orientar aos pais que, ao final da atividade recreativa, garantam a descarga elétrica em qualquer superfície dessa possível energia acumulada e só após esse procedimento retorne o uso do equipamento. Caso o paciente ou familiar perceba qualquer sinal de mau funcionamento do dispositivo, deve ser orientado a procurar seu audiologista no centro de implante coclear.

Equipamentos que Podem Gerar Interferência Junto ao Dispositivo

Essa é uma dúvida muito comum entre os usuários de próteses auditivas implantáveis e seus familiares, se equipamentos de transmissão por radiofrequência podem causar dano ao dispositivo e/ou disparar os alertas de segurança, principalmente em *shoppings* e aeroportos. Na realidade, esses equipamentos com transmissão por radiofrequência, podem sim enviar sinais distorcidos os quais podem ser percebidos pelos implantados, embora poucos relatos sejam observados por profissionais que lidam com essa população. Nossa orientação aos pacientes é que nas ocasiões em que forem ultrapassar barreiras de detecção desse tipo, tais como bancos, aeroportos, lojas de departamentos e próximos as antenas de transmissão, que desliguem seus dispositivos se resguardando de qualquer tipo de desconforto. Além disso, estar munido da carteira de identificação do implante coclear garante que nenhum constrangimento aconteça perante o operacional dessas máquinas, já que prontamente saberá da condição do identificado. Já dentro das aeronaves, os usuários de próteses implantáveis, devem obedecer às orientações de ligar e desligar os equipamentos eletrônicos nas situações de pouso e decolagem.

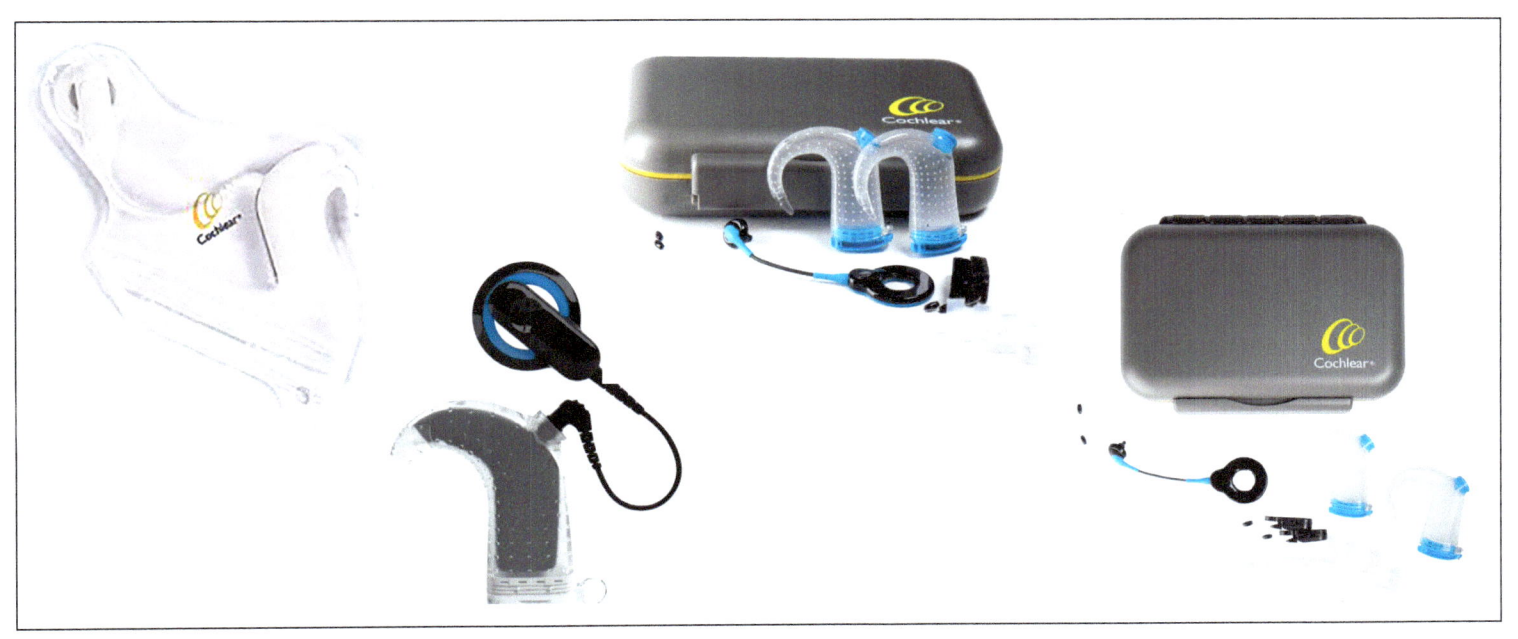

Fig. 17-4-11. Exemplo de capa de proteção para esportes aquáticos.

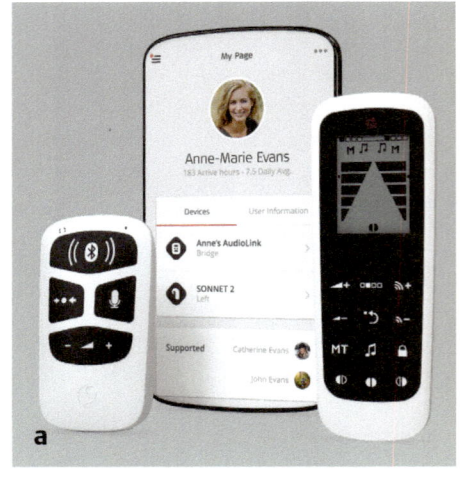

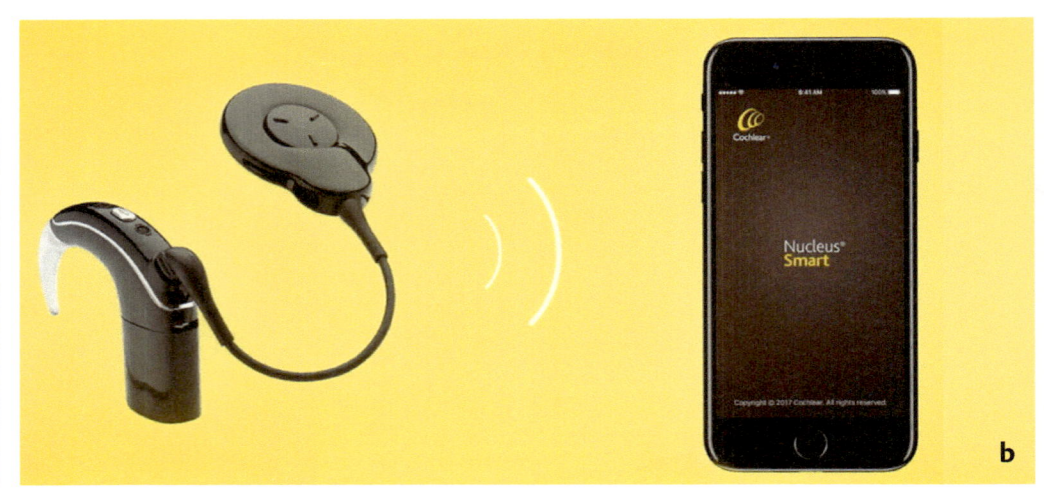

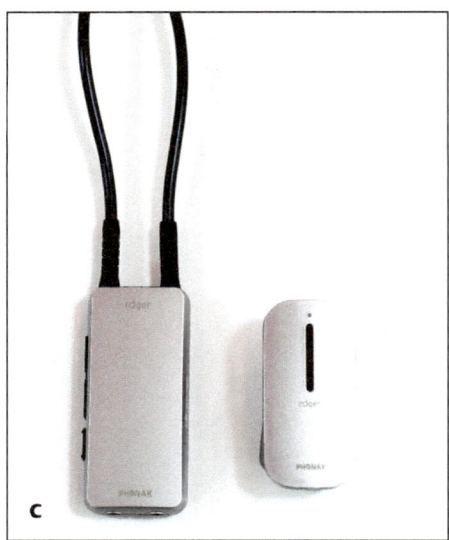

Fig. 17-4-12. (a) Conectividade do Sonnet 2 (MED-EL). (b) Conectividade do N7 (Cochlear). (c) Sistema FM Roger (Phonak).

Acessórios Extras, Conectividade e Cabos Auxiliares

Alguns *kits* das próteses implantáveis vêm acompanhados de alguns acessórios que permitem a conexão desses dispositivos com equipamentos eletrônicos como: TVs, celulares, rádios e computadores. Esses acessórios (cabos convencionais) transmitem a informação de forma direta entre dois dispositivos, exemplo: TV e implante coclear, celular e implante coclear, e possibilitam uma clareza sonora sem a interferência do ambiente. Em sua maioria, esses materiais são específicos e fornecidos pelos próprios fabricantes, assim como outros acessórios que vão desde microfones de lapela e fones para os implantes cocleares a receptores e equipamentos de conectividade para áudio. Na atualidade, já dispomos da conectividade sem fio em alguns desses dispositivos e fabricantes, onde a informação entre TV e implante coclear, celular e implante coclear são via *bluetooth*, *wireless* e acessórios sofisticados. Além dos dispositivos para conexões sem fio via *smartphones* da plataforma IOS e Android que já se encontram disponíveis no mercado (Fig. 17-4-12).

Prática de Esportes

Sabemos que a prática de esportes para todos nós seres humanos é essencial. O esporte, além de socializar crianças e adultos, proporciona um bem-estar maior e mais qualidade de vida. Independente do esporte a ser escolhido, o ideal é proteger a cabeça de pancadas de alto impacto, por isso restringimos a prática de boxe, artes marciais e *rugby*. Alguns esportes como ciclismo, vela, futebol e equitação, há necessidade do uso de capacetes emborrachados resguardando a cicatriz da cirurgia e possíveis quebras nos componentes eletrônicos da parte implantada (Fig. 17-4-13). Além do mais, o componente externo pode sofrer bastante quando exposto ao suor excessivo, por isso uso diário do desumidificador é recomendável. Alguns fabricantes já dispõem de soluções que permitem o uso do processador em esportes aquáticos e com segurança, apenas há necessidade da orientação quanto à disponibilidade para a geração que o paciente está utilizando. Atualmente faixas, *clips* de roupa, bolsos e grampos, devem sempre ser utilizados mantendo o processador mais seguro e livre de quedas durante a movimentação do paciente. Mais liberdade para enfrentar o dia a dia com acessórios alternativos pode ser uma boa prática.

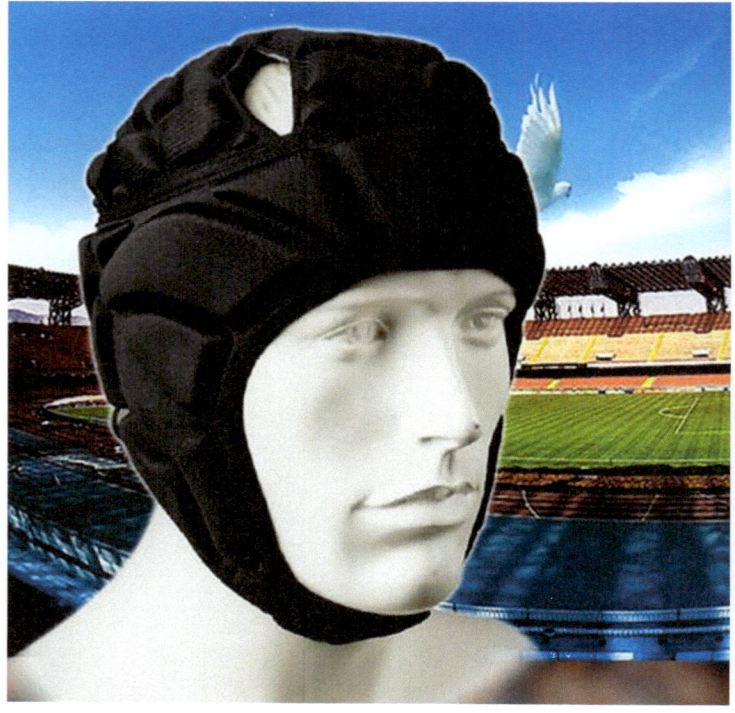

Fig. 17-4-13. Capacete emborrachado ideal para a prática de esportes.

Restrições

Usuários de implantes cocleares terão restrições que irão carregar ao longo de suas vidas e tais limitações podem estar relacionadas diretamente com a marca do implante a ser indicado. Alguns dispositivos, por exemplo, podem suportar a realização do exame de ressonância nuclear magnética, embora com todas as orientações dadas pelo fabricante. No entanto, outros dispositivos terão a necessidade da remoção do imã do componente interno a fim de viabilizar sua realização. A maioria dos fabricantes, ainda assim, recomendam as máquinas de ressonância com campos magnéticos de até 1,5 tesla. Considerando a utilização bastante comum desse tipo de exame por diversas especialidades e para diferentes diagnósticos, faz-se necessário que a equipe médica do centro de implante coclear repasse essas informações para pacientes e familiares de forma preliminar.

A segunda restrição mais comentada é o uso do bisturi elétrico monopolar, o qual pode danificar o componente interno e é absolutamente proibido, sendo permitido o uso do bisturi elétrico bipolar e do bisturi frio.

A diatermia por meio de radiação eletromagnética e terapia eletroconvulsiva, não devem ser realizadas por usuários de implantes cocleares, pois podem danificar em definitivo o componente interno. Muitas restrições estão expostas no manual de instrução, assim como nas carteirinhas de identificação que são essenciais para a segurança do usuário. É recomendável portar a identificação de usuário de implante coclear, assim como tirar todas as dúvidas que surgirem com a equipe médica e com o fabricante do seu dispositivo.

Implantes Auditivos por Condução Óssea

Formas de Funcionamento

Os implantes auditivos por condução óssea são responsáveis por captar o estímulo sonoro e conduzi-lo através osso do crânio, realizando a estimulação coclear direta sem a necessidade ou dependência da participação do conduto auditivo, bem como dos componentes da orelha média para a estimulação da cóclea. Para realizar esta estimulação direta existem dois tipos de dispositivos implantáveis, próteses transcutâneas e percutâneas, que são diferenciadas pela forma de implantação.

A prótese percutânea se utiliza de um pino de titânio que atravessa a pele para transmitir a vibração diretamente para o osso do crânio e, consequentemente, para a cóclea. Já a prótese transcutânea possui um componente interno colocado sob a pele na região retroauricular e outro externo que se conectam de forma magnética, neste caso o processador de áudio realiza a captação dos sons e os envia através da pele para o componente interno do implante que, por sua vez, transforma as ondas sonoras em vibrações mecânicas para estimulação da cóclea, de forma semelhante ao ouvido normal.

No caso da prótese percutânea, o componente interno possui:

1. Antena interna;
2. Ímã para conexão magnética e posicionamento do componente esterno;
3. Demodulador para conversão do sinal sonoro;
4. Transdutor de massa para vibração do crânio.

Já as prósteses transcutâneas possuem basicamente dois componentes sendo:

1. Pino de titânio implantado cirurgicamente no osso do crânio;
2. Prótese auditiva vibratória como componente externo conectado ao pino.

A próstese externa pode variar de indicação conforme o grau da perda auditiva e a potência necessária para sua transmissão.

Destaca-se que, em relação às próteses auditivas de condução óssea, atualmente existe um dispositivo não implantável que possibilita a estimulação auditiva por condução óssea através de um adaptador adesivo médico que pode ser utilizado conforme indicações específicas ou no pré-operatório de algumas próteses implantáveis, porém este não será abordado em detalhes neste capítulo,

visto que temos como objetivo informações relativas aos cuidados e manuseio das próteses implantáveis.

Prótese Vibratória, Ativação e Ajustes

Como mencionado anteriormente, assim o implante coclear, os demais implantes possuem uns componentes externos que necessitam ser conectados e ativados após o procedimento cirúrgico. Neste caso o momento da ativação depende em parte do modelo de implante escolhido. O tempo de ativação pode variar conforme o modelo e a recomendação do fabricante, além de considerar a idade, a espessura da calota craniana e o processo individual de cicatrização, que podem necessitar de um tempo um pouco maior.

Em relação ao processo de ativação e ajustes das próteses auditivas ósseas, os procedimentos são bem mais simples que nos casos com implante coclear. Ao longo do primeiro ano de uso é necessário que o paciente realize em média 2 a 3 ajustes e acompanhamentos anuais subsequentes para promover a adequação sonora e monitoramento adequado do acoplamento da prótese ao longo dos anos. Nestes tipos de próteses, a ativação consiste no acoplamento da parte vibratória (componente externo) ao pino implantado, nas orientações quanto à higienização adequada do local, conservação e proteção do dispositivo com acessórios adequados durante a realização de esportes e esportes aquáticos, assim como as possibilidades de conectividade disponibilizadas em cada marca/modelo. É necessário, por fim, verificar a estabilidade do pilar conectado ao pino de titânio, bem como adequações de ajuste e tamanho, condições de cicatrização, higienização, uso e manutenção do dispositivo para cada dispositivo respectivamente.

CONSIDERAÇÕES FINAIS

Os implantes cocleares são equipamentos de alta tecnologia, porém, como já visto ao longo desse capítulo, necessitam de cuidados adequados que garantam uma vida útil por mais longo tempo e com qualidade sonora. Saber manusear e utilizar todos os recursos dispensados por cada fabricante é essencial, por isso a leitura de manuais, vídeos disponibilizados nos *sites* e sempre tirar dúvidas quando necessário, de fato minimizam os danos que se tornam tão corriqueiros. Sabe-se que o momento da ativação consiste em um momento de grandes expectativas e emoções acompanhadas de muitas novidades e grande quantidade de informações relacionadas com essa nova tecnologia por este motivo, sugere-se a realização de aconselhamento e orientação específica quanto a utilização e conservação do dispositivo ao usuário e familiares, se possível acompanhado do manual do usuário e/ou gravação de vídeos ou disponibilização de um canal de comunicação virtual da equipe e do fabricante para eventuais dúvidas no momento da orientação, a fim de minimizar problemas e promover melhor compreensão das informações sobre o manuseio dos dispositivos implantáveis.

Entende-se que as orientações quanto ao uso e manuseio das próteses auditivas implantáveis, são parte essencial do processo de reabilitação e se constituem conteúdos imprescindíveis de serem abordados pela equipe de profissionais, com todos os usuários e familiares.

BIBLIOGRAFIAS

Samuel P, Hoshino AC, Goffi-Gomez MVS. Cuidados e Manutenção dos Componentes Externos do Implante Coclear. In: Bento RF, Lima Júnior LRP, Tsuji RK, Goffi-Gomez MVS, Lima DVSP, Brito Neto R. Tratado de implante coclear e próteses auditivas implantáveis. Rio de Janeiro: Thieme. 2014:353-60.

Advanced Bionics. Informações técnicas e manuais dos processadores de fala disponível em: https://advancedbionics.com/br/pt_br/home.html

Cochlear. Informações técnicas e manuais dos processadores de fala disponível em: https://www.cochlear.com/au/en/home/products-and-accessories/cochlear-nucleus-system/nucleus-sound-processors

Medel. Informações técnicas e manuais dos processadores de fala disponível em: https://www.medel.com/pt-br/hearing-solutions/cochlear-implants

Oticon Medical. https://www.oticonmedical.com/portuguese/for-professionals/cochlear-implant

Oticon Medical. https://www.oticonmedical.com/portuguese/bone-conduction

SEÇÃO 17-5

ACESSÓRIOS DO IMPLANTE COCLEAR: SISTEMA AUXILIAR DE ESCUTA E IMPLANTE COCLEAR

Ana Tereza de Matos Magalhães ▪ Paola Angélica Samuel Sierra

INTRODUÇÃO

O sistema auxiliar de escuta (SAE) consiste em um transmissor que capta a voz do interlocutor e pode ser transmitido por ondas de rádio, sem fio, ou via indução magnética, diretamente ao receptor, que está conectado ao processador de fala do indivíduo usuário de aparelho de amplificação sonora individual (AASI) ou implante coclear (IC). No SAE de uso pessoal, o interlocutor irá usar um microfone e um transmissor, que enviará o sinal de fala diretamente ao receptor do paciente com perda auditiva, o receptor converte a radiofrequência em sinal elétrico e o encaminha à entrada de áudio do AASI ou implante coclear. No caso da bobina de indução magnética, o receptor converte o sinal de radiofrequência em indução magnética para que a bobina telefônica do dispositivo auditivo capte a indução magnética. Esses receptores são posicionados pendurados ao pescoço do paciente através de um colar (Fig. 17-5-1).

Uma das maiores queixas dos indivíduos usuários de implante coclear é a compreensão da fala na presença de ruído e/ou reverberação, assim o SAE tem como objetivo diminuir os fatores de ruído, distância, reverberação e eco; os quais prejudicam a inteligibilidade da fala melhorando a relação sinal/ruído do ambiente, aumentando o sinal de fala. Para que o deficiente auditivo consiga compreender a mensagem em ambientes ruidosos é sugerido que a relação sinal/ruído não exceda +15 decibéis (dB), ou seja, o sinal de fala deverá estar acima do sinal do ruído em 15 dB. O esforço para que uma criança com perda auditiva escute em ambientes de aprendizagem é mínimo, se a relação sinal/ruído não exceder +10 a +15 dB.[1]

Em crianças, o SAE possibilita que a fala do professor seja mais intensa que o ruído da sala de aula, favorecendo melhor qualidade de som para a criança. Outra vantagem é que a fala do professor é mantida estável, pois o microfone está a uma distância aproximada de 15 cm de sua boca. Isto assegura que a distância entre o aluno e o professor seja mantida, mesmo que o professor se movimente em sala de aula.

Além do uso em ambiente escolar, os pais e/ou responsáveis da criança também podem utilizar este dispositivo em outras situações, como uma conversa no carro ou passeio em lugares barulhentos.

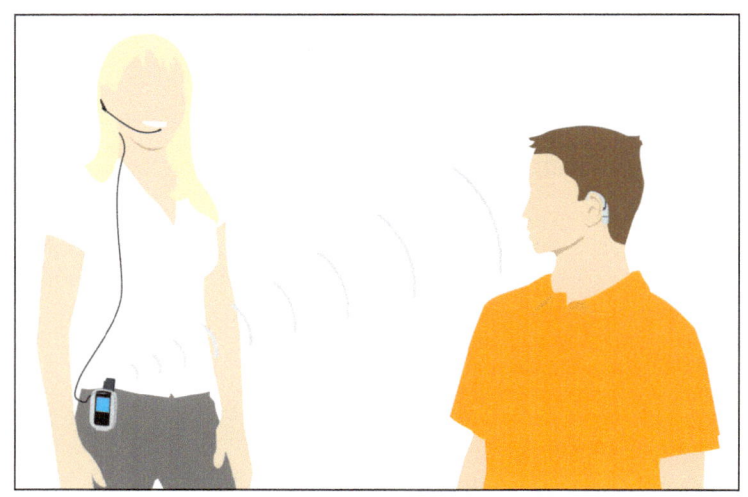

Fig. 17-5-1. Sistema de frequência modulada (FM) – falante usando o transmissor e o usuário com o receptor. (Fonte: www.programainfantilphonak.com.br.)

O SAE também pode ser usado em adultos, em ambientes de ruído como restaurantes e festas, ou em situações em que a distância do falante é desfavorável, como em reuniões ou palestras.[2-5] Fitzpatrick *et al.*, em 2010,[3] avaliaram os benefícios do SAE com sistema de frequência modulada (sistema FM) em 14 adultos usuários de implante coclear em diferentes ambientes de escuta. Os lugares em que eles mais utilizaram o dispositivo foram para assistir televisão, nos encontros com amigos e/ou familiares, no carro e na igreja. O estilo de vida e as atividades em grupo foram importantes fatores para percepção dos benefícios do sistema FM. No estudo mais recente de Ceulaer *et al.*, em 2016,[6] com adultos usuários de *Naida CI Q70* e receptor Roger 17 conectado ao sistema digital Roger Pen, foi simulado um ambiente de ruído, como um restaurante, com três falantes em uma mesa, e mostrado que os usuários tiveram um melhor resultado quando cada falante possuía seu próprio microfone remoto, em comparação com o Roger Pen colocado no meio da mesa. Esses resultados mostram a importância de analisar também o estilo de vida dos pacientes e testar a melhor solução para cada indivíduo.

Silva *et al.*, em 2017,[7] analisaram o uso do sistema FM após a aprovação da Portaria 1.274 de 25/6/2013 para o SUS, de 113 prontuários de pacientes, e desses 47,15% usavam efetivamente o dispositivo, 31,43% com uso parcial e 21,41% não usaram. Entre os motivos mais comuns expressos por alguns dos pacientes do estudo que fizeram uso parcial ou não utilizaram o sistema FM foram: vergonha, falta de benefício e dificuldades de aceitação. Os autores mostraram também a melhora tanto na percepção da fala no ruído quanto na impressão subjetiva da compreensão da fala do professor em sala de aula, após o uso do sistema FM. Porém, reforçam a importância de materiais que auxiliem os professores no uso desta tecnologia e medidas para que os pais também colaborem no processo de adaptação.

Assim, selecionar a tecnologia digital sem fio para o paciente nem sempre é fácil. Deve-se considerar cuidadosamente as necessidades do usuário, a dinâmica e o estilo de vida em diferentes ambientes, além da possibilidade de implementar a tecnologia no ambiente proposto. Para isso Jacob *et al.*, em 2010,[8] traduziram para o português brasileiro o instrumento de avaliação TELEGRAM que pode auxiliar o profissional a definir a necessidade do uso das tecnologias auxiliares.

Atualmente, a tecnologia nos implantes cocleares tem se direcionado para minimizar os efeitos de distância, reverberação e ruído para os usuários de implante coclear. Em cada modelo de processador de fala, novos recursos de microfones direcionais e novos pré-processamentos do som são desenvolvidos para possibilitar uma melhora da compreensão para o indivíduo nessas situações. Porém, apesar dessa evolução nos processadores de fala, a necessidade de dispositivos com conectividade para auxiliar em ambientes desafiadores vem crescendo, e as empresas de implante coclear investem também em dispositivos para conexão específicos para cada modelo.

Neste capítulo iremos abordar as diferentes opções de conectividade para o paciente usuário de implante coclear e as opções específicas para cada marca, como também entender as diferenças entre os tipos de SAE.

SISTEMA AUXILIAR DE ESCUTA VIA RADIOFREQUÊNCIA OU MODULAÇÃO DIGITAL

No mercado brasileiro há algumas opções de SAE via radiofrequência compatíveis com o implante coclear: o sistema de frequência modulada (sistema FM). A escolha do modelo dependerá de alguns fatores importantes, como a disponibilidade do receptor específico para o modelo, o processador de fala, assim como o modo de processamento do sinal.

O sistema FM via radiofrequência utilizará uma onda de rádio para enviar o sinal ao receptor. Atualmente, os sistemas de FM possuem a modulação do sinal digital tanto para a transmissão, quanto para o processamento do sinal de forma digital para manipular o aumento do ganho do receptor conforme a entrada do som. Na radiofrequência digital, a frequência transmissora é muito maior do que a usada nas aplicações de frequência modulada. Como também há a possibilidade da tecnologia *bluetooth* utilizando a frequência de 2,4 GHz.[9]

Cada empresa de implante coclear possui diferentes modelos de processadores de fala e dependendo do modelo irá utilizar um receptor diferente. A Figura de 17-5-2a-d são exemplos de receptores para cada processador de fala. Alguns modelos possuem um receptor próprio, como o modelo Nucleus 5® (Cochlear®), e outros modelos são adaptadores para o receptor universal (Fig. 17-5-2e), como, por exemplo, o processador de fala Opus 2® (Med-El®).

Dependendo do modelo do transmissor existe a possibilidade de conectividade também com celular ou outros equipamentos eletrônicos que utilizem a tecnologia *bluetooth*.

SISTEMA AUXILIAR DE ESCUTA VIA INDUÇÃO MAGNÉTICA

Uma outra opção de modelo de transmissores do SAE é via bobina de indução magnética. Para isso, os processadores de fala possuem em seu circuito a bobina de indução magnética. Uma das vantagens desse sistema é que todos os modelos de IC possuem esse sistema, sendo possível a adaptação em várias marcas. Assim, nessa opção não é necessário um receptor adaptado no processador de fala, e sim um colar de indução em volta do pescoço do usuário de IC para que o transmissor envie o sinal para o colar que irá transformar o sinal acústico via radiofrequência em um sinal de indução magnética que será captado pelo processador de fala. Pela possibilidade

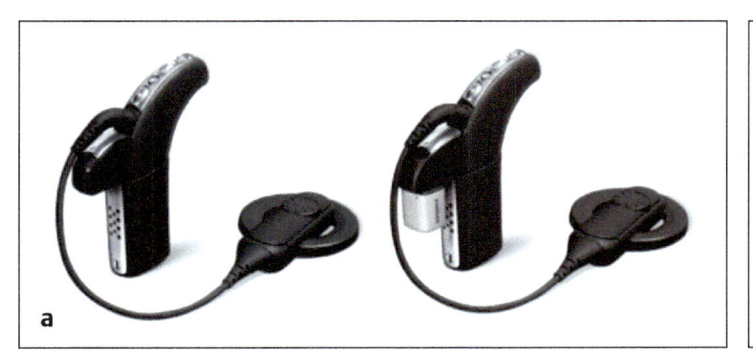
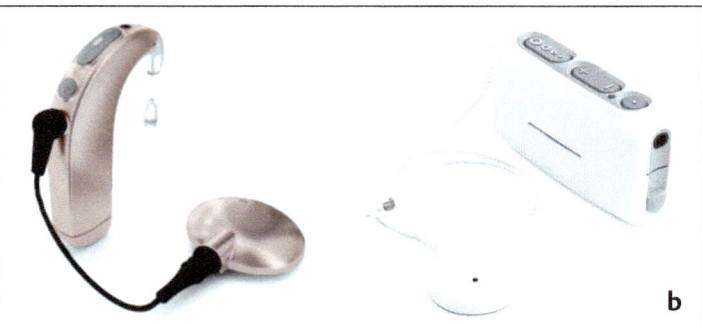
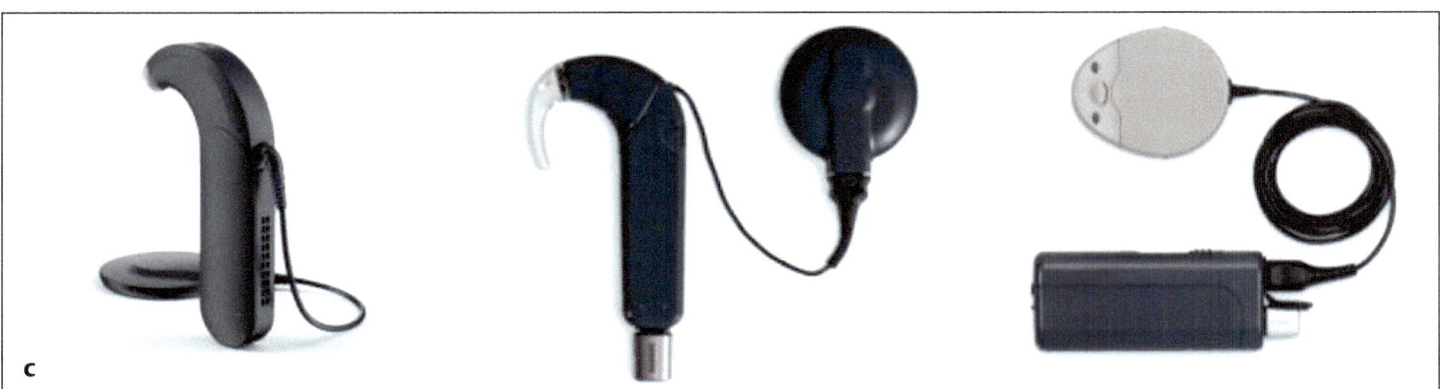
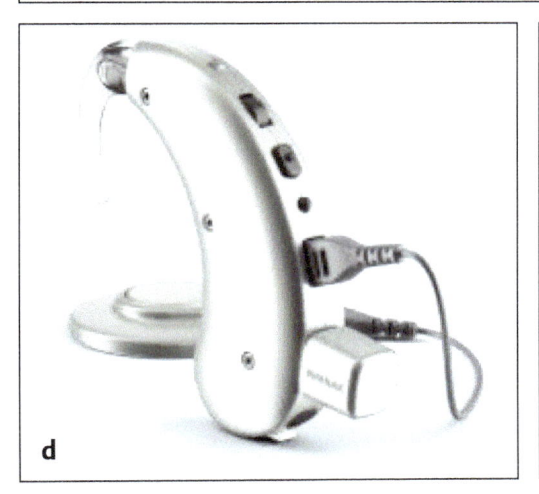
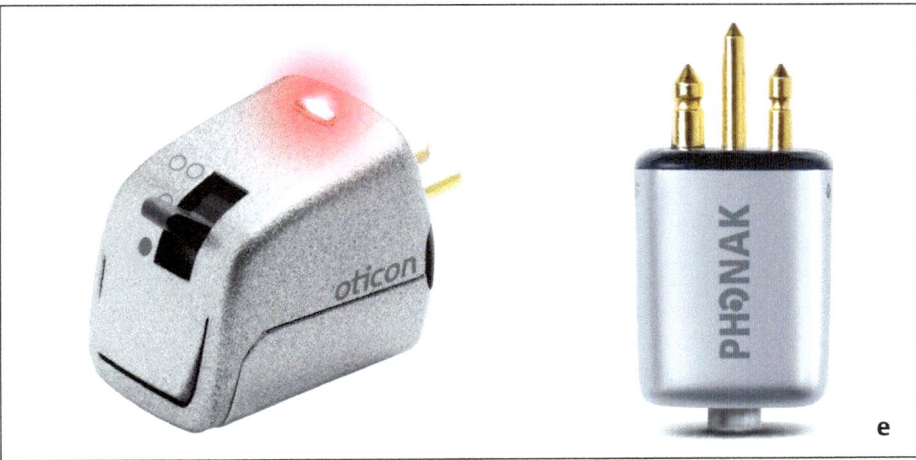

Fig. 17-5-2. (a) No lado esquerdo, o receptor específico Roger 14 para o processador de fala Nucleus 5 ou 6® da marca Cochlear® e lado direito adaptado para o uso do receptor universal (Fonte: www.phonak.com). (b) No lado esquerdo, o receptor específico Roger 17 para o processador de fala Naida CI Q70 ou Q90® da marca Advanced Bionics® e do lado direito o receptor Roger X no processador de fala Neptune®. (c) No lado esquerdo, o receptor específico Roger 21 para Sonnet®, no centro o receptor universal para o processador de fala Opus 2®, no lado direito o receptor universal adaptado na bateria recarregável do Rondo® da marca Med-El® (Fonte: www.phonak.com). (d) Receptor universal para o processador de fala Neuro 1® da marca Oticon Medical® (Fonte: www.phonak.com). (e) Receptores universais (R1 – Oticon® e MLxi – Phonak®) (Fonte: www.oticon.com ; www.phonak.com).

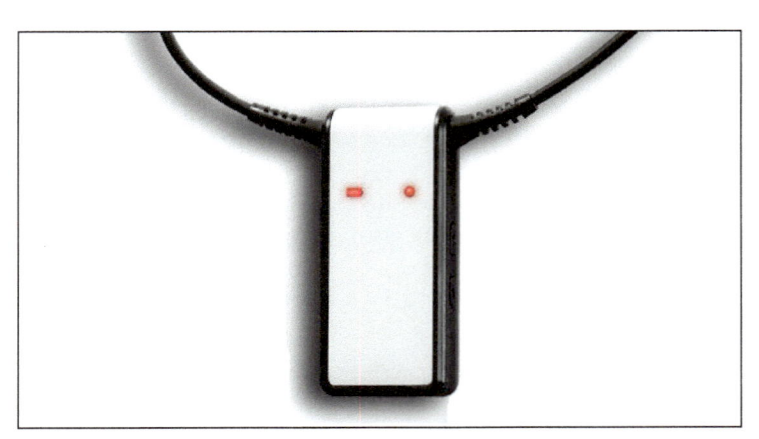

Fig. 17-5-3. Transmissor do sistema FM por bobina de indução magnética. (Fonte: www.oticon.com.)

de interferências, a faixa de frequência da bobina telefônica é mais estreita em relação a outros tipos de conexão.

Por não utilizar um receptor específico, a possibilidade da adaptação em pacientes bimodais, isto é, usuários de implante coclear e prótese auditiva contralateral, pode ser interessante e de manuseio mais fácil.

Para a utilização desse dispositivo, deve-se ativar a opção de **bobina telefônica** em um dos mapas utilizados pelo paciente implantado ou ativando no controle remoto, no caso do processador Opus 2® da Med-El® e do Nucleus 5,6 e 7® da Cochlear® (Fig. 17-5-3).

MODO DE PROCESSAMENTO DO SINAL NO SISTEMA FM

O outro parâmetro que pode influenciar no desempenho da fala é o ganho do receptor do sistema FM. O FM tradicional tem um receptor com um ganho fixo de +10, o qual é determinado pelo audiologista, enquanto o FM dinâmico é adaptativo e aumenta automaticamente o ganho com o aumento do nível do ruído no ambiente. Quando a fala é apresentada ao microfone do sistema FM e o nível do ruído for menor que 57 dBSPL, o padrão do ganho do receptor do FM dinâmico será +10. Quando o nível do ruído exceder 57 dBSPL, o ganho do receptor será aumentado proporcionalmente ao nível do ruído. O máximo de ganho do receptor do FM dinâmico é +24, quando o nível de ruído for aproximadamente de 75 dBSPL.[10]

O estudo de Wolfe *et al.*, em 2009 mostrou que o uso do FM dinâmico permite melhor discriminação de fala no ruído para usuários de implante coclear, quando comparado com o FM tradicional com o ganho fixo.[10]

Wolfe *et al.*, em 2013,[11] compararam o reconhecimento de fala no silêncio e no ruído de receptores de IC enquanto usavam sistemas FM analógicos de ganho fixo tradicionais, sistemas FM analógicos adaptativos e sistemas de transmissão de radiofrequência digital sem fio adaptáveis. Nesse estudo foram incluídos 17 usuários de processadores de som Harmony® da Advanced Bionics® e 20 usuários de processadores de som Nucleus 5® da Cochlear®. Todas as avaliações do sistema de FM (ou seja, FM de ganho fixo, FM adaptativo e digital adaptável) superaram as condições sem FM em situações de teste com ruídos competitivos. Especificamente, em condições com 70, 75 e 80 dB de ruído competitivo, o sistema digital adaptativo proporcionou melhor desempenho do que os sistemas FM de ganho fixo e adaptativo. Nos níveis de ruído mais baixos de 50, 55, 60 e 65 dB, não foram detectadas diferenças significativas entre os três sistemas, e não foram encontradas diferenças significativas entre as condições silenciosas. Assim, concluíram que em altos níveis de ruído, o sistema digital adaptativo oferece desempenho superior quando comparado com os sistemas analógicos FM adaptativos e FM de ganho fixo.

Mais uma vez, reforçamos que a escolha tanto da indicação ao uso do sistema FM, como selecionar o modo de processamento digital dependerá que uma anamnese das condições de uso de cada usu-

ário, seu objetivo com o uso da tecnologia, como será o ambiente de maior uso e a compatibilidade com o modelo do processador de fala.

PARÂMETROS NO MAPEAMENTO DO IMPLANTE COCLEAR

O principal requisito para iniciar o uso do SAE em usuários de implante coclear é que o paciente tenha audibilidade com o mapa em uso, isto é, a audiometria em campo livre ofereça entre 20 a 30 dB em todas as frequências. Além disso, é importante que o paciente tenha um mapa com níveis de estimulação elétrica mais estáveis, sem grandes mudanças nos retornos do mapeamento.

No caso dos pacientes usuários de implante coclear alguns parâmetros do mapa do processador de fala podem interferir no ganho do SAE, como a faixa de entrada dinâmica (IDR – *input dynamic range*), a sensibilidade do microfone e a relação de entrada do áudio/*mixing*.[10]

Em relação aos parâmetros citados, o audiologista precisa ter cuidado na relação de entrada do microfone do processador de fala com a entrada auxiliar que, neste caso, será o SAE. Esta relação dependerá da empresa e do modelo do processador de fala. O Quadro 17-5-1 mostra o resumo das indicações de cada empresa para o uso da relação microfone/auxiliar. Em alguns casos, pode-se utilizar somente o microfone do SAE, como mostra o Quadro 17-5-2.

Cada empresa de implante de coclear possui uma recomendação específica para o uso do SAE. No caso da Advanced Bionics®, para o processador de corpo Neptune®, é utilizado um adaptador direto na entrada de áudio para conectar o receptor universal. Neste caso, é utilizada a bateria do processador, o que eleva o consumo desta. No processador retroauricular Naida CI Q70 ou Q90® temos duas opções, ou a utilização do receptor específico para um transmissor específico, ou a utilização do *Compilot* em volta do pescoço do usuário com o adaptador universal. A relação microfone/acessório-padrão estabelecida pelo equipamento é de 50/50 – neste caso, não é necessário realizar qualquer modificação na programação em uso

Quadro 17-5-1. Relação do Microfone do Processador de Fala e o Auxiliar

Empresa	Razão áudio/ *Mixing*	Observações
Cochlear®	1:1	Use as configurações do mapa principal do paciente com autossensibilidade ativada. A razão do áudio/*mixing* de 2:1 ou 3:1 pode ser levada em consideração
Advanced Bionics®	50/50	Use as configurações do mapa principal do paciente Deve ser considerada uma razão do áudio/*mixing* de 30/70
Med-El®	50/50	Use as configurações do mapa principal do paciente
Oticon Medical®	50/50	Use as configurações do mapa principal do paciente

Quadro 17-5-2. Ativar Somente o Microfone do Sistema Auxiliar de Escuta

Empresa	Como ativar?
Cochlear®	Selecione a maior razão de áudio/*mixing* para somente microfone do sistema auxiliar de escuta ou reduza a sensibilidade do microfone a 1
Advanced Bionics®	Selecione o ajuste de áudio para AUX somente
Med-El®	OPUS 2: O botão do MicroMLxS deve ser movido para um ponto verde Sonnet: Selecione a razão do áudio/*mixing* para T (Telecoil) no controle remoto
Oticon Medical®	Neuro 2: Altere a razão do áudio/*mixing* para T (Telecoil)

pelo paciente para adaptação do SAE No entanto, Há a possibilidade também de o paciente receber apenas a informação do SAE, sem receber os sons captados pelo microfone. Para isso, é necessário criar um programa específico que transmitirá apenas os sons captados pelo SAE (no *software*, esta opção é chamada de *AUX only program*).

Para os processadores da Cochlear®, as recomendações são diferentes quanto ao uso do SAE em adultos e crianças. Para crianças, a recomendação da relação microfone e auxiliar é de 1:1 e para adultos é de 2:1. O aumento do consumo da bateria pode variar de 10% a 40%. Com relação à programação dos mapas, a Cochlear® orienta que o paciente utilize o programa diário com estratégias de pré-processamento de rotina, porém com o ADRO® e autossensibilidade® (ASC) ativados.[12]

Para a Med-El® não existe nenhuma recomendação específica nos ajustes do mapeamento. No caso de pacientes adultos, pode-se selecionar somente o uso do microfone do SAE através do botão do receptor, que deve ser movido para a posição de um ponto verde. Caso a opção microfone do processador e telebobina for ativada, a relação será de 50/50 na entrada do som áudio/*mixing*.

No caso da Oticon Medical®, para o processador de fala Neuro 2®, o mapa a que o paciente estiver mais adaptado deve ser salvo em uma das posições disponíveis no processador de fala, e selecionar a opção de bobina de indução apenas (T) assim o paciente ouvirá apenas o som que vem do microfone do transmissor, ou a opção M+T, em que 50% será para entrada auxiliar e 50% para microfone do processador de fala. Assim, o paciente deverá ser orientado em qual programa específico deve ser ativado quando estiver usando o sistema FM via colar de indução.

Essas recomendações são padrões, mas ressalta-se que cada caso precisa ser levado em consideração especificamente e o audiologista deve procurar a porcentagem que mais se adapta a cada um ou ao ambiente que o paciente irá utilizar.

O estudo de Wolfe e Schafer em 2008,[13] com usuários da Advanced Bionics® mostrou que a relação áudio/*mixing* de 30/70 fornece uma redução de 10 dB no ganho do microfone do processador de fala, resultando em uma ênfase no sinal do sistema FM. Isso pode ser prejudicial quando o usuário precisa ouvir os sinais que não são detectados diretamente pelo transmissor do sistema FM. Portanto, a relação áudio/*mixing* de 50/50 deve ser empregada em salas de aula, sala de leitura e outras situações nas quais a escuta incidental é importante.

Em relação ao consumo das baterias, quando a bateria é independente ao processador de fala, isto é, o receptor tem sua própria bateria, essa situação pode aumentar a duração da bateria para o uso do IC. Caso a bateria do receptor funcione com a bateria do IC irá diminuir a vida da bateria do IC.

Verificação do Sistema Auxiliar de Escuta em Implante Coclear

Uma das maiores preocupações do audiologista é a etapa de verificação do SAE. Apesar do conhecimento do pré-requisito para que os usuários usufruam do SAE é que o mapeamento do implante coclear já tenha alcançado a audibilidade e bons resultados e que não haja queixas relativas à qualidade sonora do dispositivo no silêncio, no caso de crianças que não são capazes de responder, não há uma maneira objetiva de verificar um ajuste apropriado de um sistema pessoal de auxiliar de escuta. Muitas crianças não são capazes de participar de testes de reconhecimento de fala no ruído ou de relatar quando o SAE não está fornecendo o benefício adequado, e sabemos que o acesso consistente ao sinal de fala nos primeiros anos de vida é crítico durante o desenvolvimento da linguagem oral dessas crianças pequenas.

Quando analisamos os procedimentos de verificação comportamental para AASI são semelhantes aos descritos para IC, no entanto, as etapas de verificação eletroacústica são diferentes entre o AASI e o IC com o SAE. A análise da transparência no AASI já bem estabelecida por meio de *softwares* e equipamentos específicos. Essas medidas eletroacústicas não são viáveis com ICs porque não há um método-padrão ou equipamento clínico disponível para medir a saída elétrica do processador de som CI.

O desempenho com um SAE acoplado em um processador de fala, pode ser significativamente influenciado pela configuração de ganho FM, pelo pré-processamento do som usado pelo processador de fala e até o tipo de acoplamento FM (ou seja, elétrico ou eletromagnético). Assim, Schafer *et al.*, em 2013,[14] desenvolveram um protocolo de teste eletroacústico para três modelos de processadores de fala de IC que eram conectados eletricamente e eletromagneticamente a vários receptores de FM disponíveis comercialmente.

Dessa forma a verificação do sistema FM pode ser realizada tanto de forma objetiva, analisando-se as características eletroacústicas do dispositivo separadamente, como de forma subjetiva, avaliando-se a fala com e sem ruído ou a utilização de questionários.

Verificação Subjetiva do Sistema Auxiliar de Escuta no IC por Questionários

A utilização de questionários para pontuar o benefício do SAE deverá ser respondida pelo professor ou pais e/ou responsáveis ou pelo próprio paciente.

Na literatura encontramos questionários com a avaliação ou perguntas referentes às habilidades auditivas que deverão ser respondidas com e sem o uso do SAE para comparação do benefício, como também questionários para serem respondidos pelos professores em sala de aula, ou até pelo próprio usuário de implante coclear quando possui idade e linguagem adequada para pontuar os benefícios do SAE. Alguns questionários utilizados na literatura são avaliação do sistema FM,[15] o *Early Listening Function* (ELF).[15,16] Existem outros questionários sugeridos tanto pela Academia Americana de Audiologia como no estudo de Silva *et al.*, em 2017,[7] como o Inventário da Audição para a Educação – *Listening Inventory For Education – Revised* (LIFE-R), o qual é uma ferramenta de avaliação das habilidades auditivas em situação real de sala de aula por meio da percepção dos professores. Ou o questionário traduzido para o português brasileiro por Jacob *et al.*, em 2014,[16] *Classroom Participation Questionnaire* (CPQ) em que o próprio estudante deverá responder sobre sua compreensão do professor, compreensão de estudantes e aspectos positivos e negativos com e sem o uso do sistema FM.

Verificação Comportamental do Sistema Auxiliar de Escuta no IC

Na verificação comportamental é muito importante realizar o teste de reconhecimento de fala com cada receptor do SAE separadamente e depois bilateralmente. Os materiais de reconhecimento de fala devem ser selecionados com várias listas equivalentes. O teste deve ser feito primeiro em condições de escuta ideais no silêncio e em seguida testes no ruído. A recomendação da Academia Americana de Audiologia[17] é utilizar o ruído de *multitalker speech babble*, que simula pelo menos quatro diferentes falantes ao mesmo tempo, simulando uma situação real em sala de aula ou ambientes ruidosos. Os testes devem ser realizados em cabine acústica com caixa acústica em campo livre devidamente calibrada. O nível de fala recomendado é 50 dB HL (65 dB SPL) para representar a voz do professor a uma distância de escuta de 2 metros. Se utilizado nível de intensidade em 55 dB HL (70 dB SPL) para representar a voz do professor a uma distância de escuta de 1 metro. O nível de ruído recomendado é 50 dB HL (65 dB SPL) para representar uma relação sinal-ruído de 0 dB.

A recomendação dos passos para avaliação comportamental do SAE está separada por idade ou conforme o desenvolvimento de linguagem do usuário:[17]

- ▪ Para crianças pequenas:
  - • Apresentar perguntas simples de frente para a criança;
  - • Se a criança usar IC bilateral ou bimodal (IC+AASI), cada lado deve ser verificado separadamente e depois juntos;
  - • Para cada verificação, há duas etapas: para confirmar a entrada do som pelo microfone do IC: colocar o transmissor do SAE e o microfone longe atrás da criança e pergunte ordens simples.

Para confirmar a entrada do som pelo microfone do SAE, mova-se para o outro lado da sala com o transmissor do SAE e pergunte ordens simples à distância através do microfone do SAE.

- Para crianças maiores/adolescentes:
  - Verifique o sinal do SAE e o sinal de microfone IC através do fone de ouvido, se disponível para esse modelo de IC;
  - Verifique se o efeito de girar a sensibilidade ou o controle de volume alteram a percepção do som com o fone de ouvido acoplado no processador de fala;
  - Se a verificação de audição com SAE/IC não for possível, verifique se o receptor do SAE funciona com um aparelho auditivo ou um pequeno alto-falante externo.
- Para adolescente/adultos:
  - Teste em condições ideais de escuta no silêncio apenas com IC:
    ◆ Microfone do SAE em mudo ou desligado; receptor(es) do do SAE em IC;
    ◆ Teste de reconhecimento de fala apresentado a 50 dBHL (65 dBSPL).
  - Teste para avaliar o desempenho com SAE + IC no silêncio:
    ◆ Ativar microfone do SAE;
    ◆ O paciente permanece na mesma posição de teste somente com IC;
    ◆ Avaliar o desempenho do reconhecimento de fala com o microfone do SAE ligado ou ativado.
  - Teste em condições de ruído apenas com IC:
    ◆ Avaliar o desempenho apenas para IC na relação SNR: 0 dB;
    ◆ Microfone do SAE em mudo ou desligado; receptor(es) do SAE em IC;
    ◆ Reconhecimento de fala apresentado em 50 dB HL (65 dB SPL);
    ◆ Ruído apresentado a 50 dB HL para representar uma relação sinal-ruído de 0 dB.
  - Teste em condições de ruído com SAE + IC no ruído:
    ◆ Ativar microfone do SAE;
    ◆ O aluno permanece na mesma posição de teste com o SAE desligado;
    ◆ Avalie o desempenho do reconhecimento de fala com o microfone do SAE ligado ou ativado.

Dessa forma, esperamos que os resultados de reconhecimento de fala em condições de escuta ideais no silêncio devem permanecer inalterados entre o IC sozinho e com o SAE ativo. O desempenho do reconhecimento de fala com o SAE no ruído deve ser significativamente melhor em relação ao desempenho no ruído com o IC sozinho. Os resultados de reconhecimento de fala do SAE no ruído devem corresponder ao desempenho do reconhecimento de fala em condições de escuta ideais.

Uma outra opção na avaliação comportamental da contribuição do SAE é a classificação da sensação de *loudness* descrita por Schafer *et al.*, em 2013.[13] Para o procedimento de classificação de *loudness*, foram utilizadas cinco frases em cada condição: sem o sistema FM e com o transmissor do FM próximo ao alto-falante. Os participantes avaliaram o volume das frases em cada condição apontando para um número (1-7) em um gráfico variando de 1 (muito suave) a 7 (desconfortavelmente alto). Este procedimento foi repetido três vezes em cada condição, e os três números foram calculados para obter o resultado final da classificação de *loudness* em cada condição.

Verificação Eletroacústica do Sistema FM no IC

O protocolo da verificação eletroacústica para o sistema FM acoplado ao IC foi desenvolvido por Schafer *et al.*, em 2013,[13] sendo a primeira abordagem objetiva, baseada em laboratório para os sistemas FM acoplados nos ICs.

O protocolo foi desenvolvido a partir das recomendações das atuais diretrizes da Academia Americana de Audiologia,[17] semelhante aos procedimentos recomendados para aparelhos auditivos e tem como objetivo obter transparência do processador de fala e do processador de fala acoplado ao sistema FM, ou seja, nas duas situações fornecer as mesmas entradas.

Quadro 17-5-3. Passo a Passo da Verificação Eletroacústica do Sistema FM Acoplado ao IC de Forma Resumida[8]

Etapa 1. Verificação do processador de fala

1. Conectar o fone de ouvido ao processador de fala
2. Conectar um dos fones de ouvido ao acoplador HA-1 com a massa e colocar na caixa de som de plástico atenuada forrada com espuma
3. No equipamento de verificação escolher o TEST BOX MEASURES e SPEECHMAP
4. Colocar processador de fala no TEST BOX e posicionar o microfone perto do microfone referência
5. Fechar a caixa e selecionar o estímulo de 65dbSPL
6. Anotar os valores em 750, 1k e 2 kHz

Etapa 2. Processador de fala conectado com receptor do FM

1. Observar configuração do ganho do receptor e caso seja necessário bloquear conforme recomendação de cada modelo
2. Conectar o receptor do FM e o fone de ouvido no processador de fala
3. Colocar o processador de fala conectado com FM na caixa de som de plástico atenuada forrada com espuma
4. Colocar o microfone do transmissor do FM no TEST BOX perto do microfone de referência
5. Escolher o protocolo TEST BOX MEASURES e SPEECHMAP
6. Feche a caixa e escolha o estímulo de 65dB SPL
7. Ajustar o ganho do receptor do FM até atingir a curva do processador de fala medido anteriormente
8. Anotar os valores em 750, 1k e 2 kHz

Os autores comentam que embora as medidas eletroacústicas não possam simular situações reais de escuta, que são barulhentas e dinâmicas, o teste eletroacústico proposto visa proporcionar o ajuste mais adequado para ouvir em uma situação ideal (isto é, sinal de fala de 65 dB SPL em uma condição silenciosa).

Mais especificamente, a transparência foi alcançada quando a média da diferença em 750, 1.000 e 2.000 Hz fosse igual ou dentro de 3 dB quando comparada com a outra condição (ou seja, a média de IC + FM é igual ou dentro de 3 dB da média de IC sozinho). Se a diferença média fosse maior que 3 dB, o ajuste do volume ou ganho do receptor seria ajustado e as medições repetidas.

As medidas foram tanto do processador de fala quanto do sistema FM ao introduzir estímulos de fala à 65 dB SPL ao microfone do processador de fala e ao microfone transmissor do FM.

No artigo, os autores detalham sobre os cuidados com os diferentes tipos de receptores e modelos de processadores de fala. As medidas eletroacústicas para todos os processadores de fala foram realizadas com o acoplador HA-1. Para cada medição no equipamento de verificação, os pesquisadores selecionaram *Test Box Measures* e *Speechmap*. No Quadro 17-5-3 está um resumo do passo a passo da verificação eletroacústica sugerida pelos autores.

CONECTIVIDADES ESPECÍFICAS PARA CADA MARCA DE IC

Os transmissores do SAE, quando conectados a dispositivos de áudio ou telefone celular via cabo de áudio, podem enviar o som destes dispositivos diretamente para o processador de fala, sem a necessidade de o processador estar ligado diretamente ao dispositivo com cabos.

Com a evolução da tecnologia e a importância de ajudar os pacientes em ambientes desafiadores, cada empresa de IC desenvolveu dispositivos específicos para cada modelo de processador de fala. Alguns cuidados devem ser levados em consideração, como analisar as características no modo de processamento digital, observar a relação sinal/ruído oferecida para o usuário de IC e acionar de forma correta a opção de uso do SAE.

Advanced Bionics®

Atualmente estão disponíveis no mercado os processadores de fala Naida CI Q70® e Naida CI Q90®. A conexão do processador de fala com o sistema FM pode ser feita de duas formas: o receptor específico do sistema FM Roger pode ser conectado diretamente na bateria PowerCel 170 ou o receptor universal pode ser conectado no ComPilot, sendo necessário usar este ao redor do pescoço para transmissão da informação.

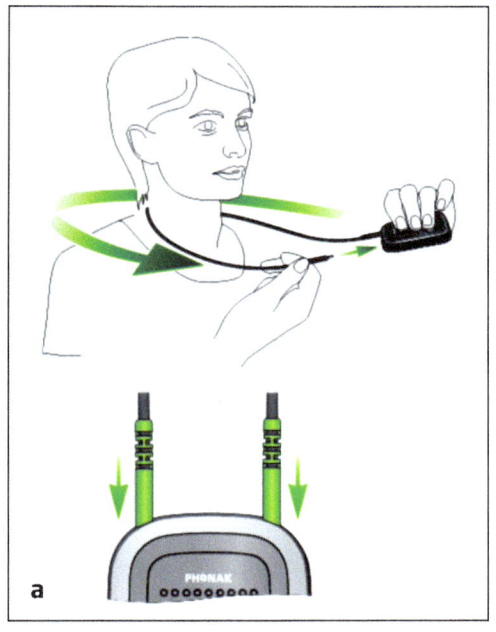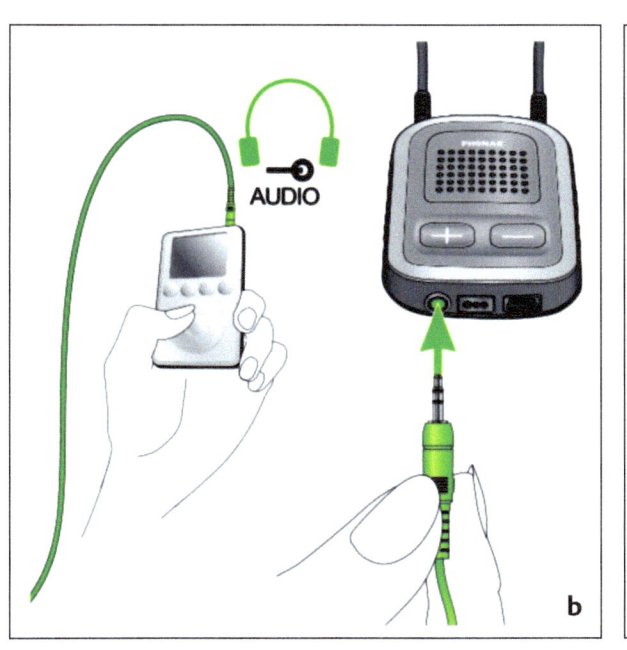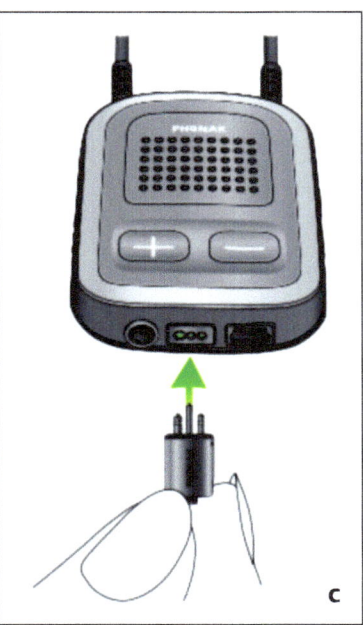

Fig. 17-5-4. (a) ComPilot como *streaming* para transmissão direta para processador de fala da *Advanced* Bionics®, (b) acessório conectado via cabo de áudio, (c) a possibilidade do receptor universal conectado ao ComPilot.

O acessório ComPilot está presente no *kit* dos dois processadores, possui função de controle remoto (mudar programa e alterar volume do mapa em uso) e *streaming* com receptor *bluetooth* – neste caso, o usuário de IC deve usar o ComPilot com o colar de transmissão ao redor do pescoço; as informações sonoras de acessórios conectados ao ComPilot via *bluetooth* ou cabo de áudio são enviados diretamente ao processador de fala sem a necessidade de receptor específico por NFMI (*near field magnetic induction*). O audiologista deve ativar a opção de *streaming* no *software* de programação para que o ComPilot possa ser utilizado nessa função (Fig. 17-5-4).

Os processadores Naida CI® possuem a tecnologia HiBAN (*Hearing Instrument Body Area Network*) que é um sistema designado para transmitir áudio e dados a uma curta distância (aproximadamente 20 cm) e permite receber um sinal de áudio *wireless* através do colar como o ComPilot, o qual recebe sinais de áudio de dispositivos eletrônicos pessoais via *bluetooth*. Além disso, a tecnologia HiBAN permite o acesso de informações ou sinais de áudio de um processador ao outro, no caso de bilaterais, como também no caso de pacientes bimodais que usam Naida CI® e Naida Link® contralateral. A rede HiBAN permite a transmissão sem fio de sinais de controle e áudio transmitindo dados digitais a uma frequência transmissora de 10,6 MHz por meio de um *link* de indução magnética digital de um processador de fala para outro ou do colar de indução do Compilot a um processador de fala.[18]

O Naida CI Q90® oferece também a tecnologia chamada Naida CI Connect®, que consiste em um receptor específico que pode ser acoplado à bateria PowerCel 170 e, além da conexão com o sistema FM, oferece também conexão via *bluetooth* com equipamentos que possuem essa mesma tecnologia, como telefones, *tablets*, computadores e aparelhos de televisão. O usuário pode escutar diretamente a informação sonora oferecida por estes equipamentos, sem a necessidade de outro acessório. Na presente data, o sistema Naida CI Connect® está em processo de aprovação da Anatel.

Cochlear®

Os processadores de fala da Cochlear® (modelos Nucleus 6®, Kanso® e Nucleus 7®) possuem conectividade com acessórios da própria marca, com diferentes funções. Os acessórios mais usados pelos usuários são o Mini Mic® (versão 2 e 2+), uma opção de microfone remoto, e o Phone Clip®, que conecta o processador de fala a dispositivos que possuem tecnologia *bluetooth*.

O Mini Mic 2+® é um microfone remoto que otimiza a relação sinal/ruído enviando a voz do falante diretamente ao processador de fala que está pareado a ele. O uso do Mini Mic 2+® é sugerido em situações de ruído e distância do falante (alcance de até 25 metros). A transmissão do sinal de fala é feita por tecnologia 2,4 GHz, com radiofrequência digital. O Mini Mic 2+® possui uma gama total de volume entre -24 dB e +12 dB em incrementos de 3 dB (total de 12 passos incrementais). A predefinição é 0 dB, o que significa que o sinal sonoro é transmitido aos processadores sem qualquer amplificação adicional. A faixa de frequência é de 100 a 8.000Hz. Através do assistente remoto é possível verificar a diferença entre a entrada do microfone remoto e a do microfone do processador, medida em decibéis (dB). Este número corresponde ao ganho em decibéis de que o usuário pode beneficiar-se com o microfone remoto. Se o número for negativo, poderá ser necessário regular o volume do microfone remoto ou a medição poderá ter sido efetuada com muito ruído ambiental de fundo.

O Mini Mic 2+® possui a mesma funcionalidade do Mini Mic 2®, além de entrada para o receptor universal do sistema FM e para o cabo de áudio, atuando como *streaming* da informação fornecida pelo dispositivo conectado pelo cabo de áudio (celular, *notebook*, entre outros) e telebobina. Se posicionado horizontalmente em uma mesa, o microfone do Mini Mic 2+® atua como omnidirecional, captando o som ao seu redor (Fig. 17-5-5).

Os estudos na verificação eletroacústica dos microfones remotos mostram que são importantes para garantir a melhora da adaptação possível nos usuários de implante coclear. No estudo de Sousa *et al.*, em 2019, a verificação eletroacústica do Mini Mic+2® é realizada tanto para alcançar a transparência do dispositivo e garantir o ajuste do ganho do receptor para cada usuário.[19]

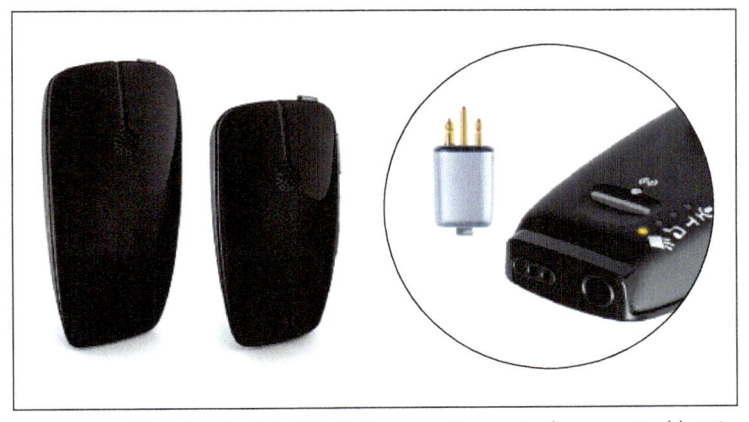

Fig. 17-5-5. Mini Mic 2® e Mini Mic 2+®, respectivamente da marca Cochlear® e a possibilidade de conexão do receptor universal no Mini Mic 2+®.

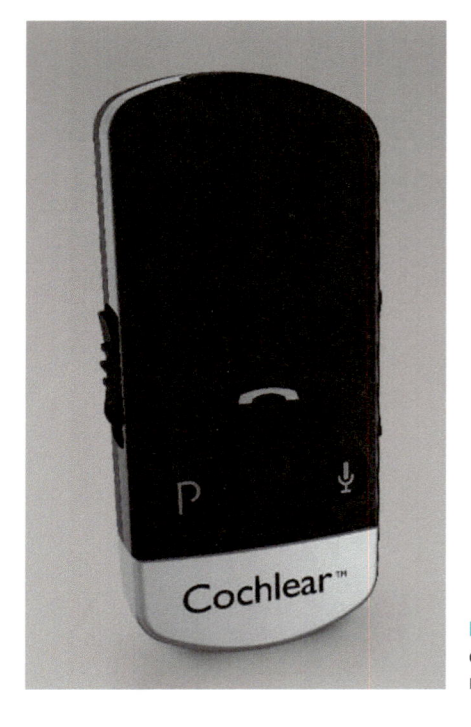

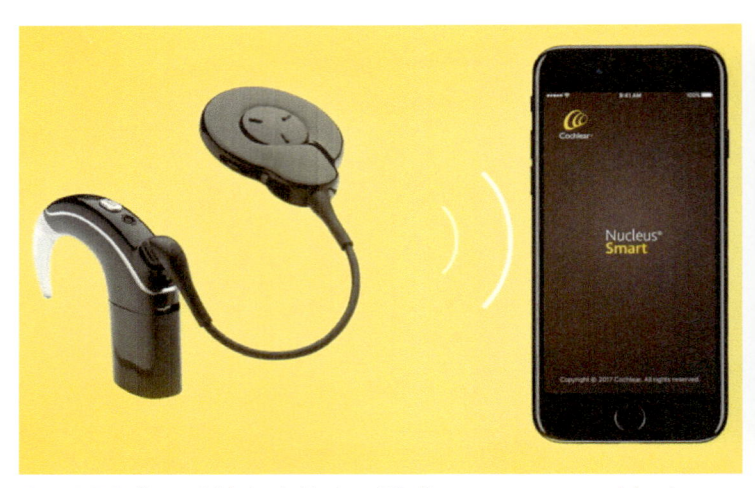

Fig. 17-5-7. Conectividade do Nucleus 7® diretamente com o celular da marca Cochlear®.

Fig. 17-5-6. Phone Clip® com tecnologia bluetooth da marca Cochlear®.

Para a conexão com celulares ou outros dispositivos que possuem a tecnologia *bluetooh*, o Phone Clip® é um acessório sem fio disponível para os processadores Nucleus 6® e Kanso®. Com ele, a informação sonora transmitida pelo dispositivo é enviada diretamente para o processador de fala que está pareado ao Phone Clip®. É possível também atender a chamadas telefônicas sem a necessidade do posicionamento do telefone sobre o processador de fala – o som da fala do interlocutor é transmitido diretamente para o processador de fala e a voz do usuário de IC é captada e enviada pelo microfone do Phone Clip® (Fig. 17-5-6).

O processador de fala Nucleus 7®, lançamento mais recente, possui conectividade direta com dispositivos da marca Apple®. Os usuários deste processador que possuem celulares ou *tablets* com tecnologia IOS não necessitam de acessórios extras para conectividade. Para a plataforma Android®, a conectividade é possível com os acessórios anteriormente mencionados (Fig. 17-5-7).

Med-El®

Os processadores de fala Opus 2®, Sonnet® e Rondo/Rondo 2® podem receber o áudio enviado por colar de indução. O Artone é um colar de indução com tecnologia *bluetooth*, é uma opção muito interessante para os usuários destes processadores. Conectado ao dispositivo de áudio via *bluetooth*, ele envia o som diretamente ao processador de fala – para isso, é necessário que o paciente ative a tecla de telebobina no controle remoto do processador de fala (Fig. 17-5-8).

Futuramente, o processador de fala *Sonnet 2*® terá a conectividade *bluetooth* sem necessidade do colar de indução. Essa conectividade será mediada pelo *AudioLink*, acessório de envio de som que acompanhará o processador de fala.

Oticon Medical®

O processador de fala Neuro 2® possui conectividade via *Streamer XM*, que consiste em um transmissor com colar de indução. O *Streamer XM* pode ser utilizado de várias formas, como função de telebobina, ou entrada para receptores de sistema FM e sistemas de áudio, além de conectividade via *bluetooth* com dispositivos com a mesma tecnologia. Para que o paciente usufrua desta conectividade, é necessário que o *Streamer XM* seja usado ao redor do pescoço e que o processador de fala tenha um mapa específico com a telebobina ativada. A relação da entrada de aúdio/*mixing* poderá ser alterada no *software* de programação. Na presente data, este sistema de conectividade está em processo de liberação pela Anvisa.

USO DO SISTEMA AUXILIAR DE ESCUTA BILATERAL

A recomendação é, sempre que possível, a indicação do SAE bilateral com tecnologia *wireless*.

Schafer e Thibodeau em 2006,[20] realizaram um estudo com 22 crianças implantadas e mostraram melhora na discriminação da fala no ruído de 20 dB com o sistema FM. As crianças desse estudo foram separadas em dois grupos, sendo 12 crianças usuárias de implantes cocleares sequenciais e 10 crianças implantadas e usuárias de aparelho auditivo convencional contralateral (estimulação bimodal). Nas crianças usuárias de implantes cocleares sequenciais, a média da melhora do reconhecimento de fala no ruído utilizando-se somente o sistema FM no primeiro lado implantado foi de 13,9 dB; utilizando-se o sistema FM dos dois lados foi de 16,2 dB e usando-se somente no segundo lado foi de 4,6 dB. O pior resultado com a condição do sistema FM no segundo lado pode estar relacionado com a falta de experiência das crianças com o equipamento desse lado; com as interferências nas habilidades binaurais; com as diferenças da programação do processador de fala; ou com o longo tempo de privação auditiva do segundo lado.

Mediante esses dados, os autores recomendam que quando uma criança possui a entrada auditiva binaural, seja o implante coclear

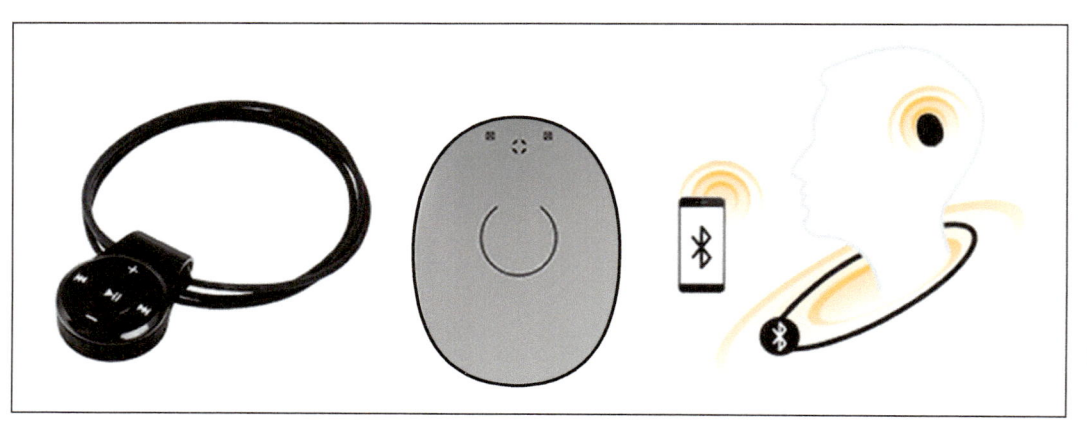

Fig. 17-5-8. Colar de indução com tecnologia *bluetooth* Artone no processador de fala Rondo 2® da marca Med-El®.

sequencial ou a estimulação bimodal, e apenas um sistema FM está disponível, é melhor que seja usado no primeiro lado. Portanto, o sistema FM pode ser uma boa opção em relação ao custo-benefício para melhora do reconhecimento de fala no ruído, do que o uso do aparelho auditivo contralateral ou o segundo implante. Porém, sempre a melhor opção é o implante bilateral e o sistema FM em ambos os lados.

CONSIDERAÇÕES FINAIS

Atualmente, vários estudos mostram que o uso do SAE nas crianças em fase escolar é imprescindível, [21-23] apesar de ainda ser pouco conhecido por professores e educadores tanto em escolas regulares quanto em especiais. Manter o correto funcionamento do SAE também é responsabilidade do profissional, portanto, o audiologista responsável deve informar todos os cuidados para assegurar o correto uso do dispositivo na sala de aula. Nos modelos mais avançados, há disponibilidade de um *software* mostrar como foi o funcionamento do transmissor ao longo do tempo, por exemplo, exibindo a variação do ruído no ambiente.

Concluindo, o uso correto desse equipamento depende não apenas do fonoaudiólogo que adapta o SAE, como também do audiologista que faz o mapeamento do processador de fala, dos pais/responsáveis e dos profissionais que o utilizam. O aconselhamento sobre o dispositivo é muito importante para o sucesso no processo de adaptação do SAE.

REFERÊNCIAS BIBLIOGRÁFICAS

1. Crandell CC, Crandell CC, Smaldino JJ. Classroom acoustics. In: Roeser RJ, Downs MP (ed). Auditory Disorders in school children. 4th ed. New York: Thieme. 2004:269-83.
2. Schafer EC, Thibodeau LM. Speech recognition abilities of adults using cochlear implants with FM systems. J Am Acad Audiol. 2004; 15(10): 678-91.
3. Fitzpatrick EM, Fournier P, Seguin C, et al. Users› perspectives on the benefits of FM systems with cochlear implants. Int J Audiol. 2010;49(1):44-53.
4. Wolfe J, Schafer EC. Optimizing the benefit of sound processors coupled to personal FM systems. J Am Acad Audiol. 2008;19(8):585-94.
5. Schafer EC, Wolfe J, Lawless T, Stout B. Effects of FM-receiver gain on speech recognition performance of adults with cochlear implants. Int J Audiol. 2009;48(4):196-203.
6. Ceulaer GD, Bestel J, Mulder HE, et al. Speech understanding in noise with the Roger Pen, Naida CI Q70 processor, and integrated Roger 17 receiver in a multi-talker network. Eur Arch Otorhinolaryngol. 2016;273:1107-14.
7. Silva JM, Pizarro LMPV, Tanamati L F. Uso do sistema FM em implante coclear. CoDAS. 2017;29(1):e20160053.
8. Jacob R, Molina S, Amorim R, et al. FM Listening evaluation for children: adaptação para a língua portuguesa. Rev Br Educ Esp. 2010;16(3):359-74.
9. Wolfe J, Morais M, Schafer E, et al. Better speech recognition with digital RF system in study of cochlear implants. The Hearing Journal. 2013c;66(7):24-6.
10. Wolfe J, Schafer EC, Heldner B, et al. Evaluation of speech recognition in noise with cochlear implants and dynamic FM. J Am Acad Audiol. 2009;20(7):409-21.
11. Wolfe J, Morais M, Schafer E, et al. Evaluation of speech recognition of cochlear implant recipients using a personal digital adaptive radio frequency system. J Am Acad Audiol. 2013b;24(8):714-24.
12. Wolfe J, Schafer E, Parkinson A, et al. Effects of input processing and type of personal frequency modulation system on speech-recognition performance of adults with cochlear implants. Ear& Hearing. 2013a;34(1):52-62.
13. Schafer EC, Musgrave E, Momin s, Sandrock C, Romine D. A proposed electroacoustic test protocol for personal FM receivers coupled to cochlear implant sound processors. J Am Acad Audiol. 2013;24:941-54.
14. Jacob R, Queiroz-Zattoni M. Sistemas de frequência modulada. In: Bevilacqua M, Martinez M, Balen A, Pupo A, Reis A, Frota S, editors. Tratado de Audiologia. São Paulo: Santos. 2012:727-43.
15. Oshima M, Moret A, Amorim R, et al. Early listening function (ELF): adaptação para a língua portuguesa. Rev Soc Bras Fonoaudiolo. 2010;15(2):191-6.
16. Jacob RTS, Alves TKM, Moret ALM, et al. Participação em sala de aula regulando aluno com deficiência auditiva: uso do Sistema de frequência modulada. CoDAS. 2014;26(4):308-14.
17. American Academy of Audiology (Academy). Clinical Practice Guidelines: Remote Microphone Hearing Assistance Technologies for Children and Youth Birth-21 Years and Supplement A. 2011.
18. Wolfe J, Schafer EC. Advanced Bionics and sound processors. In: Wolfe J. Cochlear Implants. Audiologic management and considerations for implantable hearing devices. San Diego: Ed. Plural Publishing. 2020:257-293.
19. Sousa R, Nair E, Wannagot S. Verification protocol for signal transparency using the cochlear Mini-Microphone 2+ and digital modulation transmitter and receiver with cochlear implant. J Am Acad Audiol. 2019;30(3):198-207.
20. Schafer EC, Thibodeau LM. Speech Recognition in noise in children with cochlear implants while listening in bilateral, bimodal, and FM-system arrangements. Am J Audiol. 2006;15(2):114-26.
21. Anderson K, Goldstein H, Colodzin L, Inglehart F. Benefit of S/N enhancing devices to speech perception of children listening in a typical classroom with hearing aids or a cochlear implant. J Educ Audiol. 2005;12:14-28.
22. Bertachini ALL, Pupo AC, Morettin M, et al. Sistema de Frequencia Modulada e percepção de fala em sala de aula: revisão sistemática da literatura. CoDAS. 2015;26(3):292-300.
23. Flexer C. Classroom amplification systems. In: Roeser JR, Downs MP (ed). Auditory Disorders in school children. New York: Thieme. 2004:284-305.

SEÇÃO 17-6

TELEFONOAUDIOLOGIA E IMPLANTE COCLEAR

Paola Angélica Samuel Sierra ■ Ana Tereza de Matos Magalhães

INTRODUÇÃO

A telessaúde é o uso da internet e da tecnologia para divulgação de arquivos e informações que possam auxiliar no tratamento da saúde.[1] É definida também como "a aplicação da tecnologia para enviar informações sobre saúde a locais distantes, por meio da ligação entre profissional e paciente, ou profissional e profissional, para fornecer: treinamento, assistência, educação; avaliação – estabelecendo a situação do paciente; tratamento/gerenciamento, com a finalidade de prover suporte remoto e treinamento aos praticantes".[2] Assim, os profissionais da saúde podem comunicar-se rapida e diretamente com outros profissionais ou pacientes, independentemente da distância.[1]

A telessaúde pode ser desempenhada em três diferentes formas:[3]

1. *Síncrona*: permite que o clínico realize o atendimento de um lugar remoto, sendo a interação com o paciente em tempo real por meio do uso de equipamento de áudio e vídeo, ou por meio de controle de um computador e aplicativos remotamente. Este formato é o que mais se aproxima das consultas tradicionais;
2. *Assíncrona (armazenar e enviar)*: a informação é coletada e armazenada sem a necessidade de que os usuários estejam conectados no mesmo momento. Esta informação pode ser enviada por *e-mail* como um anexo de imagem ou vídeo. É comumente utilizada a internet para esta transmissão.
3. *Híbrida*: utiliza a combinação das tecnologias síncrona e assíncrona.

Na área da Audiologia, a Telefonoaudiologia vem sendo utilizada na realização de diagnóstico audiológico remotamente, por meio dos exames de audiometria, logoaudiometria, emissões otoacústicas e potenciais evocados auditivos de tronco encefálico.[4] Além disso, pode ser utilizada também na realização da telemetria neural,[5] e na programação remota de dispositivos eletrônicos como o implante coclear (IC) e aparelhos de amplificação sonora individual (AASI).[4,5]

Em relação ao implante coclear, o ajuste do processador de fala é individual, uma vez que cada paciente possui a necessidade de ajustes específicos em diferentes parâmetros de estimulação, como estratégias de processamento de fala, níveis de estimulação, entre outros.[6,7]

Atualmente observa-se um aumento do número de centros especializados que realizam a cirurgia de implante coclear, beneficiando cada vez mais deficientes auditivos. No entanto, muitos pacientes usuários de IC, juntamente com seus acompanhantes, precisam se deslocar de sua cidade de origem até a cidade onde se encontra o centro em que realizam acompanhamento, o que envolve custos referentes à sua passagem e acomodação, além de interferir em suas atividades diárias. Em muitos centros há, ainda, a dificuldade para manter o acompanhamento destes pacientes, considerando que a programação do processador de fala deve ser periodicamente revista e atualizada.[7] Sendo assim, a programação remota do implante coclear, ou seja, a programação feita à distância, pode ser um recurso promissor para descentralizar os serviços de saúde, realizar o treinamento de profissionais da área da audiologia e possivelmente reduzir os custos para o Sistema Único de Saúde (SUS), uma vez que o governo arca com os custos de transporte para pacientes que precisam ir a outras cidades e estados para realizar o acompanhamento do implante coclear.[4]

Alguns estudos foram realizados na área para avaliar a efetividade da programação remota nos sistemas de implantes cocleares.

Na literatura internacional, os estudos encontrados concluíram que a programação remota é segura, viável e eficaz,[4,8-18] mas alguns aspectos foram observados, como diferença nos limiares audiométricos obtidos com o mapa feito remotamente e o mapa feito presencialmente,[10] avaliação positiva dos profissionais e pacientes que participaram da programação remota, obtida por meio de questionários aplicados,[4,12,16,18] e diferenças nos testes de percepção de fala realizados no mapa feito remotamente por diferença na forma de aplicação em relação ao mapa presencial.[14,15,17]

Nos centros de implante coclear brasileiros, Zumpano *et al.*, em 2009,[4] avaliaram quais os recursos necessários para realizar a programação remota de sistemas de implante coclear e também estudaram os benefícios e limitações desse procedimento. Os autores realizaram a programação remota em dois pacientes usuários de IC e aplicaram um questionário que teve por objetivo comparar a programação remota com a programação presencial. A ferramenta utilizada para acesso remoto foi o *WebEx*, da Cochlear Corporation, mas a comunicação entre os profissionais deu-se por telefone e *chat*. Como resultado, concluem que a programação remota foi um recurso viável e os participantes revelaram um alto grau de satisfação.

Outro estudo no Brasil foi realizado por Samuel *et al.*, em 2014,[7] que avaliaram a efetividade da programação remota comparando os níveis de estimulação e os resultados dos limiares audiométricos e de percepção de fala obtidos com a programação remota e a programação presencial. Os autores observaram diferenças nos níveis mínimos e máximos de estimulação que foram obtidos nas duas situações de programação, mas esta diferença não interferiu nos resultados dos limiares auditivos e de percepção de fala. Os autores acreditaram que essa diferença nos níveis de estimulação possa ter ocorrido por habituação ao sinal, uma vez que os participantes realizaram as sessões de programação no mesmo dia. Samuel, em 2015,[19] comparou também o grau de satisfação dos pacientes que realizaram a programação remota por meio de escala visual analógica (VAS) e questionários com alternativas de múltipla escolha. Não foi observada diferença no tempo do atendimento remoto e presencial, mas os questionários demonstraram maior facilidade de comunicação do paciente com o avaliador na sessão de programação presencial, bem como o VAS demonstrou maior satisfação com o atendimento presencial. Com isso, a autora concluiu que a programação remota é viável e eficaz quando comparada à presencial, mas que o formato presencial possibilitou maior facilidade de comunicação e satisfação ao atendimento.

Comerlatto, em 2016,[20] avaliou a eficácia da teleconsulta síncrona na programação dos sistemas deu implante coclear em usuários acompanhados em um programa de implante coclear credenciado pelo Sistema Único de Saúde. O estudo utilizou fonoaudiólogos sem experiência na programação do implante coclear como facilitadores nas teleconsultas, separando os atendimentos em grupo experimental e controle. Os resultados mostraram que não houve diferenças estatísticas entre os grupos em nenhuma das medidas dos resultados, mostrando que a teleconsulta pode ser vista como uma alternativa viável ao atendimento face a face mesmo que o profissional não tenha experiência.

Assim, levando em consideração a importância do contato presencial com o paciente, e a escassez de profissionais na área de implante coclear, uma possível solução é o ensino à distância com ajuda de profissionais experientes à distância orientando e monitorando fonoaudiólogos em treinamento para a especialidade na área de audiologia.

O centro de implante coclear do Hospital das Clínicas – Faculdade de Medicina da Universidade de São Paulo possui um projeto em andamento (Comitê de Ética em Pesquisa sob o número 3.079.835) que tem como objetivo desenvolver marcadores da evolução do treinamento de fonoaudiólogos assistidos por um fonoaudiólogo experiente para aprimoramento do atendimento de pacientes usuários de implante coclear. Dessa forma, aumentar o número de horas de supervisão maximizando o número de profissionais disponíveis.

A programação remota foi a complementação da parte prática do atendimento do paciente pós-implante coclear no currículo de dois alunos de Capacitação em Serviço em Implante Coclear no ano de 2018. A intervenção à distância ocorreu desde a leitura do prontuário e planejamento da conduta para o atendimento, realização dos testes de percepção de fala, programação do implante coclear, testes que auxiliam a programação como reflexo acústico evocado eletricamente (eSRT) e/ou potencial de ação composto evocado eletricamente pelo nervo auditivo (ECAP), orientação para família sobre aspectos do implante coclear e evolução do caso até a elaboração de relatórios sobre o atendimento.

Por meio de vídeo e do áudio, o fonoaudiólogo especializado monitorou as respostas comportamentais do paciente e do aluno permitindo assim as intervenções no momento do atendimento. O uso do *software* Team Viewer® permitiu ao fonoaudiólogo visualizar a tela da programação do *software* e realizar as intervenções quando necessárias. O paciente foi informado da teleprogramação, porém o atendimento continuou sendo presencial com o fonoaudiólogo da unidade remota, onde estavam tanto o *software* de programação como a interface para conectar o processador de fala (Fig. 17-6-1).

As intervenções foram categorizadas em:

- Orientação ao paciente;
- Orientação a questões do processador de fala e/ou conexão com *software* de programação do IC;
- Dúvidas ou direcionamentos para a programação do IC;
- Uso de ferramentas no *software* de programação do IC;
- Orientação na avaliação do rendimento do mapa em uso;
- Orientação na realização da audiometria em campo livre com IC;
- Orientação nos testes objetivos: pesquisa do reflexo estapediano elétrico (eSRT) ou pesquisa do potencial de ação composto eletricamente evocado (resposta neural);
- Orientação na elaboração do relatório para a reabilitação/escola;
- Raciocínio clínico.

Como também foi analisada a qualidade do sinal da rede e da conexão sem fio pelo Team Viewer® durante o atendimento:

- Sinal da internet;
- Problemas no *software* do Team Viewer®;
- Intermitências/atraso no sinal de áudio;
- Bloqueio no sinal de áudio;
- Intermitência/atraso na imagem do vídeo;
- Bloqueio da imagem do vídeo;
- Resolução possível;
- Resolução não possível com prejuízo no atendimento ao aluno/paciente.

No estudo foi possível observar que as maiores intervenções ocorreram na programação do processador de fala do paciente, como esperado uma vez que é o objetivo principal do aprendizado dos alunos. A segunda maior intervenção foi no raciocínio clínico, o que é um aprendizado totalmente prático. As maiores intervenções foram o raciocínio do desempenho do paciente com os parâmetros do mapeamento do paciente, ou interpretação dos resultados da avaliação de fala, e discussão de casos mais difíceis (Fig. 17-6-2). Um aspecto que precisou de mais intervenções foi a orientação ao paciente, que diz respeito a explicações durante a consulta sobre resultados ou alterações no mapeamento, orientações para família do paciente em relação às mudanças no mapeamento, o que também é um aprendizado clínico. Outro aspecto com muitas intervenções foi a respeito da escolha de protocolos de avaliação, uma vez que a maioria das condutas estava relacionada com a escolha dos testes no protocolo para cada específico e algumas orientações específicas de aplicação de questionários. Essas intervenções foram diminuindo estatisticamente com o tempo do curso (Fig. 17-6-3).

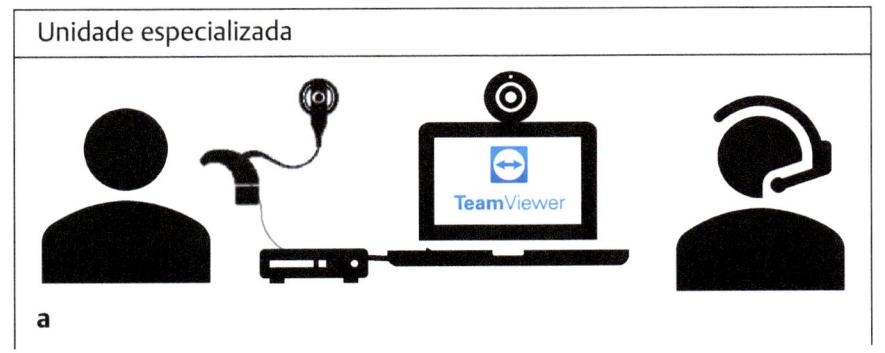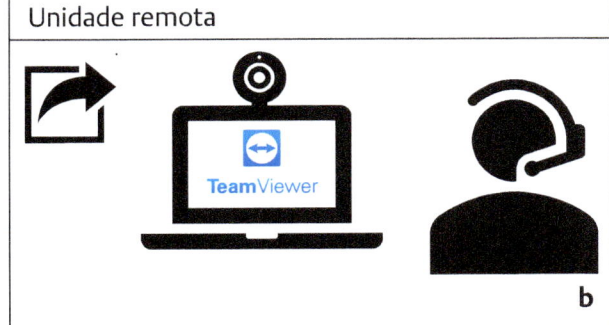

Fig. 17-6-1. Sala de atendimento (a) presencial e (b) remoto.

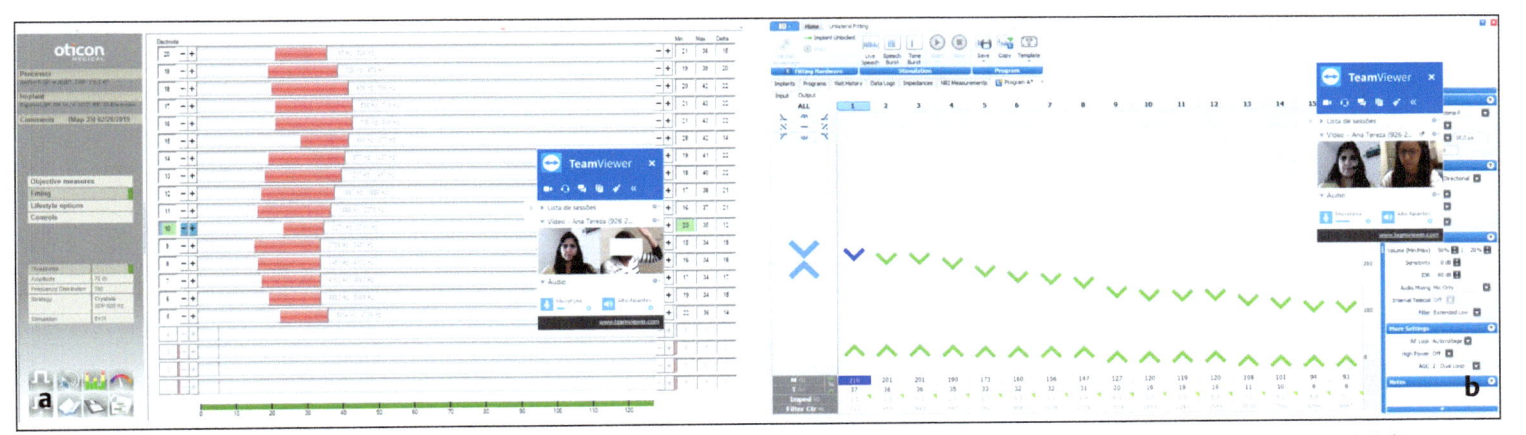

Fig. 17-6-2. Pesquisa de níveis de estimulação durante a programação do processador de fala, sendo (a) com a câmera voltada para o paciente e (b) durante a intervenção com aluno.

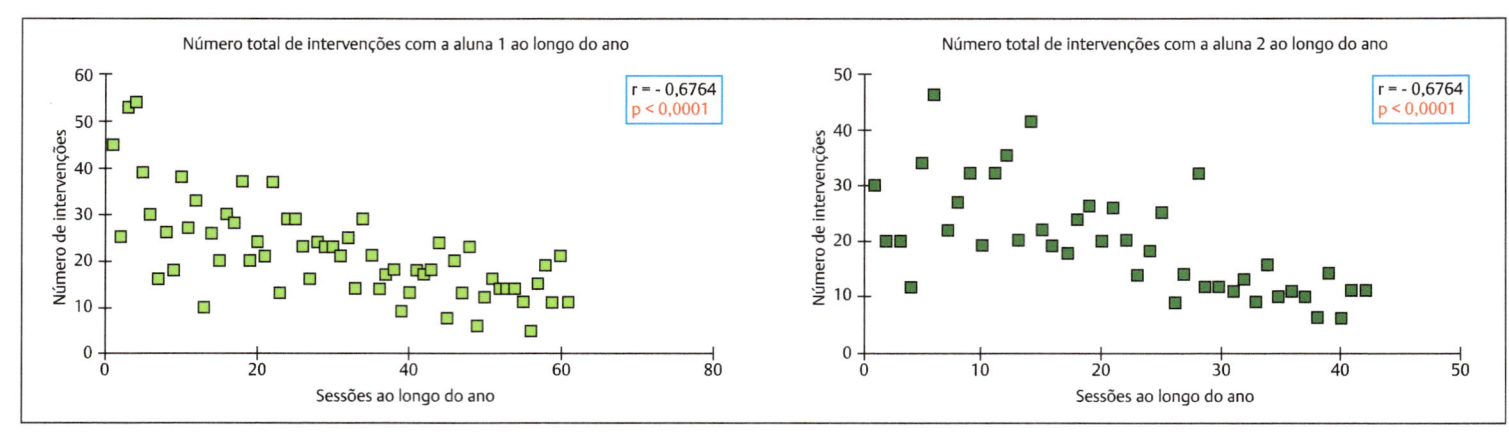

Fig. 17-6-3. Número total de intervenções nos alunos ao longo do ano.

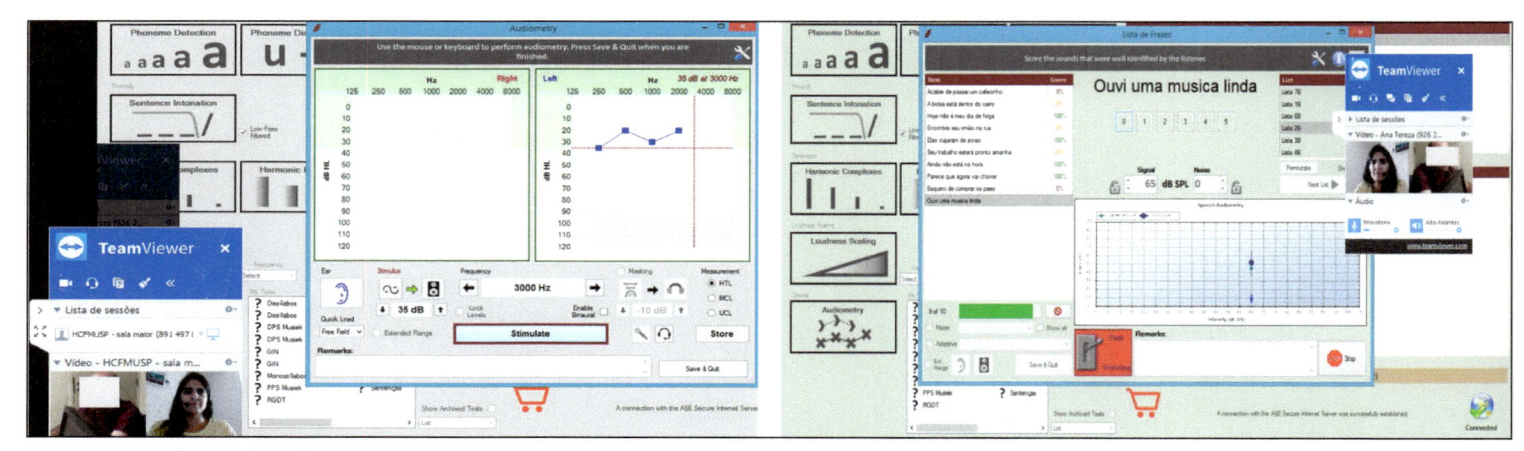

Fig. 17-6-4. Realização de audiometria e testes de reconhecimento de fala por meio do *software* A§E®.

Em relação aos problemas de conexão durante o atendimento, tivemos 81,8% a 93,1% dos problemas resolvidos rapidamente sem prejudicar o atendimento (respectivamente para cada aluno). Em 18,2% dos atendimentos com uma aluna e 6,8% dos atendimentos com outra aluna, a conexão apresentou alguma dificuldade, como por exemplo, dificuldade do fonoaudiólogo especialista visualizar a resposta do paciente ou problemas de comunicação com o aluno.

Um dos monitoramentos mais importantes na programação do implante coclear é a avaliação do desempenho do paciente com o processador de fala. Tanto a escolha dos protocolos a serem utilizados para cada paciente como os cuidados na aplicação são dados fundamentais para um atendimento de excelência. Normalmente, o protocolo é aplicado em cabine acústica em campo livre para a realização da audiometria e testes de reconhecimento de fala. Na programação remota, o acompanhamento dos testes na cabine acaba sendo inviável, porém no HCFMUSP temos a possibilidade de utilizar uma ferramenta na própria sala de atendimento. Assim, o protocolo de avaliação foi melhor avaliado pelo fonoaudiólogo da unidade remota. A ferramenta utilizada é composta de um *software* chamado *Auditory Speech Sounds Evaluation* (A§E®, ©PJ Govaerts, Antuérpia, Bélgica), uma ferramenta de avaliação audiológica que utiliza testes psicoacústicos que refletem na função e resolução da cóclea e nos auxiliam no raciocínio no mapeamento, como também através do *Otocube* que é uma caixa portátil, calibrada e acusticamente tratada, que, acoplada ao *software* A§E®,[21] permite a realização da audiometria com implante coclear e os testes de reconhecimento de fala gravados em português. Como a caixa é portátil, ela fica na mesma sala de atendimento do paciente, e com a possibilidade da visualização da tela do computador pelo Team Viewer® foi possível acompanhar todo o atendimento e realização dos testes, que normalmente são realizados na cabine acústica em outra sala de atendimento (Fig. 17-6-4).

DESAFIOS E CONSIDERAÇÕES FINAIS

A Telefonoaudiologia aplicada na área de implante coclear ainda tem muitos desafios no futuro que é bem próximo. O uso da tecnologia nos atendimentos já uma realidade em muitos centros com serviços SUS, porém o desafio é como conseguir expandir a teleconsulta nas várias cidades brasileiras.

O primeiro desafio é o acesso à internet com boa conexão e o computador acessível com câmera e áudio para o melhor atendimento possível. Sabemos que no SUS esses recursos podem não estar acessíveis para todos.

Outra barreira é a questão do faturamento: em qual centro de atendimento do SUS será faturado a programação remota? Na unidade em que o paciente será atendido ou na unidade em que o profissional que é especializado está atuando e orientando? Essas são questões importantes para decidir antes de começar as teleconsultas, mas que devem ser discutidas em políticas públicas.

Um outro aspecto importante comentado no estudo em andamento no HCFMUSP é a importância dos testes de reconhecimento de fala à distância e as ferramentas práticas para seja utilizado na rotina dos atendimentos.[22] A avaliação e a validação do mapeamento são as etapas mais importantes na programação do processador de fala, e a possibilidade de que a realização seja com *softwares* conectados diretamente em uma caixa acústica portátil ou diretamente com cabo de áudio conectado no computador[23] é uma realidade já comprovada eficaz, porém precisaremos torná-la prática.

Além da conscientização dos profissionais da área de audiologia e implante coclear para a importância da teleconsulta e no caso da teleprogramação, que possibilita as ferramentas corretas, o atendimento remoto vem para auxiliar e ensinar à distância profissionais em todo o país.

REFERÊNCIAS BIBLIOGRÁFICAS

1. Givens GD, Elangovan S. Internet application to tele-audiology--nothin' but net. Am J Audiol. 2003;12(2):59-65.
2. Givens GD. Telepractice Brings New Challenges to Audiologists [Internet]. 2004:5
3. Ferrari DV. Telessaúde: Acesso à educação e assistência em Audiologia. In. Bevilacqua MC, Martinez MAN, Balen SA, Pupo AA, Reis ACMB, Frota S. Saúde auditiva no Brasil: políticas, serviços e sistemas. São José dos Campos: Pulso Editorial. 2010:189-218.
4. Zumpano CE, Bevilacqua MC, Frederigue-Lopes NB, Costa OA. Programação remota dos sistemas de implante coclear. Rev Soc Bras Fonoaudiol. 2009;14(3):539-46.
5. Shapiro WH, Huang T, Shaw T, et al. Remote intraoperative monitoring during cochlear implant surgery is feasible and efficient. Otol Neurotol. 2008;29(4):495-8.
6. Plant K, Holden L, Skinner M, et al. Clinical evaluation of higher stimulation rates in the nucleus research platform 8 system. Ear Hear. 2007;28(3):381-93.
7. Samuel PA, Goffi-Gomez MV, Bittencourt AG, et al. Remote programming of cochlear implants. Codas. 2014;26(6):481-6.
8. Goffi-Gomez MVS, Magalhães ATM. Ativação e programação do implante coclear. In: Bento RF, Brito Neto R, Lima Junior LRP, Tsuji RK, Goffi-Gomez MVS, Lima DVSP, org. Tratado de implante coclear e prótese auditivas implantáveis. São Paulo: Thieme; 2014. p. 335-345.
9. Ramos A, Rodriguez C, Martinez-Beneyto P, et al. Use of telemedicine in the remote programming of cochlear implants. Acta Otolaryngol. 2009;129(5):533-40.
10. McElveen Jr. JT, Blackburn EL, Green Jr. JD, et al. Remote programming of cochlear implants: a telecommunications model. Otol Neurotol. 2010;31(7):1035-40.
11. Rodríguez C, Ramos A, Falcon JC, et el. Use of telemedicine in the remote programming of cochlear implants. Cochlear Implants Int. 2010;11(1):461-4.
12. Wasowski A, Skarzynski PH, Lorens A, et al. Remote fitting of cochlear implant system. Cochlear Implants Int. 2010;11(1):489-92.
13. Wesarg T, Wasowski A, Skarzynski H, et al. Remote fitting in Nucleus cochlear implant recipients. Acta Otolaryngol. 2010;130(12):1379-88.
14. Goehring JL, Hughes ML, Baudhuin JL. Evaluating the Feasibility of Using Remote Technology for Cochlear Implants. Volta Rev. 2012;112(3):255-265.
15. Goehring JL, Hughes ML, Baudhuin JL, et al. The effect of technology and testing environment on speech perception using telehealth with cochlear implant recipients. J Speech Lang Hear Res. 2012;55(5):1373-86.
16. Eikelboom RH, Jayakody DM, Swanepoel DW, etal. Validation of remote mapping of cochlear implants. J Telemed Telecare. 2014;20(4):171-177.
17. Hughes ML, Goehring JL, Baudhuin JL, et al. Use of telehealth for research and clinical measures in cochlear implant recipients: a validation study. J Speech Lang Hear Res. 2012;55(4):1112-27.
18. Kuzovkov V, Yanov Y, Levin S, et al. Remote programming of MED-EL cochlear implants: users' and professionals' evaluation of the remote programming experience. Acta Otolaryngol. 2014;134(7):709-16.
19. Samuel PA. Teleprogramação dos sistemas de implante coclear. [dissertação]. São Pauo: Faculdade de Medicina da Universidade de São Paulo; Universidade de São Paulo. 2015.
20. Comerlatto Jr. AA. Verificação da eficácia da teleconsulta na programação do implante coclear [tese]. São Carlos: Escola de Engenharia de São Carlos; Faculdade de Medicina de Ribeirão Preto; Instituto de Química de São Carlos; Universidade de São Paulo. 2016.
21. Govaerts PJ, Vaerenberg B, De Ceulaer G, et al. Development of a software tool using deterministic logic for the optimization of cochlear implant processor programming. Otol Neurotol. 2010;31(6):908-18.
22. Fletcher KT, Dicken FW, Adkins MM, et al. Audiology Telemedicine Evaluations: Potential Expanded Applications. Otolaryngol Head Neck Surg. 2019;5(1)945,998,1983,5541.
23. Sevier JD, Choi S, Hughes ML. Use of Direct-Connect for Remote Speech-Perception Testing in Cochlear Implants. Ear Hear. 2019.

Parte **VI**   IMPLANTE DE TRONCO CEREBRAL

CAPÍTULO 18

NEUROFIBROMATOSE TIPO II

Aline Gomes Bittencourt ■ Letícia Petersen Schmidt Rosito

O conteúdo deste capítulo (págs. 515 a 517), encontra-se disponível on-line.

Para acessá-lo, aponte a câmera do seu smartphone ou tablet para a imagem acima ou acesse a URL abaixo:

https://medone.thieme.com/images/supmat/Bento_Tratado_de_Implante_Coclear_978-65-5572-084-6_Cap_18.pdf

CAPÍTULO 19

IMPLANTE AUDITIVO DE TRONCO ENCEFÁLICO

Ricardo Ferreira Bento ■ Paula Tardim Lopes
Maria Valéria Schmidt Goffi-Gomez ■ Marcos Queiroz Teles Gomes

INTRODUÇÃO

O implante auditivo de tronco encefálico, ou *auditory brainstem implant* (ABI), é uma prótese neural central implantável cirurgicamente que, com o uso da unidade externa, permite restauração/reabilitação da função auditiva em pessoas com perda auditiva neurossensorial severa ou profunda por lesão ou ausência dos nervos cocleares bilateralmente, e em pessoas com malformações ou ossificações cocleares que impeçam a inserção cirúrgica dos eletrodos do implante coclear.

O ABI é um dispositivo com múltiplos eletrodos de superfície colocados diretamente sobre o núcleo coclear ao longo do tronco encefálico, no recesso lateral do quarto ventrículo (Fig. 19-1); por isso, transpassa o órgão auditivo e o nervo coclear desviando assim o sistema auditivo periférico.

O implante auditivo de tronco encefálico pode ser usado em casos em que não está indicado ou não é possível realizar o implante coclear. Nestas situações, é possível a estimulação elétrica direta do núcleo coclear no tronco encefálico usando um implante auditivo de tronco cerebral (ABI). Nos casos de tumores bilaterais que atingem o nervo coclear ou a cóclea, pode ser implantado no mesmo ato cirúrgico da ressecção do tumor, especialmente nos casos de neurofibromatose tipo 2.

A primeira cirurgia foi realizada em 1979, pelos Doutores William F. House (otorrinolaringologista) e William Hitselberger (neurocirurgião) em paciente com neurofibromatose tipo II, após a remoção do segundo schwannoma vestibular por via translabiríntica. O implante tinha um eletrodo único, colocado na superfície do núcleo coclear, e o paciente apresentou sensação auditiva (Fig. 19-2) e relatou benefício com melhor leitura labial e consciência sonora ambiental, mas com o tempo, seu desempenho se deteriorou, e a causa foi atribuída à migração de eletrodos.[1] Atualmente, o aprimoramento no *design* do dispositivo visa a reduzir a migração de eletrodos.

Posteriormente, em colaboração com pesquisadores da Huntington Medical Research Institute (Pasadena, CA, EUA), o implante foi modificado para dois ou três eletrodos em uma tela de silicone. Nessa época, para gerar o estímulo, foram usados processadores de implantes cocleares modificados. Subsequentemente, em conjunto com cientistas da empresa Cochlear Corporation (Englewood, CO, EUA), criaram um dispositivo que resultou no Nucleus® ABI 24 com 21 eletrodos (Fig. 19-3). No ano 2000, esse dispositivo foi aprovado pela FDA, nos EUA, como um equipamento médico seguro para uso em adultos,[2] e ainda em 2020, novos dispositivos de processadores são aprovados visando ao aprimoramento da tecnologia disponível.[3]

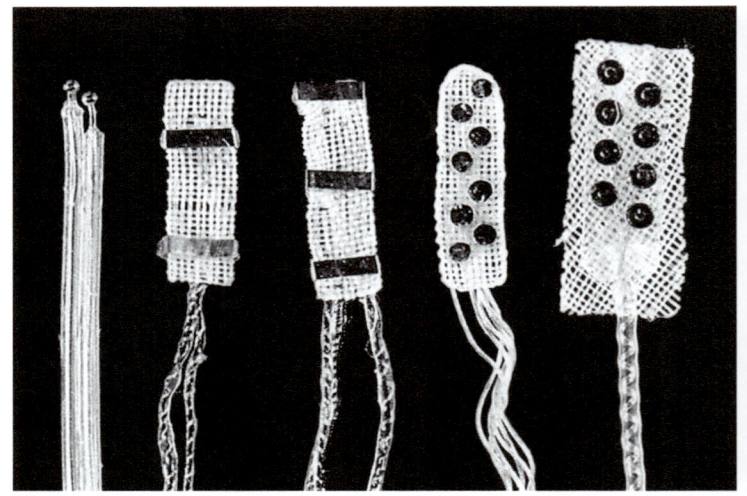

Fig. 19-2. Evolução dos primeiros eletrodos de implante de tronco cerebral.

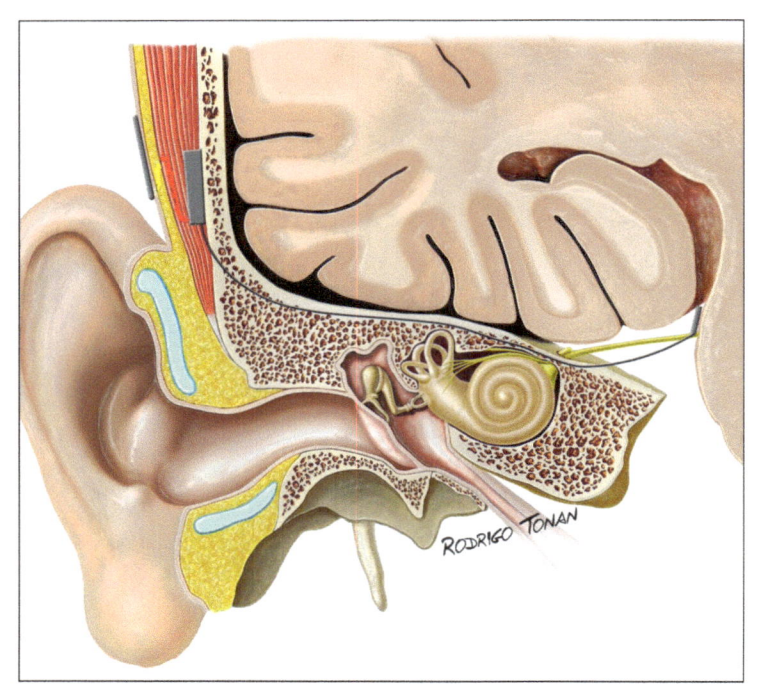

Fig. 19-1. ABI no núcleo coclear, no recesso lateral do quarto ventrículo.

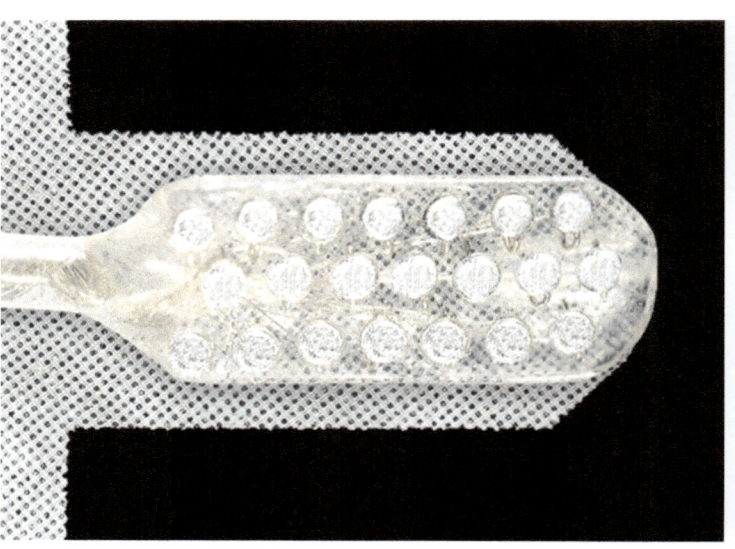

Fig. 19-3. Nucleus® ABI 24 com 21 eletrodos.

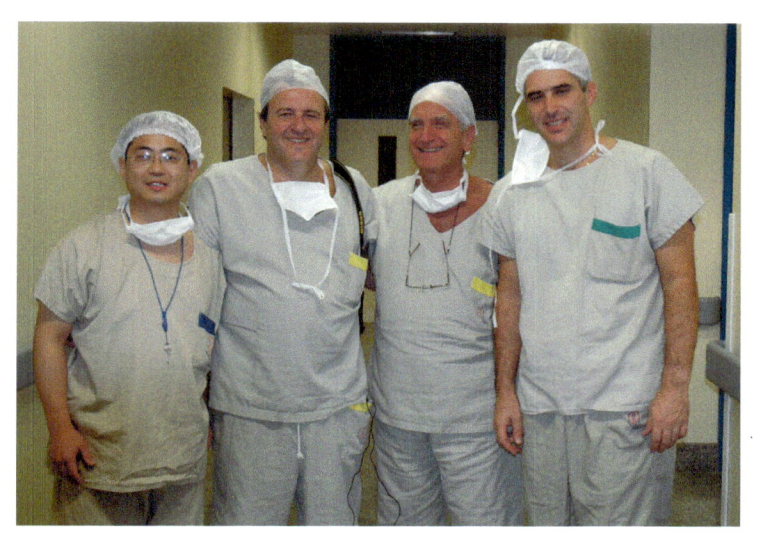

Fig. 19-4. Equipe médica do primeiro implante de tronco encefálico em crianças realizado no Brasil em 2008: Dr. Robinson Koji Tsuji, Prof. Dr. Ricardo Ferreira Bento, Prof. Dr. Vitorio Colletti, Prof. Dr. Rubens de Brito Neto (da esquerda para a direita).

Além disso, estudos para expandir as indicações ABI para crianças e bebês que não são candidatos a IC continuam em andamento.[4] Em 2001, Colletti *et al.* realizaram as primeiras cirurgias pediátricas do ABI para casos de aplasia de nervo coclear, que propôs a viabilidade deste dispositivo na população pediátrica.[5]

No Brasil, o primeiro implante de tronco encefálico foi realizado pelo Professor Ricardo Ferreira Bento e sua equipe, em setembro de 2005 (Fig. 19-4). Esse mesmo grupo iniciou as pesquisas em implantes de tronco encefálico em adultos e crianças em agosto de 2008.[6]

O ABI é similar ao implante coclear em muitos aspectos, diferindo na posição e disposição dos eletrodos. Assim como o implante coclear, consiste em um componente externo (processador de fala, microfone e antena transmissora) e na unidade interna (receptor/estimulador) com o conjunto de eletrodos implantáveis cirurgicamente (Fig. 19-5). O conjunto de eletrodos e o processador diferem para cada fabricante.

Princípio de funcionamento do ABI:

A) Os sons ambientais são captados pelo microfone localizado no processador de fala retroauricular;
B) O processador de fala digitaliza os sons em sinais codificados;
C) Os sinais codificados são enviados pelo fio do processador de fala para a antena transmissora próxima ao pavilhão auricular, fixada por meio de um imã exatamente sobre a unidade interna (receptor/estimulador) implantada;
D) A antena transmissora envia os sinais codificados ao receptor/estimulador sob a pele, por sinais de radiofrequência, e inicia-se o processo interno;
E) O receptor/estimulador envia os sinais para os eletrodos posicionados no tronco encefálico, sobre o núcleo coclear;
F) Os eletrodos estimulam o núcleo coclear produzindo respostas interpretadas pelo cérebro como som.

Como a tonotopia do núcleo coclear é organizada obliquamente através da ponte, um ABI com eletrodos penetrantes foi projetado para estimular seletivamente as frequências que estão localizados em áreas profundas à superfície. No entanto, os resultados do implante ABI penetrante não demonstraram vantagem sobre os eletrodos de superfície, em parte por conta da dificuldade em identificar definitivamente o núcleo coclear na sua inserção. Implantes mesencéfalos colocados na superfície dorsal do colículo inferior também foram desenvolvidos para pacientes com um núcleo coclear danificado ou disfuncional para estimular a via auditiva mais proximalmente. O mais recente modelo (ABI541) apresenta 21 eletrodos de contato.[7]

IMPLANTES DE TRONCO ENCEFÁLICO

Atualmente existem três empresas que produzem implantes de tronco encefálico.

Cochlear Corporation

O Nucleus® ABI 541 consiste em 21 eletrodos de contato tipo disco de platina, alinhados em uma placa de silicone flexível sobre tela de Dacron® para promover estabilização (Fig. 19-6):

▪ Tamanho dos discos de platina de cada eletrodo: 0,7 mm de diâmetro;

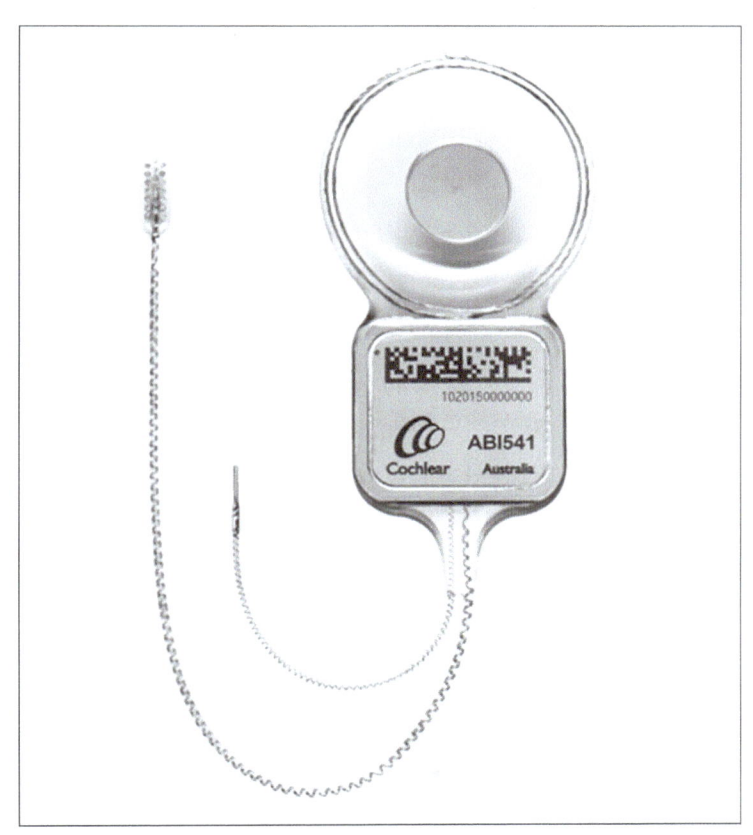

Fig. 19-5. Componente externo e unidade interna dos primeiros modelos ABI.

Fig. 19-6. Modelo Nucleus ABI 541 da Cochlear Corporation. (ABI 541).

- Diâmetro do cabo dos eletrodos: 1,3 mm;
- Dimensões da placa de silicone contendo 21 eletrodos de estimulação: 5,5 mm de comprimento × 3 mm de largura × 0,6 mm de espessura;
- Configuração do campo elétrico: permite a escolha dos modos de estimulação monopolar e bipolar.

O receptor estimulador do ABI 541 apresenta ímã removível para permitir ressonâncias periódicas com menor perda de informações nas imagens pela menor sombra do metal.

No manual de especificação deste modelo de implante de tronco encefálico, há contraindicação ao seu uso na ausência congênita ou disfunção congênita do oitavo nervo.

Oticon Medical

O Digisonic® SP ABI é composto de 15 eletrodos ativos e um de referência, fixados em uma tela de Dacron® (Fig. 19-7):

- Tamanho dos discos de platina de cada eletrodo: 0,39 mm² de superfície;
- Diâmetro do cabo dos eletrodos: 0,7 mm;
- Dimensões do receptor/estimulador: 30,2 mm de diâmetro e 5,75 mm de espessura no centro;
- Dimensões da placa de silicone contendo os 15 eletrodos de estimulação: 7,8 mm × 3 mm.

O receptor/estimulador apresenta uma base de titânio, cápsula de cerâmica e envelope de silicone. A fixação do receptor/estimulador é realizada por meio de dois parafusos de titânio com aderência óssea.

Med-El

O Med-El ABI System (Innsbruck, Áustria) consiste em 12 eletrodos de contato tipo disco de platina com um eletrodo terra central alinhados em uma placa de silicone flexível sobre uma tela de Dacron para promover estabilização (Fig. 19-8):

- Tamanho dos discos de platina de cada eletrodo: 0,6 mm de diâmetro;
- Diâmetro do cabo dos eletrodos: 1,3 mm com 112,8 mm de comprimento;
- Dimensões do receptor/estimulador: 25,4 mm × 45,7 mm × 4,5 mm;
- Dimensões da placa de silicone contendo os 12 eletrodos de estimulação: 3 mm × 8,5 mm;
- Configuração do campo elétrico: estimulação monopolar.

Em caso de pontos anatômicos distorcidos ou malformados, o sistema Med-El desenvolveu o *placing electrode* (eletrodo de colocação ou localização), usado para auxiliar o cirurgião a encontrar a posição do núcleo coclear sem necessidade de abrir e contaminar o ABI propriamente dito. A posição é definida de acordo com as respostas elétricas auditivas (EABR – *Electrical Auditory Brainstem*

Response). Com base na localização identificada pelo eletrodo posicionador, é possível decidir o posicionamento ideal da placa de eletrodos e a quantidade da malha de silicone que envolve os eletrodos a ser cortada.

Atualmente, todos os fabricantes autorizam a realização de ressonância magnética de até 1,5 Tesla, mesmo com o ímã no receptor. Especialmente em casos de paciente com tumores, como na neurofibromatose tipo II, é necessária a contínua monitoração de imagem com ressonância magnética no pós-operatório. Para tal, em algumas marcas de implante de tronco, o ímã do receptor pode ser retirado. Para a fixação da antena transmissora, em vez do ímã, o paciente pode usar uma fita adesiva. O centro da unidade interna pode ser marcado com uma pequena tatuagem no couro cabeludo para facilitar sua localização e uma área pequena do cabelo deve ser removida para facilitar a adesão da fita magnética.

CRITÉRIOS DE INDICAÇÃO DO ABI
Pacientes com Neurofibromatose Tipo II (NF2)

A indicação mais comum do ABI é para pacientes que sofrem de neurofibromatose tipo II (NF2), doença hereditária que pode levar à perda auditiva pelo crescimento de tumores (schwannomas ou outros tumores de ângulo pontocerebelar), pressionando os nervos vestibulocococleares bilateralmente (Fig. 19-9). O critério médico para a indicação do implante de tronco encefálico é soberano nesses casos,

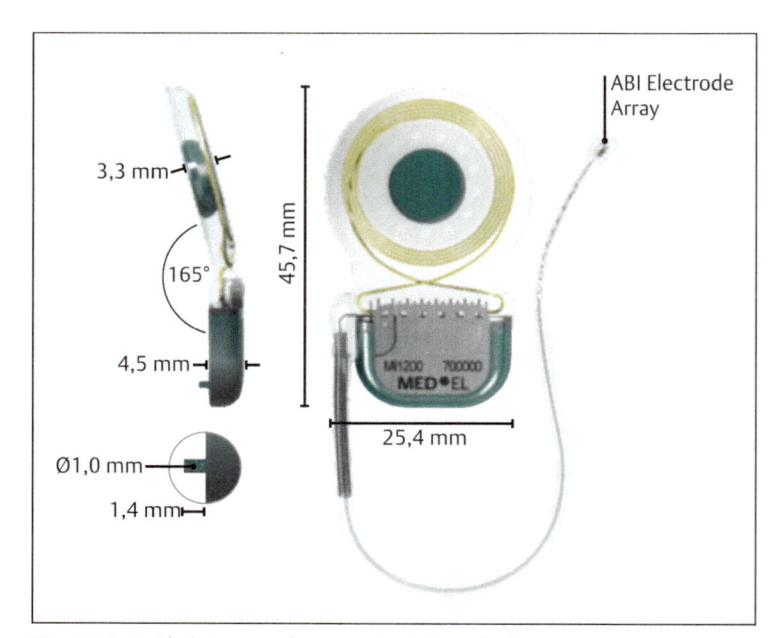

Fig. 19-8. Unidade Interna da marca Med-El ABI Sychrony.

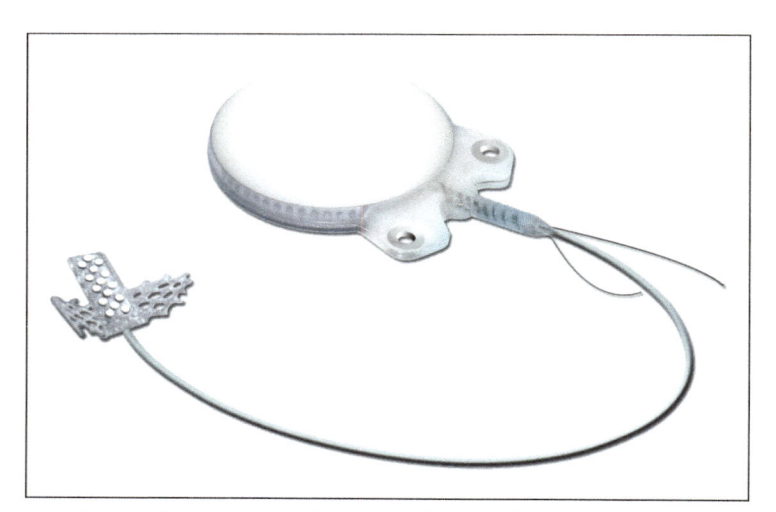

Fig. 19-7. Unidade Interna do ABI do modelo Digisonic SP.

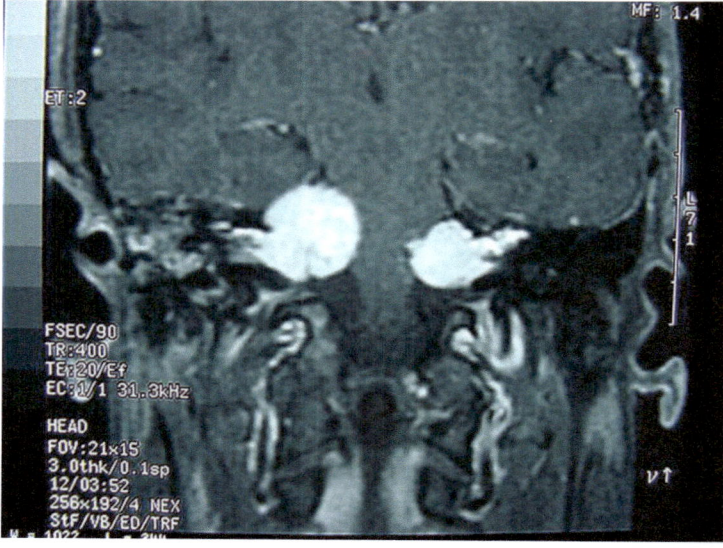

Fig. 19-9. Neurofibromatose tipo II (NF2).

pois, independente do resíduo ou desempenho auditivo com ou sem aparelhos, a indicação será baseada na necessidade de remoção do tumor e frequentemente exigirá sacrificar o nervo coclear. Desde 1997, alguns cirurgiões têm ampliado a indicação do ABI para pacientes adultos e crianças, com perda auditiva profunda de etiologia não tumoral, como aplasia de nervo coclear, malformações importantes de cóclea, ossificação da cóclea e lesões traumáticas do nervo coclear.[8-10]

Normalmente o implante é realizado durante a cirurgia de remoção do segundo tumor em pacientes que se tornaram surdos. Como os achados de resultados cirúrgicos demonstram que alguns pacientes não obtêm sensações auditivas úteis, alguns centros realizam o implante durante a remoção do primeiro tumor.[11] Dessa maneira, se não houver resultado positivo, ainda resta o outro lado para implantar. Nesses casos, uma intervenção precoce é importante para diminuir a morbidade cirúrgica e preservar o núcleo do nervo coclear que, em grandes tumores, encontra-se anatomicamente desfigurado, podendo ser essa a causa de insucesso.

Atualmente, para o tratamento de neurofibromatose tipo II, têm sido realizados alguns estudos com um anticorpo monoclonal, o bevacizumab (Avastin®), que age diretamente contra o fator de crescimento do endotélio vascular (VEGF) para reduzir o volume do tumor e preservar ou estabilizar perda auditiva, mostrando alguns benefícios em adultos. Caso ele já tenha sido usado sem sucesso, o intervalo entre o final do tratamento e a cirurgia deve ser de pelo menos 4 meses para evitar sangramento maior durante o procedimento.[12]

Colletti *et al.* foram os primeiros a utilizar o ABI em crianças e apresentaram os resultados de um estudo com 71 delas entre 1 e 6 anos de idade, mostrando detecção de sons e discriminação auditiva melhores do que no grupo de adultos com neurofibromatose tipo 2.[13] Cada vez mais crianças têm sido implantadas, e o ideal é que o implante seja realizado antes dos 3 anos de idade para que haja o benefício da plasticidade neuronal e, consequentemente, melhores resultados auditivos com o ABI.

A equipe de próteses auditivas implantáveis do Hospital das Clínicas de São Paulo (HCFMUSP) realiza cirurgias de ABI em adultos e em crianças e tem observado resultados promissores, sem a ocorrência de complicações graves.[14-16]

No entanto, nesses pacientes não tumorais, a avaliação deve, primeiramente, garantir que um IC não é viável. Considerando a possibilidade de resultados audiométricos superiores com o implante coclear em comparação com ABI. A ressonância magnética dos ouvidos é usada para avaliar a patência da cóclea e presença ou ausência do nervo coclear. A ressonância magnética ponderada em T2 é superior à tomografia computadorizada (TC) de alta resolução para detectar uma fibrose coclear sutil e a sequência parassagital ajuda a determinar a presença ou ausência de nervos. Evidências radiográficas de uma cóclea ausente é uma indicação direta para a ABI. No entanto, evidências radiográficas de aplasia do nervo coclear mesmo nas sequências ponderadas em T2 de alta resolução (p. ex., CISS e FIESTA) e corte parassagital, apresentam limitações na identificação do nervo coclear e nervo facial. Porventura, uma conexão oculta entre as vias auditivas periféricas e centrais pode ocorrer sem a identificação radiológica do nervo coclear. Por essas razões, os testes funcionais – incluindo audiometria convencional e BERA – permanecem como padrão-ouro para determinar a presença presuntiva de um nervo coclear não identificado ao exame de imagem, optando-se pelo implante coclear, nesses casos, como primeira possibilidade de reabilitação auditiva.

Além dos casos de agenesia de nervo coclear ao exame de imagem, também para aqueles de neurofibromatose tipo II, pode-se, ainda, optar pela cirurgia de implante coclear como primeira opção de reabilitação auditiva quando apresentem tumores estáveis ou irradiados, e naqueles submetidos previamente à ressecção tumoral microcirúrgica com preservação do nervo coclear.

Os exames necessários para avaliação dos candidatos são:

▪ Audiometria tonal limiar, limiar de fala, índice de reconhecimento de fala, com e sem aparelho de amplificação sonora individual;

▪ Potenciais evocados auditivos de tronco encefálico, complementando com potenciais de latência média e tardia, quando possível;
▪ Emissões otoacústicas;
▪ Tomografia computadorizada de ossos temporais;
▪ Ressonância magnética de ouvidos e encéfalo.

É importante destacar que os pacientes que serão submetidos à cirurgia de implante coclear ou implante de Tronco Encefálico, deverão receber, previamente à cirurgia, vacinação contra *influenza*, meningococo e pneumococo, com a intenção de reduzir o risco de meningite no pós-operatório.[17]

Todos os pacientes são submetidos à completa investigação otológica e neuro-otológica, radiológica, audiológica, de linguagem e psicossocial semelhante à realizada para cirurgia do implante coclear. É fundamental realizar uma propedêutica detalhada, com atenção especial ao exame dos pares cranianos bulbares, considerando que serão manipulados durante a cirurgia.

O estudo da anatomia cirúrgica do osso temporal e do tronco encefálico deve ser feito com exames de imagem. Nos casos de NF2, o estudo radiológico do tumor é muito importante para decidir qual o lado a ser implantado. Em pacientes com NF2, obter uma ressonância magnética antes da colocação de um implante fornece a última oportunidade de obter uma imagem cerebral de alta qualidade sem artefato. Ressonância magnética adicional de todo o neuroeixo é importante em pacientes com NF2 também para detectar a presença de tumores na coluna que podem resultar em alterações neurológicas durante a cirurgia ou dificultar a capacidade de realizar uma punção lombar na presença de fístula liquórica no pós-cirúrgico.

É fundamental orientar o paciente e sua família quanto aos riscos e às vantagens e desvantagens do implante de tronco, principalmente no que diz respeito ao ajuste de expectativas.

Avaliação Fonoaudiológica dos Candidatos

O processo de avaliação fonoaudiológica, complementando a avaliação auditiva eletrofisiológica, abrange a avaliação da função auditiva, por meio de testes comportamentais, avaliação da comunicação e da leitura orofacial (LOF), seguindo protocolo semelhante ao utilizado em pacientes candidatos ao implante coclear, acompanhadas do aconselhamento e da orientação pré-cirúrgica.[18]

Avaliação da Leitura Orofacial (LOF)

Testes de reconhecimento de fala são realizados usando somente a pista visual. Nos casos de ausência de limiares bilateralmente, essa condição é alcançada sem o uso de próteses auditivas. Entretanto, nos casos em que há resíduos auditivos, faz-se necessário o uso de vídeos (sem som) ou de ruído mascarador ou tampões de ouvido. O teste mais usado é o *speech tracking*, em que o paciente deve repetir um discurso contínuo lido pelo examinador, e conta-se o número de palavras do discurso repetidas durante um período de tempo, pelo menos 5 minutos. O desempenho é avaliado calculando-se a velocidade de fala em palavras por minuto (ppm).

Nos casos de LOF insatisfatória (menos do que 15 ppm), o candidato é encaminhado para um treinamento intensivo de LOF. O treinamento torna-se imprescindível, considerando que o maior objetivo do ABI é a contribuição das pistas auditivas para a LOF. Além disso, quando o paciente não tem restos auditivos, a LOF constitui o principal meio para garantir a compreensão de todas as orientações dadas durante o procedimento pré-operatório.[19]

Aconselhamento e Orientação Pré-Operatória

Nos casos de NF2, os pacientes são orientados sobre o prognóstico auditivo, adequando suas expectativas quanto ao procedimento.

Nos casos de NF2, quando têm audição útil no pré-operatório, o paciente deve estar ciente de que a qualidade auditiva poderá ser inferior à do pré-operatório.

A estimulação auditiva por meio do ABI é explicada de forma simples para que o paciente possa compreender que as estruturas adjacentes aos núcleos cocleares (núcleos de outros pares cranianos) e outras funções podem ser estimuladas com a passagem de corrente elétrica na região. Por isso, alguns eletrodos precisarão ser desativados quando provacarem sensações extra-auditivas.

Trabalhar as expectativas inclui explicar ao paciente que o ABI não fornece qualidade de som natural e o reconhecimento de fala em conjunto aberto não é alcançado na maioria dos pacientes. Consciência sonora pode ser um objetivo razoável. No entanto, além dos riscos cirúrgicos, há riscos de que o ABI falhe em possibilitar sensações auditivas. Os candidatos também devem entender a necessidade de seguir com a reabilitação da fala com fonoterapia regular pós-implante a fim de obter o máximo benefício possível. Quando combinado com a leitura labial, 93% dos pacientes demonstram compreensão da sentença em 3 a 6 meses pós-implante.[16]

O processo de decisão que leva à indicação do ABI em crianças é mais complexo em decorrência de questões clínicas, diagnósticas, cirúrgicas, eletrofisiológicas, de reabilitação, além de éticas. Todas as equipes envolvidas nesse procedimento concordam que a decisão somente deve ser tomada após exaustivas discussões com os familiares sobre os riscos de uma cirurgia intracraniana e, em particular, pelos riscos de morte ou dano neurológico severo, assim como os benefícios em longo prazo na programação de uma criança com ABI.

Procedimento Cirúrgico

A cirurgia para colocação do ABI será especificamente abordada no capítulo de anatomia da base lateral de crânio e técnica cirúrgica para implante de tronco encefálico. Ela deve ser feita por equipe treinada na realização de acessos na base lateral do crânio. A via de acesso utilizada depende da experiência da equipe cirúrgica e pode ser retrossigmóidea, translabiríntica (no caso de exérese de tumor no mesmo ato) e retrolabiríntica (em casos nos quais não serão abordados tumores). Nosso serviço foi o primeiro a utilizar a via retrolabiríntica para o ABI, mas usamos também a via translabiríntica.

O complexo do núcleo coclear, constituído pelos núcleos cocleares ventral e dorsal, é o local para a colocação do eletrodo. O núcleo coclear ventral é o principal núcleo de transmissão de impulsos neurais do oitavo par, e seus axônios formam a principal via ascendente das vias auditivas centrais. Tanto o núcleo ventral quanto o dorsal não são visíveis na superfície do tronco cerebral, e sua localização depende da identificação de estruturas anatômicas adjacentes.

O complexo do núcleo coclear localiza-se no assoalho do recesso lateral do quarto ventrículo, sendo necessária a identificação das aberturas laterais deste ventrículo, chamadas forames de Luschka. O reparo anatômico principal para sua identificação é a emergência do nono nervo craniano (glossofaríngeo). Afastando-se o flóculo do cerebelo, segue-se o IX nervo proximalmente, visualiza-se o plexo coroide protruindo a partir do forame de Luschka. Deslocando-se o plexo posteriormente, é visualizado o assoalho do quarto ventrículo, onde deve ser colocado o eletrodo (Fig. 19-10)

Os pares cranianos VII, IX, X e XI são monitorados por eletrofisiologia contínua durante a cirurgia (Fig. 19-11), e o potencial evocado auditivo de tronco cerebral é utilizado para se verificar a correta disposição dos eletrodos. A monitoração, além de evitar danos inadvertidos aos nervos, permite avaliar se há resposta não auditiva à estimulação dos eletrodos.

Nos casos de neurofibromatose tipo II, o ABI pode ser implantado durante a remoção cirúrgica do schwannoma vestibular; entretanto, também pode ser implantado em pacientes que já tenham realizado a retirada do tumor anteriormente.

A colocação do ABI é somente um dos passos para o restabelecimento da audição. Após a cirurgia, o paciente retorna para inúmeras sessões com o audiologista com o objetivo de testar e ajustar a programação do processador de fala e aprender a interpretar os novos sons. Esse processo pode durar um longo período, pois as pistas acústicas geradas pelo ABI são diferentes daquelas da audição normal.

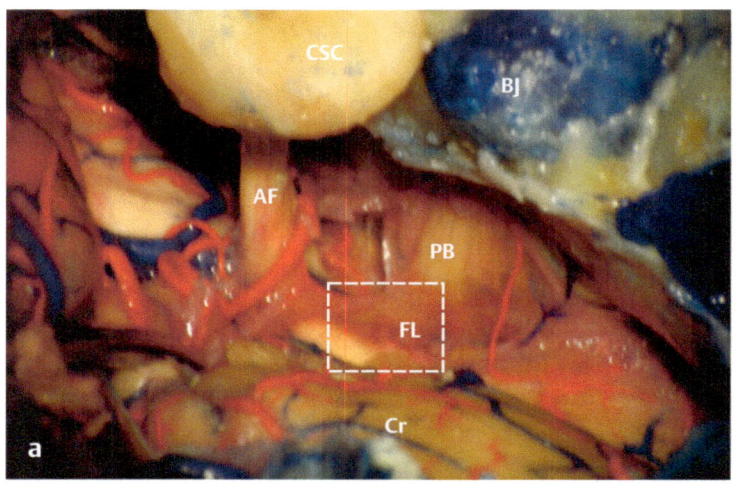

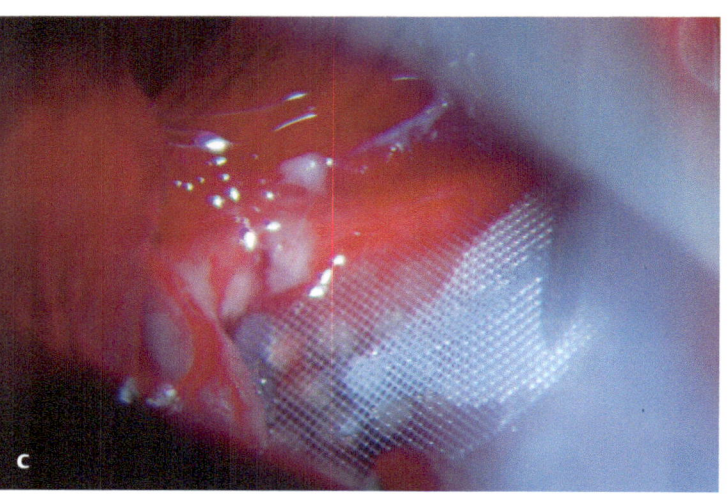

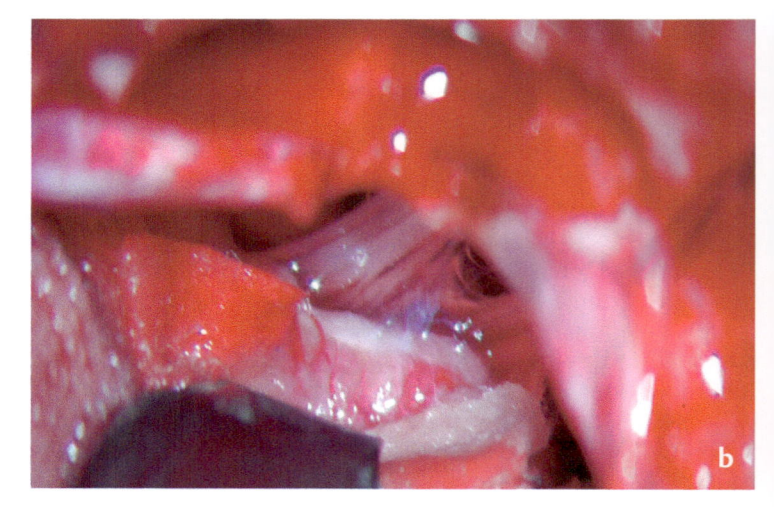

Fig. 19-10. (a) Anatomia do campo cirúrgico para inserção do ABI. (b) Depressão entre os pares cranianos. (c) Local a se inserir o eletrodo. AF, feixe acústico-facial; BJ, bulbo da jugular; Cr, cerebelo; CSC, canal semicircular posterior; FL, forame de Luschka; PB, pares bulbares.

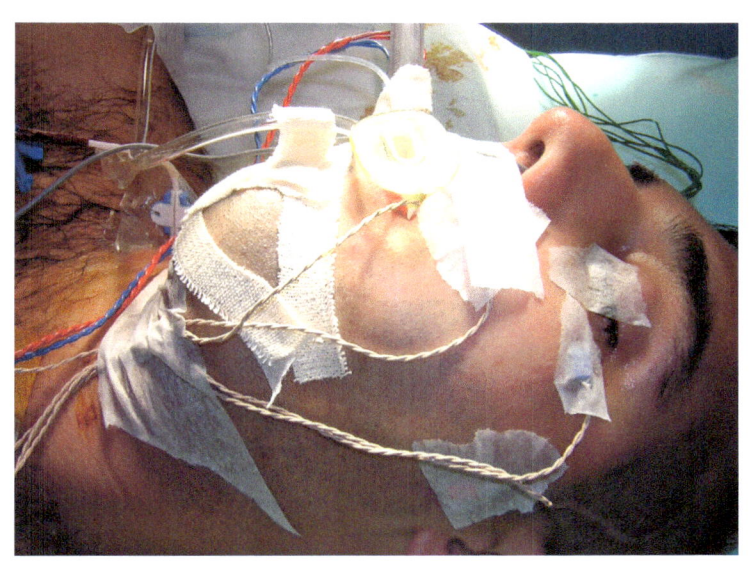

Fig. 19-11. Monitoração por eletrofisiologia contínua durante a cirurgia.

Via Translabiríntica

A via translabiríntica fornece acesso suficiente para visualizar o recesso lateral do quarto ventrículo e suas estruturas adjacentes, requerendo mínima retração cerebelar. Fornece, igualmente, fácil identificação dos nervos coclear e facial e permite a completa remoção do tumor do fundo do meato acústico interno. Esse acesso possibilita, inclusive, enxerto do nervo facial em caso de secção.

Após a ressecção do tumor, faz-se o nicho para a colocação da unidade interna do ABI (Fig. 19-12) e identifica-se a região do núcleo do nervo coclear, utilizando como ponto de reparo os pares bulbares, em especial o nono nervo craniano. O complexo do núcleo do nervo coclear está localizado na porção dorsolateral do tronco encefálico, na junção ponto-medular, e tem área estimada de visibilidade externa de 1 a 1,28 cm². Contém aproximadamente 100 mil células e compreende os núcleos dorsal e ventral (acessório). O núcleo dorsal é referido, também, como tubérculo acústico. Encontra-se na superfície dorsolateral do pedúnculo cerebelar e acredita-se que atue no processamento do estímulo auditivo, principalmente em ambientes ruidosos, filtrando e atuando na localização do som. O núcleo ventral está situado entre a divisão dos ramos coclear e vestibular do nervo acústico, na face ventral do pedúnculo cerebelar inferior, e se divide em duas partes: os núcleos posteroventral e anteroventral (Fig. 19-13).

A organização tonotópica da cóclea e do nervo coclear é preservada no núcleo coclear. Os axônios dos gânglios espirais apicais (baixas frequências) da cóclea se projetam nas porções ventrolaterais do núcleo dorsal e no núcleo anteroventral. Os axônios da espira basal da cóclea (altas frequências) se projetam na porção dorsal do núcleo anteroventral e no dorso medial do núcleo dorsal.

Por isso que lâminas de isofrequência (bainhas de neurônios que têm a mesma característica de frequência) são distribuídas desde o núcleo dorsal até o ventral, enquanto a representação espacial das frequências específicas da cóclea é preservada no núcleo coclear.

Os espectros de frequências do som são processados no núcleo coclear, e é no núcleo que encontramos a origem das vias auditivas paralelas que se projetam através do tronco cerebral no mesencéfalo e córtex cerebral, integrando as informações para determinar a identificação, intensidade e localização da fonte sonora.

O núcleo ventral contém vários tipos de células neuronais, incluindo esféricas e globulares (*bushy*). Células *bushy* são os chamados neurônios de segunda ordem que recebem terminações do nervo coclear e contêm múltiplas sinapses especializadas, chamadas de endobulbos de Held. Esse contato extensivo permite que as células *bushy* tenham as respostas primárias das potências de ação do nervo coclear, preservando as informações temporais e espectrais enviadas aos núcleos auditivos superiores, tálamo e córtex auditivo.[20]

Acredita-se que a percepção sonora da estimulação do ABI seja resultado da ativação elétrica do núcleo ventral; entretanto, em razão do pequeno tamanho e das relações anatômicas locais, deduz-se que os eletrodos de superfície, colocados próximos à superfície do núcleo dorsal, fazem com que a corrente elétrica se espalhe e permita a ativação de axônios e corpos celulares também no núcleo ventral. Não se tem ainda certeza sobre qual subdivisão do núcleo do nervo coclear é responsável pela percepção sonora resultante da estimulação do ABI.

O núcleo coclear é acessado pelo forame de Luschka, no término do recesso lateral do quarto ventrículo do tronco cerebral. Encontra-se nessa região uma extensão do plexo coroide (responsável pela produção de liquor), que vem do quarto ventrículo e emerge através do forame. Pode ser individualizado, também, se seguirmos superiormente as raízes dos sétimo e oitavo nervos cranianos e, inferiormente, as do nono nervo (glossofaríngeo). Se realizarmos uma manobra de Valsalva anestésica, a saída de liquor pelo forame pode auxiliar na localização do forame de Luschka. O eletrodo é colocado no recesso lateral adjacente ao local presumido do núcleo coclear.

Após a colocação dos eletrodos realiza-se a estimulação elétrica intraoperatória com o intuito de detectar a presença de ondas auditivas, e também, através da monitoração dos outros pares cranianos, estimulações indesejadas de outros nervos cranianos e uma possível alteração hemodinâmica do paciente. Com base na estimulação, os eletrodos podem ser reposicionados até que se encontre a melhor posição. Uma vez estabelecida a posição, coloca-se pequeno fragmento de músculo ou gordura por trás do feixe de eletrodos para pressioná-lo contra o tronco e mantê-lo estável, em posição (Fig. 19-14). Um dos problemas é o fato de que a superfície do tronco cerebral, onde os eletrodos se encostam, não é plana e o feixe de eletrodos na base de silicone não dobra o suficiente para que todos os eletrodos encostem, por isso outros modelos de eletrodos mais

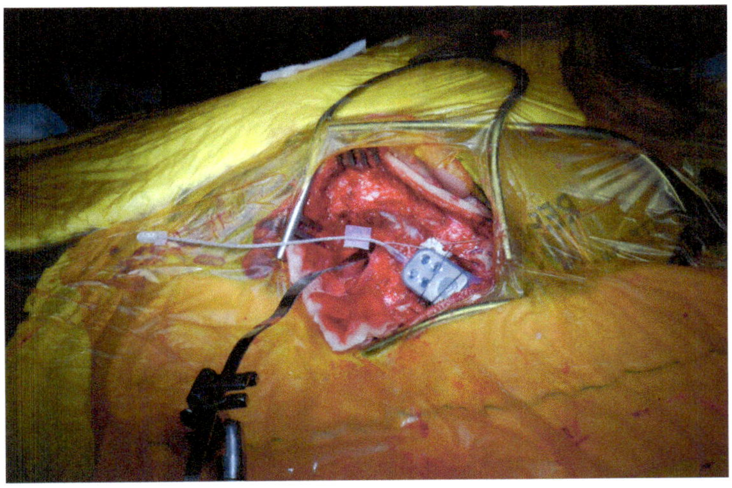

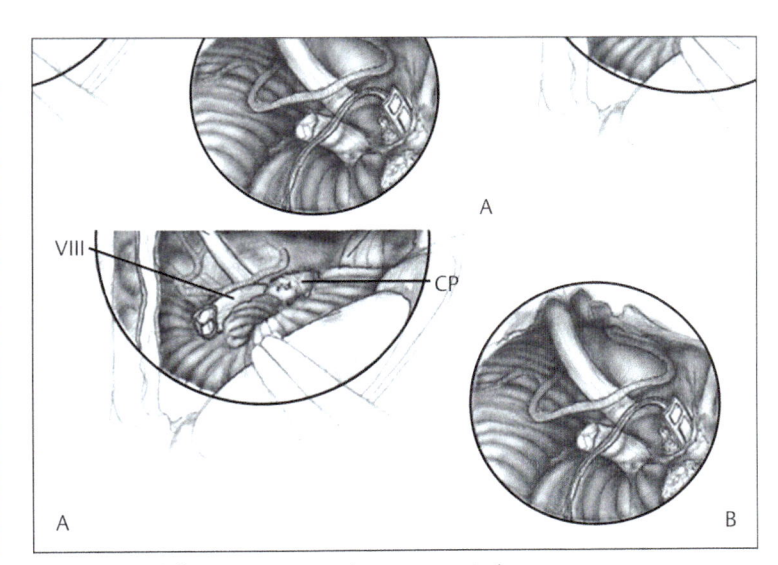

Fig. 19-12. Nicho para a colocação da unidade interna do ABI.

Fig. 19-13. Núcleos posteroventral e anteroventral.

flexíveis e menores estão sendo desenvolvidos pelos fabricantes de ABI, em uma tentativa de constante melhora de desempenho.

Depois disso, procede-se à fixação da unidade receptora na escama do osso temporal, e o fechamento da cavidade far-se-á com a colocação de fáscia de músculo temporal e gordura retirada do abdome, devidamente aderidas com cola de fibrina. Como nos implantes cocleares, o cautério monopolar não pode ser usado a partir desse ponto da cirurgia para não danificar o aparelho.

Nos casos de pacientes adultos e crianças com surdez não tumoral, utilizamos a via retro ou infralabiríntica, com a qual é possível a visualização perfeita do forame de Luschka e a preservação de todo o bloco labiríntico.

O procedimento também pode ser realizado pela via retrossigmóidea, tanto para remoção de tumor quanto para a colocação de implantes em pacientes sem tumores. A via a ser escolhida depende da experiência de cada cirurgião e sua equipe, uma vez que os resultados são semelhantes.

Via Retrolabiríntica Ampliada

O grupo de implante do HCFMUSP foi o pioneiro a utilizar essa via para a inserção do implante de tronco encefálico em crianças. Em nosso serviço, essa é a via de escolha para pacientes com perda auditiva de etiologia não tumoral. A via é ampliada em virtude da remoção do canal semicircular posterior e da manutenção dos canais lateral e superior.

Inicialmente, realiza-se uma incisão retroauricular a 2 cm do sulco auricular até a ponta da mastoide. Confecciona-se, a seguir, um retalho musculoperiosteal, rebatido anteriormente para a exposição do córtex da mastoide. Realiza-se também um descolamento subperiosteal posterior, na escama temporal, onde será realizado o nicho da unidade receptora/estimuladora. O próximo passo é a mastoidectomia ampla, com exposição da dura-máter da fossa média, seio sigmoide e bulbo da jugular.

A dissecção do bulbo da jugular é um dos passos mais delicados e importantes dessa técnica, pois sua exposição é necessária para facilitar a visualização dos nervos cranianos bulbares. Identifica-se o canal semicircular posterior, que é brocado e obliterado com cera de osso. A remoção do canal semicircular posterior facilita a identificação do forame de Luschka. Ampliar a visão posterior e inferior para acessar a fossa craniana posterior e os nervos bulbares. Esqueletiza-se o plano meatal removendo-se todo o osso que envolve a dura-máter da fossa posterior. Não há abertura do vestíbulo. Realiza-se ampla incisão na dura-máter da fossa posterior, desde o bulbo da jugular ao meato acústico interno e, posteriormente, em direção ao seio sigmoide. Identificam-se os pontos de reparo, como plexo coroide, nono nervo craniano, flóculo cerebelar e porções intracranianas dos sétimo e oitavo nervos. O plexo coroide oclui o forame de Luschka e é retraído. Não há necessidade de retração cerebelar.[21]

O feixe de eletrodos é posicionado no recesso lateral e sua posição é confirmada com BERA intraoperatório. Um pedaço de gordura é colocado para impedir que o feixe de eletrodos entre em contato com o osso temporal. O fechamento da dura-máter da fossa posterior é realizado por planos, com fáscia temporal, cola de fibrina e gordura abdominal previamente removida.

Portanto, a via retrolabiríntica ampliada promove a visualização direta do forame de Luschka com um acesso pequeno, limitado ao local onde será inserido o feixe de eletrodos (Fig. 19-15).

POTENCIAL AUDITIVO EVOCADO INTRAOPERATÓRIO (*ELECTRICAL AUDITORY BRAINSTEM RESPONSE – EABR*)
Monitoração Intraoperatória durante Cirurgia de ABI

Como o núcleo do nervo coclear não é diretamente visível, são necessárias medidas eletrofisiológicas durante a cirurgia para determinar o local ideal de colocação do implante. O Potencial Evocado Auditivo de Tronco Cerebral (PEATE), ou ABR, intraoperatório é utilizado para determinar a posição e a orientação da placa de eletrodos no recesso lateral do quarto ventrículo e assegurar a proximidade dos eletrodos com o núcleo do nervo coclear no tronco cerebral.

A resposta do potencial evocado auditivo evocado pela estimulação elétrica sobre os núcleos cocleares é semelhante à resposta do potencial auditivo evocado por estímulo acústico, mas geralmente não contém os componentes correspondentes aos picos das ondas I e II, por representarem estruturas anteriores aos núcleos cocleares na via auditiva. As latências dos picos geradas nos núcleos cocleares e no lemnisco lateral são mais curtas.

As respostas esperadas ao ABR elétrico ao estimular diretamente os núcleos cocleares são:

- A primeira onda (0,6 ms se presente) tem sua origem nos núcleos cocleares;
- A segunda onda (1,2-1,9 ms) provavelmente representa a descarga axonal de vias diretas do complexo olivar superior;
- A terceira onda (2,1-3,4 ms) pode ser da descarga indireta pelo lemnisco lateral ao colículo inferior;
- A quarta onda (3,4-4,0 ms) muito provavelmente tem sua origem no corpo geniculado medial.

Equipamentos e Procedimentos

Para a realização da avaliação intraoperatória na cirurgia do ABI, devem ser colocados os eletrodos de superfície necessários à captação do potencial evocado antes dos campos estéreis, logo após o procedimento anestésico.

Após a inserção da placa de eletrodos no recesso lateral devem ser testados os eletrodos e o posicionamento da placa. Inicialmente é realizada a telemetria de impedâncias, avaliando a passagem do fluxo de corrente em todos os eletrodos. Em seguida, a pesquisa do EABR é feita estimulando-se pares de eletrodos da placa do ABI usando-se a antena conectada ao *software* das empresas de implantes, e captando as respostas por meio dos eletrodos externos

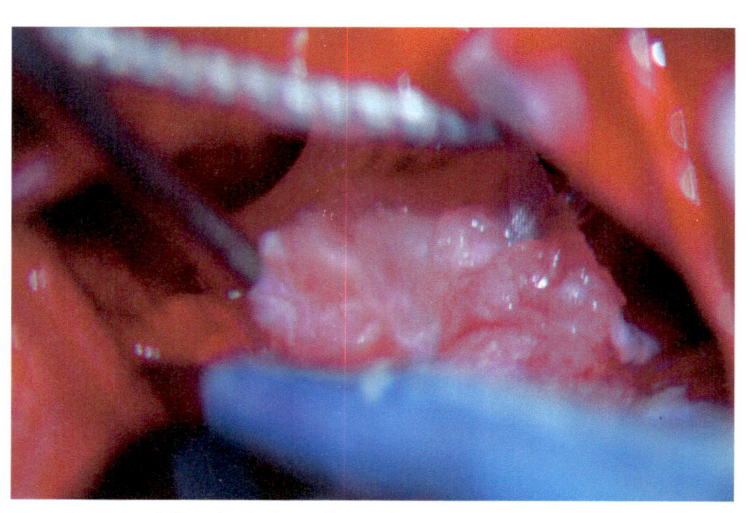

Fig. 19-14. Estabilização do feixe depois de posicionado.

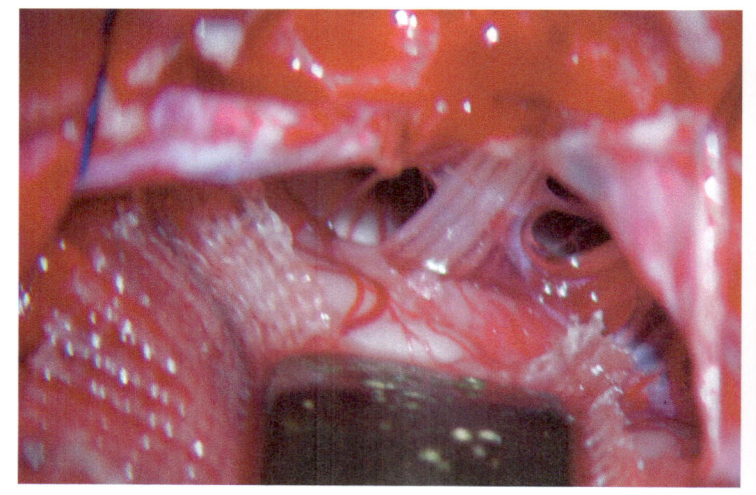

Fig. 19-15. Visualização direta do forame de Luschka.

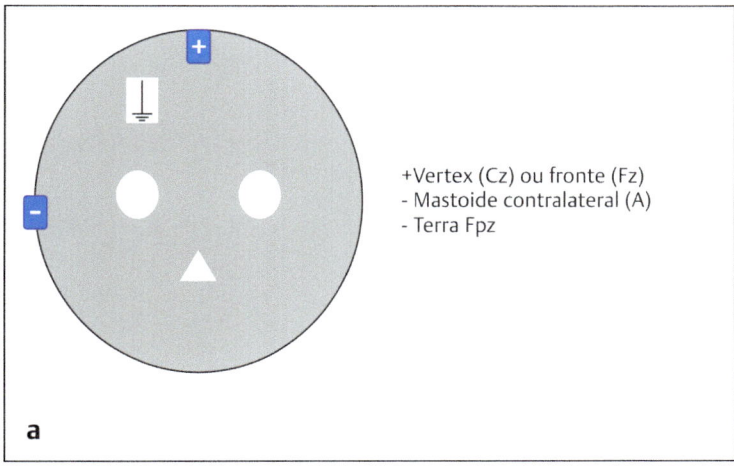 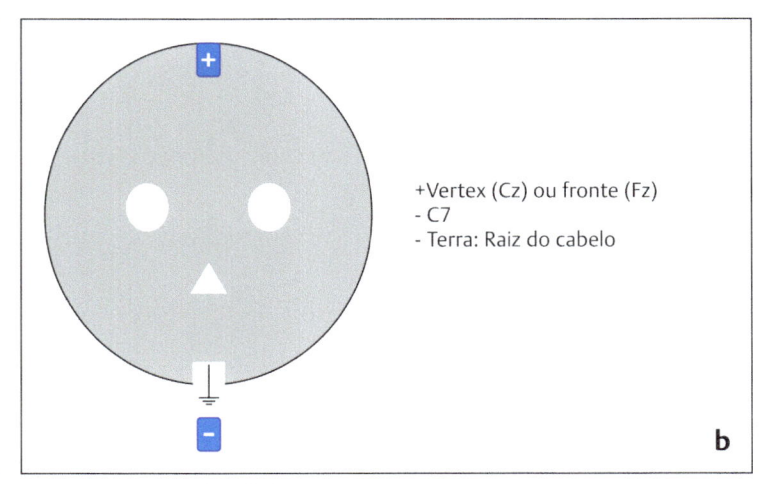

Fig. 19-16. (a) Respostas seguindo a disposição dos eletrodos - Positivo: vertex. **(b)** Terra: Fpz ou raiz do cabelo.

(montados antes do início da cirurgia) conectados ao equipamento de potenciais evocados.

O equipamento necessário para gerar o estímulo é:

- Computador conectado à interface do fabricante do implante e *software* compatível;
- Cabo de programação para o processador de fala, cabo da bobina;
- Cabo para sincronização entre a interface de estimulação do implante e o equipamento de potenciais evocados.

O protocolo dos parâmetros de registro das respostas no equipamento de potenciais evocados seguirá as recomendações de Nevison em 2002:[22]

- 1 *channel* – janela de 10,66 ms;
- Selecionar *Trigger in* para estímulo externo;
- Filtro *standard* (10 a 3.000 Hz);
- Promediações: 600 varreduras costumam ser suficientes;
- Ganho do amplificador: 50.000.

Os parâmetros do estímulo gerado pelo programa do implante:

- *Modo de estimulação*: preferencialmente bipolar (BP);
- *Largura de pulso*: 100 μs;
- *Frequência de estimulação*: 37 Hz ou menos.

Para o registro das respostas, a montagem dos eletrodos de superfície segue a recomendação de Nevison em 2002:[22]

- *Positivo*: vértex ou Fpz (Fig. 19-16);
- *Negativo*: lóbulo contralateral ao implante coclear ou C7;
- *Terra*: Fpz ou raiz do cabelo.

A impedância dos eletrodos de contato deve estar até 5 Ω e a diferença entre eles não deve exceder de 3 Ω.

A monitoração intraoperatória com o potencial evocado pode responder às seguintes perguntas do cirurgião:

- Os eletrodos estão estimulando o sistema auditivo?
- Os eletrodos estão estimulando outros pares cranianos adjacentes?
- Quais eletrodos não estão gerando resposta do sistema auditivo?

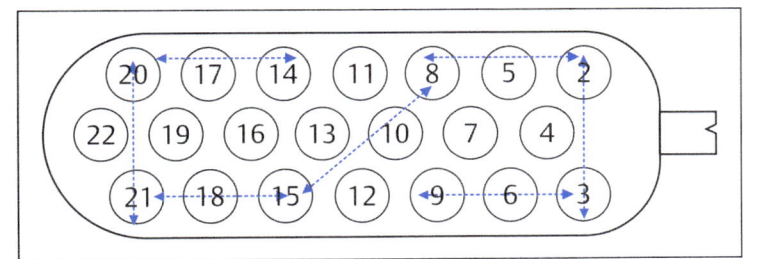

Fig. 19-17. Sugestão de pares bipolares para a avaliação eletrofisiológica intraoperatória e oferecer informações referentes à posição da placa de eletrodos sobre os núcleos cocleares.

Com essas informações o cirurgião pode tomar a decisão de mover a placa de eletrodos e saberá a direção em que deve manipulá-lo.

É recomendável que sejam pesquisadas as respostas eletrofisiológicas de vários pares bipolares de eletrodos, abrangendo as extremidades medial e lateral da placa de implante, de forma que a avaliação permita ao cirurgião a visualização da posição dos eletrodos sobre os núcleos cocleares. Estabelecer a corrente inicial de estimulação (150 para não NF2 e 200 para NF2) e a largura de pulso inicial (100 ou 150 μs).

Enviando a estimulação:

- Colocar o **processador** e a **bobina** na bolsa estéril;
- Colocar a bobina sobre a **antena receptora** do implante, mantendo uma distância mínima entre 2 e 10 mm;
- Verificar as impedancias;
- Testar o primeiro par bipolar (p. ex., 20-14). Uma vez encontrada resposta, confirmar invertendo a polaridade do estímulo (p. ex. E14 – E20 depois E20 – E14) (Fig. 19-17);
- Repetir a medidas para outras combinações de eletrodos: 11-5/21-15, 2-3/20-21, 2-8/9-3.

Na experiência da equipe, a sugestão adicional é fazer uma varredura por todos os eletrodos, usando o esímuldo na opção de medida NRT, com nível de corrente alto, por ex. 240 uc e largura de pulsode 50 μs, para rastrear efeitos extra-auditivos nos monitores dos pares cranianos e com o anestesista e informações sobre o ritmo cardíaco. Usar modo de estimulação monopolar, para confirmar a viabilidade de usá-lo na programação. Usar velocidade de estimulação de 35 Hz (ou até 80 Hz) (para agilizar, já que é só para varredura e não para ver efetivamente resposta neural da NRT).

Os parâmetros de estímulo e registro podem ser modificados caso não sejam visualizadas ondas eletricamente evocadas.

Pós-Operatório

O paciente deve permanecer em observação mais rigorosa nas primeiras 24 horas em leito de UTI. Recomenda-se curativo compressivo e repouso absoluto no leito por 72 horas, seguido de 48 horas de repouso relativo, podendo receber alta 5 dias após o procedimento.

No pós-operatório, deve ser feita uma tomografia computadorizada para avaliar complicações locais e verificar o posicionamento dos eletrodos (Fig. 19-18).

Durante a internação, medidas antifístula devem ser tomadas, como dieta laxativa e elevação do decúbito dorsal, e ser evitadas manobras de Valsalva.

Ativação do Implante e Programação do Processador de Fala

A primeira ativação do implante ocorrerá de 6 a 8 semanas após o procedimento cirúrgico. É realizada pelo audiologista, em conjunto com a equipe médica e anestesiologista, em ambiente cirúrgico, com monitor cardíaco, de pressão arterial e oximetria de pulso. Além

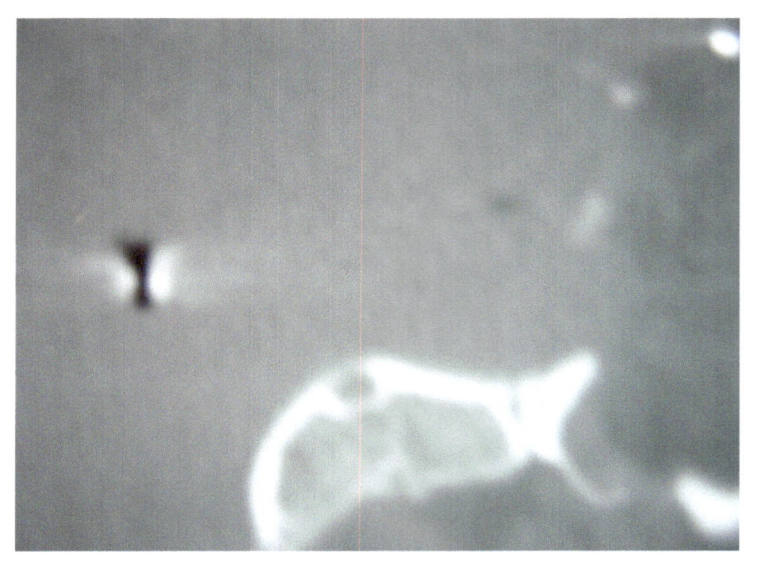

Fig. 19-18. Tomografia computadorizada para avaliação.

disso, deve haver material para reverter parada cardiorrespiratória e para intubação orotraqueal, pois se trata de estimulação do tronco cerebral, embora não haja na literatura descrição de intercorrências graves durante a ativação.

Nos casos de NF2, o ímã do receptor é retirado durante a cirurgia para permitir a monitoração da doença com ressonância magnética periódica. Por isso, na ativação, o audiologista precisa identificar o local exato do receptor interno para o posicionamento da antena externa. Para tanto, pode ser usado o *software* de programação que apontará a comunicação com a unidade interna pela propriedade de telemetria.

Complicações

A cirurgia para remoção isolada de schwannoma vestibular já apresenta potencial de complicações. Em levantamento realizado na literatura, temos as complicações relatadas nesta cirurgia associada

Quadro 19-1. Complicações Descritas em uma Série de 114 Pacientes Submetidos a Implante de Tronco Encefálico

	ABI em NF2	ABI sem tumor
Complicações maiores		
Morte	3	0
Contusão cerebelar	1	1
Paralisia facial permanente	1	0
Meningite	1	2
Lesão de nervos cranianos baixos	2	0
Hidrocefalia	1	1
Pseudomeningocele	2	0
Complicações menores		
Fístula liquórica	6	1
Hidrocefalia transitória	7	1
Seroma da ferida	4	6
Infecções menores	2	3
Desequilíbrio	11	3
Infecção no implante	2	2
Paralisia facial transitória	8	0
Cefaleia	8	3
Efeitos colaterais não auditivos	28	23

à colocação do implante de tronco encefálico em mesmo tempo cirúrgico (Quadro 19-1).[23,24]

Benefícios em Potencial do ABI

O desempenho auditivo com a ABI permanece altamente variável. Isso se atribui a fatores diversos como: variações na técnica cirúrgica, experiência do cirurgião, programação pós-implante e estratégias de codificação de sinais. Além disso, a organização tonotópica do núcleo coclear é muito mais complexa do que a observada na cóclea. Especificamente, no núcleo coclear, as frequências são codificadas de superficial para profunda e por isso a estimulação de eletrodos de superfície é subideal.

Diversos estudos têm demonstrado que o desempenho alcançado com o ABI nos pacientes com NF2 é inferior àquele alcançado por pessoas com implante coclear.[25,26] Embora seja possível conseguir índice de discriminação de sentenças ou palavras dissilábicas em formato aberto superior a 50%, esse índice é alcançado em menos da metade dos pacientes com NF2. Portanto, o uso da LOF será necessário para a comunicação desse paciente, sendo o uso combinado do ABI com a LOF a situação com melhor benefício.[27]

Colletti *et al.* referiram que o reconhecimento de fala pela via somente auditiva em pacientes sem tumor varia entre 10 e 100%, com média de 63%, enquanto pacientes com NF2 têm resultados entre 5 e 35%, com média de 12%.[28]

Segundo Colletti, em estudo com 24 crianças implantadas com o ABI, estas adquiriram a habilidade de identificar sons diferentes e a voz dos pais, e melhoraram a produção de fala. Os autores ainda reforçam que a ausência de complicações, as boas respostas intraoperatórias com o EABR e os bons resultados auditivos confirmam que o ABI está indicado na reabilitação auditiva de crianças sem indicação de implante coclear. Embora nem todas as crianças tenham adquirido fala e habilidades de linguagem, todas elas ampliaram suas habilidades comunicativas. A melhora da leitura orofacial e da atenção aos sons ambientais foi observada em todas as crianças que realizaram ABI em idade precoce.[29]

Os resultados dos pacientes do programa de implantes do HC-FM-USP mostram que os pacientes têm limiares que permitem acesso aos sons de fala. Alguns mostraram melhor desempenho nos testes de fala, provavelmente por fatores associados às vias auditivas centrais (eventualmente comprometidas pela compressão do tronco pelo tumor), fatores cognitivos e de reabilitação. Em nossa experiência, o desenvolvimento de linguagem em crianças com ABI não tem sido alcançado sem o apoio da língua brasileira de sinais (Libras).[16,18]

A reabilitação auditiva é fundamental e deve enfatizar todas as habilidades auditivas, com ênfase na percepção de aspectos suprassegmentais da fala e, em alguns casos, pode ousar o reconhecimento de traços segmentais.

Após a programação do processador de fala, com o treinamento auditivo e o uso contínuo, os novos sinais ganharão cada vez mais seu próprio sentido, poderão ser melhor interpretados e assim auxiliar em diferentes situações da vida cotidiana. Na rua e em casa, pode auxiliar a percepção de sons de alerta, como a eminência de um carro, uma buzina, ou o som da campainha, o latido de um cachorro, uma panela que cai ou o telefone que toca.

Perceber sons pelo ABI seria como escutar uma nova língua ou aprender um novo código. O implante de tronco encefálico pode não devolver a percepção de fala em apresentação aberta, mas pode ajudar a reintegrar o indivíduo ao mundo sonoro.

REFERÊNCIAS BIBLIOGRÁFICAS

1. Hitselberger WE, House WF. Cochlear nucleus implants. Otolaryngol Head Neck Surg. 1984;92:52-4.
2. Food and Drug Administration. ABI approval order. Disponível em: http://www. fda.gov/cdrh/pdf/p000015.html.
3. Food and Drug Administration. ABI approval order. Disponível em: https://www.accessdata.fda.gov/scripts/cdrh/cfdocs/cfpma/pma. cfm?id=P000015S041.
4. Malerbi AFDS, Goffi-Gomez MVS, et al. Auditory brainstem implant in postmeningitis totally ossified cochleae. Acta Otolaryngol. 2018;138(8):722-6.

5. Colletti V, Fiorino F, Sacchetto L, et al. Hearing habilitation with auditory brainstem implantation in two children with cochlear nerve aplasia. Int J Pediatr Otorhinolaryngol. 2001;60(2):99-111.

6. Bento RF, Brito Neto RV, Tsuji RK, et al. Implante auditivo de tronco cerebral: técnica cirúrgica e resultados precoces em pacientes com neurofibromatose tipo 2. Rev Bras ORL. 2008;74(5):647-51.

7. Food and Drug Administration. ABI approval order. Disponível em: https://www.accessdata.fda.gov/scripts/cdrh/cfdocs/cfpma/pma. cfm?id=P000015S042.

8. Colletti V, Shannon R, Carner M, et al. Outcomes in nontumor adults fitted with the auditory brainstem implant: 10 years' experience. Otol Neurotol. 2009;30(5):614-8.

9. Grayeli AB, Kalamarides M, Bouccara D, et al. Auditory brainstem implant in Neurofibromatosis Type 2 and Non-neurofibromatosis Type 2 patients. Otol Neurotol. 2008;29:1140-6.

10. Cervera-Paz FJ, Manrique MJ. Auditory brainstem implants: past, present and future prospects. Acta Neurochir Suppl. 2007;97(2):437-42.

11. Peng KA, Lorenz MB, Otto SR, et al. Cochlear implantation and auditory brainstem implantation in neurofibromatosis type 2. Laryngoscope. 2018;128(9):2163-9.

12. Lu VM, Ravindran K, Graffeo CS, et al. Efficacy and safety of bevacizumab for vestibular schwannoma in neurofibromatosis type 2: a systematic review and meta-analysis of treatment outcomes. J Neuro-oncol. 2019;144(2):239-48.

13. Colletti V, Carner M, Fiorino F, et al. Hearing restoration with auditory brainstem implant in three children with cochlear nerve aplasia. Otol Neurotol. 2002;23:682-93.

14. Bento RF, Brito Neto RV; Tsuji RK, et al. Implante auditivo de tronco cerebral: técnica cirúrgica e resultados precoces em pacientes com neurofibromatose tipo 2. Rev Bras ORL. 2008;74(5):647-51.

15. Bento RF, Monteiro TA, Tsuji RK, et al. Retrolabyrinthine approach for surgical placement of auditory brainstem implants in children. Acta Oto-laryngologica. 2012;132:462-6.

16. Fernandes NF, de Queiroz TGM, Tsuji RK, et al. Auditory and language skills in children with auditory brainstem implants [published online ahead of print, 2020 Mar 16]. Int J Pediatr Otorhinolaryngol. 2020;132:110010.

17. Vaccines and Preventable Diseases: Use of Meningitis Vaccine in Persons with Cochlear Implants. CDC-Center for Disease Control and Prevention Website. 2009.

18. Goffi Gomez MVS, Guedes MC, Sant'Anna SG, et al. Critérios de Seleção e Avaliação Médica e Audiológica dos Candidatos ao Implante Coclear: Protocolo HCFMUSP. Arq Int Otorrinolaring. 2004;8(4):303-23.

19. Diretrizes da Sociedade brasileira de otorrinolaringologia publicada em: https://www.aborlccf.org.br/imageBank/ DIRETRIZES_PUBLICACAO%20SITE.

20. Gstoettner WK, Van De Heyning P, O'Connor AF, et al. Electric acoustic stimulation of the auditory system: results of a multi-centre investigation. Acta Otolaryngologica. 2008:1-8.

21. Brito Neto RV, Bento RF, Yasuda A, et al. Referências anatômicas na cirurgia do implante auditivo de tronco cerebral. Rev Bras Otorrinolaringol. 2005;71(3):282-6.

22. Nevison B, Laszig R, Sollmann WP, et al. Results from a European Clinical Investigation of the Nucleusâ Multichannel Auditory Brainstem Implant. Ear Hear. 2002;23:170-83.

23. Colletti V, Shannon RV, Carner M, et al. Complications in auditory brainstem implant surgery in adults and children. Otol Neurotol. 2010:31(4):558-64.

24. Bento RF, Brito Neto RV, Sanchez TG, Miniti A. The transmastoid retrolabyrinthine approach in vestibular schwannoma surgery. Otolaryngol Head Neck Surg. 2002;127(5):437-41.

25. van der Straaten TFK, Netten AP, Boermans PPBM, et al. Pediatric Auditory Brainstem Implant Users Compared With Cochlear Implant Users With Additional Disabilities. Otol Neurotol. 2019;40(7):936-45.

26. Vesseur A, Free R, Snels C, et al. Hearing Restoration in Cochlear Nerve Deficiency: the Choice Between Cochlear Implant or Auditory Brainstem Implant, a Meta-analysis. Otol Neurotol. 2018;39(4):428-37.

27. Sanna M, Di Lella F, Guida M, Merkus P. Auditory brainstem implants in NF2 patients: results and review of the literature. Otol Neurotol. 2012;33(2):154-64.

28. Colletti V, Shannon RV. Open set speech perception with auditory brainstem implant? Laryngoscope. 2005;115(11):1974-8.

29. Colletti L. Beneficial auditory and cognitive effects of auditory brainstem implantation in children. Acta Otolaryngol. 2007;127(9):943-6.

CAPÍTULO 20

ANATOMIA DA BASE LATERAL DO CRÂNIO E ÂNGULO PONTOCEREBELAR COM VISTAS À CIRURGIA DE ABI

Ricardo Ferreira Bento ▪ Paula Tardim Lopes

O conteúdo deste capítulo (págs. 528 a 532), encontra-se disponível on-line.

Para acessá-lo, aponte a câmera do seu smartphone ou tablet para a imâgem acima ou acesse a URL abaixo:

https://medone.thieme.com/images/supmat/Bento_Tratado_de_Implante_Coclear_978-65-5572-084-6_Cap_20.pdf

MONITORAÇÃO INTRAOPERATÓRIA EM CIRURGIAS DE IMPLANTE AUDITIVO DE TRONCO CEREBRAL

Raquel Salomone

O conteúdo deste capítulo (págs. 533 a 534), encontra-se disponível on-line.

Para acessá-lo, aponte a câmera do seu smartphone ou tablet para a imagem acima ou acesse a URL abaixo:

https://medone.thieme.com/images/supmat/Bento_Tratado_de_Implante_Coclear_978-65-5572-084-6_Cap_21.pdf

CAPÍTULO 22

AVALIAÇÃO POR IMAGEM DO IMPLANTE AUDITIVO DE TRONCO ENCEFÁLICO

Carlos Toyama ▪ Eloisa Maria Mello Santiago Gebrim

O conteúdo deste capítulo (págs. 535 a 546), encontra-se disponível on-line.

Para acessá-lo, aponte a câmera do seu smartphone ou tablet para a imagem acima ou acesse a URL abaixo:

https://medone.thieme.com/images/supmat/Bento_Tratado_de_Implante_Coclear_978-65-5572-084-6_Cap_22.pdf

CAPÍTULO 23

ATIVAÇÃO E PROGRAMAÇÃO NO IMPLANTE AUDITIVO DE TRONCO CEREBRAL

Norma Pallares de Garcia ▪ Maria Valéria Schmidt Goffi-Gomez

INTRODUÇÃO

O implante auditivo de tronco cerebral, ou ABI *(Auditory Brainstem Implant)*, tornou-se uma opção viável para indivíduos que apresentam perda auditiva profunda bilateral sem possibilidade de tratamento com próteses auditivas convencionais ou implante coclear.[1-6]

Considerando as especificidades, é muito importante a adequada orientação do paciente e da família durante o processo pré-operatório sobre as reais expectativas e sobre as diferenças entre os resultados do implante coclear e do implante auditivo de tronco cerebral, para que não haja frustrações ou perda da motivação para escutar e avançar nos resultados auditivos. Para tanto seria interessante complementar a leitura com o Capítulo 19 (ABI).

De mesma forma que para o implante coclear, os resultados auditivos do ABI dependem da posição dos eletrodos, da sobrevivência neural na região estimulada, das condições do sistema auditivo central e de aspectos relativos à reabilitação e cognição.[7] Mas para que o som seja codificado e alcance as vias auditivas de forma otimizada, é imprescindível a adequada programação do processador de fala.[8-10]

A programação do implante auditivo de tronco é semelhante em alguns aspectos com a programação do processador de fala do implante coclear, porém, este capítulo enfoca os aspectos específicos relativos ao ABI. Para os conceitos gerais, definições e procedimentos na programação, similares aos do implante coclear, sugerimos a leitura dos Capítulos 12 e 16, parte 5.

ATIVAÇÃO DO IMPLANTE AUDITIVO DE TRONCO CEREBRAL

Conforme a liberação médica, a ativação, ou primeira programação do implante, poderá ocorrer 6 a 8 semanas após o procedimento cirúrgico. É realizada pelo audiologista em conjunto com a equipe médica, principalmente o anestesista, em ambiente cirúrgico, com monitor cardíaco, de pressão arterial e oximetria de pulso. Embora não haja na literatura a descrição de intercorrências graves durante a ativação, deve haver material para reverter uma eventual parada cardiorrespiratória e para intubação orotraqueal, pois se trata de estimulação do tronco cerebral com regiões vizinhas vitais e com possibilidade de serem estimuladas pela corrente elétrica enviada aos núcleos cocleares (Fig. 23-1).[4,11,12] Portanto, o planejamento da ativação supõe a reserva da sala e o agendamento com o anestesista.[13]

Na ativação, é importante verificar quais eletrodos geraram presença de potenciais eletricamente evocados intraoperatórios (eABR) durante a cirurgia de implantação do ABI para conhecer as regiões de maior probabilidade de encontrarmos presença de resposta auditiva comportamental.[14] Também será importante, antes da ativação, estudar com a equipe médica os exames de imagem do posicionamento dos eletrodos, e identificar possíveis deslocamentos pós-operatórios, principalmente nos casos de cirurgias que envolveram a retirada de grandes tumores que comprimiam o tronco cerebral.

Em algumas situações, como nos casos de neurofibromatose tipo II (NFII), o ímã do receptor em alguns fabricantes de implante é retirado durante a cirurgia para permitir a monitoração da doença com ressonância nuclear magnética periódica. Na ativação o audiologista precisa identificar o local exato do receptor interno para o posicionamento da antena externa usando o *software* de programação que apontará a comunicação com a unidade interna pela propriedade de telemetria. Como não há ímã, a antena é aderida sobre o receptor interno por meio de um adesivo imantado (Fig. 23-2). Verificar a necessidade de cortar o cabelo exatamente no local da antena e de limpar com álcool isopropílico para remoção da oleosidade em alguns casos. O adesivo é colocado sobre a posição do receptor interno e a antena sobre o adesivo.

No centro cirúrgico, a ativação inicia-se com a medida de impedância dos eletrodos, como em todas as programações. Deve-se lembrar que esse teste usa correntes supostamente inaudíveis, porém, no caso do ABI, podem aparecer tanto sensações auditivas como extra-auditivas (não auditivas), mesmo com baixa carga elétrica, em 80 unidades de corrente com 25 μs de largura de pulso nos implantes da Cochlear e 6qu nos implantes da Med-El. Durante o teste de impedâncias, mesmo o paciente não ouvindo ou sentindo a estimulação, vale a pena solicitar a atenção do médico anestesista sobre o monitor cardíaco, pois para a medida das impedâncias apesar da corrente de baixa carga, podem estimular o nervo vago.[13] Após a determinação das impedâncias, na programação serão somente estimulados os eletrodos nos quais as impedâncias estejam dentro dos limites aceitáveis pelo fabricante.

Tanto a ativação como todas as programações do processador de fala envolvem a determinação dos níveis de corrente que oferecerão sensação auditiva ao paciente em cada canal de eletrodos.[4,15] Entretanto, o objetivo da ativação do ABI, além de encontrar os eletrodos que gerem sensações auditivas e descartar aqueles que gerem sensação extra-auditiva, será, principalmente, aqueles que demonstram a interferência sobre o ritmo cardíaco. O anestesista estará permanentemente monitorando a atividade cardíaca durante todo o procedimento da ativação.

Essa tarefa pode ser cansativa, levando mais de 60 minutos, pois envolve a elevação cautelosa da corrente desde o nível 0 (zero) em todos os canais disponíveis, um a um, considerando-se que até esse momento da ativação não se conhecem os efeitos extra-auditivos que ocorrerão pela estimulação e dispersão da corrente para as estruturas adjacentes aos núcleos cocleares no tronco cerebral. Além disso, na programação do ABI, não há possibilidade de interpolação dos níveis, pois cada canal pode gerar diferentes sensações, portanto, todos os canais devem ser individualmente testados.

Pode ser interessante ter em mãos formatos de instruções (Fig. 23-3) e de respostas auditivas e não auditivas (Fig. 23-4). No caso de adultos e pessoas com surdez pós-lingual, que conhecem o crescimento da sensação de intensidade, para a determinação do nível máximo de conforto, da mesma forma que para a ativação e programação do implante coclear, pode ser interessante o apoio de figuras ou escalas de crescimento de amplitude *(loudness)* (Fig. 23-5).

Em seguida deve-se medir todos os níveis mínimos (nível T) e de conforto (nível C ou MCL) de todos os eletrodos no modo de estimulação monopolar.[5,9,15-18] Geralmente em pacientes com surdez não tumoral inicia-se a estimulação com 100 μs de largura de pulso. Para os pacientes com NFII, inicia-se a estimulação com 100 μs, porém, pode ser necessária a elevação da largura de pulso em alguns casos (até 400 μs). Observar atentamente que se for necessária a elevação

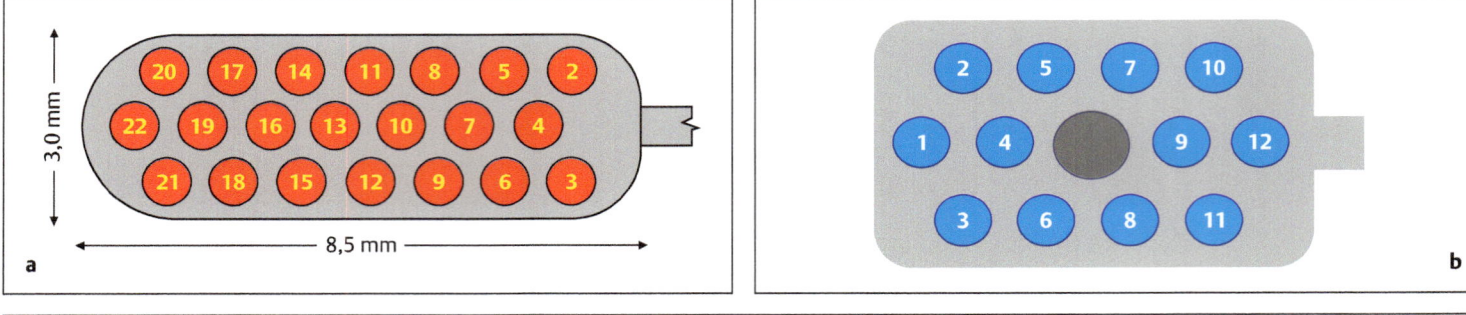

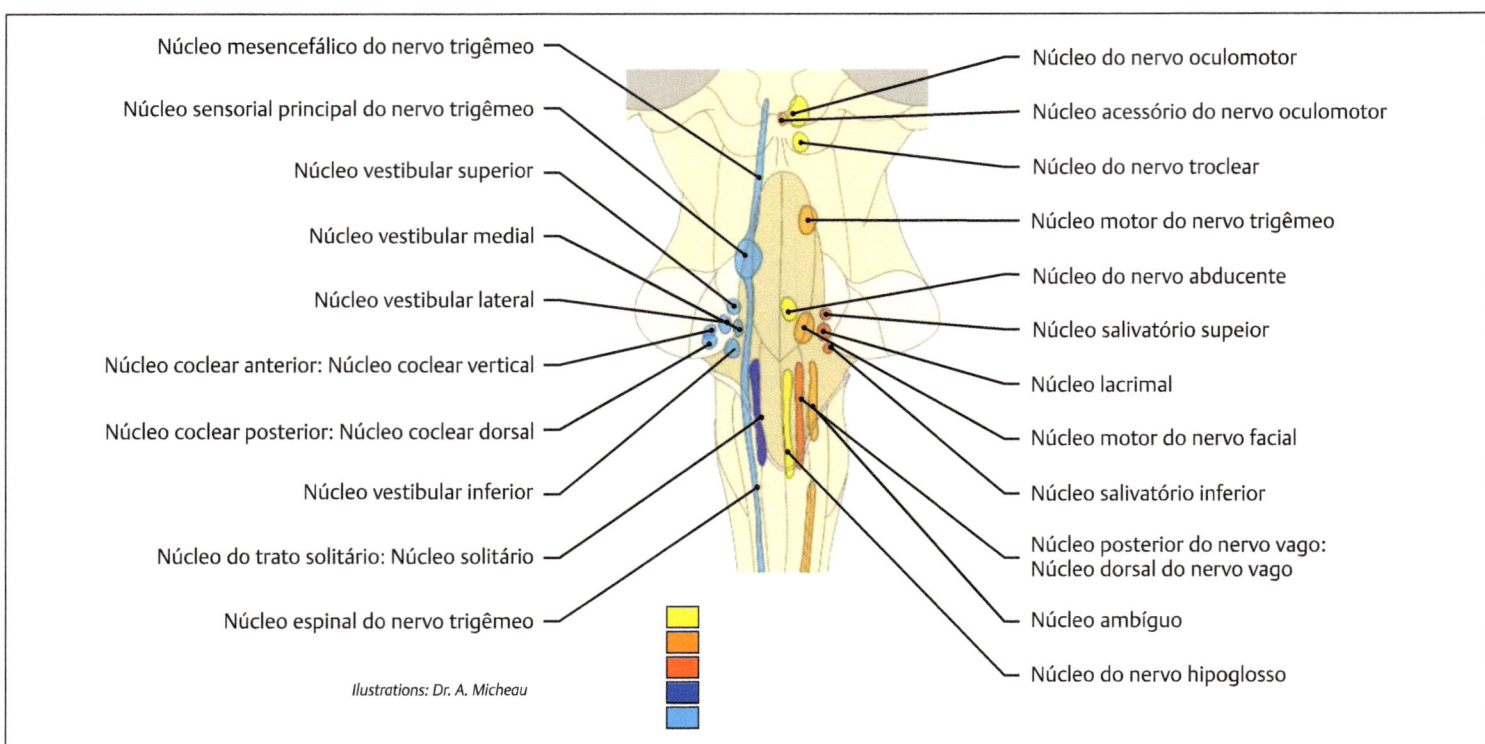

Fig. 23-1. Placa de eletrodos do ABI da Cochlear (**a**) e da MED-EL (**b**) que deverão ser apoiadas sobre os núcleos cocleares (**c**), evitando regiões vizinhas.

do nível de corrente com largura de pulso que exceda 200 μs, os níveis biologicamente seguros diminuem conforme o Quadro 23-1.

Uma vez confirmado que não há modificação do ritmo cardíaco em nenhum eletrodo, no nível de corrente mínimo e, principalmente, no nível de corrente máxima de conforto para o paciente ou a viva voz, o procedimento no centro cirúrgico pode ser finalizado e, então, marcada nova sessão ambulatorial.

Nem sempre durante a testagem ou nas primeiras experiências com o processador a viva voz o paciente tem sensações que ele reconhece como auditivas e pode frustrar-se.[1,3,13] Apesar de ser um tema de repetidas orientações no processo pré-operatório, antes de iniciar a testagem, deve-se explicar novamente ao paciente e sua família que as expectativas da ativação são somente descartar alterações no ritmo cardíaco.

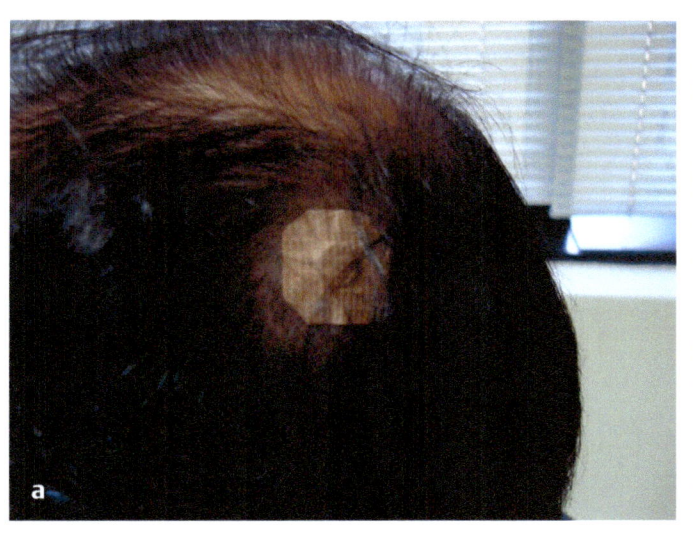
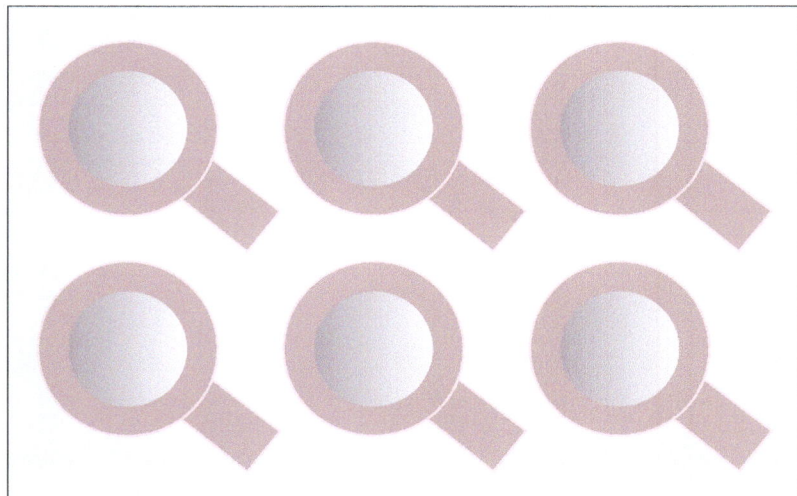
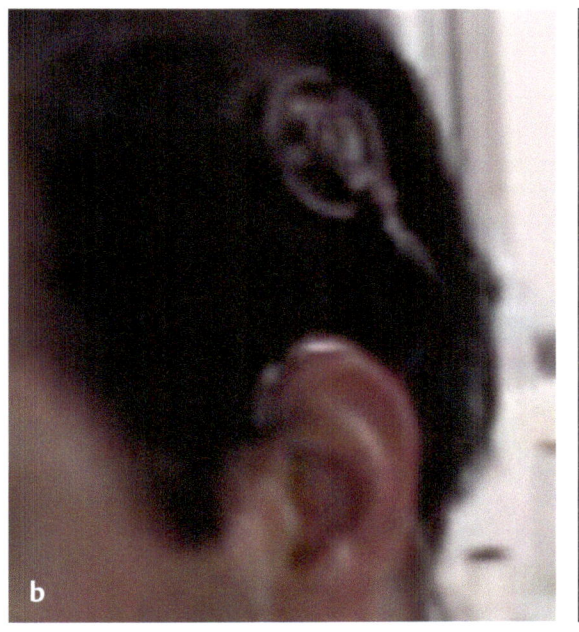
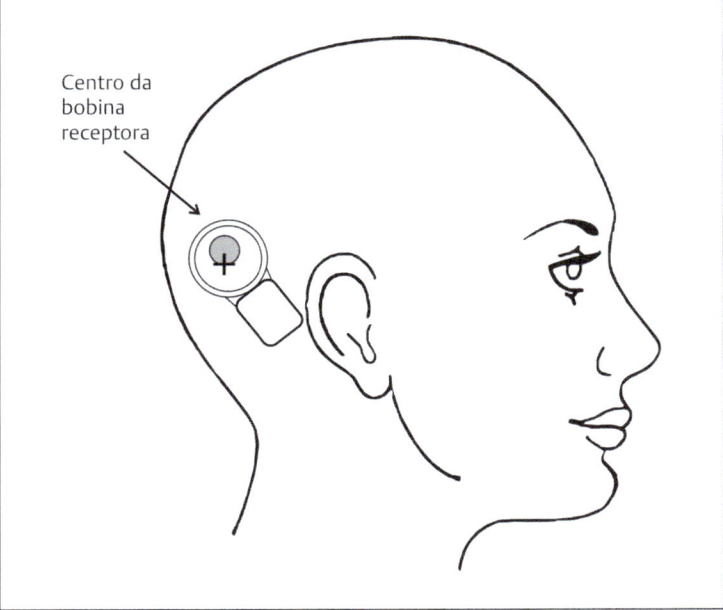

Fig. 23-2. (a) Adesivo imantado e (b) posição na cabeça do paciente sobre o receptor/estimulador interno para os casos de NFII que o imã for retirado para permitir RNM periódicas.

HCFMUSP
ABI programming instructios

Níveis de sensação de intensidade mínimos e de máximo conforto

Limiares (mínimos)

Vamos tentar testar a sua sensibilidade auditiva em cada um dos eletrodos. A estimulação será pulsátil, aparecendo e sumindo. Eu não posso te adiantar como será a sensação sonora nem se você vai perceber o som. Pode levar algum tempo até que você tenha alguma sensação. Me avise assim que você ouvir ou sentir qualquer impulso, no corpo ou no ouvido.

Fig. 23-3. Modelo de formato escrito sobre as instruções para determinação dos níveis mínimos e máximos de conforto para facilitar a compreensão da tarefa em pacientes com dificuldade de leitura orofacial.

Hospital das Clínicas da Faculdade de Medicina da Universidade de São Paulo

OTORRINOLARINGOLOGIA
MEDICINA
USP

Nome: _____

Data da cirurgia: _____ Data da ativação: _____

Canal	E ativo	E indit	Largura de pulso	Niveis auditivos		Sensações não auditivas		Utilizado S/N	DESCRIÇÃO da localização e sensações extra-auditivas
				Mínimo (T)	Conforto (C)	Nível	Graduação (0-10)		

Fig. 23-4. Prancha de preenchimento das respostas auditivas e extra-auditivas apresentadas durante a ativação.

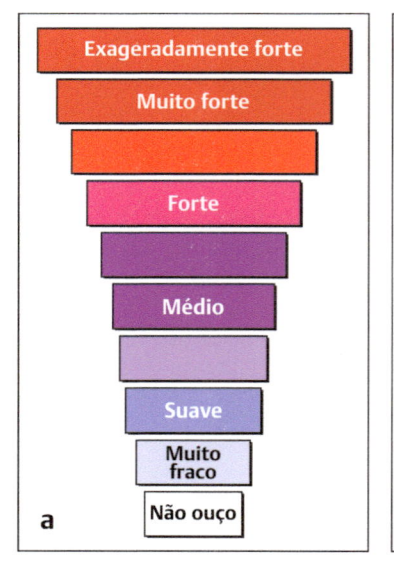
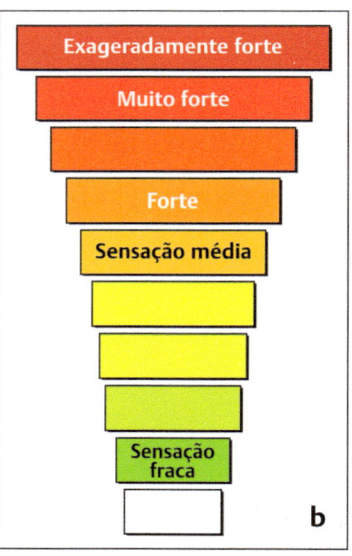

Fig. 23-5. Exemplo de escalas de crescimento da sensação auditiva (*loudness*) (**a**) e não auditiva (sensações no corpo (**b**)) para adultos.

Quadro 23-1. Limites Biologicamente Seguros para os Implantes da Cochlear® (ABI 541) com o Aumento de Largura de Pulso no *Software* Custom Sound®

Largura do pulso	Corrente segura (mA)	Nível máximo de corrente segura
25 μs	13,95	> 255
50 μs	6,98	> 255
100 μs	3,49	> 255
150 μs	2,33	> 255
200 μs	1,74	255
250 μs	1,40	244
300 μs	1,16	235
350 μs	1,00	227
400 μs	0,87	221

Programações Subsequentes do Processador de Fala

Em outro momento (ou no dia seguinte) serão entregues os acessórios relativos aos cuidados e manutenção do processador de fala, será repetida a testagem de níveis de estimulação, serão feitos o balanceamento, a reorganização da distribuição das frequências (*pitch ranking*) e serão experimentados mapas com diferentes opções para contornar as eventuais sensações extra-auditivas (Quadro 23-2).[19]

Mais de 90% dos pacientes com ABI apresentam algum tipo de efeito extra-auditivo durante a testagem psicofísica da programação do processador de fala.[4] Os efeitos extra-auditivos podem variar segundo a posição e a dispersão da corrente para regiões vizinhas. Podem ser formigamentos na face, nos membros superiores e inferiores, sensações na garganta ou na região da orelha, ipsi ou contralaterais (Fig. 23-6).[4,9]

Recomendações para Contornar os Efeitos Extra-Auditivos Gerados pela Estimulação do ABI

Quando a estimulação de qualquer eletrodo gerar efeitos extra-auditivos pela estimulação de áreas vizinhas aos núcleos cocleares, o audiologista pode optar por desativar o eletrodo ou aumentar a largura de pulso e diminuir o nível de corrente, ou reduzir o campo elétrico mudando o modo de estimulação para observar se o efeito extra-auditivo desaparece.[5,8]

Desativar Eletrodos

A desativação dos eletrodos que geram sensações extra-auditivas deve ocorrer quando estas aparecem em níveis de corrente muito baixos, próximos ao nível T ou quando estas ocorrerem antes de haver sensação auditiva. Entretanto, se a estimulação de um eletrodo gerar tanto sensações auditivas como extra-auditivas, pode ser interessante usarmos recursos para driblar as sensações extra-auditivas.

Aumento de Largura de Pulso

Pode resultar na diminuição da corrente necessária para gerar a estimulação auditiva, reduzindo a dispersão da corrente ao redor dos eletrodos. À medida que a largura de pulso é aumentada, existem limites biologicamente seguros que devem ser respeitados. Para os implantes Nucleus (Cochlear, Australia) até 200 μs, ou à medida que é necessária maior carga, o *software* impede a elevação de corrente uma vez atingido o limite seguro (Quadro 23-1).

Mudança de Modo de Estimulação

O modo de estimulação monopolar gera campos elétricos mais difusos e, consequentemente, dispersam a corrente para regiões vizinhas. Pela proximidade entre o eletrodo e a superfície neural, o modo de estimulação bipolar pode manifestar menor estimulação em regiões vizinhas por gerar menor campo elétrico (Fig. 23-7). Por outro lado, é aconselhável refazer o *pitch ranking* ao modificar o modo de estimulação, pois a configuração do canal (eletrodo ativo e indiferente) pode produzir sensações de frequência (*pitch*) diversas. A estimulação bipolar é recomendada quando poucos eletrodos gerarem sensações auditivas na estimulação monopolar, ou quando forem encontradas muitas sensações extra-auditivas com níveis de corrente muito próximos ao limiar mínimo de sensação auditiva, quando houver ausência de sensações auditivas, ou quando acontecer a falta de crescimento de *loudness* nos limites biologicamente seguros de corrente no modo monopolar. Entretanto, o modo de estimulação bipolar somente está disponível na estratégia SPEAK, com 250 Hz de taxa (velocidade de estimulação). É importante lembrarmos que com o aumento de largura de pulso os limites biologicamente seguros de corrente são os mesmos no modo bipolar.

O número de eletrodos que eliciam sensação auditiva pode variar entre zero e todos os eletrodos disponíveis na placa.[4,9] Nos eventu-

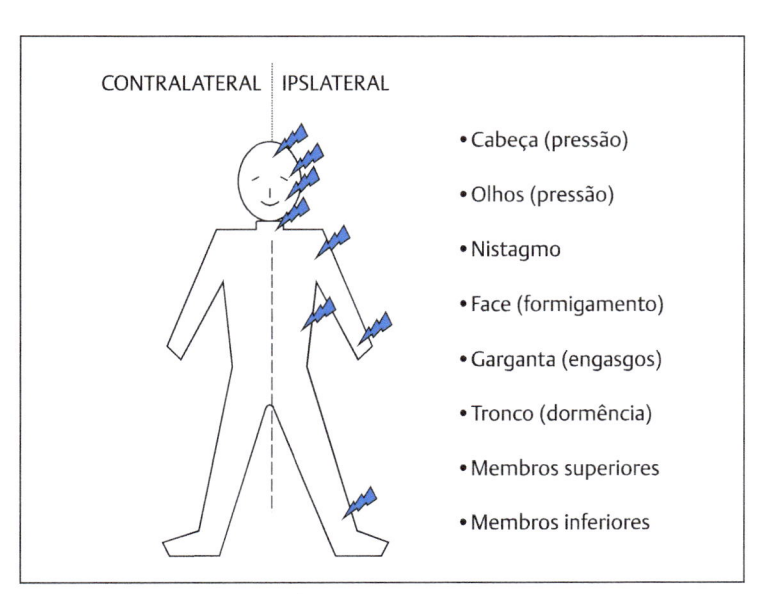

CONTRALATERAL | IPSLATERAL

- Cabeça (pressão)
- Olhos (pressão)
- Nistagmo
- Face (formigamento)
- Garganta (engasgos)
- Tronco (dormência)
- Membros superiores
- Membros inferiores

Fig. 23-6. Sensações extra-auditivas.

Quadro 23-2. Exemplo de Ordenação de Canais Antes e Após o Teste de Classificação de Frequências (*Pitch Ranking*) na Programação no Custom Sound® (Cochlear®).

	10 (1.063 – 1.563 Hz)	9 (1.563 – 2.313 Hz)	5 (2.313 – 3.438 Hz)	3 (3.438 – 5.188 Hz)	2 (5.188 – 7.938 Hz)
Antes da ordenação	10 (1.063 – 1.563 Hz)	9 (1.563 – 2.313 Hz)	5 (2.313 – 3.438 Hz)	3 (3.438 – 5.188 Hz)	2 (5.188 – 7.938 Hz)
Pitch ranking	Canal 3 × canal 10	Canal 5 × canal 10	Canal 9 × canal 10	Canal 5 × canal 9	Canal 3 × canal 5	Canal 2 × canal 3
Resposta	Canal 10 mais agudo	Canal 5 mais agudo	Canal 9 mais agudo	Canal 9 mais agudo	Canal 5 mais agudo	Canal 3 mais agudo
Após a ordenação	2 (1.063 – 1.563 Hz)	3 (1.563 – 2.313 Hz)	10 (2.313 – 3.438 Hz)	5 (3.438 – 5.188 Hz)	9 (5.188 – 7.938 Hz)

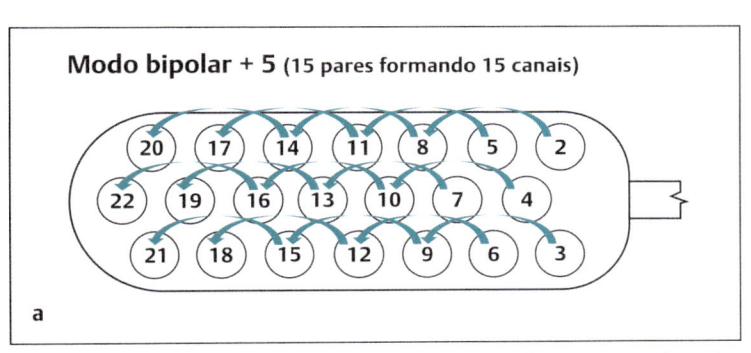

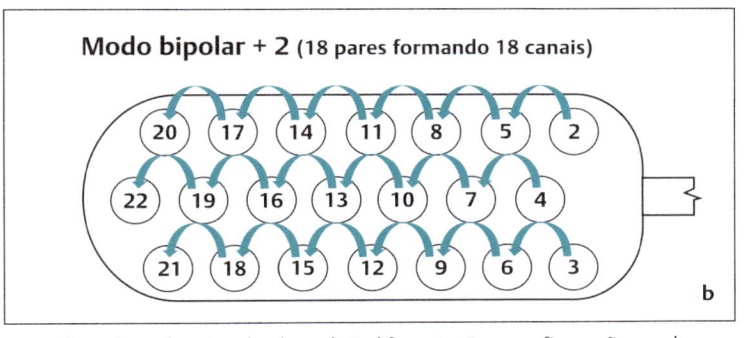

Fig. 23-7. (a) Combinação de pares na estimulação bipolar +5, com 5 eletrodos separando o eletrodo ativo do eletrodo indiferente. Essa configuração resulta em 15 canais bipolares, se todos puderem ser ativados. **(b)** Combinação de pares na estimulação bipolar +2, com 2 eletrodos separando o eletrodo ativo do eletrodo indiferente. Essa configuração resulta em 18 canais bipolares, se todos puderem ser ativados.

ais casos em que muitos eletrodos geram sensação auditiva pode-se acreditar que o resultado alcançado será o melhor possível. Essa situação sugere que o implante ocupou toda a área do núcleo coclear.[20] O tamanho aproximado da superfície do núcleo coclear praticamente coincide com as dimensões da placa de eletrodos, mas diferentemente da cirurgia do implante coclear, não há estruturas sólidas que possam direcionar o cirurgião na posição exata desejável para os eletrodos. Existem somente estruturas vasculares, colorações, troncos nervosos e estruturas vizinhas que o levam à abertura do recesso lateral.[11] Por isso é importante a realização da pesquisa do potencial eletricamente evocado de tronco encefálico (EABR – *electrical auditory brainstem response*) durante a cirurgia[21-23] para auxiliar na determinação da posição que gere maior número de respostas eletrofisiológicas auditivas possível. Para maiores detalhes, consultar o Capítulo 19.

As programações do processador de fala são agendadas de forma periódica para aproveitar a experiência auditiva com o implante e a adaptação ao novo som, buscando mapas com níveis balanceados e de alguma forma organizados do ponto de vista tonotópico.

Balanceamento de *Loudness* (Equalização da Sensação de Intensidade)

O balanceamento de *loudness* segue o mesmo procedimento descrito no Capítulo 16-5. Entretanto, para o ABI, o balanceamento pode ficar prejudicado quando houver canais que o nível C tenha sido limitado para evitar sensações extra-auditivas. Nesses casos, deve-se levar em conta que a *loudness* (sensação de intensidade) será inferior e não poderá ser ajustada aos canais adjacentes pela limitação do aumento do nível para não gerar a sensação extra-auditiva. Em alguns casos que a *loudness* for muito baixa ou o campo dinâmico muito estreito pelos efeitos extra-auditivos, e todas as opções de contorná-los foram usadas, pensar em desativar o canal.

Ordenação de Frequências (*Pitch Ranking*)

Segundo Kuchta, em 2007,[24] em geral, os pacientes com ABI mostram desempenho inferior ao daqueles com implante coclear, também porque os eletrodos de superfície usados no ABI são apenas parcialmente capazes de acessar o eixo tonotópico dos núcleos cocleares. Os núcleos cocleares contêm muitas subunidades funcionalmente distintas com organização tonotópica específica, distribuída em camadas por baixo da superfície. Entretanto, a região do núcleo coclear dorsal (medial) parece ser mais receptiva a frequências altas e a região do núcleo coclear ventral (lateral) pode ser responsável pelas frequências baixas (Fig. 23-8).[25]

A tarefa de ordenação de frequências é difícil para os pacientes com ABI, pois as diferenças de *loudness* (sensação de intensidade) entre alguns canais pode modificar o *pitch* (sensação de frequências) pela própria diferença na dispersão da corrente. Para as crianças ou adultos que tenham dificuldade de identificar ou ordenar diferentes

frequências, os *softwares* de programação permitem a inversão das bandas de frequências dos canais.

Várias técnicas podem ser usadas para a ordenação de frequências,[26] entretanto, a sugestão é comparar dois a dois. Em ambos os *softwares*, Maestro (Med-El) e Custom Sound (Cochlear), é possível modificar a posição do canal na tela de programação (*drag and drop*). Escolher os eletrodos a serem comparados e estimulá-los sequencialmente, geralmente no nível C ou MCL. Perguntar ao paciente qual deles soa mais agudo (mais fino) e anotá-lo. Usar esse eletrodo para a próxima comparação, e assim sucessivamente, até que todos os canais referidos como mais agudos tenham sido comparados e permitam a nova ordenação (Quadro 23-2). Para transferir um canal de posição no *grid* de programação no *software* Custom Sound, deve-se apertar as teclas CTRL juntamente com o mouse e arrastar o canal para o local desejado (Fig. 23-9). A nova ordenação de canais deverá ser verificada com uma varredura entre os canais para confirmar o crescimento homogêneo de sensação de *pitch* do canal mais grave ao mais agudo.

Nas situações em que dois canais gerem sensações de frequências idênticas, pode ser interessante experimentar desativar um deles.[26,27]

Quantos Eletrodos são Necessários para uma Boa Percepção Auditiva?

Kuchta *et al.*, em 2004, encontraram pelo menos 3 eletrodos com diferentes informações espectrais que podem ser suficientes para o reconhecimento de pistas acústicas de fala. Entretanto, os autores testaram 61 pacientes implantados com ABI com 8 eletrodos, sendo o mínimo de 1 e o máximo de 8 eletrodos ativos na amostra. Isso pode ser parcialmente justificado pelo fato de que a informação auditiva é muito baseada na percepção temporal, que pode ser facilmente transmitida por poucos eletrodos, sem nos esquecer de que entre os fatores que interferem no desempenho perceptual pós-operatório está o número de neurônios do núcleo coclear viáveis à estimulação.[27]

ATIVAÇÃO E PROGRAMAÇÃO DO IMPLANTE AUDITIVO DE TRONCO CEREBRAL EM CRIANÇAS

O ABI geralmente é ativado entre 40 e 60 dias depois da cirurgia (segundo a alta médica) nas crianças de nossa casuística atual.

A ativação do dispositivo, tal qual nos adultos, é realizada com monitoração eletrocardiográfica e assistência médica, dirigida especialmente a observar o ritmo cardíaco pelo risco de estimulação do nervo vago, pela proximidade e localização da placa de eletrodos.[6] A ativação inicia com a realização da telemetria de impedâncias, sempre com monitoração cardíaca.

Em seguida o audiologista realiza as medidas para estabelecer a quantidade de corrente elétrica que provoca sensação auditiva (níveis

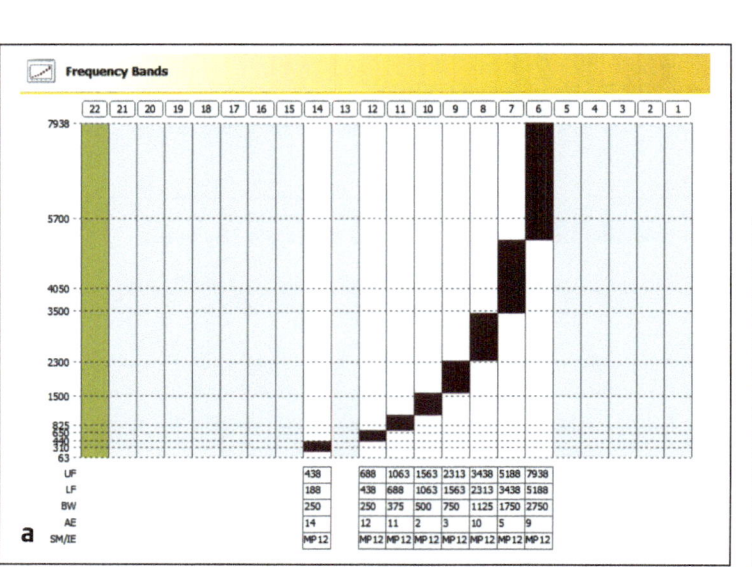

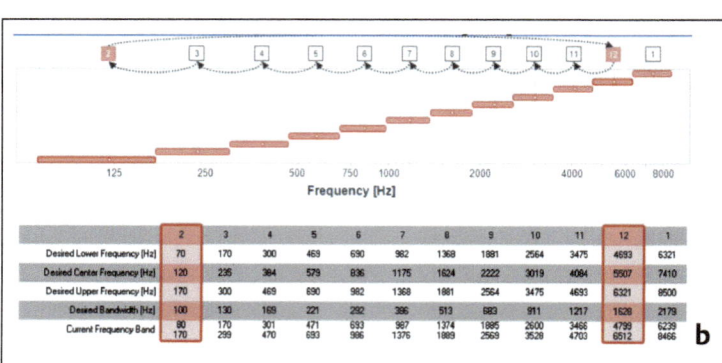

Fig. 23-8. Distribuição de frequências à ordenação de *pitch*. (**a**) Antes. (**b**) Após.

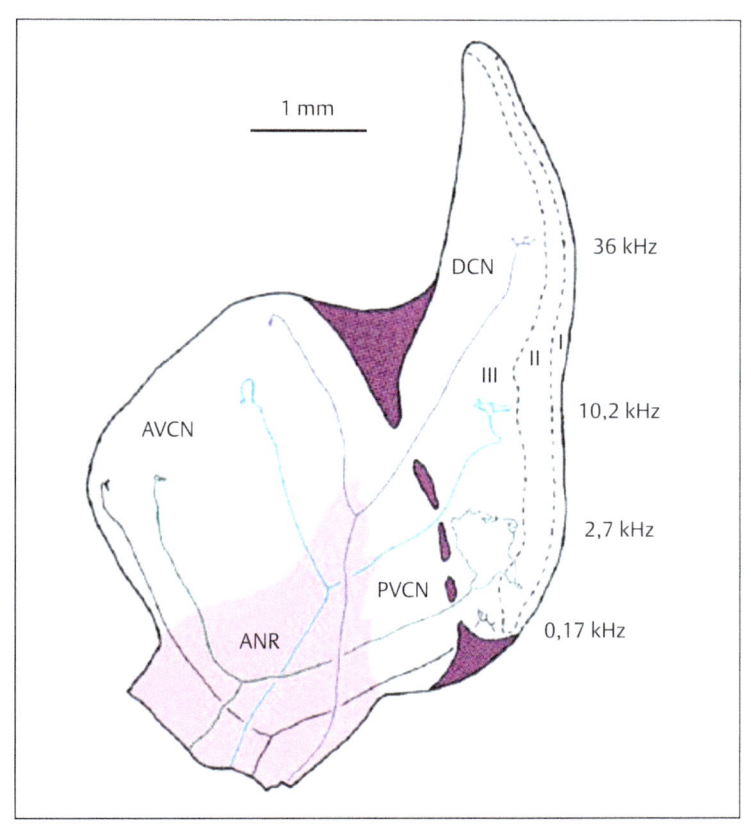

Fig. 23-9. Representação da região do núcleo coclear dorsal (medial) sugerindo ser mais receptivo a frequências altas e a região do núcleo coclear ventral (lateral) mais receptivo a frequências baixas (Ryugo and Parks, 2003). Observar a concavidade da superfície dos núcleos.

T) e alcançar sensação "forte e confortável" (níveis C) para cada um dos eletrodos. Ao contrário dos implantes cocleares (ICs), alguns eletrodos podem não provocar sensações auditivas ou apresentar efeitos extra-auditivos. No IC a corrente está contida dentro da estrutura coclear e a propagação da corrente a outros nervos vizinhos, geralmente o facial, ocorre somente em situações especiais. No ABI, em razão da localização do dispositivo, a corrente estimula uma área ampla e a maioria dos pacientes poderá experimentar algum efeito secundário não auditivo durante a ativação ou programação posterior.[13]

O processo de programação do Implante Auditivo de Tronco Cerebral (ABI) em crianças segue os mesmos passos que utilizamos em adultos, mas com diferentes técnicas de acordo com a idade e as capacidades cognitivas da criança. Às vezes não contamos com respostas condicionadas ao estímulo e usamos técnicas de audiologia pediátrica com a observação comportamental com dois audiologistas dedicados a interpretar, clinicamente, os sinais que a criança ofereça em cada um dos eletrodos do sistema do ABI.

Enquanto a criança está quieta e distraída com vídeos ou brinquedos de encaixe, pode ser observada a mudança do comportamento, como parada de atividade, procura da fonte sonora ou resposta do "porto seguro".[18] Em nossos pacientes o mapa tem sido obtido a partir de uma cuidadosa observação do comportamento auditivo, acompanhada de respostas condicionadas quando a criança tem essa habilidade.

Somos cuidadosos e conservadores nos níveis de estimulação usados em crianças, considerando que, em muitos casos, apresentam uma total privação sem consciência auditiva prévia. Em todos os casos começamos a estimulação com níveis de corrente muito baixos, aumentando a estimulação em passos de 10 unidades, aumentando e abaixando os níveis de corrente na busca do limiar de resposta auditiva (T).

Em seguida, continuamos aumentando os níveis de corrente para obter o nível C (nível confortável) observando o olhar e qualquer reação de prazer ou desconforto da criança à medida que a corrente é elevada. Como respostas auditivas podem ser observadas mudanças de atitude, sorriso, aumento ou diminuição da atividade, choro, olhar

interrogante aos pais ou audiologista, atitude de surpresa, apontar o ouvido, olhar o computador, ou uma resposta condicionada.

Inicialmente medimos os eletrodos centrais da placa ou por aquelas regiões que apresentaram respostas intraoperatórias ao eABR, e com períodos de descanso, medimos todos os eletrodos com o objetivo de avaliar os eletrodos que produzam respostas auditivas. Como comentado anteriormente, no ABI, pelo fato de não haver homogeneidade de estimulação, inclusive pela anatomia côncava dos núcleos cocleares fazendo com que alguns eletrodos estejam mais distanciados que outros da superfície dos núcleos, não se pode interpolar níveis entre os canais.

Usamos figuras representativas da variação em intensidade do estímulo. Avaliamos repetidamente os níveis considerados como respostas auditivas observando em cada eletrodo a possibilidade de resposta com sensações não auditivas (SNA), que indicam a necessidade de desativar o eletrodo. Para crianças um pouco maiores, é possível usar também figuras representativas das sensações extra-auditivas (Fig. 23-10).

Após a determinação individual dos níveis de cada eletrodo, realizamos uma varredura (*sweep*) selecionando grupos 3 a 4 eletrodos entre os medidos para confirmar que todos os níveis correspondam à sensação de conforto.

Da mesma forma que nos adultos, a depender da largura de pulso usada, o *software* impede o aumento do nível de corrente quando o limite biologicamente seguro estabelecido pelo sistema é alcançado.

Testes Objetivos

Consideramos que a presença de respostas no eABR intraoperatório é um bom indicador dos eletrodos que oferecem sensações auditivas. Entretanto, em razão da possibilidade de modificações e deslocamentos posteriores da posição da placa de eletrodos, o eABR deve ser repetido antes ou no momento da ativação, eventualmente sob anestesia geral. Em nossa experiência, ambas são importantes para a seleção inicial dos eletrodos a serem avaliados na programação inicial. Alguns estudos correlacionam os limiares do eABR pós-operatório com os níveis de estimulação posteriores, de forma que sugerem a possibilidade de auxiliar na ativação inicial.[10,14,22,23]

A utilidade da telemetria de resposta neural (NRT) foi investigada, entretanto, não foi encontrada relação clara entre as respostas intraoperatórias obtidas e os eletrodos com sensação auditiva na ativação.[28]

Pode ser útil a pesquisa do limiar do reflexo estapediano eletricamente evocado.[10,16,29] Embora muitas crianças com aplasia de nervos cocleares, malformação coclear e meningite também possam apresentar ausência de reflexo, é possível a tentativa da pesquisa. O estímulo da via auditiva é dado por meio do ABI e a contração do músculo do estribo captada pela sonda na orelha externa contralateral conectada ao imitanciômetro. Para melhor visualização do registro da contração do músculo estapediano, recomenda-se o uso de imitaciômetro automático na tela de pesquisa de declínio do reflexo em que temos uma janela de 10 segundos. Dessa forma, pelo menos 4 a 5 estímulos progressivamente mais fortes ou mais fracos podem ser dados dentro da mesma janela de registro para determinação da menor corrente capaz de eliciar a contração reprodutível do reflexo.

Sensações Não Auditivas

A programação de crianças não é fácil e exige habilidades de uma equipe com experiência na reabilitação de crianças com implante coclear e com ABI. Não é fácil diferenciar entre respostas auditivas e não auditivas. A resposta não auditiva que não causa desconforto pode, eventualmente, gerar uma reação prazerosa em alguma parte do corpo da criança. Os eletrodos que causam sensações não auditivas são periodicamente avaliados em outras oportunidades, pois podemos encontrar a presença de estimulação auditiva posterior em alguns casos.

Em casos de crianças maiores, e, eventualmente, com pouca linguagem oral, pode-se usar uma sequência de figuras ilustran-

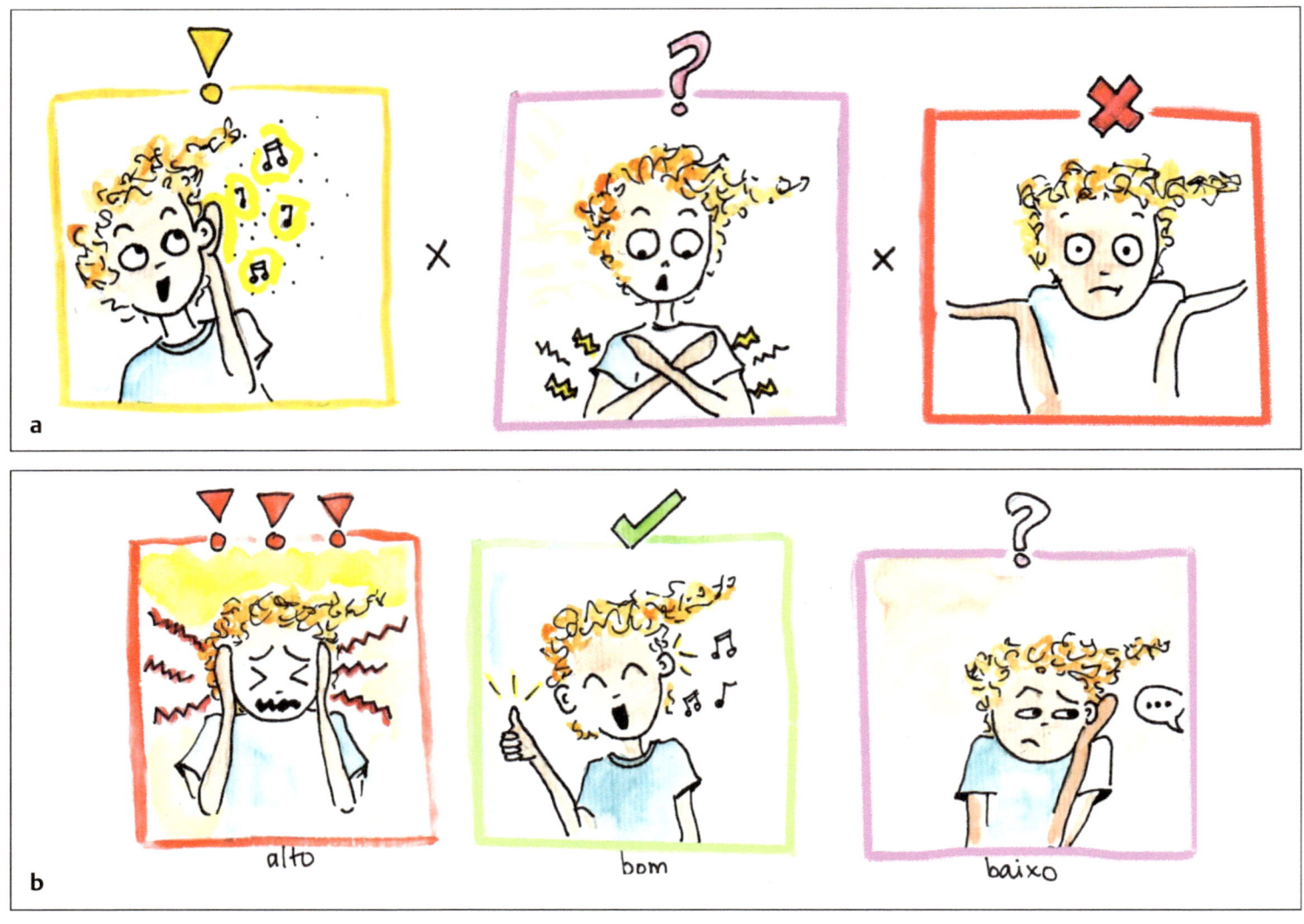

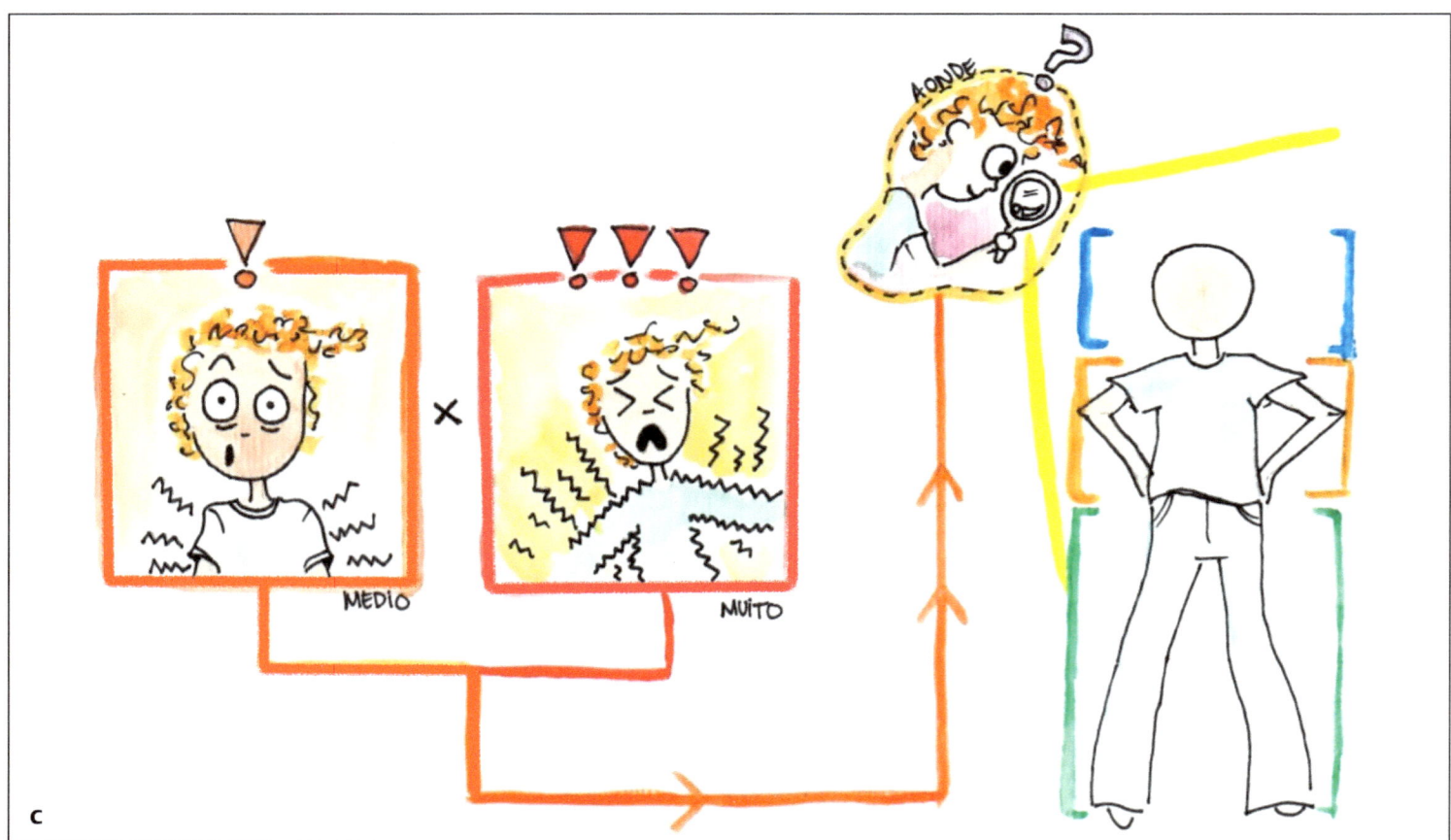

Fig. 23-10. Sequência de figuras para facilitar a instrução na determinação das sensações auditivas ou não auditivas na programação do ABI de crianças.
(a) Você está sentindo ou ouvindo algum som? (b) Se você ouviu um som, ele é baixinho e quase não consegue ouvi-lo ou é forte? (c) Se você está sentindo alguma sensação, ela é forte ou média? Onde você sente, na cabeça, nos braços ou nas pernas?

do o questionamento sobre as sensações auditivas e não auditivas (Fig. 23-10). As pranchas devem ser apresentadas sequencialmente, a primeira:

A) Investiga se há presença de alguma sensação, auditiva ou não auditiva. Se houver sensação auditiva, a prancha;
B) Deve ser mostrada para identificar se a sensação auditiva é forte ou fraca. Caso haja referência de sensação não auditiva, a prancha;
C) Deve ser mostrada para identificar se a sensação é forte ou não, e onde aparece a sensação, no corpo ou na cabeça.

Depois de medir os níveis de estimulação, antes de ativar o mapa a viva voz, recomendamos diminuir os valores T e C em forma global, também o volume e a sensibilidade. A diminuição dos níveis se deve a ligar o processador na primeira estimulação, a somação do conjunto de todos os eletrodos pode resultar intolerável. Desta maneira, observamos as reações da criança ao ligar o microfone e, gradativamente, sugerimos aumentar o volume e a sensibilidade, seguindo ao aumento global dos níveis T e C até chegar, quando possível, aos níveis iniciais que geraram respostas auditivas. Antes de salvar e definir o novo mapa, pode ser importante avaliar a programação com a criança em pé para observar a reação vestibular frente à estimulação auditiva. Esta manifestação foi observada em um de nossos pacientes e os níveis e eletrodos previamente medidos e corrigidos com a avaliação em pé.

O objetivo da ativação do implante é criar mapas tolerados pela criança com possibilidade de respostas auditivas em situação estruturada. Algumas crianças não manifestam repostas confiáveis na ativação a viva voz, o que pode ser frustrante para a família apesar de terem sido exaustivamente trabalhadas as expetativas no processo pré-operatório.

Somente os eletrodos que ofereçam percepção auditiva com avaliação cuidadosa de possíveis sensações não auditivas serão incluídos na programação. Aqueles eletrodos com evidente e somente sensação não auditiva desde níveis mínimos de reposta à estimulação serão desativados. Algumas crianças têm sensações não auditivas suaves causadas pela estimulação elétrica, de forma que podem permitir a inclusão do eletrodo no mapa de programação utilizando técnicas adequadas.

ALOCAÇÃO DE FREQUÊNCIAS NO MAPA DA PROGRAMAÇÃO

Em nossa experiência, a ordenação das frequências tem sido assignada em ordem inversa à apresentada no *software*, com os eletrodos proximais assignados às baixas frequências e os eletrodos distais às altas frequências, assim o eletrodo 22 nos implantes da Cochlear e o eletrodo 1 nos implantes da MED EL passam a corresponder à banda de frequências altas.[4] Na grande maioria das crianças, a falta de informação auditiva prévia e a idade não permitem o julgamento da altura tonal (*pitch*) em cada eletrodo para a realização da ordenação tonotópica.

AVALIAÇÃO DO DESEMPENHO E EVOLUÇÃO DE HABILIDADES AUDITIVAS

Se a criança já tem experiência auditiva prévia, após a ativação, pode ser realizada a medida dos limiares tonais em campo livre com o ABI ativado em níveis confortáveis, com a técnica de reforço visual e observação do comportamento (quando for possível, é realizada com técnica de condicionamento lúdico) nas frequências de 250 Hz, 500 Hz, 1.000 Hz, 2.000 Hz, 4.000 Hz, 6.000 Hz. Caso não haja experiência auditiva, a realização da audiometria em campo será realizada em todos os próximos retornos para direcionamento da programação e monitoração da evolução e funcionamento do dispositivo.

A prova de detecção dos 6 sons de Ling (a, u, i, m, sh, s) apresentada em gravação ou a viva voz a 65 dB SPL também é parte do protocolo de avaliação e validação da programação e, posteriormente, pode ser documentado o limiar de detecção em campo livre e a discriminação desses sons.

Após a ativação em centro cirúrgico, os atendimentos podem ser realizados nos dias seguintes, confirmando os limiares de estimulação e a avaliação subjetiva, acompanhando orientações aos pais abrangendo aspectos audiológicos e relacionados com o desenvolvimento de habilidades de comunicação.

Em cada atendimento audiológico pós-ativação o protocolo inclui a avaliação dos limiares em campo livre com o ABI no programa em uso, escalas aplicadas com os pais (IT-MAIS ou MAIS, MUSS) e as provas de percepção de fala (TACAM ou GASP), e outras provas baseadas no Protocolo Latino-Americano (Cochlear Corp). Esta avaliação inclui atividades de detecção de sons e identificação em silêncio, a viva voz a 65 dB SPL; Test de Ling (a, i, u, m, s, sh), vogais (a, e, i, o, u) (apresentados em ordem aleatória, 4 vezes cada um); a identificação de consoantes avaliada na apresentação de sílabas. De acordo com o resultado desta avaliação como controle de desempenho subjetivo, o desenvolvimento das habilidades auditivas da criança é classificado de forma global pela categoria de percepção da fala.[30] Esta avaliação compreende uma escala que classifica as habilidades auditivas em sete categorias de habilidades auditivas progressivas, em que na categoria 0 não há detecção de fala e na categoria 6 já é possível o reconhecimento de fala em apresentação aberta.

Como ocorre com o IC, eventuais deficiências adicionais (deficiência mental, paralisia cerebral, déficit de atenção, hiperatividade etc.), quando estiverem presentes na criança usuária de ABI, interferirão no desenvolvimento das habilidades auditivas e acrescentarão desafios para a observação das respostas auditivas e não auditivas. Muitos pacientes com resultados limitados têm deficiências associadas.

Outra variável importante é a idade ao implante. Quando o implante ocorrer dentro do período sensível para o desenvolvimento auditivo, as crianças em geral têm evolução melhor e mais rápida.

Orientações (*Counseling*)

As expectativas realistas são orientadas e trabalhadas desde o período prévio à cirurgia e a todo momento, assim como os possíveis benefícios e limitações do ABI.[31-33] As orientações abrangem também a importância da introdução da LIBRAS e do uso da leitura orofacial para favorecer o desenvolvimento social, cognitivo e de linguagem. Em nossa experiência, algumas das crianças podem não desenvolver a língua oral como modo principal de comunicação.[34] O programa terapêutico deve ser intensivo com a estimulação das habilidades auditivas e comunicativas com a participação eficiente da família, pois não devemos esquecer que ainda que a criança que esteja na escola e faça reabilitação fonoaudiológica 2 vezes por semana, mais de 70% das horas em que a criança está acordada, ela está com a família em atividades que devem ser tão prazerosas quanto produtivas.

Parâmetros dos Mapas com ABI em Crianças

Na experiência clínica dos autores, os parâmetros usados para a ativação em todas as crianças foram a estratégia SPEAK (250 Hz com número de máximas dependendo do número de eletrodos ativos) e com modos de estimulação variáveis: MP1+2, MP2, MP1+2 ou, bipolar. Usamos modo bipolar variável quando nos deparamos com muitas desativações e um número limitado de eletrodos que proporcionam audibilidade. Também utilizamos MP2 quando observamos alguns eletrodos não funcionantes na telemetria de impedâncias em MP1.

Em geral iniciamos a primeira programação com 75 a 100 μs, sendo este valor modificado de acordo com as necessidades de cada eletrodo para produzir respostas auditivas.

ORIENTAÇÕES AOS PAIS NO PROCESSO PRÉ-OPERATÓRIO QUE SERÃO IMPRESCINDÍVEIS PARA A PROGRAMAÇÃO E O ACOMPANHAMENTO PÓS-OPERATÓRIO DA CRIANÇA COM ABI

- Importância do autoconhecimento do esquema corporal para facilitar a identificação de sensações não auditivas após ABI;
- Informações sobre as diferenças com o implante coclear e as limitações auditivas impostas aos usuários de ABI;
- Condicionamento de respostas a estímulos táteis, visuais ou auditivas (de preferência de forma diferenciada);
- A realização do eABR pós-operatório na ativação do ABI na criança deve ser conectada à monitoração cardíaca (ECG) sob supervisão médica;
- Motivos pelos quais há necessidade de desativação de eletrodos e possibilidade de efeitos e sensações não auditivas.

As orientações e aconselhamento sobre o processo com o ABI são imprescindíveis desde o momento pré-operatório de indicação e continuam no processo pós-operatório durante todo o desenvolvimento da criança de forma permanente.

REFERÊNCIAS BIBLIOGRÁFICAS

1. Bento RF, Neto RVB, Tsuji RK, et al. Auditory Brainstem Implant: surgical technique and early audiological results in patients with neurofibromatosis type 2. Braz J Otorhinolaryngol. 2008;74(5):647-51.
2. Colletti V, Carner M, Miorelli V, et al. Auditory Brainstem Implant (ABI): New Frontiers in Adults and Children. Otolaryngol Head Neck Surg. 2005;133:126-38.
3. Malerbi AFDS, Goffi-Gomez MVS, Tsuji RK, et al. Auditory brainstem implant in postmeningitis totally ossified cochleae. Acta Otolaryngol. 2018;138(8):722-6.
4. Nevison B, Laszig R, Sollmann W-P, et al. Results from a European Clinical Investigation of the Nucleus® Multichannel Auditory Brainstem Implant. Ear Hear. 2002;23:170-83.
5. Otto SR, Brackmann DE, Hitselberger WE, et al. Multichannel auditory brainstem implant: update on performance in 61 patients. J Neurosurg. 2002;96(6):1063-71.
6. Sennaroglu L, Colletti V, Manrique M, et al. Auditory brainstem implantation in children and non-neurofibromatosis type 2 patients: a consensus statement. Otol Neurotol. 2011;32(2):187-91.
7. Colletti L, Zoccante L. Nonverbal cognitive abilities and auditory performance in children fitted with auditory brainstem implants: preliminary report. Laryngoscope. 2008;118(8):1443-8.
8. Behr R, Müller J, Shehata-Dieler W, Schlake HP, Helms J, Roosen K, et al. The High Rate CIS Auditory Brainstem Implant for Restoration of Hearing in NF-2 Patients. Skull Base. 2007 Mar;17(2):91-107.
9. Goffi-Gomez MV, Magalhães AT, Brito Neto R, et al. Auditory brainstem implant outcomes and MAP parameters: report of experiences in adults and children. Int J Pediatr Otorhinolaryngol. 2012;76(2):257-64.
10. Polak M, Colletti L, Colletti V. Novel method of fitting of children with auditory brainstem implants. Eur Ann Otorhinolaryngol Head Neck Dis. 2018;135(6):403-9.
11. Brito Neto RV, Bento RF, Yasuda A, et al. Referências anatômicas na cirurgia do implante auditivo de tronco cerebral. Rev Bras Otorrinolaringol 2005;71(3):282-6.
12. Ramsden RT, Simon RMF, Simon KWL, et al. "Auditory Brainstem Implantation in Neurofibromatosis Type 2: Experience from the Manchester Programme." Otology and Neurotology. 2016;37(9):1267-74.
13. Nevison B. Implante auditivo de tronco cerebral em casos tumorales y no tumorales. In: Diamente VG & Pallares N. Implantes cocleares y de Tronco Cerebral. Buenos Aires: Edifarma; 2019. p. 356-64.
14. O'Driscoll M, El-Deredy W, Ramsden RT. Brain stem responses evoked by stimulation of the mature cochlear nucleus with an auditory brain stem implant. Ear Hear. 2011a;32(3):286-99.
15. Shannon RV, Otto SR. Psychophysical measures from electrical stimulation of the human cochlear nucleus. Hear Res. 1990;47(1-2):159-68.
16. Bayazit YA, Kosaner J, Cinar BC, et al. Methods and preliminary outcomes of pediatric auditory brainstem implantation. Ann Otol Rhinol Laryngol. 2014;123(8):529-36.
17. Bayazit Y, Kosaner J, Celenk F, et al. Auditory brainstem implant in postlingual postmeningitic patients. Laryngoscope. 2016;126(8):1889-92.
18. Goffi-Gomez MV, Magalhães AT. Ativação e programação do implante coclear. In: Bento RF. (Ed). Tratado de implante coclear e próteses auditivas implantáveis. Rio de Janeiro: Thieme; 2014. p. 506.
19. Grayeli AB, Kalamarides M, Bouccara D, et al. Auditory brainstem implant in Neurofibromatosis Type 2 and Non-neurofibromatosis Type 2 patients. Otol Neurotol. 2008;29:1140-6.
20. Barber SR, Kozin ED, Remenschneider AK, et al. Auditory Brainstem Implant Array Position Varies Widely Among Adult and Pediatric Patients and Is Associated With Perception. Ear Hear. 2017;38(6):e343-e351.
21. Nevison B. A guide to the positioning of Brainstem Implants using intraoperative electrical auditory brainstem responses. Adv. Otorhinolaryngol. 2006;64:154-66.
22. Anwar A, Singleton A, Fang Y, et al. The value of intraoperative EABRs in auditory brainstem implantation. Int J Pediatr Otorhinolaryngol. 2017;101:158-63.
23. O'Driscoll M, El-Deredy W, Atas A et al. Brain stem responses evoked by stimulation with an auditory brain stem implant in children with cochlear nerve aplasia or hypoplasia. Ear Hear. 2011b;32(3):300-12.
24. Kuchta J. Twenty-five years of auditory brainstem implants: perspectives. Acta Neurochir Suppl. 2007;97(2):443-9.
25. Middlebrooks JC. Auditory System: Central Pathways. In Squire. Encyclopedia of Neuroscience. Academic Press. 2009:745-52.
26. Long C J, Nimmo-Smith I, Baguley D M, et al. Optimizing the clinical fit of auditory brain stem implants. Ear Hear. 2005;26:251-62.
27. Kuchta J, Otto SR, Shannon RV, et al. The multichannel auditory brainstem implant: how many electrodes make sense? J Neurosurg. 2004;100(1):16-23.
28. Otto SR, Waring MD, Kuchta J. Neural response telemetry and auditory/nonauditory sensations in 15 recipients of auditory brainstem implants. J Am Acad Audiol. 2005;16(4):219-27.
29. Raghunandhan SK, Madhav A, Senthilvadivu K, et al. "Paediatric Auditory Brainstem Implantation: The South Asian Experience." European Annals of Otorhinolaryngology, Head and Neck Diseases. 2019;136 (3):S9-14.
30. Geers AE. Techniques for assessing auditory speech perception and lipreading enhancement in young deaf children. The Volta Review, (monograph). 1994;96(5):85-96.
31. Asfour L, Friedmann DR, Shapiro WH, et al. Early experience and health related quality of life outcomes following auditory brainstem implantation in children. Int J Pediatr Otorhinolaryngol. 2018;113:140-9.
32. Friedmann DR, Asfour L, Shapiro WH, et al. Performance with an Auditory Brainstem Implant and Contralateral Cochlear Implant in Pediatric Patients. Audiol Neurootol. 2018;23(4):216-21.
33. Eisenberg LS, Hammes Ganguly D, Martinez AS, et al. Los Angeles Pediatric ABI Team. Early Communication Development of Children with Auditory Brainstem Implants. J Deaf Stud Deaf Educ. 2018;23(3):249-60.
34. Fernandes NF, Queiroz TGM, Tsuji RK, et al. Auditory and language skills in children with auditory brainstem implants [published online ahead of print, 2020 Mar 16]. Int J Pediatr Otorhinolaryngol. 2020;132:110010.

PRÓTESES AUDITIVAS IMPLANTÁVEIS

PRÓTESES AUDITIVAS VIBRATÓRIAS OSTEOINTEGRADAS

SEÇÃO 24-1

PRÓTESES AUDITIVAS ANCORADAS NO OSSO TEMPORAL

Miguel Angelo Hyppolito ▪ Fabiana Danieli
Henrique Furlan Pauna ▪ Maria Stella Arantes do Amaral

INTRODUÇÃO

A alta incidência da perda auditiva, nos seus variados graus e configurações, tem aumentado significativamente no Brasil. Pelo censo brasileiro de 2010, mais de 9 milhões de pessoas declararam ter algum problema auditivo. Destas, 22,1% relataram grande dificuldade auditiva ou não conseguiram ouvir qualquer tipo de som. Além disso, o aumento na expectativa de vida e as mais variadas condições que favorecem a perda auditiva sensorioneural fazem com que a surdez por presbiacusia em pessoas acima de 65 anos atinja 45% desta população, passando a mais de 50% nas pessoas acima de 75 anos de idade.

Quanto à configuração das perdas auditivas em condutiva, sensorioneural pura e mista e seus variados graus de intensidade, o desenvolvimento científico e tecnológico permitiu o aparecimento de diversos dispositivos eletrônicos capazes de reabilitá-las, trazendo benefícios particulares e específicos, respeitadas as necessidades de cada indivíduo. Assim, o processo de reabilitação auditiva para as perdas auditivas irreversíveis não mais se faz somente com aparelhos de amplificação sonora individual (AASI), que até poucos anos eram a única opção de reabilitação, mas com próteses auditivas eletrônicas que trazem não somente a amplificação sonora, mas melhor qualidade de som, redução de efeito de *feedback*, tecnologia de microfones e estratégias de programação em processadores de fala. Dos indivíduos que têm acesso aos AASI, uma pequena porcentagem desta população efetivamente os utiliza. Estima-se que cerca de 30 a 50% desta população esteja insatisfeita com sua adaptação pela má qualidade sonora, pelo *feedback*, efeito de oclusão, irritação do conduto auditivo externo, umidade, estigma social e razões estéticas.[1,2]

O avanço nos dispositivos eletrônicos que, de forma paliativa, melhoram a condição auditiva do indivíduo, justifica esta revisão sobre sua indicação e uma descrição das atuais próteses auditivas existentes no mercado, com indicação médica que respeite o tipo, a topografia da perda auditiva e as características anatômico-funcionais e socioculturais de cada paciente, favorecendo a compreensão da linguagem falada, restabelecendo a binauralidade e a manutenção da plasticidade auditiva central. A compreensão dos mecanismos de ação de tais próteses no sistema auditivo permitirá ao otorrinolaringologista sua adequada indicação.[1,3,4]

As primeiras investigações para a estimulação direta da cadeia ossicular datam de 1935, com Wilska. Neste primeiro estudo, partículas de ferro foram posicionadas na membrana timpânica e foram estimuladas por um campo eletromagnético, assim, o indivíduo pode perceber tons puros. No final da década de 1950, Rutschmann conseguiu a estimulação direta dos ossículos, fixando com cola cerca de 10 mg de ímã ao cabo do martelo, e uma bobina eletromagnética criou um campo magnético modulado, provocando a vibração da cadeia ossicular. No entanto, só na década de 1970, com os trabalhos de Goode,[5] Fredrickson,[6] Nunley[7] e Tjellstrom,[8] que pudemos alavancar a tecnologia empregada na atualidade.[3]

As próteses auditivas podem ser classificadas em dois grandes grupos:

1. Aparelhos auditivos não implantáveis ou aparelhos de amplificação sonora individual não implantáveis;
2. Próteses auditivas implantáveis.

No presente capítulo apresentaremos e discutiremos as indicações, técnicas cirúrgicas e cuidados das próteses auditivas implantáveis que sejam fixadas ao osso temporal.

PRÓTESES AUDITIVAS IMPLANTÁVEIS

Podem ser completamente ou parcialmente implantadas. São considerados implantes completos quando os 3 itens que o compõem, (microfone, processador de áudio com bateria e receptor transdutor) são implantados. São chamados de implantes parciais quando somente 2 ou 1 dos componentes são implantados. O transdutor permite uma vibração da cadeia ossicular, podendo ser dividido em eletromecânico, eletromagnético e piezoelétrico.

Transdutor Eletromecânico

Permite a transformação de energia elétrica em energia mecânica. A energia sonora mecânica é transformada (processada no processador de fala) em sinal elétrico, que é convertido em vibração mecânica, um exemplo deste tipo é a prótese auditiva ancorada em osso (Ponto™, BAHA™, Sentio™ e Bonebridge™ – Fig. 24-1-1).

O implante percutâneo Sentio™, desenvolvido pela Oticon Medical e em processo regulatório para uso na Europa, é um sistema de estimulação eletromecânico. Consiste em um processador de som digital que aciona um amplificador de potência ligado a um indutor de modulação de amplitude conectado ao transdutor fixado em um nicho na superfície do processo mastóideo do osso temporal. O processador de áudio é conectado por um magneto (ímã) sobre a unidade interna implantada chamada de condutor ósseo em ponte (Bridging Bone Conductor) e deverá ter sua indicação nas perdas auditivas com via óssea de 55 a 65 dB (SNHL).[9]

Transdutor Eletromagnético

A energia sonora mecânica é transformada (processada no processador de fala) em sinal elétrico que é convertido em energia magnética, que faz vibrar a cadeia ossicular. Um exemplo deste tipo é a prótese auditiva Vibrant Soundbridge™.

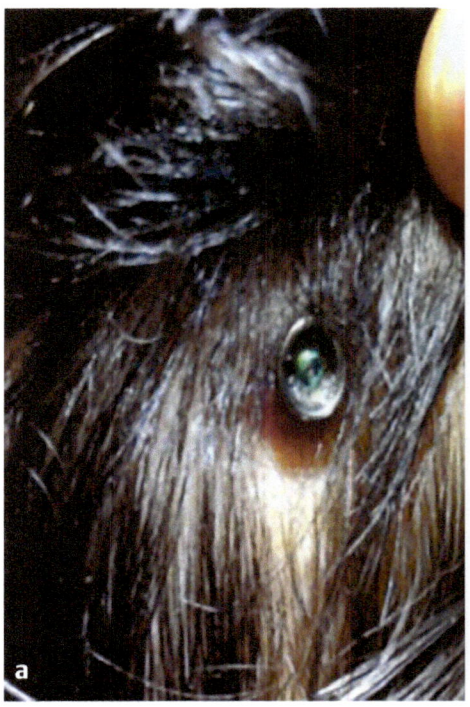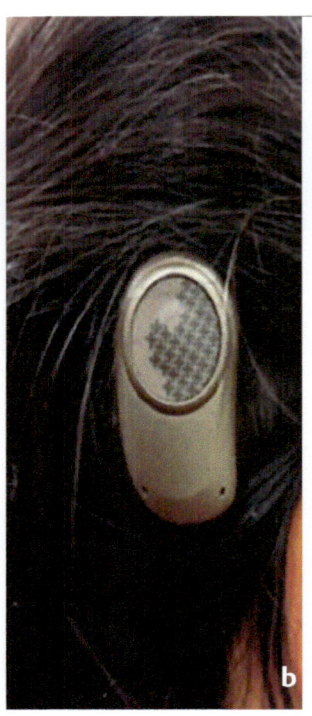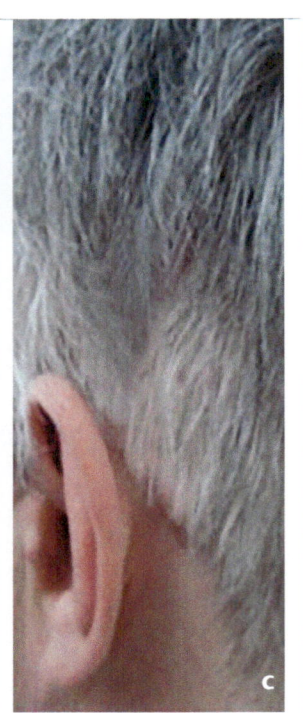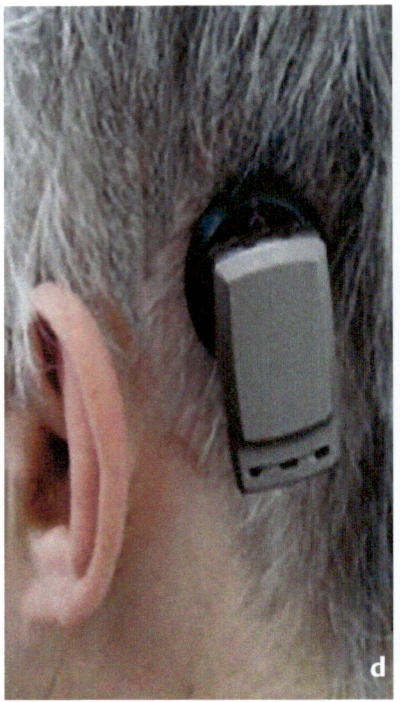

Fig. 24-1-1. Exemplo de prótese auditiva ancorada no osso em paciente com perda auditiva condutiva. (**a**, **b**) Sistema Ponto™. (**c**, **d**) Sistema BAHA Attract™.

Transdutor Piezoelétrico

A energia sonora mecânica é captada da vibração da cadeia ossicular e transformada em sinal elétrico que é convertido em energia mecânica que faz vibrar o restante da cadeia ossicular, proporcionando uma ponte de amplificação sonora para a cadeia ossicular. O princípio fundamental dos dispositivos piezoelétricos baseia-se na propriedade que alguns materiais têm de se deformar com a passagem de uma corrente elétrica, proporcionando um estímulo mecânico para a cadeia ossicular. Exemplos deste tipo de prótese auditiva são o Carina™ e o Osia®.

O implante Osia® da Cochlear Corporation é um sistema osteointegrado estático (Fixo) (OSI) que permite a estimulação óssea por meio de um sistema piezoelétrico digital para enviar o som diretamente à cóclea. Este sistema ainda não está disponível no Brasil e poucos estudos existem na literatura comparando-o a outros sistemas percutâneos. Ele foi projetado com indicação para perda auditiva condutiva, perda auditiva mista e surdez unilateral (SSD). É um sistema implantado cirurgicamente no subcutâneo, acoplado a um implante ósseo. Sua implantação envolve uma técnica cirúrgica mais apurada e com detalhes para seu adequado funcionamento. Seu processador de áudio é conectado à unidade interna através de um sistema magnético (ímã). A potência do sistema permite sua indicação para perdas auditivas com via óssea limitada até 55 dB.[10,11]

No Quadro 24-1-1 estão descritos os tipos de transdutores de energia utilizados nas próteses auditivas implantáveis de orelha média.[10,12-26]

Quadro 24-1-1. Tipos de Transdutores de Energia

Transdutor	Tipo de implantação	Fabricante	Nome comercial	Referência	Estado atual
Piezoelétrico	Parcial	Rion	P-ITI	Yanagihara et al.[12]	Abandonado
Piezoelétrico	Total	St.Croix Medical/Envoy	NA	Welling et al.[13]	Aprovado CE
Piezoelétrico	Total	IMPLEX	Implex TICA LZ 3001	Zenner et al.[14]	Abandonado
Piezoelétrico	Total	Envoy	Esteem	Kroll et al.[15]	Aprovado
Piezoelétrico	Parcial	Cochlear	Osia	Dotevall M[10]	Aprovado
Eletromagnético	Parcial	Smith Nephew Richards	NA	Kartush et al.[16]	Abandonado
Eletromagnético	Parcial	Resound	NA	Perkins[17]	Abandonado
Eletromagnético	Parcial	Wilson Greatbach	NA	Maniglia et al.[18]	Abandonado
Eletromagnético	Parcial	NA	NA	Baker et al.[19]	Abandonado
Eletromecânico	Parcial	Symphonix/Med-EL	Vibrant Sound Bridge	Gan et al.[20]	Aprovado CE/FDA
Eletromecânico	Parcial	Symphonix/Med-EL	BoneBridge	Sprinzl et al.[21]	Aprovado CE/FDA
Eletromecânico	Parcial	Sophono Inc.	Sophono	Siegert[22,23]	Aprovado CE/FDA
Eletromecânico	Parcial	Oticon Medical	Ponto	Hakansson et al., 2009 and 2011	Aprovado CE/FDA
Eletromecânico	Parcial	Cochlear	BAHA	Tjellstrom et al.[24,25]	Aprovado CE/FDA
Eletromecânico	Parcial	Oticon Medical	Sentio	Håkansson et al.[9]	Em Aprovação CE
Eletromagnético	Parcial-Total	Otologics/Cochlear	Carina	Frederickson et al.[26]	Aprovado CE

CE, Comunidade Europeia; FDA, Food and Drug Association; NA, não disponível.

IMPLANTES AUDITIVOS ATIVOS EXTERNOS À ORELHA

Posicionadas na região retroauricular ou temporal, estas próteses não ocluem o canal auditivo externo, evitando efeitos de *feedback*. São implantes reversíveis que podem ser implantados cirurgicamente, até mesmo sob anestesia local. Estas próteses compensam perdas auditivas nas frequências de 2.000 a 6.000 Hz, devendo haver relativa preservação para sons de frequências média e baixa (até 65 dB de via óssea).[27,28]

Próteses Auditivas Ancoradas no Osso – Ponto™, Sentio™ OSIA®, BAHA™ e Bonebridge™

Dentre as próteses auditivas externas à orelha, destacam-se as próteses auditivas ancoradas no osso (PAAO): Ponto™, BAHA™, Sentio™, OSIA® e Bonebridge™. Têm sua indicação quando não é possível utilizar o AASI por condução aérea em decorrência de malformação de orelha externa e/ou média. Além destes casos clássicos, pode ser indicada nos casos de otites médias crônicas (OMC) ou alterações de orelha externa, apenas quando a doença impede a utilização do AASI por condução aérea. Seu princípio de ação está relacionado com a osteointegração e com a estimulação óssea direta, o que dispensa o arco de aço, faixa ou adesivo de fixação. O fato de o dispositivo (processador de som) estar acoplado a um pilar fixado por um parafuso de titânio implantado, reflete na qualidade de som, conforto e estética.[4,27,29] A indicação precisa da prótese auditiva ancorada no osso deve ser feita por uma equipe interdisciplinar que inclui, minimamente, um cirurgião otorrinolaringologista e fonoaudiólogo (audiologista).

De forma geral, os sistemas Ponto™ e BAHA™ têm as seguintes indicações médicas e audiológicas:[27,28,30]

A) Perda auditiva condutiva, sensorioneural ou mista em indivíduos que não podem utilizar AASI;
B) Os limiares de via óssea devem estar até 65 dB NA, como média nas frequências de 500 Hz a 3.000 Hz;
C) Malformação congênita de orelha externa e/ou média, uni ou bilateral, que impossibilite adaptação de AASI;
D) Índice de reconhecimento de fala em conjunto aberto maior que 60% em monossílabos sem AASI;
E) Orelhas externa e média com patologia crônica em que não seja possível a adaptação de AASI.

Outras condições gerais devem ser consideradas, pois podem impactar na utilização adequada do dispositivo pelo paciente:

A) O paciente, familiares e/ou cuidadores devem ter o compromisso de manter a área em torno da prótese auditiva limpa;
B) Adequação psicológica, motivação e expectativa adequada do paciente e da família para o uso do dispositivo;
C) O paciente e/ou familiares devem zelar pelos componentes externos do dispositivo;
D) O paciente e/ou familiares devem ter consciência da possibilidade de terapia fonoaudiológica reabilitadora, através de treinamento auditivo.

Quanto às indicações audiológicas, tem-se:[1,2,29-31]

Perdas Auditivas Permanentes Condutivas ou Mistas Bilaterais e Simétricas[30,32]

Adulto e Adolescente (Acima de 10 Anos de Idade)

▪ Média dos limiares por condução óssea nas frequências de 0,5, 1, 2 e 3 kHz até 65 dB, com *gap* médio das frequências de 0,5, 1, 2 e 3 kHz maior ou igual a 15 dB, em ambas as orelhas;
▪ Impossibilidade de adaptação de AASI bilateralmente por condução aérea, por condições anatômicas e/ou clínicas;
▪ A diferença entre as médias dos limiares por condução óssea de 0,5, 1, 2 e 3 kHz não deve exceder a 10 dB e deve ser inferior a 15 dB em todas as frequências isoladas;
▪ Índice de reconhecimento de fala por condução aérea, em conjunto aberto, maior que 60% para monossílabos.

Para adultos e adolescentes, a indicação pode ser uni ou bilateral, e a cirurgia pode ocorrer de forma simultânea ou sequencial, a depender dos resultados do teste com o sistema de fixação pré-operatório e contribuição da prótese bilateral.

Criança (Abaixo de 10 Anos de Idade)

▪ Impossibilidade de adaptação do AASI bilateralmente por condução aérea, por condições anatômicas e/ou clínicas;
▪ Média dos limiares por condução óssea nas frequências de 0,5, 1, 2 e 3 kHz até 65 dB, com *gap* médio das frequências de 0,5, 1, 2 e 3 kHz maior ou igual a 15dB, em ambas as orelhas;
▪ A diferença entre as médias dos limiares por condução óssea de 0,5, 1, 2 e 3 kHz não deve exceder a 10 dB e deve ser inferior a 15 dB em todas as frequências isoladas;
▪ Avaliação da percepção auditiva da fala com testes de acordo com a faixa etária.

A indicação da prótese ancorada no osso em crianças deve ser preferencialmente bilateral, simultânea ou sequencial, considerando a importância da audição binaural no desenvolvimento das habilidades auditivas e, consequentemente, na aquisição da linguagem oral. Nas crianças abaixo de 5 anos, enquanto não é possível realizar a cirurgia para a colocação da prótese auditiva ancorada no osso, está indicada a adaptação do(s) áudio(s) processador(es) posicionado(s) por meio de sistema de fixação pré-operatório.

Perdas Auditivas Permanentes Condutivas ou Mistas Unilaterais[32-34]

Adulto e Adolescente (Acima de 10 Anos de Idade)

▪ Média dos limiares por condução óssea nas frequências de 0,5, 1, 2 e 3 kHz até 65 dB, com *gap* médio das frequências de 0,5, 1, 2 e 3 kHz maior ou igual a 15 dB;
▪ Impossibilidade de adaptação de AASI por condução aérea, por condições anatômicas e/ou clínicas;
▪ Índice de reconhecimento de fala por condução aérea, em conjunto aberto, maior que 60% para monossílabos.

Criança (Abaixo de 10 Anos de Idade)

▪ Impossibilidade de adaptação de AASI por condução aérea, por condições anatômicas e/ou clínicas;
▪ Média dos limiares por condução óssea nas frequências de 0,5, 1, 2 e 3 kHz até 65 dB, com *gap* médio das frequências de 0,5, 1, 2 e 3 kHz maior ou igual a 15 dB, em ambas as orelhas;
▪ Avaliação da percepção auditiva da fala com testes de acordo com a faixa etária.

Perdas Auditivas Permanentes Condutivas ou Mistas Bilaterais e Assimétricas

Adulto e Adolescente (Acima de 10 Anos de Idade)

A indicação da prótese ancorada bilateral em adultos com perdas assimétricas dependerá da avaliação clínica e audiológica da equipe interdisciplinar. Quando indicada prótese bilateral, a cirurgia deve ser, preferencialmente, sequencial, a fim de avaliar, por meio do sistema de fixação pré-operatório, a existência de interferência negativa das entradas diferentes oferecidas pelas duas próteses, assim como a contribuição da prótese ancorada no osso bilateral no desempenho auditivo do paciente.

Criança (Abaixo de 10 Anos de Idade)

A indicação da prótese ancorada no osso em crianças deve ser preferencialmente bilateral, simultânea ou sequencial, de acordo com o desempenho nos testes pré-operatórios, considerando a importância da audição binaural no desenvolvimento das habilidades auditivas e, consequentemente, na aquisição da linguagem oral. O desempenho deve ser avaliado durante o teste com sistema de fixação pré-operatório comprovado mediante avaliação fonoaudiológica da linguagem oral e testes específicos de percepção auditiva da fala.

Nas crianças abaixo de 5 anos, enquanto não é possível realizar a cirurgia para a colocação da prótese auditiva ancorada no osso, está indicada a adaptação do áudio processador posicionado por meio do sistema de fixação pré-operatória.

Pacientes que não apresentem impedimentos anatômicos para usar o aparelho de amplificação sonora (AASI) por via área, mas que apresentem perda condutiva ou mista, uni ou bilateral e *gap* maior do que 30 dBNA, poderão apresentar melhor percepção de fala com um dispositivo osteoancorado.[3,29,31] Isso porque esse dispositivo, ao considerar os limiares de condução óssea (no caso, mais preservados em relação aos limiares aéreos), terá que amplificar menos o som em comparação ao aparelho convencional, proporcionando menos distorção e consequente melhor qualidade sonora. Apesar de existirem evidências que apontem isso, é importante que, nesses casos, o paciente realize um teste comparativo de benefício entre o AASI e o sistema osteoancorado.

Perda Auditiva Sensorioneural Unilateral de Grau Profundo (Single Side Deafeness, SSD)[35-37]

Adulto, Adolescente e Criança

- Perda auditiva sensorioneural unilateral profunda sem benefício na percepção auditiva da fala com a adaptação de AASI no lado a ser implantado e com a orelha contralateral apresentando limiares tonais por condução aérea menores que 25 dB no adulto e 20 dB na criança, em todas as frequências;
- Limiar médio pior que 90 dB para condução aérea nas frequências de 0,5, 1, 2, 3 e 4 kHz na orelha a ser implantada;
- Ausência de limiares por condução óssea nas frequências de 0,5, 1, 2, 3 e 4 kHz e normalidade de orelha média verificada por timpanometria, de acordo com os critérios de Jerger em 1970.[38]

O desempenho deve ser avaliado durante o teste com sistema de fixação pré-operatório, comprovado mediante avaliação fonoaudiológica da linguagem oral e testes específicos de percepção auditiva da fala, adequados para cada faixa etária, no silêncio e no ruído e/ou procedimentos que avaliem a vantagem da audição binaural. Nas crianças abaixo de 5 anos, enquanto não é possível realizar a cirurgia para a colocação da prótese auditiva ancorada no osso, está indicada a adaptação do áudio processador posicionado por meio de sistema de fixação pré-operatório.

CONTRAINDICAÇÕES

Como contraindicações cirúrgicas, podem-se destacar:[28,30]

- Ter uma doença óssea que não permita o suporte do implante;
- Perda auditiva progressiva ou flutuante;
- Idade inferior a 5 anos; e
- Doenças dermatológicas não controladas que impeçam osteointegração do pilar e/ou o acoplamento do processador.

Deve-se ressaltar que estas contraindicações se referem ao ato cirúrgico para a fixação do implante e do pilar, mas a indicação clínica, audiológica, para o uso do áudio processador por meio do sistema de fixação por faixa, faixa elástica ou arco é mantida.

REIMPLANTE

Nos casos em que houve perda do implante e pilar, o reimplante pode ser considerado como em casos onde ocorre a perda da osteointegração do implante de titânio, em complicações locais que impeçam o acoplamento do áudio processador ao pilar implantado e em casos de trauma craniano com comprometimento da fixação ou extrusão do pino.

COMPLICAÇÕES DA CIRURGIA PARA AS PAAO

Em uma revisão de literatura realizada em 2017, as complicações cirúrgicas mais comumente reportadas e que perfazem 19% do total estão relacionadas com eritema e dor no sítio de implantação. Também são relatados casos de necrose de pele com os sistemas BAHA™ Attract e Sophono, causados pela força do magneto sobre

Quadro 24-1-2. Classificação de Holgers, para Complicações Cutâneas no Sítio de Implantação das PAAO[42]

Grau 0	Sem reação de pele ao redor do pilar
Grau I	Vermelhidão e edema leve da pele ao redor do pilar
Grau II	Vermelhidão, umidade e edema moderado ao redor do pilar
Grau III	Vermelhidão, umidade e edema moderado com tecido de granulação ao redor do pilar
Grau IV	Sinal evidente de infecção resultando em remoção do implante

a pele. Também são reportados seroma e hematoma e perda de sensibilidade local. A conversão para o sistema BAHA™ Connect ou Ponto™ pode ser necessária em casos de infecção local. A ressonância nuclear magnética não pode ser realizada, sendo recomendada a remoção do magneto para sua realização.

As complicações com o sistema transcutâneo ocorrem mais comumente na pele ao redor do pilar e do implante. As mesmas têm reduzido com o uso das técnicas minimamente invasivas. Em uma série de 223 orelhas operadas, o índice de complicações relatadas ocorreu em 17,6% dos pacientes, com 4,5% necessitando de revisão cirúrgica. No serviço do Hospital das Clínicas de Ribeirão Preto, em uma amostra de 59 pacientes, o índice de complicações com a técnica cirúrgica por incisão linear foi de 23,8% e de 4,5% com a técnica cirúrgica MIPS (*Minimally Invasive Ponto Surgery*).[39-41]

As complicações mais comumente reportadas são hiperemia, edema e umidade ao redor do pilar, sendo necessário o uso de antibióticos. No Quadro 24-1-2 é descrita a classificação de Holges para próteses auditivas ancoradas no osso (Fig. 24-2-2).[42]

As complicações cutâneas são mais comuns em indivíduos que sofreram irradiação na região da cabeça e do pescoço. O tratamento de infecções é realizado com curativo local e com antibióticos sistêmicos e raramente requerem a remoção do implante. O crescimento de pele ou subcutâneo ao redor do pilar pode ser tratado com revisão cirúrgica e colocação de um pilar de tamanho maior. A formação de queloide pode ser tratada com a injeção de corticosteroides, compressão ou com sua remoção por excisão cirúrgica, se necessário.

Falhas na osteointegração ou desintegração óssea tardia são reportadas em 1,3% a 26% dos pacientes e incluem trauma, inserção incompleta do implante e crianças. O tratamento inclui remoção com reimplantação em outro local.

TÉCNICAS CIRÚRGICAS

Cirurgia Transcutânea

A cirurgia para a colocação do implante pode ser realizada em nível ambulatorial ou hospital dia. Pode ser realizada sob anestesia geral em adultos ou sob anestesia local e sedação em crianças com mais de 12 anos, ou até mesmo sob anestesia geral em crianças entre 5 e 12 anos que apresentarem alguma contraindicação para a sedação. A alta anestésica e cirúrgica ocorre no mesmo dia da cirurgia. Como anestésico local, pode ser utilizada a solução de xilocaína a 2% com vasoconstrictor (adrenalina em uma concentração de 80.000 a 200.000 de diluição).

A técnica pode ser realizada por meio de incisão linear vertical de 2 a 3 cm ou por técnica minimamente invasiva utilizando *punch* dermatológico de 0,5 cm de diâmetro.

No preparo inicial, na pele deverá ser marcada (com o auxílio de um medidor específico) a distância onde deverá ser implantado o parafuso com ou sem o pilar (tempo único ou 2 tempos) que é posicionado a uma distância de 5 a 5,5 cm posteriormente à orelha ao longo da linha do cabelo e com uma inclinação de 30° em relação ao bordo superior do trágus. No caso de incisão linear, o ponto de implantação fica localizado a 1 cm posteriormente à incisão (Fig. 24-1-3). O local da implantação ainda pode ser ajustado dado a utilização de óculos ou peruca. Existem instrumentais cirúrgicos específicos para a realização desta cirurgia (Fig. 24-1-4). Após a

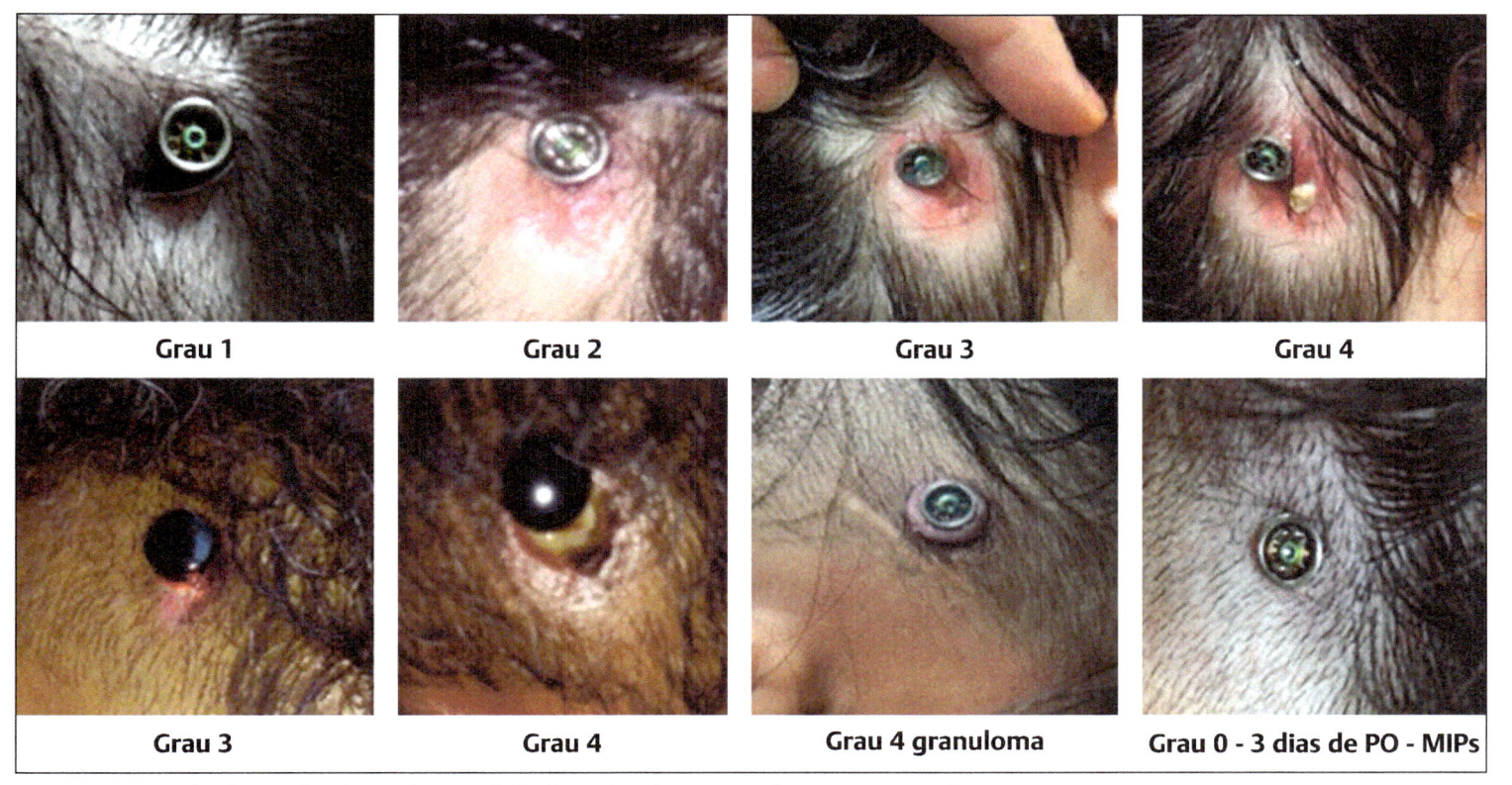

Fig. 24-1-2. Exemplos de complicações cutâneas após implante de prótese ancorada no osso temporal.

marcação o sítio cirúrgico estéril é preparado. Antes de anestesiar o local, um passo importante é a medição da espessura da pele para a escolha adequada do pilar (Fig. 24-1-5). Esta medição é realizada com uma agulha estéril 22 G (30 × 0,7 mm) ou 21 G (30 × 0,8 mm). O pilar a ser escolhido geralmente é de 2 a 3 mm mais longo do que a espessura da pele, mas, para isso, cada fabricante disponibiliza sua régua de medidas que determina o tamanho do pilar a ser utilizado.

Cirurgia com a Técnica de Incisão Linear

A incisão na pele é realizada até o periósteo e o mesmo é descolado do osso e elevado no ponto da implantação (Fig. 24-1-3a). É realizada a brocagem com perfuração em profundidade do sítio do implante com uma broca de 3 mm. Havendo ainda osso no orifício, uma segunda broca de 4 mm é utilizada para aprofundar 1 mm a perfuração. Com a broca alargadora apropriada de 3 ou 4 mm (*countersink*), utilizando o mesmo orifício, é preparado o leito para o implante. Para estas perfurações é utilizado um motor de alta rotação (2.000 rpm) e o procedimento de perfuração e alargamento deve ser rápido, menor do que 3 segundos para cada, com irrigação contínua, com o objetivo de não aquecer o osso que receberá o implante, pois isso pode causar a perda da osteointegração.

Para a implantação em um único estágio, o pilar e o implante já estarão acoplados. Para o parafusamento do implante deve ser usado o instrumento específico de cada empresa e uma força de 45 N automática é aplicada, com parada automática (travamento do motor), quando a mesma é atingida. Todo este processo deve ser realizado com irrigação. Havendo necessidade ou após duas voltas, o parafusamento final do implante poderá ser feito com uma ferramenta manual até o adequado posicionamento do implante. No caso de incisão linear lateral, o sítio para passar o pilar é realizado com um *punch* de 0,5 cm (Fig. 24-1-5b) e, no caso de incisão linear com implantação no centro da mesma são realizadas as suturas com fio de *nylon* 4-0, em pontos simples (Fig. 24-1-3c). A linha de incisão é coberta com a capa plástica ou de silicone protetora apropriada e o pilar é envolvido com gaze embebida com pomada contendo neomicina com ou sem corticoide (Fig. 24-1-3d). O curativo compressivo é realizado com enfaixamento do local, que pode ser retirado no consultório ou em casa no dia seguinte.

A cirurgia em dois estágios está indicada para crianças pequenas (menores de 12 anos) e para pacientes com calota óssea inferior a 3 mm ou em ossos de crânio que foram irradiados. Para a cirurgia em 2 tempos, o parafuso é protegido com uma capa que evita o crescimento de tecido sobre o mesmo. O segundo estágio será realizado com 3 a 6 meses após esta cirurgia. Com um *punch* de biópsia de 5 mm, o implante é exposto, a capa removida e o pilar é parafusado com ferramenta própria e torquímetro, imprimindo uma força de 25 N/cm. Em alguns casos, ou em crianças, um segundo *backup* (chamado de *sleeper*) pode ser implantado. Os *backups* são implantados a uma distância superior a 10 mm do implante principal e cobertos com a capa protetora.

Para a técnica minimamente invasiva, o preparo é o mesmo. O que difere é a não necessidade de incisão da pele e periósteo, somente a utilização de um *punch* de 5 mm. A técnica cirúrgica minimamente invasiva e com preservação de tecido[43] trouxe uma mudança significativa para o procedimento cirúrgico das próteses ancoradas no osso. A cirurgia se tornou mais rápida e simples, e praticamente eliminou o risco de necrose da pele e cicatrizes permanentes, impedindo o crescimento de cabelo na região abordada. Estudos demonstraram melhores resultados cosméticos e de pele em longo prazo para os pacientes e redução da dormência em torno do implante.[44,45] Os primeiros estudos envolvendo técnicas minimamente invasivas com preservação de tecido e a utilização de um *punch* foram realizados com o dispositivo Ponto™ (Oticon Medical, Dinamarca). O Sistema Ponto™ apresenta uma diversidade de *abutments* com formato reto e que se encaixam à incisão realizada pelo *punch*, evitando que se forme um espaço "morto" e tensão nos tecidos moles.[45] Além disso, o sistema apresenta *abutments* com diferentes comprimentos disponíveis (6, 9, 12 e 14 mm, suportando uma espessura do tecido subcutâneo de até 12 mm), sendo este fator essencial para a preservação de tecido.

Cirurgia com a Técnica MIPS

A técnica MIPS (*Minimally Invasive Ponto Surgery*)[45] foi inicialmente utilizada em seres humanos no ano de 2014 e corresponde técnica cirúrgica minimamente invasiva desenvolvida para a implantação do dispositivo Ponto™, com instrumentais cirúrgicos especificamente desenvolvidos para este fim, proporcionando uma cirurgia sem incisão e sutura, e sem remoção de folículos pilosos, apresentando melhores resultados estéticos e menor índice de complicações comparado às técnicas cirúrgicas com incisão linear.[39-41]

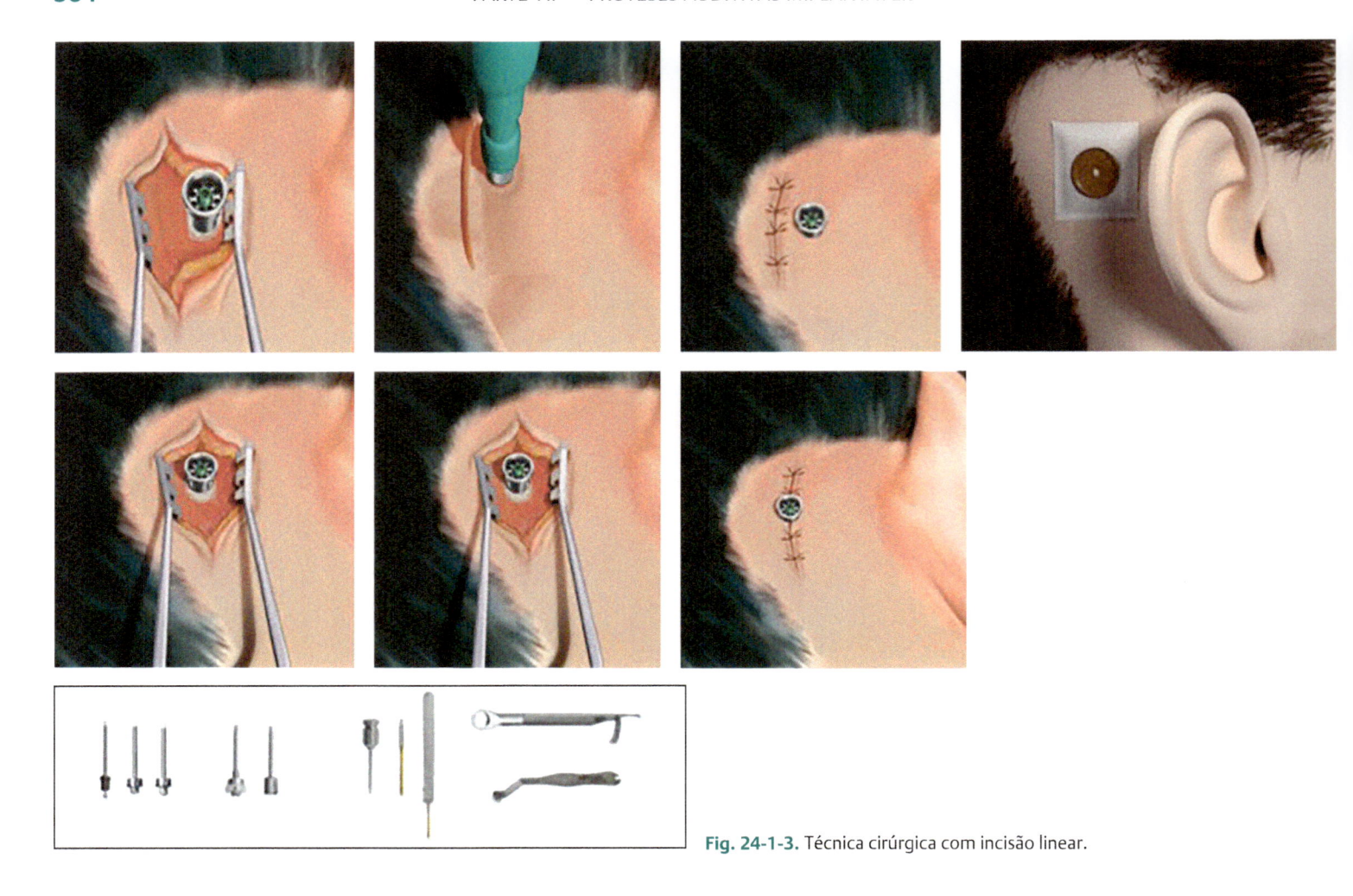

Fig. 24-1-3. Técnica cirúrgica com incisão linear.

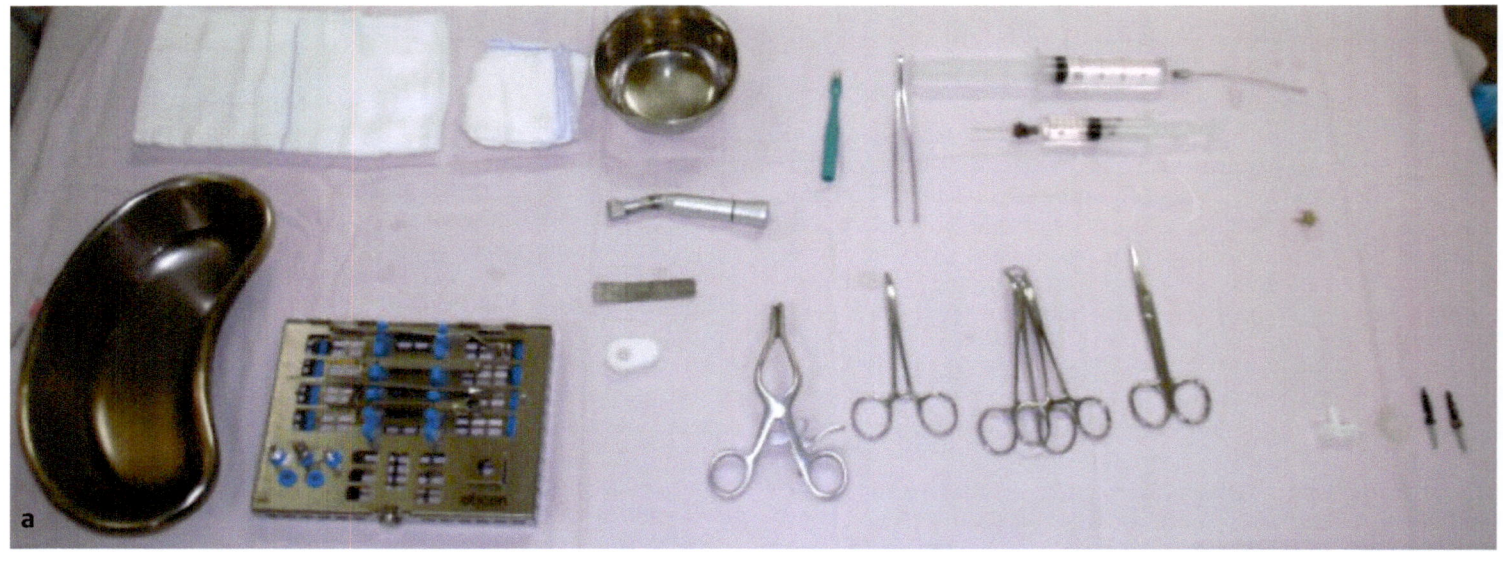

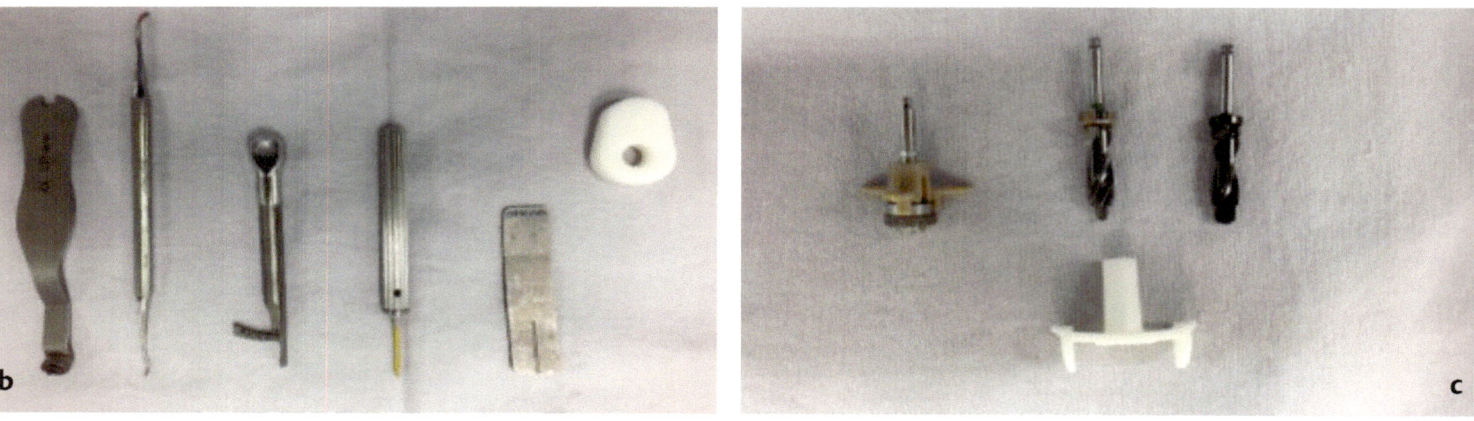

Fig. 24-1-4. Instrumental cirúrgico utilizado na cirurgia para colocação do implante e pilar para prótese auditiva ancorada no osso. (**a**) Instrumental geral e específico. (**b**) Instrumental específico. (**c**) Instrumental específico para técnica MIPs.

Esta técnica pode ser realizada em um tempo único ou em dois tempos. Também permite uma ativação do processador, já com 2 semanas de pós-operatório em casos selecionados e em 4 semanas nos demais.

A seguir estão descritos os passos da técnica cirúrgica MIPS:

A) Marcação da pele conforme descrito anteriormente (Fig. 24-1-5a, b);

B) Preparo do sítio cirúrgico estéril;

C) Medição da espessura da pele no local escolhido para posicionar o implante (Fig. 24-1-5c-e);

D) Anestesia local no ponto de implantação, 1,5 cm ao redor (Fig. 24-1-5g);

E) Incisão da pele no ponto de implantação com um *punch* de 5 mm até o periósteo (ter o cuidado de realizar a incisão com movimentos circulares até sentir a crepitação do osso da calota craniana (Fig. 24-1-5h, i);

F) Descolamento do periósteo residual (Fig. 24-1-5j);

G) Posicionar a cânula protetora pelo orifício da incisão até atingir o osso. É importante que os bordos inferiores da cânula estejam paralelos ao osso da calota craniana (Fig. 24-1-5l);[*]

H) Realizar a brocagem com perfuração em profundidade do sítio do implante com uma broca de 3 mm desenhada especificamente para esse fim (Fig. 24-1-3m, o);[**]

I) Havendo ainda osso no orifício, uma segunda broca de 4 mm (remover o limitador da broca) é utilizada para aprofundar 1 mm a perfuração (Fig. 24-1-3m, o);[***]

J) Alargar com a broca alargadora específica de 3 ou 4 mm (*countersink*) (Fig. 24-1-3n, o);[‡]

K) Proceder ao parafusamento do implante com o instrumento específico de cada empresa e uma força de 45 N automática (4,5 a 5 voltas para implantes de 4 mm e 3 a 3,5 voltas para implantes de 3 mm (todo este processo deve ser realizado com irrigação) (Fig. 24-1-5p-r);[†]

L) Com um microdescolador, pode-se testar em torno do pilar se o mesmo atingiu a profundidade adequada, a marca recomendada pelo fabricante (Fig. 24-1-3s);

M) Havendo necessidade ou após 2 voltas, o parafusamento final do implante poderá ser feito com uma ferramenta manual até o adequado posicionamento do implante (Fig. 24-1-5t, u);

N) Cobrir o pilar em a capa de silicone protetora apropriada e envolvê-lo em gaze embebida com pomada contendo neomicina com ou sem corticoide (Fig. 24-1-5v, x);

O) O curativo compressivo é realizado com enfaixamento do local, que pode ser retirado no consultório ou em casa no dia seguinte (Fig. 24-1-5y, z);

P) O curativo compressivo feito pela capa protetora de silicone é removido com 3 a 5 dias do pós-operatório (Fig. 24-1-5x).

---

[*] Para a realização destes passos é importante manter a cânula de proteção fixa sem a mínima movimentação, utilizando o mesmo orifício.
[**] Para estas perfurações é utilizado um motor de alta rotação (2.000 rpm).

[***]Todos estes passos de perfuração e alargamento devem ser rápidos, menos do que 3 segundos para cada passo, com irrigação contínua, com o objetivo de não aquecer o osso que receberá o implante, pois isso pode causar perda da osteointegração.

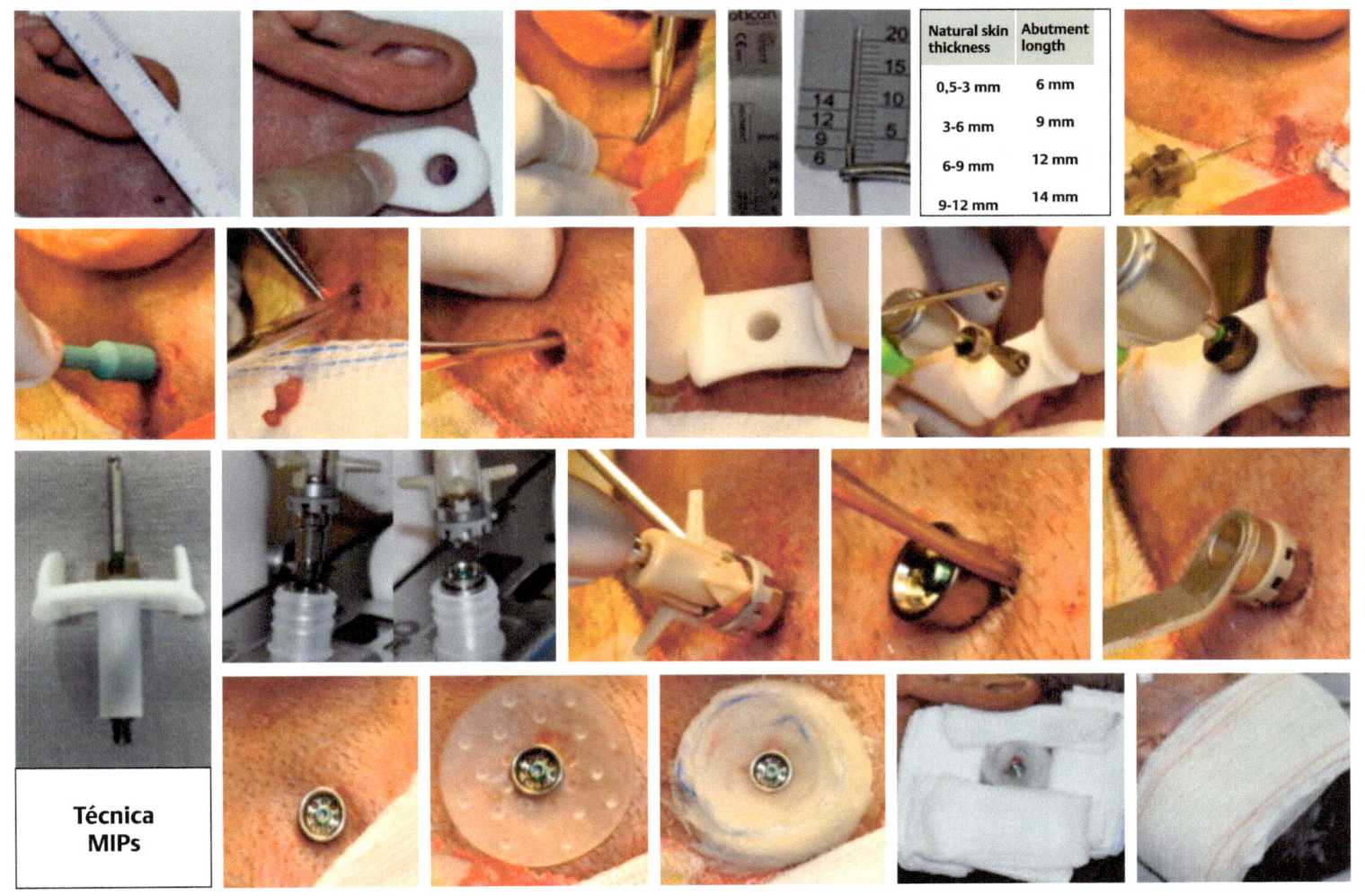

Natural skin thickness	Abutment longth
0,5-3 mm	6 mm
3-6 mm	9 mm
6-9 mm	12 mm
9-12 mm	14 mm

Técnica MIPs

Fig. 24-1-5. Técnica Cirúrgica Minimamente Invasiva (MIPs).

Vantagens da Técnica MIPS

Essa é uma técnica com cicatriz inexistente, sem necessidade de sutura, com adequada expectativa cosmética e que mantém os folículos pilosos ao redor do pilar/*abutment*. Essa técnica é preferível, pois minimiza as complicações pós-operatórias.[39,43]

Técnica para Implantação do BAHA™ Attract

Nesta seção não descreveremos a técnica de implantação do implante percutâneo Sophono, que é similar ao BAHA™ Attract, mas o ímã é posicionado e estabilizado com 5 parafusos que também farão a condução do som.

A condução óssea transcutânea tem uma perda de energia de 20 dB quando comparados aos sistemas percutâneos. O seu máximo de ganho acústico é de 45 dB

Os passos de preparo da área que receberá o implante são os mesmos descritos acima. Para o BAHA™ Attract deverá ser realizada uma área de tricotomia maior.

- A marcação deverá ser feita com instrumentos específicos;
- A incisão para o BAHA™ Attract é realizada a 1,5 cm da borda do sítio de posicionamento do ímã. É feita uma incisão semielíptica retroauricular anterior e superiormente ao local de posicionamento do ímã;
- A espessura da pele deve ser medida e a mesma não pode ser muito fina ou muito espessa. Uma régua de medição específica é utilizada;
- A pele e o subcutâneo são removidos até o periósteo;
- O periósteo é incisado na mesma linha da incisão da pele e descolado;
- Os demais passos para a colocação do implante seguem os mesmos dos descritos acima;
- No caso do BAHA™ Attract o indicado "leito ósseo" é colocado sobre o implante e girado 360°. O mesmo deve girar livremente sem obstrução por osso. Caso ocorra obstrução o osso deverá ser removido com broca e a parede cortical afinada;
- O ímã é colocado de forma que se encaixe perfeitamente na conexão com o implante e que suas bordas não tenham contato com o osso;
- A pele é reposicionada sobre o ímã e suturada.

Um enfaixamento com pressão deve ser realizado e mantido no local por 24 a 48 horas.

Técnica para Implantação do Bonebridge™

- O Bonebridge™ é uma prótese implantável, com estímulo transcutâneo para a estimulação da condução óssea. Seu transdutor eletromecânico fica localizado abaixo da pele e do periósteo, ancorado no osso do crânio por dois parafusos de titânio que são os responsáveis pelo estímulo ósseo.[21,27,28] A pele deve ser marcada, preferencialmente, antes do início da cirurgia para que possa ter uma ideia do posicionamento do componente interno antes de iniciar o procedimento (a escolha do melhor posicionamento deve ser realizada com o auxílio da tomografia computadorizada de ouvidos);
- Deve ser realizada a incisão na região retroauricular, precedida de infiltração com anestésico e vasoconstrictor. Após a incisão da pele, o músculo temporal é localizado e também incisado para, posteriormente, ser colocada a bobina receptora sob o mesmo;
- A espessura do tecido que ficará sobre a bobina receptora não deve exceder 7 mm. Caso isso ocorra, devemos reduzir o tecido subcutâneo em excesso;
- Após criarmos um retalho muscular, devemos localizar: linha temporal, conduto auditivo externo e a ponta da mastoide;
- O transdutor (BC-FMT) pode ser posicionado no ângulo sinodural (preferencialmente pela menor interferência da dura-máter e do seio sigmoide, em um ângulo de aproximadamente 45°), retrossigmoidal, sobre o seio sigmoide ou ainda sobre a fossa média em pacientes com mastoide desfavorável, dependendo da anatomia e da patologia do paciente. Isso é verificado no pré-operatório por meio da análise da tomografia computadorizada e de um *software* oferecido pela empresa que ajuda nesse processo;

- O nicho para colocação do BC-FMT deve ser realizado com brocas otológicas (tendo sempre o cuidado de não usar brocas cortantes sobre o seio sigmoide e dura-máter);
- O tamanho e a profundidade do nicho ideal podem ser confeccionados com o auxílio de um *T-sizer* de silicone que é oferecido no *kit* cirúrgico;
- O tamanho e a largura dos orifícios de fixação são conseguidos com uma broca também fornecida no *kit* de implante, bem como o *T-sizer*. Portanto, a profundidade de perfuração está limitada a 3,9 mm. Não deve ser movido o *T-sizer* entre a perfuração de dois furos de fixação. Para se evitar exposição do seio sigmoide e dura-máter, foram desenvolvidos adaptadores que são acoplados aos parafusos de fixação, permitindo uma fixação firme e mais superficial;
- Um parafuso cortical regular é colocado em cada orifício-âncora do BC-FMT. O parafuso regular tem um diâmetro de 2 mm, um comprimento de 6 mm e um acabamento de superfície de ouro. Uma chave com um torquímetro é disponibilizada para prender firmemente os parafusos na mastoide, girando no sentido horário até uma fixação segura. Tem disponível um parafuso de emergência (acabamento de superfície azul, diâmetro de 2,4 mm, 6 mm de comprimento) que deve ser usado apenas se não for obtida uma fixação suficiente com um dos parafusos convencionais;
- Para apertar os parafusos do Bonebridge™ uma força de cerca de 10 N/cm é suficiente. Não devem ser ultrapassados 32 N/cm de torque quando os parafusos forem apertados;
- O desmodulador do implante não necessita ser suturado. A fixação do implante através dos dois parafusos é suficiente para segurá-lo no lugar;
- Antes do fechamento, o BC-FMT deve ser inspecionado sob um microscópio. Deve-se palpar o corpo principal do BC-FMT para ter certeza de que está fixo. Após a verificação, o fechamento deve ser feito em dois planos. Curativo compressivo deve ser realizado. O eletrocautério monopolar não deve ser utilizado nesta fase (ou após a colocação do componente interno) para ser realizada hemostasia.

CUIDADOS E ORIENTAÇÕES DE PÓS-OPERATÓRIO

- Evitar esforços físicos por 3 dias;
- Evitar esportes de impacto para evitar trauma em região de cabeça e pescoço por 15 dias;
- Lavar o local da incisão ou ao redor do pilar com água e sabão durante o banho (não é necessário usar qualquer outro produto local) e secar logo em seguida;
- Limpar o centro do pilar com escova macia, não usar a mesma em contato com a pele ao redor do pilar;
- Limpar ao redor do pilar com álcool boricado a 2% a cada 3 dias;
- Utilizar a medicação conforme receita médica;
- Se houver pontos, geralmente são retirados com 7 a 10 dias;
- A dieta é livre;
- Pode ocorrer sangramento discreto pelo local da incisão ou ao redor do pilar por até 2 dias. Se houver persistência do mesmo ou sangramento ativo, contatar o médico;
- Observar febre. Na ocorrência da mesma contatar o médico;
- É comum dor no local da cirurgia. Em caso de cefaleia em toda a cabeça e persistente, contatar seu médico ou o hospital mais próximo;
- Após a cirurgia, o processador de som ainda não está ativado, portanto não está funcionando, e o mesmo será ativado somente com 2 a 6 semanas de pós-operatório e em alguns casos específicos até 3 meses; e
- A reabilitação fonoaudiológica e a programação do aparelho externo são fundamentais após a ativação, sendo necessários retornos periódicos, de acompanhamento e programação.

CONCLUSÕES

O conhecimento de materiais passíveis de osteointegração auxiliou o desenvolvimento de dispositivos utilizados na reabilitação de pacientes com diferentes perdas auditivas. Apresentamos anteriormente as indicações audiológicas, as técnicas e os cuidados necessários para a adequada reabilitação auditiva utilizando as próteses auditivas ancoradas no osso temporal.

REFERÊNCIAS BIBLIOGRÁFICAS

1. Manrique M, et al. Review of Audiometric Criteria for Hearing Devices. Acta Otorrinolaringol Esp. 2008;59(1):30-8.
2. Miller DA, Frederickson JM. Implantable Hearing Aids. In: Michael Valente, Holly Hosford-Dunn, Ross J. Roeser: Audiology Treatment. New York: Thieme; 2007. p. 489-510.
3. Bosman AJ, Mylanus EAM, Hol MKS, Snik AFM. On the evaluation of a superpower sound processor for bone-anchored hearing. Clin Otolaryngol. 2018;43:450-5.
4. Colquitt J, Jones J, Harris P, et al. Bone-anchored hearing aids for people who are bilaterally deaf: a systematic review and economic evaluation. Health Technol Assess. 2011;15:1-200.
5. Goode RL, Glattke TJ. Audition via electromagnetic induction. Arch Otolaryngol. 1973;98:23-6.
6. Fredrickson JM, Tomlinson DR, Davis ER, Odkuist LM. Evaluation of an electromagnetic implantable hearing aid. Can J Otol. 1973;2(1):53-62.
7. Nunley J. The birth of the new master hearing aid. National Hearing Aid Journal. 1972;8:26.
8. Tjellstrom A, Lindstrom J, Hallen O, et al. Osseointegrated titanium implants in the temporal bone. Am J Otol. 1981;(2):304-10.
9. Håkansson B, Reinfeldt S, Persson AC, et al. The bone conduction implant – a review and 1-year follow-up. International Journal of Audiology. 2019 58:12,945-55.
10. Dotevall M. Technical Report: Available Gain in Osia vs Baha 5 Power. D1664198. Cochlear Bone Anchored Solutions AB, Sweden. 2019.
11. Goycoolea M, Ribalta G, Tocornal F, et al. Clinical performance of the Osia system, a new active osseointegrated implantsystem. Results from a prospective clinical investigation. Acta Otolaryngol. 2020;140(3):212-9.
12. Yanagihara N, Gyo K, Hinohira Y. Partially implantable hearing aid using piezoelectric ceramic ossicular vibrator. Results of the implant operation and assessment of the hearing afforded by the device. Otolaryngol Clin North Am. 1995; 28:85-97.
13. Welling DB, Warnes DE. Acoustic stimulation of the semicircular canals. Otolaryngol Clin North Am. 1995;28:207-9.
14. Zenner HP, Maassen MM, Plinkert PK, et al. First implantation of a totally implantable electronic hearing aid in patients with inner ear hearing loss. HNO. 1998;46(10):844-52.
15. Kroll K, Grant IL, Javel E. The envoy® totally implantable hearing system, st. Croix medical. Trends Amplif. 2002;6(2):73-80.
16. Kartush JM, Tos M. Electromagnetic Ossicular Augmentation Device. In: Maniglia AJ (Ed.). Electronic Implantable Devices for Partial Hearing Loss, The Otolaryngologic Clinics of North America, Philadelphia, PA: W.B. Saunders Company; 1995. p. 155-72.
17. Perkins R. Earlens tympanic contact transducer: a new method of sound transduction to the human ear. Arch Otolaryngol Head Neck Surg. 1996;114:720-8.
18. Maniglia AJ, Ko WH, Rosenbaum M. Acontacless electromagnetic implantable middle ear device for sensorineural hearing loss. ENT J. 1994;73:78-161.
19. Baker RS, Wood MW, Hough JVD. The implantable hearing device for sensorineural hearing impairment: the Hough Ear Institute experience. Otolaryngol Clin North Am. 1995;28:147-53.
20. Gan RZ, Wood MW, Ball GR, et al. Implantable hearing device performance measured by laser Doppler interferometry. Ear Nose Throat J. 1997;76:297-9.
21. Sprinzl G, Lenarz T, Ernst A, Hagen R, Wolf-Magele A, Mojallal H, et al. First European Multicenter Results With a New Transcutaneous Bone Conduction Hearing Implant System: Short-Term Safety and Efficacy. Otol Neurotol. 2013 Aug; 34(6):1076-83.
22. Siegert R, Mattheis S, Kasic J. Fully implantable hearing aids in patients with congenital auricular atresia. Laryngoscope. 2007
23. Tjellström A, Håkansson B. The bone-anchored hearing aid. Design principles, indications, and long-term clinical results. Otolaryngol Clin North Am. 1995 Feb;28(1):53-72. PMID: 7739869.
24. Fredrickson JM, Coticchia JM, Khosla S. Current status in the development of implantable middle ear hearing aids. Adv Otol 1996;10:189-204.
25. Janssen RM, Hong P, Chadha NK. Bilateral bone-anchored hearing aids for bilateral permanent conductive hearing loss: A systematic review. Otolaryngol Head Neck Surg. 2012;147(3):412-22.
26. Sprinzl GM, Wolf-Magele A. The Bonebridge bone conduction hearing implant: Indication criteria, surgery and a systematic review of the literature. Clin Otolaryngol. 2015.
27. Mylanus EA, van der Pouw KC, Snik AF, Cremers CW. Intraindividual comparison of the bone-anchored hearing aid and air-conduction hearing aids. Archives of Otolaryngology-Head & Neck Surgery. 1998;124(3):271-6.
28. Diretrizes para a indicação de próteses auditivas ancoradas no osso.https://www.aborlccf.org.br/imageBank/Diretrizes-Gerais-Paraindicacao-de-Proteses.PDF. 2008.
29. De Wolf MJ, Hendrix S, Cremers CW, Snik AF. Better performance with bone--anchored hearing aid than acoustic devices in patients with severe air-bonegap. Laryngoscope. 2011;121:613-6.
30. Roman S, Nicollas R, Triglia JM. Practice guidelines for bone-anchored hearing aids in children, Eur Ann Otorhinolaryngol Head Neck Dis. 2011;128:253-8.
31. Lieu JEC. Management of children with unilateral hearing loss. Otolaryngol Clin N Am. 2015;48:1011-26.
32. Rohlfs AK, Friedhoff J, Bohnert A, et al. Unilateral hearing loss in children: a retrospective study and a review of the current literature. Eur J Pediatr. 2017;176:475-86.
33. Saliba I, et al. Bone anchored hearing aid in single sided deafness: outcome in right-randed patients. Auris Nasus Larynx. 2011.
34. Wazen JJ, Spitzer J, Ghossaini SN, et al. Results of the Bone-Anchored Hearing Aid in unilateral hearing loss. Laryngoscope. 2001;111(6):955-8.
35. Zeitooni M, Elina MT, Stenfeld S. Binaural hearing ability with bilateral bone conduction stimulation in subjects with normal hearing: Implications for bone conduction hearing aid. Ear Hear. 2016;37(6):690-702.
36. Jerger J. Clinical experience with impedance audiometry. Arch Otolaryng. 1970;92:311-24.
37. Amaral MSA, Santos FR, Danieli F, et al. Surgical and audiological results with bone anchored hearing surgery. GICCA Congress. Pamplona, 2019.
38. Calon TG, van Hoof M, van den Berge H, et al. Minimally Invasive Ponto Surgery compared to the linear incision technique without soft tissue reduction for bone conduction hearing implants: study protocol for a randomized controlled trial. Trials. 2016;17(1):540.
39. Calon TGA, Johansson ML, Bruijn AJG, et al. Minimally invasive ponto surgery versus the linear incision technique with soft tissue preservation for bone conduction hearing implants: a multicenter randomized controlled trial. Otol Neurotol. 2018;39(7):882-93.
40. Holgers KM, Tjellström A, Bjursten LM, Erlandsson BE. Soft tissue reactions around percutaneous implants: a clinical study of soft tissue conditions around skin-penetrating titanium implants for bone-anchored hearing aids. Am J Otol. 1988;9(1):56-9.
41. Hultcrantz M. Outcome of the bone-anchored hearing aid procedure without skin thinning: a prospective clinical trial. Otol Neurotol. 2011;32 (7):1134-39.
42. Hultcrantz M, Lanis A. A five-year follow-up on the osseointegration of bone-anchored hearing device implantation without tissue reduction. Otology & Neurotology. 2014;35(8):1480-5.
43. Johanson M, Holmberg M. Design and clinical evaluation of MIPS – A new perspective on tissue preservation. White Pap Oticon Medical, Askim, Sweden Rep No M524252. 2015.

SEÇÃO 24-2

PRÓTESES AUDITIVAS DE CONDUÇÃO ÓSSEA

Ricardo Ferreira Bento ▪ Anna Carolina de Oliveira Fonseca
Liliane Satomi Ikari ▪ Nathália Manhães Távora

INTRODUÇÃO

As próteses auditivas de condução óssea são assim denominadas por estimularem a orelha interna por via óssea. Nos anos de 1700 e 1800, diversos tipos de aparelhos conectados aos dentes ou ao crânio já eram utilizados para ouvir sons ambientes. Em 1977, Tjellstrom e Hakansson realizaram as primeiras cirurgias de próteses auditivas percutâneas, disponibilizadas para comercialização na Europa em 1984. Atualmente, estima-se que existam mais de 200 mil usuários de próteses auditivas de condução óssea no mundo.

Os sistemas de audição ancorados no osso combinam os conceitos de osteointegração e estimulação auditiva por meio de condução óssea. Algumas teorias explicam os mecanismos de propagação de som por vibração mecânica. A mais conhecida, a teoria de Von Békésy, demonstrou que um determinado estímulo vibratório (som puro) se propaga por toda a membrana basilar, causando maior amplitude de movimento numa região específica, enquanto as demais regiões permanecem próximas da inércia. Essa estrutura também permite que dois sons distintos estimulem simultaneamente a cóclea, de modo que provocarão vibrações em diferentes locais, não havendo interposição de ondas. Dessa forma, o mecanismo coclear para conversão do som em estímulo neural é o mesmo para o som conduzido por via aérea e por via óssea.

O processo de osteointegração ou osseointegração corresponde à criação de uma interface funcional e estrutural entre a superfície de um implante bioativo e o osso vivo, sem intervenção do tecido conjuntivo. Foi descrito por Branemark *et al.*, em 1960, na Suécia, a partir da observação de que não era possível separar implantes de titânio de ossos de coelho sem que o osso fosse fraturado. Posteriormente, a experiência com implantes dentários e próteses de membros possibilitou o entendimento aprofundado sobre esse processo.

O titânio é o material de escolha para os implantes auditivos de condução óssea, pois possui características que tendem a favorecer a integração e prevenir a rejeição tecidual, como: excelente biocompatibilidade, alta força de tração, e em sua superfície ocorre a formação de uma camada de óxido de titânio que impede a corrosão por tecidos ou fluidos biológicos e possui capacidade de reparar-se por reoxidação, quando danificada. Além disso, compatibilidade do titânio com aparelhos de tomografia computadorizada e ressonância magnética, por exemplo, o torna importante para a população que necessita de imagens seriadas da região da cabeça e pescoço.

FISIOLOGIA DA OSTEOINTEGRAÇÃO

Estágios da Osteointegração

Resposta Tecidual Inicial (1 a 3 Dias Após o Implante)

A perfuração do osso e a inserção do implante de titânio marcam o início da osteointegração. A lesão óssea gera uma resposta inflamatória caracterizada pela liberação de fatores de crescimento e citocinas, que formam uma matriz extracelular e um hematoma para reparo ósseo. As plaquetas liberam a cascata de adesão e agregação, resultando em matriz de fibrina. Esta matriz facilita a osteocondução, a proliferação e osteoindução de leucócitos e células mesenquimais de vênulas pós-capilares para a região peri-implante.

Osteogênese Peri-Implante

A angiogênese no espaço peri-implante ocorre na primeira semana. Do primeiro dia até cerca de 2 semanas após a cirurgia ocorre a ossificação intramembranosa, em que as células mesenquimais diferenciam-se em osteoblastos, formando um tecido ósseo imaturo. Na superfície do implante, forma-se uma camada afibrilar rica em cálcio, fósforo, osteopontina e sialoproteína óssea. Outra camada é formada por células semelhantes a osteoblastos e fibrilas de colágeno calcificadas. O tecido formado proporciona fixação biológica precoce, mas possui baixa resistência mecânica em decorrência da orientação aleatória dessas fibrilas.

Remodelamento Ósseo Peri-Implante

No estágio final, os osteoclastos ligam-se à matriz de colágeno mineralizado e conduzem o processo de absorção e remodelamento ósseo. Aos 3 meses já é possível observar um tecido ósseo de textura mista, mas a osteointegração pode demorar mais de 1 ano para se completar. Próximo ao implante ocorre um processo dinâmico prolongado em resposta ao estresse mecânico gerado por sua presença, além da oxidação do titânio em sua superfície.

FATORES QUE INTERFEREM NA OSTEOINTEGRAÇÃO

A falha na osteointegração corresponde a uma das principais complicações das próteses auditivas de condução óssea. Uma metanálise com 2.310 implantes percutâneos demonstrou que a taxa de falha foi responsável por até 18% das complicações relatadas nos estudos.

Vários fatores podem interferir na osteointegração de forma positiva ou negativa, como fatores relacionados com o implante, com o hospedeiro, com a técnica cirúrgica (Quadro 24-2-1). O efeito da radioterapia na osteointegração não é totalmente conhecido. Bolind *et. al.*, em 2006, observaram que implantes orais e craniofaciais de sítios irradiados tiveram menor osteointegração em curto prazo, mas em longo prazo o percentual de contato osso-implante foi maior que 70%. Embora evidências indiquem que a osteointegração pode ser estabelecida, o índice de falha é maior nesses casos, o que sugere que o grau de estabilidade alcançado na osteointegração seja mais importante que o grau de contato entre as superfícies.

CLASSIFICAÇÃO DAS PRÓTESES AUDITIVAS DE CONDUÇÃO ÓSSEA

Com o avanço tecnológico, novas opções ganharam espaço no mercado e as indicações e opções de implantes de condução óssea foram expandidas. Os dispositivos atualmente conhecidos são classificados em duas principais categorias (Fig. 24-2-1).

CRITÉRIOS GERAIS DE INDICAÇÃO

As próteses auditivas de condução óssea possuem especial importância na reabilitação de pacientes com perda auditiva condutiva ou mista, uni ou bilateral, e surdez unilateral, quando a utilização de aparelhos de amplificação sonora convencionais for ineficiente ou inviável (Quadro 24-2-2). Para todos os pacientes, recomenda-se o teste de limiares em campo com o vibrador ósseo adaptado em uma faixa tipo *headband* ou *softband*, pois é fornecida uma aproximação razoável dos limiares auditivos, exceto nas frequências agudas.

Quadro 24-2-1. Principais Fatores que Podem Interferir na Osteointegração

Fatores	Favoráveis	Desfavoráveis
Relacionados com o implante (forma, comprimento, diâmetro, composição, superfície)	*Abutment* adequado; material biocompatível (titânio); revestimento biológico osteogênico	*Abutment* pequeno ou muito grande; superfície contaminada, irregular ou úmida
Relacionados com o hospedeiro (local a ser implantado, composição e qualidade óssea, potencial osteogênico intrínseco, hábitos de vida, doenças sistêmicas, uso de medicamentos, tratamentos locais prévios)	Condições locais e sistêmicas favoráveis; medicamentos bifosfonatos (inibição da reabsorção óssea mediada por osteoclastos) e estatinas (efeito osteoanabólico)	Densidade óssea reduzida (diminuição do número de células e/ou atividade osteogênica); desequilíbrio entre fatores anabólicos e catabólicos (aumento da atividade osteoclástica); doenças sistêmicas como osteoporose (compromete a proliferação de células mesenquimais, a síntese proteica e a reatividade celular a fatores locais), artrite reumatoide, insuficiência renal, deficiência nutricional e doenças dermatológicas locais; medicamentos imunossupressores, corticoides, cisplatina, varfarina, heparina e anti-infamatórios não esteroidais; tabagismo; procedimentos cirúrgicos prévios no local; radioterapia
Relacionados com a técnica cirúrgica	Dissecção adequada e lesão tecidual mínima; rotação (baixa velocidade) e angulação adequada da broca; resfriamento contínuo; cirurgia em dois tempos em pacientes com qualidade óssea comprometida	Técnica inadequada; hiperaquecimento local; comprometimento da interface implante-osso
Outros fatores		Sobrecarga e micromobilização (deslocamento da interface implante-osso pode causar afrouxamento asséptico e inibição da osteointegração)

Fonte: Adaptada de Physiology of Osseointegration – Lee & Bance, 2019.

Quadro 24-2-2. Critérios de indicação para Próteses Auditivas Ancoradas no Osso

1. Perda auditiva condutiva ou mista unilateral quando preenchidos todos os critérios:
   a) Malformação congênita ou condições anatômicas ou infecciosas de orelha média e/ou externa que impossibilitem adaptação de AASI, intolerância ao molde auricular ou problemas de microfonia
   b) Com *gap* maior que 30 dB na média das frequências de 0,5, 1, 2 e 3 kHz
   c) Limiar médio para via **óssea** melhor que 60 dB (este limiar varia de acordo com o dispositivo a ser implantado) nas frequências de 0,5, 1, 2 e 3 kHz na orelha a ser implantada
   d) Índice de reconhecimento de fala em conjunto aberto maior que 60% em monossílabos SEM o AASI
2. Perda auditiva condutiva ou mista bilateral quando preenchidos todos os critérios:
   a) Malformação congênita ou condições anatômicas ou infecciosas de orelha média e/ou externa que impossibilitem adaptação de AASI, intolerância ao molde auricular ou problemas de microfonia
   b) Com *gap* maior que 30 dB na média das frequências de 0,5, 1, 2 e 3 kHz
   c) Limiar médio para via ÓSSEA melhor que 60 dB (este limiar varia de acordo com o dispositivo a ser implantado) nas frequências de 0,5, 1, 2 e 3 KHz na orelha a ser implantada
   d) Índice de reconhecimento de fala em conjunto aberto maior que 60% em monossílabos SEM AASI
   e) Diferença interaural entre as médias dos limiares da via óssea em 0,5, 1, 2 e 3 kHz não deve exceder 10 dB, e deve ser menor que 15 dB em todas as frequências
3. Perda auditiva neurossensorial unilateral de grau severo a profundo, para estimulação transcraniana da orelha contralateral, quando preenchidos todos os critérios:
   a) Ausência de benefício com AASI no lado a ser implantado
   b) Limiares normais na orelha contralateral
   c) Limiar médio pior que 71 dB para via AÉREA nas frequências de 0,5, 1, 2 e 3 kHz na orelha a ser implantada
4. Crianças pequenas ou pacientes com espessura óssea que impede a colocação do implante, está indicado o processador de som adaptado na *Softband*, quando cumpridos os critérios 1, 2 ou 3

Fonte: Adaptado de Próteses Auditivas Ancoradas no Osso – ABORL-CCP e Diretrizes de Utilização para Cobertura de Procedimentos na Saúde Suplementar 2018.

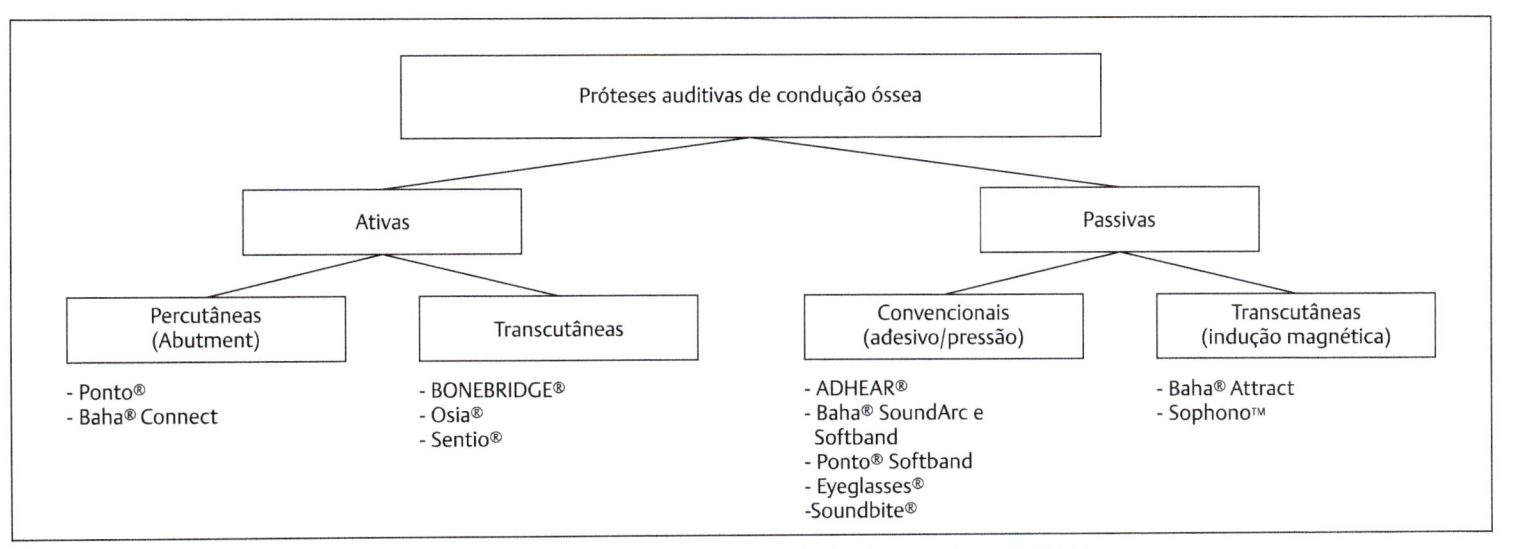

Fig. 24-2-1. Categorização dos atuais dispositivos de condução óssea. (Fonte: adaptada de Håkansson B, et al. 2019.)

BIBLIOGRAFIA

Agência Nacional de Saúde Suplementar. Proposta de Diretrizes de utilização para cobertura de procedimentos na saúde. Rol de procedimentos e eventos em saúde. 2018;2:42-3.

Associação Brasileira de Otorrinolaringologia e Cirurgia Cérvico-Facial. Sistema de Próteses Auditivas Ancoradas no Osso. Disponível em: https://www.aborlccf.org.br

Berglundh T, Abrahamsson I, Lang N P, et al. De novo alveolar bone formation adjacent to endosseous implants. Clin Oral Implants Res. 2003;14:251-62.

Bolind P, Johansson CB, Johansson P, et al. Retrieved implants from irradiated sites in humans: a histologic/histomorphometric investigation of oral and craniofacial implants. Clinical Implant Dentistry and Related Research. 2006;8(3):142-50.

Branemark PI, Adell R, Albrektsson T, et al. Osseointegrated titanium fixtures in the treatment of edentulousness. Biomaterials. 1983;4:25-8.

Branemark PI. Vital microscopy of bone marrow in rabbit. Scand J Clin Lab Invest. 1959;11(S38):1-82.

Bruder SP, Fink DJ, Caplan AI. Mesenchymal stem cells in bone development, bone repair, and skeletal regeneration therapy. J Cell Biochem. 1994;56:283-94.

Eriksson AR, Albrektsson T. Temperature threshold levels for heat-induced bone tissue injury: a vital-microscopic study in the rabbit. J Prosthet Dent. 1983;50(1):101-7.

Håkansson B, Reinfeldt S, Persson AC, et al. The bone conduction implant – A review and 1-year follow-up. Int J Audiol. 2019;58(12):945-55.

Kiringoda R, Lustig LR. A Meta-analysis of the complications associated with osseointegrated hearing Aids. Otology & Neurotology. 2013;34(5):790-4.

Lang NP, Salvi GE, Huynh-Ba S, et al. Early osseointegration to hydrophilic and hydrophobic implant surfaces in humans. Clin Oral Implants Res. 2011;22:349-56.

Lee JWY, Bance ML. Physiology of osteointegration. Otolaryngol Clin N Am. 2018(11):231-42.

Mavrogenis AF, Dimitriou R, Parvizi J, et al. Biology of implant osseointegration. J Musculoskelet Neuronal Interact. 2009;9(2):61-71.

Meyer U, Joos U, Mythili J, et al. Ultrastructural characterization of the implant/bone interface of immediately loaded dental implants. Biomaterials. 2004;25:1959-67.

Murai K, Takeshita F, Ayukawa Y, et al. Light and electron microscopic studies of bone-titanium interface in the tibiae of young and mature rat. J Biomed Mater Res. 1996;30:523-33.

Neuss S, Schneider RK, Tietze L, et al. Secretion of fibrinolytic enzymes facilitates human mesenchymal stem cell invasion into fibrin clots. Cells Tissues Organs. 2010;191:36-46.

Tjellstrom A, Lindstrom J, Hallen O, et al. Osseointegrated titanium implant in the temporal bone: a clinical study on bone-anchored hearing aids. Am J Otol. 1981;2:304-10.

Wilson CH, Clegg RE, Leavesley DI, et al. Mediation of biomaterial-cell interactions by adsorbed proteins: a review. Tissue Eng. 2005;11:1-18.

SEÇÃO 24-3

SOPHONO® – IMPLANTE AUDITIVO TRANSCUTÂNEO DE CONDUÇÃO ÓSSEA

Ricardo Ferreira Bento ▪ Anna Carolina de Oliveira Fonseca
Liliane Satomi Ikari ▪ Nathália Manhães Távora

O conteúdo desta seção (págs. 571 a 573), encontra-se disponível on-line.

Para acessá-lo, aponte a câmera do seu smartphone ou tablet para a imagem acima ou acesse a URL abaixo:

https://medone.thieme.com/images/supmat/Bento_Tratado_de_Implante_Coclear_978-65-5572-084-6_Cap_24-3.pdf

SEÇÃO 24-4

SOUNDBITE HEARING SYSTEM®

Ricardo Ferreira Bento ▪ Anna Carolina de Oliveira Fonseca
Liliane Satomi Ikari ▪ Nathália Manhães Távora

O conteúdo desta seção (págs. 574 a 575), encontra-se disponível on-line.

Para acessá-lo, aponte a câmera do seu smartphone ou tablet para a imagem acima ou acesse a URL abaixo:

https://medone.thieme.com/images/supmat/Bento_Tratado_de_Implante_Coclear_978-65-5572-084-6_Cap_24-4.pdf

BONE-ANCHORED HEARING AID – BAHA®

Ricardo Ferreira Bento ▪ Anna Carolina de Oliveira Fonseca
Liliane Satomi Ikari ▪ Nathália Manhães Távora

INTRODUÇÃO

O sistema BAHA® (Bone Anchored Hearing Aid) foi o primeiro implante osteoancorado comercializado. Em 1996, foi aprovado pela FDA (Food and Drug Administration) para reabilitação de pacientes com perda auditiva condutiva ou mista, e, em 2002, para surdez unilateral (*Single Sided Deafness – SSD*). O avanço tecnológico possibilitou expandir suas indicações, aprimorar os dispositivos, as técnicas cirúrgicas, e reduzir o tempo e as taxas de complicações dos procedimentos.

MODELOS E FUNCIONAMENTO

O sistema BAHA® é composto por um implante cirurgicamente posicionado e um processador de som. Em algumas situações, o processador de som pode ser utilizado sem que o paciente seja submetido a uma cirurgia, mediante fixação externa. Embora os modelos disponíveis sejam dotados de particularidades estruturais e quanto à forma de estimulação (transcutânea ou percutânea), possuem o objetivo de conduzir o estímulo auditivo por via óssea diretamente para a cóclea (Fig. 24-5-1). No caso da surdez unilateral, o processador capta o som no lado acometido e estimula a cóclea contralateral normal, reduzindo o efeito sombra da cabeça.

Existem dois modelos implantáveis, são eles:

1. *BAHA® Connect*: dispositivo de estimulação percutânea, composto por um implante de titânio, um pilar de fixação (*abutment*) e um processador de som (Fig. 24-5-2). O *abutment* implantado

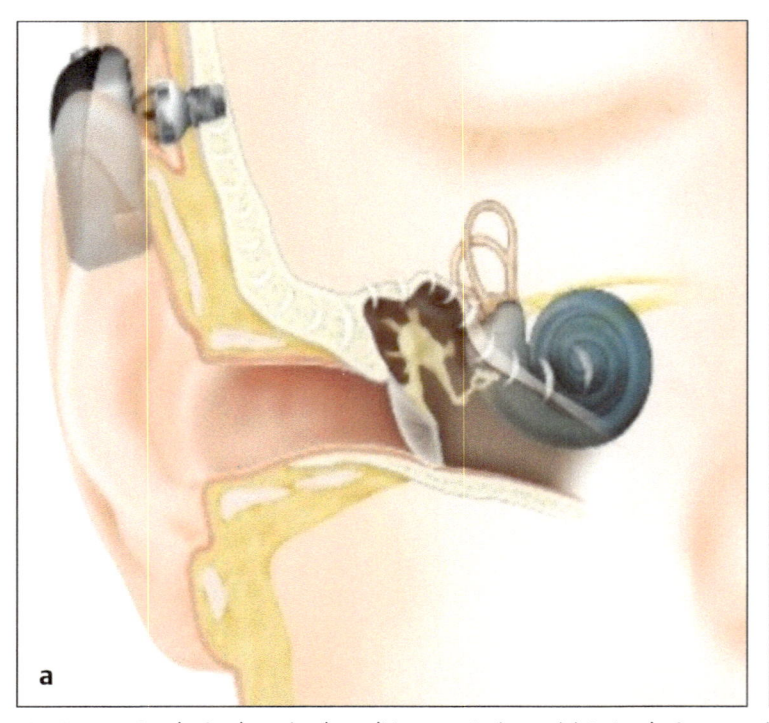
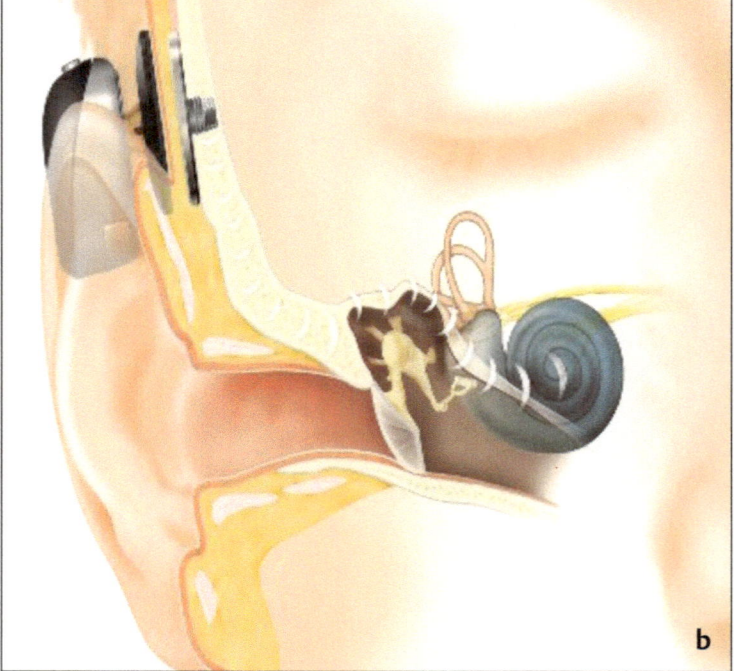

Fig. 24-5-1. Condução do estímulo auditivo por via óssea. (**a**) Estimulação percutânea – Baha® *Connect*. (**b**) Estimulação transcutânea – Baha® *Attract*. (Fonte: cortesia da empresa Cochlear Latinoamérica.)

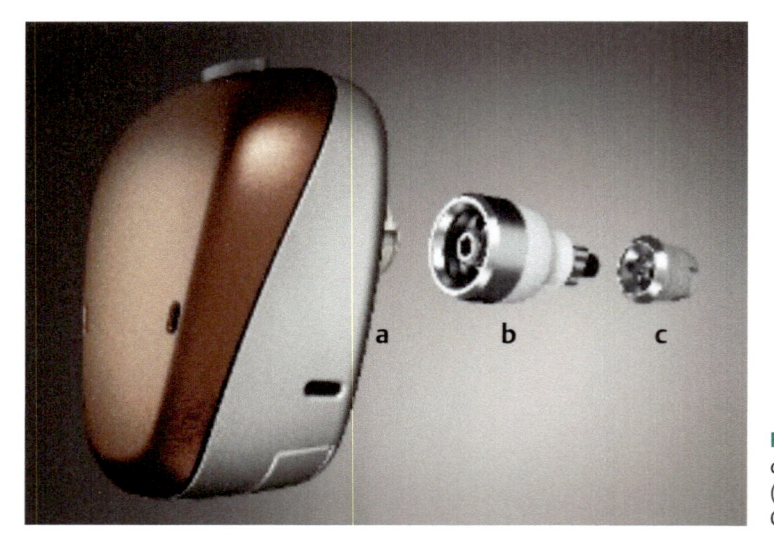

Fig. 24-5-2. Sistema BAHA® *Connect*. (**a**) Processador de som Baha® 5. (**b**) *Abutment dermaLock*. (**c**) implante de titânio. (Fonte: cortesia da empresa Cochlear Latinoamérica.)

permanece aparente e está disponível em até cinco tamanhos (Fig. 24-5-3) para acomodar diferentes espessuras de pele. Em 2012, a Cochlear introduziu a tecnologia *dermaLock*, na qual um revestimento de hidroxiapatita foi incorporado à superfície côncava do pilar com a finalidade de facilitar a integração aos tecidos adjacentes;

2. *BAHA® Attract*: dispositivo de estimulação transcutânea composto por um magneto acoplado ao parafuso de titânio implantado conectado ao processador de som por magnetismo (Fig. 24-5-4) sem exteriorização de qualquer componente.

As soluções não implantáveis correspondem aos acessórios para fixação externa do processador de som. São elas:

- *BAHA® Softband*: processador acoplado a uma faixa elástica ajustável na cabeça (Fig. 24-5-5);
- *BAHA® SoundArc*: processador acoplado a um disco conector em um arco de aço disponível em diversos tamanhos (Fig. 24-5-6).

INDICAÇÕES
Indicações Audiológicas

Atualmente, os processadores de som (Fig. 24-5-7) possuem capacidade para amplificar limiares de via óssea de até 65 dB e a escolha do modelo deve ser guiada pela intensidade da perda auditiva. O processador BAHA® 5 é o menor em tamanho e possui capacidade de ajuste em limiares ósseos de até 45 dB. O BAHA® 5 Power pode ser utilizado em limiares ósseos de até 55 dB e o BAHA® 5 Super Power combina tecnologias para proporcionar ajuste em limiares de até 65 dB.

Ambos os sistemas BAHA® (*Attract* e *Connect*) beneficiam pacientes com perda auditiva condutiva ou mista uni ou bilateral e

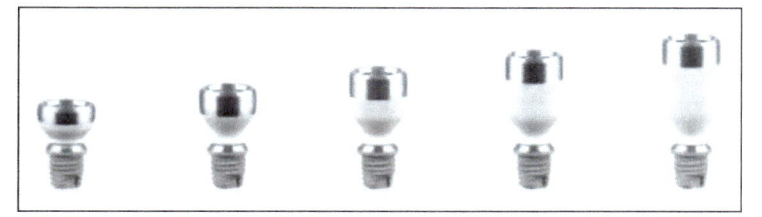

Fig. 24-5-3. Implante e *abutment dermaLock* de 6, 8, 10, 12 e 14 mm. (Fonte: cortesia da empresa Cochlear Latinoamérica.)

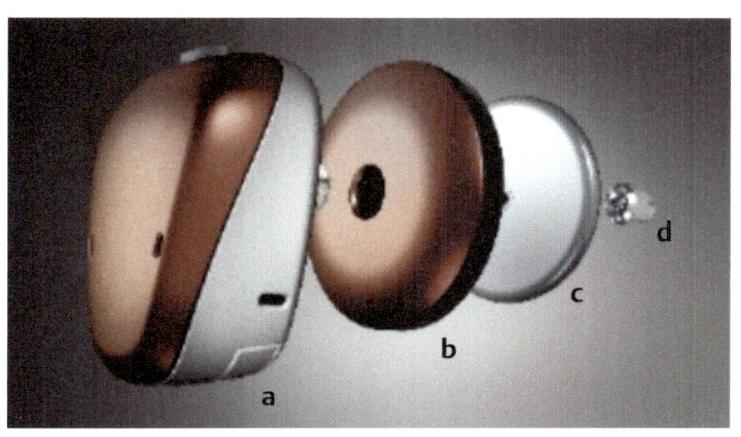

Fig. 24-5-4. Sistema Baha® *Attract*. (**a**) Processador de som Baha® 5. (**b**) Magneto externo. (**c**) Magneto interno. (**d**) Parafuso de titânio. (Fonte: cortesia da empresa Cochlear Latinoamérica.)

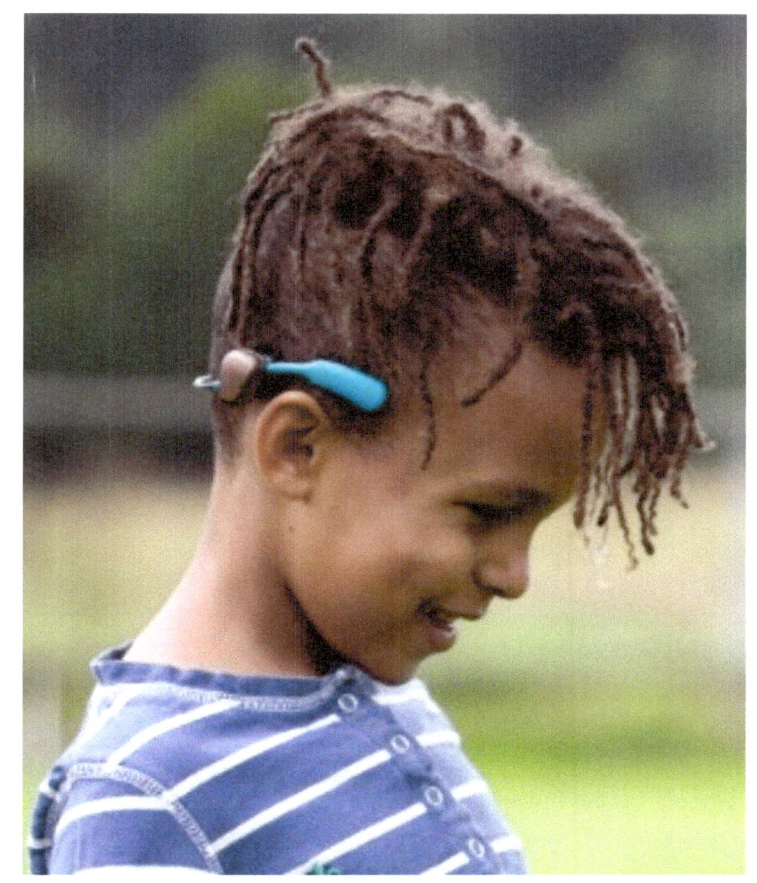

Fig. 24-5-6. BAHA® *SoundArc*. (Fonte: cortesia da empresa Cochlear Latinoamérica.)

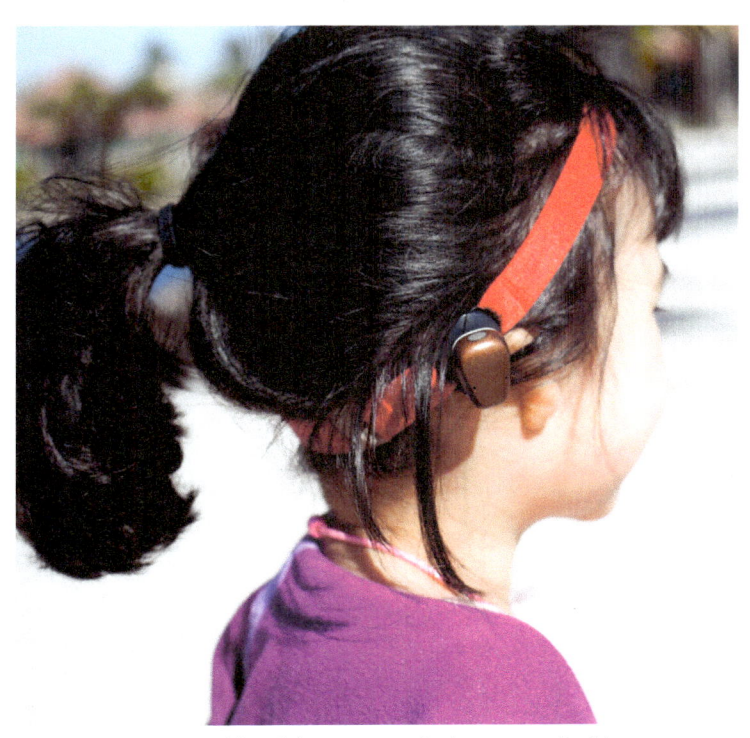

Fig. 24-5-5. BAHA® Softband. (Fonte: cortesia da empresa Cochlear Latinoamérica.)

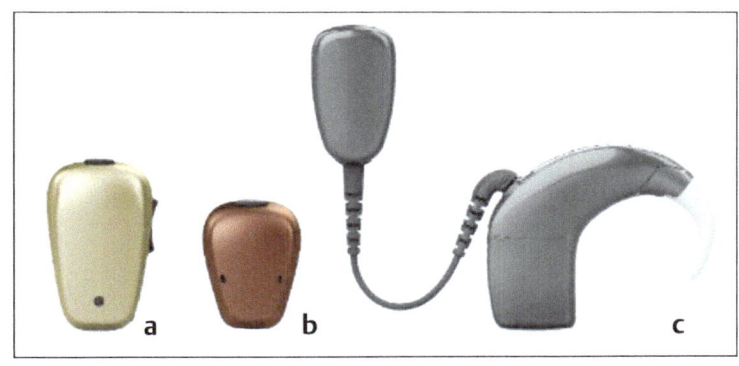

Fig. 24-5-7. Processador de som. (**a**) Baha® 5 Power. (**b**) Baha® 5. (**c**) Baha® 5 Super Power. (Fonte: cortesia da empresa Cochlear Latinoamérica.)

surdez unilateral. De acordo com o fabricante, o BAHA® *Attract* deve ser considerado, principalmente, para pacientes com perda auditiva condutiva, perda mista leve e surdez unilateral com baixa atenuação transcraniana. Já o BAHA® *Connect* seria a melhor opção para pacientes com perda auditiva mista e surdez unilateral com grande atenuação transcraniana.

Indicações Clínicas

As próteses osteoancoradas possuem especial importância na reabilitação auditiva de pacientes com atresia aural congênita e microtia (Fig. 24-5-8) em que a ausência do pavilhão, conduto auditivo externo e/ou membrana timpânica causa perda auditiva condutiva, e as soluções corretivas têm altas taxas de complicações e resultados funcionais insatisfatórios. São indicadas, também, para pacientes com infecções recorrentes ou crônicas, como otite média crônica colesteatomatosa, otite externa e pacientes submetidos à mastoidectomia com cavidade aberta, em que a adaptação de aparelhos auditivos de amplificação sonora individual (AASI) ou de sistemas convencionais tipo CROS (Contralateral Routing Signal) é difícil ou inviável. Além disso, são opções para pacientes com surdez unilateral e audição contralateral normal, como em tumores do ângulo pontocerebelar e surdez súbita.

De acordo com o fabricante, deve-se dar preferência ao sistema BAHA® *Connect* para os pacientes que possuem tecido cutâneo muito fino ou com vascularização comprometida, em que a pressão local exercida pelo contato dos magnetos pode causar complicações. Destaca-se também para os indivíduos que necessitam de amplificação auditiva máxima por condução óssea, que precisam realizar ressonância magnética regularmente e que dependem da avaliação minuciosa da região próxima ao implante. O sistema BAHA® *Attract* pode ser preferido nos casos em que se deseja discrição estética e que apresentem risco aumentado de infecção cutânea (p. ex., umidade alta).

É importante que a criança inicie a reabilitação tão logo seja possível, pois isso auxilia no desenvolvimento da linguagem até que ela atinja a idade e a espessura óssea para a realização da cirurgia. Nesses casos, utiliza-se o BAHA® *Softband* ou o BAHA® *SoundArc*. Esta é a melhor opção para crianças com mais de 5 anos de idade e mais ativas em decorrência de sua forma de fixação. Essas soluções também podem ser utilizadas por indivíduos que não podem ou não desejam realizar a cirurgia, mas devem estar cientes de que a qualidade sonora não é melhor do que a do implante.

CONTRAINDICAÇÕES

A fixação do implante de titânio no osso temporal deve ocorrer de forma estável e rígida. A falha da osteointegração ocorre com maior frequência quando a qualidade óssea está prejudicada. Portanto, condições com anormalidades da constituição óssea como osteogênese imperfeita, doença de Paget, osteoporose severa, radioterapia, tabagismo e uso crônico de corticosteroides constituem contraindicações relativas ao procedimento. Além disso, devem-se avaliar, de forma criteriosa, os indivíduos que possuem transtornos psiquiátricos incapacitantes, tendência a cicatriz hipertrófica e queloide, e deficiência imunológica com suscetibilidade aumentada para infecções, como diabetes não controlado e terapia imunossupressora crônica.

AVALIAÇÃO PRÉ-OPERATÓRIA

A avaliação pré-operatória consiste nas análises audiológica e anatômica individualizadas por equipe multiprofissional capacitada, com realização de audiometria, tomografia computadorizada (TC) de ossos temporais e teste com o processador de som. Outros exames podem ser realizados para complementação diagnóstica, quando necessários. A TC de ossos temporais (Fig. 24-5-9) é fundamental para o planejamento cirúrgico, pois o osso atinge a espessura mínima aceitável (3 mm) por volta dos 5 anos de idade. Nos Estados Unidos, o procedimento cirúrgico é contraindicado antes dessa idade. No Brasil, alguns autores defendem sua realização mais precoce, assim que atingida a espessura óssea recomendada, mas alguns pacientes precisam aguardar ainda mais tempo até que seja possível realizar a cirurgia.

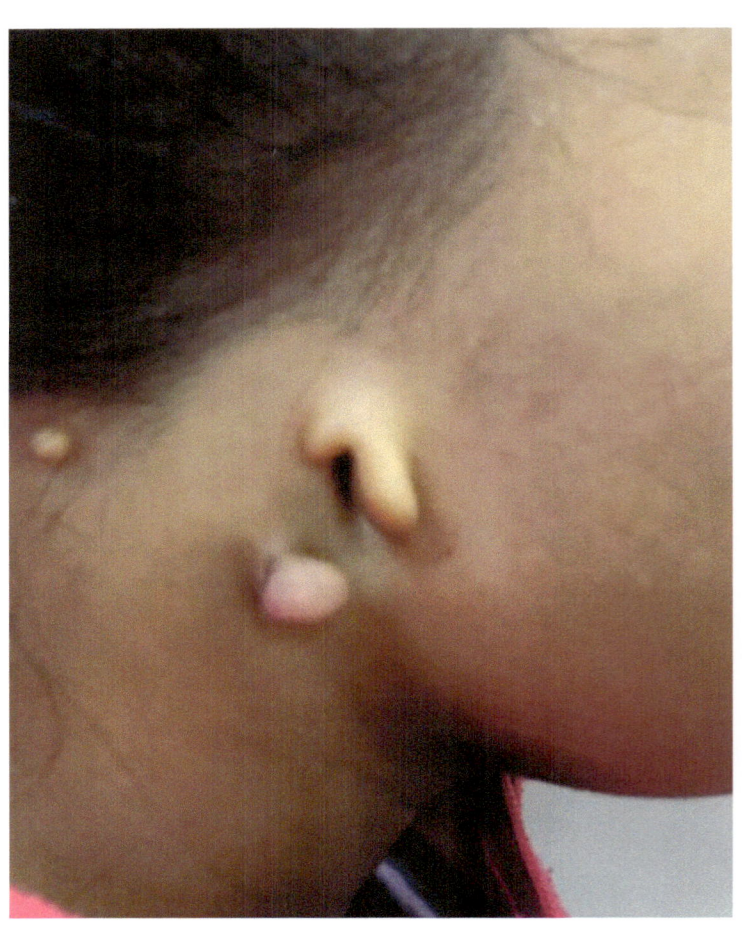

Fig. 24-5-8. Malformação da orelha externa. (Acervo pessoal.)

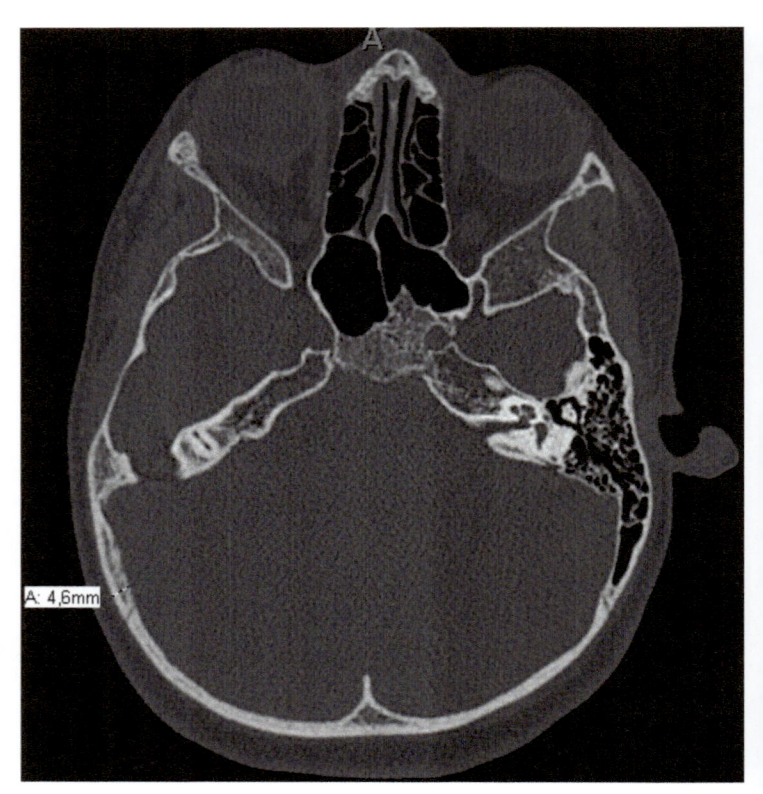

Fig. 24-5-9. TC de ossos temporais – espessura óssea de 4,6 mm. (Acervo pessoal.)

PROCEDIMENTO CIRÚRGICO

O princípio da osteointegração foi estabelecido por Bramemark através de estudos com implantes dentários, com o subsequente desenvolvimento de pilares de fixação percutâneos para próteses faciais reconstrutivas. Em 1977, Tjellström *et al.* introduziram o procedimento cirúrgico do BAHA® percutâneo em duas etapas. Os cuidados com o tecido cutâneo ao redor do implante foram aprimorados, pois complicações de pele tornaram-se aparentes logo após as primeiras cirurgias. Nos anos 1990, um grupo de cirurgiões holandeses descreveu a técnica em uma única etapa, com incisão curvilínea próxima ao *abutment*. Em 2007, Bovo *et al.* modificaram essa técnica, na qual removeram o periósteo e os tecidos subcutâneo e muscular ao redor do implante, mantendo o *abutment* no centro da incisão. Posteriormente, a incisão passou a não envolver o pilar, novas técnicas utilizando um *punch* de biópsia foram descritas, tornaram-se mais eficientes e com menores taxas de complicações. Atualmente são consideradas simples, rápidas, e podem ser realizadas mediante anestesia local ou geral, em uma ou duas etapas. Além da técnica cirúrgica precisa, alguns cuidados intraoperatórios são necessários para não prejudicar o estabelecimento da osteointegração, como a irrigação contínua com soro fisiológico durante a perfuração óssea a fim de evitar o aquecimento e o cuidado de não tocar no dispositivo antes de ser implantado para manter sua superfície limpa. Os dispositivos possuem algumas particularidades e as técnicas recomendadas serão explicadas adiante.

BAHA® Connect

A escolha do procedimento em um ou dois tempos deve ser baseada na espessura e na qualidade do osso cortical, bem como na idade do paciente. A cirurgia em uma etapa, denominada cirurgia FAST ou de preservação de tecidos moles, é mais rápida e envolve a colocação de um implante (4 mm) com um *abutment* pré-montado. Esta técnica é recomendada para pacientes com boa qualidade óssea e espessura superior a 3 mm. A cirurgia em duas etapas é recomendada para pacientes com osso comprometido, com necessidades especiais ou que serão submetidos a outras cirurgias no local. O momento de realização da segunda etapa depende dos achados intraoperatórios e características ósseas do paciente, podendo exigir mais tempo do que o habitual (3 a 6 meses). Recomenda-se que a equipe esteja preparada para mudar a técnica, se necessário, e que disponha de todos os componentes na sala de cirurgia.

Cirurgia FAST ou em Única Etapa (Incisão Linear)

A) Marcação do local do implante 5 a 5,5 cm do conduto auditivo externo (Fig. 24-5-10a);
B) Marcação da incisão anterior ao implante (Fig. 24-5-10b);
C) Medição da espessura do tecido e seleção do *abutment* (Fig. 24-5-10c);
D) Anestesia local;
E) Incisão da pele até o periósteo (Fig. 24-5-10d);
F) Exposição da região a ser implantada (minimizar o uso do eletrocautério. Se o tecido for espesso e não der para usar o *abutment* de 14 mm, reduzir a espessura do tecido para aproximadamente 11 mm);
G) Perfuração de 3 mm de profundidade perpendicular à superfície óssea – broca-guia com espaçador em 2.000 rpm, sob irrigação com soro fisiológico (Fig. 24-5-10e);
H) Verificação do fundo do orifício (para aumentar a profundidade do orifício, deve haver osso);
I) Perfuração de 4 mm de profundidade – broca-guia sem espaçador, sob irrigação com soro fisiológico (Fig. 24-5-10f);
J) Ampliação do orifício – broca de alargamento em 2.000 rpm, sob irrigação com soro fisiológico (Fig. 24-5-10g, h);
K) Colocação do implante com *abutment* pré-montado (torque sugerido para o osso compacto é de 40 a 50 Ncm, e para o osso comprometido ou de crianças, é de 20 a 30 Ncm) (Fig. 24-5-10i);
L) Perfuração da pele com *punch* de biópsia sobre o *abutment*, e ajuste cuidadoso da pele (Fig. 24-5-10j);
M) Sutura da incisão (Fig. 24-5-10k);
N) Colocação do curativo e do *healing cap* (Fig. 24-5-10l).

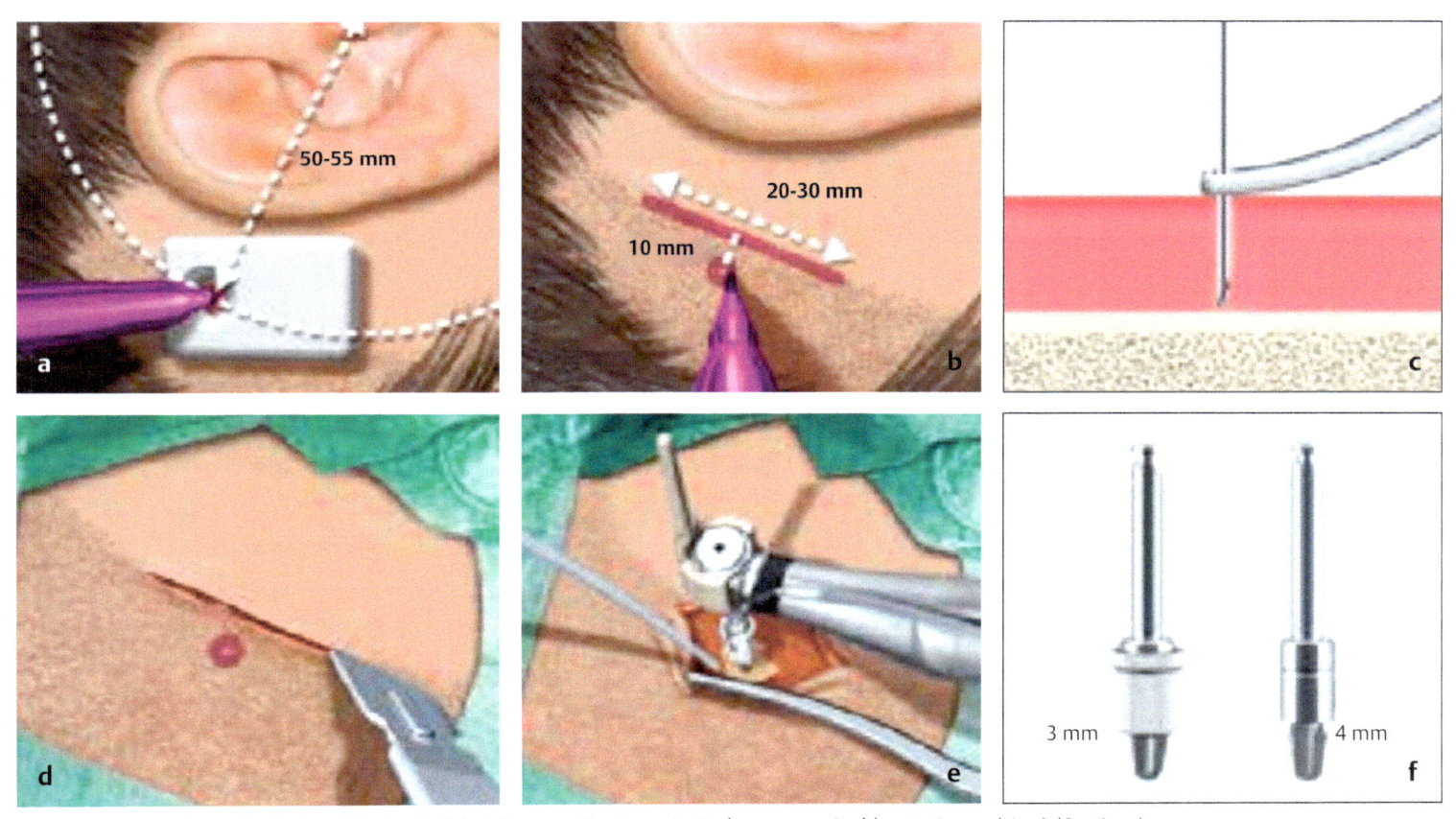

Fig. 24-5-10. Sequência de técnica cirúrgica do Baha® *Connect.* (Fonte: cortesia da empresa Cochlear Latinoamérica.) *(Continua)*

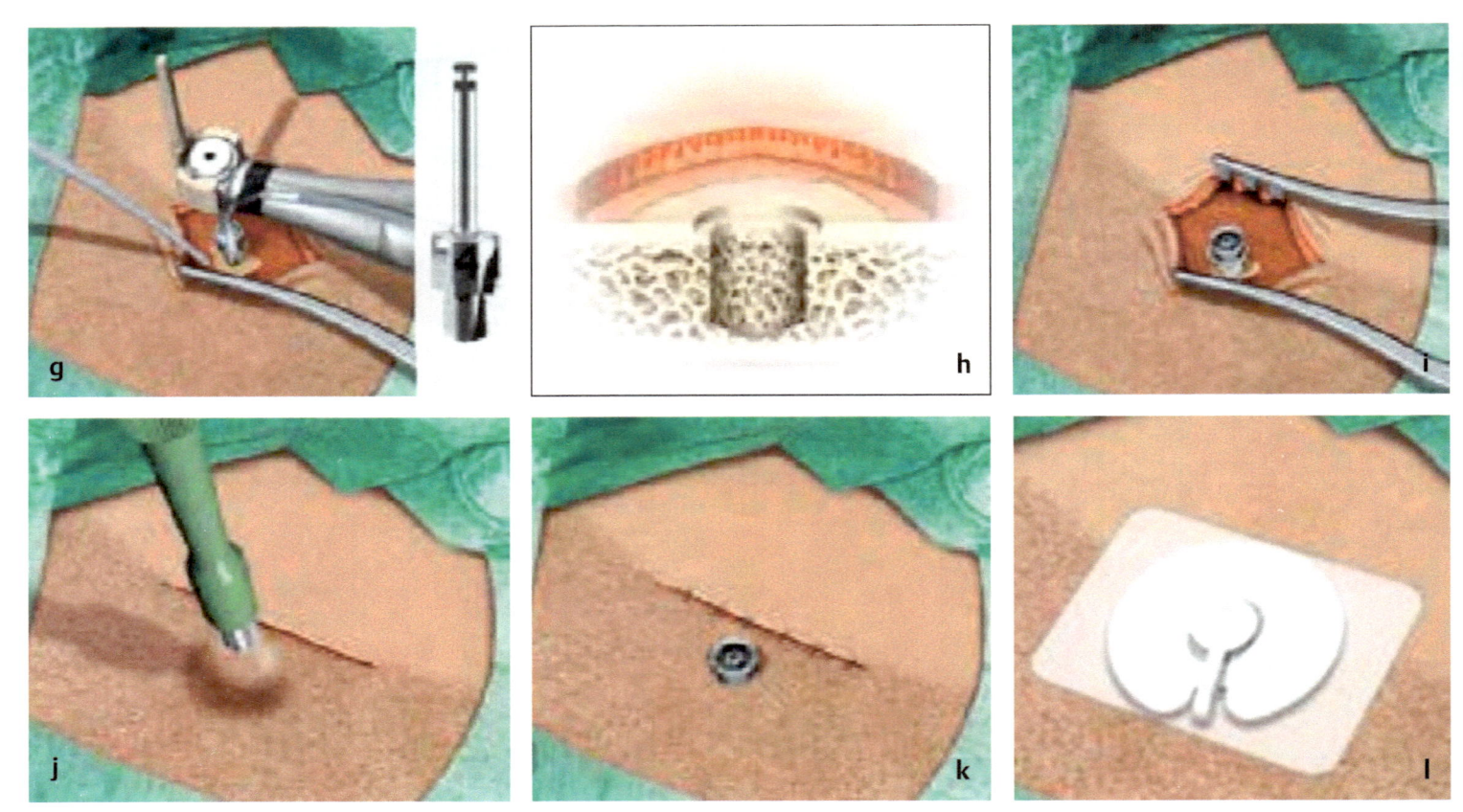

Fig. 24-5-10. *(Cont.)*

Cirurgia em Duas Etapas

Primeira Etapa

A) Passos **A-J** da cirurgia FAST (acima);
K) Colocação do implante de titânio;
L) Colocação do parafuso de cobertura sobre o implante;
M) Sutura do periósteo com fio absorvível sobre o parafuso;
N) Sutura da incisão;
O) Curativo.

Segunda Etapa

A) Localização do implante, medição da espessura do tecido e seleção do tamanho do *abutment;*
B) Anestesia local;
C) Incisão no mesmo local realizado previamente (se o implante for identificado através da pele, pode-se usar um *punch* de biópsia para perfurar e colocar o *abutment,* sem que se realize a incisão);
D) Remoção do parafuso de cobertura;
E) Colocação do *abutment* (torque de até 25 Ncm);
F) Perfuração da pele com *punch* de biópsia de 5 mm, exatamente sobre o *abutment* e ajuste cuidadoso da pele ao redor do pilar;
G) Sutura da incisão;
H) Colocação do curativo e do *healing cap.*

BAHA® Attract

Técnica Cirúrgica do BAHA® Attract

A) Marcação do local do implante 5 a 7 cm do conduto auditivo externo (Fig. 24-5-11a);
B) Marcação da incisão em C anterior ao ímã (Fig. 24-5-11b);
C) Medição da espessura do tecido em três posições – bordas anterior, posterior e região central do ímã (Fig. 24-5-11c);
D) Anestesia local;
E) Incisão em C até o periósteo (Fig. 24-5-11d);
F) Marcação da área a ser implantada (Fig. 24-5-11e);
G) Perfuração de 3 mm de profundidade perpendicular à superfície óssea – broca-guia com espaçador em 2.000 rpm, sob irrigação com soro fisiológico;
H) Verificação do fundo do orifício (para aumentar a profundidade, deve haver osso);
I) Perfuração até a profundidade de 4 mm – broca-guia sem espaçador, sob irrigação com soro fisiológico;
J) Ampliação do orifício – broca de alargamento em 2.000 rpm, sob irrigação com soro fisiológico;
K) Colocação do implante (reduzir a velocidade e selecionar o torque de acordo com as características do osso);
L) Avaliação do leito ósseo (garantir que os tecidos não prejudiquem o posicionamento do ímã) (Fig. 24-5-11f);
M) Colocação do ímã – seta orientada para a parte superior da cabeça (Fig. 24-5-11g, h);
N) Afinamento do *flap* de tecido (se for maior que 6 mm) (Fig. 24-5-11i, j);
O) Sutura da incisão (Fig. 24-5-11k);
P) Curativo compressivo (Fig. 24-5-11l).

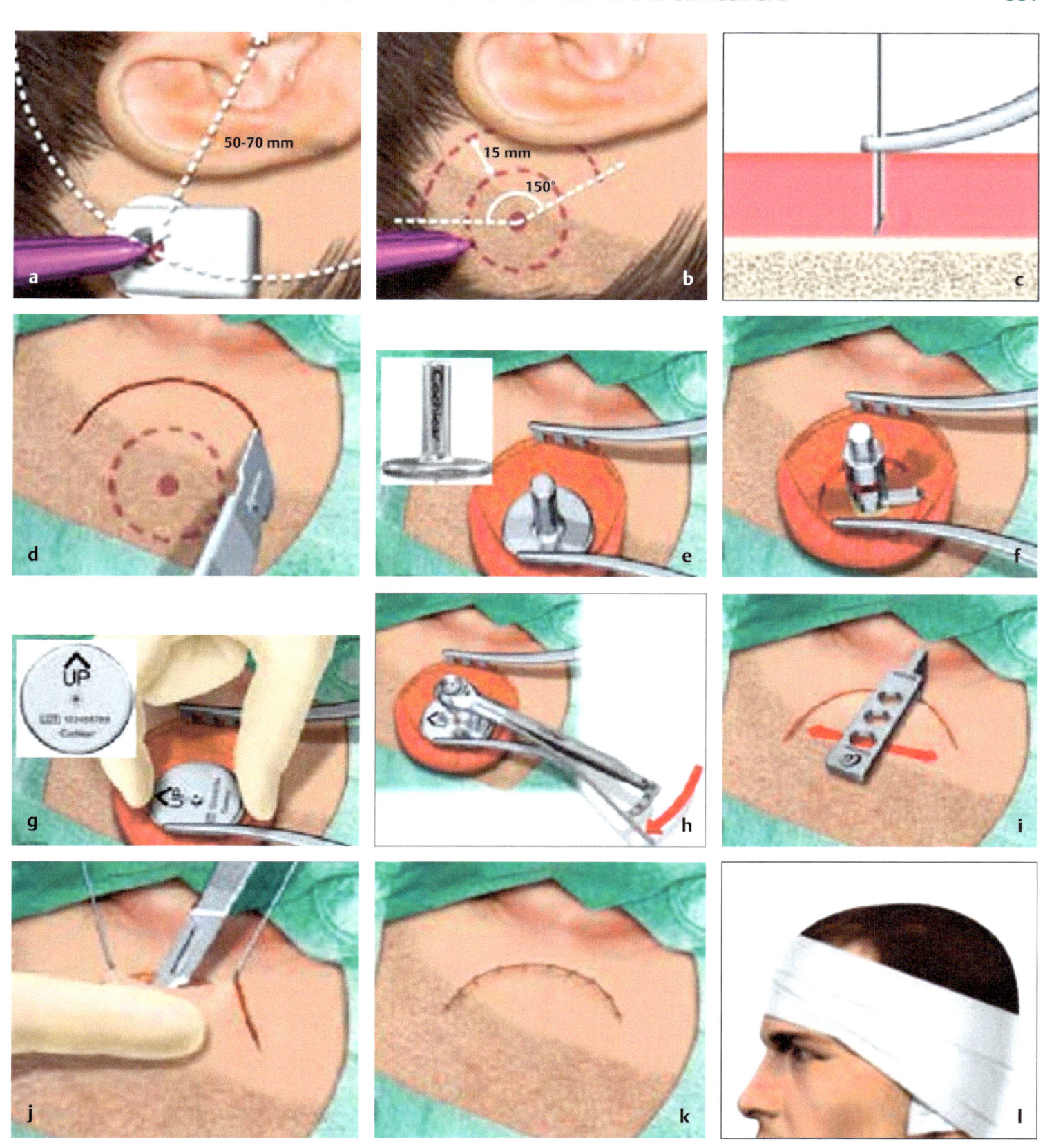

Fig. 24-5-11. Sequência de técnica cirúrgica do Baha® *Attract.* (Fonte: cortesia da empresa Cochlear Latinoamérica.)

CUIDADOS PÓS-OPERATÓRIOS

Os cuidados pós-operatórios e de manutenção do implante possuem equivalente importância no processo de reabilitação.

Ativação

O estabelecimento da osteointegração é essencial para o sucesso cirúrgico. Portanto, a ativação dos sistemas BAHA® é realizada 1 a 3 meses após a cirurgia. Para crianças, opta-se por ativar em 3 meses, mas esse período pode ser estendido, quando necessário.

Cuidados Diários

BAHA® Connect

Deve-se manter o *healing cap* com o curativo até que se retirem os fios de sutura, 10 a 14 dias após a cirurgia. Atualmente, o fabricante disponibiliza um curativo que não pode ser molhado, mas caso este não esteja disponível, pode ser utilizada gaze com pomada. O *healing cap* pode ser mantido até 1 mês da cirurgia, e o curativo pode ser renovado durante esse período. Após a remoção do curativo (Fig. 24-5-12) deve ser feita a higienização com água, sabão e uma escova macia (trocada a cada 3 meses), todos os dias. Não é recomendado utilizar qualquer objeto pontiagudo sobre o implante.

BAHA® Attract

Remover o curativo em 48 horas da cirurgia, e os pontos em 10 a 14 dias. A região deve ser higienizada com água e sabão até que esteja completamente cicatrizada. Recomenda-se não colocar outros magnetos sobre a unidade implantada.

Processadores de Som BAHA®

Os processadores de som devem ser armazenados e utilizados em condições ambientais orientadas pelos fabricantes. Quando desligados, devem ser armazenados em local isento de poeira, e suas pilhas ou baterias guardadas separadamente. Em geral, são resistentes, mas não são à prova d'água. Para remoção da umidade, recomenda-se o uso do desumidificador todas as noites. Não é permitido o uso de água ou de outros líquidos para limpeza, com exceção do álcool isopropílico. Portanto, não devem ser utilizados durante a aplicação de produtos capilares, por exemplo. Os processadores funcionam no intervalo de temperatura de +5°C a +40°C. O magneto do BAHA® *Attract* não deve ser submetido a temperaturas inferiores a -20°C ou superiores a +50°C. Logo, não é recomendada a exposição direta e prolongada ao sol.

CONSIDERAÇÕES IMPORTANTES

Esportes

Os dispositivos e a cabeça do paciente devem estar protegidos para prevenção de danos e perda dos componentes. Esportes violentos ou atividades com alto risco de trauma craniencefálico, como lutas e futebol americano, são contraindicados. Em atividades com risco de perda do dispositivo, como esportes de contato, ciclismo, tênis e corrida, deve-se remover ou proteger o processador com uma faixa ou acessórios de segurança disponibilizados pelo fabricante. Esportes aquáticos podem ser realizados mediante a utilização de capas de proteção apropriadas ou remoção do processador antes do contato com a água, inclusive durante o banho. Em caso de contato acidental com a água (chuva), deve ser colocado no desumidificador.

Ambientes com Ruído e Vibração

A exposição ao ruído ocorre em diversos cenários da vida diária e não é incomum a sua associação à vibração. Os indivíduos que possuem resíduo auditivo são susceptíveis aos efeitos deletérios da exposição ao ruído, mas o implante não parece potencializar esses efeitos. Durante atividades ocupacionais, por exemplo, os processadores podem ser utilizados e deve-se manter o uso de equipamentos de proteção individual (quando aplicável), com o cuidado de não pressionar a unidade implantada. Os processadores de som possuem artifícios de programação que atenuam o ruído ambiental, melhoram a inteligibilidade da fala e protegem de sons intensos inesperados. Em relação à vibração, depois de estabelecida a osteointegração, não há contraindicação ao uso ou efeitos deletérios aos dispositivos. Caso ocorra interferência ou desconforto sonoro, o processador pode ser desligado ou removido. Ambientes com alta demanda de energia podem reduzir a vida útil das baterias dos processadores.

Ressonância Magnética

De acordo com a orientação do fabricante, o BAHA® *Attract* pode ser submetido ao campo estático de até 1,5 Tesla, com gradiente espacial máximo de 26.600 Gauss/cm, em modo de funcionamento normal. Espera-se aumento de temperatura de até 2,1°C em 15 minutos de digitalização e artefato de imagem de até 11,5 cm próximo ao implante. Em casos extremos, é necessário remover o ímã para realização o exame, pois o artefato gerado na imagem pode comprometer sua análise. Portanto, a equipe assistente deve ser consultada quando um exame de imagem for solicitado, pois o campo eletromagnético gerado pela máquina de ressonância pode causar lesão térmica, desmagnetizar e deslocar o ímã implantado. Já o BAHA® *Connect* pode ser submetido ao campo estático de até 3 Tesla, com gradiente espacial máximo de 3.000 Gauss/cm. O aumento de temperatura de até 1,1°C em 15 minutos e artefato de imagem de 1,8 cm próximo ao implante são esperados. Os processadores de som e os acessórios devem ser removidos antes de entrar na sala do exame.

Tomografia Computadorizada e Radiografia (Raios-X)

Podem ser realizados, mas os processadores de som e seus acessórios devem ser removidos antes de entrar na sala do exame.

Laser *(Light Amplification Stimulates Emission of Radiation)*

Os equipamentos *laser* emitem radiação eletromagnética monocromática, coerente e colimada. São muito utilizados em medicina estética e odontologia, principalmente o *laser* terapêutico ou *soft-laser*, que é de baixa intensidade e não causa alterações celulares irreversíveis. Podem ser utilizados desde que não seja aplicado sobre a região do implante.

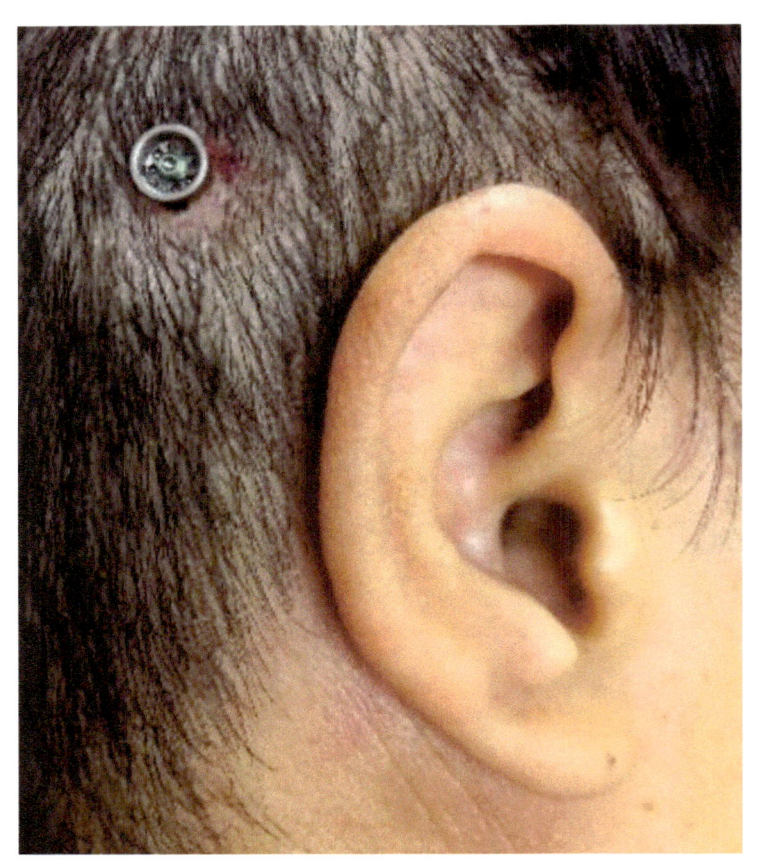

Fig. 24-5-12. Aspecto da pele depois de retirada da tampa de cicatrização. (Fonte: acervo pessoal.)

Radioterapia

Quando as circunstâncias permitem, recomenda-se remover o *abutment* e aguardar a cicatrização da pele antes de realizar a radioterapia na região adjacente ao implante. O parafuso de titânio pode permanecer no local, e um parafuso de cobertura é colocado para proteger o implante até que o pilar seja reposicionado.

COMPLICAÇÕES

Complicações podem ocorrer em qualquer procedimento e o cirurgião e sua equipe devem estar preparados para contornar as adversidades de forma segura. As complicações intraoperatórias apresentam maior potencial de gravidade. Entretanto, as mais comuns envolvem a pele e os tecidos adjacentes no pós-operatório (Fig. 24-5-13 e Quadro 24-5-1).

De acordo com Holger's, as alterações cutâneas pós-operatórias podem ser classificadas em:

- *Grau 0*: reação da pele ao redor do pilar de fixação;
- *Grau 1*: hiperemia e edema ao redor do pilar de fixação;
- *Grau 2*: hiperemia, edema e umidade ao redor do pilar de fixação;
- *Grau 3*: hiperemia, edema, umidade e tecido de granulação ao redor do pilar de fixação;
- *Grau 4*: sinais evidentes de infecção resultando em remoção do implante.

A taxa de complicações de tecidos moles é variável na literatura. Em uma série de 218 pacientes (223 orelhas) com implantes percutâneos, Wazen *et al.*, em 2008, observaram que 17,5% tiveram complicações cutâneas e 4,5% necessitaram de revisão cirúrgica. Estas são mais comuns após irradiação da cabeça e pescoço. House e Kutz, em 2007, em um estudo retrospectivo com 149 pacientes, observaram que o crescimento excessivo da pele foi a complicação mais comum (7,4%), sendo que alguns pacientes possuíam fatores considerados de risco para esta complicação, como couro cabeludo espesso no momento da cirurgia ou histórico de cicatriz hipertrófica

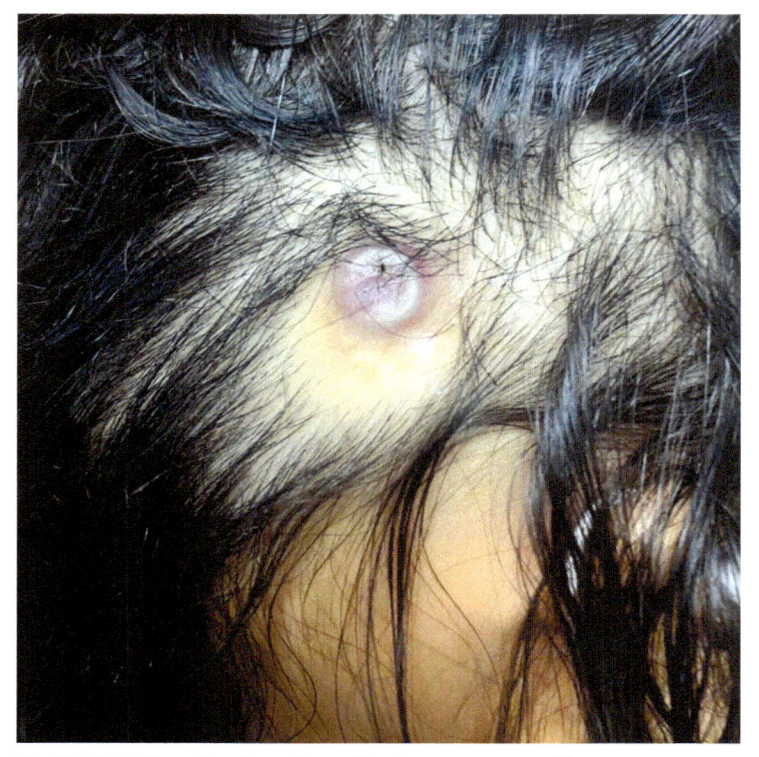

Fig. 24-5-13. Complicação cutânea. (Fonte: acervo pessoal.)

e a maioria foi submetida à revisão cirúrgica. Outras complicações observadas foram extrusão do implante (3,4%), infecção do sítio cirúrgico (1,3%) e necrose cutânea causada por pressão excessiva sobre a pele (1%). Granström *et al.* (2001) observaram que as crianças possuem incidência de complicações cutâneas semelhante à dos adultos, mas a extrusão ocorre em maior frequência nessa população, principalmente por trauma, inserção incompleta e neoformação óssea.

Quadro 24-5-1. Complicações dos Sistemas BAHA® e Orientações para Solucioná-las

Complicações Intraoperatórias	Orientações
1. Fixação incorreta do implante	Remover, realinhar e reinserir o implante. Se recorrência, trocar o local do implante (pelo menos 5 mm de distância do primeiro)
2. Persistência do giro após implantado	Comum em ossos comprometidos e quando o torque da broca está alto. Preparar outro local para o implante (pelo menos 5 mm de distância do primeiro) e reduzir o torque
3. Perfuração do seio sigmoide	Fechar o orifício de forma segura e preparar outro local para o implante
4. Sangramento intracraniano	Normalmente são bem controlados. Na ocorrência de sangramento de difícil controle, realizar hemostasia de forma segura e avaliar outro local para o implante. Quando necessário, a tomografia computadorizada de crânio pode ser realizada para descartar complicações intracranianas no pós-operatório imediato, como hematomas epidurais (sintomas neurológicos graves de instalação precoce) e subdurais (lenta progressão até a instalação de sintomas)
5. Fístula liquórica	Fechar o orifício de forma segura e preparar outro local para o implante
Complicações pós-operatórias	Orientações
1. Inflamação e infecção cutânea	Complicações mais comuns dos implantes percutâneos, causadas por higienização inadequada ou excessiva do *abutment*. Realizar cultura do material, limpeza local, aplicar pomada contendo antibiótico (com ou sem corticoide), avaliar antibioticoterapia oral, e evitar o uso do processador até a resolução dos sintomas Infecção refratária ao tratamento clínico: avaliar remover o *abutment*. Colocar um parafuso de cobertura sobre o implante até que outro *abutment* seja posicionado, após a cicatrização adequada
2. Alteração da sensibilidade	Normalmente regride de forma espontânea após alguns meses da cirurgia. Se a dor estiver associada ao uso do dispositivo transcutâneo, avaliar a necessidade de reduzir a força do magneto externo. Em caso de dor intensa refratária ao tratamento clínico, avaliar a remoção do implante
3. Crescimento cutâneo sobre o *abutment*	Limpeza local e aplicar pomada com corticoide. Avaliar a cauterização do tecido de granulação (se presente) e a necessidade de trocar o *abutment* por outro de tamanho maior
4. Queloide	Avaliar aplicação de corticoide e compressão local com um disco de silicone (7-10 dias)
5. Necrose cutânea	Atualmente rara, causada, principalmente, por isquemia cutânea decorrente de eletrocauterização e afinamento cutâneo excessivos. Também pode estar associada à compressão excessiva sobre a pele
6. Perda do implante	Causada por falha da osteointegração, inserção incompleta, infecção ou trauma local. Avaliar novo implante em outro local

Fonte: Adaptado de Guia Cirúrgico Baha® DermaLock™, Cochlear.

Em relação aos dispositivos transcutâneos, Chen *et al.*, em 2017, realizaram uma revisão da literatura, onde as complicações mais encontradas foram alterações cutâneas como eritema e dor (19%), com resolução após a redução da força do ímã na maioria dos pacientes. Outras complicações incluíram necrose cutânea, edema, seroma e hematoma na região do implante.

RESULTADOS

Estudos multicêntricos observaram melhora significativa da qualidade de vida dos pacientes em uso de próteses osteoancoradas, mas a variabilidade das configurações audiométricas torna difícil generalizar o resultado audiológico a ser alcançado. Os implantes transcutâneos são mais estéticos e possuem menos complicações cutâneas que os percutâneos, mas a interposição da pele entre os ímãs interno e externo os tornam menos eficientes 10 a 15 dB. Para pacientes com perda auditiva condutiva, os implantes percutâneos podem melhorar o limiar aéreo de tons puros nas frequências de 500 a 4 kHz em aproximadamente 30 dB. Os melhores resultados foram alcançados quando o limiar da via óssea era melhor que 45 dB. Sabe-se que atenuação transcraniana de condução óssea pode chegar a 20 dBNA. Para pacientes com surdez unilateral e audição contralateral normal, demonstrou melhorar a qualidade de vida, a localização sonora e a compreensão no ruído.

BIBLIOGRAFIA

Agência Nacional de Saúde Suplementar. Proposta de Diretrizes de utilização para cobertura de procedimentos na saúde. Rol de procedimentos e eventos em saúde. 2018;2:42-3.

Banga R, Doshi J, Child A, et al. Bone-anchored hearing devices in children with unilateral conductive hearing loss: a patient-carer perspective. Ann Otol Rhinol Laryngol. 2013;122(9):582-7.

Chen SY, Mancuso D, Lalwani AK. Skin Necrosis After Implantation with the Baha Attract: A Case Report and Review of the Literature. Otol Neurotol. 2017;38(3):364-367.

Cochlear™ BAHA® Attract System Surgery Quick Guide, 2016.

Cochlear™ BAHA® DermaLock™ Surgical Procedure, 2015.

Davids T, Gordon KA, Clutton D, et al. Bone-anchored hearing aids in infants and children younger than 5 years. Arch Otolaryngol Head Neck Surg. 2007;133(1):51-5.

Dun CAJ, de Wolf MJF, Mylanus EAM, et al. Bilateral bone-anchored hearing aid application in children: the Nijmegen experience from 1996-2008. Otol Neurotol. 2010;31(4):615-23.

Gordon SA, Coelho DH. Minimally invasive surgery for osseointegrated auditory implants: a comparison of linear versus punch techniques. Otolaryngol Head Neck Surg. 2015;152(6):1089-93.

House JW, Kutz JW. Bone-anchored hearing aids: incidence and management of postoperative complications. Otol Neurotol. 2007;28(2):213-7.

Hultcrantz M, Lanis A. A five-year follow-up on the osseointegration of bone-anchored hearing device implantation without tissue reduction. Otol Neurotol. 2014;35(8):1480-5.

Janssen RM, Hong P, Chadha NK. Bilateral bone-anchored hearing aids for bilateral permanent conductive hearing loss: a systematic review. Otolaryngol Head Neck Surg. 2012;147(3):412-22.

Kim G, Ju HM, Lee SH, et al. Efficacy of bone-anchored hearing aids in single-sided deafness: a systematic review. Otol Neurotol. 2017;38(4):473-83.

Lloyd S, Almeyda J, Sirimanna K S, et al. Updated surgical experience with bone-anchored hearing aids in children. J Laryngol Otol. 2007;121(9):826-31.

Mylanus EAM, Snik AFM, Jorritsma FF, et al. Audiologic results for the bone-anchored hearing aid HC220. Ear Hear. 1994;15(1):87-92.

Nolan M, Lyon DJ. Transcranial attenuation in bone conduction audiometry. J Laryngol Otol. 1981;95(6):597-608.

Powell HRF, Rolfe AM, Birman CS. A comparative study of audiologic outcomes for two transcutaneous bone-anchored hearing devices. Otol Neurotol. 2015;36(9):1525-31.

Proops DW. The Birmingham bone anchored hearing aid programme: surgical methods and complications. J Laryngol Otol Suppl. 1996;21:7-12.

Reyes RA, Tjellström A, Granstrom G. Evaluation of implant losses and skin reactions around extraoral bone-anchored implants, a 0- to 8-year follow-up. Otolaryngol Head Neck Surg. 2000;122(2):272-6.

Schwartz SR, Kobylk D. Outcomes of bone anchored hearing aids (BAHA) for single sided deafness in nontraditional candidates. Otol Neurotol. 2016;37(10):1608-13.

Soo G, Tong MC, Tsang WS, et al. The BAHA hearing system for hearing-impaired postirradiated nasopharyngeal cancer patients: a new indication. Otol Neurotol. 2009;30(4):496-501.

Spitzer JB, Ghossaini SN, Wazen JJ. Evolving applications in the use of bone-anchored hearing aids. Am J Audiol. 2002;11(2):96-103.

Tjellström A, Lindstrom J, Hallen O, et al. Osseointegrated titanium implants in the temporal bone. A clinical study on bone-anchored hearing aids. Am J Otol. 1981;2(4):304-10.

Verstraeten N, Zarowski A J, Somers T, et al. Comparison of the audiologic results obtained with the bone-anchored hearing aid attached to the headband, the test-band, and to the snap abutment. Otol Neurotol. 2009;30(1):70-5.

Wazen JJ, Caruso M, Tjellström A. Long-term results with the titanium bone-anchored hearing aid: the U.S. experience. Am J Otol. 1998;19(6):737-41.

Wazen JJ, Young DL, Farrugia MC, et al. Successes and complications of the BAHA system. Otol Neurotol. 2008;29(8):115-9.

Wilkie MD, Lightbody KA, Salamat AA, et al. Stability and survival of bone-anchored hearing aid implant systems in post-irradiated patients. Eur Arch Otorhinolaryngol. 2015;272(6):1371-6.

Zeitoun H, De R, Thompson S D, et al. Osseointegrated implants in the management of childhood ear abnormalities: with particular emphasis on complications. J Laryngol Otol. 2002;116(2):87-91.

SEÇÃO 24-6

SISTEMA DE CONDUÇÃO ÓSSEA MED-EL: BONEBRIDGE E ADHEAR

Beatriz Paloma Corrêa Pucci Miranda ■ Débora Longo Miyashita
Peter Grasso ■ Andrea C. Bravo Sarasty

INTRODUÇÃO

Os sistemas de condução óssea (cirúrgico e não cirúrgico) surgiram como uma alternativa muito atraente para os casos de perdas auditivas condutivas e mistas há mais de 30 anos.[1] São casos onde não é possível a adaptação de aparelhos auditivos convencionais em decorrência de alterações anatômicas ou patológicas (como ausência do pavilhão auricular, atresia do conduto auditivo) ou quando há contraindicações para uso do molde auditivo (otite externa crônica ou eczema do canal auditivo, por exemplo).[2,3]

Um dos primeiros estudos para os casos de perdas auditivas neurossensoriais unilaterais (*Single Side Deafness* – SSD) foi descrito na literatura em 2011. Os casos de SSD são aqueles em que há perda auditiva profunda neurossensorial em uma das orelhas e a orelha contralateral com limiares audiológicos normais. As soluções auditivas disponíveis atualmente são: o Sistema CROS (não cirúrgico), vibradores adaptados a uma faixa, arco rígido ou adesivo (não cirúrgico), sistemas de condução óssea (cirúrgico) ou implante coclear (cirúrgico).[4]

Os dispositivos cirúrgicos de condução óssea podem ser classificados em transcutâneos e percutâneos (Fig. 24-6-1). Os transcutâneos são os dispositivos que mantêm a pele intacta: o implante, incluindo o transdutor (vibrador), é colocado cirurgicamente sob a pele. Portanto, o risco de infecção é muito baixo e não é necessário qualquer cuidado contínuo com a pele.[5] Nos dispositivos percutâneos, a pele deve-se manter perfurada através de um pino. Por muitos anos, os sistemas percutâneos foram os únicos tratamentos disponíveis, porém devem-se considerar as complicações pós-cirúrgicas descritas na literatura, como necrose, inflamação/infecção de pele, cicatrização hipertrófica e perda de fixação causada por osteointegração inadequada, reação da pele, infecção da ferida, crescimento de pele sobre o suporte de contato do parafuso e extrusão do implante, sendo as mais comuns em até 37% dos casos.[6-8]

Os dispositivos transcutâneos e percutâneos foram testados audiologicamente e não houve diferença estatisticamente significativa quanto aos limiares audiológicos, ganho funcional, percepção de fala e avaliação subjetiva, ou seja, o BONEBRIDGE oferece uma solução audiológica equivalente para os pacientes com perda auditiva condutiva ou mista, além de descartar os problemas pós-operatórios descritos, e é um dispositivo esteticamente mais atraente.[9] Os resultados apontam melhora no Limiar de Reconhecimento de Fala (LRF) em pacientes submetidos à cirurgia de BB de 70 dBNA para 33 dBNA no pós-operatório de 6 meses e ganho funcional para a média tritonal de 68 dBNA para 35 dBNA com o processador de áudio em um dos sujeitos da pesquisa.[10] Comparando a média do LRF

testado em campo livre em crianças e adolescentes de 5 a 17 anos em comparação aos testes pré-operatórios, após 1 mês da ativação e 3 meses pós-ativação, foi de 72,7 dB NPS, 52,5 dB NPS e 45,2 dB NPS, respectivamente, e a diferença encontrada foi estatisticamente significante entre eles (p ≤ 0,05).[11]

Estudos com usuários de BONEBRIDGE em quatro hospitais na Alemanha avaliaram 12 adultos após 3 meses da ativação. Como resultados observaram que a percepção da fala medida pelo reconhecimento de palavras e SRT 50% melhoraram, em média, aproximadamente 78,8% e 25 dBNA, respectivamente, 3 meses após a implantação. Os limiares com o processador também melhoraram no pós-operatório em todas as frequências testadas e continuaram a melhorar de 1 a 3 meses após a cirurgia. Os limiares de via aérea e óssea não apresentaram mudanças significativas, confirmando que a audição e estruturas residuais auditivas não foram deterioradas pelo tratamento.[12]

Da mesma forma, quando uma paciente de 62 anos foi avaliada com história de otite média crônica e perda auditiva, observaram grande melhora no ganho funcional com melhora dos limiares audiológicos de 68 dB para 25 dB e na discriminação de palavras a 65 dB, que passou de 0% para 85%, 6 meses após a cirurgia.[13]

Nos casos de SSD, os dispositivos de condução óssea podem auxiliar os pacientes na inteligibilidade de fala no ruído e no silêncio, localização sonora e melhora do efeito sombra da cabeça. Dez pacientes com perdas unilaterais foram avaliados quanto ao benefício audiológico após 3 meses da ativação. Em relação à audiometria em campo com o ouvido contralateral tampado e abafado, o limiar encontrado com o processador de áudio conectado ao componente interno foi de 28 dBNA comparado a 68 dBNA sem o dispositivo. Para o índice de reconhecimento de fala, os resultados encontrados foram de 0 para 80% a uma intensidade 65 dBNPS, sem o dispositivo e com o dispositivo.[14]

Além disso, os dispositivos podem ser classificados como ativos e passivos. O dispositivo de condução óssea ativo gera estimulação vibratória diretamente ao osso ("estimulação de condução óssea direta") e há ótima transmissão do som por condução óssea. Nos implantes do tipo passivo, o processador de som gera estímulo que é aplicado por fora da pele (assim como aparelhos auditivos em haste de óculos, bandanas elásticas de condução óssea ou arcos vibradores). A pele atenua o som antes de este chegar ao osso (Fig. 24-6-2).

Os pacientes usuários de dispositivos passivos relatam dor e desconforto na região da cirurgia, além da pele avermelhada devido ao peso e pressão do dispositivo em relação à pele. Porém, há

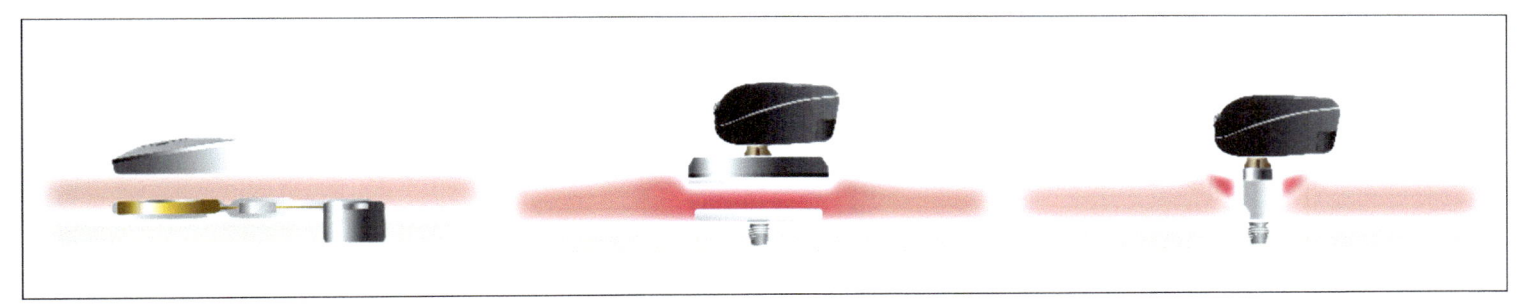

Fig. 24-6-1. Dispositivos transcutâneos × percutâneos.

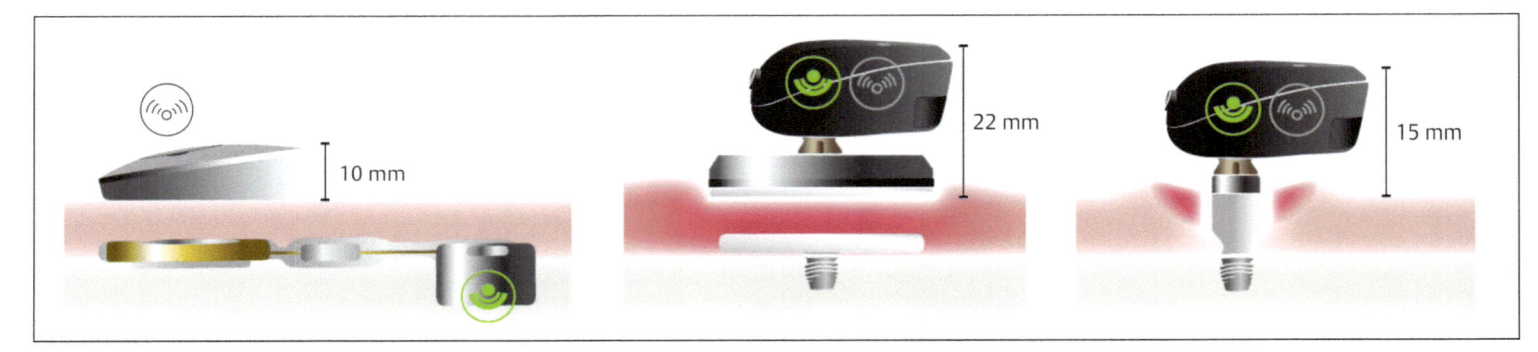

Fig. 24-6-2. Dispositivo ativo × passivo.

melhora destas queixas ao diminuir a força do ímã do processador de áudio. O tempo de uso do processador de áudio com o dispositivo ativo BB varia de 8 a 12 horas por dia, enquanto que os dispositivos passivos variam de 7 a 10 horas com uma diferença estatisticamente significante (p = 0,0323).[15] Um estudo relatou um tempo médio de uso de 11,2 horas por dia em crianças e adolescentes até 17 anos.[11]

No mercado atual dos dispositivos de condução óssea, as classificações podem variar em transcutâneos ativos ou passivos ou percutâneos ativos ou passivos.

O BONEBRIDGE é o primeiro dispositivo ativo e transcutâneo que se destina ao tratamento de pacientes com perda auditiva condutiva ou mista, ou pacientes com surdez neurossensorial unilateral. O BONEBRIDGE aumenta a audição fornecendo informações acústicas ao ouvido interno via condução óssea. Isto é possível atuando com um transdutor vibratório, que é implantado na mastoide.

AVALIAÇÃO MÉDICA E AUDIOLÓGICA

A seleção dos candidatos é feita com a ajuda de uma equipe multidisciplinar, em que cirurgiões e profissionais de saúde auditiva trabalham juntos. As avaliações completas audiológicas e médicas são realizadas e revisadas juntamente com informações de indicações. É altamente recomendado fazer um exame de tomografia antes da operação, que deve ser cuidadosamente analisado. Alguns pontos são essenciais e devem ser analisados, como a espessura e consistência do osso, a posição do seio sigmoide e da dura-máter. A análise médica com o exame de tomografia pode ser revista com o uso do *software* BBFast (Fig. 24-6-3), disponibilizado pela MED-EL para os médicos cirurgiões.

A avaliação audiológica pré-cirúrgica deve conter os limiares audiológicos por vias aérea e óssea e a indicação audiológica não deve ser superior a 45 dBNA dos limiares por VO para os casos de perdas auditivas condutivas e mistas (Fig. 24-6-4) ou para os casos de perda auditiva severa/profunda neurossensorial com os limiares

do lado contralateral normais (Fig. 24-6-5). Os testes de percepção de fala devem ser realizados com uma lista de palavras monossilábicas ou dissilábicas e o vibrador ósseo adaptado ao lado da orelha a ser implantada com ou sem o uso do mascaramento da orelha contralateral (perdas condutivas e mistas devem ser utilizadas com o mascaramento e nos casos de perda unilaterais, o uso do mascaramento é dispensado). Os testes podem ser realizados em casa, desde que um dispositivo de condução óssea seja adaptado a uma faixa ou adesivo e a análise subjetiva da percepção do paciente descrita em um relatório audiológico.

A MED-EL disponibiliza um protocolo pré-cirúrgico gratuito que pode ser utilizado como base na avaliação audiológica chamado de *Candidate Selection Form BONEBRIDGE*.

Indicações Gerais

Crianças com 5 anos ou mais, adolescente ou adultos. O médico deve avaliar por completo os riscos e benefícios para os pacientes e suas expectativas em relação ao dispositivo antes de decidir pelo implante do BONEBRIDGE. Considerando o histórico médico completo do paciente.

Indicações Audiológicas

Pacientes que apresentam:

- Perda auditiva condutiva ou mista conforme indicado por exame de audiometria com limiares de condução óssea acima ou igual a 45 dBNA nas frequências de 500 Hz, 1 KHz, 2 KHz e 3 KHz (Fig. 24-6-4);
- Perda auditiva neurossensorial unilateral, isto é, perda auditiva neurossensorial severa a profunda em um ouvido enquanto o outro ouvido tem audição normal (condução aérea deve ser igual ou superior a 20 dBNA mensurados nas frequências de 500 Hz, 1 KHz, 2 KHz e 3 KHz (Fig. 24-6-5).

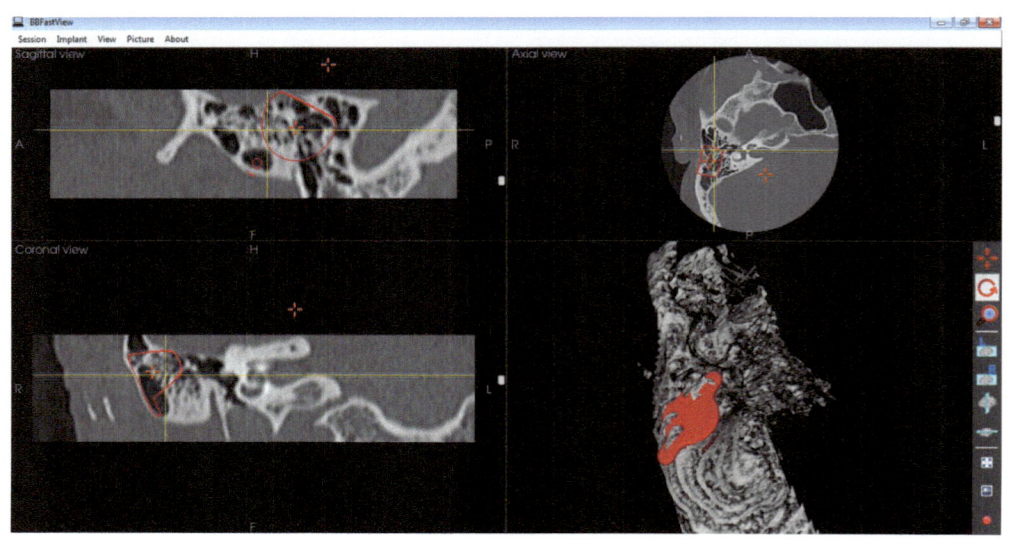

Fig. 24-6-3. Software BBFast View.

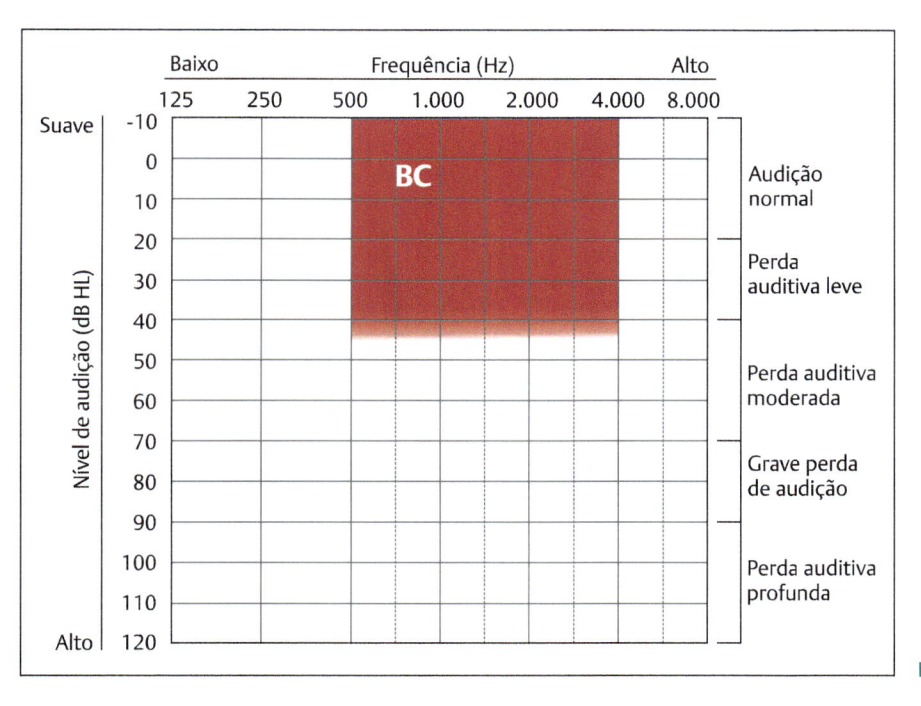

Fig. 24-6-4. Perda auditiva condutiva ou mista.

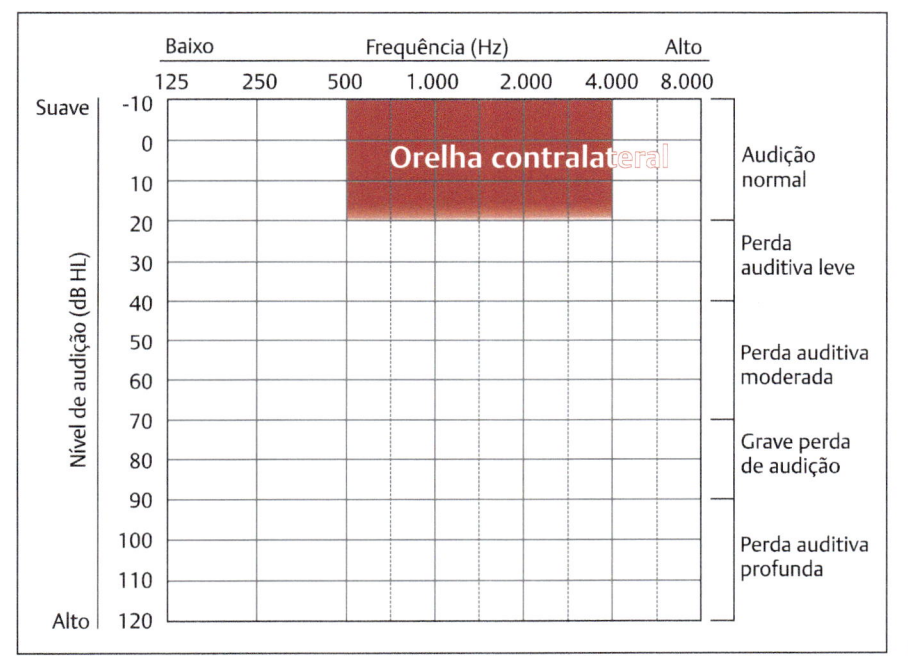

Fig. 24-6-5. Perda auditiva neurossensorial unilateral (SSD).

Contraindicações

Evidências de que a perda auditiva tem origem retrococlear ou central.

Pele ou couro cabeludo em condições que impeçam a fixação do processador de áudio ou que possam interferir no uso do processador de áudio.

Tamanho ou anomalia do crânio que impeçam a colocação apropriada do implante BONEBRIDGE conforme determinado pelo exame de tomografia.

CONHEÇA O BONEBRIDGE

O BONEBRIDGE (BB) – da empresa MED-EL, Innsbruck, Áustria – é um dispositivo ativo transcutâneo de condução óssea, ou seja, de pele intacta, e foi projetado para pessoas com perda auditiva condutiva/mista e perda auditiva neurossensorial unilateral (SSD). O BONEBRIDGE inclui uma parte externa, o processador de áudio SAMBA BB, e uma parte implantada, o Implante de Condução Óssea (*Bone Conduction Implant*, BCI (Fig. 24-6-6).

O processador de áudio SAMBA BB é usado na cabeça e mantém-se fixado embaixo do cabelo, por atração magnética – por meio de um ímã ao componente interno (Fig. 24-6-7).

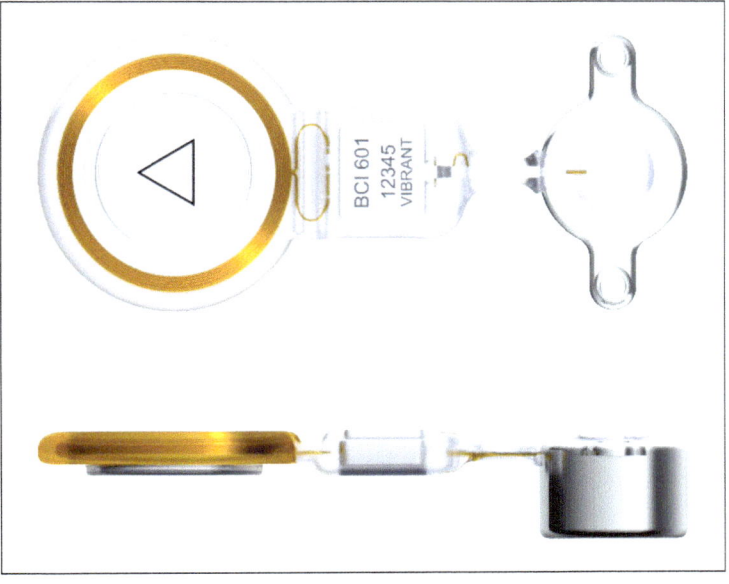

Fig. 24-6-6. BCI visto de cima e de lado.

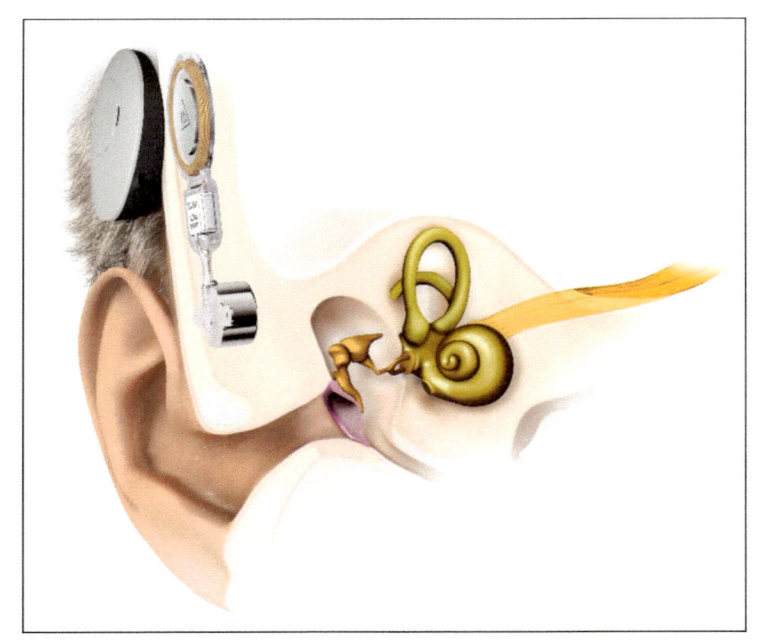

Fig. 24-6-7. Sistema de condução óssea BONEBRIDGE e SAMBA.

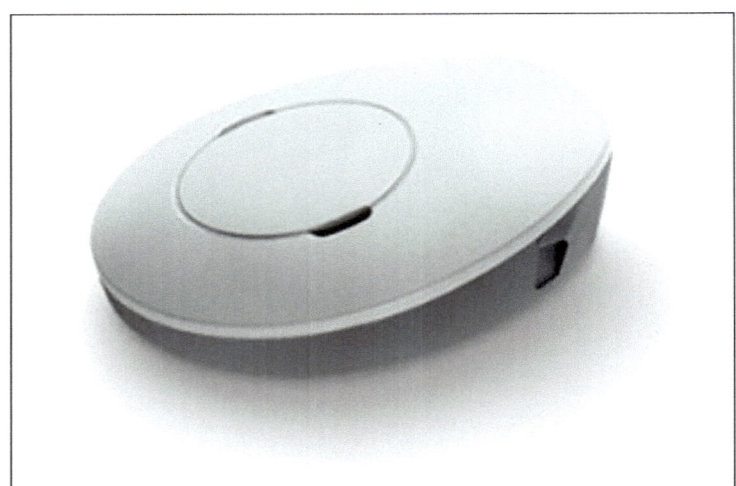

Fig. 24-6-8. Processador de áudio SAMBA BB.

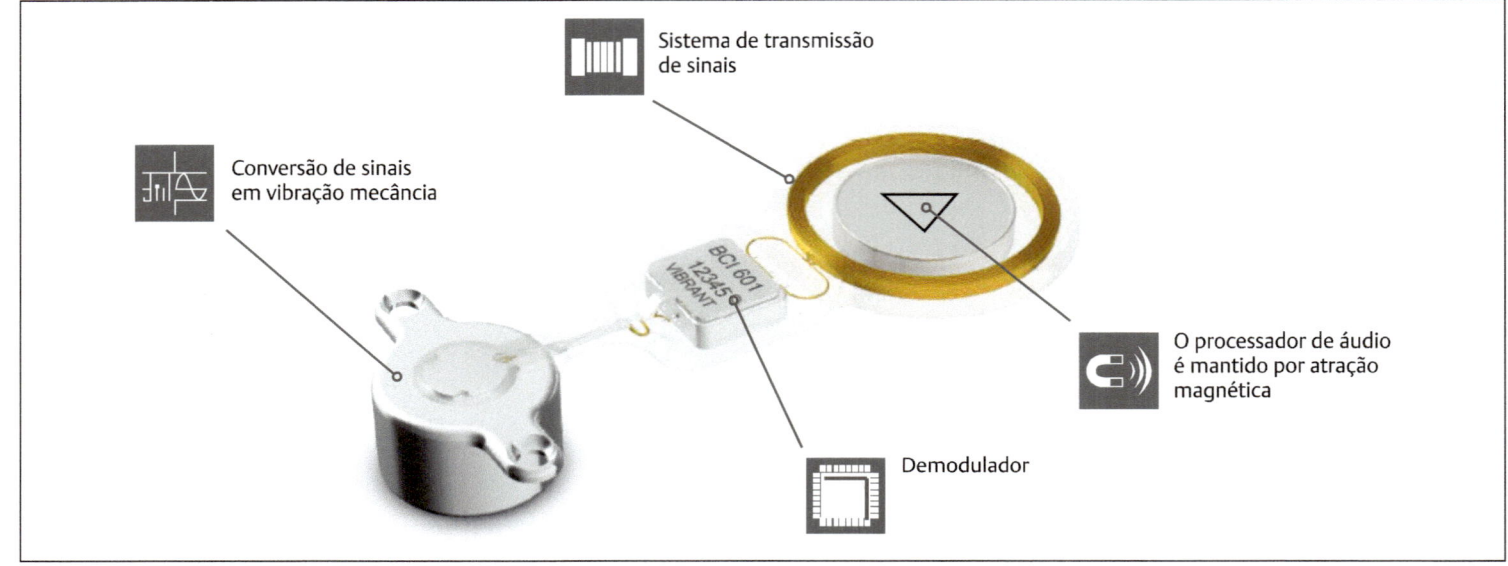

Fig. 24-6-9. Componentes do BCI.

O SAMBA BB (Fig. 24-6-8) capta o som que é transmitido ao componente interno. Os ajustes da entrada do som podem ser regulados de acordo com as necessidades auditivas específicas de cada paciente.

O BCI consiste em uma bobina receptora, um ímã, um demodulador eletrônico, uma transição flexível e um transdutor (Fig. 24-6-9).

As informações do processador de áudio SAMBA BB são enviadas transcutaneamente ao BCI para que o transdutor (*Bone Conduction-Floating Mass Transducer*, BC-FMT) aceite o sinal e o BC-FMT gera vibração ("implante ativo") que é aplicada diretamente ao osso. O transdutor ("BC-FMT") é parte do implante e é ligado diretamente ao osso. O BC-FMT tem uma profundidade de 8,7 mm, 15,8 mm de diâmetro e pesa cerca de 10 g, mas o responsável pela transmissão do som são os dois parafusos de 4 mm ancorados no osso e com uma distância de 23,8 mm entre eles (Fig. 24-6-10).

Aspectos Cirúrgicos

O BCI é a porção implantável do sistema BONEBRIDGE. Ele é composto pelo BC-FMT que pode ser instalado no ângulo sinodural (Fig. 24-6-11a) ou no ângulo retrossigmoidal (Fig. 24-6-11b). A bobina receptora do BCI é instalada por baixo da pele na área retroauricular não mais do que 7 mm abaixo da superfície externa da pele. Com os

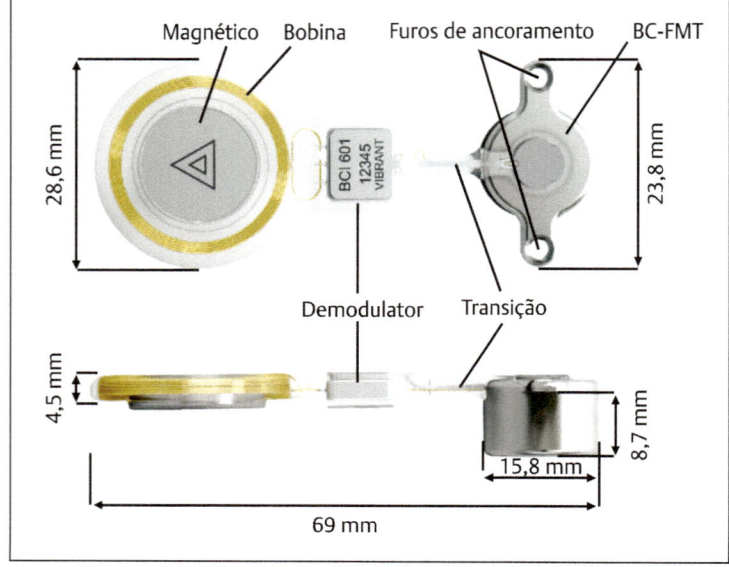

Fig. 24-6-10. Medidas do BCI.

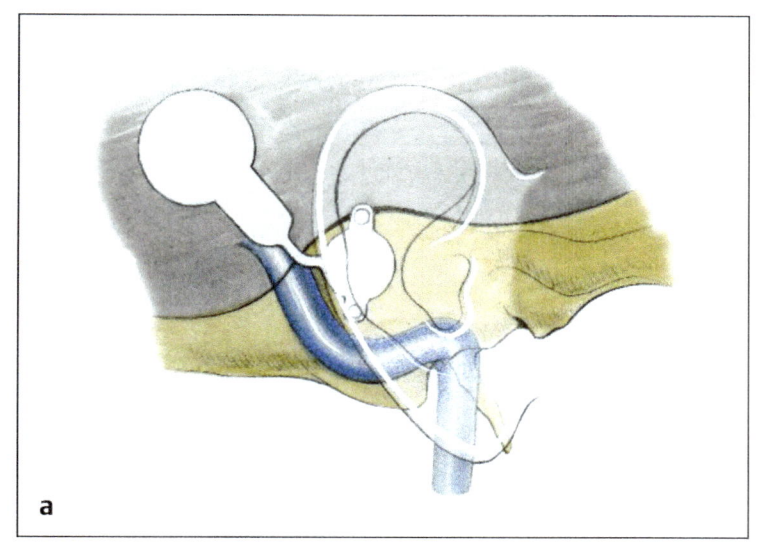
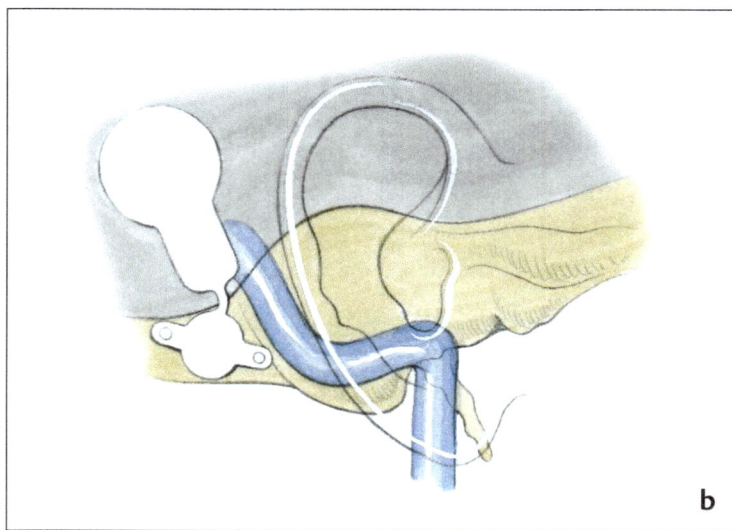

Fig. 24-6-11. BCI implantado no ângulo. (**a**) Sinodural. (**b**) Retrossigmoidal.

parafusos, o BCI é fixado no osso pelo cirurgião com segurança. A cirurgia é uma prática otológica padrão para cirurgia da mastoide com a etapa adicional de fixar o BCI.

O BCI é embalado e enviado com uma bandeja estéril (Fig. 24-6-12), junto com dois moldes descartáveis (C-Sizer e T-Sizer), dois parafusos corticais de fixação óssea de 2 mm, um parafuso de emergência de 2,4 mm e uma broca descartável.

Um *kit* de instrumental cirúrgico separado também está disponível com o mesmo conteúdo, exceto pelo próprio implante.[14]

O C-Sizer (Fig. 24-6-13), feito de polipropileno, tem três funções:

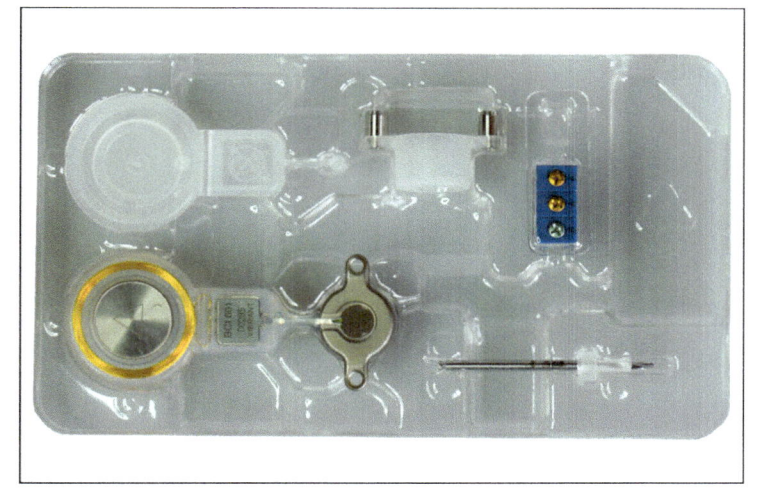

Fig. 24-6-12. *Kit* de Implante.

1. Determinar a localização ideal do BCI na cabeça antes de fazer a incisão na pele. Um contorno pode ser desenhado para marcar esta posição;
2. Marcar o tamanho exato do local de acomodação antes de perfurar;
3. Verificar o tamanho do local de acomodação antes de colocar o BCI.

O T-Sizer (Fig. 24-6-14), feito de titânio (a guia da broca) e polipropileno (o corpo do molde), tem três funções:

1. Marcar o tamanho exato do local antes de perfurar;
2. Verificar o tamanho do local antes de colocar o BCI;
3. Usar a guia da broca para assegurar a distância correta entre os dois orifícios de ancoragem, e também a orientação e profundidade corretas desses orifícios, quando usado em conjunto com a broca fornecida.

O C-Sizer e o T-Sizer podem ser conectados para representar o BCI completo, inserindo a saliência do C-Sizer na entrada do T-Sizer. Eles só podem ser conectados em uma direção.

A fixação dos parafusos é uma das etapas mais importantes na cirurgia para garantir um ancoramento adequado e a transmissão do som. Todos os parafusos corticais fornecidos (Fig. 24-6-15) têm 6 mm de comprimento e são autorrosqueantes. Os dois parafusos corticais regulares têm diâmetro externo de 2 mm e superfície com acabamento dourado. O parafuso de emergência tem diâmetro externo de 2,4 mm e superfície com acabamento azul.

A máxima profundidade dos parafusos é 3,9 mm que é limitada pelo *stopper* da broca (Fig. 24-6-16). A fixação dos parafusos é feita

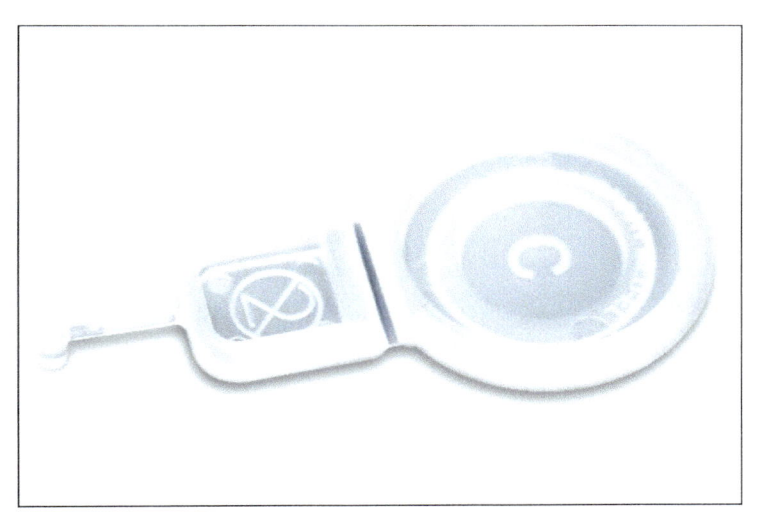

Fig. 24-6-13. C-Sizer.

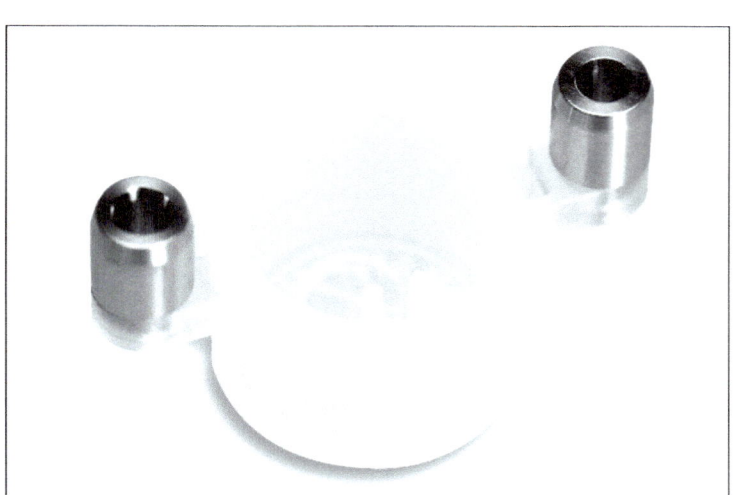

Fig. 24-6-14. T-Sizer.

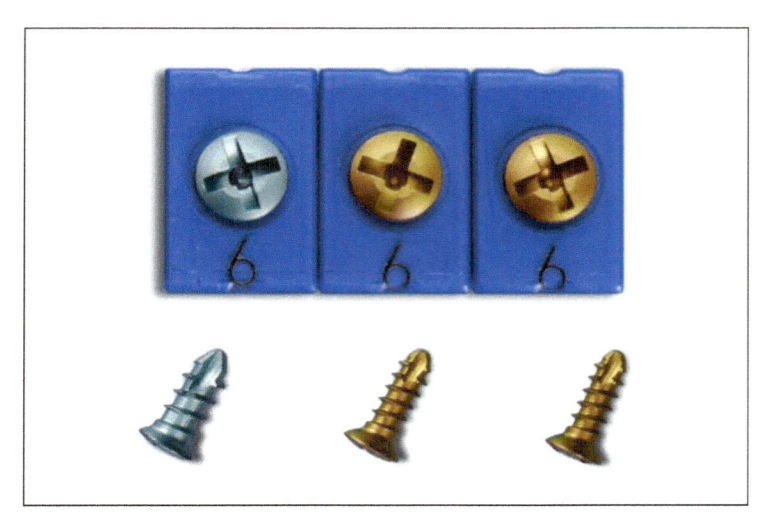

Fig. 24-6-15. Parafusos corticais.

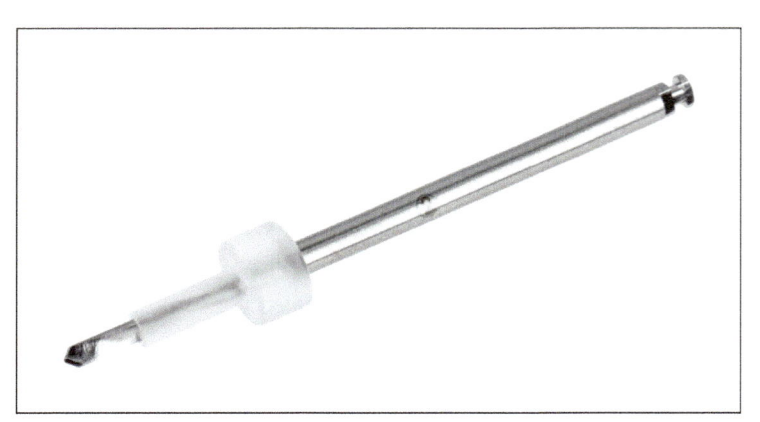

Fig. 24-6-16. Broca.

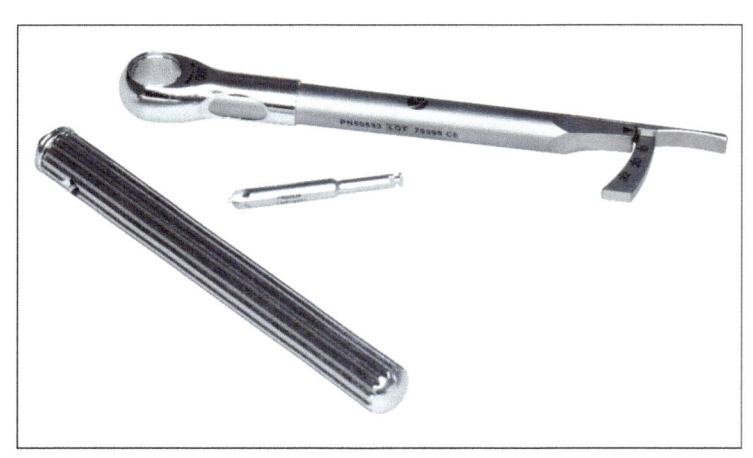

Fig. 24-6-17. Chave de torque.

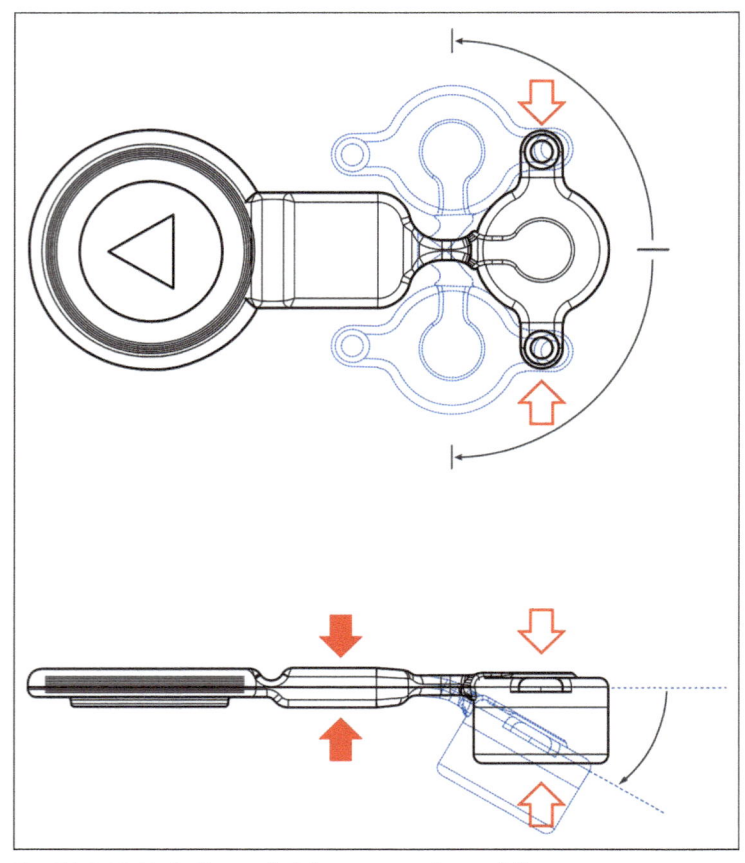

Fig. 24-6-18. Variação possível de curvatura da transição.

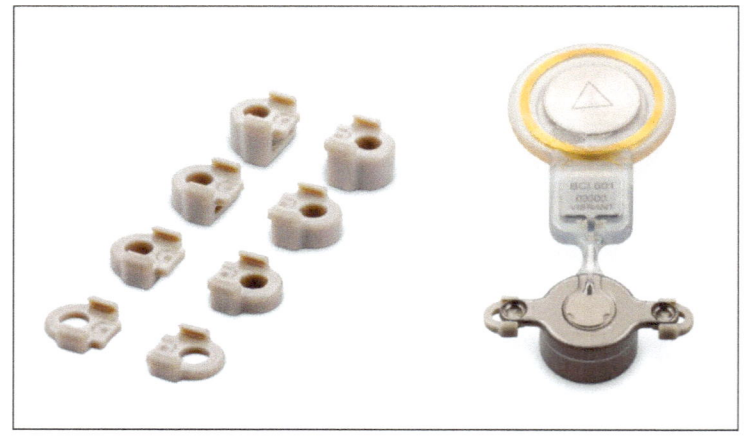

Fig. 24-6-19. *Lifts* para BB.

com auxílio da chave de torque (*torque wrench*) (Fig. 24-6-17), feita de aço inoxidável e titânio.

O mecanismo de catraca é intercalado entre o corpo e o indicador de torque. A chave inclui um indicador de torque (torque máximo é de 32 Ncm) para facilitar o aperto preciso dos parafusos. Ao girar a manivela, o torque é indicado na escala na ponta da manivela.

Uma das características diferenciais do BCI é que a transição flexível pode ser curvada em até ± 90° no plano horizontal e -30° no plano vertical (Fig. 24-6-18), adaptando-se a diferentes anatomias e permitindo a correta posição do áudio processador externo.

Como a anatomia entre pacientes pode ser diferente, o uso de adaptadores ao BCI pode ser necessário ao implantar o BONEBRIDGE. Esses adaptadores são chamados de *Lifts* ou elevadores (Fig. 24-6-19). Para pacientes com um crânio pequeno ou que apresentam uma anatomia mais variável, os adaptadores BCI podem evitar expor a dura ou o seio sigmoide, pois se exige menos profundidade de perfuração do nicho. Os *lifts* podem variar os tamanhos de 1 a 4 mm.[14]

Vantagens:

- Maior flexibilidade cirúrgica;
- Solução para variações anatômicas;
- Pode ajudar a evitar a descoberta do seio sigmoide/dura;
- Menor profundidade de perfuração necessária.

O *kit* BCI Sizer (Fig. 24-6-20) é enviado em sua própria embalagem e pode, portanto, ser aberto e usado para avaliar a posição do BONEBRIDGE e se os BCI *lifts* (elevadores) são necessários antes que o *kit* de implante BCI seja aberto no campo cirúrgico.[14]

Vantagens:

- Montagem simples;
- Embalado separadamente para implante;
- Auxilia nas decisões cirúrgicas.

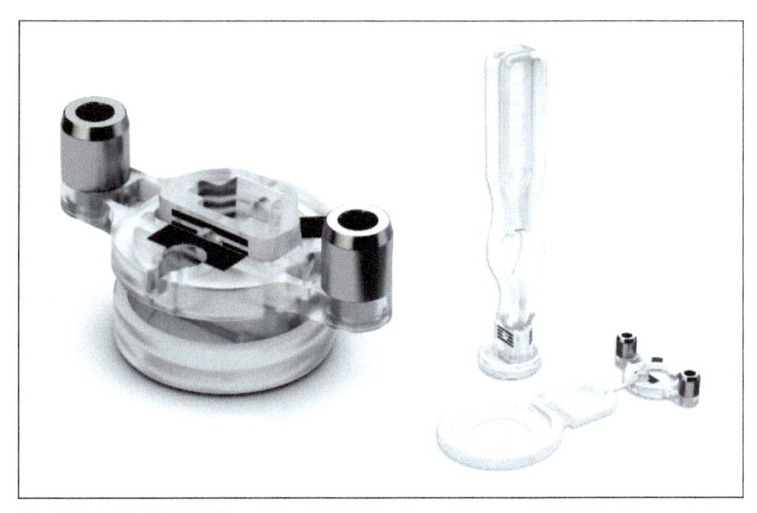

Fig. 24-6-20. *Kit* BCI *Sizer.*

Medidor de Pele

O medidor de pele *Skin Flap* possui uma espessura de 7 mm para medir o retalho cutâneo durante a cirurgia e é feito do aço cirúrgico inoxidável (Fig. 24-6-21). É um importante instrumento, pois garante a boa conexão entre o BCI e o sinal de transmissão do processador de áudio externo. Se a espessura total for maior de 7 mm, a aba deve ser cuidadosamente afinada (Fig. 24-6-22).

Cuidados Pós-Cirúrgicos

Bisturi Monopolar

Eletrocautério monopolar não deve ser usado. Para alcançar hemostasia, use apenas instrumentos bipolares eletrocirúrgicos e garanta que eles nunca estejam em contato com o BCI.

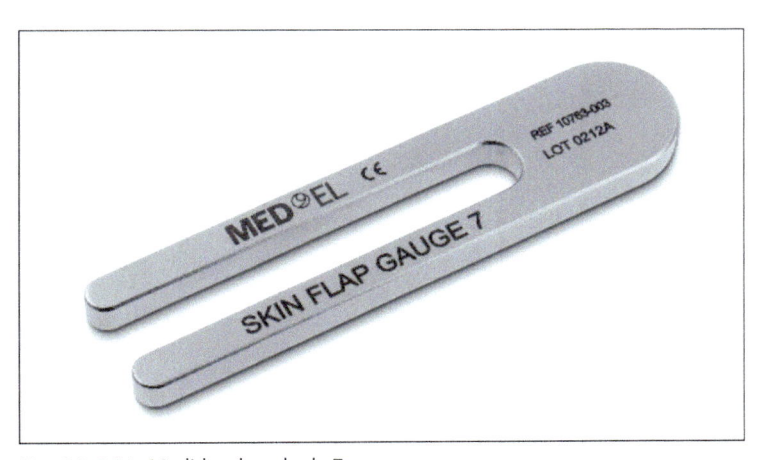

Fig. 24-6-21. Medidor de pele de 7 mm.

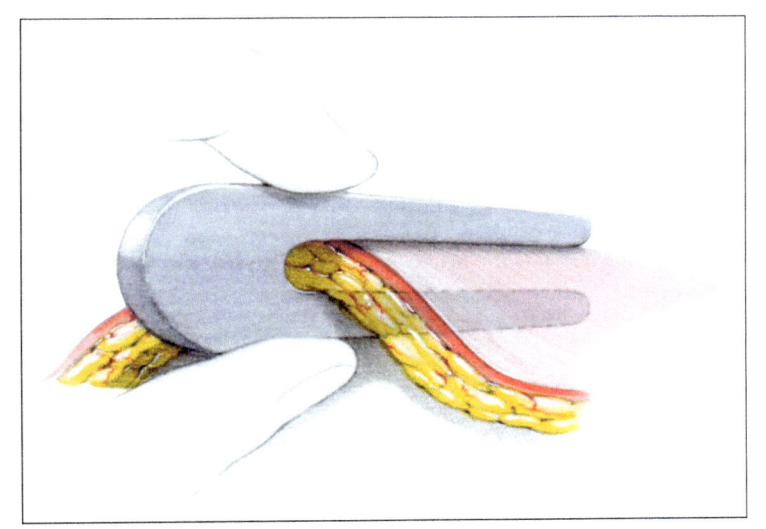

Fig. 24-6-22. Medidor de pele em ação.

Compatibilidade com RMN

Apesar de conter um ímã, o BONEBRIDGE é compatível com ressonância magnética de 0,2, 1 e 1,5 Tesla[16-20] graças ao *design* dos ímãs patenteados da MED-EL.

Garantia

Dentro do *kit* do implante, o cartão de registro, contido na embalagem do implante, deve ser preenchido e devolvido prontamente MED-EL. A garantia do componente interno é de 5 anos.

Ativação

A ativação do dispositivo BONEBRIDGE é indicada após 30 dias do procedimento cirúrgico. Não é necessário aguardar os parafusos se osteointegrarem, assim o processador pode ser programado após o inchaço da pele ter sido reduzido. O paciente, imediatamente após a ativação, usa o processador de áudio várias horas por dia ou o dia todo.

Processador de Áudio SAMBA BB

O processador de áudio SAMBA é a nova geração de processadores de áudio para os dispositivos implantáveis BONEBRIDGE. Por seu desenho inovador, ganhou o renomado *Red Dot Design Award* de 2014. Além do *design* impressionante, o SAMBA destaca-se pela tecnologia sofisticada em qualidade sonora.

O SAMBA BB (Fig. 24-6-23) capta o som pelos microfones e envia o sinal processado transcutaneamente para o BCI. O processador de áudio SAMBA contém dois microfones, uma bateria e um controle remoto para alterar os programas. O SAMBA apresenta processamento de sinal digital e os microfones podem ser configurados como automático/som ambiente, rastreio de voz, direcional adaptativo, omnidirecional. O processador possui 16 bandas de frequência, que permitem uma configuração espectral mais precisa nas frequências de 250 a 8.000 Hz, 16 canais de compressão, 5 programas para diferentes situações auditivas, uma pilha 675, *datalogging* e conectividade sem fio via *bluetooth* ou bobina telefônica.

Seu processamento digital apresenta algoritmos dirigidos a escutar em diversas situações auditivas, de forma clara e natural, eliminando os fatores que prejudicam o entendimento da fala. Esses algoritmos são: redução do ruído do vento, que monitora constantemente o ambiente para ruído do vento, que, quando detectado, é automaticamente suavizado e permite melhor audição; *Sound Smoothing*, que suaviza ruídos perturbadores e dá ao usuário a independência para desfrutar sua vida diária; gerenciamento da fala e do ruído que distingue fala e ruído de fundo e centra-se na fala, identifica e reduz automaticamente o ruído de fundo, sem afetar os sinais importantes do discurso. Essas tecnologias permitem ao usuário uma audição mais natural.

O ímã está disponível em cinco forças para uso do SAMBA com o BONEBRIDGE.

No *kit* de ativação do paciente, 9 capinhas estilizadas acompanham o processador de áudio e outras 12 capinhas coloridas podem ser adquiridas (Fig. 24-6-24). E para crianças, o *kit* infantil pode ser adquirido (Fig. 24-6-25).

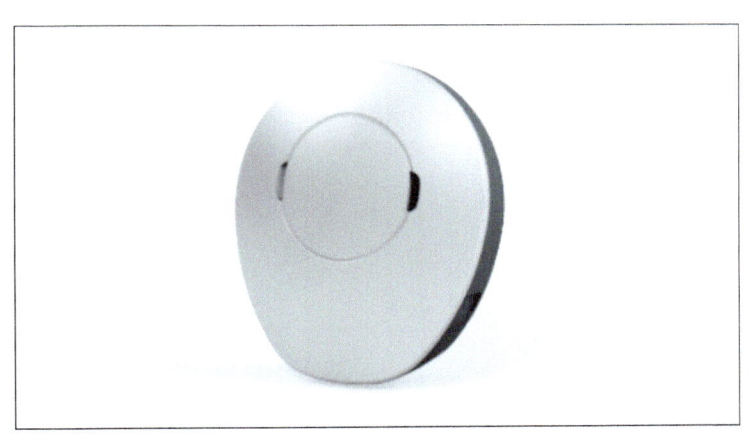

Fig. 24-6-23. SAMBA BB

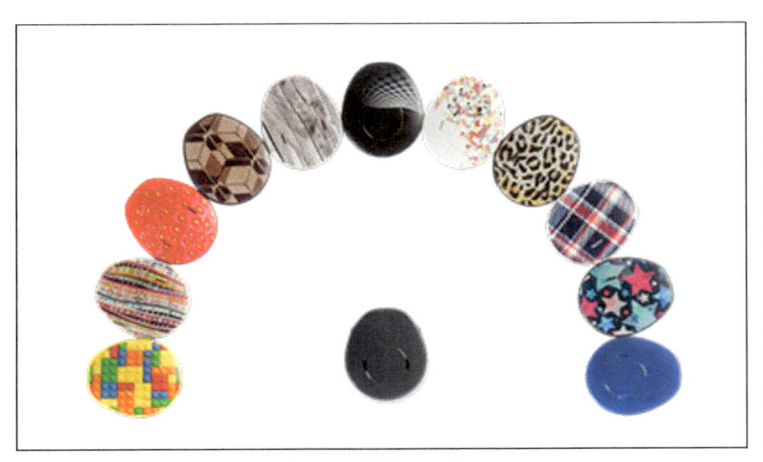 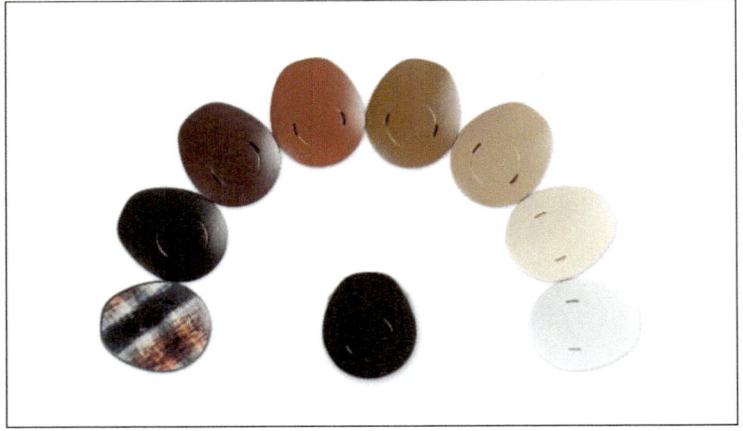

Fig. 24-6-24. Capas intercambiáveis do SAMBA BB

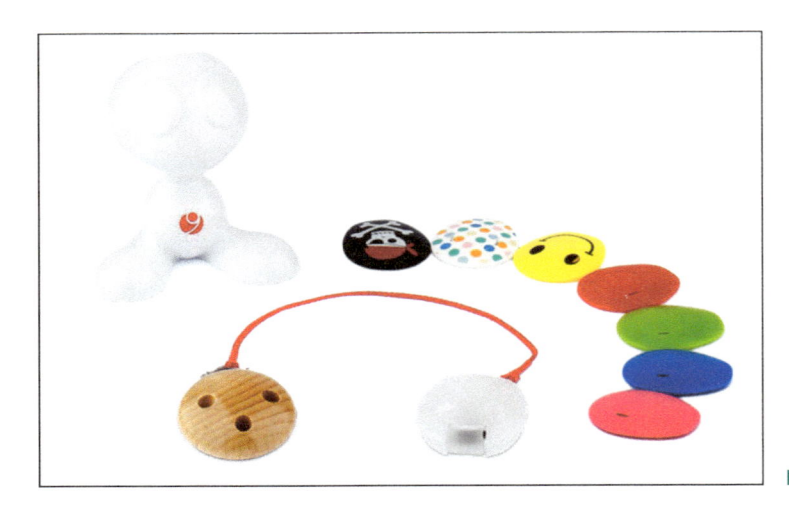

Fig. 24-6-25. SAMBA *Kids*.

Conectividade

O SAMBA oferece conectividade sem fio via *Bluetooth* ou bobina telefônica para dispositivos externos como celulares, sistemas de frequência modulada e aparelho de MP3. Esta função é possível usando o Siemens miniTek™ (Fig. 24-6-26).

Water Wear

Para manter o SAMBA à prova d'água e desfrutar de todos os momentos na praia, piscina ou ambientes aquáticos até 4 metros de profundida (IP 68), o paciente pode utilizar a capa *Water Wear*. As pilhas de *zinc-air* devem ser substituídas por pilhas alcalinas ou pilhas de dióxido de prata (Fig. 24-6-27).

Symfit

O *software* SYMFIT destina-se à programação do processador de áudio SAMBA, juntamente com o uso do *software* de aparelho auditivo CONNEXX. A família SYMFIT atualizará automaticamente o *software* CONNEXX para permitir a adaptação do processador de áudio SAMBA (Fig. 24-6-28).

Cabo de Programação

Um programador de aparelhos auditivos deve estar conectado ao computador. Deve-se utilizar o cabo de programação CS64 clip – mini – DIN para ligar o processador de áudio juntamente com o cabo de bateria (Fig. 24-6-29).

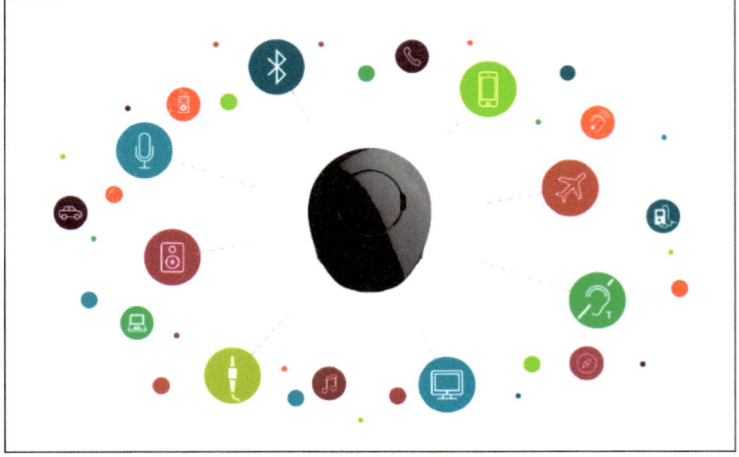 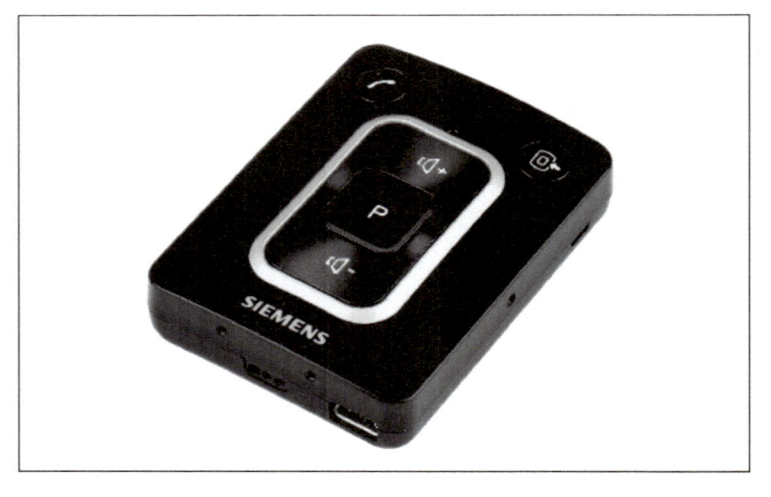

Fig. 24-6-26. Conectividade *MiniTek*.

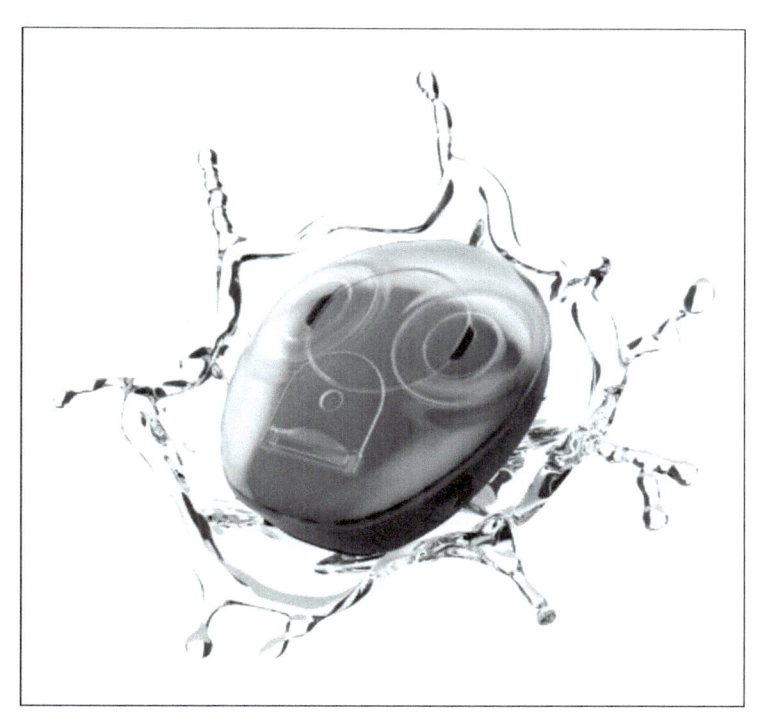

Fig. 24-6-27. *Water Wear.*

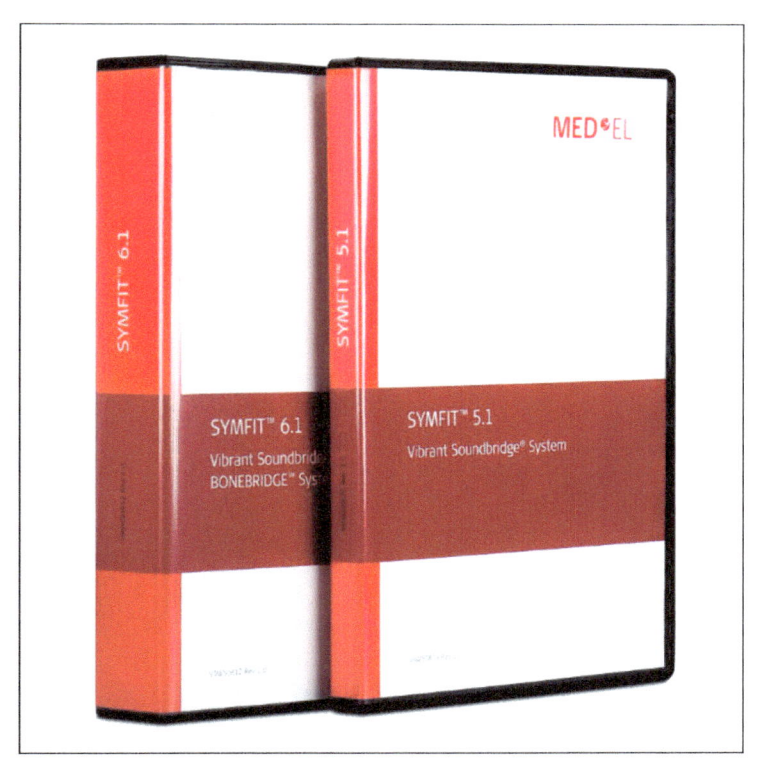

Fig. 24-6-28. *Software* SYMFIT.

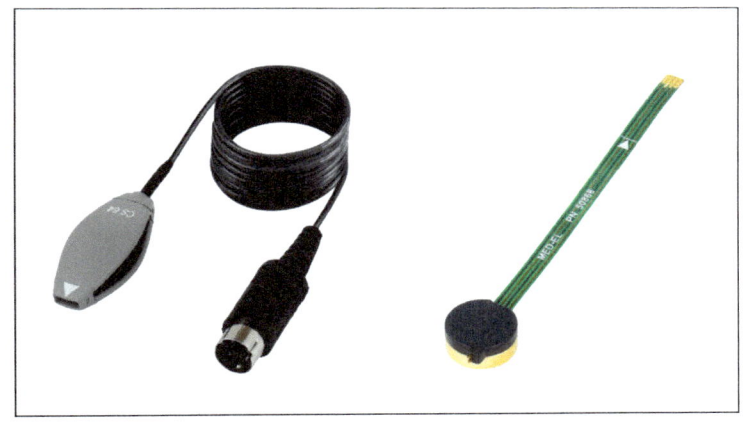

Fig. 24-6-29. Cabos de programação.

Conclusão

Pelas características mencionadas anteriormente, o BONEBRIDGE é um dispositivo único de condução óssea por apresentar uma tecnologia transcutânea e ativa para a transmissão do som.

O BONEBRIDGE está disponível no Brasil e, assim como em outros países do mundo, muitos usuários já se beneficiaram das vantagens deste sistema. Além disso, estudos comprovam que os índices de rejeição ou infeções com este tipo de tecnologia transcutânea são mínimos, pelo fato de a pele permanecer intacta, tecnologia já consolidada como, por exemplo, no implante coclear.

Pacientes com indicação audiológica e médica que são menores de 5 anos podem-se beneficiar dos dispositivos de condução óssea não cirúrgicos adaptados a uma faixa ou adesivo, como o novo sistema de condução óssea – ADHEAR.

Num sistema não cirúrgico de condução óssea, as vibrações são geradas pelo processador de áudio e transmitidas através da pele até o osso. O osso leva as vibrações ao ouvido interno, onde resulta numa impressão auditiva. Por um longo tempo, se pensava que somente com alta pressão sob a pele se conseguiria transmitir as vibrações até o osso para atingir uma boa audição. Porém, hoje se sabe que muitos dos problemas da pressão para os usuários geram altos índices de dor e irritação e, além disso, pouco uso do dispositivo pelo desconforto, mesmo reduzindo o tempo de escuta em horas por dia.

O conceito único do ADHEAR contradiz décadas de conceitos com respeito à condução óssea do som somente com pressão e hoje combina tudo o que um sistema de condução ósseo não implantável precisa, que é: não gerar pressão sobre a pele, dar bons resultados auditivos durante o dia e manter o dispositivo discretamente com relação à parte estética.

O sistema de condução óssea ADHEAR está baseado numa tecnologia desenvolvida por Otorix, Askin, na Suécia. Em 2015, a MED-EL adquiriu a tecnologia e desde esse momento continuou com o desenvolvimento do sistema. O sistema auditivo de condução óssea ADHEAR recebeu sua primeira marca CE em 9 de dezembro de 2016 e está disponível comercialmente desde agosto de 2017.[21]

Avaliação Audiológica

A avaliação audiológica para a seleção dos candidatos deve conter os limiares audiológicos por via aérea e óssea e a indicação audiológica não deve ser maior do que 25 dBNA dos limiares por VO, pelo qual está indicado para perdas auditivas condutivas ou para os casos de perda auditiva severa/profunda neurossensorial com os limiares do lado contralateral normais.

Indicações Gerais

Sem limite de idade.

Indicações Audiológicas

Pacientes que apresentam:

- Perda auditiva condutiva indicada por exame de audiometria tonal ou por exames objetivos de Potenciais Evocados Auditivos (PEA) por via óssea com limiares de condução óssea acima ou igual a 25 dBNA nas frequências de 500 Hz, 1 KHz, 2 KHz e 3 KHz (Fig. 24-6-30);
- Perdas auditivas condutivas uni ou bilaterais;
- Perdas auditivas condutivas crônicas ou temporais;
- Perda auditiva neurossensorial unilateral, isto é, perda auditiva neurossensorial severa a profunda em um ouvido enquanto o outro ouvido tem audição normal (condução aérea deve ser igual ou superior a 20 dBNA mensurados nas frequências de 500 Hz, 1 KHz, 2 KHz e 3 KHz).

As pessoas com perda auditiva condutiva têm capacidade limitada para transmitir o som através do ouvido externo e/ou médio, mas a função do ouvido interno não está afetada. Nos casos de perda auditiva condutiva, o ADHEAR pode melhorar a audição transformando o sinal do som em vibrações, evitando o ouvido

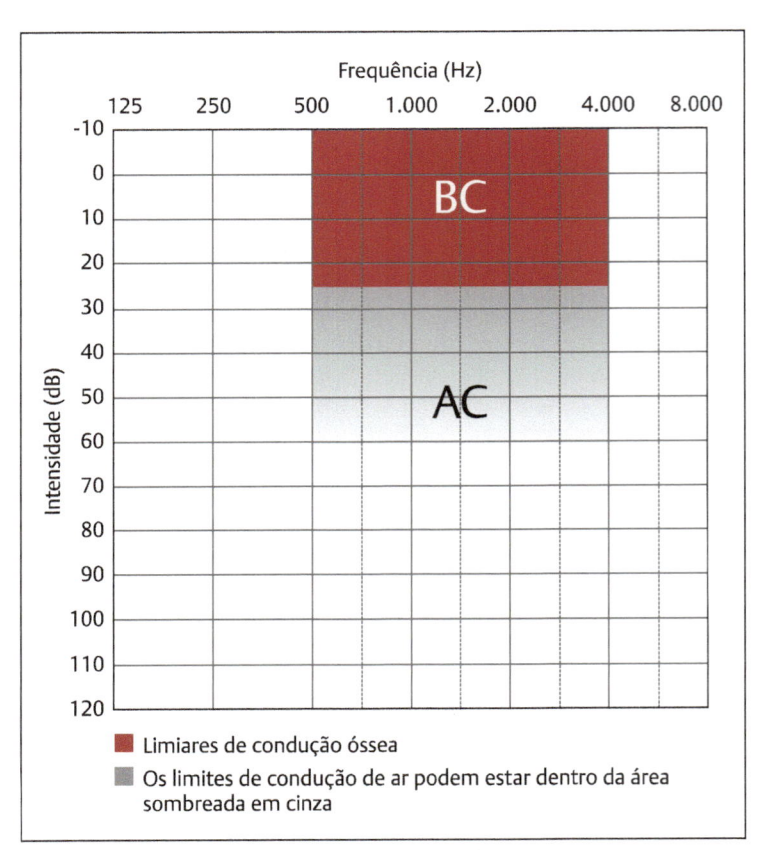

Frequência (Hz)

Fig. 24-6-30. Perda auditiva condutiva. Limiares de via óssea não maiores que 25 dBNA.

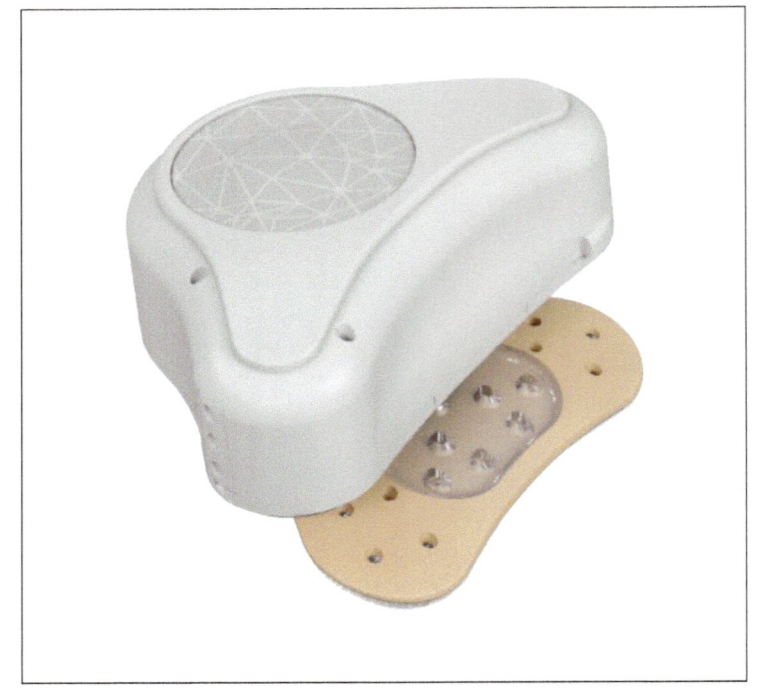

Fig. 24-6-31. Componente do ADHEAR: Adaptador adesivo e processador de áudio ADHEAR.

externo e médio e transferindo o sinal diretamente ao ouvido interno por meio de condução óssea.

Quando a perda auditiva é unilateral e o outro ouvido é perfeitamente normal, a pessoa tem muita dificuldade para escutar em situações ruidosas e para localizar bem os sons. Com o ADHEAR o efeito sombra da cabeça é reduzido, isto quer dizer que os sons provenientes do lado que não escuta bem vão ser escutados pelo lado com perda auditiva com o ADHEAR graças aos sons que são transmitidos por vibração do osso ou ouvido interno do lado saudável.

Contraindicações

Evidências de que a perda auditiva tem origem retrococlear ou central.

Pele ou couro cabeludo em condições que impeçam a colocação do adaptador adesivo e do processador de áudio ou que possam interferir no uso do processador de áudio.

CONHEÇA O ADHEAR

O ADHEAR[21] da empresa MED-EL, Innsbruck, Áustria – é um dispositivo de condução óssea não implantável, ou seja, de pele intacta, que consta de duas partes: um adaptador adesivo e um processador de áudio (Fig. 24-6-31).

O ADHEAR é colocado na região retroauricular através de um adaptador adesivo colado na mastoide (Fig. 24-6-32).

O adaptador adesivo (Fig. 24-6-33) deve ser posicionado na região da mastoide onde não exista cabelo. Durante a colocação é importante colar adequadamente fazendo pressão ao longo do adesivo por aproximadamente 30 segundos. O adaptador adesivo tem uma duração média entre 3 e 7 dias e é compatível com água. É de uso único e encontra-se disponível em cor bege e marrom.

O processador de áudio ADHEAR (Fig. 24-6-34) capta o som e o converte em vibrações que são enviadas ao adaptador adesivo, à pele e, em seguida, ao osso até estimular a cóclea. O processador de áudio conta com entrada direta de áudio para se contar com dispositivos externos como *bluetooth*, telebobina e sistemas de Frequência Modulada (FM). O dispositivo conta com controle de volume e com botão para a troca de programas (Fig. 24-6-35).

O ADHEAR tem microfones duais e vem pré-programado com 4 programas de fábrica e conta com um sinal de processamento que gerencia de maneira automática microfones direcionais, redutor adaptativo de ruído e redutor de retroalimentação, mas, se julgar necessário, pode-se configurar o dispositivo através de um *software* (*ADHEAR CONFIGURATION SOFTWARE*).

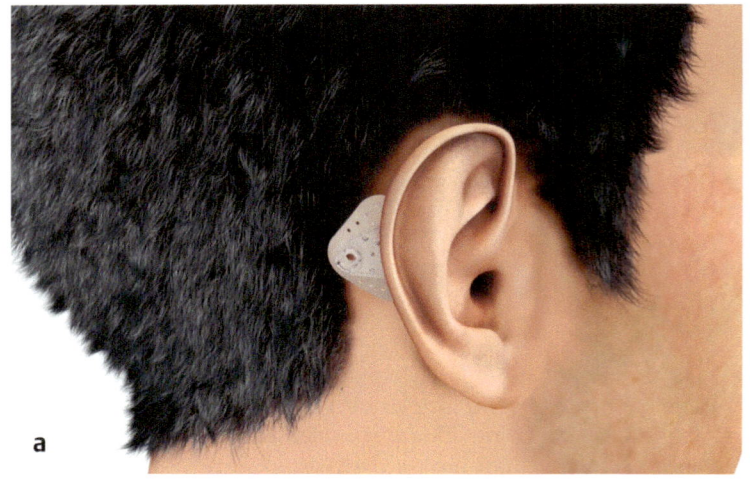
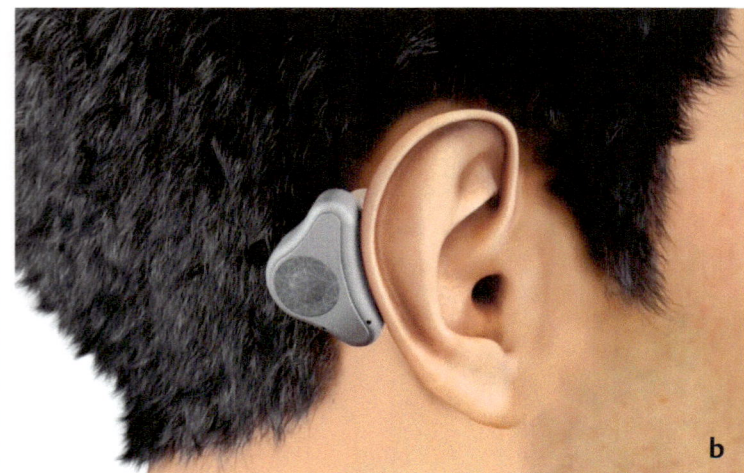

Fig. 24-6-32. (**a**) Adaptador adesivo colado na região da mastoide. (**b**) Áudio processador ADHEAR conectado ao adaptador adesivo que foi colado na mastoide.

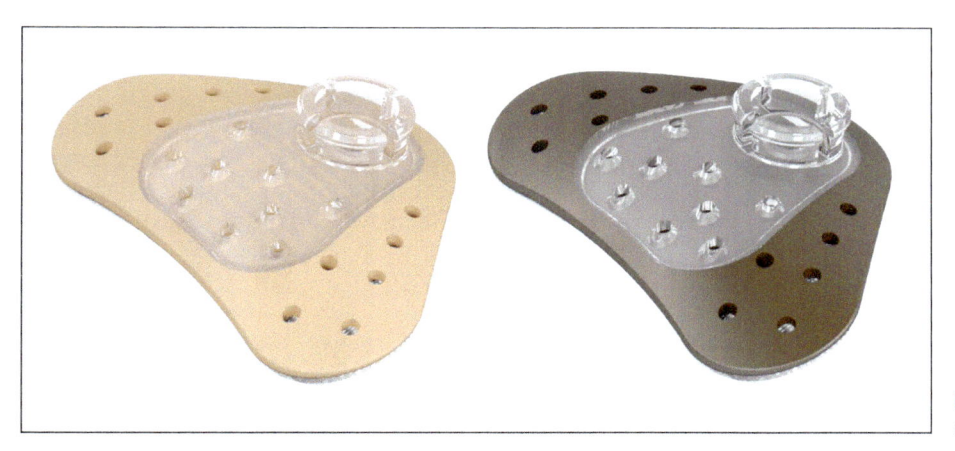

Fig. 24-6-33. Adaptador adesivo do ADHEAR nas cores disponíveis.

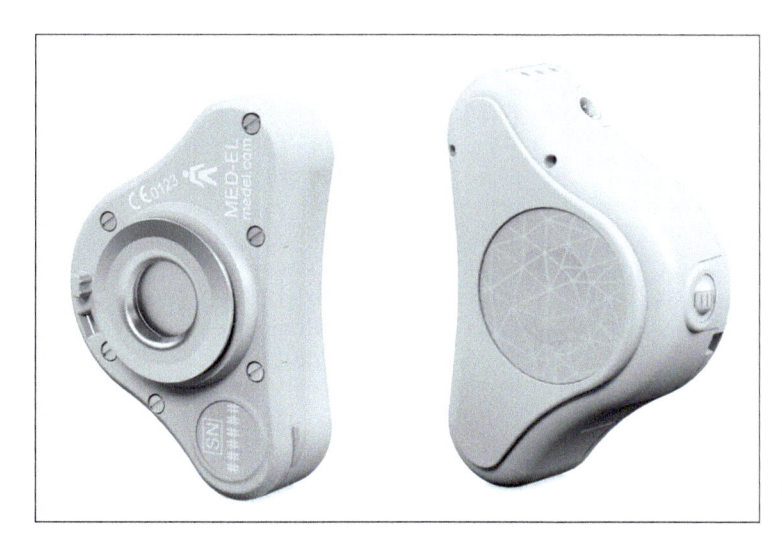

Fig. 24-6-34. Processador de áudio ADHEAR.

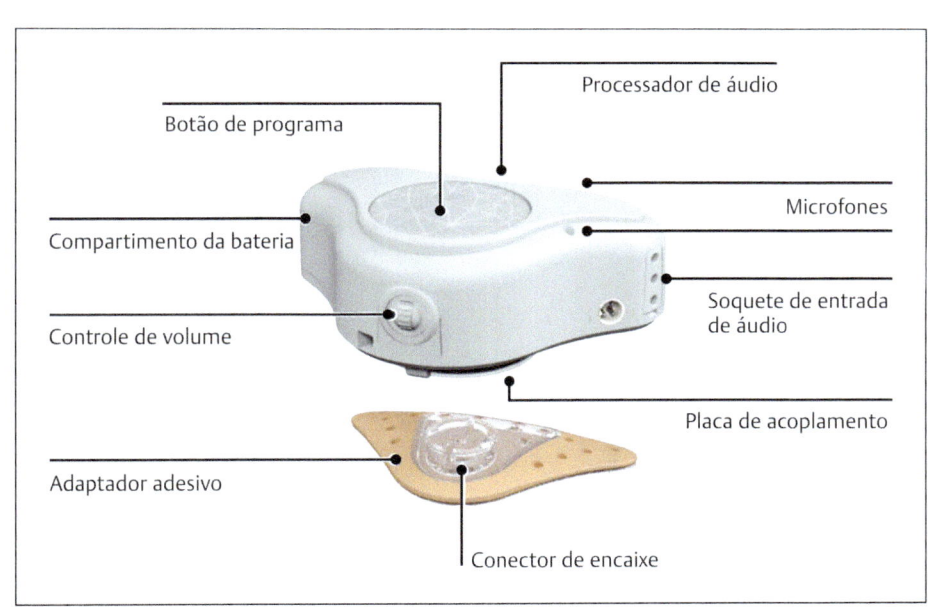

Fig. 24-6-35. Sistema de condução óssea não implantável ADHEAR.

O sistema funciona com uma pilha 13 e uma duração aproximada de 2 semanas. O sistema ADHEAR tem uma faixa de frequência de 250 Hz a 8.000 Hz e 8 bandas equalizadoras e 8 canais independentes de compressão.

Kit Adhear para o Usuário

O *kit* do usuário (Fig. 24-6-36) vem com ferramentas que ajudam a individualizar o sistema e para dar facilidade de colocação ao usuário ou na adaptação do ADHEAR pelo profissional audiologista.

Os adesivos com desenho servem para individualizar o botão de troca de programas; a ferramenta vermelha para ajuda na colocação do adesivo na região limpa da mastoide e as três capas de silicone de três cores diferentes dão proteção ao processador ADHEAR e evita que uma criança abra o compartimento de pilha, um fio de náilon com um prendedor de roupa ou de cabelo.

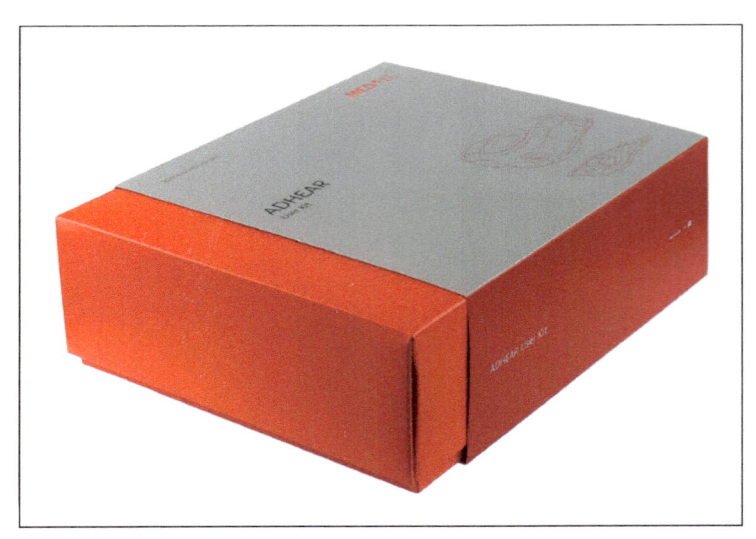

Fig. 24-6-36. *Kit* do usuário.

Fixe, Clique e Ouça

A seguir, veja informações importantes para a adequada colocação do sistema ADHEAR.

A) Após limpar a região da pele onde será colocado o ADHEAR (mastoide) e verificar que esteja livre de cabelo, coloque o adesivo na ferramenta de ajuda para a colocação, tire o protetor do adesivo e leve a combinação atrás da orelha fazendo pressão para que o adesivo fique colado adequadamente (Fig. 24-6-37a);

B) Faça pressão por no mínimo 30 segundos em toda a região do adesivo (Fig. 24-6-37b);

C) Coloque o processador de áudio de atrás para frente. Ao escutar um clique, pode-se confirmar a correta união dos dois componentes (Fig. 24-6-37c);

D) Para retirar o processador, faça pressão sobre a parte mais larga dele que fica mais perto da orelha. A parte posterior do processador de áudio vai-se levantar e você escutará o clique que indica que uma parte se separa da outra (o processador do adesivo) (Fig. 24-6-37d).

Resultados com o Adhear

Avaliação do Sistema ADHEAR em Sujeitos com Audição Normal

O sistema ADHEAR foi avaliado dentro da casa matriz da MED-EL, em sujeitos com audição normal com o objetivo de caracterizar o desempenho auditivo do sistema com o adaptador adesivo ou com a faixa de cabeça suave e compará-lo com alternativas de dispositivos de condução óssea não implantáveis com faixa rígida e faixa suave.

Onze ouvintes falantes de alemão, com idade média de 34,5 anos (variação de 26 a 45 anos), foram estudados.[22] Medidas individuais repetidas foram realizadas para cada sujeito, com cada sujeito servindo como seu próprio controle para os diferentes dispositivos. Cinco ouvidos direitos e seis ouvidos esquerdos foram avaliados e para simular uma perda auditiva condutiva, a orelha testada foi ocluída com tampões para os ouvidos durante a medição. O ouvido não testado contralateral foi sempre ocluído e abafado usando fones. O teste foi realizado de acordo com a ISO-389 Series; Série ISO-8253; Série IEC-60645. Para o teste de fala no ruído, a fala e o ruído foram apresentados de frente com um nível de ruído fixo de 45 dB SPL. Um *gap* aéreo-ósseo simulado médio de 36 dB ± 6 dB (média ± desvio padrão)

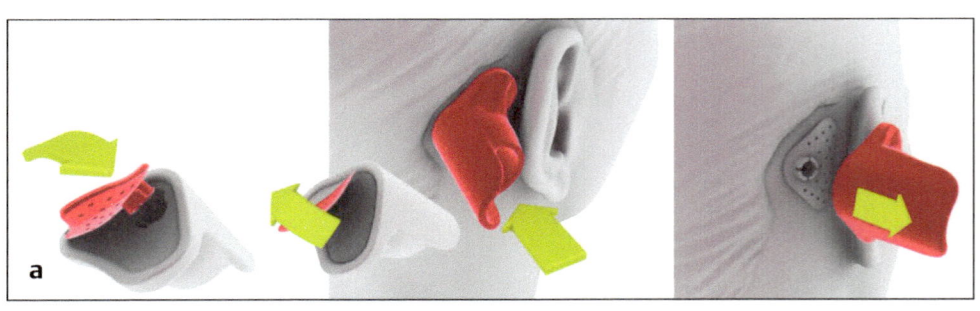

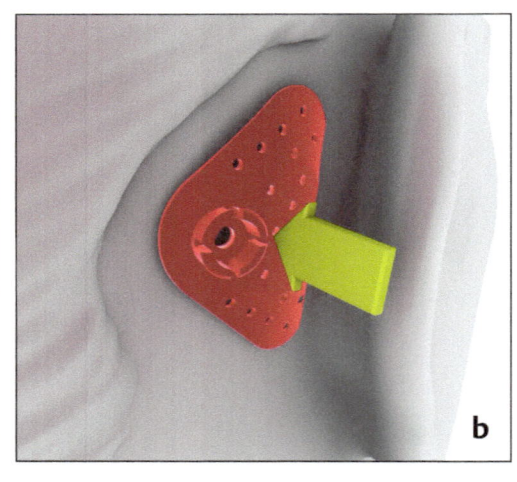

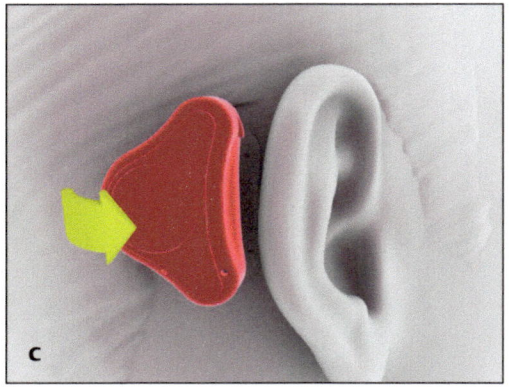

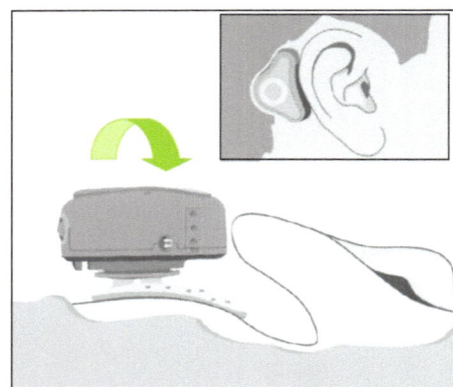

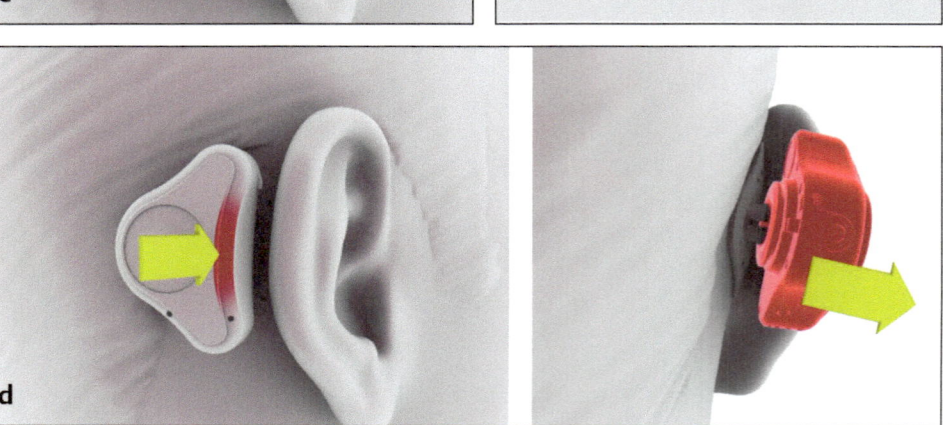

Fig. 24-6-37. (**a**) Colando o adesivo adaptador. (**b**) Pressione o adesivo. (**c**) Conecte o processador de áudio. (**d**) Retirando o processador.

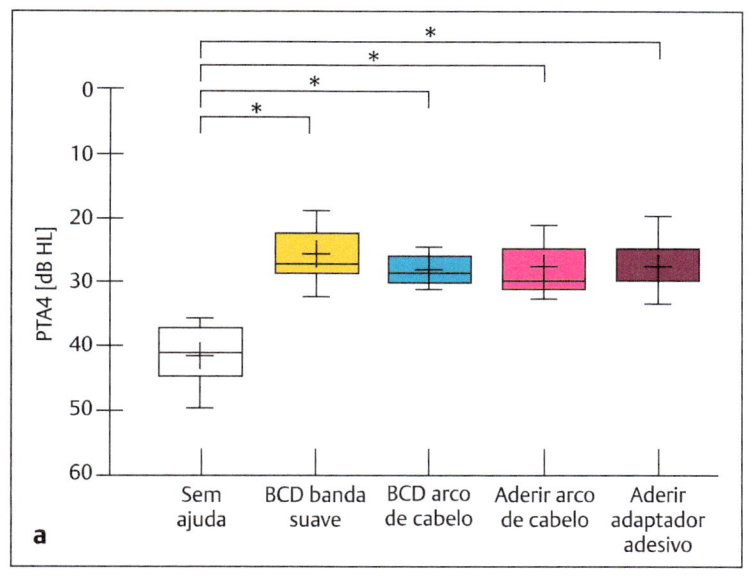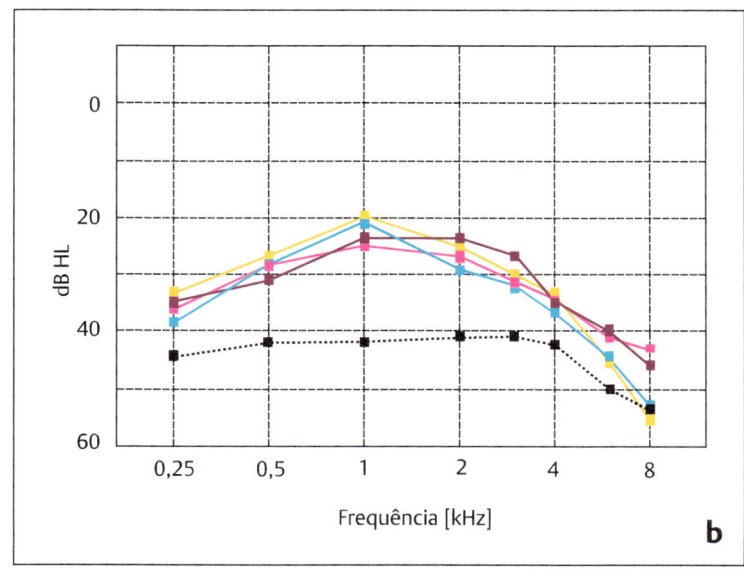

Fig. 24-6-38. (**a**) Média dos limiares do campo livre com e sem dispositivo em 11 sujeitos com audição normal mostrados como PTA4 e (**b**) através das frequências. Os asteriscos no topo indicam diferenças significativas com um p ≤ 0,05 corrigido. A linha preta significa os limiares em campo livre sem o dispositivo; a linha amarela, outro dispositivo *Softband*; a linha azul, outro dispositivo *Headband*; a linha rosa, ADHEAR com faixa suave; a linha roxa, ADHEAR com adaptador adesivo.

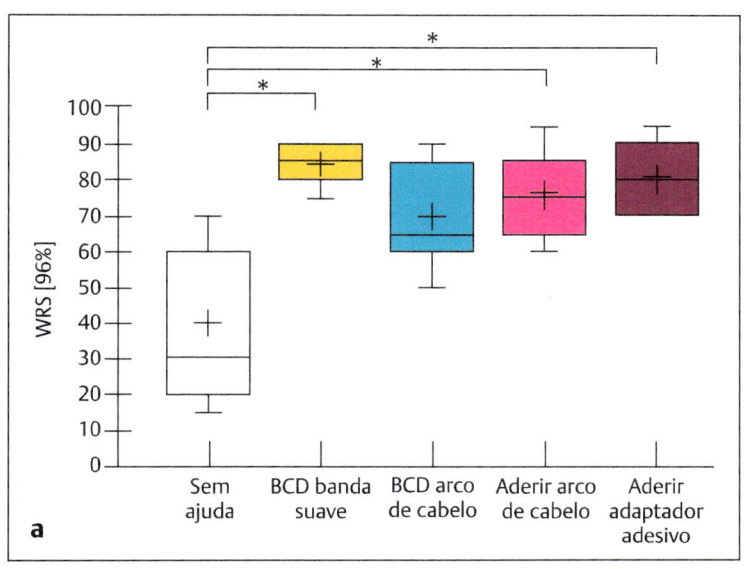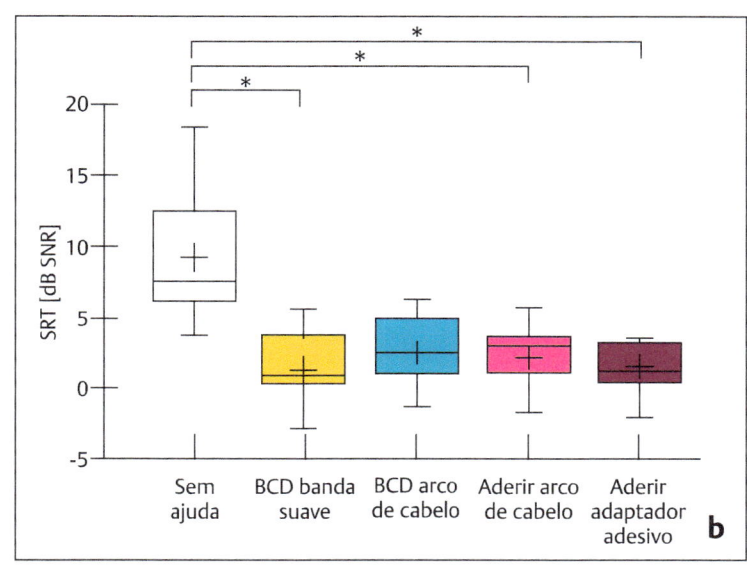

Fig. 24-6-39. Compreensão de fala no silêncio e ruído. (**a**) Pontuação do Índice de Reconhecimento de Fala (IRF) em silêncio no teste de monossílabos de Freiburger em 11 indivíduos. O nível de fala foi fixado em 65 dB NPS. Os valores medianos são indicados por linhas horizontais e valores médios por cruzamentos. (**b**) Limiar de reconhecimento de fala (LRF) no ruído no OLSA em 11 indivíduos. O nível de ruído foi fixado em 45 dB SPL e o nível do discurso mudou adaptativamente. Os valores medianos são indicados por linhas horizontais e valores médios por cruzamentos. Os dados foram analisados usando um teste de Friedman com o teste de comparação múltipla de Dunn.

foi obtido usando o plugue de orelha no ouvido ipsilateral. Insignificante diferença nos limiares do campo livre auxiliado foi detectada entre os dispositivos testados através de frequências (Fig. 24-6-38). O desempenho de fala no silêncio foi avaliado usando o teste de monossílabos de Freiburger (Fig. 24-6-39). O nível de fala foi fixado em 65 dB SPL. A pontuação do índice de reconhecimento de fala (IRF) melhorou significativamente com o ADHEAR e com adaptador adesivo, com a faixa de cabeça e com as outras soluções em comparação com a condição sem os dispositivos. Nenhuma diferença significativa foi vista entre as outras ajudas e o ADHEAR.

A compreensão da fala no ruído foi avaliada com o teste de sentença de matriz de Oldenburger (OLSA) em campo livre determinando o limiar de reconhecimento de fala (LRF) onde 50% da inteligibilidade de fala é alcançada a um constante nível de ruído (Fig. 24-6-37c)). O nível de fala foi alterado de forma adaptativa. Quanto menor a relação sinal-ruído (SNR), melhor a compreensão da fala na respectiva condição pode ser interpretada. O LRF foi significativamente menor com o processador de áudio ADHEAR com o adaptador adesivo, com a faixa e com outras soluções não implantáveis de

condução óssea em comparação com a condição sem os dispositivos. Mas novamente não foram encontradas diferenças significativas entre outros dispositivos e o ADHEAR com o adaptador adesivo ou com a faixa de cabeça. Em conclusão, em indivíduos com audição normal e perda auditiva condutiva simulada, o desempenho do sistema ADHEAR com o adaptador adesivo é comparável com outros dispositivos de condução óssea de faixa suave, em medidas de limiar de campo livre e compreensão da fala no silêncio e no ruído.

Na experiência clínica, existem três pesquisas reportadas em várias conferências/congressos e resumidas à continuação.

ADHEAR em Crianças

Pesquisadores do Hospital Infantil de Birmingham[23] relataram a experiência com crianças adaptadas com o ADHEAR no Osseo 2017 (Nijmegen, Holanda), o ESPCI 2017 (Lisboa, Portugal), o EFAS 2017 (Interlaken, Suíça) e o CI 2017 (São Francisco, EUA). O grupo de pesquisa avaliou a eficácia audiológica do Sistema ADHEAR em crianças que já haviam adquirido experiência com seu antecessor, o sistema Adjoin, por mais de um ano. Este foi um estudo prospectivo com desenho de medidas repetidas de sujeito único com cada sujeito servindo como seu próprio controle. Vinte crianças falantes de inglês com perda auditiva condutiva uni ou bilateral que usaram o sistema antecessor Adjoin, por mais de um ano, foram incluídas no estudo. O teste audiológico foi planejado em três condições: sem o dispositivo, com aparelho auditivo de condução óssea de faixa suave e com o sistema ADHEAR. Resultados subjetivos de crianças e seus cuidadores referente ao conforto elaborado pelo fabricante, bem como o Inventário de Benefícios para Crianças de Glasgow foi gravado após 4 semanas de uso.

Os resultados audiológicos foram comparáveis com o Sistema ADHEAR e as soluções tradicionais de condução óssea em uma faixa de cabeça. Para ambos os dispositivos, um ganho funcional de aproximadamente 18 dB foi atingido em medições de campo livre. Os resultados iniciais pareceram demonstrar melhor resultados de alta frequência para o Sistema ADHEAR. Foi reportado que o ADHEAR era confortável e fácil de usar. O sistema foi muito bem aceito por crianças e pais. Nenhuma reação de pele ocorreu. Assim, o sistema ADHEAR oferece uma excelente opção para crianças com perda auditiva condutiva, superando as desvantagens das soluções convencionais de condução óssea não cirúrgica.

O Sistema ADHEAR em Usuários com Implantes de Condução Óssea

No Instituto de Fisiologia e Patologia da Audição em Varsóvia (Polônia), grandes pesquisadores[24] avaliaram a eficácia audiológica deste dispositivo auditivo em usuários experientes com um implante de condução óssea transcutânea existente e usuários inexperientes com um dispositivo de audição de condução óssea de faixa suave em usuários que sofrem de perda auditiva condutiva. Dados iniciais do estudo foram apresentados no Osseo 2017 (Nijmegen, Holanda), o EFAS 2017 (Interlaken, Suíça) e o CI 2017 (São Francisco, EUA). O estudo foi concebido como um estudo prospectivo comparando o sujeito com ele mesmo. Adultos nativos com perda auditiva condutiva bilateral foram incluídos ao estudo. O dispositivo comparativo foi um implante de condução óssea transcutâneo, se o paciente tivesse usado este dispositivo por mais de três meses. Caso contrário, um dispositivo de condução óssea com faixa suave foi usado. Sem o dispositivo e duas condições auxiliadas com o ADHEAR e dispositivo de condução óssea foram comparados usando os seguintes testes:

A) Audiometria de campo livre com tom *warble*;
B) Fala no silêncio, determinando a pontuação de reconhecimento de fala e limiar de reconhecimento de fala (LRF50) em campo livre com palavras monossílabas;
C) Fala no ruído através da determinação do LRF50 no campo livre a 65 dBNPS de nível de ruído fixo (voz e ruído vindos da frente).

Os resultados preliminares foram apresentados nas conferências e a coleta de dados continua. Dados sobre cinco indivíduos com faixa suave de condução óssea e três com um implante de condução óssea foram apresentados. O ADHEAR mostrou boa eficácia audiológica neste estudo clínico. Com os usuários da faixa suave, um ganho funcional médio de 19 dB foi obtido com o Sistema ADHEAR comparado a 21 dB com a banda suave. Para usuários com implante de condução óssea, um ganho funcional médio de 28 dB foi relatado com o Sistema ADHEAR em comparação com aproximadamente 25 dB com o implante.

Além disso, a pontuação de reconhecimento de palavras em silêncio foi comparável entre os grupos: no grupo de faixa suave a diferença entre condição sem dispositivo e com o dispositivo foi de 54% com a faixa suave e 55% com o sistema ADHEAR, e no grupo de implante 47% com o implante e 46% com o sistema ADHEAR.

Não houve diferença significativa na melhora do limiar de reconhecimento de fala no silêncio entre os sistemas:

A) *Grupo faixa suave*: 21 dB com o ADHEAR e 20 dB com a faixa suave;
B) *Grupo implante*: 25 dB com o Sistema ADHEAR e 24 dB com o implante.

O reconhecimento de fala no ruído melhorou significativamente em 4,6 dB no grupo usuário da faixa suave com o sistema ADHEAR, em 4,8 dB no grupo faixa suave com o dispositivo de faixa suave, em 3,6 dB no grupo implante com o sistema ADHEAR e em 4,6 dB no grupo implante com o seu próprio dispositivo.

Em conclusão, o Sistema ADHEAR mostrou desempenho audiológico comparável a um implante de condução óssea e um dispositivo de condução óssea em faixa suave. A qualidade do som foi avaliada como natural.

Sistema ADHEAR em Perda Auditiva Unilateral Neurossensorial (SSD)

No Hospital Universitário de Antuérpia pesquisadores investigaram a satisfação do usuário e a eficácia clínica do sistema auditivo ADHEAR em casos de SSD. Os dados foram apresentados no ESPCI 2017 (Lisboa, Portugal), no Osseo 2017 (Nijmegen, Holanda), no EFAS 2017 (Interlaken, Suíça) e no CI 2017 (São Francisco, EUA) e o artigo foi publicado em 2018.[25] O desenho do estudo foi realizado utilizando um aparelho auditivo CROS como um dispositivo de controle. Como tratamento não cirúrgico, o sistema ADHEAR pode ser uma boa solução para pacientes com SSD que não são adequados ou que não desejam se submeter a um dispositivo de condução óssea ou cirurgia de implante coclear.

A fim de avaliar a satisfação do usuário e a eficácia clínica do sistema ADHEAR, os seguintes resultados às medidas foram administradas após um teste de 2 semanas:

A) Percepção de fala no ruído (SSSDNNH, S0NSSD, S0NNH e S0N0);
B) Localização sonora;
C) Escala Fala, Espacial e Qualidades da Audição (Versão de 12 itens) (SSQ12), Questionário de Satisfação do Processador de Áudio (APSQ) e o questionário do adaptador adesivo do ADHEAR.

Usando um desenho de estudo randomizado cruzado, o estudo comparou a satisfação do usuário e a eficácia clínica do sistema auditivo ADHEAR e aparelho auditivo CROS no mesmo grupo. Os dados de 17 sujeitos foram apresentados. Melhora significativa na localização sonora com o ADHEAR foi encontrada. Houve uma tendência positiva para a percepção da fala na condição SSSDNNH. No questionário, 67% dos usuários classificaram o ADHEAR como parcialmente útil ou melhor. Os resultados foram comparáveis a outros testes de condução óssea em SSD. O resultado de um dispositivo de condução óssea no SSD é muito subjetivo, mas com o ADHEAR é especialmente fácil de usar.

Resumo dos Dados Clínicos Preliminares com o ADHEAR

Três estudos[23-25] relataram o desempenho e a segurança do Sistema ADHEAR em estudos clínicos prospectivos. No total, dados sobre 39 indivíduos foram relatados. Destes, 14 eram crianças com idade média de 12 anos. O Sistema ADHEAR foi avaliado em indivíduos com perda auditiva condutiva[21,22] e sujeitos que sofrem de SSD.[23] Um estudo[21] avaliou a segurança do Sistema ADHEAR em 14 indivíduos e relatou que não foram observadas reações de tecidos moles ou outros eventos adversos à pele. O desempenho do sistema ADHEAR foi avaliado nos três estudos. Em indivíduos com perda auditiva condutiva,[21,22] um ganho funcional médio de 18 a 21 dB poderia ser atingido com o Sistema ADHEAR. Isso foi comparável aos dispositivos de condução óssea de faixa flexível. Melhora na pontuação do reconhecimento de palavras por 46 a 55% foi relatada.[22] Além disso, o reconhecimento da fala no silêncio melhorou em 21 a 25 dB e a relação sinal-ruído diminuiu em 3,6 a 4,6 dB.[22] Em indivíduos com SSD, a localização do som foi significativamente melhorada e a compreensão da fala no ruído melhorou se o som estivesse vindo do lado com perda auditiva e o ruído na orelha contralateral normal.[23]

Alguns trabalhos recém-publicados apontam a relação do desempenho auditivo e a qualidade do ADHEAR em relação aos sistemas de condução óssea não cirúrgica por faixa suave, bandana rígida ou implantes de condução óssea, e todos apresentam resultados promissores no que diz respeito ao benefício audiológico para o usuário.[26-32]

REFERÊNCIAS BIBLIOGRÁFICAS

1. Håkansson B, Tjellström A, Rosenhall U, Carlsson P. The bone-anchored hearing aid. Principal design and a psychoacoustical evaluation. Acta Otolaryngol. 1985;100(3-4):229-39.

2. Hagr A. BAHA: Bone-Anchored Hearing Aid. Int J Health Scie. 2007;1(2):265-76.

3. Tjellström A, Granström G. Long-term follow-up with bone-anchored hearing aid: a review of first 100 patients between 1977 and 1985. Ear Nose Throat J. 1994;73:112-4.

4. Vaneecloo FM, Ruzza I, Hanson JN, et al. The monaural pseudosstereophonic hearing aid (BAHA) in unilateral total deafness: a study of 29 patients. Rev Laryngol Otol Rhinol. 2001;122(5):343-50.

5. Sprinzl GM, Wolf-Magele A. The Bonebridge Bone Conduction Hearing Implant: Indication criteria, surgery and a systematic review of the literature. Clin Otolaryngol. 2016;41(2):131-43.

6. Kraai T, Brown C, Neeff M, Fisher K. Complications of bone-anchored hearing aids in pediatric patients. Int J Pediatr Otorhinolaryngol. 2011;75:749-53.

7. Van Rompaey V, Claes G, Verstraeten N, et al. Skin reactions following BAHA surgery using the skin flap dermatone technique. Eur Arch Otorhinolaryngol. 2011;268:373-6.

8. Fontaine N, et al. BAHA implant: Implantation technique and complications. European Annals of Otorhinolaryngology, Head and Neck diseases. 2013.

9. Gerdes T, Salcher RB, Schwab B, et al. Comparison of Audiological Results Between a Transcutaneous and a Percutaneous Bone Conduction Instrument in Conductive Hearing Loss. Otology & Neurotology. 2016.

10. Hassepass F, Bulla S, Aschendorff A, et al. The bonebridge as a transcutaneous bone conduction hearing system: preliminary surgical and audiological results in children and adolescents. Eur Arch Otorhinolaryngol. 2014.

11. Baumgartner W-D, Hamzavi J-S, Boheim K, et al. A New Transcutaneous Bone Conduction Hearing Implant: Short-Term Safety and Efficacy in Children. Otology & Neurotology. 2016.

12. Sprinzl G, Lenarz T, Ernst A, et al. First european multicenter results with a new transcutaneous bone conduction hearing implant system: short-term safety and efficacy. Otol Neurotol. 2013;34(6):1076-83.

13. Lassaletta L, Sanchez-Cuadrado I, Muñoz E, Gavilan J. Retrosigmoid implantation of an active bone conduction stimulator in a patient with chronic otitis media. Auris Nasus Larynx. 2014;41(1):84-7.

14. Zernotti ME, Di Gregorio MF, Galeazzi P, Tabernero P. Comparative outcomes of active and passive hearing devices by transcutaneous bone conduction. ACTA Oto-Laryngologica. 2016.

15. ASTM. Standard Test Method for Measurement of Magnetically Induced Displacement Force on Medical Devices in the Magnetic Resonance Environment. ASTM International [epub]. 2006.

16. ASTM. Standard Test Method for Measurement of Magnetically Induced Torque on Medical Devices in the Magnetic Resonance Environment. ASTM International [epub]. 2006.

17. Bonebridge. Information for surgeons. Surgical manual MED-EL. 28178 2.0.

18. Salcher R, Zimmermann D, Giere T, et al. Audiological Results in SSD With an Active Transcutaneous Bone Conduction Implant at a Retrosigmoidal Position. Otology & Neurotology. 2017;38(xx).

19. Giefing-Kroll C. The ADHEAR System – An innovative non-surgical bone conduction solution. White Paper from MED-EL. Revision 3: 15/Jun/2018.

20. McDermott, et al. Presented at BACO 2018, Manchester, United Kingdom. 2018.

21. Skarzynski, et al. Presented at EFFAS 2017, Interlaken, Switzerland. 2017.

22. Mertens G, Gilles A, Bouzegta R, Heyning PV. "A Prospective Randomized Crossover Study in Single Sided Deafness on the New Non-Invasive Adhesive Bone Conduction Hearing System." Otol Neurotol. 2018;39(8):940-9.

23. Canale A, Boggio V, Albera A, et al. A new bone conduction hearing aid to predict hearing outcome with an active implanted device. Eur Arch Otorhinolaryngol. European Archives of Oto-Rhino-Laryngology. 2019.

24. Dahm V, Auinger AB, Liepins R, et al. A Randomized Cross-over Trial Comparing a Pressure-free, Adhesive to a Conventional Bone Conduction Hearing Device. Otology & Neurotology. 2019.

25. Dahm V, Baumgartner WD, Liepins R, et al. "First Results with a New, Pressure-free, Adhesive Bone Conduction Hearing Aid." Otol Neurotol. 2018,39(6):748-54.

26. Gawliczek T, Munzinger F, Anschuetz L, et al. "Unilateral and Bilateral Audiological Benefit with an Adhesively Attached, Noninvasive Bone Conduction Hearing System." Otol Neurotol. 2018;39(8):1025-30.

27. Neumann K, Thomas JP, Voelterb C, Dazertb S. "A new adhesive bone conduction hearing system effectively treats conductive hearing loss in children." Int J Pediatr Otorhinolaryngol. 2019;122:117-25.

28. Westerkull P. "An adhesive bone conduction system, adhear, a new treatment option for conductive hearing losses." J Hearing Science. 2018;8(2):35-43.

29. Dahm V, Baumgartner WD, Liepins R, et al. "First Results With a New, Pressure-free, Adhesive Bone Conduction Hearing Aid", Otology & Neurotology. 2018;39(6):748-54.

30. Dahm V, Auinger AB, Liepins R, et al. "A Randomized Cross-over Trial Comparing a Pressure-free, Adhesive to a Conventional Bone Conductive hearing Device", Otology & Neurotology. 2019;40:xxx-xxx.

31. Gawliczek T, Munzinger F, Anschuetz L, et al. "Unilateral and Bilateral Audiological Benefit With an Adhesively Attached, Noninvasive Bone Conduction Hearing System", Otology & Neurotology. 2018;39(8):1025-30.

32. Neumann K, Thomas J P, Voelter C, Dazert S. "A new adhesive bone conduction hearing system effectively treats conductive hearing loss in children". Internat J Pediatr Otorhinolaryngol. 2019;122:117-25.

SISTEMA OSIA, COCHLEAR

Valéria Oyanguren

INTRODUÇÃO

O sistema Cochlear™ Osia® é um novo implante osseointegrado ativo de estado estacionário (OSI) para pacientes com perdas mistas, condutivas ou surdez neurossensorial unilateral (SSD).

O sistema utiliza um transdutor PiezoPower™ implantável fixo ao osso por meio de um implante osseointegrado.

A energia para acionar o transdutor e enviar os sinais de som digitais é transferida por meio do processador de som para o implante por meio de um *link* de radiofrequência (RF).

Durante seu desenvolvimento, o sistema foi feito em duas versões. A primeira geração do Osia System consistia no implante OSI100, com um cabo flexível entre o transdutor e a bobina, bem como o processador de som Osia utilizado externamente.

A segunda geração, vendida comercialmente, consiste no implante OSI200, que é monolítico com uma distância fixa entre transdutor e bobina para reduzir ainda mais o risco de *feedback* e simplificar a cirurgia. Este sistema usa o processador de som Osia 2, que é menor e possui gerenciamento de energia mais eficiente que o da geração anterior (Fig. 24-7-1).

COMO O OSIA® SYSTEM FUNCIONA?

O sistema Osia usa estimulação piezoelétrica digital para contornar barreiras do ouvido externo e médio. Para indivíduos com surdez sensorial unilateral (SSD), o sistema transfere o som do lado surdo para o ouvido contralateral.

Existem três componentes principais no sistema: um processador de som, um implante ativo e um pequeno implante de titânio que se liga ao osso em um processo conhecido como osseointegração (Fig. 24-7-2).

1. O processador de som captura o som no ar e analisa digitalmente o sinal;
2. O sinal e a potência processados são enviados por um *link* digital para o implante ativo;
3. O transdutor Piezo Power™ vibra enviando vibrações através do implante para o osso.

As vibrações viajam para o ouvido interno, onde são convertidas em impulsos elétricos e enviadas ao cérebro para serem interpretadas como som.

INDICAÇÕES AUDIOLÓGICAS DO OSIA® SYSTEM

A avaliação audiológica é a base para determinar a candidatura ao Sistema Osia. Os candidatos a este sistema se enquadram em três categorias principais: perda auditiva condutiva, perda auditiva mista e SSD. Para garantir o sucesso, os candidatos devem ser orientados sobre as vantagens do Sistema Osia, o acompanhamento e a reabilitação necessários.

Perda Auditiva Condutiva

O *gap* aéreo-ósseo é um forte indicador de candidatura a um sistema Osia. Quanto maior o *gap*, maior o benefício de um implante de condução óssea em comparação com um aparelho auditivo convencional 1.

A perda auditiva condutiva crônica pode ser causada por diversos motivos, entre eles:

▪ Otite média crônica (COM);
▪ Disfunção da trompa de Eustáquio (tuba auditiva);
▪ Otosclerose;
▪ Um tumor benigno ou colesteatoma, causando danos ao ouvido médio;
▪ Microtia;
▪ Atresia;
▪ Perda auditiva mista;

Uma perda auditiva mista é uma combinação de perda auditiva condutiva e sensorioneural. A perda auditiva mista pode ser difícil de se adaptar aos aparelhos auditivos convencionais, em decorrência da compensação de:[1] necessidade de superar a perda auditiva condutiva, além de uma compensação de cerca de 50% para a perda auditiva neurossensorial.

Como o Sistema Osia ignora a via de condução aérea, e o ganho é fornecido apenas ao componente neurossensorial, reduz-se o ganho geral necessário para indivíduos com perda auditiva mista e melhora-se a qualidade sonora.

Um paciente com perda auditiva mista (SNHL de até 55 dB) é um candidato audiológico para um sistema Osia.

INDICAÇÕES PARA ADAPTAÇÃO BILATERAL

Para alcançar a audição binaural, os limiares de via óssea devem ser simétricos, com uma diferença média de 10 dB (PTA4) ou diferença de até 15 dB em frequências individuais. Limiares de via áerea não

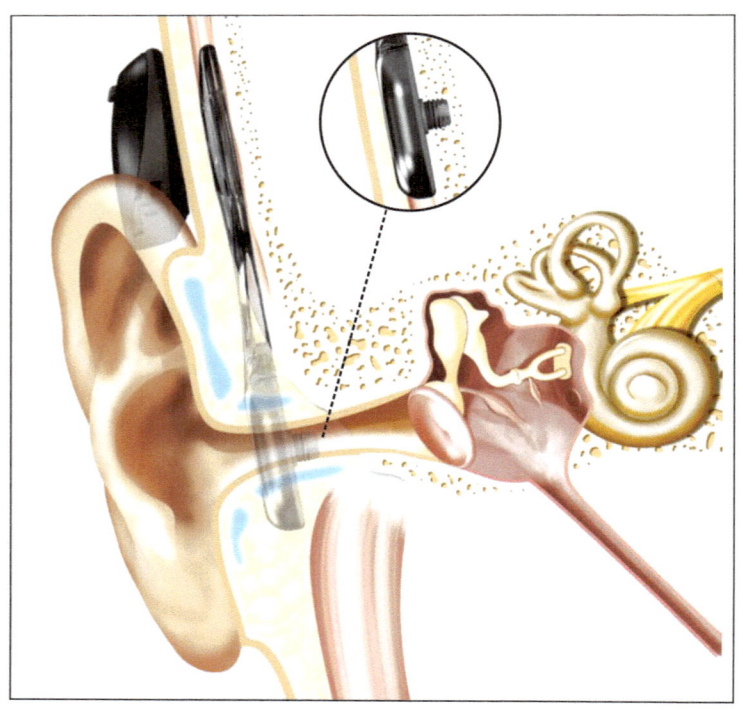

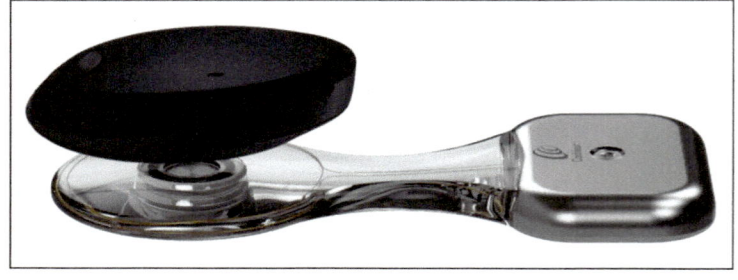

Fig. 24-7-1. Osia® System.

Fig. 24-7-2. Orelha com Osia® System.

são considerados. O ajuste bilateral de pacientes com perda auditiva assimétrica ainda é suscetível de melhorar a audibilidade, a localização e se beneficiar do processamento binaural.

CRITÉRIOS DE SELEÇÃO PARA SSD

Para beneficiar-se do sistema Osia, a audição no ouvido oposto deve ser normal, com limiares não inferiores a 20 dB de SNHL.

É importante garantir que os pacientes tenham uma expectativa realista sobre os benefícios do Sistema Osia e que eles sejam altamente motivados.

A SSD pode ser causada por:

- Fatores genéticos;
- Surdez súbita;
- Neuroma acústico;
- Exposição ao ruído;
- Traumatismo craniano ou trauma;
- Vírus, infecção ou doença;
- Medicamentos ototóxicos;
- Doença autoimune do ouvido interno.

TESTE PRÉ-OPERATÓRIO

O teste antes da cirurgia para determinar se o paciente é candidato ao sistema Osia pode ser realizado usando o Baha Softband ou SoundArc e um processador BAHA 5 ou BAHA 5 Power.

A programação e ajustes dos processadores são realizados utilizando-se o Baha Fitting Software, e os resultados com o benefício da estimulação por via óssea podem ser mensurados por meio de audiometrias em campo livre, testes de percepção de fala no silêncio e ruído ou até mesmo experiência domiciliar.

O PROCESSADOR DE SOM – COCHLEAR™ OSIA® 2

O processador de Som Cochlear™ Osia® 2 é uma peça única, sem cabos, um botão, *led* de luz e dois microfones que possuem tecnologia avançada de direcionalidade e pré-processamento de sinal (Fig. 24-7-3).

A sua tecnologia possui compatibilidade com acessórios *wireless*, e também transmissão direta com aparelhos IOS (Fig. 24-7-4).

Os pacientes usuários do processador de Som – Cochlear™ Osia® 2 podem controlar seu dispositivo (regular o volume, mudar

de programa e fazer pequenos ajustes) com o uso do aplicativo Osia Smart App disponível (Fig. 24-7-5) em dispositivos com sistema operacional IOS e *Android*.

O acessório do Aqua+ também propicia ao usuário a possibilidade de entrar na piscina ou mar tornando o processador de som à prova d'água para até 3 metros de profundidade (Fig. 24-7-6).

Para a programação do processador, utilizamos o Cochlear™ Osia® Fitting Software 2.0.

A primeira sessão de programação é feita usando um cabo e a interface Hi-Pro 2, e as demais sessões de ajustes são feitas de forma sem fio com o Noahlink Wireless.

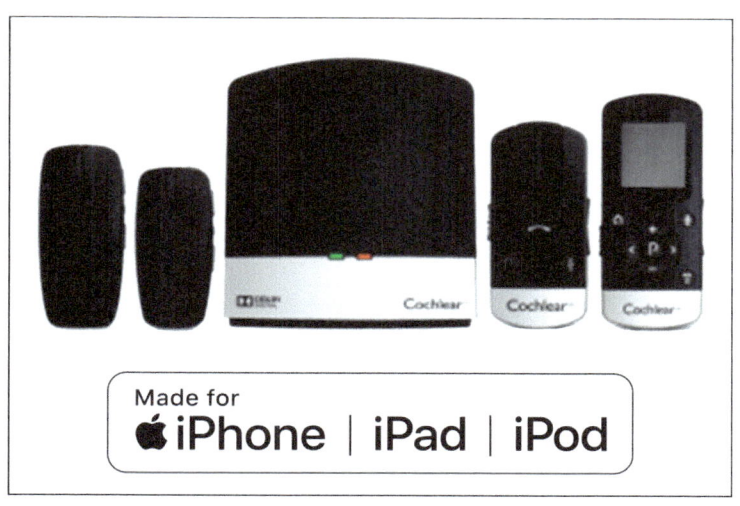

Fig. 24-7-4. Conectividade.

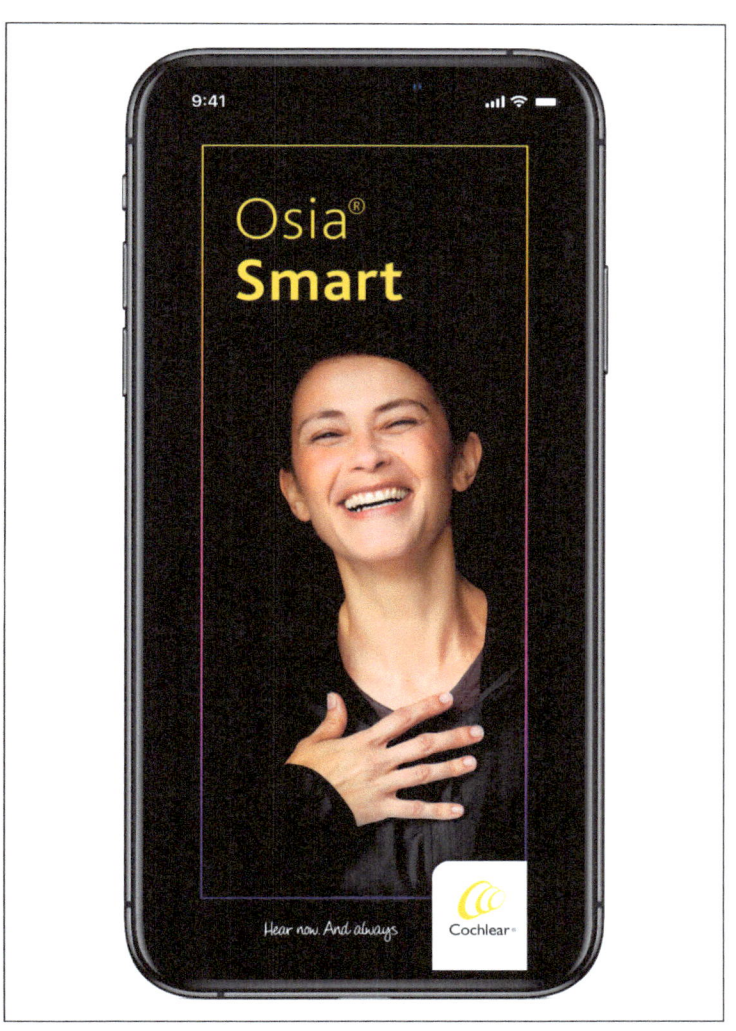

Fig. 24-7-5. Osia Smart App.

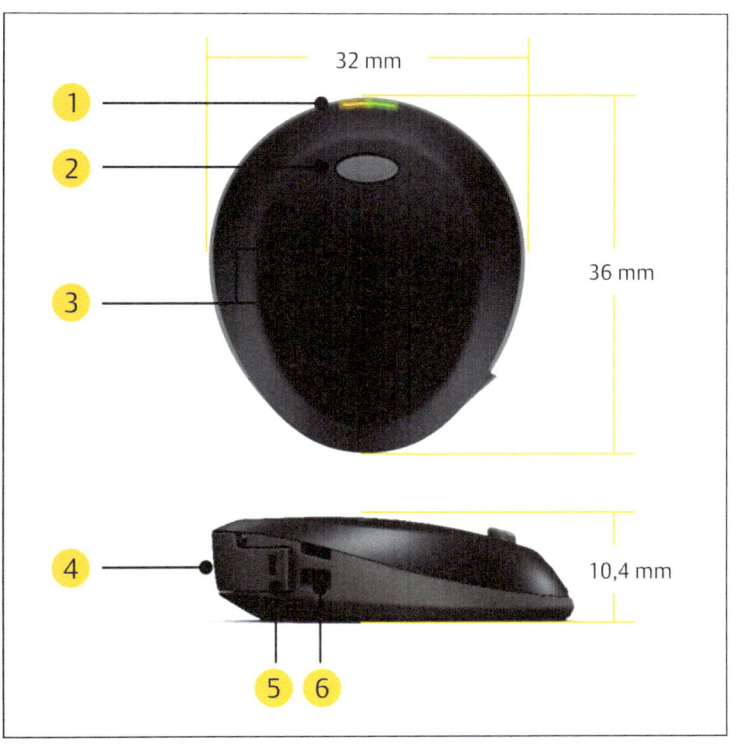

Fig. 24-7-3. O processador de Som – Cochlear™ Osia® 2.

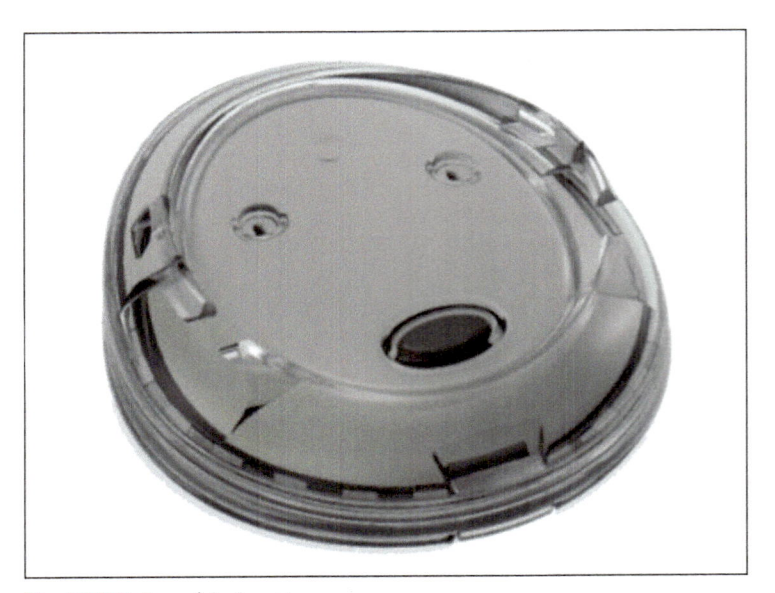

Fig. 24-7-6. Acessório Aqua+.

PESQUISAS COM O OSIA® SYSTEM

Diversas pesquisas clínicas foram realizadas com o Sistema Cochlear Osia, tanto por meio de estudos multicêntricos internacionais, como pesquisas independentes.

Estes estudos confirmaram alguns benefícios exclusivos do Sistema Osia, comparados com as tecnologias existentes, e isto inclui a melhora na amplificação nas frequências altas e a excelente discriminação em silêncio e ruído.[2-5]

Nas pesquisas, o transdutor piezoelétrico não apresentou movimentos das peças ou do material magnético durante o uso e a satisfação estética dos usuários foi confirmada.[6]

Até o momento, os resultados clínicos mostram excelentes resultados e baixo índice de complicações, das quais a maioria é leve e transitória.[7]

O Osia System trouxe benefícios para pacientes que até hoje não aceitavam uma solução de condução óssea em razão de falta de benefício ou em decorrência de preocupações estéticas, bem como os grupos de pacientes em que sistemas osseointegrados atuais demonstravam maior risco de complicações dos tecidos moles, principalmente crianças.[8,9]

REFERÊNCIAS BIBLIOGRÁFICAS

1. Wolf M J, Hendrix S, Cremers CW, Snik A F. Better performance with bone-anchored hearing aid than acoustic devices in patients with severe air-bone gap. Laryngoscope. 2011;121(3):613-6.
2. Papsin B, Cushing S, et al. Osia System, pediatric outcomes. Presentation at Osseo. Miami, Florida. 2019.
3. Goycoolea M, Ribalta G, Tocornal F, et al. Clinical *performance* of the Osia™ system, a new active osseointegrated implant system. Results from a prospective clinical investigation. Acta Otolaryngol. 2020;140(3):212-9.
4. Nevoux J, Boulet M, et al. Outcomes of the new Osia System compared to Baha Attract. Presented at Osseo. Miami, Florida. 2019.
5. Marco J, et al. Osia, a new active transcutaneous bone conduction device: Preliminary results. Presented at Osseo. Miami, Florida. 2019.
6. Bere S, et al. BAHA Attract-Osia Conversion Patients: Comparison of the Two Systems. Presented at Osseo. Miami, Florida. 2019.
7. Ray J, et al. Surgical and functional outcomes of the new Cochlear Osia implant. Presented at Osseo. Miami, Florida. 2019.
8. Smeds H, et al. Osia System in children with conductive or mixed hearing loss. Presented at Osseo. Miami, Florida. 2019.
9. Feddersen WE, Sandel TT, Teas DC, Jeffress LA. Localization of high frequency tones. Journal of the Acoustical Society of America. 1957;29:988-91.

CAPÍTULO 25

PRÓTESES AUDITIVAS DE ORELHA MÉDIA SEMI-IMPLANTÁVEIS

VIBRANT SOUNDBRIDGE® (VSB)

Luiz Fernando Manzoni Lourençone ▪ Marina Matuella ▪ Rubens de Brito

INTRODUÇÃO

É, atualmente, o mais utilizado e estudado dos implantes disponíveis de orelha média. Inicialmente foi desenvolvido pela Symphonix Devices, Inc. (San Jose, CA, EUA) e posteriormente, em 2003, pela Med-El Corp. (Innsbruck, Áustria), quando esta passou a produzir e distribuir o aparelho. Desde então, o processador de fala sofreu diversas atualizações, estando hoje disponível o processador SAMBA.

ESTRUTURA E FUNCIONAMENTO

O sistema VSB é composto de duas partes: uma interna, implantada cirurgicamente, definida como VORP (acrônimo em inglês para prótese ossicular vibrante) e uma parte externa, o processador de áudio usado sobre o couro cabeludo, mantido em posição graças à atração magnética exercida entre as duas partes (Fig. 25-1-1).

O processador de áudio mede em seu maior eixo 3,5 cm, tem espessura de 1 cm e peso inferior a 9 g. É composto por microfones, processador e bateria. Possui tecnologia sem fio do tipo indução magnética de campo próximo. Os microfones captam o som e o convertem em sinal elétrico, que é elaborado no microprocessador e enviado à parte interna mediante indução magnética. Este processo determina um consumo de energia que é fornecida pela bateria contida no processador de áudio. A tecnologia do processador de áudio SAMBA permite uma redução do ruído de vento, isolamento e redução de sons altos e inesperados (*sound smoothing*), além de identificação e redução do ruído de fundo sem afetar os sinais importantes da fala.

O VORP contém um receptor, um fio condutor e um transdutor de massa flutuante (FMT). As informações do processador de áudio são enviadas ao VORP para que o transdutor vibre de maneira controlada, específica às necessidades do paciente. Esse componente interno capta a onda elaborada no microprocessador e, com base no sinal recebido, envia corrente elétrica ao FMT por meio de um fio condutor. O modelo atualmente disponível é o VORP 503, que possui como vantagens, em relação aos modelos anteriores, um *design* mais fino, maior resistência à tração do cabo condutor e compatibilidade com ressonância magnética de até 1,5 Tesla (Fig. 25-1-2).

O FMT é um minúsculo cilindro eletromagnético, posicionado no final do fio condutor. Seu funcionamento ocorre quando o fio condutor retransmite o sinal do receptor para o FMT que está fixado em algum ponto móvel da orelha média. O FMT converte o sinal em vibrações que conduzem e movem diretamente a estrutura em que o acoplador foi fixado, ampliando seu movimento natural. Essas vibrações são conduzidas até a orelha interna e são interpretadas pelo cérebro como som. Com base na frequência e na intensidade de vibração do magneto, o FMT tem capacidade de gerar diferentes sons.[1]

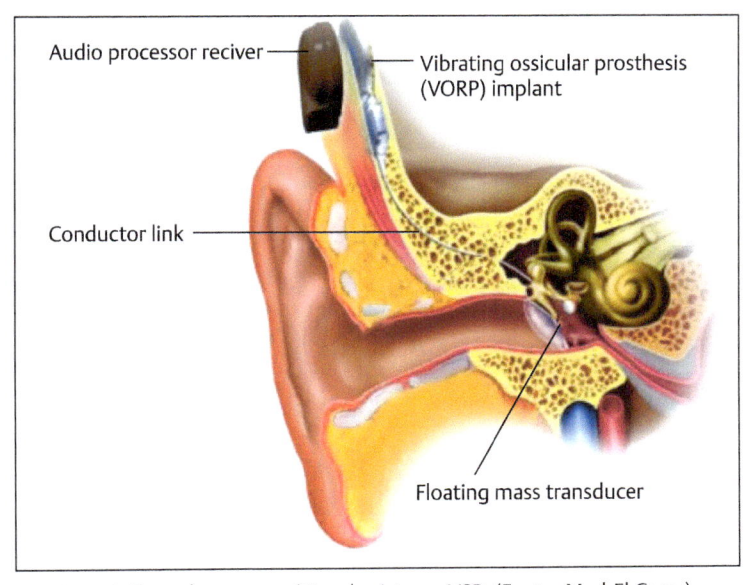

Fig. 25-1-1. Desenho esquemático do sistema VSB. (Fonte: Med-El Corp.)

Audio processor reciver
Vibrating ossicular prosthesis (VORP) implant
Conductor link
Floating mass transducer

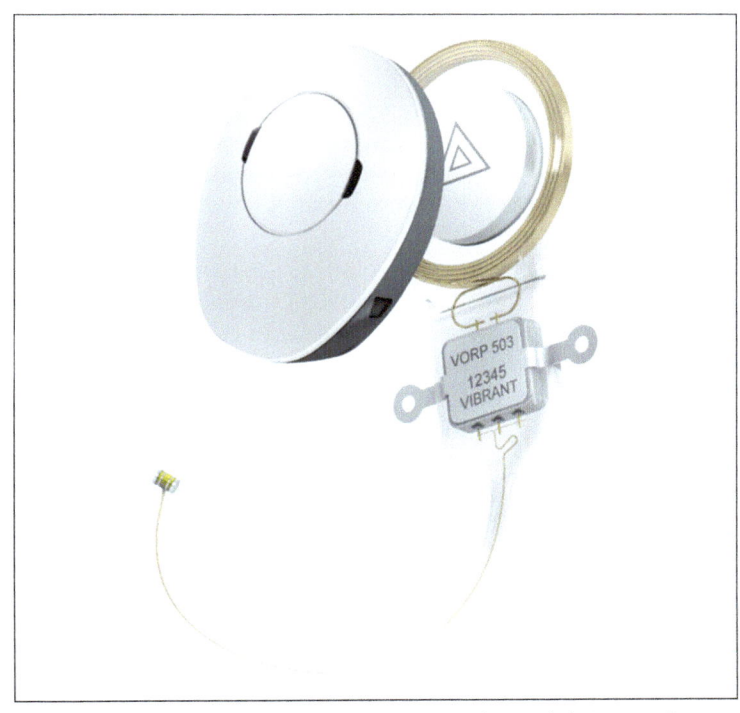

Fig. 25-1-2. Processador de áudio externo (SAMBA) e unidade interna do Vibrant Soundbridge VORP 503 com seu corpo que contém o receptor, o fio condutor e o FMT. (Fonte: Med-El Corp.)

Conectado ao FMT existe o acoplador para vibroplastia. Há inúmeros modelos de acopladores disponíveis. A escolha do acoplador está na dependência do tipo de perda auditiva, condições anatômicas da orelha média e técnica cirúrgica utilizada. Essas pequenas peças, com dimensões entre 1 e 3 mm, podem ser de titânio ou de uma liga de borracha com gel de silicone.

INDICAÇÕES

■ Maiores de 18 anos (em casos selecionados, pode ser implantado em crianças – na Europa é aprovado para uso em crianças);
■ Pacientes que já usaram aparelhos de audição, mas com pouco ou nenhum benefício ou que não se adaptam ao uso de AASI por alguma condição médica (presença de exostose, otite externa recorrente);
■ Malformações de orelha externa ou média;
■ Perda auditiva bilateral sensorioneural, condução ou mista moderada a severa, estável nos últimos 2 anos;
■ Sequela de otite média crônica, cavidades abertas, ausência de ossículos, otosclerose com dificuldade de se realizar estapedotomia.

EXAMES E CUIDADOS PRÉ-OPERATÓRIOS

■ Excluir possíveis problemas retrococleares e neuropatia auditiva;
■ AASI deve ser adaptado e testado antes da cirurgia em ambos os ouvidos;
■ Ausência de hipoacusia flutuante;
■ Ausência de infecção na orelha média;
■ Avaliar a pele do couro cabeludo onde será colocado o processador de áudio. A pele não deve ter qualquer condição que impeça seu uso;
■ Analisar condições psicológicas do paciente – é necessária forte motivação e expectativa realista da parte do candidato;
■ Audiometria tonal e vocal, timpanometria, teste do reflexo do estapédio, testes de compreensão de fala (pelo menos 50% de palavras corretas apresentadas em nível confortável ou de conversação);
■ Estudo pré-operatório por imagem: é necessário realizar uma tomografia computadorizada (TC) de ossos temporais. Identificar a aeração da mastoide, posição do seio sigmoide e nervo facial (adequação do recesso do facial para o posicionamento do aparelho, pois 3 mm são necessários para passar o FMT através do recesso do facial);
■ Avaliação clínica geral do paciente. Teoricamente não há limite de idade máxima para este procedimento cirúrgico, porém o paciente deve estar em condições clínicas adequadas;
■ Todos os pacientes recebem antibióticos como profilaxia por 24 horas;
■ O paciente deve ser informado sobre os riscos da cirurgia. Os principais riscos são perda auditiva, tontura, alterações no paladar, paresia ou paralisia facial. Apenas aqueles cirurgiões treinados e experientes em realizar uma mastoidectomia e timpanotomia posterior devem realizar esta cirurgia que requer cuidado e paciência para o correto posicionamento do FMT.

ESCOLHA DO ACOPLADOR DE VIBROPLASTIA E POSICIONAMENTO
Perda Auditiva Sensorioneural

Pacientes com perda auditiva sensorioneural que não podem ter prótese auditiva convencional adaptada de modo satisfatório ou que têm otite externa recorrente são candidatos ao posicionamento do acoplador de vibroplastia na bigorna.[2] O VSB é especialmente útil quando o benefício do aparelho de audição é limitado para limiares auditivos de 70-80 dB,[3] sendo uma opção de tratamento segura e eficaz para pacientes com perda auditiva sensorioneural moderada e grave.[4] A Figura 25-1-3 mostra a área de indicação audiológica para perda auditiva sensorioneural com o acoplador posicionado na bigorna.[5] Trata-se da aplicação para a qual o VSB foi desenvolvido originalmente.

Para esses casos de perda auditiva sensorioneural o sistema tímpano-ossicular deverá estar íntegro e móvel. São três os acopladores disponíveis para esse tipo de perda auditiva: acoplador para processo curto da bigorna, acoplador para processo longo da bigorna e acoplador Symphonix para bigorna (Fig. 25-1-4).[5]

Do ponto de vista audiológico, o paciente candidato ao VSB posicionado na cadeia ossicular deve estar dentro dos seguintes critérios de seleção:

■ A audiometria tonal deve estar dentro da faixa em vermelho indicada na Figura 25-1-3 ;
■ Timpanometria e orelha média normais;
■ Audiometria vocal: a 65 dB, o paciente deve compreender ao menos 50% de dissílabos (fazendo uso de AASI).

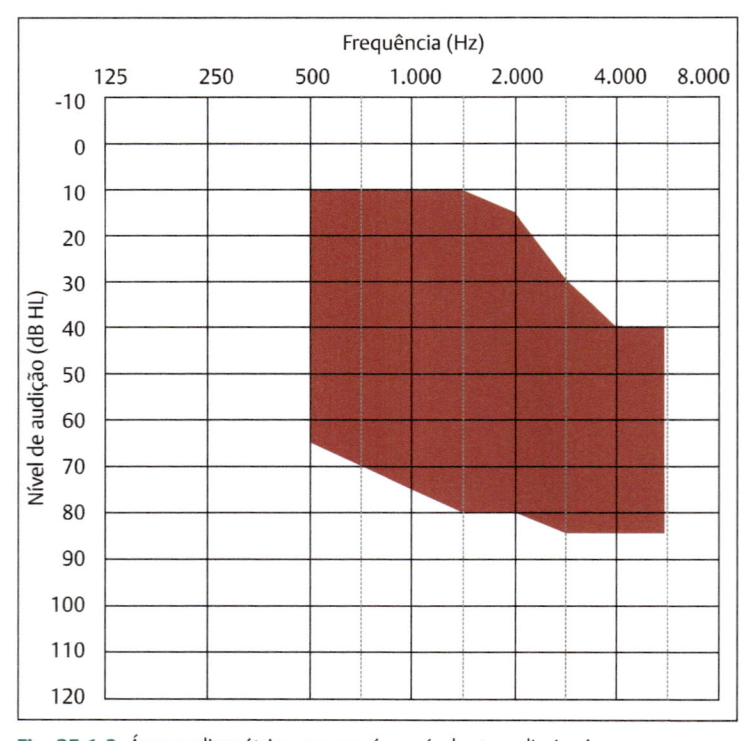

Fig. 25-1-3. Área audiométrica em que é possível estar o limiar ósseo para indicação nos casos de perda auditiva sensorioneural pura. (Fonte: Med-El Corp.)

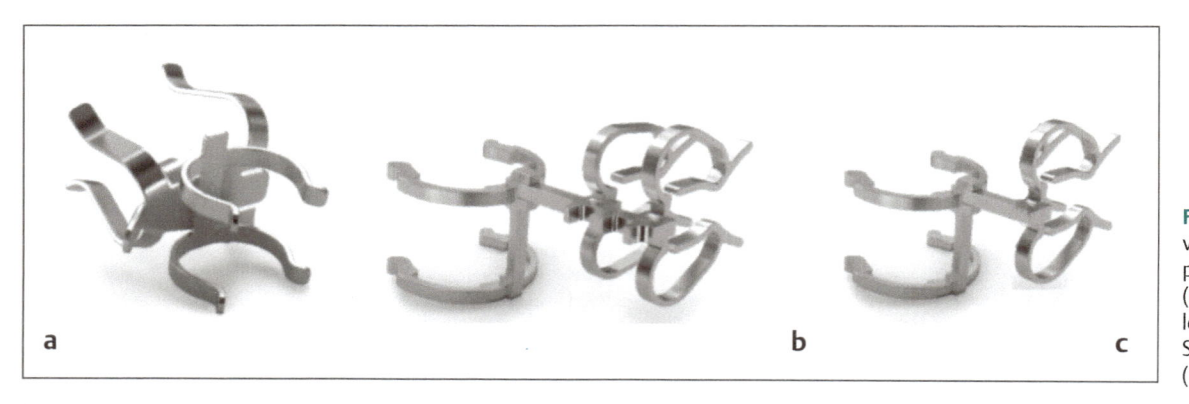

Fig. 25-1-4. Acopladores para vibroplastia: (**a**) acoplador para processo curto da bigorna; (**b**) vacoplador para processo longo da bigorna; (**c**) acoplador Symphonix para bigorna. (Fonte: Med-El Corp.)

Perda Auditiva Condutiva ou Mista

Para a indicação nos casos de perda auditva condutiva ou mista, a área audiométrica está representada em vermelho na Figura 25-1-5.[5] O paciente não poderá apresentar infecções na orelha média e

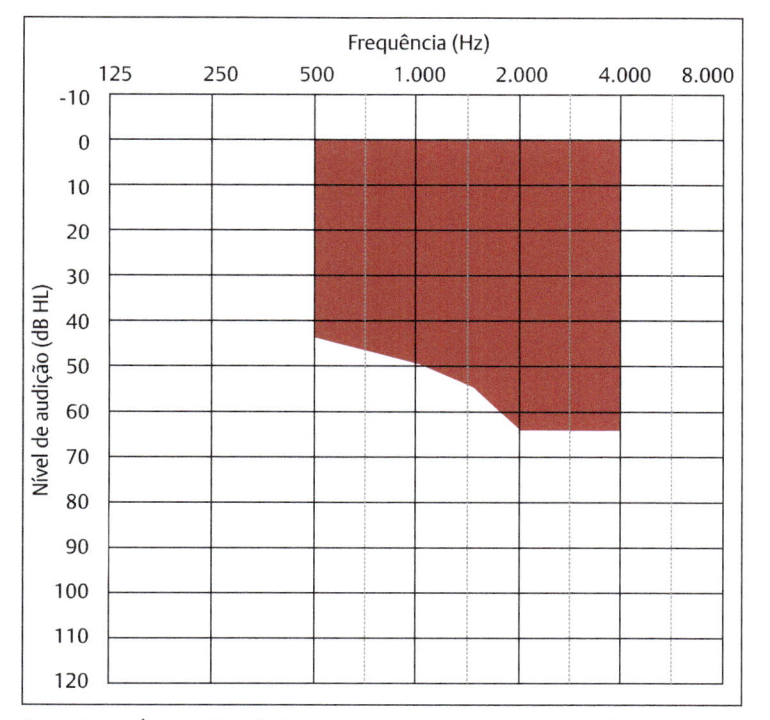

Fig. 25-1-5. Área audiométrica em que é possível estar o limiar ósseo para indicação nos casos de surdez condutiva ou mista. (Fonte: Med-El Corp.)

deverá ter uma anatomia que permita o posicionamento do acoplador na estrutura vibratória apropriada. Nessa indicação estão incluídos os pacientes com atresia aural congênita e com malformação de cadeia ossicular, tendo em vista a versatilidade do posicionamento do acoplador.[1,6] Para esses casos, são cinco os acopladores disponíveis: acoplador de janela redonda *soft*, acoplador CliP para vibroplastia, acoplador Bell para vibroplastia, acoplador de janela oval para vibroplastia e acoplador de janela redonda para vibroplastia (Fig. 25-1-6).[5]

É fundamental que a estabilidade da prótese seja garantida por condições anatômicas favoráveis,[7] em especial quando o acoplador utilizado é posicionado na janela redonda ou na janela oval.

Os acopladores para a janela oval são derivados do sistema TORP e PORP das próteses passivas. Há, no entanto, um elemento que deixa completamente diferente a estabilidade de um PORP ou TORP normal, que é o cabo condutor do VORP que torna mais estável em comparação com estas próteses.[8,9]

TÉCNICA CIRÚRGICA[5,10,11]

Apesar de a técnica cirúrgica ter muitas similaridades com aquela usada para o implante coclear, existem algumas características peculiares na implantação do VSB. A cirurgia é realizada sob anestesia geral e tem duração entre 2 e 4 horas.

Preparo

Tricotomia de aproximadamente 2 cm além da incisão pretendida. Demarcação do posicionamento do VORP a 45° posterossuperiormente à orelha (o VORP não deve ficar embaixo da orelha). Posicionamento dos campos cirúrgicos (Fig. 25-1-7). Infiltração retroauricular com anestésico com vasoconstritor.

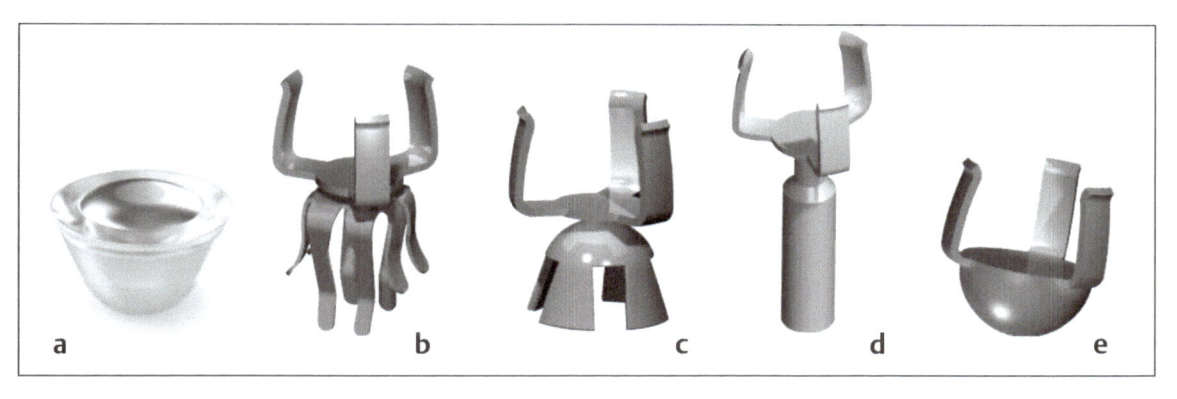

Fig. 25-1-6. Acopladores para vibroplastia: (**a**) acoplador de janela redonda *soft*; (**b**) acoplador CliP para vibroplastia; (**c**) acoplador Bell para vibroplastia; (**d**) acoplador de janela oval para vibroplastia; (**e**) acoplador de janela redonda para vibroplastia. (Fonte: Med-El Corp.)

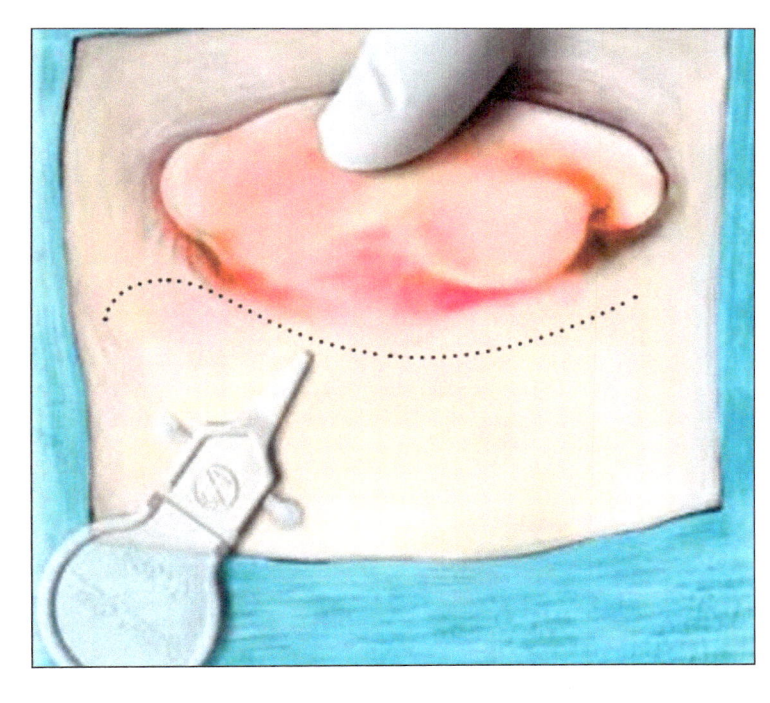

Fig. 25-1-7. Demarcação do posicionamento do VORP e da incisão cirúrgica. (Fonte: Med-El Corp.)

Incisão

A linha de incisão deve ficar a 2 cm da borda do VORP para minimizar o risco de extrusão do dispositivo e de infecção pós-operatória. A incisão pode ser pós-auricular estendida ou pequena incisão. Nos casos de pacientes com atresia aural, a incisão retroauricular deverá ser realizada a 6 cm da articulação temporomandibular (Fig. 25-1-8). A hemostasia poderá ser realizada com eletrocautério monopolar ou bipolar. Entretanto, somente o eletrocautério bipolar poderá ser utilizado quando o VORP estiver no campo cirúrgico ou se o paciente tiver um implante do outro lado.

Exposição da Mastoide

Exposição ampla da mastoide que permita mastoidectomia (Fig. 25-1-9).

Mastoidectomia

Mastoidectomia simples até o ponto em que o ramo curto da bigorna seja identificado. Nos casos de pacientes com atresia aural, deverá ser realizada mastoidectomia ampla delimitando a fossa média, o seio sigmoide e o ângulo sinodural. O teto da placa atrésica do osso timpânico deve ser preservado para proteção da orelha média (Fig. 25-1-10).

Timpanotomia Posterior

A mastoidectomia deverá ser estendida posterior e inferiormente quando for necessária a realização da timpanotomia posterior. A timpanotomia posterior deverá ser realizada até a exposição da estrutura onde será fixado o acoplador.

Confecção do Nicho Ósseo

Descolamento do periósteo na escama temporal para possibilitar posicionamento do dispositivo interno com fixação com parafusos e confecção da canaleta óssea para acomodar o fio condutor (Fig. 25-1-11).

Conexão do Acoplador ao FMT

O acoplador é conectado ao FMT enquanto ainda está preso pela estrutura de retenção em que é disponibilizado pelo fabricante (Fig. 25-1-12).

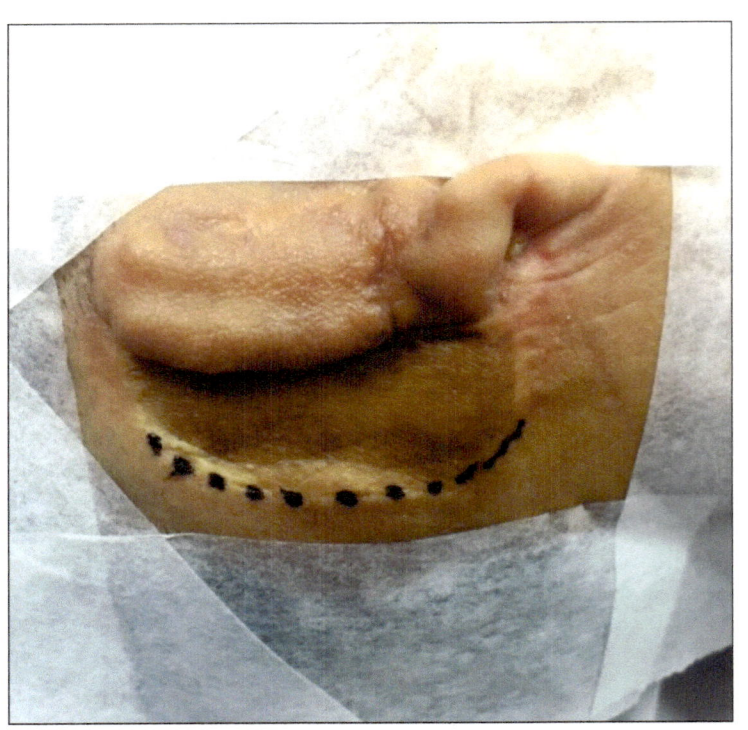

Fig. 25-1-8. Demarcação da incisão em paciente com atresia aural congênita. (Fonte: Cortesia Luiz Lourençone.)

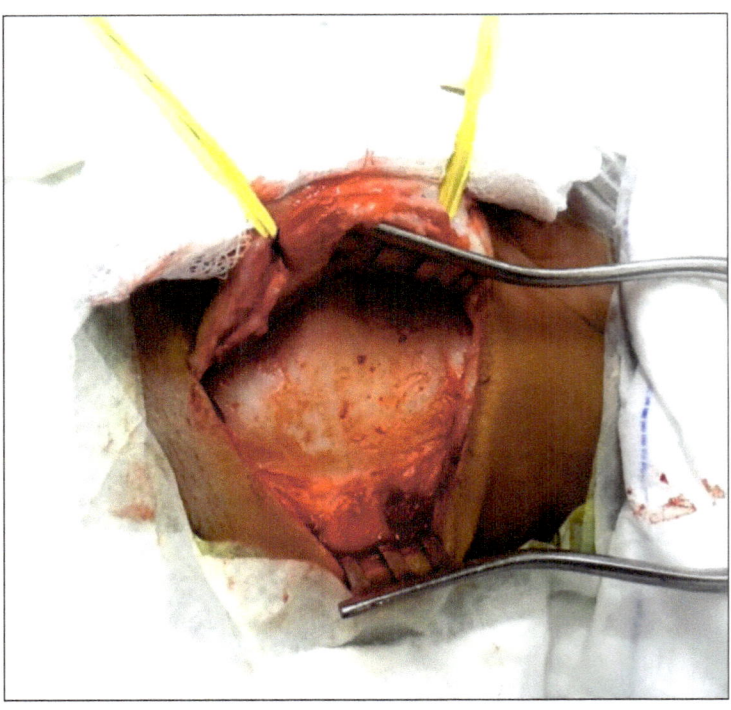

Fig. 25-1-9. Exposição ampla da mastoide. (Fonte: Cortesia Luiz Lourençone.)

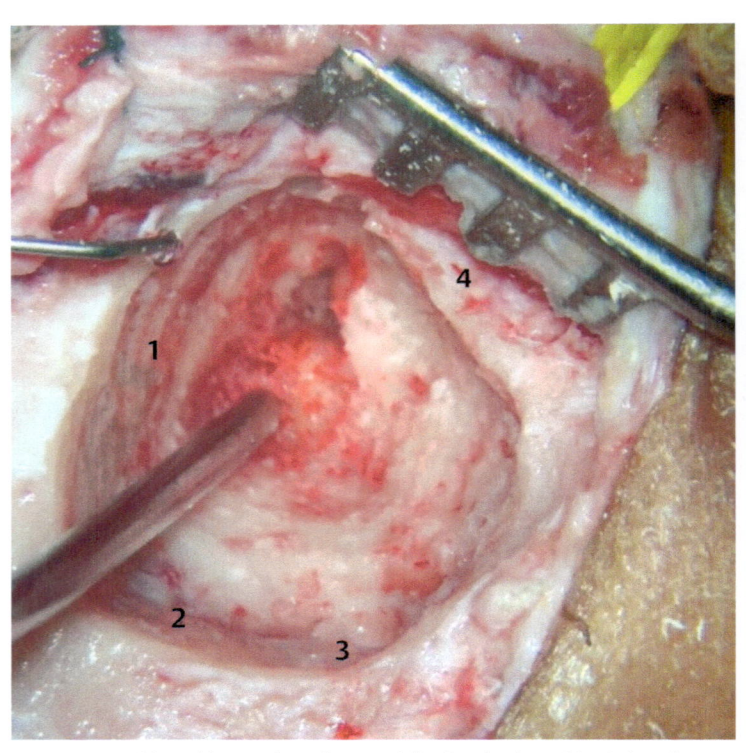

Fig. 25-1-10. Mastoidectomia: *1.* fossa média; *2.* seio sigmoide; *3.* ângulo sinodural; *4.* teto da placa atrésica do osso timpânico. (Fonte: Cortesia Luiz Lourençone).

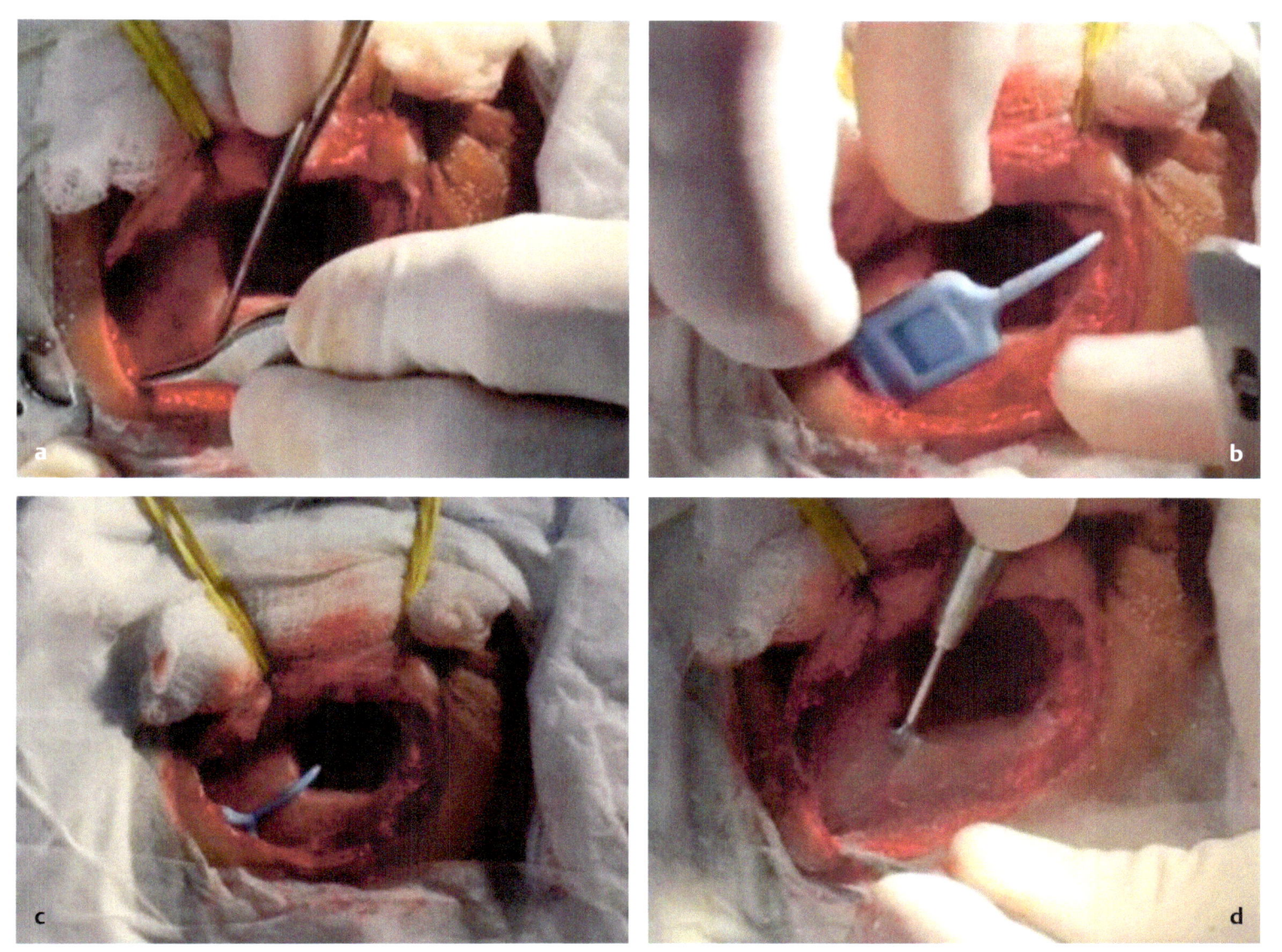

Fig. 25-1-11. Confecção do nicho ósseo. (a) Descolamento do periósteo. (b) Uso de molde para descolamento adequado. (c) Conferência do adequado posicionamento do molde. (d) Brocado canaleta óssea. (Fonte: cortesia Luiz Lourençone.)

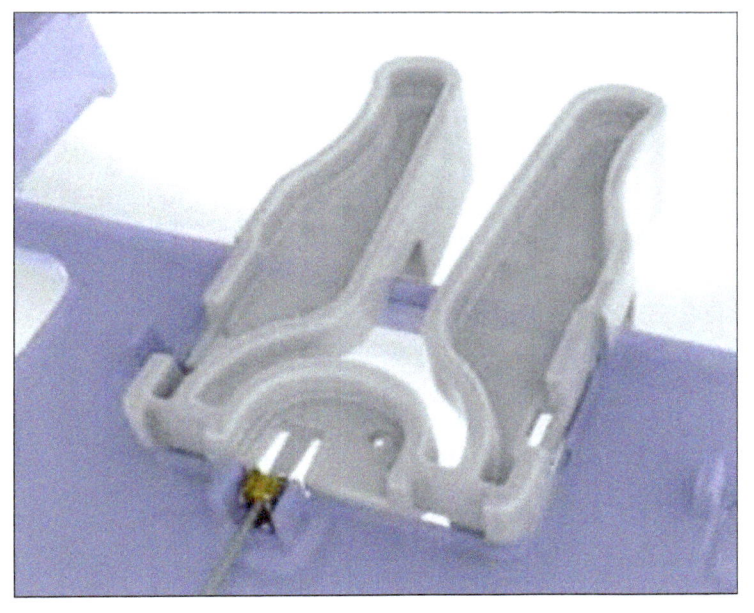

Fig. 25-1-12. Conexão do acoplador ao FMT. (Fonte: Med-El Corp.)

Posicionamento do Dispositivo Interno

Inserido o dispositivo interno na escama do osso temporal descolado com o cabo condutor na canaleta óssea confeccionada (Fig. 25-1-13).

Posicionamento do FMT

▪ Se a bigorna estiver bem formada e articulada com o estribo, o acoplador poderá ser fixado na própria bigorna em qualquer um dos seus ramos (Fig. 25-1-14);

▪ Se a bigorna estiver malformada, sugere-se a remoção do complexo martelo-bigorna, deixando o estribo livre para que o acoplador possa ser fixado sobre ele (Fig. 25-1-15);
▪ Se o estribo estiver malformado e não possibilitar o posicionamento de um acoplador de forma estável, sugere-se o posicionamento na janela oval ou redonda (Fig. 25-1-16).

Fechamento

Sutura retroauricular em dois planos (Fig. 25-1-17).

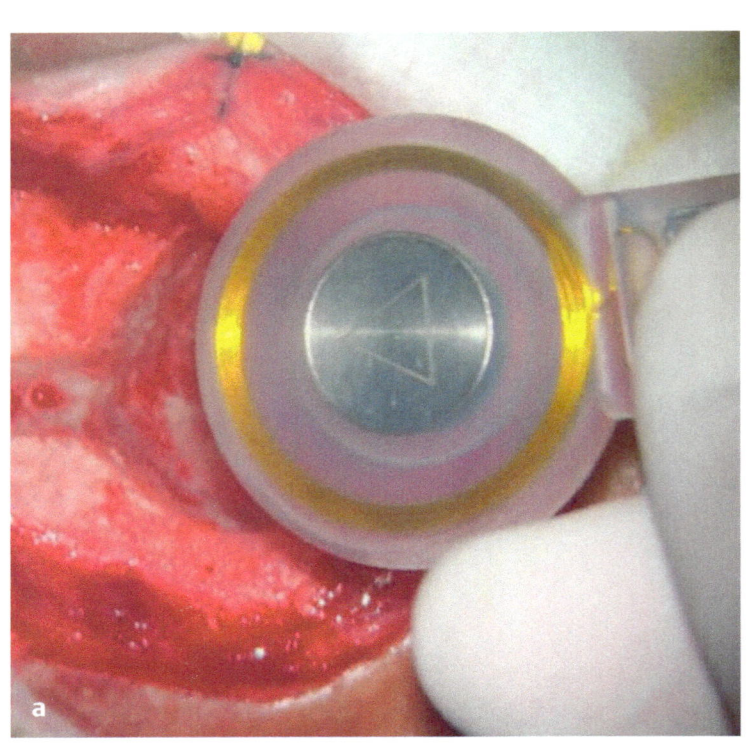
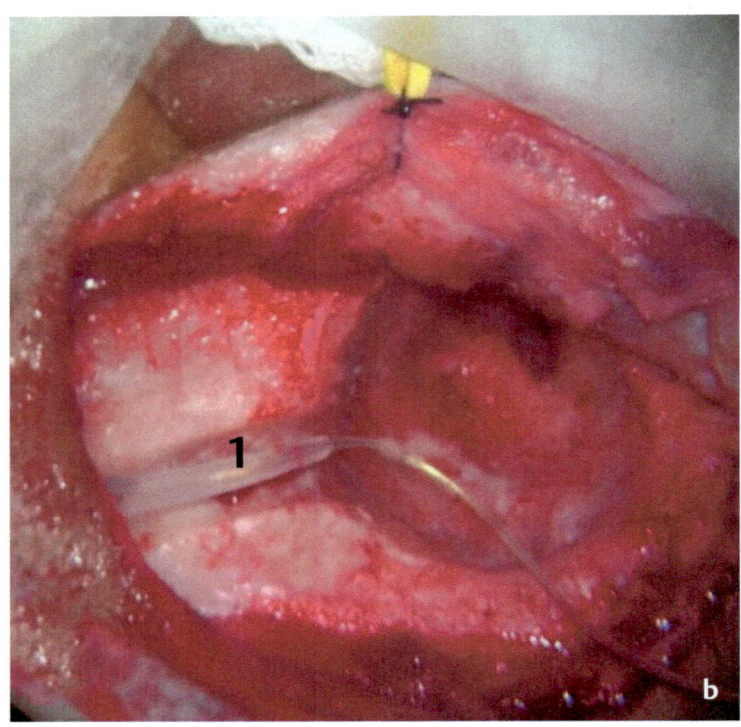

Fig. 25-1-13. Posicionamento do dispositivo interno. (**a**) Inserção do dispositivo interno. (**b**) Fio condutor; *1*. na canaleta óssea. (Fonte: cortesia Luiz Lourençone.)

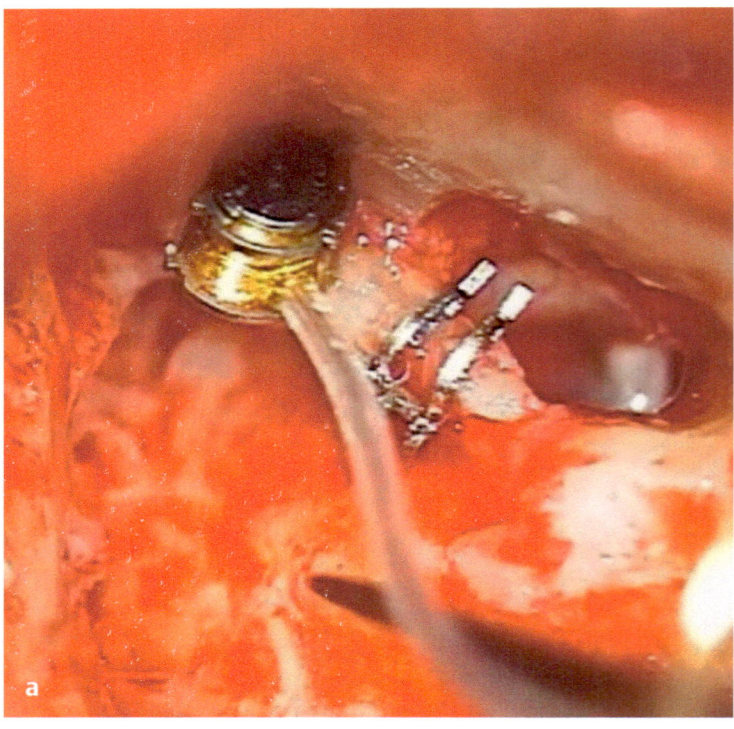
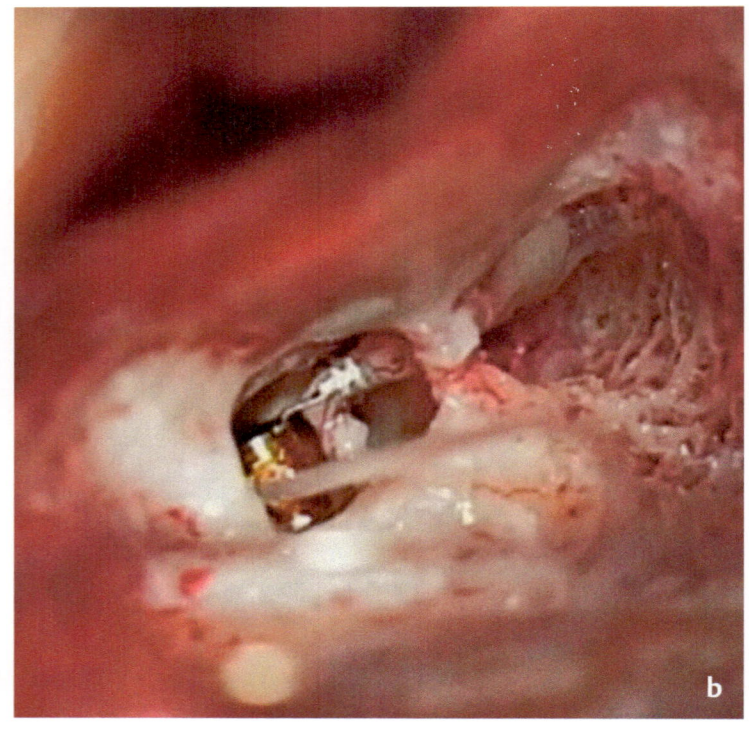

Fig. 25-1-14. Posicionamento do FMT. (**a**) FMT fixado no ramo curto da bigorna. (**b**) FMT fixado no ramo longo da bigorna. (Fonte: cortesia Luiz Lourençone.)

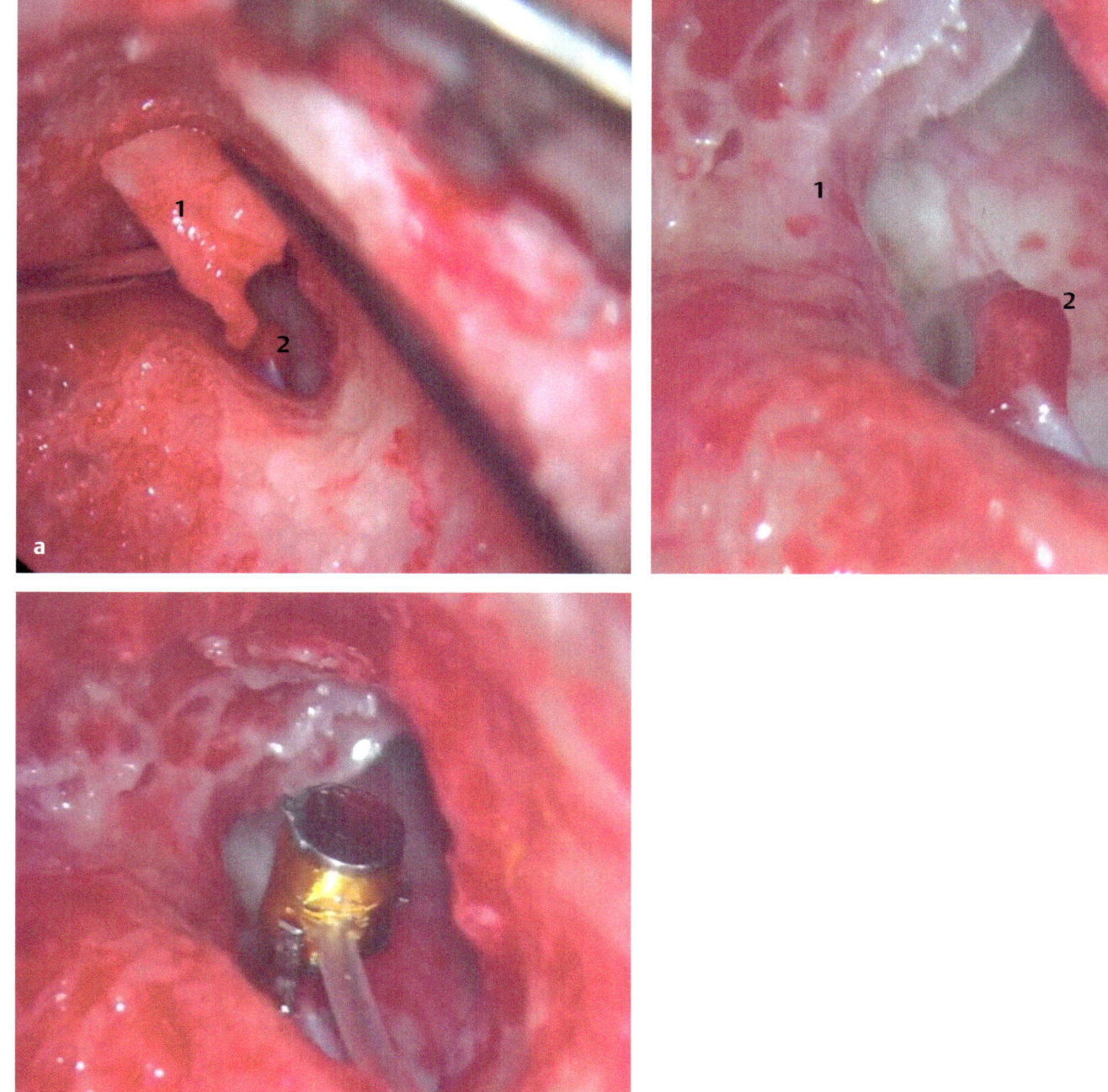

Fig. 25-1-15. Posicionamento do FMT. (**a**) Remoção do complexo incudomaleolar: *1.* malformado, para permitir que o estribo; *2.* fique livre para a fixação do FMT. (**b**) Nervo facial em seu trajeto timpânico: *1.* e o estribo livre; *2.* para posicionamento do FMT. (**c**) FMT posicionado sobre o estribo através do acoplador Bell para vibroplastia. (Fonte: cortesia Luiz Lourençone.)

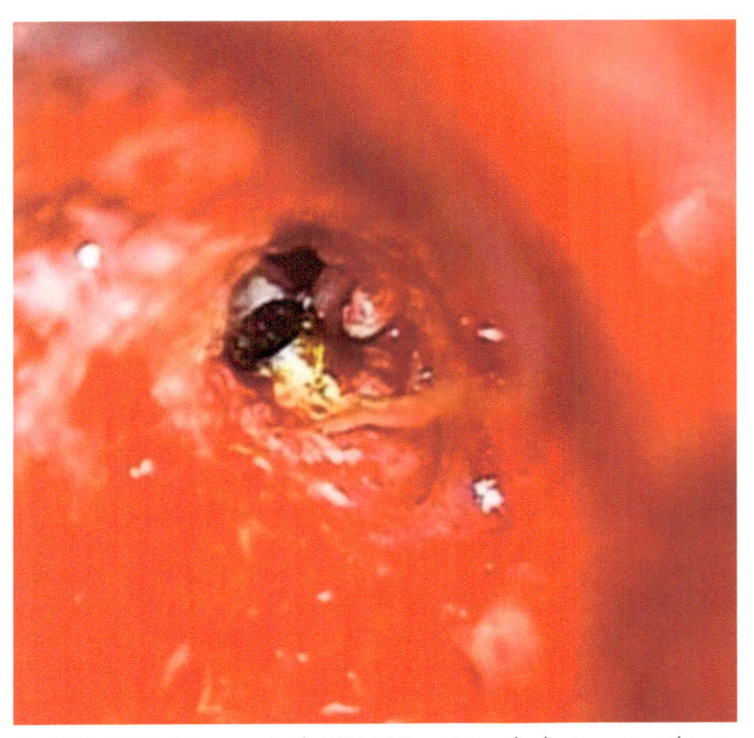

Fig. 25-1-16. Posicionamento do FMT. FMT posicionado diretamente sobre a janela oval. (Fonte: cortesia Luiz Lourençone.)

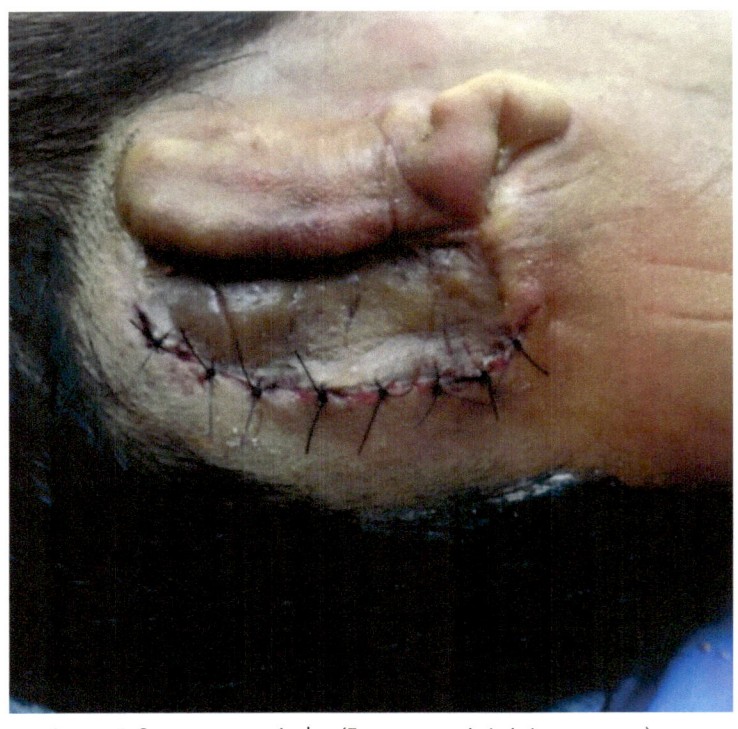

Fig. 25-1-17. Sutura retroauricular. (Fonte: cortesia Luiz Lourençone.)

TESTES INTRAOPERATÓRIOS

O *Reversed Transfer Function* (RTF) é utilizado quando o FMT é implantado na cadeia ossicular. Este teste tem o objetivo de verificar a estabilidade (solidez) do acoplamento entre o FMT e o ramo longo da bigorna, pois isto representa um elemento decisivo para o bom funcionamento do sistema. Antes do início da cirurgia é posicionado um microfone no conduto auditivo externo que tem a finalidade de registrar a vibração da membrana timpânica, provocada pela estimulação intraoperatória do FMT. De fato, estimulando o FMT é gerada uma vibração, e então um som, em que uma parte é transmitida ao estribo e depois à perilinfa, e outra parte é transmitida para trás em direção ao martelo e à membrana timpânica. Esta última vibrando emite tal som ao interior do conduto auditivo externo, que é registrado pelo microfone. Se o som registrado

coincide com aquele enviado, há a confirmação da solidez do acoplamento entre o FMT e a bigorna. O sinal enviado é um som que em 10 segundos varia de 100 a 8.000 Hz. Se o microfone registra o mesmo som no mesmo intervalo de tempo, é indicativo do perfeito acoplamento do sistema.

A eletrococleografia é utilizada como teste intraoperatório na cirurgia em que o FMT é posicionado na janela redonda ou oval para verificar seu adequado acoplamento. Em nenhum dos dois casos é diferente de uma eletrococleografia normal, se não pelo fato de o estímulo ser produto não de um alto-falante no conduto auditivo externo, mas da ativação do FMT.

ATIVAÇÃO

Após 8 semanas da cirurgia e liberação do otorrinolaringologista, o paciente retorna ao fonoaudiólogo para avaliação da audição e, então, ligação da prótese auditiva.

Inicialmente se verifica a conservação do limiar receptivo por meio de audiometria tonal e vocal da via óssea.

O primeiro passo da ativação é o Vibrograma – um exame audiométrico tonal em que o som não é emitido pelo fone de ouvido ou pelo vibrador como em uma audiometria comum, mas é fornecido pela ativação do implante frequência por frequência e intensidade por intensidade. Através do vibrograma são testados a funcionalidade do implante, o limiar auditivo, o limiar de desconforto (UCL). Estes dois últimos parâmetros são o ponto de partida para a adaptação do processador de áudio à necessidade do paciente.

De acordo com o grau da audição, o profissional faz os ajustes de grau necessários da parte externa do processador de sinal, ensina o paciente a colocar e retirar a pilha e o aparelho externo, além de fazer orientações quanto ao manuseio e higiene da prótese auditiva semi-implantável VSB. Começa assim o acompanhamento periódico para a adaptação do som que está sendo ouvido e novos ajustes, quando necessário.

VANTAGENS DO SISTEMA VSB

▪ Recuperação da função auditiva: quando a indicação é precisa e a intervenção cirúrgica ocorre sem intercorrências, o paciente se beneficia de uma estimulação da orelha interna superior àquela inicial, que permite reconhecer e compreender o som e as palavras. Nos melhores casos, o sistema VSB permite a obtenção do limiar auditivo melhor do que a via óssea pré-operatória (*over-closure* do *gap* aéreo-ósseo);

▪ Oferece melhor qualidade auditiva e compreensão da fala, especialmente em ambientes ruidosos;

▪ Como o processador de áudio do VSB é localizado externamente, o paciente pode sempre se beneficiar da mais recente tecnologia apenas com a atualização do equipamento externo;

▪ Orelha externa livre: ausência do efeito de oclusão, garantindo conforto superior àquele das próteses acústicas tradicionais. O processador de áudio é colocado no couro cabeludo, escondido pelos cabelos;

▪ Eliminação do efeito de *feedback* (apito emitido pelas próteses acústicas tradicionais sobretudo quando se amplifica muito os sons agudos). Este apito é causado pelo fato de o microfone e o alto-falante da prótese estarem próximos um do outro. Já que o VSB não utiliza um alto-falante para transmitir o som, este efeito não está presente, sendo possível amplificar os sons agudos, garantindo melhor qualidade de audição;

▪ É um sistema reversível;

▪ De acordo com os estudos de compatibilidade em ressonância magnética, até a exposição de 1,5 Tesla, a cadeia ossicular acoplada ao FMT permanece estável;

▪ Melhor qualidade sonora geral, melhor adaptação e conforto, reduzido *feedback*, ganho aumentado ou comparável ao da prótese acústica, benefícios evidentes na maioria das situações de audição;

▪ Redução do cerume e umidade do conduto auditivo externo. A discriminação de fala mostrou-se igual com o VSB em relação à prótese convencional.

LIMITES DO SISTEMA VSB

Audiológicos

Do ponto de vista audiológico é preciso mencionar que o acoplamento do FMT na janela oval, na janela redonda ou no ramo longo da bigorna não tem qualquer efeito em melhorar as frequências 500, 250 e 125 Hz.

Cirúrgicos

- Frequentemente o espaço entre o nervo facial e a corda do tímpano é estreito, seja para passar o FMT, seja para fixar o clipe no ramo longo da bigorna; esta, como qualquer manobra realizada em um sistema ossicular perfeitamente móvel, pode ser não somente complexa, mas potencialmente danosa pela eventual deterioração iatrogênica da função auditiva;
- A incidência de necrose do ramo longo da bigorna é menor em comparação com o pistão de estapedotomia;
- O broqueamento do nicho da janela redonda pode ser uma manobra potencialmente lesiva para a orelha interna, fazendo com que o paciente saia do grupo de aplicação da prótese VSB;
- Risco de traumatismo do nervo facial seja para executar a timpanotomia posterior, seja durante o broqueamento do bordo da janela redonda.

REFERÊNCIAS BIBLIOGRÁFICAS

1. Lourencone LFM, et al. An implantable hearing system as rehabilitation for hearing loss due to bilateral aural atresia: surgical technique and audiological results. J Int Adv Otol. 2016;12:241-6.
2. Sterkers O, Boucarra D, Labassi S. A middle-ear implant, the Symphonix Vibrant Soundbridge; Retrospective study of the first 125 patients implanted in France. Otol Neurotol. 2003;24(3):427-36.
3. Snik FM, Cremers WRJ. Vibrant semi-implantable hearing device with digital sound processing: Effective gain and speech perception. Arch Otolaryngol Head Neck Surg. 2001;127:1433-7.
4. Luetje CM, Brackman D, Balkany TJ, et al. Phase III clinical trial results with the Vibrant Soundbridge® implantable middle ear hearing device: a prospective controlled multicenter study. Otolarygol Head Neck Surg. 2002;126(2):97-107.
5. Sistema Vibrant Soundbridge® Incluindo o processador de áudio SAMBATM, o VORP 503 e os acopladores para vibroplastia. Med-El.
6. Colletti L, Carner M, Mandalá M, et al. The floating mass transducer for externl auditory canal and middle ear malformations. Otol Neurotol. 2011;32:108-15.
7. Cremers CWRJ, O'Connor AF, Helms J, et al. International consensus on Vibrant Soundbridge® implantation in children and adolecents. Int J Pediatr Otorhinolaryngol. 2010;74:1267-9.
8. Colletti V Soli SD, Carner M, Colletti L. Treatment of mixed hearing loss via implantation of vibratory transducer on the round window. Int J Audiol. 2006;45:600-8.
9. Colletti V, Carner M, Colletti L. TORP vs round window implant for hearing restoration of patients with extensive ossicular chain defect. Acta Oto Laryngologica. 2009;129(4):449-52.
10. Lourencone LFM. Prótese auditiva ativa cirurgicamente implantável de orelha média para reabilitação auditiva em pacientes com atresia aural congênita bilateral: técnica cirúrgica e resultado audiológico [tese]. 2018.
11. Vibrant Soundbridge® Information for Surgeons (VORP 503). Med-El.

SEÇÃO 25-2

MAXUM

Gabriela O. Bom Braga ▪ Walmi Bom Braga

INTRODUÇÃO

Desde o final da década de 1970, experimentos com o uso de cristais pizoelétricos na cadeia ossicular têm sido feitos. Já em 1979, Hough, Vernon e Johnson, em suas pesquisas, observaram amplificação sonora; porém, por dificuldades tecnológicas da época esses estudos cessaram.[1,2]

No início do século XXI, e com o adianto da tecnologia espacial, iniciaram as investigações com o uso de ímãs de terra rara.[3] Esses ímãs têm como característica fundamental sua capacidade de vibrar em perfeita sincronia com as frequências do campo, quando colocados em campo eletromagnético e, por isso, começaram a ser usados em implantes.[3,4] Onde implantar, qual ímã implantar e como torná-los biocompatíveis passaram, então, a ser a questão. Usando como base princípios anatômicos e mecânicos, a articulação incudoestapedial foi considerada a melhor localização.[2,5] O ímã de maior força e mais avançado, escolhido para o implante, é o neodímio ferro boro (NdFeB), que foi colocado em um cilindro biocompatível, protegido da umidade e hermeticamente fechado, o que aumentou sua eficácia e segurança.[4,6]

O Maxum é composto por um processador auditivo externo e uma parte interna implantável. O processador externo pode ser intracanal ou retroauricular, semelhante a um aparelho auditivo.[7,8] O processador externo consiste em um microfone e um amplificador. Os eletrodos são conectados numa bobina eletromagnética feita sob medida de um molde da orelha, posicionado próximo à membrana timpânica (a 4 mm do ímã implantado na articulação incudoestapediana).[8]

A transmissão da energia vibratória para a cóclea através do estribo está diretamente relacionada com o alinhamento coaxial entre o implante e a bobina colocada no conduto auditivo externo, assim como a distância da bobina para o ímã. Colocando-se o ímã na articulação incudoestapedial, deixa-se o ímã à 4 mm da bobina e maximiza-se a transmissão eletromagnética.[7,9]

O implante consiste em um ímã, sua cobertura e um anel para fixação. O implante mede 1,35 mm de diâmetro e 2 mm de comprimento, e pesa 20 mg. Um cilindro de titânio hermeticamente fechado e vedado a *laser* envolve o ímã. Preso a ele está um anel helicoidal que será responsável pela fixação do implante na articulação incudoestapedial (Fig. 25-2-1). O implante inteiro pesa 27 mg. O anel é colocado fora do centro do eixo do cilindro e promove posicionamento adequado longe da membrana timpânica e do promontório. Em virtude dessa angulação e das medidas do canal auditivo, o dispositivo é diferente para cada lado.[7]

DIFERENÇA ENTRE MAXUM E APARELHOS AUDITIVOS CONVENCIONAIS

A diferença básica entre o Maxum e os aparelhos auditivos comuns é que o processador do Maxum utiliza princípios eletromagnéticos, enquanto os aparelhos comuns usam acústica.[10] Por esse motivo, a ponta do processador sonoro se estende para o interior do conduto auditivo externo mais do que os aparelhos convencionais, e deve ser orientado em ângulo específico para melhor funcionamento. Dessa forma, o conduto auditivo externo não pode ter estreitamentos ou dobras, a pele deve ser saudável e o processador é feito sob medida.[7,10]

Um aparelho convencional recebe o som através de um microfone, o amplifica e processa de acordo com a frequência, e reproduz aumento da pressão acústica sonora no conduto auditivo externo. O Maxum recebe o som, o amplifica, processa de acordo com a frequência, porém mantém a integridade do sinal elétrico e o transfere diretamente para a bobina eletromagnética no conduto auditivo externo. Quando energizada, a bobina produz um campo eletromagnético que envolve a orelha média e estimula o ímã preso à articulação incudoestapedial. O ímã, então, vibra em perfeita sincronia com o som original e produz vibrações no estribo em harmonia com a vibração original.[7] O estribo transfere essas vibrações diretamente à cóclea.

O molde do canal leva em torno de 30 minutos para ser feito por uma fonoaudióloga. Primeiramente, o canal é higienizado e anestesiado com solução tópica, lubrificado e o material do molde é injetado. Após seco, o molde é removido e medido para determinar se o processador pode ser fabricado. Pacientes com condutos estreitos ou com protrusões ósseas podem não ser candidatos ao Maxum.[7]

TÉCNICA CIRÚRGICA

A abordagem cirúrgica é a mesma de uma estapedectomia mediante anestesia local. Pode ser feita no consultório ou no centro cirúrgico com sedação e tem tempo de duração entre 30 e 45 minutos. É feita uma incisão de Rosen no canal, e o retalho timpanomeatal é elevado, expondo a porção posterior da cavidade timpânica; pode haver necessidade de retirada de osso para melhor visualização da articulação incudoestapedial.[9]

A cápsula incudoestapedial (Fig. 25-2-2) é examinada e preparada para a separação. Uma pequena elevação da bigorna, de forma a tensionar discretamente a cápsula articular, permite uma incisão relativamente atraumática e a separação das superfícies articulares.

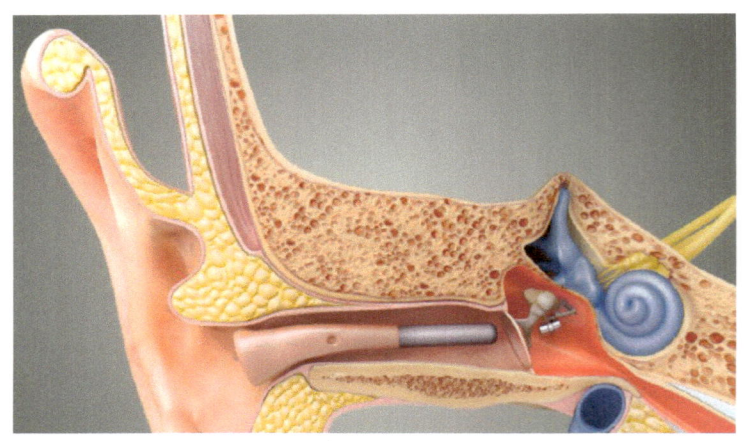

Fig. 25-2-1. Aparelho intracanal.

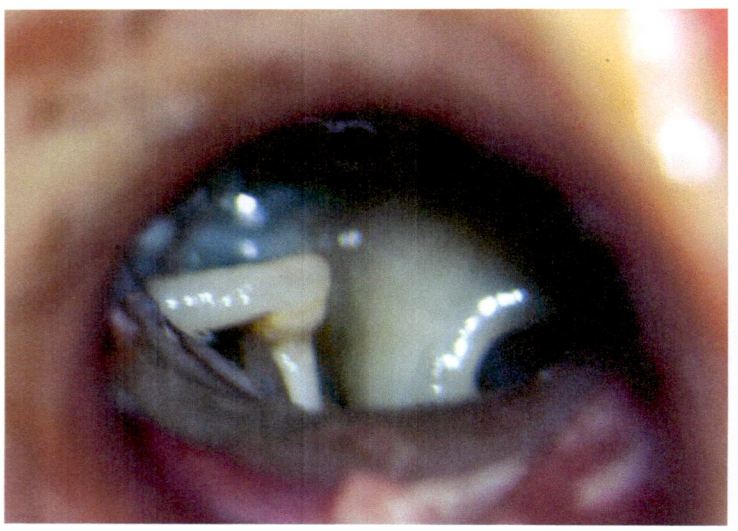

Fig. 25-2-2. Visão cirúrgica da articulação incudoestapedial.

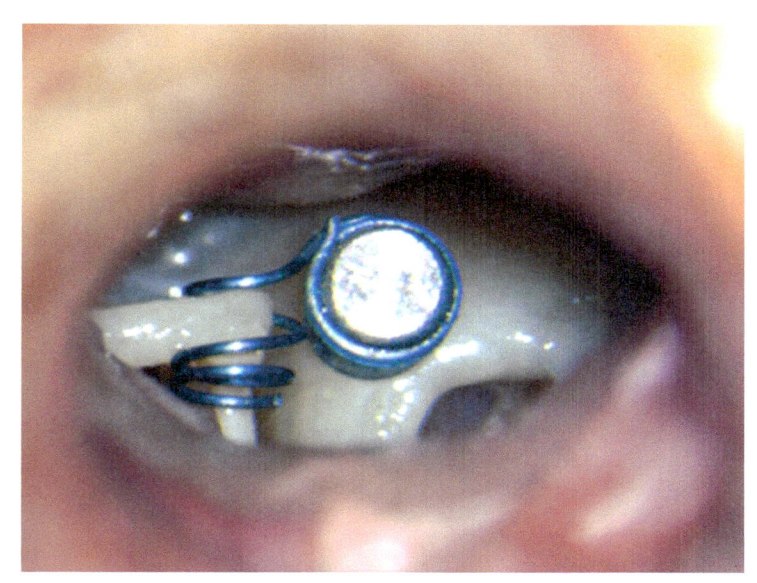

Fig. 25-2-3. Posicionamento da bobina na articulação incudoestapedial.

Para promover a retração e elevação da bigorna, assim como a inserção do anel de acoplamento ao redor da articulação, uma técnica com uso de fio de sutura com ponta metálica romba foi desenvolvida.[9]

É usado um fio 4.0 com esfera metálica de 1 mm na sua ponta e é colocado em um dos lados do ramo longo da bigorna.[9] O fio é então posicionado próximo ao nicho da janela oval. Um instrumento especialmente feito para captura desse fio magnético é então utilizado e posiciona-se o fio no lado oposto da bigorna, que capta e prende a parte magnética facilitando a mobilização do mesmo ao redor da bigorna. Ao retrair delicadamente a ponta do fio, a articulação incudoestapedial é tracionada, então a mucosa é incisada e a articulação é separada posteriormente. É importante que toda a força usada para separação da articulação seja aplicada na direção anterior, na linha do tendão estapediano, de forma que este aja como um estabilizador da supraestrutura do estribo.

Após a abertura da articulação, o implante é removido do seu invólucro e posicionado na ponta de uma sucção não magnética (Fig. 25-2-3).[9] Essa ponta de aspiração é conectada a um tubo de aspiração comum, que é então acoplado a um pedal Hough-Cadogan para controle da pressão de aspiração. Esse pedal funciona como o acelerador de um automóvel, dando ao cirurgião o controle do vácuo a ser utilizado durante o procedimento. Uma vez que o implante está posicionado, é fixado com cimento cirúrgico (Fig. 25-2-4). O procedimento é reversível e o implante pode ser removido, se necessário.[7,9]

Os pacientes recebem alta no mesmo dia. São prescritos anti-inflamatórios e os pacientes podem retornar ao trabalho no dia seguinte à cirurgia, porém não podem pegar aviões por 3 semanas e devem evitar exposição do ouvido à água pelo mesmo período de tempo. O implante é ligado 4 semanas após a cirurgia, visando permitir a cicatrização completa.[7]

INDICAÇÕES E CONTRAINDICAÇÕES

O Maxum é indicado para pacientes maiores de 18 anos, com perda auditiva sensorioneural de moderada a severa. Não está indicado para perda condutiva, pacientes com alterações auditivas retrococleares ou centrais, infecções ativas da orelha média, perfurações da membrana timpânica associada a infecções recorrentes da orelha média e para pacientes com zumbido incapacitante.[7]

VANTAGENS

O Maxum possui uma tecnologia de processamento avançada, com cancelamento do ruído, microfones diretos, tecnologia digital, amplificação específica de frequências e adaptação para diversos ambientes. O programa de adaptação é similar ao do aparelho auditivo comum e seu programa pode ser facilmente atualizado. O tempo de vida da bateria não difere entre os 2 aparelhos.[10]

Estudos comprovam que o ganho em tons puros do Maxum comparado com aparelhos convencionais é 7,0 a 7,9 dB a mais (Fig. 25-2-5). E a média de ganho em frequências agudas é de 9,2 a 10,8 dB quando comparado aos aparelhos convencionais.[10]

Outros estudos mostraram a preferência dos pacientes pelo Maxum quando comparados a aparelhos convencionais (Fig. 25-2-6). Os dados mostram que a oclusão, a qualidade do som e a satisfação com o Maxum é maior, além de ele produzir menos *feedback* que os aparelhos comuns.[11]

Compararam o desempenho de pacientes com *gap* de percepção da fala (*SPGap* – diferença entre o potencial coclear de inteligibilidade da fala [PB max]) e a percepção da fala com aparelho (escore de reconhecimento da fala [WRS]) no volume de conversação, com uso do aparelho convencional e do Maxum. Os dados mostraram que se um *SPGap* significativo está presente, o paciente não está atingindo seu potencial coclear máximo com os aparelhos convencionais e outro tratamento, como o Maxum, deve ser considerado. Os dados também revelaram que pacientes com *SPGaps* significativos terão melhora mais significativa no reconhecimento da fala com o Maxum do que com os aparelhos convencionais.

Hunter *et al.* avaliaram o desempenho do implante em pacientes com perdas auditivas moderadas descendente em rampa e perdas sensorioneurais severas nas frequências agudas, com 60% ou

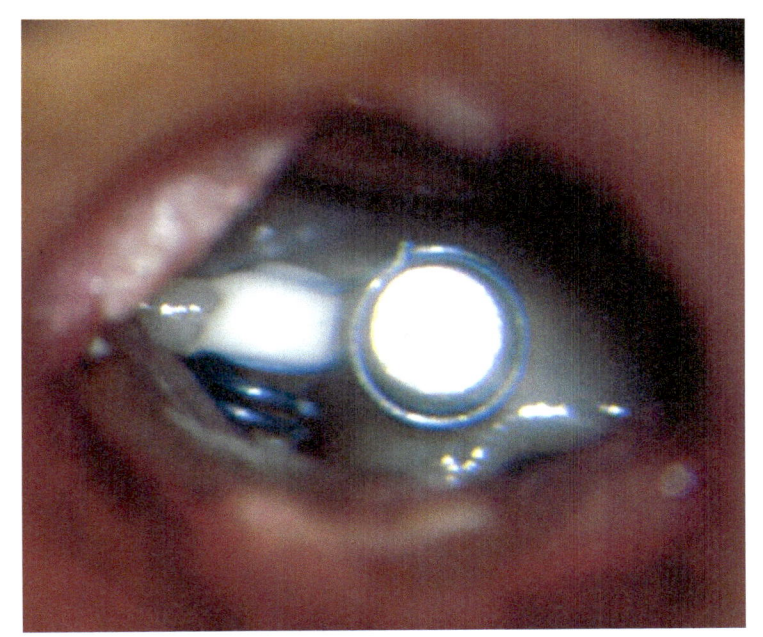

Fig. 25-2-4. Bobina fixada com cimento.

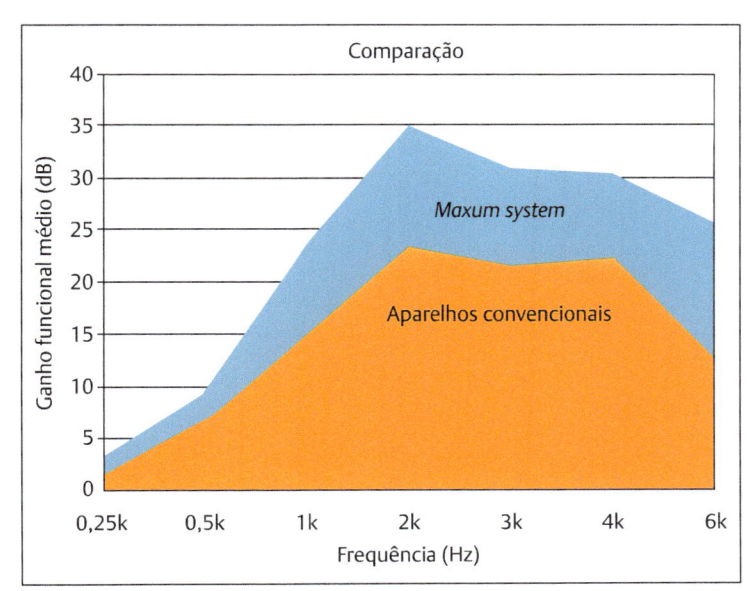

Fig. 25-2-5. Comparação de ganho entre o Maxum e os aparelhos auditivos convencionais.

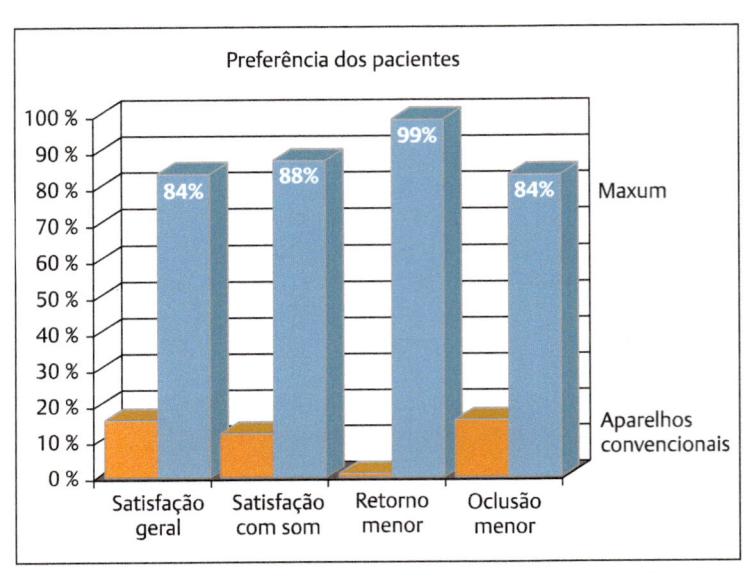

Fig. 25-2-6. Preferência do paciente quando comparados os resultados do Maxum aos aparelhos auditivos comuns.

menos no reconhecimento da fala com aparelho, uma população que também se enquadra para o implante coclear híbrido. Os dados evidenciaram um ganho considerável em perdas sensorioneurais nas frequências agudas após o implante do Maxum.[12]

O Maxum aproveita o efeito da concha de amplificação, é o mais discreto dos aparelhos auditivos e o aparelho de orelha média com menor custo.

Estudos recentes investigaram a possibilidade de realização de ressonância nuclear magnética em pacientes com implantes auditivos. Fatores como forças mecânicas influenciando o implante, aquecimento do implante, indução, desmagnetização do implante, degradação da imagem da RM e trauma acústico foram considerados. Foi observado que o sistema SOUNDTEC é compatível com RM até 0,3 Tesla e desenvolvido um protocolo específico, de forma a minimizar o torque e aumentar a segurança dos pacientes.[13,14]

CONCLUSÃO

Estudos preliminares demonstraram que o implante de orelha média Maxum promove melhora nos ganhos funcionais e no reconhecimento de palavras em pacientes com perda sensorioneural severa em altas frequências quando comparado à melhor adaptação do aparelho convencional. Esse sistema pode ser uma alternativa viável aos aparelhos auditivos convencionais e aos implantes cocleares híbridos.

Os dados também demonstram que o implante de orelha média fornece maior reconhecimento de palavras quando comparado aos aparelhos convencionais, em pacientes com perdas sensorioneurais de moderada a severa com significativo *SPGap* (≥ 18%).

REFERÊNCIAS BIBLIOGRÁFICAS

1. Vernon JBR, Denniston R, Doyle P. Evaluation of an implantable type hearing aid by means of cochlear potentials. Volta Review. 1972;1:20-9.
2. Hough JDK, Meikle M, Baker S, Himelick T. MIddle ear implantable hearing device: ongoing animal and human evaluation. Ann Otol Rhinol Laryngol. 1988;97:650-8.
3. Parker RP. Advances in Permanent Magnetism. New York: John Wiley & Sons, Inc. 1990;1990:37.
4. Hough JVJ, Johnson B, Dormer K, HImelick T. Experiences with implantable hearing devices and a presentation of a new device. Ann Otol Rhinol Laryngol. 1986;97:60-5.
5. Baker SWM, Hough J. The implantable hearing device for sensorineural hearing impairment. Otolaryngologic Clin N Am. 1995;28:147-53.
6. Dormer KJRG, Hough JVD, Nordquist RE. The use of rare earth magnetic couplers in cochlear implants. Laryngoscope. 1981;91:1812-20.
7. Maxum hearing Implant. Disponível em: http://www. earcentergreensboro. com/hearing-implants/maxum-device/index. php. 2011.
8. Hough JDK, Matthews P, Wood M. Semi-implantable electromagnetic middle ear hearing device for moderate to severe sensorineural hearing loss. Otolaryngologic Clin N Am. 2001;34:401-16.
9. Hough JDK, Matthews P, Wood M. Early Clinical results: SOUNDTEC Implantable hearing device phase II Study. Laryngoscope. 2001;111:1-8.
10. Hough JMPWM, Dyer R. Middle ear electromagnetic semi-implantable hearing device results of the phase II SOUNDTEC direct system clinica trial. Otol Neurotol. 2002;23:895-903.
11. Chang JYC, Spearman M, Spearman B, et al. Comparison of an electromagnetic middle ear implat and hearing aid word recognition performance to word recognition performance obtained under earphones. Otol neurotol. 2017;38:1308-14.
12. Hunter J, Carlson ML, Glasscock III ME. The Ototronix MAXUM middle ear implant for severe high-frequency sensorioneural hearing loss: preliminary results. Laryngoscope. 2016;126:2124-7.
13. Dyer RND, Dormer J. Magnetic Resonance Imaging Compatibility and safety of the SOUNDTEC direct system. Laryngoscope. 2006;116:1321-33.
14. Dyer KR, Spearman M, Spearman B, McCraney A. Evaluating speech perception of the Maxum middle ear implant versus speech perception under inserts. Laryngoscope. 2018;128(2):456-60.

CAPÍTULO 26

PRÓTESES AUDITIVAS TOTALMENTE IMPLANTÁVEIS

ESTEEM®

Ricardo Ferreira Bento ■ Mariana Hausen Pinna

INTRODUÇÃO

Trata-se de uma prótese cirurgicamente implantável, que utiliza tecnologia piezoelétrica, sem partes externas visíveis.[1]

O Esteem utiliza-se da anatomia normal da orelha para seu funcionamento, em uma tentativa de tornar a audição o mais natural possível.

Por ser um sistema sem componentes externos, possibilita o uso em todas as situações do cotidiano, incluindo sono, banho e atividades aquáticas.[1-3]

Outro diferencial do sistema é o fato de não possuir microfone implantável, o que exigiria um processamento do som com grande gasto de energia para anular os sons internos do organismo: respiração, mastigação, batimentos cardíacos. O que possibilita esta ausência de microfone é a captação do som diretamente pelo sistema membrana timpânica/cadeia ossicular.[3]

A empresa responsável por seu desenvolvimento e manufatura é americana, a Envoy Medical. Foi aprovada para comercialização nos EUA em 2011 e está em fase de aprovação no Brasil.

O SISTEMA

O sistema piezoelétrico Esteem® consiste em dois transdutores e um processador de som, em que está contida a bateria (Fig. 26-1-1).

Os transdutores são o sensor e o *driver*. O sensor é acoplado ao corpo da bigorna através de cimento de ionomêro de vidro e capta a onda mecânica, convertendo-a em corrente elétrica que é enviada ao processador de som. O *driver* é acoplado ao capítulo do estribo,

recebe o estímulo elétrico e o transforma em energia mecânica que será transmitida à platina e orelha interna.[4,5]

O processador de som é analógico e filtra e amplifica o sinal elétrico recebido. A bateria está contida em seu interior. O consumo energético é baixo, pois não há microfone implantável, a captação do som é feita pelo sistema membrana/bigorna/sensor, diminuindo a necessidade de o processador reduzir sons internos como: respiração, mastigação e batimentos cardíacos.[3]

INDICAÇÕES

Está indicado em pacientes maiores de 18 anos com perdas neurossensoriais bilaterais de moderada a severa e boa discriminação, ou seja, superior a 50% de compreensão de palavras em teste de campo livre com prótese auditiva.[3]

AVALIAÇÃO PRÉ-OPERATÓRIA

Os candidatos ao procedimento devem ser submetidos à avaliação médica e fonoaudiológica especializada.

O pior lado audiológico, com pior desempenho com prótese auditiva, deve ser escolhido para implantação.

O paciente deve ter otoscopia normal com tomografia de ossos temporais de alta resolução mostrando anatomia normal e espaço suficiente na mastoide para colocação dos transdutores. O tamanho do osso temporal é crítico para o procedimento, ossos pouco pneumatizados inviabilizam a cirurgia por causa das dimensões do Esteem®.

Pacientes com perda condutiva retrococlear ou central não podem ser submetidos ao procedimento.[3]

CIRURGIA

Para o acesso é realizada uma mastoidectomia ampla com abertura do recesso do facial, passo primordial na cirurgia. A integridade e a movimentação da cadeia ossicular são testadas por meio de *laser* vibrômetro, e ossículos rígidos inviabilizam o procedimento. A bigorna é então, desarticulada do estribo e procede-se a remoção do seu ramo longo. A mucosa que reveste o capítulo deve ser cuidadosamente removida para permitir a fixação da prótese.

O sensor é acoplado ao corpo da bigorna e o *driver*, ao capítulo do estribo. A fixação do sensor e do *driver* é feita por cimento de ionômero de vidro (Fig. 26-1-2).

Após o posicionamento da prótese, todo o sistema é testado e há a possibilidade de se prever o ganho funcional que o indivíduo terá no pós-operatório. Em caso de ganho inadequado, o posicionamento da prótese deve ser refeito.

É confeccionado um nicho ósseo na calota craniana posterior a mastoide para a colocação do processador de som.

O aparelho é ativado aproximadamente 45 dias após a cirurgia.

A bateria tem duração de 5 a 7 anos e deve ser trocada mediante anestesia local e incisão retroauricular após este período.

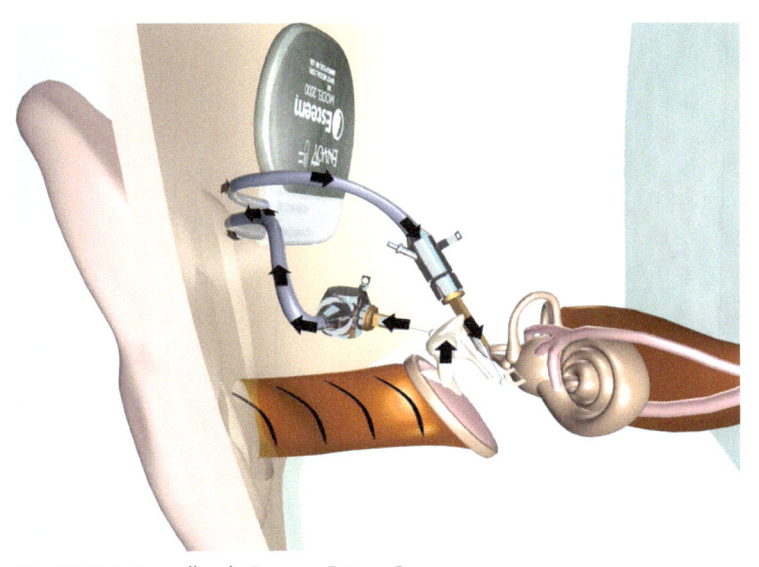

Fig. 26-1-1. Aparelho da Envoy – Esteem®.

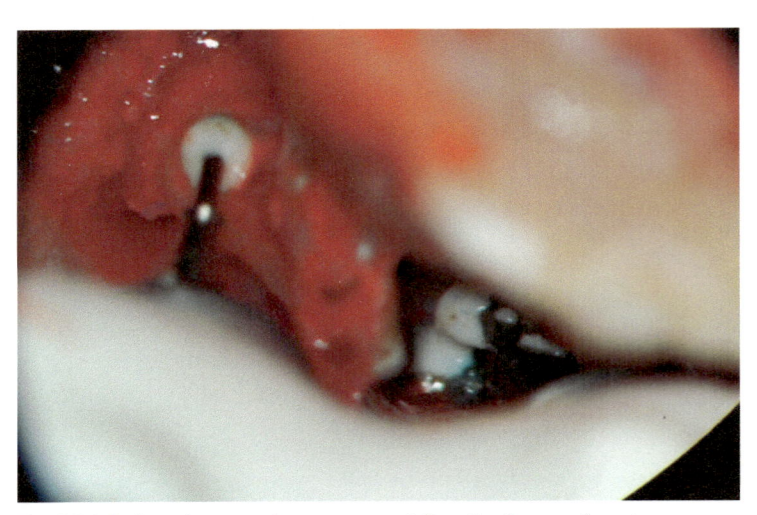

Fig. 26-1-2. Foto dos transdutores em posição e fixados por cimento no intraoperatório.

RESULTADOS

Os resultados audiológicos com a prótese totalmente implantável Esteem são satisfatórios, mas o que mais chama a atenção é a satisfação auditiva e melhora da qualidade de vida dos pacientes.[4,6]

Estudos em longo prazo, com seguimento de 5 anos após ativação do implante mostram índice de reconhecimento de fala igual ou superior ao aparelho auditivo em 90% dos pacientes, além disso não há efeito deletério à orelha interna com o tempo de uso. No estudo com maior casuística, com 62 pacientes e seguimento de 5 anos, houve 5 revisões cirúrgicas e 3 explantações.[6]

Apesar dos benefícios comprovados, ainda há muitos desafios a serem superados: alto custo, ausência de cobertura de seguros de saúde, alta complexidade cirúrgica e impossibilidade de realização de ressonância após a implantação.

CONCLUSÕES

A possibilidade de uso em qualquer situação, benefícios estéticos e a ausência de microfone tornam esta prótese única e muito interessante.[4,5]

Entretanto, a cirurgia é um procedimento bastante delicado e longo, e o tamanho dos transdutores é um fator crítico. Outra desvantagem é a necessidade de remoção do ramo longo da bigorna em uma orelha com anatomia previamente normal.

Estudos atuais sugerem que a qualidade sonora é superior aos AASI, assim como a satisfação geral dos indivíduos implantados, por permitir seu uso em qualquer situação, incluindo sono, atividades aquáticas e esportes.[4,6]

REFERÊNCIAS BIBLIOGRÁFICAS

1. Huttenbrink KB. Current status and critical reflections on implantable hearing aids. Am J Otology. 1999;20:409-15.
2. Backousa DD, Dukeb W. Implantable middle ear hearing devices: current state of technology and market challenges. Curr Opin Otol Head Neck Surg. 2006;14:314-8.
3. Chen DA, Backous DD, Arriaga MA, et al. Phase 1 clinical trial results of the envoy system: a totally implantable middle ear device for sensorineural hearing loss. Otol Head Neck Surg. 2004;131:904-16.
4. Snik FM, Moulder J, Cremers C, Noten J. Middle ear implants; patients′ satisfaction, 9th International Conference on Cochlear Implants, Vienna Austria. 2006.
5. Ko WH, Zhu WL, Kane M, et al. Engineering principles applied to implantable otologic devices. Otolaryngol Clin North Am. 2001;34:299-314.
6. Shohet JA, Krauss EM, Catalano PJ, Toh E. Totally Implantable Hearing System: Five Year Hearing Results. Laryngoscope. 2018;128:210-6.

SEÇÃO 26-2

PRÓTESE CARINA

Iulo Barauna ▪ Janaina Patricio de Lima ▪ Victor Correia da Silva ▪ Jaydip Ray

O conteúdo desta seção (págs. 617 a 623), encontra-se disponível on-line.

Para acessá-lo, aponte a câmera do seu smartphone ou tablet para a imagem acima ou acesse a URL abaixo:

https://medone.thieme.com/images/supmat/Bento_Tratado_de_Implante_Coclear_978-65-5572-084-6_Cap_26-2.pdf

Parte VIII

OUTROS MÉTODOS DE RESTAURAÇÃO DA AUDIÇÃO

CAPÍTULO 27

TERAPIA FARMACOLÓGICA

Jeanne Oiticica

O conteúdo deste capítulo (págs. 627 a 636), encontra-se disponível on-line.

Para acessá-lo, aponte a câmera do seu smartphone ou tablet para a imagem acima ou acesse a URL abaixo:

https://medone.thieme.com/images/supmat/Bento_Tratado_de_Implante_Coclear_978-65-5572-084-6_Cap_27.pdf

CAPÍTULO 28

TERAPIA GÊNICA E CÉLULAS-TRONCO

Jeanne Oiticica ■ Rodrigo Salazar da Silva

O conteúdo deste capítulo (págs. 637 a 642), encontra-se disponível on-line.

Para acessá-lo, aponte a câmera do seu smartphone ou tablet para a imagem acima ou acesse a URL abaixo:

https://medone.thieme.com/images/supmat/Bento_Tratado_de_Implante_Coclear_978-65-5572-084-6_Cap_28.pdf

Parte IX

REABILITAÇÃO DO DEFICIENTE AUDITIVO

ACOMPANHAMENTO INTERDISCIPLINAR DO PACIENTE IMPLANTADO

Ana Karla Bigois Capistrano Palhano ▪ Kaio Ramon de Aguiar Lima
Guilherme Coelho Amui ▪ Luiz Rodolpho Penna Lima Júnior

O conteúdo deste capítulo (págs. 645 a 648), encontra-se disponível on-line.

Para acessá-lo, aponte a câmera do seu smartphone ou tablet para a imagem acima ou acesse a URL abaixo:

https://medone.thieme.com/images/supmat/Bento_Tratado_de_Implante_Coclear_978-65-5572-084-6_Cap_29.pdf

REABILITAÇÃO AUDITIVA NOS PRIMEIROS ANOS DE VIDA: DESAFIOS DO MÉTODO CLÍNICO FONOAUDIOLÓGICO

Beatriz C. A. Caiuby Novaes ■ Beatriz C. A. Mendes

O conteúdo deste capítulo (págs. 649 a 652), encontra-se disponível on-line.

Para acessá-lo, aponte a câmera do seu smartphone ou tablet para a imagem acima ou acesse a URL abaixo:

https://medone.thieme.com/images/supmat/Bento_Tratado_de_Implante_Coclear_978-65-5572-084-6_Cap_30.pdf

CAPÍTULO 31

EDUCAÇÃO E SURDEZ

Eliane Schochat ▪ Felipe Venâncio Barbosa

O conteúdo deste capítulo (págs. 653 a 657), encontra-se disponível on-line.

Para acessá-lo, aponte a câmera do seu smartphone ou tablet para a imagem acima ou acesse a URL abaixo:

https://medone.thieme.com/images/supmat/Bento_Tratado_de_Implante_Coclear_978-65-5572-084-6_Cap_31.pdf

CAPÍTULO 32

O PAPEL DE LIBRAS NA REABILITAÇÃO DO DEFICIENTE AUDITIVO

Mônica Azevedo de Carvalho Campello ▪ Carina Rebello Cruz

O conteúdo deste capítulo (págs. 658 a 665), encontra-se disponível on-line.

Para acessá-lo, aponte a câmera do seu smartphone ou tablet para a imagem acima ou acesse a URL abaixo:

https://medone.thieme.com/images/supmat/Bento_Tratado_de_Implante_Coclear_978-65-5572-084-6_Cap_32.pdf

CAPÍTULO 33

ENVOLVIMENTO FAMILIAR NA REABILITAÇÃO DA CRIANÇA SURDA

Claudia Aparecida Colalto ▪ Tatiana Valério de Siqueira Sadowski

O conteúdo deste capítulo (págs. 666 a 668), encontra-se disponível on-line.

Para acessá-lo, aponte a câmera do seu smartphone ou tablet para a imagem acima ou acesse a URL abaixo:

https://medone.thieme.com/images/supmat/Bento_Tratado_de_Implante_Coclear_978-65-5572-084-6_Cap_33.pdf

CAPÍTULO 34

MÚSICA E IMPLANTE COCLEAR

Natália Barreto Frederigue-Lopes ■ Maria Fernanda Capoani Garcia Mondelli

O conteúdo deste capítulo (págs. 669 a 673), encontra-se disponível on-line.

Para acessá-lo, aponte a câmera do seu smartphone ou tablet para a imagem acima ou acesse a URL abaixo:

https://medone.thieme.com/images/supmat/Bento_Tratado_de_Implante_Coclear_978-65-5572-084-6_Cap_34.pdf

REABILITAÇÃO DA SURDEZ UNILATERAL E PERDAS ASSIMÉTRICAS – PROTOCOLO DE AVALIAÇÃO

Gisela Maria Pimentel Formigoni ■ Ingrid Gielow ■ Diana Melissa Faria

O conteúdo deste capítulo (págs. 674 a 677), encontra-se disponível on-line.

Para acessá-lo, aponte a câmera do seu smartphone ou tablet para a imagem acima ou acesse a URL abaixo:

https://medone.thieme.com/images/supmat/Bento_Tratado_de_Implante_Coclear_978-65-5572-084-6_Cap_35.pdf

CAPÍTULO 36

VOZ E FALA DO PACIENTE COM IMPLANTE COCLEAR

Maysa Tibério Ubrig

O conteúdo deste capítulo (págs. 678 a 685), encontra-se disponível on-line.

Para acessá-lo, aponte a câmera do seu smartphone ou tablet para a imagem acima ou acesse a URL abaixo:

https://medone.thieme.com/images/supmat/Bento_Tratado_de_Implante_Coclear_978-65-5572-084-6_Cap_36.pdf

CAPÍTULO 37

SURDEZ × FUNÇÃO COGNITIVA E DEMÊNCIA

Miguel Angelo Hyppolito

O conteúdo deste capítulo (págs. 686 a 688), encontra-se disponível on-line.

Para acessá-lo, aponte a câmera do seu smartphone ou tablet para a imagem acima ou acesse a URL abaixo:

https://medone.thieme.com/images/supmat/Bento_Tratado_de_Implante_Coclear_978-65-5572-084-6_Cap_37.pdf

Parte X OUTROS

CAPÍTULO 38

IMPLANTE VESTIBULAR

Renato Valério Rodrigues Cal ▪ André dos Santos Brandão
Jocyane de Souza Andrade ▪ Regiane Matos Batista

O conteúdo deste capítulo (págs. 691 a 693), encontra-se disponível on-line.

Para acessá-lo, aponte a câmera do seu smartphone ou tablet para a imagem acima ou acesse a URL abaixo:

https://medone.thieme.com/images/supmat/Bento_Tratado_de_Implante_Coclear_978-65-5572-084-6_Cap_38.pdf

CAPÍTULO 39

ASPECTOS ÉTICOS DO IMPLANTE COCLEAR

Ivan Dieb Miziara ▪ Carmen Silvia Molleis Galego Miziara

O conteúdo deste capítulo (págs. 694 a 698), encontra-se disponível on-line.

Para acessá-lo, aponte a câmera do seu smartphone ou tablet para a imagem acima ou acesse a URL abaixo:

https://medone.thieme.com/images/supmat/Bento_Tratado_de_Implante_Coclear_978-65-5572-084-6_Cap_39.pdf

CAPÍTULO 40

ÍNDICE QALY E IMPLANTE COCLEAR

Fayez Bahmad Jr. ▪ Thais Gomes Abrahão ▪ Ricardo Ferreira Bento

O conteúdo deste capítulo (págs. 699 a 701), encontra-se disponível on-line.

Para acessá-lo, aponte a câmera do seu smartphone ou tablet para a imagem acima ou acesse a URL abaixo:

https://medone.thieme.com/images/supmat/Bento_Tratado_de_Implante_Coclear_978-65-5572-084-6_Cap_40.pdf

CAPÍTULO 41

POLÍTICAS PÚBLICAS EM SAÚDE AUDITIVA NO BRASIL

Luiz Rodolpho Penna Lima Júnior ■ Maria Cecília Bevilacqua

O conteúdo deste capítulo (págs. 702 a 705), encontra-se disponível on-line.

Para acessá-lo, aponte a câmera do seu smartphone ou tablet para a imagem acima ou acesse a URL abaixo:

https://medone.thieme.com/images/supmat/Bento_Tratado_de_Implante_Coclear_978-65-5572-084-6_Cap_41.pdf

CAPÍTULO 42

IMPLANTE COCLEAR NA AMÉRICA LATINA

Fayez Bahmad Jr. ■ Ricardo Ferreira Bento

O conteúdo deste capítulo (págs. 706 a 712), encontra-se disponível on-line.

Para acessá-lo, aponte a câmera do seu smartphone ou tablet para a imagem acima ou acesse a URL abaixo:

https://medone.thieme.com/images/supmat/Bento_Tratado_de_Implante_Coclear_978-65-5572-084-6_Cap_42.pdf

CAPÍTULO 43

PREVENÇÃO DA PERDA AUDITIVA E SURDEZ – UMA PERSPECTIVA DE SAÚDE GLOBAL

James E. Saunders

O conteúdo deste capítulo (págs. 713 a 724), encontra-se disponível on-line.

Para acessá-lo, aponte a câmera do seu smartphone ou tablet para a imagem acima ou acesse a URL abaixo:

https://medone.thieme.com/images/supmat/Bento_Tratado_de_Implante_Coclear_978-65-5572-084-6_Cap_43.pdf

ÍNDICE REMISSIVO

A

AASI (Aparelho de Amplificação Sonora Individual), 197-203, 617
  benefício do, 261
    avaliação do, 261
      em adolescentes, 261
      em crianças, 261
  classificação do, 199
    forma de condução, 199
      aérea, 199
      CROS, 199
      óssea, 199
    modelo, 199
      caixa, 199
      haste de óculos, 200
      intra-auricular, 200
      retroauricular, 200
    tecnologia, 200
      analógico, 200
      digital, 200
      programável, 200
  indicação, 201
    audiológica, 202
      adaptação unilateral, 202
      versus bilateral, 202
    métodos prescritivos, 202
    molde auricular, 201
    seleção, 201
      avaliação global do candidato, 201
        audiológica, 201
        histórico do caso, 201
        identificação das necessidades, 201
      características, 201
      em crianças, 202
        eletroacústicas, 202
    tecnologia assistiva, 203
    validação, 203
    verificação, 202
AAV (Vírus Adenoassociado)
  na restauração, 628
    da perda auditiva, .628
AB (*Advanced Bionics*)
  IC da, 234-237
    dispositivo interno, 234
    estratégias de codificação sonora, 237
    história da, 234
    processadores de som, 235
  testes neurais, 354-357
    intraoperatórios, 354-357
      eCAP, 355
      ESRT, 357
      impedância dos eletrodos, 354

ABI (Implante de Tronco Cerebral/*Auditory Brainstem Impant*), 28, 216, 513-556
  cirurgia de, 528-532
    anatomia com vistas à, 528-532
      da base lateral do crânio, 528-532
      do APC, 528-532
    Cochlear Corporation, 519
    critérios de indicação, 520
      na NF2, 520
    EABR, 524
    IATC, 533-534
      monitoração em cirurgias de, 533-534
        intraoperatória, 533-534
    Med-El, 520
    NF2, 515-517
    Oticon Medical, 520
Abordagem(ns)
  alternativas, 37
    em IC, 37
AC (Abertura Coclear)
  anormalidade da, 33
ACI (Artéria Carótida Interna), 24
Acompanhamento
  fonoaudiológico, 263-270
    no programa de IC, 263-270
      do candidato, 263
Adenovírus
  na restauração, 628
    da perda auditiva, 628
Adolescente(s)
  critérios de indicação em, 261-262
    de IC, 261-262
      benefício do AASI, 261
      expectativas, 261
        da família, 261
        do paciente, 261
Adulto(s)
  cirurgia de IC em, 310-317
    anestesia, 310
    cocleostomia, 313
    fixação da unidade interna, 315
    incisão, 311
    inserção dos eletrodos, 313
    manejo das complicações, 316
    mastoidectomia, 312
    materiais, 310
    posicionamento cirúrgico, 310
    retalho, 311
    sutura, 315
    técnica cirúrgica, 310, 316
      alternativas, 316
    timpanotomia posterior, 312
  critérios de indicação no, 259-260
    de IC, 259-260
      avaliação do candidato, 259

de estimulação eletroacústica, 260
  PA em, 84
AIDS (Síndrome da Imunodeficiência Adquirida)
  e surdez, 189
Alargamento
  do aqueduto vestibular, 129
ALC (Aplasia Labiríntica Completa), 29
Alport
  síndrome de, 168
    com surdez, 168
      neurossensorial, 168
Amplificador
  coclear, 49
Anatomia
  do sistema auditivo, 19-38
    da OI, 24
    da orelha externa, 19
    das vias auditivas, 27
      centrais, 27
      malformações congênitas, 29
        da OI, 29
      OM, 20
    na avaliação do IC, 336
      por imagem, 336
Anormalidade(s)
  cromossômicas, 163
    surdez associada a, 163
  da AC, 33
ANSD (Doenças do Espectro da Neuropatia Auditiva/*Auditory Neuropathy Spectrum Disorder*), 104
Antrotomia, 305
Aparelho(s)
  auditivos, 720
    e IC, 720
APC (Ângulo Pontocerebelar), 28
  anatomia com vistas à, 528-532
    cirurgia de ABI, 528-532
      relações anatômicas, 528
      técnica cirúrgica retrolabiríntica, 530
Aplasia
  coclear, 30, 125
  labiríntica, 125
Aqueduto
  vestibular, 129
    alargamento do, 129
ASM (Acesso Suprameatal)
  IC via, 327
Aspecto(s) Ético(s)
  do IC, 694-698
    alocação de recursos públicos, 695
      utilitarismo e, 697
      arranjos sociais, 696

bioética, 694, 696
 análise, 696
 com base em princípios, 694
consentimento informado, 697
cultura de surdos, 696
impacto na opinião, 695
 de pais, 695
 de responsáveis, 695
marcos culturais, 696
população vulnerável, 694
raiz dos conflitos, 694
surdez profunda, 695
 IC como tratamento da, 695
Aspecto(s) Histórico(s), 1-16
 da educação, 9-15
 e da re(habilitação) dos surdos, 9-15
 brasileiros, 12
 era, 13
 da globalização, 13
 da neurociência, 13
 digital, 13
 gerais, 9
 da reabilitação, 3-7, 9-15
 do deficiente auditivo, 3-7
 surdez congênita, 3
 audição por via óssea, 6
 as ciências básicas, 6
 IC, 4
 próteses, 4, 5
 auditivas, 4
 implantáveis, 5
Assistência
 computadorizada, 358-369
 conjunto de dados, 358
 de fonte abera, 358
 procedimentos otológicos, 359
 planejamento de, 359
Aticotomia
 anterior, 306
Atresia
 aural, 38
 congênita, 38
 implantes auditivos na, 38
Audição
 binaural, 73-78
 avaliação da, 75
 binauralidade, 74
 mecanismos da, 74
 complexo olivar, 74
 superior, 74
 contribuição da, 75
 córtex auditivo, 74
 efeitos no processamento binaural, 77
 da idade, 77
 da PA, 77
 mesencéfalo, 74
 núcleos, 74
 cocleares, 74
 do LL, 74
 processamento dos sons, 73
 sistema auditivo central, 73-78
 nas habilidades binaurais, 73-78
 tálamo, 74
 da criança implantada, 283-287
 prognóstico, 283-287
 resultados, 283-287
 direcional, 39
 em condições desfavoráveis, 300
 com IC bilateral, 300

linguagem e, 278
por via óssea, 6
preservação da, 425-428
 componentes eletroacústicos, 426
 critérios para, 425
 audiológicos, 425
 clínicos, 425
 de investigação por imagens, 425
 funcional, 425
 resultados, 427
 técnica cirúrgica, 427
restauração da, 625-642
 outros métodos de, 625-642
 terapia, 627-641
 de células-tronco, 637-641
 farmacológica, 627-635
 gênica, 637-641
Audiometria
 de observação, 89
 comportamental, 89
 tonal, 91
 liminar, 91
AVA (Aqueduto Vestibular Alargado), 33
Avaliação Foniátrica
 criança implantada, 283-287
 audição da, 283-287
 linguagem falada da, 283-287
 e IC, 278-282
 bilateral, 296-302
 e estimulação bimodal, 296-302
 desenvolvimento da linguagem,
 278-282
 e surdez, 278-282
Avaliação, 245-302
 criança implantada, 283-287
 audição da, 283-287
 linguagem falada da, 283-287
 critérios de indicação, 259-2260
 em adolescentes, 261-262
 em adultos, 259-260
 em crianças, 261-262
 da evolução, 451-464
 mapeamento do IC, 457
 sessões periódicas do, 457
 da surdez, 88-194
 métodos de diagnóstico de, 88-194
 adquirida, 187-194
 audiológicos comportamentais, 88-92
 subjetivos, 88
 de origem genética, 157-179
 autossômica dominante, 171
 autossômica recessiva, 169
 avaliação clínica, 176
 avaliação diagnóstica, 175
 condutiva, 165
 diagnóstico etiológico, 175
 estudos genéticos e IC, 173
 exames complementares, 178
 genes modificadores, 173
 história clínica, 176
 interação gênica, 173
 ligada ao cromossomo X, 172
 ligada ao cromossomo Y, 173
 malformação de orelha, 161
 mista, 165
 mitocondrial, 172
 não sindrômicas, 169
 neurossensorial, 165, 166
 pesquisa neonatal, 176

por anormalidades cromossômicas,163
 sindrômicas, 161
 trissomias, 164
 etiologia da DA, 155-156
 imitanciometria, 111-116
 neonatal, 183-185
 de origem não genética, 183-185
 objetivos, 93-108
 por imagem, 118-145
 programa TANU, 147-154
 do paciente, 263-270
 acompanhamento
 fonoaudiológico, 263-270
 do candidato, 263
 pré-cirúrgica, 263-270
 padrão de referências, 269
 foniátrica, 278-282
 desenvolvimento da linguagem,
 278-282
 e surdez, 278-282
 IC bilateral, 296-302
 e estimulação bimodal, 296-302
 médica otorrinolaringológica, 255-258
 do IC, 255-258
 anamnese, 254
 exame, 255, 256
 complementares, 256
 físico, 255
 planejamento cirúrgico, 257
 pré-operatório, 257
 prevenção de meningite, 257
 por imagem, 335-341, 535-546
 do IATC, 535-546
 anatomia radiológica, 535
 pós-operatório, 543
 pré-operatório, 539
 do IC, 335-341
 anatomia, 336
 planejamento pré-operatório, 338
 pós-operatório, 340
 radiografia convencional, 335
 RM, 335
 TC, 335
 psicológica, 272-276
 da família, 272-276
 anamnese, 273
 entrevista, 273
 implicações psicológicas, 272
 do paciente, 272-276
 casos especiais, 275
 com adolescentes, 275
 com adultos, 275
 entrevista devolutiva final, 276
 hora lúdica, 274
 implicações psicológicas, 272
 outros instrumentos, 274
 testes psicológicos, 274

B

BAHA® (*Bone Anchored Hearing Aid*)
576-584
 avaliação pré-operatória, 578
 complicações, 583
 considerações importantes, 582
 contraindicações, 578
 cuidados pós-operatórios, 582
 funcionamento, 576
 indicações, 577

modelos, 576
procedimento cirúrgico, 579
resultados, 584
BERA (Resposta Auditiva Evocada do
Tronco Encefálico), 28
Bigorna
anatomia do, 23
Bilinguismo
língua, 655
de sinais, 655
oral, 655
Binauralidade, 296
mecanismos da, 74
Biologia
da OI, 637
celular, 637
molecular, 637
Bomba(s)
osmóticas, 633
BOR (Síndrome Brânquio-Otorrenal)
e surdez, 161

C

CAE (Conduto Auditivo Externo), 111
malformação de, 141
caixa timpânica, 141
nervo facial, 141
CAI (Conduto Auditivo Interno), 28, 129
Canal(is)
de transdução, 42, 44, 45
adaptação do, 45
estrutura, 45, 47
das conexões de ponta, 45
mecanoelétrica, 45
mecanoelétrica, 44
abertos mecanicamente, 44
estrutura do, 47
localização do, 44
semicirculares, 25, 129
anatomia dos, 25
malformações dos, 129
Canalostomia, 632
Cápsula
ótica, 25
anatomia da, 25
CARINA
prótese, 617-622
ativação do sistema, 621
avaliação radiológica, 620
candidato ao sistema, 620
acompanhamento
fonoaudiológico do, 620
avaliação do, 620
histórico, 618
indicações, 618
resultados, 621
soluções disponíveis, 617
AASI, 617
IOM, 618
PAAO, 617
técnica cirúrgica, 620
Caso(s) Especial(is), 386-447
benefícios em crianças, 403-410
com múltiplas deficiências, 403-410
cirurgia revisional, 429-431
como tratamento para SSD, 418-422
percepção em ambientes, 418-422
ruidoso, 418-422
silencioso, 418-422

complicações, 429-431
EAS e, 425-428
em malformação, 395-401
de OI, 395-401
em otosclerose, 390-393
em pacientes com ENA, 412-416
função vestibular e, 440-443
IC por fossa média, 435-438
otite média, 432-433
preservação da audição, 425-428
reimplantação coclear, 429-431
surdez, 386-389
pós-meningite, 386-389
zumbido e, 445-447
Caxumba
e PA, 718
e surdez, 184, 188, 718
neonatal, 184
CC (Cavidade Comum), 126
da orelha interna, 30
malformações da, 30
CC (Células Ciliadas), 630
regeneração das, 629
estratégia de, 629
CCE (Células Ciliadas Externas), 42
eletromotilidade das, 51
motilidade dos estereocílios, 52
potenciais, 53
cocleares, 53
de repouso, 53
dependentes do estímulo acústico, 53
CCI (Células Ciliadas Internas), 42
sinapse da, 54
Célula(s)
sensoriais, 65
auditivas, 65
desenvolvimento das, 65
Célula(s)-Tronco
terapia com, 637-641
desafios na, 640
no restabelecimento da função, 640
coclear, 640
neural, 640
recuperação sensorial, 638
CHARGE
síndrome, 162
e surdez, 162
CIA (Centro de Implantes Auditivos)
contextualização histórica, 246
estrutura física, 245-254
e profissional, 245-254
estruturação do, 247
infraestrutura do, 245-254
Ciência(s)
básicas, 6
Cirurgia
do IC, 303-341
avaliação por imagem, 335-341
anatomia, 336
planejamento pré-operatório, 338
pós-operatório, 340
radiografia convencional, 335
RM, 335
TC, 335
dissecção anatômica, 303-309
considerações em crianças com
menos de 1 ano, 309
equipamentos, 303
material, 303

osso temporal, 304, 305
posicionamento anatômico, 304
referências superficiais do, 304
em adultos, 310-317
anestesia, 310
cocleostomia, 313
fixação da unidade interna, 315
incisão, 311
inserção dos eletrodos, 313
manejo das complicações, 316
mastoidectomia, 312
materiais, 310
posicionamento cirúrgico, 310
retalho, 311
sutura, 315
técnica cirúrgica, 310, 316
alternativas, 316
timpanotomia posterior, 312
em crianças, 319-326
acesso, 324
à RT, 324
pela cocleostomia, 324
pela janela redonda, 324
avaliação clínica, 320
controle radiológico
intraoperatório, 325
cuidados pós-operatórios, 325
cuidados pré-operatórios, 320
incisão, 323
inserção do feixe de eletrodos, 325
mastoidectomia, 323
neurotelemetria transoperatória, 325
peculiaridades da, 319
posicionamento das unidades, 321
externa, 321
interna, 321
preparo do paciente, 321
sutura, 325
timpanotomia posterior, 324
unidade interna, 324
confecção do leito para, 324
MNIO, 331-333
do NF, 331-333
técnicas alternativas, 327-330
acesso combinado, 329
ASM, 327
inserção de eletrodos pericanal, 328
operação de Veria, 328
percutâneo, 328
timpanotomia exploratória como
parte, 328
via fossa média, 327
otológica, 358-369
robótica em, 358-369
revisional, 429-431
causas de, 429
CMVc (Citomegalovírus Congênito)
e PA, 719
e surdez, 183, 719
neonatal, 183
Cochlear
IC da, 213-221
CI 600, 214
Cochlear™ Nucleus®, 213
portfólio de eletrodos, 214
estratégias de codificação do som, 220
história, 213
modos de estimulação disponíveis, 219
plataforma profile plus, 214

processadores de som, 217
programação, 220
RM, 217
Osia® System, 600-602
como funciona, 600
indicações, 600
pesquisas com o, 602
processador de som, 601
seleção para SSD, 601
teste pré-operatório, 601
testes neurais, 342-343
intraoperatórios, 342-343
CR 220, 343
ECAP, 342
NRT, 342
Cóclea(s), 41
anatomia da, 25
ativa, 50
exposição da, 36
mudanças na, 36
feixe de estereocílios, 43
estrutura do, 43
frequências na, 48
seletividade de, 48
primeira fase, 48
segunda fase, 48
terceira fase, 49
ossificadas, 387
em IC pós-meningite, 387
parcialmente, 387
totalmente, 387
sistema coclear, 53
eferente, 53
fisiologia do, 53
transdução, 42
mecanoelétrica, 42
abertos mecanicamente, 44
localização do canal de, 44
Cocleostomia
acesso pela, 324
em crianças, 324
através da membrana, 632
da janela redonda, 632
em adultos, 313
Complexo
olivar, 74
superior, 74
Complicação(ões)
no IC, 377-383, 429-431
complementação, 377-383
manejo clínico das, 430
maiores, 430
menores, 430
revisão, 377-383
Componente
múltiplo, 113
timpanometria de, 113
Condução Óssea
IA por, 499, 571-573
ajustes, 499
ativação, 499
funcionamento, 499
formas de, 499
prótese vibratória, 499
transcutâneo, 571-573
avaliação pré-operatória, 571
complicações, 572
contraindicações, 572
critérios de indicação, 572

cuidados pós-operatórios, 572
funcionamento, 571
modelo, 571
resultados audiológicos, 573
técnica cirúrgica, 572
prótese auditiva de, 568-569
classificação das, 568
indicação, 568
critérios gerais de, 568
osteointegração, 568
fatores que interferem na, 568
fisiologia da, 568
sistema MED-EL de, 585-598
ADHEAR, 585-598
conheça o, 594
avaliação, 586
audiológica, 586
medica, 586
BONEBRIDGE, 585-598
conheça o, 587
Contraste
paramagnético, 118
contraindicações do, 118
gadolínio, 118
Contribuição
da audição binaural, 75
Controle Remoto
CR 220, 343
no teste neural, 343
intraoperatório, 343
Corda
do tímpano, 24, 378
anatomia da, 24
nervo, 378
lesão do, 378
Córtex
auditivo, 74
Corti
órgão de, 26
anatomia do, 26
Criança(s)
cirurgia de IC em, 319-326
acesso, 324
à RT, 324
pela cocleostomia, 324
pela janela redonda, 324
avaliação clínica, 320
controle radiológico
intraoperatório, 325
cuidados pós-operatórios, 325
cuidados pré-operatórios, 320
incisão, 323
inserção do feixe de eletrodos, 325
mastoidectomia, 323
neurotelemetria transoperatória, 325
peculiaridades da, 319
posicionamento das unidades, 321
externa, 321
interna, 321
preparo do paciente, 321
sutura, 325
timpanotomia posterior, 324
unidade interna, 324
confecção do leito para, 324
com audibilidade para sons de fala, 650
por dispositivo eletrônico, 650
terapia fonoaudiológica em, 650
com múltiplas deficiências, 403-410
benefícios do IC em, 403-410
nossos resultados, 407

critérios de indicação em, 261-262
de IC, 261-262
benefício do AASI, 261
expectativas, 261
da família, 261
do paciente, 261
IATC em, 547-556
ativação do, 552
programação do, 552
implantada, 283-287, 474-492
audição da, 283-287
prognóstico, 283-287
resultados, 283-287
desenvolvimento das
habilidades na, 474-492
auditivas, 474-492
linguísticas, 474-492
linguagem falada da, 283-287
prognóstico, 283-287
resultados, 283-287
PA em, 84
Criança Surda
aquisição por, 658
de língua por sinais, 658
atuação fonoaudiológica com, 661
em libras, 661
reabilitação da, 666-668
envolvimento da família na, 666-668
como avaliar o, 667
papel da família, 666
profissional como mediador, 668
Cromossomo
X, 129
hipoacusia e, 129
Cuidado(s)
especiais, 374
e IA, 374
pós-operatórios, 342-383
complementação, 377-383
complicações, 377-383
revisão, 377-383
da cirurgia de IC, 371-372
domiciliares, 371
imediatos, 371
procedimentos médicos, 373-376
e IA, 373-376

D

DA (Deficiência Auditiva)
etiologia da, 155-156
DA (Dissincronia Auditiva)
e surdez, 194
Deficiente Auditivo
avaliação por imagem do, 118-145
aqueduto vestibular, 129
alargamento do, 129
CAI, 129
contraindicações, 118
do contraste paramagnético, 118
gadolínio, 118
hipoacusia, 129
e cromossomo X, 129
malformações, 129
dos canais semicirculares, 129
dos vestíbulos, 129
nervo coclear, 129
nervo vestibulococlear, 122

OI, 118
   anatomia anormal da, 118
   malformações da, 125
  PA condutiva, 141
   adquirida, 142
   congênita, 141
  PANS, 123
   adquirida, 131
  RM, 118
  TC, 118
  tumores da OM, 145
 reabilitação do, 643-688
  criança surda, 666-668
   envolvimento da família na, 666-668
  educação, 653-656
   e surdez, 653-656
  implantado, 645-648
   acompanhamento interdisciplinar do, 645-648
  música, 669-672
   e IC, 669-672
  nos primeiros anos de vida, 649-652
   desafios do método clínico fonoaudiológico, 649-652
  paciente com IC, 678-684
   fala do, 678-684
   voz do, 678-684
  papel de Libras na, 658-664
  perdas assimétricas, 674-677
   protocolo de avaliação, 674-677
  SSD, 674-677
   protocolo de avaliação, 674-677
  surdez, 686-688
   versus demência, 686-688
   versus função cognitiva, 686-688
Deformidade
 de Michel, 29, 125
 de Mondini, 32
Demência
 função cognitiva e, 686-688
  surdez *versus*, 686-688
   PA e, 686
Desenvolvimento
 alterações anatômicas do, 35
  da OM, 35
  do RF, 36
  humano, 35
   no osso temporal, 35
 das habilidades, 474-492
  na criança implantada, 474-492
   auditivas, 474-492
   linguísticas, 474-492
 cognitivo, 281
  avaliação do, 281
 da linguagem, 278-282
  e surdez, 278-282
Difusão
 via membrana, 632
  da janela redonda, 632
DIMOI (Doença Imunomediada da Orelha Interna)
 PA e, 85
Disacusia(s)
 de origem genética, 193
  e surdez, 193
Dissecção
 anatômica, 303-309
  para cirurgia de IC, 303-309

  considerações em crianças com menos de 1 ano, 309
  equipamentos, 303
  material, 303
  osso temporal, 304, 305
   posicionamento anatômico, 304
   referências superficiais do, 304
DNSAI (Disacusia Neurossensorial Autoimune), 191
DOC (Diatermia por Ondas Curtas)
 e IA, 376
Doença(s)
 da OI, 188
  DA, 194
  disacusias, 193
   de origem genética, 193
  DNSAI, 191
  infecção adquirida, 188
  metabólicas, 12
  ototoxicidade, 190
  PAIR, 190
  tumores, 192
 da orelha externa, 187
  e OM, 187
   otites, 187
   otosclerose, 187
   traumatismo do osso temporal, 188
 PA e, 85
  crônicas, 85
  infecciosas, 85
Down
 síndrome de, 164
  e surdez, 164
Droga(s)
 na terapia farmacológica, 635
  antiapoptose, 635
  antiestresse celular, 635
  antioxidantes, 635
Ducto
 anatomia do, 26
  coclear, 26
  endolinfático, 26

E

eABR (Potencial de Ação Composto Eletricamente Evocado/*Electrically Evoked Auditory Brain*), 347, 351
EAS (Estimulação Eletroacústica), 425-428
ECAP (*Electrical Compound Action Potential*)
 pesquisa do, 342
  função de recuperação, 343
  recovery function, 343
  SOE, 343
eCAP (Potenciais de Ação Composto Eletricamente Evocados /*Electrically Evoked Compound Action Potential*)
 no IC, 349, 355
  AB, 355
  Oticon Medical, 349
ECoG (Eletrococleografia)
 intracoclear, 104
ECT (Eletroconvulsoterapia)
 e IA, 375
Educação
 aspectos históricos da, 9-15
  e da re(habilitação) dos surdos, 9-15
   brasileiros, 12
   era, 13
    da globalização, 13

    da neurociência, 13
    digital, 13
   gerais, 9
 e surdez, 653-656
  bilinguismo, 655
   de sinais, 655
   oral, 655
  histórico, 653
  linguagem e, 654
  possibilidades, 653
Efeito(s)
 no processamento binaural, 77
  da idade, 77
  da PA, 77
Elemento(s)
 ressonantes, 48
  de Helmholtz, 48
Eletrocirurgia
 e IA, 375
Eletrodo(s)
 Cochlear™ Nucleus®, 214
  portfólio de, 214
   ABI, 216
   perimodiolares, 214
   retos, 215
  feixe de, 215
   inserção do, 325
    em crianças, 325
  inserção dos, 313
   em adultos, 313
  MED-EL, 225
   feixe de, 225
    risco de desvio do, 225
    versus resultados atuais, 227
Eletromotilidade
 das CCE, 51
ENA(Espectro da Neuropatia Auditiva)
 IC em pacientes com, 412-416
  aspectos da intervenção no, 413
  considerações pré-cirúrgicas, 414
  genética relacionada ao, 413
   atualidades em, 413
  panorama atual, 412
  resultados com, 415
  retrospectiva histórica, 412
ENF (Estimulação do Nervo Facial)
 no IC, 391
  em otosclerose, 391
EOA (Emissões Otoacústicas), 50, 93
 aplicação clínica, 95
  em candidatos, 95
   a IC, 95
   próteses implantáveis, 95
 EOA PD, 94
 EOA T, 94
 espontâneas, 94
 técnica de exame, 94
EOA PD (Emissões Otoacústicas Produtos de Distorção), 94
EOA T (Emissões Otoacústicas Transientes), 94
Era
 na re(habilitação), 13
  dos surdos, 13
   da globalização, 13
   da neurociência, 13
   digital, 13

ESRT (Reflexo Estapediano Eletricamente
Evocado)
limiar do, 357
no IC, 357
AB, 357
eSRT (Reflexo Estapediano Evocado
Eletricamente/*Electrically Evoked
Stapedius Reflex Threshold*), 349, 352
Estapedotomia
no IC, 393
em otosclerose, 393
ESTEEM®, 615-616
avaliação pré-operatória, 615
cirurgia, 615
indicações, 615
o sistema, 615
resultados, 616
Estereocílio(s)
feixe de, 43
estrutura do, 43
motilidade dos, 52
Estimulação
eletroacústica, 260
IC de, 260
critérios de indicação, 260
bimodal, 296-302
IC bilateral e, 296-302
audição, 300
em condições
desfavoráveis, 300
benefício subjetivo da, 298, 299
binauralidade, 296
fenômenos acústicos, 296
localização da fonte sonora, 300
Estímulo
acústico, 53
potenciais dependentes do, 53
Estribo
anatomia do, 23
Estrutura(s)
da OM, 21
bigorna, 23
carótida interna, 24
intrapetrosa, 24
estribo, 23
janela, 23, 24
oval, 23
redonda, 24
martelo, 22
membrana timpânica, 22
nervo, 24
corda do tímpano, 24
NF, 23
processo cocleariforme, 24
tuba auditiva, 22
das conexões, 45
de ponta, 45
e transdução mecanoelétrica, 45
do canal de transdução, 47
mecanoelétrica, 47
Estudo(s)
genéticos, 173
na surdez não sindrômica, 173
e IC, 173
Evolução
avaliação da, 451-511, 555
de habilidades auditivas, 555
no IATC, 555

do IC, 451-511
criança implantada, 474-492
desenvolvimento das habilidades
na, 474-492
mapeamento do, 457
sessões periódicas do, 457
próteses auditivas
implantáveis, 494-499
orientações aos usuários, 494-499
Exploração
da OM, 307
Exposição
a ruído, 85
PA e, 85

F
Fala
do paciente com IC, 678-684
Família
avaliação psicológica da, 272-276
anamnese, 273
entrevista com os pais, 273
implicações da surdez na, 272
psicológicas, 272
Feixe
de eletrodos, 325
inserção do, 325
em crianças, 325
de estereocílios, 43
estrutura do, 43
Fenômeno(s)
acústicos, 296
Fisiologia
do sistema auditivo, 39-56
canal de transdução, 45
adaptação do, 45
CCE, 51
eletromotilidade das, 51
cóclea, 48, 50
ativa, 50
seletividade de frequência na, 48
emissões otoacústicas, 50
OI, 41
cóclea, 41
OM, 39
orelha externa, 39
do sistema coclear, 53
eferente, 53
Fonte Sonora
localização da, 300
com IC bilateral, 300
Forame
de Luschka, 29
Força
intensidade de, 374
e IA, 374
Fossa Média
IC por, 327, 435-438
desenvolvimento da via, 435
como acesso cirúrgico, 435
identificação da cóclea, 435
estudos anatômicos, 435
resultados, 436
Frequência
timpanometria de, 113
Função Vestibular
e IC, 440-443
afecções vestibulares, 441
VPPB, 441

aspectos históricos, 440
avaliação da, 442
manejos dos sintomas, 443
sistema vestibular, 440
anatomia do, 440
fisiologia do, 440
impacto sobre, 440
Função
cognitiva, 686-688
e demência, 686-688
surdez *versus*, 686-688
restabelecimento da, 640
células-tronco na, 640
coclear, 640
neural, 640

G
Gadolínio
contraindicações, 118
Genética
PA e, 84
Globalização
era da, 13
na re(habilitação), 13
dos surdos, 13

H
Habilidade(s)
desenvolvimento das, 474-492
na criança implantada, 474-492
auditivas, 474-492
linguísticas, 474-492
Habilitação
auditiva, 649
no primeiro ano de vida, 649
AASI, 649
IC, 649
Hábito(s)
PA e, 85
HC (Hipoplasia Coclear), 31, 126
Helmholtz
elementos ressonantes de, 48
Hemorragia
intracoclear, 138
e PANS, 138
adquirida, 138
Herança
surdez de, 169, 171, 172
autossômica, 169, 171
dominante, 171
recessiva, 169
ligada ao cromossomo, 172, 173
X, 173
Y, 173
mitocondrial, 172
Herpes Zóster
ótico, 189
e surdez, 189
Hipoacusia
e cromossomo X, 129
HIV (Vírus da Imunodeficiência
Humana), 85
e PA, 719
e surdez, 184, 719
neonatal, 184
HPV (Hipofunção Vestibular
Bilateral), 691

I

IA (Implantes Auditivos)
  na atresia aural, 38
    congênita, 38
    ajustes, 499
    ativação, 499
    funcionamento, 499
      formas de, 499
  por condução óssea, 499, 571-573
    prótese vibratória, 499
    transcutâneo, 571-573
      avaliação pré-operatória, 571
      complicações, 572
      contraindicações, 572
      critérios de indicação, 572
      cuidados pós-operatórios, 572
      funcionamento, 571
      modelo, 571
      resultados audiológicos, 573
      técnica cirúrgica, 572
  procedimentos médicos e, 373-376
    DOC, 376
    ECT, 375
    eletrocirurgia, 375
    intensidade de força, 374
      e cuidados especiais, 374
    neuroestimulação transcraniana, 375
    radiocirurgia, 375
    radioterapia iônica, 375
    RNM, 373
    terapia eletroconvulsiva, 375
IAOM (Implante Auditivo de Orelha
  Média), 245
IATC (Implante Auditivo de Tronco
  Cerebral), 245
  ativação no, 547-556
    avaliação do desempenho, 555
    em crianças, 552
    habilidades auditivas, 555
      evolução de, 555
  avaliação por imagem, 535-546
    anatomia radiológica, 535
    pós-operatório, 543
    pré-operatório, 539
  monitoração em cirurgias de, 533-534
    intraoperatória, 533-534
      complicações, 533
      cuidados com a anestesia, 534
      instrumentação, 534
      testes neurofisiológicos, 533
  programação no, 547-556
    em crianças, 552
      acompanhamento pós-operatório
        da, 556
    mapa da, 555
      alocação de frequências no, 555
    orientações aos pais, 556
IC (Implante Coclear), 4, 205-511
  abordagens alternativas em, 37
  aspectos éticos do, 694-698
    alocação de recursos públicos, 695
      utilitarismo e, 697
    arranjos sociais, 696
    bioética, 694, 696
      análise, 696
      com base em princípios, 694
    consentimento informado, 697
    cultura de surdos, 696

impacto na opinião, 695
  de pais, 695
  de responsáveis, 695
  marcos culturais, 696
  população vulnerável, 694
  raiz dos conflitos, 694
  surdez profunda, 695
    IC como tratamento da, 695
  aspectos tecnológicos do, 207-211
    pré-processamento de sinal, 208
    próteses com estimulação elétrica, 207
    layout fundamental de, 207
    requisitos de, 207
  avaliação da evolução, 451-511
    criança implantada, 474-492
      desenvolvimento das habilidades
        na, 474-492
        auditivas, 474-492
        linguísticas, 474-492
    mapeamento do, 457
      sessões periódicas do, 457
    próteses auditivas
      implantáveis, 494-499
        orientações aos usuários, 494-499
          manuseio de, 494-499
          uso de, 494-499
  avaliação, 245-302
    criança implantada, 283-287
      audição da, 283-287
      linguagem falada da, 283-287
    critérios de indicação, 259-260
      em adolescentes, 261-262
      em adultos, 259-260
      em crianças, 261-262
    do paciente, 263-270
      acompanhamento
        fonoaudiológico, 263-270
      pré-cirúrgica, 263-270
    foniátrica, 278-282
      desenvolvimento
        da linguagem, 278-282
        e surdez, 278-282
    médica otorrinolaringológica, 255-258
      anamnese, 254
      exame, 255, 256
        complementares, 256
        físico, 255
      planejamento cirúrgico, 257
        pré-operatório, 257
      prevenção de meningite, 257
    psicológica, 272-276
      da família, 272-276
      do paciente, 272-276
  bilateral, 296-302
    e estimulação bimodal, 296-302
      audição, 300
        em condições desfavoráveis, 300
      benefício subjetivo da, 298, 299
      binauralidade, 296
      fenômenos acústicos, 296
      localização da fonte sonora, 300
    simultânea, 297
      versus sequencial, 297
  casos especiais, 386-447
    benefícios em crianças, 403-410
      com múltiplas deficiências, 403-410
    cirurgia revisional, 429-431
    como tratamento para SSD, 418-422
      percepção em ambientes, 418-422
        ruidoso, 418-422

silencioso, 418-422
    complicações, 429-431
    EAS e, 425-428
    em malformação, 395-401
      de OI, 395-401
    em otosclerose, 390-393
    em pacientes com ENA, 412-416
    função vestibular e, 440-443
    IC por fossa média, 435-438
    otite média, 432-433
    preservação da audição, 425-428
    reimplantação coclear, 429-431
    surdez pós-meningite, 386-389
    zumbido e, 445-447
  cirurgia do, 303-341
    avaliação por imagem, 335-341
      anatomia, 336
      planejamento pré-operatório, 338
      pós-operatório, 340
      radiografia convencional, 335
      RM, 335
      TC, 335
    dissecção anatômica, 303-309
      considerações em crianças com
        menos de 1 ano, 309
      equipamentos, 303
      material, 303
      osso temporal, 304, 305
        posicionamento anatômico, 304
        referências superficiais do, 304
    em adultos, 310-317
      anestesia, 310
      cocleostomia, 313
      fixação da unidade interna, 315
      incisão, 311
      inserção dos eletrodos, 313
      manejo das complicações, 316
      mastoidectomia, 312
      materiais, 310
      posicionamento cirúrgico, 310
      retalho, 311
      sutura, 315
      técnica cirúrgica, 310, 316
        alternativas, 316
      timpanotomia posterior, 312
    em crianças, 319-326
      acesso, 324
        à RT, 324
        pela cocleostomia, 324
        pela janela redonda, 324
      avaliação clínica, 320
      controle radiológico
        intraoperatório, 325
      cuidados pós-operatórios, 325
      cuidados pré-operatórios, 320
      incisão, 323
      inserção do feixe de eletrodos, 325
      mastoidectomia, 323
      neurotelemetria transoperatória, 325
      peculiaridades da, 319
      posicionamento das unidades, 321
        externa, 321
        interna, 321
      preparo do paciente, 321
      sutura, 325
      timpanotomia posterior, 324
      unidade interna, 324
        confecção do leito para, 324

MNIO, 331-333
  do NF, 331-333
técnicas alternativas, 327-330
  acesso combinado, 329
  ASM, 327
  inserção de eletrodos pericanal, 328
  operação de Veria, 328
  percutâneo, 328
  timpanotomia exploratória como
    parte, 328
  via fossa média, 327
cuidados pós-operatórios, 342-383
  complementação, 377-383
  complicações, 377-383
    revisão, 377-383
  da cirurgia de IC, 371-372
    domiciliares, 371
    imediatos, 371
  procedimentos médicos, 373-376
    e IA, 373-376
estudos genéticos e, 173
  na surdez não sindrômica, 173
índice QALY e, 699-701
infraestrutura, 245-302
  estrutura do CIA, 245-254
    física, 245-254
    profissional, 245-254
música e, 669-672
  fala e, 669
  percepção musical e, 669
    protocolos de avaliação da, 671
na américa latina, 706-712
  análise, 707
    da efetividade clínica, 707
    de custo-utilidade, 707
  avanços no prognóstico, 706
    dos portadores de PA severa, 706
    à profunda, 706
  custo efetividade, 709
    estudo populacional de, 709
  longevidade no mundo, 707
    aumento da, 707
  programas de triagem auditiva
    neonatal, 706
    em países em desenvolvimento, 706
paciente com, 678-684
  fala do, 678-684
    feedback positivo, 681
    fonoterapia, 681
    reabilitação dos segmentos de, 681
  voz do, 678-684
    feedback positivo, 681
    fonoterapia, 681
    reabilitação vocal, 681
procedimentos intraoperatórios, 342-383
  assistência computadorizada, 358-369
  orientação por imagens, 358-369
  robótica, 358-369
    em cirurgia otológica, 358-369
  testes neurais, 342-352
    AB, 354-357
    Cochlear, 342-343
    MED-EL, 345-348
    Oticon Medical, 349-352
programação, 451-511
  acessórios do, 500-507
    SAE, 500-507
  ativação e, 451
  considerações gerais da, 463

de implante bilateral, 462
dos processadores de fala, 465-472
  na estimulação elétrica, 465-472
    bilateral, 465-472
    bimodal, 465-472
  mapeamento do processador
    de fala, 451
    conceitos, 451
    terminologia, 451
  reprogramações, 463
    protocolo de, 463
resultados com, 283
  medida dos, 286
    funcionalidade, 286
sistemas, 213-244
  da AB, 234-237
    dispositivo interno, 234
    estratégias de
      codificação sonora, 237
    história da, 234
    processadores de som, 235
  da Cochlear, 213-221
    CI 600, 214
    Cochlear™ Nucleus®, 213
      portfólio de eletrodos, 214
    estratégias de
      codificação do som, 220
    história, 213
    modos de estimulação
      disponíveis, 219
    plataforma *profile plus*, 214
    processadores de som, 217
    programação, 220
    RM, 217
  da MED-EL, 222-232
    compatibilidade entre
      dispositivos, 225
      externos, 225
      internos, 225
    de implante, 222
    dobra da ponta, 225
    feixe do eletrodo, 225, 227
      reduzindo o risco
        de desvio do, 225
      versus resultados atuais, 227
    futuro do, 232
      com cirurgia robótica, 232
      com tecnologia 3D, 232
    individualização, 222
    processadores de áudio, 227
      de última geração, 227
    RNM, 224
    tip folder, 225
  da Oticon Medical, 239-244
    neuro Zti®, 239
validação, 451-511
  desempenho auditivo do, 463
    fatores que influenciam o, 463
  telefonoaudiologia e, 508-510
    desafios, 510
Idade
  efeito da, 77
    no processamento binaural, 77
Idoso(s)
  PA em, 84
Imagem(ns)
  avaliação do deficiente
    auditivo por, 118-145
    aqueduto vestibular, 129
      alargamento do, 129

    CAI, 129
    contraindicações, 118
      do contraste paramagnético, 118
      gadolínio, 118
    hipoacusia, 129
      e cromossomo X, 129
    malformações, 129
      dos canais semicirculares, 129
      dos vestíbulos, 129
    nervo coclear, 129
    nervo vestibulococlear, 122
    OI, 118
      anatomia anormal da, 118
      malformações da, 125
    PA condutiva, 141
      adquirida, 142
      congênita, 141
    PANS, 123
      adquirida, 131
    RM, 118
    TC, 118
    tumores da OM, 145
  orientação por, 358-369
    para abordagens, 363
      à base do crânio, 363
      cirurgia de IC, 364
      IC com gabarito, 364
Imitanciometria, 111-116
  de banda larga, 115
  reflexo, 113, 115
    acústico, 113
    estapediano, 115
  timpanometria, 111
    de componente múltiplo, 113
    de frequência, 113
    IC, 113, 115
    próteses implantáveis, 113, 115
Impedância(s)
  acústica, 40
  OM como transformador de, 40
Implantação
  coclear, 297, 382
    bilateral simultânea, 297
      versus sequencial, 297
    complicações da, 382
    desafios da, 382
Implante
  vestibular, 691-693
    diagnóstico 691
    exames complementares, 691
    quadro clínico, 691
    tratamento, 692
Índice
  QALY, 699-701
    e IC, 699-701
Inervação
  do labirinto, 26
    membranoso, 26
Infecção(ões)
  adquirida, 188
    na OI, 188
      bacteriana, 189
      viral, 188
  surdez neonatal e, 183
    bacterianas, 184
      meningite, 184
      sífilis congênita, 185
    virais, 183
      caxumba, 184

CMVc, 183
HIV, 184
parotidite epidêmica, 184
rubéola materna, 183
sarampo, 184
zika vírus, 184
Infraestrutura, 245-302
estrutura do CIA, 245-254
física, 245-254
profissional, 245-254
Injeção
através da membrana, 632
da janela redonda, 632
Inserção
de eletrodos, 313, 325, 328
do feixe de, 325
em crianças, 325
em adultos, 313
pericanal, 328
técnica de, 328
Intensidade
de força, 374
e IA, 374
IOM (Implantes de Orelha Média), 618
IT (Implante Auditivo de Tronco
Encefálico), 395
em malformação, 401
de OI, 401

J
Janela
oval, 23
anatomia da, 23
redonda, 24, 36, 307, 324, 632
abordagem da, 307
acesso pela, 324
em crianças, 324
anatomia da, 24
exposição da, 36
mudança na, 36
membrana da, 632
cocleostomia através da, 632
difusão via, 632
injeção através da, 632
JLNS (Síndrome de Jervell e Lange-Nielsen)
com surdez, 168
neurossensorial, 168

L
Labirintite
e PANS, 134
adquirida, 134
ossificante, 386
em IC pós-meningite, 386
Labirinto
anatomia do, 25, 26
membranoso, 26
ducto, 26
coclear, 26
endolinfático, 26
inervação do, 26
órgão de Corti, 26
ramo, 27
coclear, 27
vestibular, 27
sáculo, 26
utrículo, 26

ósseo, 25
canais semicirculares, 25
cóclea, 25
promontório, 25
Lazer
PA e, 85
Lentivírus
na restauração, 628
da perda auditiva, 628
Libras (Língua Brasileira de Sinais)
na reabilitação do deficiente auditivo,
658-664
papel de, 658-664
aquisição, 658, 660
bilíngue bimodal, 660
por crianças surdas, 658
atuação fonoaudiológica em, 661
com crianças surdas, 661
e IC, 663
Limite(s)
da OM, 20
anterior, 20
interior, 21
lateral, 20
medial, 21
posterior, 21
superior, 20
Linguagem
desenvolvimento da, 278-282
e surdez, 278-282
avaliação foniátrica, 278-282
desenvolvimento cognitivo, 281
e audição, 278
e IC, 279
sistema nervoso, 278
maturação do, 278
plasticidade do, 278
falada, 283-287
da criança implantada, 283-287
prognóstico, 283-287
resultados, 283-287
Lipossoma
na restauração, 628
da perda auditiva, 628
LL (Lemnisco Lateral)
núcleos do, 74
Logoaudiometria, 91
Luschka
forame de, 29

M
Malária
e PA, 719
e surdez, 719
Malformação(ões)
congênitas, 29
da OI, 29
ALC, 29
anormalidade da AC, 33
aplasia coclear, 30
AVA, 33
CC, 30
deformidade de Michel, 29
do NC, 33
HC, 31
otocisto rudimentar, 30
PI da cóclea, 32

da OI, 125, 395-401
aplasia, 125
coclear, 125
labiríntica, 125
CC, 126
deformidade de Michel, 125
HC, 126
IC em, 395-401
classificação das, 395
desempenho audiológico, 401
escolha do eletrodo, 398
estudo radiológico, 396
IT, 401
programação do, 400
riscos cirúrgicos, 400
técnica cirúrgica, 398
PI-I, 126
coclear, 126
da OM, 142
de orelha, 161
síndromes com, 161
BOR, 161
CHARGE, 162
de Down, 164
de Edwards, 165
de Patau, 165
de Treacher Collins, 162
OPDSD, 163
PS, 162
do CAE, 141
dos canais semicirculares, 129
dos vestíbulos, 129
Martelo
anatomia do, 22
Mastoidectomia, 305
em adultos, 312
em crianças, 323
Maturação
cerebral, 280
em privação sensorial, 280
das vias auditivas, 67
do sistema nervoso, 278
Maxum, 612-614
aparelhos convencionais, 612
diferença entre, 612
contraindicações, 613
indicações, 613
técnica cirúrgica, 612
vantagens, 613
Meato
acústico, 19, 39
externo, 19, 39
anatomia do, 19
ressonância do, 39
Mecanismos
da binauralidade, 74
MED-EL
IC da, 222-232
compatibilidade entre
dispositivos, 225
externos, 225
internos, 225
dobra da ponta, 225
feixe do eletrodo, 225, 227
reduzindo o risco de desvio do, 225
versus resultados atuais, 227
futuro do, 232
com cirurgia robótica, 232
com tecnologia 3D, 232

implante, 222
  sistema de, 222
individualização, 222
processadores de áudio, 227
  de última geração, 227
RNM, 224
tip folder, 225
sistema de condução óssea, 585-598
  ADHEAR, 585-598
    conheça o, 594
  avaliação, 586
    audiológica, 586
    médica, 586
  BONEBRIDGE, 585-598
    conheça o, 587
testes neurais, 345-348
  intraoperatório, 345-348
    tipos de implante e, 347
Membrana
  da janela redonda, 632
    cocleostomia através da, 632
    difusão via, 632
    injeção através da, 632
  timpânica, 22
    anatomia da, 22
Meningite
  bacteriana, 184, 718
    e PA, 718
    e surdez, 184, 718
      neonatal, 184
  e surdez, 189
Mesencéfalo, 74
Método(s) de Diagnóstico
  de avaliação da surdez, 88-194
    adquirida, 187-194
    audiológicos comportamentais, 88-92
      subjetivos, 88
    de origem genética, 157-179
      autossômica, 169, 171
        dominante, 171
      avaliação, 175, 176
        clínica, 176
        diagnóstica, 175
      condutiva, 165
      diagnóstico etiológico, 175
        protocolos clínicos de, 175
      exames complementares, 178
      genes modificadores, 173
      história clínica, 176
      interação gênica, 173
      ligada ao cromossomo, 172, 173
        X, 172
        Y, 173
      malformação de orelha, 161
      mista, 165
      mitocondrial, 172
      não sindrômicas, 169
        estudos genéticos e IC, 173
      neurossensorial, 165, 166
      pesquisa neonatal, 176
        etiológica, 176
        genética, 176
    por anormalidades cromossômicas,163
        recessiva, 169
        sindrômicas, 161
        trissomias, 164
    etiologia da deficiência auditiva,
      155-156

imitanciometria, 111-116
  reflexo, 113, 115
    acústico, 113
    estapediano, 115
  timpanometria, 111
neonatal, 183-185
  de origem não genética, 183-185
objetivos, 93-108
por imagem, 118-145
  do deficiente auditivo, 118-145
programa TANU, 147-154
Michel
  deformidade de, 29, 125
Mielinização
  das vias auditivas, 67
MNIO (Monitoração de Nervos Intraoperatória)
  do NF, 331-333
    no IC, 331-333
      complicações, 331
      indicações, 332
  IATC e, 533
    complicações, 533
    indicações de, 533
Mondini
  deformidade de, 32
Motilidade
  dos estereocílios, 52
Músculo(s)
  da OM, 40
Música
  e IC, 669-672
    fala e, 669
    percepção musical e, 669
      protocolos de avaliação da, 671

N

Nascimento
  condições ao, 85
  PA e, 85
NC (Nervo Coclear), 34*f*
  malformações do, 33
Neonatal
  pesquisa, 176
    com ênfase na surdez, 176
      etiológica, 176
      genética, 176
  surdez, 183-185
    de origem não genética, 183-185
      infecciosa, 183
        bacterianas, 184
        virais, 183
      não infecciosa, 185
Nervo(s)
  coclear, 129
  corda, 378
    do tímpano, 378
      lesão do, 378
  cranianos, 28
    e núcleos, 28
  vestibulococlear, 122
Neuro Zti®
  IC, 239
Neurociência
  era da, 13
    na re(habilitação), 13
      dos surdos, 13

Neuroestimulação
  transcraniana, 375
    e IA, 375
Neurogênese
  desenvolvimento da, 65
Neuroplasticidade, 65-71
Neurotelemetria
  transoperatória, 325
NF (Nervo Facial), 307
  anatomia do, 23
  complicações anatômicas, 377
  estimulação do, 382
  MNIO do, 331-333
    no IC, 331-333
      complicações, 331
      indicações, 332
  variações anatômicas do, 37
NGE (Neurônios do Gânglio Espiral)
  preservação dos, 629
  regeneração dos, 629
NRT (Telemetria de Resposta Neural), 342
Núcleo(s)
  cocleares, 74, 29
    dorsal, 29
    ventral, 29
  do LL, 74
  nervos cranianos e, 28

O

OI (Orelha Interna)
  anatomia da, 24, 118
    cápsula ótica, 25
    labirinto, 25, 26
      membranoso, 26
      ósseo, 25
    normal, 118
  biologia da, 637
    celular, 637
    molecular, 637
  cóclea, 41
  doenças da, 188
    DA, 194
    disacusias, 193
      de origem genética, 193
    DNSAI, 191
    infecção adquirida, 188
    metabólicas, 12
    ototoxicidade, 190
    PAIR, 190
    tumores, 192
  embriologia da, 61
  feixe de estereocílios, 43
    estrutura do, 43
  malformações da, 125, 395-401
    aplasia, 125
      coclear, 125
      labiríntica, 125
    CC, 126
    congênitas da, 29
      ALC, 29
      anormalidade da AC, 33
      aplasia coclear, 30
      AVA, 33
      CC, 30
      deformidade de Michel, 29
      do NC, 33
      HC, 31
      otocisto rudimentar, 30
      PI da cóclea, 32

deformidade de Michel, 125
HC, 126
IC em, 395-401
classificação das, 395
desempenho audiológico, 401
escolha do eletrodo, 398
estudo radiológico, 396
IT, 401
programação do, 400
riscos cirúrgicos, 400
técnica cirúrgica, 398
PI coclear, 126
tipo I, 126
transdução, 42
mecanoelétrica, 42
abertos mecanicamente, 44
localização do canal de, 44
OM (Orelha Média), 39
anatomia da, 20
estruturas, 21
limites, 20
como transformador, 40
de impedâncias, 40
desenvolvimento da, 35
alterações anatômicas no, 35
embriologia da, 60
exploração da, 307
impedâncias, 40
acústica, 40
malformação da, 142
músculos da, 40
próteses auditivas de, 603-622
semi-implantáveis, 603-614
Maxum, 612-614
VSB, 603-611
totalmente implantáveis, 615-622
CARINA, 617-622
ESTEEM®, 615-616
tumores da, 145
Onda
viajante, 48
OPDSD (Síndromes do Espectro
Otopalatodigital)
e surdez, 163
Orelha
embriologia da, 58-64
externa, 59
OI, 61
OM, 60
externa, 19, 39, 142, 187
anatomia da, 19
meato acústico, 19
pavilhão auricular, 19
audição direcional, 39
doenças da, 187
otites, 187
otosclerose, 187
traumatismo do osso
temporal, 188
meato acústico, 39
ressonância do, 39
malformação de, 161
síndromes com, 161
BOR, 161
CHARGE, 162
de Down, 164
de Edwards, 165
de Patau, 165
de Treacher Collins, 162

OPDSD, 163
PS, 162
Órgão
de Corti, 26
anatomia do, 26
Osia® System
Cochlear, 600-602
como funciona, 600
indicações, 600
pesquisas com o, 602
processador de som, 601
seleção para SSD, 601
teste pré-operatório, 601
Osso
temporal, 35, 305
desenvolvimento do, 35
alterações anatômicas no, 35
dissecção anatômica do, 305
abordagem da janela
redonda, 307
anatomia coclear, 307
antrotomia, 305
aticotomia anterior, 306
exploração da OM, 307
mastoidectomia, 305
NF, 307
timpanotomia posterior, 307
Osteointegração
fatores que interferem na, 568
fisiologia da, 568
Oticon Medical
IC da, 239-244
neuro Zti®, 239
testes neurais, 349-352
intraoperatório, 349-352
eABR, 351
eCAP, 349
eSRT, 352
telemetria de impedâncias, 349
Otite(s)
crônica, 143
média, 432-433, 714
e IC, 432-433
diferentes quadros de, 432
PA e, 714
na orelha externa, 187
na OM, 187
Otocisto
rudimentar, 30
Otosclerose
e PANS, 134
adquirida, 134
fenestral, 145
IC em, 390-393
considerações cirúrgicas, 392
complicações, 392
dificuldades cirúrgicas, 392
ENF, 391
estapedotomia, 393
fisiopatologia, 390
pré-operatório, 390
avaliação, 390
planejamento, 390
na orelha externa, 187
na OM, 187
Ototoxicidade
e PA, 85, 716
e surdez, 190, 716

P
PA (Perda Auditiva)
causas de, 84
doenças infecciosas, 85
exposição a ruído, 85
lazer, 85
não sindrômica, 84
presbiacusia, 85
sindrômica, 84
trabalho, 85
trauma, 85
condutiva, 141
adquirida, 142
congênita, 141
efeito da, 77
no processamento binaural, 77
fatores de risco de, 84
condições ao nascimento, 85
DIMOI, 85
doenças crônicas, 85
genética, 84
hábitos, 85
ototoxicidade, 85
por grupos etários, 83
adultos, 84
crianças, 84
idosos, 84
recém-nascidos, 83
prevenção da, 713-722
perspectiva de saúde global, 713-722
aparelhos auditivos e, 720
caxumba, 718
CMVc, 719
congênita, 719
esforços para prevenir PA, 720
HIV, 719
malária, 719
meningite bacteriana, 718
otite média, 714
ototoxicidade, 716
PAIR, 715
perinatal, 719
prevalência e, 713
rubéola, 718
sarampo, 718
tuberculose, 719
suspeita de, 176, 179
não sindrômica, 176
por herança autossômica, 179
dominante, 179
sindrômica, 179
tipo da, 97
definição do, 97
topodiagnóstico, 97
PAAO (Prótese Auditiva Ancorada no
Osso), 245, 617
temporal, 559-567
cirurgias para, 562
complicações da, 562
contraindicações, 562
externos à orelha, 561
implantáveis, 559
pós-operatório, 566
cuidados, 566
orientações, 566
reimplante, 562
técnicas cirúrgicas, 562

PAC (Processamento Auditivo Central)
alteração do, 91
testes para diagnóstico de, 91
Paciente
avaliação psicológica do, 272-276
casos especiais, 275
processo de diagnóstico nos, 275
entrevista, 275
com adolescentes, 275
com adultos, 275
devolutiva final, 276
hora lúdica, 274
implicações da surdez no, 272
psicológicas, 272
outros instrumentos de, 274
testes psicológicos, 274
com IC, 678-684
fala do, 678-684
voz do, 678-684
implantado, 645-648
acompanhamento
interdisciplinar do, 645-648
PAI (Perda Auditiva Incapacitante), 83
PAIR (Perda Auditiva Induzida
por Ruído), 190, 715
PANS (Perda Auditiva Neurossensorial),
715
adquirida, 131
hemorragia intracoclear, 138
labiritinte, 134
otosclerose, 134
schwannoma, 137
intralabiríntico, 137
tumores, 136
PANSc, 123
PANSc (Perda Auditiva Neurossensorial
Congênita), 123
Parotidite
epidêmica, 184
e surdez neonatal, 184
Pavilhão
auricular, 19
anatomia do, 19
PEA (Potenciais Evocados Auditivos), 593
por frequência específica, 100
por via óssea, 99
Pearls & Pitfalls
anatômicos, 34
alterações do desenvolvimento
humano, 35
comparação de trajetória
cirúrgica, 37
mudanças na exposição, 36
da cóclea, 36
da janela redonda, 36
no osso temporal, 35
IC, 37
abordagens alternativas, 37
implantes auditivos na, 38
na atresia aural congênita, 38
variações anatômicas, 37
do NF, 37
PEATE (Potenciais Evocados Auditivos de
Tronco Encefálico), 60
ANSD, 104
Chirp, 103
de latência, 105
longa, 105
média, 105

ECoG, 104
intracoclear, 104
maturação da via auditiva, 96
P300, 105
PA, 97
definição do tipo, 97
topodiagnóstico, 97
por cliques, 95
por frequência específica, 100
por Tone Burst, 101
por via óssea, 99
RAEE, 100
Percepção
auditiva, 478
avaliação da, 478
em ambientes, 418-422
custo-benefício da, 418-422
ruidoso, 418-422
silencioso, 418-422
Perda(s) Assimétrica(s)
reabilitação das, 674-677
protocolo de avaliação, 674-677
Pesquisa
neonatal, 176
com ênfase na surdez, 176
etiológica, 176
genética, 176
PI (Partição Incompleta)
da cóclea, 32
PI-I (Partição Incompleta Tipo I)
coclear, 126
da cóclea, 32
PI-II (Partição Incompleta Tipo II)
da cóclea, 32
PI-III (Partição Incompleta Tipo III)
da cóclea, 32
Plasticidade
do sistema nervoso, 278
Plexo
coroide, 29
Potencial(is)
das CCE, 53
cocleares, 53
de repouso, 53
dependentes, 53
do estímulo acústico, 53
Presbiacusia, 189
PA e, 85
Prevenção
da morte celular, 633
Privação
sensorial, 280
situação de, 280
maturação cerebral em, 280
Procedimento(s)
intraoperatórios, 342-383
assistência computadorizada, 358-369
orientação por imagens, 358-369
robótica, 358-369
em cirurgia otológica, 358-369
testes neurais, 342-352
AB, 354-357
Cochlear, 342-343
MED-EL, 345-348
Oticon Medical, 349-352
médicos, 373-376
e IA, 373-376
DOC, 376
ECT, 375

eletrocirurgia, 375
intensidade de força, 374
e cuidados especiais, 374
neuroestimulação
transcraniana, 375
radiocirurgia, 375
radioterapia iônica, 375
RNM, 373
terapia eletroconvulsiva, 375
otológicos, 359
planejamento de, 359
computadorizado, 359
Processador(es)
de áudio, 227, 494
de ultima geração, 227
no IC MED-EL, 227
funcionamento do, 495
monitoramento do, 495
de fala, 451, 465-472
mapeamento do, 451
conceitos, 451
terminologia, 451
programação dos, 465-472
na estimulação elétrica, 465-472
bilateral, 465-472
bimodal, 465-472
de som, 217, 235
do IC, 217, 235
AB, 235
Cochlear, 217
Processo
cocleariforme, 24
Programa
TANU, 147-154
discussão, 151
estratégias de implantação, 147
fase de detecção, 148
reteste, 149
triagem, 148
fase de diagnóstico, 149
gerenciamento, 149
índices de qualidade, 149
resultados, 150
Programação
de IC, 220, 451-511
acessórios do, 500-507
SAE, 500-507
ativação e, 451
Cochlear, 220
considerações gerais da, 463
de implante bilateral, 462
dos processadores de fala, 465-472
na estimulação elétrica, 465-472
bilateral, 465-472
bimodal, 465-472
mapeamento do processador
de fala, 451
conceitos, 451
terminologia, 451
reprogramações, 463
protocolo de, 463
dos processadores de fala, 465-472
estimulação elétrica, 465-472
bilateral, 465-472
bimodal, 465-472
no IATC, 547-556
em crianças, 552
acompanhamento
pós-operatório da, 556

mapa da, 555
   alocação de frequências no, 555
   orientações aos pais, 556
Promontório
  anatomia do, 25
Prótese Auditiva, 4
  de condução óssea, 568-569
    classificação das, 568
    indicação, 568
     critérios gerais de, 568
    osteointegração, 568
     fatores que interferem na, 568
     fisiologia da, 568
  de OM, 603-622
    semi-implantáveis, 603-614
     Maxum, 612-614
     VSB, 603-611
    totalmente implantáveis, 615-622
     CARINA, 617-622
     ESTEEM®, 615-616
  implantáveis, 494-499, 557-623
    orientações aos usuários, 494-499
     manuseio de, 494-499
     uso de, 494-499
  vibratórias osteointegradas, 559-602
    BAHA®, 576-584
    de condução óssea, 568-569
    implante auditivo
     transcutâneo, 571-573
     de condução óssea, 571-573
    Osia® System, 600-602
     Cochlea, 600-602
    PAAO, 559-567
     temporal, 559-567
    sistema de condução
     óssea MED-EL, 585-598
     ADHEAR, 585-598
     BONEBRIDGE, 585-598
    Sophono®, 571-573
    Soundbite Hearing System®, 574-575
Prótese(s)
  implantáveis, 5, 95, 113
    EOA em candidatos a, 95
     aplicação clínica das, 95
    reflexo estapediano e, 115
    timpanometria e, 113
PS (Síndrome de Pendred)
  e surdez, 162

Q

QALY (Anos de Vida Ajustados pela
  Qualidade/*Quality-Adjusted
  Life Years*), 707
  índice, 699-701
    e IC, 699-701

R

Radiocirurgia
  e IA, 375
Radiografia
  convencional, 335
    avaliação por, 335
     do IC, 335
Radioterapia
  iônica, 375
    e IA, 375
RAEE (Respostas Auditivas de Estado
  Estável), 100

Ramo
  do labirinto, 27
    membranoso, 27
     coclear, 27
     vestibular, 27
Re(habilitação)
  dos surdos, 9-15
    aspectos históricos da, 9-15
     e da educação, 9-15
Reabilitação
  aspectos históricos da, 3-7
    do deficiente auditivo, 3-7
     as ciências básicas, 6
     audição por via óssea, 6
     IC, 4
     próteses, 4, 5
      auditivas, 4
      implantáveis, 5
     surdez congênita, 3
  do deficiente auditivo, 643-688
    criança surda, 666-668
     envolvimento da família na, 666-668
    educação, 653-656
     e surdez, 653-656
    implantado, 645-648
     acompanhamento
      interdisciplinar do, 645-648
    música, 669-672
     e IC, 669-672
    nos primeiros anos de vida, 649-652
     desafios do método clínico
      fonoaudiológico, 649-652
    paciente com IC, 678-684
     fala do, 678-684
     voz do, 678-684
    papel de Libras na, 658-664
    perdas assimétricas, 674-677
     protocolo de avaliação, 674-677
    SSD, 674-677
     protocolo de avaliação, 674-677
    surdez, 686-688
     versus demência, 686-688
     versus função cognitiva, 686-688
Recém-Nascido(s)
  PA em, 83
Recesso
  lateral, 29
    do quarto ventrículo, 29
Recuperação
  sensorial, 638
    estratégias para, 638
Reflexo
  acústico, 113
    aplicações clínicas, 114
  estapediano, 115
    e IC, 115
    e próteses implantáveis, 115
Reimplantação
  coclear, 429-431
    considerações cirúrgicas, 429
    resultados após, 429
Repouso
  potenciais de, 53
    das CCE, 53
Restauração
  da audição, 625-642
    outros métodos de, 625-642
     terapia, 627-641
      de células-tronco, 637-641

    farmacológica, 627-635
     gênica, 637-641
RF (Recesso do Facial)
  desenvolvimento do, 36
RM (Ressonância Magnética)
  avaliação por, 335
    do IC, 335
  IC e, 217
    Cochlear, 217
RNM (Ressonância Nuclear Magnética)
  e IA, 373
  IC e, 224
    MED-EL, 224
Robótica
  em cirurgia otológica, 358-369
RT (Rampa Timpânica)
  acesso à, 324
    em crianças, 324
Rubéola
  materna, 183
    e surdez neonatal, 183
  PA e, 718
  surdez e, 718

S

Sáculo
  anatomia do, 26
SAE (Sistema Auxiliar de Escuta)
  e IC, 500-507
    bilateral, 506
     uso do, 506
    conectividades específicas, 504
     para cada marca, 504
    mapeamento do, 502
     parâmetros no, 502
    processamento do sinal, 502
     no sistema FM, 502
    via. 501
     indução magnética, 501
     modulação digital, 501
     radiofrequência, 501
Sarampo
  e PA, 718
  e surdez, 184, 189, 718
    neonatal, 184
Saúde Auditiva
  politicas publicas no Brasil em, 702-705
    assistência ao deficiente auditivo, 702
     linha do tempo da, 702
    contextualizando as, 702
    pautadas em evidencia científica, 704
Schwannoma
  intralabiríntico, 137
    PANS, 137
     adquirida, 137
Sífilis
  congênita, 185
    e surdez neonatal, 185
  e surdez, 189
Sinal(is)
  língua de, 655
    aquisição de, 658
     por crianças surdas, 658
    e IC, 663
Sinapse
  das CCI, 54
Sinaptogênese
  desenvolvimento, 65

Síndrome(s)
  com surdez, 165
    condutiva, 165
    mista, 165
    neurossensorial, 165, 166
  surdez e, 161
    com malformação de orelha, 161
      BOR, 161
      CHARGE, 162
      de Treacher Collins, 162
      OPDSD, 163
      PS, 162
    de Down, 164
    de Edwards, 165
    de Patau, 165
Sistema Auditivo, 17-79
  anatomia do, 19-38
    da OI, 24
    da OM, 20
    da orelha externa, 19
    das vias auditivas, 27
      centrais, 27
    malformações congênitas, 29
      da OI, 29
  audição binaural, 73-78
    sistema auditivo central, 73-78
      nas habilidades binaurais, 73-78
  embriologia da orelha, 58-64
    externa, 59
    OI, 61
    OM, 60
  fisiologia do, 39-56
    canal de transdução, 45
      adaptação do, 45
    CCE, 51
      eletromotilidade das, 51
    cóclea, 48, 50
      ativa, 50
      seletividade de frequência na, 48
    emissões otoacústicas, 50
    OI, 41
      cóclea, 41
    OM, 39
    orelha externa, 39
  vias auditivas, 65-71
    desenvolvimento das, 65-71
    e neuroplasticidade, 65-71
Sistema(s), 213-244
  coclear, 53, 54
    aferente, 54
    eferente, 53
      fisiologia do, 53
  da AB, 234-237
    dispositivo interno, 234
    estratégias de codificação sonora, 237
    história da, 234
    processadores de som, 235
  da Cochlear, 213-221
    CI 600, 214
    Cochlear™ Nucleus®, 213
      portfólio de eletrodos, 214
    estratégias de codificação do som, 220
    história, 213
    modos de estimulação
      disponíveis, 219
    plataforma profile plus, 214
    processadores de som, 217
    programação, 220
    RM, 217

da MED-EL, 222-232
  compatibilidade entre
    dispositivos, 225
    externos, 225
    internos, 225
  de implante, 222
  dobra da ponta, 225
  feixe do eletrodo, 225, 227
    reduzindo o risco de desvio do, 225
    versus resultados atuais, 227
  futuro do, 232
    com cirurgia robótica, 232
    com tecnologia 3D, 232
  individualização, 222
  processadores de áudio, 227
    de última geração, 227
  RNM, 224
  tip folder, 225
da Oticon Medical, 239-244
  neuro Zti®, 239
de administração, 633
  intracoclear ativa, 633
  por prótese coclear, 633
de condução óssea, 585-598
  MED-EL, 585-598
    ADHEAR, 585-598
    avaliação, 586
      audiológica, 586
      médica, 586
    BONEBRIDGE, 585-598
nervoso, 278
  maturação do, 278
  plasticidade do, 278
Osia, 600-602
  Cochlear, 600-602
    como funciona, 600
    indicações, 600
    pesquisas com o, 602
    processador de som, 601
    seleção para SSD, 601
    teste pré-operatório, 601
SOE (Spread of Excitation)
  ECAP, 343
Som
  codificação do, 220
    estratégias de, 220
  processadores de, 217, 235
    do IC, 217, 235
      AB, 235
      Cochlear, 217
Sophono®
  avaliação pré-operatória, 571
  complicações, 572
  contraindicações, 572
  critérios de indicação, 572
  cuidados pós-operatórios, 572
  funcionamento, 571
  IA, 571-573
    transcutâneo, 571-573
    de condução óssea, 571-573
  modelo, 571
  resultados audiológicos, 573
  técnica cirúrgica, 572
Soundbite Hearing System®, 574-575
  componentes, 574
  critérios de indicação, 575
  funcionamento, 574
  novas perspectivas, 575
  resultados, 575

SSD (Surdez Unilateral)
  IC como tratamento para, 418-422
    elegibilidade, 418
      considerações sobre, 418
    pediátrica, 420
    percepção em ambientes, 418-422
      custo-benefício da, 418-422
        ruidoso, 418-422
        silencioso, 418-422
    resultados, 419
      no adulto, 419
    reabilitação da, 674-677
      protocolo de avaliação, 674-677
SSQ (Speech, Spatial and Qualities of
  Hearing Scale)
  beneficio detectado pelo
    questionário, 299
    subjetivo, 299
      do IC bilateral, 299
STL (Síndrome de Stickler)
  com surdez, 165
    condutiva, 165
    mista, 165
    neurossensorial, 165
Surdez, 81-195
  avaliação da, 88-194
    métodos de diagnóstico de, 88-194
      adquirida, 187-194
      audiológicos comportamentais, 88-92
        subjetivos, 88
      de origem genética, 157-179
        autossômica dominante, 171
        autossômica recessiva, 169
        avaliação clínica, 176
        avaliação diagnóstica, 175
        condutiva, 165
        diagnóstico etiológico, 175
        estudos genéticos e IC, 173
        exames complementares, 178
        genes modificadores, 173
        história clínica, 176
        interação gênica, 173
        ligada ao cromossomo X, 172
        ligada ao cromossomo Y, 173
        malformação de orelha, 161
        mista, 165
        mitocondrial, 172
        não sindrômicas, 169
        neurossensorial, 165, 166
        pesquisa neonatal, 176
      por anormalidades cromossômicas,163
        sindrômicas, 161
        trissomias, 164
      de origem não genética, 183-185
      etiologia da DA, 155-156
      imitanciometria, 111-116
    neonatal, 183-185
      objetivos, 93-108
      por imagem, 118-145
      programa TANU, 147-154
  congênita, 3
    comunicação total, 4
    linguagem gestual, 3
    método oral, 3
  e IC, 679
  epidemiologia da, 83-87
    PA, 83
      causas de, 84
      fatores de risco de, 84
      por grupos etários, 83

prevalência no Brasil, 85
  ações preventivas, 86
genética, 629
implicações da, 272
  na família, 272
  no paciente, 272
pós-meningite, 386-
  IC na, 386-
    cócleas ossificadas, 387
      parcialmente, 387
    labirintite ossificante, 386
    princípios cirúrgicos, 387
      totalmente, 387
prevenção da, 713-722
  perspectiva de saúde global, 713-722
    aparelhos auditivos e, 720
    caxumba, 718
    CMVc, 719
    congênita, 719
    esforços para prevenir PA, 720
    HIV, 719
    malária, 719
    meningite bacteriana, 718
    otite média, 714
    ototoxicidade, 716
    PAIR, 715
    perinatal, 719
    prevalência e, 713
    rubéola, 718
    sarampo, 718
    tuberculose, 719
versus demência, 686-688
  PA e, 686
versus função cognitiva, 686-688
SW (Síndrome de Waardenburg)
  com surdez, 166
    neurossensorial, 166

T
Tálamo, 74
TANU (Triagem Auditiva Neonatal
  Universal)
  programa, 147-154
    discussão, 151
    estratégias de implantação, 147
    fase de detecção, 148
      reteste, 149
      triagem, 148
    fase de diagnóstico, 149
    gerenciamento, 149
      índices de qualidade, 149
    resultados, 150
TAV (Terapia Auditiva Verbal), 474
  na criança implantada, 476
TC (Tomografia Computadorizada)
  avaliação por, 335
    do IC, 335
  na avaliação, 118
    do deficiente auditivo, 118
Técnica(s) Cirúrgica(s)
  alternativas, 327-330
    no IC, 327-330
      acesso combinado, 329
      ASM, 327
      inserção de eletrodos pericanal, 328
      operação de Veria, 328
      percutâneo, 328

timpanotomia exploratória
  como parte, 328
  via fossa média, 327
Telefonoaudiologia
  e IC, 508-510
    desafios, 510
Terapia Fonoaudiológica
  em crianças com audibilidade, 650
    para sons de fala, 650
      por dispositivo eletrônico, 650
Terapia
  de restauração da audição, 627-641
    de células-tronco, 637-641
      desafios na, 640
      no restabelecimento da função, 640
        coclear, 640
        neural, 640
      recuperação sensorial, 638
    farmacológica, 627-635
      AAV, .628
      adenovírus, 628
      AHLi-11, 31
      AM-111, 630
      canalostomia, 632
        bombas osmóticas, 633
      CC, 629
        estratégia de regeneração das, 629
      CGF166, 630
      CONEXINA 26, 630
      CRISPR/Cas9, 630
      drogas, 635
        antiapoptose, 635
        antiestresse celular, 635
        antioxidantes, 635
      fatores, 635
        de crescimento, 635
        tróficos, 635
      FX-322, 630
      lentivírus, 628
      lipossoma, 628
      LY3056480, 629
      membrana da janela redonda, 632
        cocleostomia através da, 632
        difusão via, 632
        injeção através da, 632
      NGE, 629
        preservação dos, 629
        regeneração dos, 629
      prevenção da morte celular, 633
      USH, 630
      sistema de administração, 633
        intracoclear ativa, 633
        por prótese coclear, 633
      SPL128, 631
      STSS, 631
      surdez genética, 629
      TherAtoh, 631
      TMC1, 630
      tratamento profilático, 633
      vetores, 628
        não virais, 628
        virais, 628
      VGLUT3, 629
      via Notch de sinalização, 629
      vias de administração, 632
        da terapia gênica, 632
        transtimpânica, 632
    gênica, 637-641
      biologia da OI, 637
        celular, 637

molecular, 637
recuperação sensorial, 638
eletroconvulsiva, 375
  e IA, 375
Teste(s) Neural(is)
  assistência computadorizada, 358-369
  intraoperatórios, 342-352
    AB, 354-357
    Cochlear, 342-343
      NRT, 342
      ECAP, 342
      CR 220, 343
    MED-EL, 345-348
      tipos de implante e, 347
    Oticon Medical, 349-352
      eABR, 351
      eCAP, 349
      eSRT, 352
      telemetria de impedâncias, 349
  orientação por imagens, 358-369
  robótica, 358-369
    em cirurgia otológica, 358-369
Teste(s)
  para diagnóstico, 91
    de alteração, 91
    do PAC, 91
  neurofisiológicos, 533
    na IATC, 533
Tímpano
  corda do, 24
    anatomia da, 24
    nervo, 378
    lesão do, 378
Timpanometria
  de componente múltiplo, 113
  de frequência, 113
  IC, 113
  próteses implantáveis, 113
  timpanograma, 111
    tipo, 111
      A, 111
      Ad, 111
      As, 111
      B, 111
      C, 113
      D, 113
Timpanotomia
  exploratória, 328
  posterior, 307, 312, 324
    em adultos, 312
    em crianças, 324
Tone Burst
  PEAT por, 101
Topodiagnóstico, 97
Trabalho
  PA e, 85
Transdução
  canal de, 44
    adaptação do, 45
      estrutura das conexões de ponta, 45
      mecanoelétrica, 45
    mecanoelétrica, 44
      abertos mecanicamente, 44
      estrutura do, 47
      localização do, 44
  mecanoelétrica, 42
Trauma
  e PANS, 139
    adquirida, 139
  PA e, 85

Traumatismo
  do osso temporal, 188
    na OM, 187
    na orelha externa, 187
Treacher Collins
  síndrome de, 162
  e surdez, 162
Trissomia(s)
  surdez e,164
  cromossomo 21, 164
Tronco
  cerebral, 28, 29
    implante de, 29
      posicionamento cirúrgico do, 29
Tuba
  auditiva, 22
    anatomia da, 22
Tuberculose
  e PA, 719
  e surdez, 719
Tumor(es)
  da OM, 145
  e PANS, 136
    adquirida, 136
  e surdez, 192

U

Unidade Interna
  leito para, 324
    confecção do, 324
      em crianças, 324
USH (Síndrome de Usher), 630
  com surdez, 167
    neurossensorial, 167
Utrículo
  anatomia do, 26

V

Validação
  do IC, 451-511
    desempenho auditivo do, 463
      fatores que influenciam o, 463
    telefonoaudiologia e, 508-510
      desafios, 510
Vascularização
  das vias auditivas, 28
    centrais, 28
Veria
  operação de, 328
    na IC, 328

Vestíbulo(s)
  malformações dos, 129
Vetor(es)
  na restauração, 628
    da perda auditiva, 628
      não virais, 628
      virais, 628
Via(s)
  de administração, 632
    da terapia gênica, 632
    transtimpânica, 632
  Notch, 629
    de sinalização, 629
  óssea, 6, 99
    audição por, 6
    PEA por, 99
Via(s) Auditiva(s)
  centrais, 27
    anatomia das, 27
      APC, 28
      CAI, 28
      forame de Luschka, 29
      nervos cranianos, 28
        e núcleos, 28
      núcleos cocleares, 29
        dorsal, 29
        ventral, 29
      Pearls & Pitfalls anatômicos, 34
      plexo coroide, 29
      recesso lateral do
        quarto ventrículo, 29
      tronco cerebral, 28, 29
        posicionamento do
          implante de, 29
      vascularização, 28
    desenvolvimento das, 65-71
      da neurogênese, 65
      da sinaptogênese, 65
      das células sensoriais, 65
        auditivas, 65
      maturação das, 67
      mielinização das, 67
      ontogênese das, 65
    maturação da, 96
Voz
  do paciente com IC, 678-684
VPPB (Vertigem Posicional Paroxística
  Benigna)
  e IC, 441

VRA (Audiometria de
  Reforço Visual), 90
VSB (Vibrant Soundbridge®), 603-611
  acoplador de vibroplastia
    escolha do, 604
    posicionamento, 604
  ativação, 610
  estrutura, 603
  funcionamento, 603
  indicações, 604
  pré-operatório, 604
    cuidados, 604
    exames, 604
  sistema, 610, 611
    limites do, 611
    vantagens do, 610
  técnica cirúrgica, 605
  testes intraopearatórios, 610

W

Wildervanck
  síndrome de, 166
    com surdez, 166
      condutiva, 165
      mista, 165
      neurossensorial, 165

Z

Zika Vírus
  e surdez neonatal, 184
Zumbido
  e IC, 445-447
    desenvolvimento do, 446
      fisiopatologia do, 446
    efeitos sobre, 445, 446
      em PA bilaterais, 445
    fisiopatologia da melhora do, 445
      após ativação do IC, 445
    incapacitante, 446
      em PA unilateral, 446
    melhora do, 447
      otimização da programação do, 447
    prevalência do, 445
      da cirurgia, 445
      da orelha contralateral, 445
      do IC bilateral, 446
    prévio, 446
      piora após, 446
    terapia sonora com, 447